国家自然科学基金资助项目（项目批准号：81373891）

"基于多层次证据融合理论确立《伤寒杂病论》方治疗慢性病循证决策研究"

《金匮要略》方

循证医学研究

主 编 宋俊生

中国中医药出版社

·北 京·

图书在版编目（CIP）数据

《金匮要略》方循证医学研究 / 宋俊生主编 . —北京：中国中医药出版社，
2017.4

ISBN 978 - 7 - 5132 - 4012 - 3

Ⅰ . ①金… Ⅱ . ①宋… Ⅲ . ①《金匮要略方论》—循证医学—研究
Ⅳ . ① R222.39

中国版本图书馆 CIP 数据核字（2017）第 021061 号

中国中医药出版社出版

北京市朝阳区北三环东路 28 号易亨大厦 16 层
邮政编码 100013
传真 010 64405750
廊坊市晶艺印务有限公司印刷
各地新华书店经销

*

开本 880×1230 1/16 印张 53 字数 1276 千字
2017 年 4 月第 1 版 2017 年 4 月第 1 次印刷
书号 ISBN 978 - 7 - 5132 - 4012 - 3

*

定价 168.00 元
网址 www.cptcm.com

如有印装质量问题请与本社出版部调换
版权专有 侵权必究

社长热线 010 64405720
购书热线 010 64065415 010 64065413
微信服务号 zgzyycbs

书店网址 csln.net/qksd/
官方微博 http://e.weibo.com/cptcm

淘宝天猫网址 http://zgzyycbs.tmall.com

《金匮要略》方循证医学研究

主　编　宋俊生

副主编　高　岑　徐宗佩　李孟魁　杨天群

编　委　刘　毅　王惠君　阚湘苓　张佩娜

　　　　张纪宇　蔡伟聪　商　蓉　武　昕

　　　　孙　艳　梅罗阳　刘宏宇　郑军涛

　　　　陆艾阳子　韩萌萌　方惠敏

　　　　裴天源　吴博文　于小伏　张梦雪

　　　　吕茜倩　魏乙锋　郭　琪　史宝友

　　　　张恒娟　李　媛

序

　　《金匮要略》属中医四大经典著作之一，是我国现存最早的诊治杂病的专书。古今医家对此书推崇备至，赞誉其为方书之祖、医方之经、治疗杂病的典范。清·徐忠可在《金匮要略论注》自序中言："张仲景者，医家之周孔也，仲景之《伤寒论》《金匮要略》，医家之六经也……其《金匮要略》即所谓《金匮玉函经》也，为后世杂症方书之祖，乃有药味有方论之《灵》《素》也。"历代医家之所以如此看重此书，这主要是由于本书在理论上和临床实践上都具有很高的指导意义和实用价值。程门雪曾说："经方用之得当，疗效远非时方所及。"我们现在提到的"一剂知，二剂愈""效如桴鼓""覆杯而安"等，均是前人用来形容其良好疗效的词汇。正因为如此，《金匮要略》千百年来一直作为学习中医的必读之书。可以这样说，不精研经典就不可能成为中医大家。回过头来看近现代著名医家的成才之路，无不是精读经典的。

　　正因《金匮要略》如此重要，历代医家著书立论者甚众。有侧重条文注释便于后学学习者，有侧重理论阐述究其机要者，有侧重临床运用遣方用药者，各有发挥。现天津中医药大学宋俊生教授，以其在从医40余年临床、教学、科研工作中的经验，运用循证医学的方法对《伤寒杂病论》方治疗优势病证的规律进行研究，并以此来阐释六经辨证论治的科学内涵，其间得到天津市自然科学基金资助一项和国家自然科学基金资助二项。前期研究成果已著成《伤寒论方循证医学研究》和《伤寒论方治疗优势病证规律研究》专著出版。其姊妹篇《金匮要略方循证医学研究》也即将问世。

　　本书运用循证医学研究方法，规范近60年《金匮要略》方临床文献疾病谱，并筛选高级别证据，参照仲景原文方证典范，提炼出各方治疗的优势病证作为推荐意见，以指导临床医生的治疗决策。此外，宋俊生教授还从理论层面深入分析，指出《伤寒杂病论》的作者张仲景是创立循证医学思维模式的先驱，并从循证医学的高度重新阐释《伤寒杂病论》辨证论治的科学内涵，逐渐建立《伤寒杂病论》方临床证据研究方法学框架。本书在理论和实践上均有独特优势和鲜明特点，可改善中医临床辨证难、精准使用经方更难的现状。这也无疑将有助于中医学子、科研工作者和临床医生学习和运用《伤寒杂病论》方。

本书既适合中医院校学生在学习《金匮要略》时作为临床应用的补充，也适合科研工作者在寻找《金匮要略》方相关科研着眼点时作为参考，对于临床医生在运用《金匮要略》方临证遣方时本书也有重要的指导意义。

用循证医学方法研究《伤寒杂病论》，既是中医药学科发展的需要，也是时代的要求。宋俊生教授主编的《金匮要略方循证医学研究》是目前第一个从事中医经典循证研究的学者，其极具敏锐洞察力和创造精神并带领团队付出的艰辛工作，可谓贡献巨大，对中医走向世界，走向现代化具有积极影响，故乐为之序。

伍炳彩

2014 年春

编写说明

　　本著作是在国家自然科学基金资助项目"基于多层次证据融合理论确立《伤寒杂病论》方治疗慢性病循证决策研究"（项目批准号：81373891）的基础上，对前期的研究成果提炼而成。研究发现《伤寒论》《金匮要略》各首方剂治疗的优势病证规律显著，每首方剂治疗的病证均有一定的趋向性；这一研究成果不但可以诠释六经、脏腑、经络辨证论治理论的科学内涵，而且可以搭建起中医与西医治疗疾病的桥梁，同时还可以为初入中医临床的工作者提供科学、客观使用《伤寒杂病论》方治疗疾病的参考。

　　本著作编写过程中需要说明的几个问题：

　　1. 使用蓝本　普通高等教育"十一五"国家级规划教材，新世纪第二版全国高等中医药院校规划教材《金匮要略》。

　　2. 研究对象　检索文献时间自 1979 年至 2013 年 12 月 31 日。临床证据的来源，选择数据库中国知网（CNKI）、中国生物医学文献数据库（CBM）、重庆维普数据库（VIP）、万方医药数字化期刊群（WF）。

　　3. 研究方法　运用循证医学回顾性的研究方法，全面收集《金匮要略》每首方剂文献、分类、整理、规范文献病谱、对文献的内部质量进行评价，并结合中医个体化的治疗特色，最终提炼出每首方剂治疗的优势病证。

　　4. 本书体例　《金匮要略》方循证医学研究专著的体例为原文汇要、原文释义、文献概况、文献病谱、证据分级、证据示例、证据荟萃、参考文献。

　　5. 章节设置　本书共分为二十四个章节，第一章为绪论部分，介绍研究过程、方法及提炼成果。第二章至第二十二章为本书正文主体部分，依照教材按篇分章，方名按原条文中方剂名命名，且按方剂出现的先后顺序进行排序。第二十三章为《伤寒论》与《金匮要略》共有方的研究，共选 40 首方剂，依然按照方剂在书中出现的先后顺序排序撰写。第二十四章属于补充研究，《金匮要略》中出现的来源于其他书目的方剂（即附方），我们只选取了与《伤寒论》共有的方剂进行了补充研究，其他方剂仅以表格的形式附录于后。同时对常用的四逆散一方进行了更新研究。对于教材中出现的只有方名而无具体药物组成的方剂一并附录于后，未做研究。

由于课题主持人的水平有限，本研究难免存在各种不足，希望能抛砖引玉，激发同仁们为中医事业的发展再创辉煌。

宋俊生

2016 年 9 月

目 录

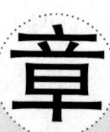

第
一
章

绪
论

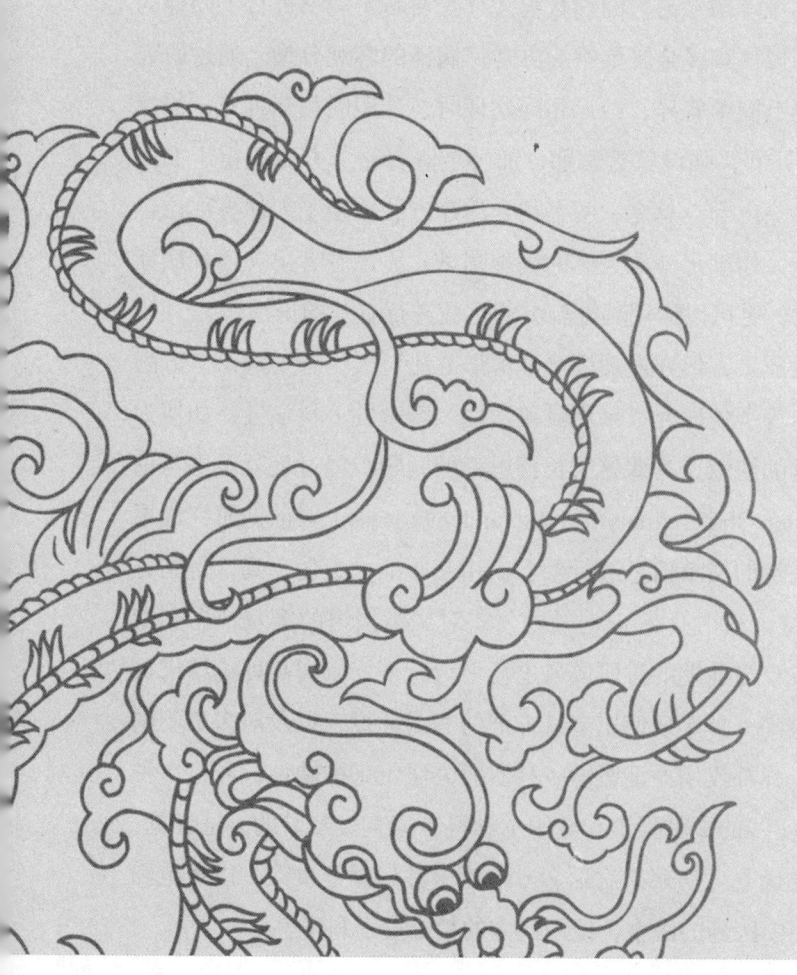

　　在圆满完成 2009 年国家自然科学基金资助项目"基于循证医学《伤寒论》方治疗优势病证规律的研究"（项目批准号：30973726）后，于 2014 年我们再次获得国家自然科学基金资助项目"基于多层次证据融合理论确立《伤寒杂病论》方治疗慢性病循证决策研究"（项目批准号：81373891）。前期的研究成果已提炼并撰写成专著发表，共计两部《〈伤寒论〉方循证医学研究》（书号：ISBN 978-7-5132-0505-4 中国中医药出版社出版，2011.11）、《〈伤寒论〉方治疗优势病证规律研究》（书号：ISBN 978-7-5132-0772-0 中国中医药出版社出版，2012.2）。研究成果显示：其一，《伤寒论》各首方剂治疗的优势病证规律显著——每首方剂治疗的病证均有一定的趋向性，即治疗的优势病证各不相同；其二，获得了《伤寒论》各方治疗常见病证的客观分型——根据《伤寒论》方循证证据进行排序索引，确立了优势病证的客观分型，为中医学病证分型的客观化提供了理论依据；其三，本研究既可以解决中国医学与西方医学对人体疾病认识的互释，又可以架起中西诊断融会贯通的桥梁，各病证客观分型来源于临床证据，又指导临床辨证，为临床医生科学使用经方确立了指南。

　　为了全面彰显经方的治疗优势，我们亦对《伤寒论》的姊妹篇《金匮要略》一书进行了同样的研究，获取了《金匮要略》方治疗优势病证规律和《金匮要略》方常见病证的客观分型。通过研究结果的比较发现，两部著作在治疗优势病证上同中有异，治疗相同病证时，证型间相互补充；治疗不同病证时，《伤寒论》方偏重于如何去除外邪，强调就近解邪；而《金匮要略》方更侧重于如何调理人体脏腑正气，在扶助正气的基础上去除内邪。总之，两书相合治疗方法覆盖了人体各部位各类型的病证，由此而论仲景的《伤寒杂病论》勾勒出一幅人体的病理图谱，无论患者出现何种病证都可运用《伤寒杂病论》的辨证方法认识它，更可以运用其方药灵活化裁进行有效的论治。

　　通过十余年研究，我们虽然取得了上述成果，但亦发现用循证医学方法对《伤寒杂病论》方防治优势病证进行研究，仍然存在一些缺憾。为了使研究成果更具普适性、客观性、科学性，如何弥补用现代循证医学方法研究古老中医临床学的缺憾，是课题组长期思考的问题。经过反复思索与论证，我们引用多层次证据融合理论（Dempster-Shafer/Analytical Hierarchy Process）对前期研究成果中各不同环节的信息进行科学处理，且将大量的文献信息进行融合，相互印证，去伪存真，得到有用的、相互关联的而且是可方便使用的信息，利用 D-S 证据融合公式对文献报道的客观证据和专家经验的主观证据等不同权重信息进行合成，与前期的科研成果进行平行验证，以提高评价结果可信度。该方法是对一首方剂治疗多种病证或同一种疾病使用多首方剂的客观证据，以及对多个不同专家不确定性的评价意见，进行分层赋权，弥补仅用循证医学一种研究方法带来的缺憾。经过多种科学方法研究，最终提炼出源于 64 年临床实践的文献报道和全国本学科专家直接经验的方证证据，并将这些证据结果从定性向定量转化，以此确立《伤寒杂病论》方治疗慢性病循证决策，以规范和提升初入临床的中医工作者和西医擅长运用中医药的医生，使用经方的精准度、科学性。

《金匮要略》方循证医学研究的排序，按照普通高等教育"十一五"国家级规划教材，新世纪第二版全国高等中医药院校规划教材《金匮要略》章节目录的顺序编排，方名按原条文中方剂名命名，且按方剂出现的先后顺序排列，如旋覆汤第一次在"五脏风寒积聚病"中出现，在"妇人杂病"又现，则此篇不再纳入。最终选取《金匮要略》方138首；与《伤寒论》共有的方剂40首（其中包括：同名不同药，如大柴胡汤、甘草泻心汤；同名同药不同量，如大青龙汤；药物相同，名称不同，如人参汤（即理中汤）；同名同药同量但炮制不同，如甘草干姜汤；同药不同名称及剂量，如麻黄附子汤（即麻黄附子甘草汤）、吴茱萸汤（即茱萸汤）；同方剂名称，但《金匮要略》中无药物组成，而后世医家认为是同一首方，如附子汤；上述6类归入共有方剂）。以下3方，如厚朴三物汤、厚朴大黄汤、泻心汤，不纳入共有方剂范畴。对《金匮要略》中的附方不予研究，但附方中有的方剂，在《伤寒论》中亦出现的4首方剂，如：柴胡桂枝干姜汤、炙甘草汤、甘草汤、柴胡桂枝汤一并纳入研究范围。对有方剂名称而无药的4首方剂未纳入研究，如：黄连粉、胶姜汤、藜芦甘草汤、杏子汤（注：本研究对《伤寒论》中四逆散方进行了更新研究，为今后开展对比研究奠定基础，其更新结果一并纳入本专著）。本研究共纳入183首方剂。

第一节 《伤寒论》与《金匮要略》同源异名

迄今为止大多数医家认为《伤寒论》与《金匮要略》原为一本书，著作名《伤寒杂病论》。《伤寒杂病论》是中国著名医家张仲景所著，撰于东汉末年。仲景勤求古训，博采众方，学术理论源于古代医经家，其治法方药源于古经方家，他系统总结汉代以前的医学成就，结合自己的医疗实践，分析、整理、研究大量临床证据后，发现了人体疾病发生、发展、传变及治疗的规律，继而确立了辨证论治的方法学，撰成《伤寒杂病论》发表。由于年代久远，加之战乱，本书原貌已不复存在，根据历代医家的整理被一分为二，后人取名为《伤寒论》与《金匮要略》。

《伤寒杂病论》的成书标志着中医理论体系的成熟，它在中医学发展史上具有承前启后的重要地位，虽为仲景所著，但实属中华民族与疾病做斗争的智慧结晶，具有深刻的科学内涵和临床价值，在我国中医药临床发展史上享有盛名。《伤寒杂病论》在整体观念、辨证论治核心思想的指导下，以不变应万变，其方剂在治疗多发病、常见病、疑难杂症等方面，沿用至今，疗效显著。这些方剂组方严谨，选药精当，变化巧妙，疗效卓著，深为古今中外医家所推崇，后世大量名方都是在此基础上化裁而成，因此《伤寒杂病论》被称为"方书之祖"，张仲景被誉为医圣。中医学辨证论治方法的确立正是以《伤寒杂病论》辨证理论体系为基石逐渐发展完善起来的，它一直有效地指导着临床实践，是学习中医的必修教材，也是提高临床医生辨治水平的必读经典。

《伤寒论》是《伤寒杂病论》的一部分，该书融理、法、方、药于一体，开后世立法处方之先河，奠定了中医辨证论治的理论基础，它的问世为中医学诊断疾病提供了切实可行的方法学，亦为治疗外感疾病及临床各科提供了论治准绳，书中创立的六经辨证论治体系，更为后世中医临床学的发展与研究奠定了基础。

《金匮要略》是《伤寒杂病论》的一部分，不仅为诊疗内伤杂病提供了辨证论治纲领，亦为中医学认识邪自内生的临床各种病证提供了认识方法，更为后世内、外、妇、儿等科的发展与研究打下了坚实基础。

第二节　张仲景是创立循证医学思维模式的先驱

目前国际医务界普遍认为循证医学的兴起是现代医学的一个里程碑，标志着临床医学实践（clinical practice）从经验走向理性。然而，深入研究中医学的临床开山之作《伤寒杂病论》，会深刻地体悟到，《伤寒杂病论》成书的过程蕴含了循证医学的思维模式，本著作的形成完全是从临床实际中寻找最佳证据，其思想核心与现代循证医学研究理念如出一辙。因古代科学技术水平偏低，不可能进行现代的临床试验，又由于交通与通讯设备匮乏，大多数医生对患者的治疗基于自己对疾病的认识和理解，而仲景则不然，他"勤求古训，博采众方"继承古代医籍精华、系统总结汉代以前的医学成就，结合自己的医疗实践，经过大量临床实践与验证，通过望、闻、问、切的诊查手段，搜集、筛选大量临床证据，验证前人方证防治效果，对疗效欠佳的方剂加减化裁、另立新法；对疗效确实可靠的原方，规范相应的病机，做到随机立法，据法选方。仲景"在医疗决策中将临床证据、个人经验与患者的实际状况和意愿三者相结合"，提炼出能反应主要病机的脉证作为经方治疗的最佳临床证据，最终融辨证论治与方证理论为一体，集诊断、治疗、预后、判断疗效于一身，完成了东汉前中医临床最佳证据的生成、实践与评价，为医生正确的诊疗疾病提供了可靠的循证决策。仲景提炼出的临床最佳证据与方剂作用，二者间严丝合缝紧密结合的契合度，称为方证证据。这一证据形成后，成为中医临床诊治疾病的行为规范，一直指导着历代医家的临床实践活动，应对千变万化的复杂病证，在此理论基础上，后世证治不断创新，因此称张仲景为循证医学的先驱实至名归。也可以说《伤寒论》是以寻找临床最佳证据为核心，以推广使用临床最佳证据为目的，故称其为古代临床医学的循证专著是名实相符的（详细内容见《〈伤寒论〉方循证医学研究》一书绪论第一节第二部分《伤寒论》是中国古代循证医学巨著；及《伤寒论方治疗优势病证规律研究》一书绪论第一节《伤寒论》蕴含循证思维）。

《伤寒论》与《金匮要略》两书的辨治内容相互交织，覆盖了整个人体各部病证，书中不仅提供了正确诊断疾病的方法，而且为治疗各类病证提供了行之有效的方药。用现代循证医学方法研究《伤寒杂病论》各方分别治疗的优势病证，不但可以解决古代中医方剂与病证间内在的联系，还可阐释中医古代病证与现代医学疾病的关系，且可证实中医各病证究竟涵盖了现代医学哪些系统的疾病，为中西医互释，进一步揭示中医病证的内涵提供了理论依据，为促进中西医真正意义上的融合奠定了基础。中医和西医两大主流医学虽理论各异，但面对的是同一人体，正所谓"两套理论，一个临床"。循证医学是临床医学研究和实践的高级阶段，其核心是要告诉临床研究者和实践者怎样做才更科学。通过对《伤寒杂病论》的研究与挖掘，有理由相信张仲景的医疗实践是有目标地进行，他首先寻找最佳证据，进而推广使用之。仲景所做的一切，欲使中医的诊治规范到科学理性的轨道上来，实现良性的发展与循环，这一理念较现代循证医学的兴起早了1800余年。因此说仲景开创了循证医学理性治疗之先河，他是古代循证医学的先驱。只有深刻理解《伤寒杂病论》原文中的深刻内涵，挖掘1800年前撰写这一巨著背后的思维模式、理论体系和最核心的科学方法，才能让全人类共享中国古人留下的宝贵财富。同时运用现代循证医学研究方法，获得《伤寒杂病论》各首方剂治疗的优势病证，不但可以诠释古老的六经、脏腑、经络辨证论治的科学内涵，而且可以搭建起中医与西医真正结合的桥梁。为人类接受和充分享用《伤寒杂病论》方证证据带给人类健康的福音，且将此作为约束医生科学的诊断与有效地治疗疾病的行为规范，是我们研究的终极目标。

第三节 《金匮要略》方循证医学的研究方法

《金匮要略》方循证医学研究方法，基本框架与《伤寒论》方循证医学研究方法相同，其具体的内容已经在《〈伤寒论〉方循证医学研究》一书的绪论中做了详细的介绍。

本次研究根据文献研究现状做如下调整：

1.《金匮要略》方文献的搜集与增补

我们于2010年至2012年间在进行《伤寒论》方循证医学研究同时，已经完成了《金匮要略》方文献数据的搜集、整理和内在质量的评价，作为下一步申请课题的工作基础。2014年我们再次获得国家自然科学基金资助后，利用一年的时间对《金匮要略》方的文献进行了补充，时限5年半（2008年6月30日～2013年12月31日），并写成专著待发表。发表前我们再次核对文献数据时，发现数据库有了很大的变化，有些方剂的文献数量增减幅度较大。通过与数据库科技咨询部门联系，得到的答复是近期数据库内容进行了较大的调整，增减了部分杂志种类。

本课题的研究希望获得更全面的相关文献信息，故我们对前期科研工作的现状进行了调整，方案如下：

（1）重新检索核查新旧文献数量

通过对《金匮要略》各首方剂进行重新搜集与整理。数据库现有文献与原文献数据进行比对，结果为：新检索出文献数量较原文献数量少的，共61首方剂，（其中相差数量100篇≤38首、200篇≤9首、300篇≤2首、400≤2首、500篇≤3首、600篇≤3首、700篇≤1首、1176篇≤1首、1729≤1首、2629篇≤1首）。新检索出文献数量较原文献数量多，共120首方剂（其中相差数量100篇≤71首、200篇≤23首、300篇≤8首、400≤4首、500篇≤1首、600篇≤2首、800篇≤1首、900篇≤3首、1000篇≤1首、2000篇≤3首、3547篇≤3首），新检索出文献数量与原检索的文献数量相同2首，共计183首方剂。

2）新文献与旧文献的增补步骤

第一步，下载各首方剂题录，借助文献管理器 Noteexpress3.0，实现文献题录管理、剔重、分类等；第二步，将本次题录与原数据目录做出不同标记；第三步，将新题录与旧题录相合后进行机器剔重及人工剔重；第四步，标记出原文献中缺失的文献题录，然后增补缺失文献原文；第五步，当原文献数量多于现有文献数量，将多出的文献题录，进行原文献的核查，凡通过百度、百链或手工检索证明原始文献曾经存在过，仍保留原研究结果不予删除；第六步，对某些方剂出现新旧文献仅重合三分之二，针对缺失部分，我们采取上述两种方法同用（如：原文献数目比新目录多出的部分查原文献是否存在，存在的保留原研究；原文献数目比新目录少的文献下载原文，合并研究）。

（3）文献质量评价与疾病谱归类

对新增文献进行分类和整理，操作步骤如下：第一步，阅读原文分类后选取临床研究与个案经验文献；第二步，对新增临床研究文献与个案经验报道的疾病谱进行规范，规范后的疾病谱与原文献的疾病谱合并；第三步，对新增临床研究文献进行等级的评价，评价后与原文献级别合并；第四步，重新提炼证据荟萃或证据提要；通过上述几个步骤完成新旧数据的更新与合并。

2. 检索时间范围策略纳排标准修订

（1）检索时间范围与策略

检索文献时间自 1979 年至 2013 年 12 月 31 日。临床证据的来源，选择数据库中国知网（CNKI）、中国生物医学文献数据库（CBM）、重庆维普数据库（VIP）、万方医药数字化期刊群（WF）。涉及文献的出版类型有期刊论文、会议论文、学位论文等，以电子检索为主，补充全文时查阅天津中医药大学图书馆和天津市医学图书馆。制定严格合理的检索策略，检索词以原文中的基本方名为关键词或主题词，同时兼顾约定俗成方剂名称，或同方异名，或繁简字、异体字等不同情况，如"甘草乾薑茯苓白術湯""甘草干姜茯苓白术汤""甘姜苓術湯""甘姜苓术汤"；或"芎歸膠艾湯""芎归胶艾汤""膠艾湯""膠艾汤"；或"麻黄杏仁薏苡甘草湯""麻黄杏仁薏苡甘草汤""麻杏薏甘湯""麻杏薏甘汤"；或"栝樓薤白半夏湯""栝蒌薤白半夏汤""瓜蔞薤白半夏湯""瓜蒌薤白半夏汤"等均指同一方，以保障文献全面搜集。

（2）纳入标准扩大与缩小

《伤寒论》方循证医学研究过程中，我们剔除了加减药过多，超出原方剂药物一半的临床文献报道。为了获取全面信息，本次我们扩大了纳入研究范围，如：以《金匮要略》方为主，加入药物超出了原方药一半，均纳入研究；再如：《金匮要略》方中蛇床子散是治疗寒湿凝着下焦的阴冷证，症见腰酸带下阴瘙痒等，而后世《外科正宗》中创立的蛇床子散是在《金匮要略》方的基础上又加入了其他药物，我们将此方的文献亦纳入了研究，如"蛇床子散治疗阴道滴虫病的研究"；再如"雄黄熏方"是后世的称呼，设为关键词检索时无文献检出，但以原文名称"雄黄"作为关键词检索时，则检索出 2000 余篇文献，剔重、分类后，将临床研究与个案经验文献纳入研究，通过扩大纳入标准，我们提炼出许多有价值的临床应用经验，供同仁参考。

但另一种情况则不然，如：《金匮要略》方中有肾气丸，后世又称桂附地黄丸、八味肾气丸。给多个主题词，检索出的所有文献，手工剔除时，必剔除济生肾气丸、知柏地黄丸、杞菊地黄丸等的临床研究与个案报道，虽然济生肾气丸等加减更具规范性，所加药味未超过原方药物的一半，但其属于宋代严用和在《严氏济生方》中创立的加味肾气丸，后世又称济生肾气丸，临床虽有很多研究报道，属后世再创造的方剂，我们暂不纳入研究；再如：共有方的五苓散，作为检索词检索后，经手工剔除时，必剔除四苓散。元代朱丹溪在《丹溪心法》中以五苓散为基础化裁成四苓散，虽然仅在原方基础上减了一味药，临床中亦有很多研究报道，但属后世再创造的方剂，我们暂不纳入研究，待指导学生进行后世方研究时使用。换言之，凡方名变化有明确出处的，不纳入本次研究，属研究范围的缩小。

（3）病症（证）谱术语的规范化

因纳入文献质量不同，存在病症（证）术语不规范等问题，对文献病症（证）谱的规范与《伤寒论》方循证医学研究相同，详细内容见《〈伤寒论〉方循证医学研究》一书中"2.2 病症术语与临床研究病症谱"相关部分。本次研究仍采用国际通行的疾病和有关健康问题分类标准 ICD-10 的第十次修订版，统一规范文献出现的西医病症名。中医病证名，采用国家 1996 年颁布实施的《中医病证分类与代码》进行规范。对于上述两个标准没有涵盖的病证名，我们尊重原文献报道，采取"宁西不中，兼顾中医特色"的原则，进行病证名的规范化。

需要指出的是在规范疾病谱的过程中，以下几点应进行说明：其一，有些文献报道，出现中西病名并用的情况，为了不丢失信息及突出中医临床方药特色，我们采取的措施是以西医病名为主，中医病证附缀于西医病后的括号内。如茵陈蒿汤临床研究病谱，文献报道"茵陈蒿汤加减联合拉米夫定治疗黄疸阳黄证的临床研究"，结合原文，将病症（证）规范为黄疸（阳黄），最终规范病谱合并后显示为：西医症状：黄疸 28（未特指 10、阻塞性 9、阳黄 4、婴儿阻塞性 2、晚发型母乳性 1、胆囊切除术后 1、胎黄 1），其中的"阳黄"即是此种情况。其二，对于妊娠期诸症和产褥期诸症相关疾病的规范，凡在此阶段内发生的疾病不论中西诊断病名均归为本系统，合并症则列于括号内，如：妊娠期诸症 5（高血压 1、糖耐量异常 1、恶阻 1、子痫 1、未特指 1）。其三，为了节省篇幅及避免壅杂，在规范病谱时，我们对某些病症（证）进行了简化处理，如西医疾病（苦参汤临床病谱），原始应为：癣 14（手足癣 7、足癣 3、手癣 1、甲癣 1、鳞屑角化型足癣 1、角化过度型足癣 1），我们简化为：癣 14（手足 7、足 3、手 1、甲 1、鳞屑角化型足 1、角化过度型足 1）。如中医病证，桂枝芍药知母汤临床病谱，原始应为：痹证 26（未特指 11、热痹 6、寒痹 3、痛痹 2、顽痹 2、着痹 1、行痹 1），我们简化为：痹证 26（未特指 11、热 6、寒 3、痛 2、顽 2、着 1、行 1）；黄芪桂枝五物汤个案病谱，原始应为：汗证 27（盗汗 12、半身汗 4、自汗 4、未特指 4、偏沮汗出 1、小儿汗证 1、昼夜汗出 1），我们简化为：汗证 27（盗 12、半身 4、自 4、未特指 4、偏沮 1、小儿 1、昼夜 1）。

（4）问题文献的处理方法

在课题研究过程中，我们发现了许多有问题的文献。如同样的研究内容，以不同标题分别报道，但内容一样，属于重复发表，我们予以剔除；如在不同数据库中查出作者不同，但研究的内容相同，只能选择最早发表的文献；再如报道的同一研究内容，讨论角度不同，发表在不同杂志上，因结论不同我们作为两篇文献研究。

（5）病谱例数标示及分级

临床研究和个案经验文献病症（证）谱规范与合并归类时，将同一病症（证）的总篇数或总例数标于病症（证）后，分型的具体例数，在括号内标明。如大建中汤：西医疾病：肠梗阻 6（单纯粘连性 2、未特指 2、腹部术后 1、术后 1）。若同一病症（证）仅有一型，则总例数直接置于最后。如大建中汤：西医疾病：妊娠期诸症（腹痛）2；另有一种情况，共有 12 家研究机构分别报道了胆系疾病、胆道疾病和胆道疾患的临床研究内容，各研究机构选取的对象有重叠，我们标示的方法是"胆系疾病（胆囊炎合并胆结石、胆道感染合并胰腺炎、胆道蛔虫病、胆道感染、胆总管炎、胰腺炎、胆囊癌）12"括号内不再加具体数字。

本研究过程中，对某些首方剂没检索出临床研究和个案经验文献时，仅进行文字说明；有临床研究和个案经验文献报道时，将临床研究文献证据等级详细情况列表说明。

（6）证据示例的选择标准

本研究中提炼了证据示例以供学习者参考，证据示例的选择标准，原则是优先选择高级别及高频病证证据，若高级别证据经统计学处理后疗效无明显优势则选择低级别证据作为示例；或一方治疗多证，优先选择方证相吻合的病证作为证据示例以供参考。如白头翁汤治疗湿热下利，研究的证据等级有 B 级证据 1 篇、C 级证据 11 篇、D 级证据 13 篇，证据示例选择 C 级"中西医结合治疗急性细菌性痢疾疗效观察"作为示例。

3.《伤寒论》与《金匮要略》方循证医学研究两书的体例差别

在《伤寒论》方循证医学研究一书的正文中，我们设置了九个条目：证据提要、原文汇要、释义、文献概况、文献病谱、证据分级、证据示例、证据荟萃、参考文献，以反应各方的研究步骤与证据结论。《金匮要略》方循证医学研究专著的体例调整为：原文汇要、原文释义、文献概况、文献病谱、证据分级、证据示例、证据荟萃或证据提要、参考文献。由于篇幅过大，删去了"证据级别"中的"各年度医案分布趋势图"和"个案经验文献质量评分一览""证据示例"中"纳入临床研究文献 Jadad 评分一览"。以充分凸显各首方剂治疗的优势病症（证）。

第四节 《伤寒论》与《金匮要略》共有方剂的研究意义

《伤寒论》与《金匮要略》两书共有方剂，我们确定了 40 首。通过增补 5 年半临床研究文献，评价内部质量，提炼各首方剂治疗的优势病症（证）发现，《金匮要略》和《伤寒论》共有方剂的使用，充分体现了证型间的相互补充，或相同病机而表现出不同病症，或为病证间鉴别而设，这些方剂的重复使用，充分体现了异病同治的治疗特色。

前期《伤寒论》方循证医学研究，距本课题研究已经过去了 5 年余，近年来由于各数据库的不断更新，文献种类不断扩充，新的文献数量倍增，及临床工作、研究者的不断努力，报道了许多优质文献和研究成果。因此对 40 首共有方剂用循证医学的方法更新研究结论，其成果较《〈伤寒论〉

方循证医学研究》一书优势病证的内容更加丰富，如：白虎加人参汤方治疗的优势病症（证），临床研究文献原为 5 类病症（证），个案经验为 11 类病症（证）系统，通过更新研究，临床研究文献扩展为 8 类病症（证），个案经验扩展为 14 类病症（证）系统。随着科研成果的不断提升，这也为下一步开展多层次证据融合理论研究，确立《伤寒杂病论》方治疗慢性病循证决策研究奠定了坚实基础。共有方采用《伤寒论》专著中的命名方法。

第五节　用循证医学方法研究《伤寒杂病论》方防治优势病证规律的成果与缺憾

循证医学是指遵循科学依据（证据）的医学。它作为一种思维方法，一种临床模式引入临床医学领域，已逐渐成为临床医学实践新模式和治疗决策的新方法。这种医疗实践的开展和形成，与我国古代中医临床学的形成不期而同，前已述及早在东汉时期张仲景撰写的临床专著《伤寒杂病论》的字里行间都蕴涵着循证医学的思维模式。张仲景在临床实践中用循证的思维模式寻找诊断治疗的最佳证据，进而将这些证据，推广使用之。由于年代久远，科技水平不断提高，特别是世界各国文化背景的差异，中医古代临床的循证方法与现代医学创建的循证医学研究方法，两者在具体内容、方法、路径上可能千差万别，但思辨过程都是在纷乱的临床实践中，寻找诊断、治疗、愈后的最佳证据，对疗效可靠的进行推广使用。这一理性临床实践过程，中医古代思维模式与现代循证研究的宗旨是完全一致的。

用现代循证医学方法研究近 64 年使用《伤寒杂病论》各方治疗的优势病证规律，虽不失为是良好的研究方法，但仍存在如下缺憾：

1. 循证医学客观的证据分级与中医临床试验设计的缺陷

循证医学的核心理念，强调证据分级。美国预防医学工作组的分级方法：Ⅰ级证据：自至少一个设计良好的随机对照临床试验中获得的证据；Ⅱ-1 级证据：自设计良好的非随机对照试验中获得的证据；Ⅱ-2 级证据：来自设计良好的队列研究或病例对照研究（最好是多中心研究）的证据；Ⅱ-3 级证据：自多个带有或不带有干预的时间序列研究得出的证据。非对照试验中得出的差异极为明显的结果有时也可作为这一等级的证据；Ⅲ级证据：来自临床经验、描述性研究或专家委员会报告的权威意见。

在本课题预试验的研究过程中，我们曾对宋、元、明、清四个朝代，名中医验案进行搜集，以挖掘古代医案的宝贵经验。在对四百余部著作进行搜集、整理后发现，这些医案文献因跨越年代久远，语言变迁较大、病证名的记载不规范、不统一，特别是对病证内容描述的简繁差异性较大等，使我们难以合并研究；因此无法纳入古代名医家验案，仅锁定了新中国成立后 64 年来公开发表的文献作为研究对象。通过搜集整理自 1949 年至 2013 年 12 月 31 日 64 年，运用《伤寒杂病论》方的临床文献，研究后发现前 30 年文献多数为个案临床经验报道，属于上述证据分级的第Ⅲ级，因证据级别较低，不能作为《伤寒杂病论》各方治疗优势病证强有力的证据。而后 30 余年，临床研究文献报道逐渐增加，但临床试验设计尚存在不足，整个试验设计水平质量偏低。

研究文献中最突出的问题，归纳以下几点：其一，研究的样本量是否通过计算、样本是否来自随机抽样，及研究样本具体随机分组方法，是否采用了分配隐藏被纳入的研究对象诊断依据是否采用国际或国家本专业制定的标准，有否设定严格的纳排标准；组间临床基线是否一致。这些具体实施步骤不做详细交代，研究的质量就大打折扣。其二，干预措施，试验组和对照组是否执行了盲法及盲法的类别是什么，药物的制剂、剂量、用药途径，疗程的规定是否合理；由于中医药剂型的特点，多数研究不使用盲法，即使设计了盲法，运用的环节不够合理，这样仍导致试验设计水平质量不高。其三，组间研究对象是否接受了本试验以外的药物治疗，不予说明严重影响了试验的质量。其四，入组研究对象的总例数，在最终试验研究中，是否有脱落均应进行说明，否则亦影响研究质量的判定。其五，分析证据的统计学方法及对结果的差异性判定是否合理，若使用方法不合理，必然会影响证据真实性。其六，因中医工作者，受个体治疗化的影响，研究中对《伤寒杂病论》原方、原剂量使用少，多进行药物的加减，或药物剂量的调整，这也严重地影响研究质量。其七，中国地大物博，药物产地甚多，研究中使用药物是否地道药材、产地未标明。我们评价的 RCT 文献，或多或少地存在上述问题，因此说研究设计欠规范，证据的质量偏低，从而影响了结果的推广使用，特别是给二次合并研究带来了困难。上述缺憾均需在今后的研究中努力克服，才能使临床试验结果具有永久的价值。

2. 中医临床试验设计中影响质量的关键环节病证不单一

循证医学要求临床试验的设计，通常研究对象患单一疾病，采用标准治疗和单一干预措施，从而评价干预措施在理想状态下所能达到的最大效果，即理论疗效。通过用循证医学研究方法，对 RCT 文献进行质量评价时，我们发现中医临床试验研究存在着过度强调个体化治疗，而研究对象病证不单一的弱点，病例的排除标准不够严格，因此治疗不够规范，主要表现在不使用原方药、原剂量，而且加减药物过多。我们呼吁各研究者，在今后的临床试验设计中要严格筛选病例，尽最大可能选择单一的病证。治疗组的干预考虑使用原方药、原剂量，其病机与原方病证对应度要完全契合，这样的研究结果，无论疗效如何都具极高的价值，也为进一步开展荟萃研究，和推广使用研究成果奠定良好的基础。

虽然中医学强调个体化治疗，但仔细研读《伤寒杂病论》，可以清晰地看到张仲景在某一经病中，首先交代的是单一病证，和与之契合度最好的方药，仲景在原文中，都加重语气，冠以"主之"的字样，之后仲景才论述适"宜"使用本方，或加减的应用，或合病、并病等治疗问题。因此中医临床工作者，进行试验时，不要一味地强调个体化治疗，而忽略单一病证样本的选择，或仲景经过验证规定好的、随病证变化进行必要的加减用药。

若要研究成果可靠，必采用国际通用的研究方法，研究设计应规范到国际公认的标准上来，选择单一病证，并使用《伤寒杂病论》原方剂，原药量，这些都是评价研究质量的必要条件，也是提高试验质量的关键所在。

3. 中医临床研究文献中缺乏系统性评价和荟萃分析内容

系统性评价是对公开发表的临床试验文献报道的内在质量进行评价，根据各文献预定的系统目标，用系统分析的方法，从试验设计、病例选择、对照组分配、药物使用、指标确立等方面对系统设计的各种方案进行评审和选择，以确定最优或满意的系统方案。如果对当前所有临床研究结果进行了全面系统的收集、严格评价、严格筛选并进行定性或定量的综合评述，得出可靠的结论，都叫作系统评价。高质量的系统评价的结论比单个 RCT 还要可靠。

通过对 60 余年文献搜集、整理与研究发现，现有临床试验均存在不同程度方法学缺陷。首先，大多临床试验为小样本试验，多中心临床试验很少；其次，有些试验未描述具体随机方法，仅提及随机字样，其随机方法可能不充分；最后，大部分试验均未描述实施分配隐藏及盲法，描述盲法的试验也很少具体描述施盲对象和方法。上述环节没有系统的规范化，都可能是导致选择性偏倚的因素，不利于试验偏倚控制。

Meta 分析，又称（荟萃分析），是一种对不同研究结果进行收集、合并及统计分析的方法。荟萃分析的主要目的是将以往的研究结果更为客观地综合反映出来。研究者并不进行原始的研究，而是将研究已获得的结果进行综合分析。

为了弥补 RCT 研究结果的差异性，研究者们针对同一临床问题的所有研究找出来，筛选出可用的，评价它们的质量，然后通过统计学方法（Meta 分析）对其中的主要量化指标进行数学上的合成，得出一个统一的值，当这个合并后的统计量符合一定要求时，就为这个问题得出了一个唯一答案。引入数学荟萃分析是针对大量发表的科学论文中，对于同样的研究却得出截然不同结果的问题，应该在全世界范围内收集对某一疾病各种疗法的小样本、单个临床试验的结果，进行系统评价和分析，将尽可能真实的科学结论及时提供给社会和临床医师，以促进推广真正有效的治疗手段，摈弃尚无依据的无效甚至是有害的方法。

通过对 60 余年文献搜集、整理与研究还发现，能够进行 Meta 分析的文献仅占约 10%，大部分文献不能进行合成分析，因为对照组使用的药物或研究的指标无法合成分析。目前为止现成的荟萃分析文献很少。

4. 评价临床医案文献的内在质量找不到国际统一的标准

中医治病的方法是针对个体进行辨证论治，因此医案成为中医临床医疗实践真实的书面记录，体现了中医理、法、方、药的具体运用，代表了医生的诊疗水平、实践经验。中医医案虽为个案，但它直接体现了中医学在发展过程中的进步与特色，具有重要参考价值，且又可重复，是传承中医治疗经验的载体。通过对 60 余年文献搜集、整理与研究发现，1949 年至 1985 年间的文献，主要是个案经验文献，当我们想对其进行内在质量评价时，找不到国际统一标准，为了不丢失宝贵的临床财富，我们根据循证医学的评价原则，课题组运用德尔菲法，通过对全国本专业专家咨询问卷调查，拟定了评价标准，具体形成过程与评价条目确立，详见"《伤寒论》方治疗优势病证规律研究"专著的绪论，第四节"《伤寒论》临床医案评价标准"一节。通过这一评价，使我们获得了高质量的医案文献，也为我们提炼《伤寒论》各方治疗优势病证规律提供了依据。

5. 临床研究文献及医案报道的病证术语随意性强不规范

目前《伤寒杂病论》方临床证据的病症（证）既有单独采用中医病名、证名，或单独采用西医的病症名，也有两者兼而有之的情况。也就是说从公开发表的文献来看，病症（证）存在多种命名方式，甚至中医病证名、西医病症名交叉使用，且不够规范的情况。这样就给计量统计和分析带来不便。针对病症（证）名称的不统一、欠规范等一系列问题，本研究在疾病谱的归纳和整理时采用国际通行的疾病和有关健康问题分类标准 ICD-10 第 10 次修订版系统分类体系命名，统一规范文献出现的西医病症名。该项标准已成为国际公认的卫生信息标准分类。对于中医病证名，我们选用国家在 1996 年颁布实施的《中医病证分类与代码》进行规范。在病症（证）术语规范时，总原则是"能西不中、兼顾中医特色"，对于上述两个标准没有涵盖的病症（证），我们尊重原文献使用的病症（证）名。

对纳入文献的病症（证）名称规范后，进行计量分析，确定文献病症（证）谱。编写组把所有病症（证）划归为 22 类系统，其中中医病证 1 类，具有中医特色的病证单独归为中医病证，如少阳病、厥阴病、痹证、奔豚、梅核气等。西医病症共有 21 类，包括：肌肉骨骼系统与结缔组织疾病，消化系统疾病，神经系统疾病，循环系统疾病，内分泌、营养和代谢疾病等；各类系统下列四个子类别：西医疾病、西医症状、中医疾病、中医症状。文献病症（证）谱由两部分构成，即临床研究文献和个案经验文献病症（证）谱。前者统计每个规范病症（证）名的文献篇数；后者统计文献的医案则数，然后依此分析各大系统构成特点，并比较临床研究和个案经验文献病症（证）的异同，进一步筛选出共有的高频病症系统。

即便如此，在文献病谱的归类过程中，我们依然发现一些问题，在此一并说明如下：针对如"慢性肾小球肾炎合并蛋白尿、慢性肾小球肾炎合并水肿、支气管扩张合并咯血"等西医疾病合并该疾病相关症状的病症描述，本书本着尊重原文献报道的精神，保留其文献报道原貌。如"乙肝合并热痹、高血压病合并啮舌"等西医疾病合并中医病证的描述，本书本着尊重原文献报道的精神，保留其文献报道原貌。如：有些文献将西医检查结果的描述作为报道着眼点如"心电图 ST-T 波段改变"等，本书将其归入西医症状。若手术后相关疾病，原文献未描述具体手术时，本书将其归入"损伤、中毒和外因的某些其他后果"，如"术后诸症（腹胀、胃肠功能紊乱）"若描述了具体手术名称时，本书将其归入原发疾病系统，如：化脓性腹膜炎术后肠粘连、阑尾切除术后早期肠麻痹，则归属于"消化系统疾病"；若手术后出现明显的某病症（证），且方剂亦为治疗本病症（证）而设，该病症（证）则归于其所属疾病系统，如术后不寐证，则规范为中医病证，"不寐（术后）"。

6.临床试验研究结局指标的统计学方法使用欠规范准确

在研究过程中，我们发现，目前《伤寒杂病论》方临床研究文献的结局指标的统计学处理方法欠规范。有些文献仅有"差异具有统计学意义"字样或仅提及"$P < 0.05$"，未提及具体的假设检验方法及具体检验值。而其中部分描述"差异有统计学意义"的文献，经编写组根据文献中提供的数据进行计算后发现并无统计学意义。

针对上述情况，本研究在【证据示例】中，对纳入的示例文献均未采用原文献中的统计结论，而采用循证医学相关统计学方法进行重新计算结果，以增加结论的严谨性与科学性。

对于总有效率、治愈率等分类变量的统计，我们采用相对危险度 RR（relative risk，RR）及其 95% 可信区间（95%CI）进行评价。相对危险度是前瞻性研究中较常用的指标，它是试验组某事件发生率 p_1 与对照组（或低暴露）的发生率 p_0 之比，用于说明前者是后者的多少倍，常用来表示试验因素与疾病联系的强度及其在病因学上的意义大小。其临床意义为：当某研究 RR 的 95% CI 包含了 1，如：95% CI（0.83，1.26）可认为试验组发生率与对照组发生率相比，差异无统计学意义；当某研究 RR 的 95% CI 上下限均＞1 时，如：95% CI（1.12，1.56），可认为试验组的发生率大于对照组的发生率，若研究者所研究的事件是不利事件（如发病、患病、死亡等）时，试验因素会增加该不利事件的发生，试验因素为有害因素（危险因素）；若研究者所研究的事件是有益事件（如有效、缓解、生存等）时，试验因素会增加该有益事件的发生，试验因素为有益因素；当某研究 RR 的 95% CI 上下限均＜1 时，如：95% CI（0.62，0.87），可认为试验组的发生率小于对照组的发生率，若研究者所研究的事件是不利事件（如发病、患病、死亡等）时，试验因素会减少该不利事件的发生，试验因素为有益因素（保护因素）；若研究者所研究的事件是有益事件（如有效、缓解、生存等）时，试验因素会减少该有益事件的发生，试验因素为有害因素。

对于具体某个实验室检查指标的变化、量表评分的变化等数值变量的统计，我们采用加权均数差（Weighted Mean Difference，WMD）及其 95% 可信区间（95%CI）进行评价。WMD 即为两均数的差值，消除了多个研究间的绝对值大小的影响，以原有的单位真实地反映了试验效应。其临床意义为：当某研究 WMD 的 95% CI 包含了 0，95% CI（-0.986，3.545），可认为试验组均数与对照组均数间的差异无统计学意义；当某研究 WMD 的 95% CI 上下限均＞0 时，95% CI（0.635，3.478），可认为试验组某指标的均数大于对照组，研究者所研究的指标是不利事件时，试验因素为有害因素（危险因素），若研究者所研究的事件是有益事件时，试验因素为有益因素；当某研究 WMD 的 95% CI 上下限均＜0 时，95% CI（-1.325，-0.545），可以认为试验组某指标的均数小于对照组，若研究者所研究的指标是不利事件时，试验因素为有益因素（保护因素）；若研究者所研究的事件是有益事件时，试验因素为有害因素。

采用上述循证医学统计方法，可以在一定程度上克服原研究文献结局指标统计学处理的缺陷，尽可能地还原临床试验结果的真实性。

7. 循证医学回顾性研究应全面搜集文献但灰色难以获取

循证医学回顾性研究必须全面地搜集临床文献，只有全面搜集文献其研究结果才可为精准医学的研究提供依据。但在实际研究中灰色文献难以获取。灰色文献是一种新型信息源，一般指非公开出版的文献。灰色文献品种繁多，包括非公开出版的文献、学位论文、地方学术会议论文、专家治疗经验专题讲座等。我们的研究仅搜集、整理了网上可以检索到的中国知网（CNKI）、中国生物医学文献数据库（CBM）、重庆维普数据库（VIP）、万方医药数字化期刊群（WF）几个数据库文献，（因文献跨度 64 年，数据库中尚有一百余篇文献通过各种途径未能获得原文，无法纳入研究，我们在所缺方剂的【文献概况】进行了标注。）而未能获取灰色文献，是最大的遗憾。

中医理论博大精深，根据学习者学习的深度、广度及感悟程度不同，许多医生能出神入化地使用《伤寒杂病论》方治疗各种疑难杂症，对这些宝贵的成熟经验无法获取，未能纳入我们的研究范围，因此这些证据得不到提炼和推广使用，在这里我们深表歉意。与此同时，也呼吁为了中医事业的发展，希望实践者们尽量在公开的刊物中报道自己宝贵的治疗经验，课题组更希望随着科技的发展，能提供较容易获取灰色文献的渠道或平台，如果将灰色文献亦纳入我们的研究范围，《伤寒杂病论》各方治疗疑难杂症的优势规律就更加丰富与精彩。

同时，也希望我们的研究成果，不束缚具有高深辨治水平的中医学者的手脚。看到你们能运用天人合一及整体观念的理论，变通施治疾病时，更彰显了《伤寒杂病论》方治疗疑难杂症的无限魅力。我们的研究，仅为繁忙工作在一线初级临床医务工作者，提供《伤寒杂病论》方临床应用的参考，为其能规范、客观、科学的确定治疗决策提供依据；同时也为工作在科研一线的研究者们，提高临床试验的设计水平，和确定研究对象与目标，提供有价值的证据。

中医学与现代医学两套理论在殊途同归的交集中碰撞，似有不可调和的矛盾，而我们的研究正是运用了现代医学的研究方法，对近 64 年中医临床文献进行研究，这一大胆尝试进一步证实，无论何种理论都是针对治疗人体疾病和维护人体健康为目的；研究成果亦证实，在历史的长河中，通过人类的研究与探索，两套理论之间一定是相互影响、相互补充、取长补短，最终交集与融合，医学的进步不会脱离这一轨迹，未来一定是中西医合璧共同为人类健康保驾护航。

第六节　运用多层次证据融合理论弥补本项目研究的缺憾

数据的质量决定决策的准确程度，为了克服运用循证医学方法研究《伤寒杂病论》方治疗优势病证规律的缺憾，解决的对策是在此基础上进一步引入多层次证据融合理论（DS/AHP）进行同期验证。D-S 证据理论（Dempster-Shafer Evidence Theory）在度量和处理不确定性问题上有着明显的优势，基本消除了研究方案选择过程中的不确定性。层次分析法具有实用性、系统性、简洁性等特点，证据理论擅长处理不确定性信息。选择此方法进一步验证"运用循证医学方法研究《伤寒杂病论》方治疗优势病证规律"的结论，由此可弥补单一研究方法带来的不足与缺憾。本研究不仅将临床研究文献获取的《伤寒杂病论》各首方剂治疗的优势病证的客观证据，纳入层次结构模型；而且也纳入文献中的个案经验；及现代全国名专家运用《伤寒杂病论》各首方剂治疗优势病证经验的主观证据。围绕与优势病症相关的这些证据，通过合理分析来设置权重，完成证据结果从定性向定量的转化，形成辨识框架和判断矩阵，以此推定《伤寒杂病论》各首方剂治疗不同优势病证的综合信任度。采用这样的对策，既提炼出两书防治共性优势病证的互补分型，又可找出两书非共性的防治病证，为临床实践者提供治疗慢性病的循证决策，使《伤寒杂病论》方的运用更具科学依据，此研究成果将在课题研究后，以论著的形式出版，期待能为同仁们临床治疗及科研，提供客观有价值的参考。

《伤寒杂病论》虽成书于中国东汉末年，但对方证的认识和描述与现代医学逐渐发明的新理论，完全一致，甚至有引领和预见作用。因人体的组织结构及生理功能基本一致，故疾病的发生、发展、变化几乎相同。由于东西方文化底蕴不同，认识问题的角度各异，决定了对人体研究途径的迥异。通过用循证医学的研究方法，确定中医方证的现代疾病范围，可用临床证据证实，中西医运用不同的治疗方法，治愈同一种疾病，搭建起中西医沟通的桥梁，更好地揭示中医学的科学内涵，引领更多的中西医务工作者，研究中医、认识中医乃至发展中医。

　　本研究完成了《伤寒杂病论》各首方剂防治的病症（证），几乎涵盖了西医所有的病症系统，基本解决了部分古老中医病名与国际通用的现代医学疾病名称的接轨与贯通，为世界医学界开展对中医的研究及中医学融入世界医学之林打下了良好的基础。用现代医学的科学理论与深奥的中医理论互释疾病的发生、发展及治疗，势必带来医学的腾飞。弘扬中医造福人类是我们持之以恒深入研究的根本动力。

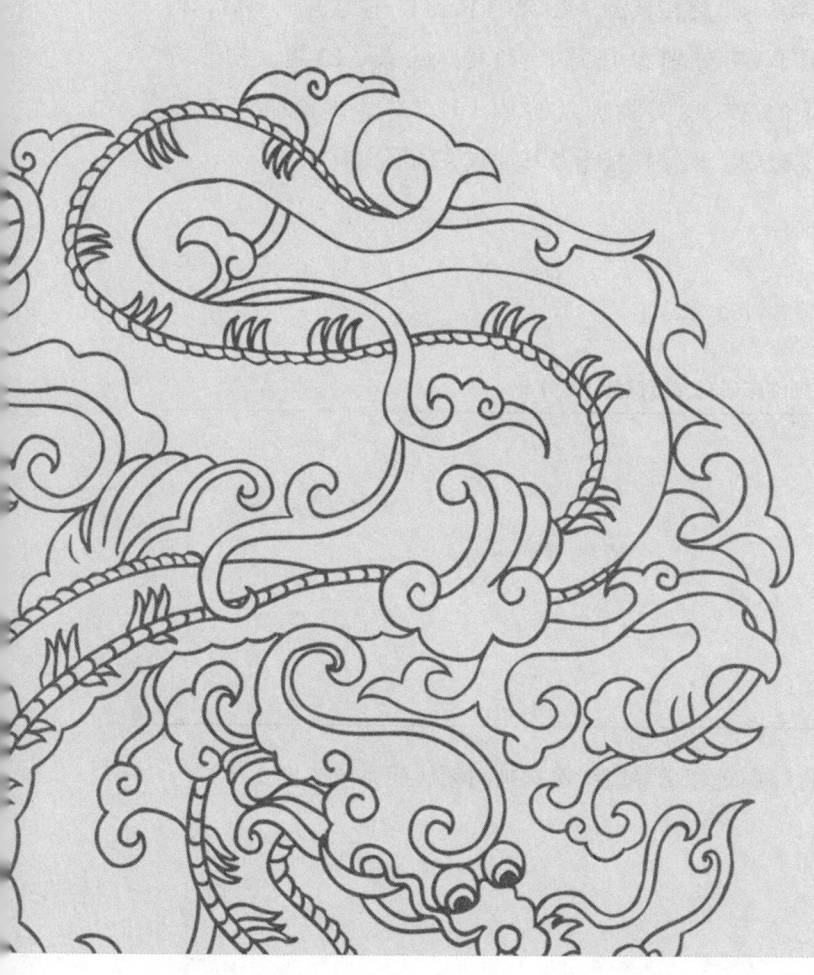

第二章

痉湿暍病方

一、栝楼桂枝汤

【原文汇要】

太阳病，其证备，身体强，几几然，脉反沉迟，此为痉，栝楼桂枝汤主之。（11）

栝楼桂枝汤方

栝楼根二两　桂枝三两　芍药三两　甘草二两　生姜三两　大枣十二枚

上六味，以水九升，煮取三升，分温三服，取微汗。汗不出，食顷，啜热粥发之。

【原文释义】

栝楼桂枝汤主治柔痉。症见项背拘急，发热汗出，不恶寒，脉沉迟。治当和营卫以解表邪，疏通水津郁滞以濡养筋脉。方中用桂枝汤振奋营卫以达邪外解；栝楼根参诸家本草言治"消渴身热""八疸身面黄""消肿毒，乳痈发背"等，可知栝楼根解散三焦木火郁结，通利三焦水津郁滞，药后可"取微汗"而病解。

【文献概况】

设置关键词为"栝樓桂枝湯""栝楼桂枝汤""瓜蔞桂枝汤""瓜蒌桂枝汤"，检索并剔重后，得到211篇相关文献，其中CBM、CNKI、VIP、WF分别为16篇、152篇、20篇、23篇。初步分类：临床研究6篇（2.8%）、个案经验11篇（5.2%）、实验研究27篇（12.8%）、理论研究77篇（36.5%）、其他90篇（42.7%）。在个案经验文献中，栝楼桂枝汤及其加减方的医案有16则。

【文献病谱】

1.临床研究文献

共涉及4类病症（证）系统、4个病症（证）（表2-1）。

表2-1　栝楼桂枝汤临床研究文献病症（证）谱

> **循环系统疾病（1个、2篇）**
  西医疾病：脑卒中后遗症（肢体痉挛）2
> **肌肉骨骼系统和结缔组织疾病（1个、2篇）**
  西医疾病：颈椎病2
> **精神和行为障碍（1个、1篇）**
  西医症状：抽搐症（小儿）1
> **中医病证（1个、1篇）**
  头痛1

西医病症系统中，循环系统疾病、肌肉骨骼系统和结缔组织疾病是高频病症系统（图2-1）。

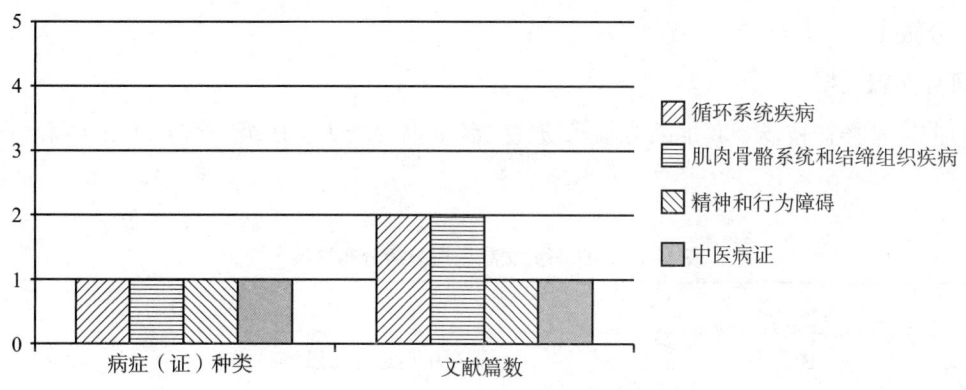

图 2-1 病症（证）种类及文献数量分布图

2. 个案经验文献

共有 4 类病症（证）系统、5 个病症（证）、16 则医案（表 2-2）。

表 2-2 栝楼桂枝汤个案经验文献病症（证）谱

> **循环系统疾病（2个、2则）**
> 西医疾病：脑卒中后遗症 1，静脉曲张 1
> **妊娠、分娩和产褥期（1个、4则）**
> 西医疾病：产褥期诸症（痉证）4
> **肌肉骨骼系统和结缔组织疾病（1个、1则）**
> 西医疾病：强直性脊柱炎 1
> **中医病证（1个、9则）**
> 痉证 9（未特指 5、柔痉 4）

按文献病症种类和医案则数多少排序，西医病症系统中，循环系统疾病是高频病症系统（图 2-2）。各系统病症（证）中，医案数位居前列（至少为 2）的病症（证）有：产褥期诸症、痉证。

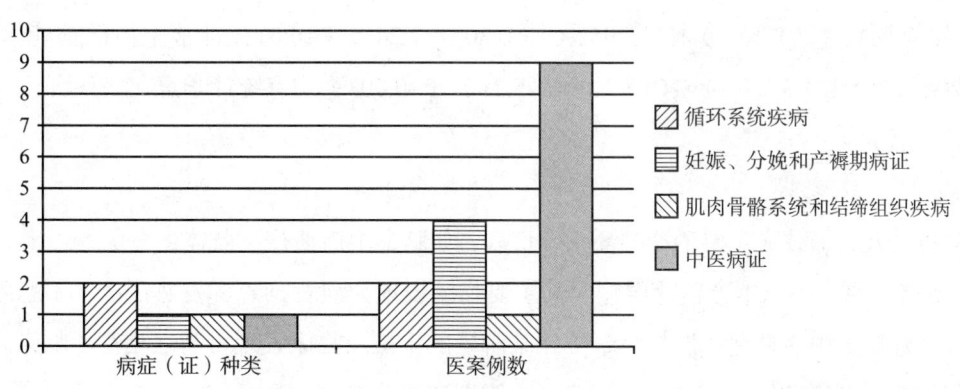

图 2-2 病症（证）种类及医案数量分布图

3. 比较研究

临床研究和个案经验文献比较，两者在文献和病症数量上，循环系统疾病均居前列，是共有的高频病症系统。在具体病症上，脑卒中后遗症是共有病症。

【证据分级】

临床研究文献证据

截至目前，栝楼桂枝汤及其加减方临床研究文献证据等级为：B 级 2 篇、D 级 4 篇。详细情况见表 2-3。

表 2-3 临床研究文献证据等级分布情况

证据等级	病症（证）
B 级	脑卒中后遗症（肢体痉挛）
D 级	颈椎病、小儿抽搐症、头痛

【证据示例】

循环系统疾病

脑卒中后遗症（肢体痉挛）

B 级证据 2 篇。

> 栝楼桂枝汤联合一般常规治疗、康复训练对照单纯一般常规治疗联合康复训练治疗脑卒中后遗肢体痉挛在改善相关指数评分方面有优势（B）

陈瑛玲等[1]实施的一项临床随机对照试验，样本量为 52 例。试验组 25 例，对照组 27 例。对照组采用一般常规治疗和康复训练。试验组在对照组的基础上加用栝楼桂枝汤治疗。方药：栝楼根 30g，桂枝 9g，芍药 15g，甘草 6g，生姜 9g，大枣 6g。煎服方法：统一由煎药室制备。采用全自动煎药机煎药，1 剂煎 2 包各 200mL，早晚饭后半小时各服用 1 包。疗程 4 周。所有药物由药剂科统一采购。服药期间，两组病例均不再口服或静滴功能相似的中成药或中药注射液。两组比较，临床痉挛指数 CSI 评分加权均数差（WMD）0.68，95%CI（0.07～1.29），P=0.03；下肢运动功能 FMA 评分加权均数差（WMD）1.27，95%CI（0.30～2.24），P=0.01；日常生活活动能力 MBI 评分加权均数差（WMD）3.15，95%CI（1.09～5.21），P=0.003；均有统计学意义。

【证据荟萃】

※ Ⅰ级

栝楼桂枝汤及其加减方主要治疗循环系统疾病，如脑卒中后遗症（肢体痉挛）等。

《金匮要略》原文中以本方治疗柔痉。其主要临床表现为项背拘急，发热汗出，不恶寒，脉沉迟等。高频病症脑卒中后遗症（肢体痉挛）在某阶段的病机及临床表现可与之相符。临床研究和个案经验文献均支持循环系统疾病是其高频率、高级别证据分布的病证系统。脑卒中后遗症（肢体痉挛）已有 2 项 B 级证据。

※ Ⅰ级

栝楼桂枝汤联合一般常规治疗、康复训练对照单纯一般常规治疗联合康复训练治疗脑卒中后遗肢体痉挛在改善相关指数评分方面有优势。

【参考文献】

［1］陈瑛玲.栝楼桂枝汤治疗脑卒中后下肢痉挛的临床研究［D］.福建中医药大学，2013.

二、麻黄加术汤

【原文汇要】

湿家身烦痛，可与麻黄加术汤发其汗为宜，慎不可以火攻之。（20）

麻黄加术汤方

麻黄三两（去节）　桂枝二两（去皮）　甘草一两（炙）　杏仁七十个（去皮尖）　白术四两

上五味，以水九升，先煮麻黄，减二升，去上沫，内诸药，煮取二升半，去滓，温服八合，覆取微似汗。

【原文释义】

麻黄加术汤主治寒湿在表。症见恶寒、无汗，身体疼痛剧烈烦扰且致躁扰不宁。治当从汗解邪，以系湿家，不宜过汗。方中用麻黄伍白术，虽能汗而不致过汗，白术伍麻黄可行表里之湿，覆取微似汗解邪愈病。本证禁用火攻，若误用火法，必伤津耗液，促使湿邪化热，致发黄或衄血。

【文献概况】

设置关键词为"麻黄加术汤""麻黄加术汤"，检索并剔重后，得到225篇相关文献，其中CBM、CNKI、VIP、WF分别为25篇、80篇、8篇、112篇。初步分类：临床研究10篇（4.4%）、个案经验19篇（8.5%）、实验研究11篇（4.9%）、理论研究110篇（48.9%）、其他75篇（33.3%）。在个案经验文献中，麻黄加术汤及其加减方的医案有23则。

【文献病谱】

1.临床研究文献

共涉及5类病症（证）系统、7个病症（证）（表2-4）。

表2-4　麻黄加术汤临床研究文献病症（证）谱

➢ **泌尿生殖系统疾病（2个、4篇）**
西医疾病：慢性肾功能衰竭3，慢性肾炎1
➢ **呼吸系统疾病（2个、3篇）**
西医疾病：感冒1
西医症状：过敏性咳嗽2
➢ **肌肉骨骼系统和结缔组织疾病（1个、1篇）**
西医疾病：风湿病1
➢ **损伤、中毒和外因的某些其他后果（1个、1篇）**
中医疾病：落枕1
➢ **中医病证（1个、1篇）**
痹证1

西医病症系统中，泌尿生殖系统疾病、呼吸系统疾病为高频病症系统（图2-3）。

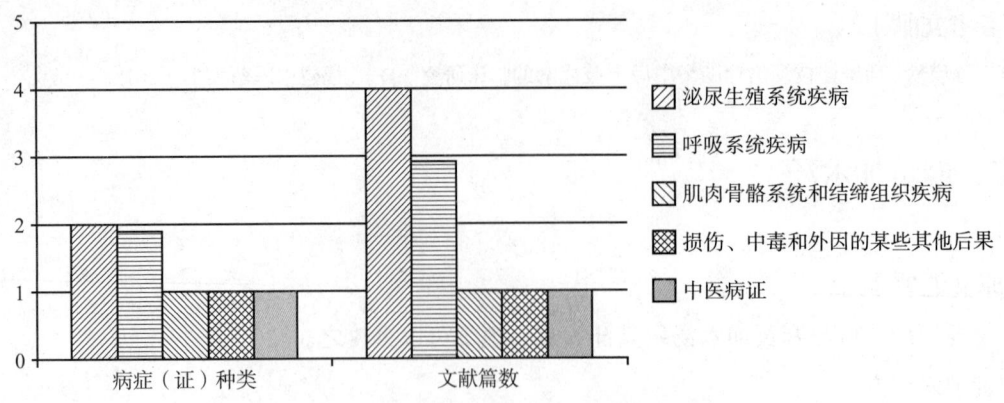

图 2-3　病症（证）种类及文献数量分布图

2. 个案经验文献

共有 8 类病症（证）系统、15 个病症（证）、23 则医案（表 2-5）。

表 2-5　麻黄加术汤个案经验文献病症（证）谱

> 肌肉骨骼系统和结缔组织疾病（3 个、4 则）
> 西医疾病：类风湿性关节炎 2，风湿性肌炎 1，混合型颈椎病 1
> 皮肤和皮下组织疾病（2 个、4 则）
> 西医疾病：荨麻疹 3，湿疹 1
> 呼吸系统疾病（2 个、4 则）
> 西医疾病：感冒 2，大叶性肺炎 2
> 泌尿生殖系统疾病（1 个、2 则）
> 西医疾病：月经失调（后期）2
> 消化系统疾病（1 个、1 则）
> 西医症状：腹泻 1
> 循环系统疾病（1 个、1 则）
> 西医疾病：风湿性关节炎 1
> 神经系统疾病（1 个、1 则）
> 西医症状：感觉异常（身重）1
> 中医病证（4 个、6 则）
> 痹证 3，发热（高）1，寒疝 1，水肿 1

按文献病症种类和医案则数多少排序，西医病症系统中，肌肉骨骼系统和结缔组织疾病均居首位（图 2-4）。各系统病症（证）中，医案数位居前列（至少为 3）的病症（证）有：荨麻疹、痹证。

3. 比较研究

临床研究和个案经验文献比较，泌尿生殖系统疾病、呼吸系统疾病为共有较高频病症系统。

【证据分级】

临床研究文献

截至目前，麻黄加术汤及其加减方临床研究文献证据等级为：C 级 3 篇、D 级 7 篇。详细情况见表 2-6。

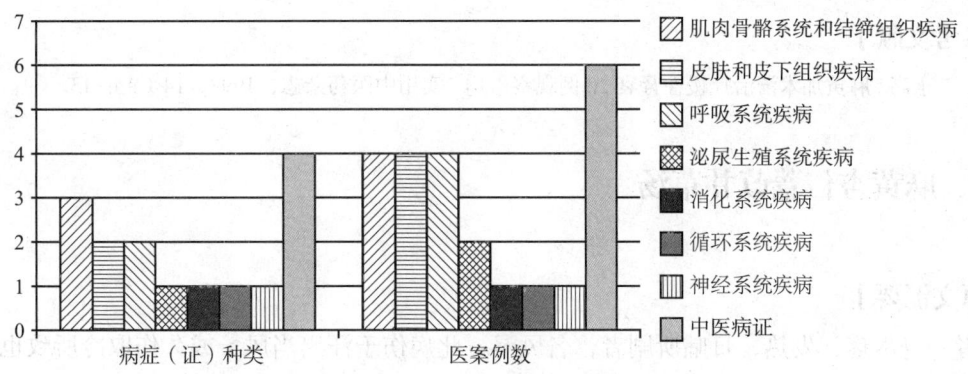

图 2-4 病症（证）种类及医案数量分布图

表 2-6 临床研究文献证据等级分布情况

证据等级	病症（证）
C 级	感冒、落枕、风湿病
D 级	痹证、慢性肾功能衰竭、慢性肾炎、子宫肌瘤、过敏性咳嗽

【证据示例】

泌尿生殖系统疾病

慢性肾功能衰竭

D 级证据 3 篇。

> 麻黄加术汤加减治疗慢性肾功能衰竭有一定疗效（D）

李永高[1]实施的一项临床病例观察，样本量为 20 例。以麻黄加术汤为基础方：麻黄、桂枝、白术各 15g，杏仁 10g，甘草 5g。偏气虚者加黄芪、党参各 30g；偏血虚者加当归 15g；心悸者加丹参 15g、枣仁 10g。停用利尿药。将上药清水浸泡 20 分钟后煮沸 15 分钟，三煎取汁 300mL，分 3 次服，日 1 剂，连服 2 周。药后入睡保暖，有微汗为度。治疗前后查肾功对照。治疗结果：治愈 11 例，占 55%；好转 6 例，占 30%；未愈 3 例，占 15%；总有效率为 85%（疗效标准：治愈：水肿全部消退，其他症状消失，实验室检查恢复正常。特别是血尿素氮的恢复正常。好转：水肿及其他症状减轻，实验室检查有改善。未愈：水肿及其他症状和实验室检查无改变）。

【证据荟萃】

※ Ⅲ级

麻黄加术汤及其加减方可以用于治疗泌尿生殖系统疾病，如慢性肾功能衰竭等。

《金匮要略》原文以本方治疗寒湿在表之证。临床表现为恶寒、无汗、身体疼痛剧烈而烦躁、水肿等。高频病症慢性肾功能衰竭在某阶段的病机及临床表现可与之相符。临床研究文献支持泌尿生殖系统疾病是其高频病症系统。慢性肾功能衰竭已有 3 项 D 级证据。

※ Ⅲ级

麻黄加术汤加减治疗慢性肾功能衰竭有一定疗效。

【参考文献】

［1］李永高.麻黄加术汤治疗慢性肾衰20例观察［J］.实用中医药杂志，1998，14（9）：13.

三、麻黄杏仁薏苡甘草汤

【原文汇要】

病者一身尽疼，发热，日晡所剧者，名风湿。此病伤于汗出当风，或久伤取冷所致也，可与麻黄杏仁薏苡甘草汤。（21）

麻黄杏仁薏苡甘草汤方

麻黄（去节）半两（汤泡）甘草一两（炙）薏苡仁半两 杏仁十个（去皮尖，炒）

上剉麻豆大，每服四钱匕，水盏半，煮八分，去滓，温服，有微汗，避风。

【原文释义】

麻黄杏仁薏苡甘草汤主治风湿在表而伴化热倾向（邪及阳明，尚未离表）。证见一身尽痛，发热，日晡时增剧。治当轻清宣化，解表祛湿。方中用薏苡仁治"筋急拘挛，不可屈伸，久风湿痹"，与麻黄相伍，则可发越肌肉关节留着之风湿；伍杏仁甘草宣肃肺气以化湿，表开邪得宣泄，壅热自随汗泄。本方用量小，且须"有微汗，避风。"

【文献概况】

设置关键词为"麻黄杏仁薏苡甘草湯""麻黄杏仁薏苡甘草汤""麻杏苡甘湯""麻杏苡甘汤""麻杏薏甘湯""麻杏薏甘汤"，检索并剔重后，得到131篇相关文献，其中CBM、CNKI、VIP、WF分别为14篇、86篇、25篇、6篇。初步分类：临床研究22篇（16.8%）、个案经验38篇（29.0%）、实验研究0篇（0.0%）、理论研究48篇（36.6%）、其他23篇（17.6%）。在个案经验文献中，麻黄杏仁薏苡甘草汤及其加减方的医案有55则。

【文献病谱】

1.临床研究文献

共涉及7类病症（证）系统、14个病症（证）（表2-7）。

表2-7 麻黄杏仁薏苡甘草汤临床研究文献病症（证）谱

> 呼吸系统疾病（4个、7篇）
西医疾病：哮喘4（支气管2、咳嗽变异性1、未特指1），感冒1，急性鼻窦炎1
西医症状：喉源性咳嗽1
> 皮肤和皮下组织疾病（4个、4篇）
西医疾病：瘙痒症1，黄褐斑1，银屑病1，鸡眼1
> 某些传染病和寄生虫病（1个、5篇）
西医疾病：扁平疣5
> 肌肉骨骼系统和结缔组织疾病（1个、1篇）
西医疾病：类风湿性关节炎1
> 泌尿生殖系统疾病（1个、1篇）
西医疾病：急性肾小球肾炎1

> **循环系统疾病**（1个、1篇）
西医疾病：风湿性关节炎 1
> **中医病证**（2个、3篇）
痹证 2，头痛 1

　　西医病症系统中，呼吸系统疾病在病症种类和文献数量上均居首位（图 2-5）。各系统病症中，医案数位居前列（至少为 3）的病症有：哮喘、扁平疣。

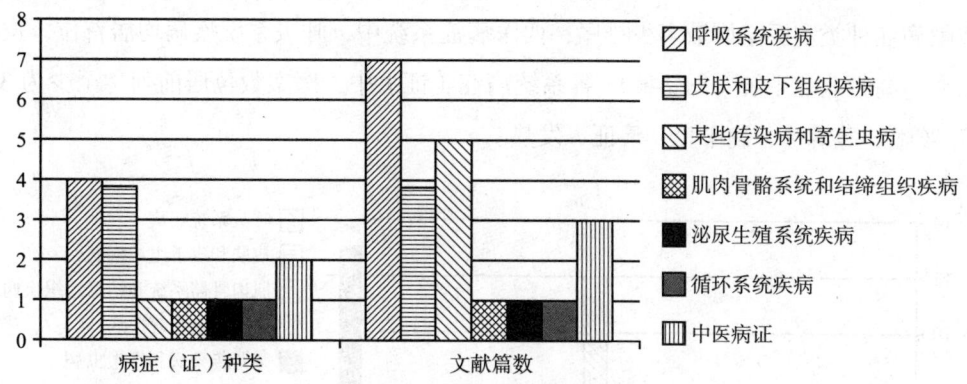

图 2-5　病症（证）种类及文献数量分布图

2. 个案经验文献

　　共有 12 类病症（证）系统、26 个病症（证）、55 则医案（表 2-8）。

表 2-8　麻黄杏仁薏苡甘草汤个案经验文献病症（证）谱

> **呼吸系统疾病**（4个、12则）
西医疾病：哮喘 2，感冒 1
西医症状：咳嗽 8（未特指 6、风湿 1、大肠 1）
中医疾病：鼻渊 1
> **皮肤和皮下组织疾病**（4个、8则）
西医疾病：荨麻疹 3（未特指 2、慢性 1），湿疹 2（急性 1、慢性 1），银屑病 2，水疱 1
> **肌肉骨骼系统和结缔组织疾病**（3个、4则）
西医疾病：类风湿性关节炎 2，慢性关节炎急性发作 1，变应性亚败血症 1
> **泌尿生殖系统疾病**（3个、4则）
西医疾病：肾小球肾炎 2（急性 1、急性合并气管炎 1）
西医症状：白带异常 1，血尿 1
> **某些传染病和寄生虫病**（2个、5则）
西医疾病：扁平疣 3，传染性软疣 2
> **循环系统疾病**（2个、3则）
西医疾病：风湿热 2（急性 1、未特指 1），风湿性关节炎 1
> **神经系统疾病**（2个、2则）
西医疾病：周围神经炎 1
西医症状：感觉异常（咽腔发热）1
> **消化系统疾病**（1个、1则）
西医症状：秋季便秘 1

- **精神和行为障碍（1个、1则）**
  西医症状：嗜睡 1
- **血液及造血器官疾病和某些涉及免疫机制的疾患（1个、1则）**
  西医疾病：过敏性紫癜 1
- **肿瘤（1个、1则）**
  西医疾病：肺癌 1
- **中医病证（2个、13则）**
  痹证 8（未特指 5、热 2、皮 1），发热 5（未特指 4、背 1）

按文献病症种类和医案则数多少排序，西医病症系统中，呼吸系统疾病均居首位，皮肤和皮下组织疾病亦为高频病症系统（图2-6）。各系统病症（证）中，医案数位居前列（至少为3）的病症（证）有：咳嗽、荨麻疹、扁平疣、痹证、发热。

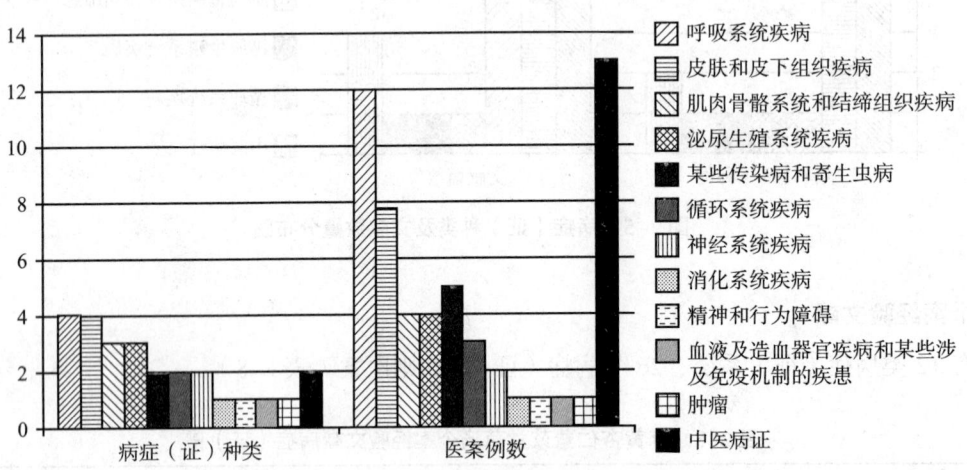

图 2-6 病症（证）种类及医案数量分布图

3. 比较研究

临床研究和个案经验文献比较，两者在文献和病症数量上，呼吸系统疾病均居首位，是两者共有的高频病症系统。在具体病症上，扁平疣是共有高频病症。

【证据分级】

临床研究文献证据

截至目前，麻黄杏仁薏苡甘草汤及其加减方临床研究文献证据等级为：C级4篇、D级18篇。详细情况见表2-9。

表 2-9 临床研究文献证据等级分布情况

证据等级	病症（证）
C级	痹证、扁平疣、咳嗽（喉源性）、头痛
D级	鼻窦炎（急性）、痹证、扁平疣、风湿性关节炎、感冒、褐黄斑、鸡眼、类风湿性关节炎、肾小球肾炎（急性）、头痛、哮喘（支气管）、小儿咳嗽变异性）、银屑病

【证据示例】

1. 呼吸系统疾病

（1）支气管哮喘

D级证据2篇。

麻黄杏仁薏苡甘草汤加减治疗支气管哮喘有一定疗效（D）

云少敏[1]实施的一项临床病例观察，样本量为140例。喘证Ⅰ号方药组成：麻黄9g，杏仁15g，薏苡仁30g，半夏20g，陈皮20g，茯苓15g，苏子20g，莱菔子20g，炙甘草6g。适用于痰浊阻肺型咳喘。喘证Ⅱ号方药组成：麻黄9g，杏仁15g，薏苡仁30g，大黄10g（后下），芒硝10g（冲服），陈皮12g，桔梗15g，葶苈子10g，黄芩15g，炙甘草9g。适用于痰热壅肺型咳喘。喘证Ⅲ号方药组成：麻黄9g，杏仁15g，薏苡仁30g，桑白皮20g，栀子12g，沉香12g，厚朴15g，龙胆草20g，白芍15g，蛤粉15g，炙甘草9g。适用于肝火犯肺型。以上剂量使用时可根据发作程度不同而调整，每日1剂，早晚分服，2周为1疗程，治疗期间暂停西药抗生素、平喘药及激素，若发热重。实验室检查白细胞计数高者，可适当加用抗生素。治疗结果，临床控制56例占40%，显效76例占54.3%，无效8例占5.7%，有效率为94.3%（疗效标准：临床控制：1个疗程内症状体征完全缓解，可停用中药。显效：1个疗程内症状体征明显缓解，其后每晚服药1次维持疗效。无效：1个疗程内病情无改善而被迫改用他药）。

2. 某些传染病和寄生虫病

（1）扁平疣

D级证据5篇。

麻黄杏仁薏苡甘草汤加减治疗扁平疣有一定疗效（D）

杨希森等[2]实施的一项临床病例观察，样本量为72例。以麻杏苡甘汤加味治疗：麻黄3～9g，杏仁3～12g，薏苡仁20～40g，甘草3～6g，大青叶10～20g，马齿苋10～20g。加减法：偏肝气郁结加香附12g，木贼12g；偏热大青叶用至30g，马齿苋用至30g；扁平疣发病时间较长且坚硬者，加牡蛎10～20g。上药冷水浸泡60min，浸透后分2次煎煮，每次煎沸后文火煎20min，两煎混匀，煎量1000mL为宜，每日1剂分3次温服，14天为1个疗程。治疗结果，1个疗程后，治愈51例，好转12例，未愈9例。总有效率87.5%（疗效标准：治愈：皮疹消退，无新出皮疹。好转：皮疹较前变平，消退30%以上，或有个别新疹出现。未愈：皮疹无变化或消退不足30%）。

【证据荟萃】

※ Ⅲ级

麻黄杏仁薏苡甘草汤及其加减方可以治疗呼吸系统疾病、某些传染病和寄生虫病，如支气管哮喘、扁平疣等。

《金匮要略》原文中以本方治疗风湿在表、郁而化热之痹证，其临床主要表现为身痛、发热等。

支气管哮喘、扁平疣等高频病症在某阶段的病机及临床表现可与之相符。临床研究和个案经验文献均支持呼吸系统疾病、某些传染病和寄生虫病是其高频率证据分布的病症系统。支气管哮喘、扁平疣均已有 2 项 D 级证据。

※ Ⅲ级

麻黄杏仁薏苡甘草汤加减治疗支气管哮喘有一定疗效。

麻黄杏仁薏苡甘草汤加减治疗扁平疣有一定疗效。

【参考文献】

［1］云少敏.麻杏薏甘汤加味治疗支气管哮喘［J］.河南中医, 1999 19（4）: 13.

［2］杨希森, 王成果.麻杏苡甘汤加味治疗扁平疣 72 例［J］.广西中医药, 2001, 24（6）: 47.

四、防己黄芪汤

【原文汇要】

风湿, 脉浮, 身重, 汗出, 恶风者, 防己黄芪汤主之。（22）

风水脉浮, 身重, 汗出恶风者, 防己黄芪汤主之。腹痛者加芍药。（22）（《水气病脉证并治第十四》）

《外台》防己黄芪汤: 治风水, 脉浮为在表, 其人或头汗出, 表无他病, 病者但下重, 从腰以上为和, 腰以下当肿及阴, 难以屈伸。（《水气病脉证并治第十四》）

防己黄芪汤方

防己一两　甘草半两（炒）　白术七钱半　黄芪一两一分（去芦）

上剉麻豆大, 每抄五钱匕, 生姜四片, 大枣一枚, 水盏半, 煎八分, 去滓, 温服, 良久再服。喘者, 加麻黄半两; 胃中不和者, 加芍药三分; 气上冲者, 加桂枝三分; 下有陈寒者, 加细辛三分。服后当如虫行皮中, 从腰下如冰, 后坐被上, 又以一被绕腰以下, 温令微汗, 差。

【原文释义】

防己黄芪汤主治风湿伤表, 三焦气机壅滞, 卫表气虚不固。症见全身关节疼痛, 脉浮, 身重, 汗出恶风。治当益气除湿。方中用防己开通三焦决渎; 用白术健脾运湿, 伍防己可利水湿之下输, 以祛风湿; 用黄芪益大气之周流, 伍防己可调畅三焦气机, 和白术、甘草可实卫固表, 更加生姜、大枣伍甘草以振奋中焦化源, 助芪术扶正达邪以攘外。药后三焦气机流展, 营卫振奋, 可"温令微汗, 差"。至于后附言"服后当如虫行皮中, 从腰下如冰"之语, 可视为正气抗邪风湿欲解之前兆。

防己黄芪汤主治风水表虚。证见一身面目肿, 按之凹陷不起, 脉浮, 身重, 汗出恶风。治当益气固表, 利水除湿。

【文献概况】

设置关键词为"防己黄耆湯""防己黄芪汤", 检索并剔重后, 得到 550 篇相关文献, 其中 CBM、CNKI、VIP、WF 分别为 49 篇、442 篇、17 篇、42 篇。初步分类: 临床研究 114 篇（20.7%, 3 篇文献未包括其中）、个案经验 93 篇（16.9%, 1 篇文献未包括其中）、实验研究 97 篇（17.6%）、理论研究 155 篇（28.2%）、其他 91 篇（16.5%）。在个案经验文献中，防己黄芪汤及其加减方的医案有 151 则。

【文献病谱】

1. 临床研究文献

共涉及 12 类病症（证）系统、40 个病症（证）（见表 2-10）。

表 2-10　防己黄芪汤临床研究文献病症（证）谱

> **肌肉骨骼系统和结缔组织疾病（8 个、22 篇）**
> 西医疾病：类风湿性关节炎 9，膝关节滑膜炎 3，腰椎间盘突出症 3，椎动脉型颈椎病 2，急性痛风性关节炎 2，骨性关节炎（膝关节）1，皮肌炎 1
> 西医症状：膝关节积液 1
> **循环系统疾病（7 个、18 篇）**
> 西医疾病：心力衰竭 7（未特指 5、慢性 1、伴多汗 1），高血压病 5（未特指 3、合并：左心室肥大 1、肾损害水肿 1），风湿性关节炎 2，冠心病（稳定型心绞痛）1，深静脉血栓形成（伴水肿）1，风湿性腰腿痛 1，风湿性心脏病（合并心力衰竭）1
> **泌尿生殖系统疾病（5 个、28 篇）**
> 西医疾病：肾病综合征 11（未特指 8、小儿 1、水肿期 1、肾病恶性高血压 1），肾小球肾炎 11（慢性 4、伴蛋白尿 3、急性 2、膜性增殖性 1、合并高血压病 1），肾功能衰竭 3（慢性 2、伴水肿 1），慢性肾功能不全 2，鞘膜积液 1
> **损伤、中毒和外因的某些其他后果（4 个、13 篇）**
> 西医疾病：骨折后诸症 10（低张性水肿 5、伤肢肿胀 5），骨折术后肢体肿胀 1，外伤后诸症（膝关节外伤后创伤性膝关节慢性滑膜炎）1，药物不良反应（强力宁引起水钠潴留）1
> **消化系统疾病（3 个、7 篇）**
> 西医疾病：肝硬化（伴腹水）5，慢性活动性肝炎 1
> 西医症状：黄疸（手足发黄）1
> **内分泌、营养和代谢疾病（3 个、6篇）**
> 西医疾病：高尿酸血症 4（慢性尿酸性肾病 3、未特指 1），肥胖 1，糖尿病性肾病 1
> **皮肤和皮下组织疾病（2 个、2 篇）**
> 西医疾病：结节性脉管炎 1，狐臭 1
> **肿瘤（2 个、2 篇）**
> 西医疾病：肺癌根治术肺缺血再灌注损伤 1
> 西医症状：癌性胸腔积液 1
> **呼吸系统疾病（1 个、1 篇）**
> 西医疾病：肺功能衰竭（肺叶切除术后）1
> **神经系统疾病（1 个、1 篇）**
> 西医疾病：偏头痛 1
> **某些传染病和寄生虫病（1 个、1 篇）**
> 西医疾病：病毒性肝炎（乙肝合并肝纤维化）1
> **中医病证（3 个、13 篇）**
> 水肿 10（特发性 8、小儿 1、未特指 1），痹证 2（风寒湿 1、未特指 1），臌胀 1

西医病症系统中，泌尿生殖系统疾病在文献数量上居首位，肌肉骨骼系统和结缔组织疾病在病症种类上居首位（图 2-7）。各系统病症（证）中，频数位居前列（至少为 5）的病症（证）有：类风湿性关节炎、心力衰竭、高血压病、肾病综合征、肾小球肾炎、骨折后诸症、肝硬化（伴腹水）、水肿。

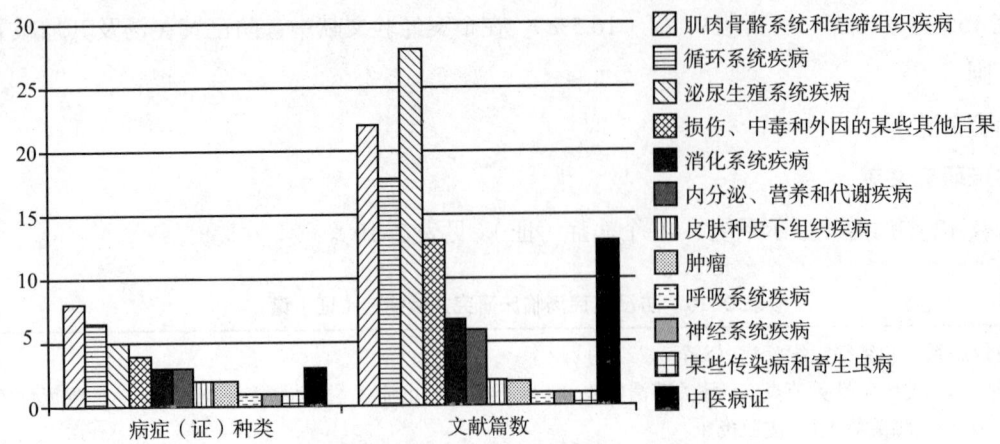

图 2-7　病症（证）种类及文献数量分布图

2. 个案经验文献

共有 13 类病症系统、70 个病症、151 则医案（见表 2-11）。

表 2-11　防己黄芪汤个案经验文献病症（证）谱

> **泌尿生殖系统疾病（13 个、31 则）**
西医疾病：肾小球肾炎 9（慢性 6、急性 2、伴水肿 1），肾病综合征 8（小儿 3、未特指 3、原发性 2），围绝经期综合征 4（伴水肿 2、汗证 1、未特指 1），习惯性流产 1，子宫内膜炎 1，输卵管炎 1，慢性肾功能衰竭 1，泌尿系结石（肾）1，盆腔炎 1，局灶节段性肾小球硬化症 1
西医症状：尿失禁 1，白带异常（白带过多）1
中医疾病：尿浊 1

> **肌肉骨骼系统和结缔组织疾病（13 个、25 则）**
西医疾病：骨性关节炎（膝关节）8，类风湿性关节炎 3（未特指 2、活动期 1），痛风性关节炎 2，痛风 2，腰椎间盘突出症 1，进行性肌萎缩症 1，颈椎病 1，结缔组织病 1，白塞病 1，风湿病 1
西医症状：下肢疼痛 2，关节痛（蹠趾关节肿痛）1，腰痛 1

> **循环系统疾病（9 个、16 则）**
西医疾病：风湿性关节炎 4（未特指 3、慢性 1），风湿性心脏病 3，深静脉血栓形成（下肢）2，肺源性心脏病 2，高血压病 1，心肌心包炎 1，慢性充血性心力衰竭 1，心律失常（心动过缓）1
西医症状：心包积液 1

> **内分泌、营养和代谢疾病（5 个、17 则）**
西医疾病：肥胖 5（未特指 3、合并高脂血症 2），糖尿病性肾病 4，高尿酸血症 3（合并肾结石 2、慢性尿酸性肾病 1），糖尿病 3（未特指 2、伴水肿 1），甲状腺机能减退 2

> **消化系统疾病（3 个、8 则）**
西医疾病：肝硬化伴腹水 3，慢性结肠炎 1
西医症状：腹泻 4（慢性 2、久泻 1、未特指 1）

> **皮肤和皮下组织疾病（3 个、4 则）**
西医疾病：荨麻疹 2（慢性 1、急性 1），过敏性皮炎 1
中医疾病：狐臭 1

> **妊娠、分娩和产褥期（3 个、4 则）**
西医疾病：妊娠期诸症 2（高血压 1、水肿 1），产褥期诸症（身痛）1，异位妊娠 1

> **呼吸系统疾病（3 个、3 则）**
西医疾病：哮喘 1，液气胸 1
西医症状：咳嗽 1

> **某些传染病和寄生虫病（2 个、4 则）**
西医疾病：结核性胸膜炎 2（伴胸腔积液 1、未特指 1）

中医疾病：丹毒2（下肢复发性1、未特指1）
> **损伤、中毒和外因的某些其他后果（2个、3则）**
西医疾病：骨折后诸症2（胫腓骨骨折后肿胀1、骨折后愈合迟缓1）
西医症状：伤口不愈合（足皮擦伤化脓反复不愈）1
> **肿瘤（2个、2则）**
西医疾病：肺癌（伴水肿）1
西医症状：癌性水肿1
> **精神和行为障碍（1个、2则）**
西医症状：抽搐2
> **中医病证（11个、32则）**
水肿18（未特指6、功能性3、下肢3、心源性2、营养不良性2、特发性1、面部1），汗证4（自2、盗1、未特指1），痹证2，发热（暑湿）1，半身冷1，恶风1，腹胀1，手足拘挛（右侧）1，下肢乏力（脚异常疲倦）1，心悸1，头痛1

按文献病症种类和医案则数多少排序，西医病症系统中，泌尿生殖系统疾病均居首位，肌肉骨骼系统和结缔组织疾病亦为高频病症系统（图2-8）。各系统病症（证）中，医案数位居前列（至少为4）的病症（证）有：肾小球肾炎、肾病综合征、围绝经期综合征、骨性关节炎、风湿性关节炎、肥胖、糖尿病性肾病、腹泻、水肿、汗证。

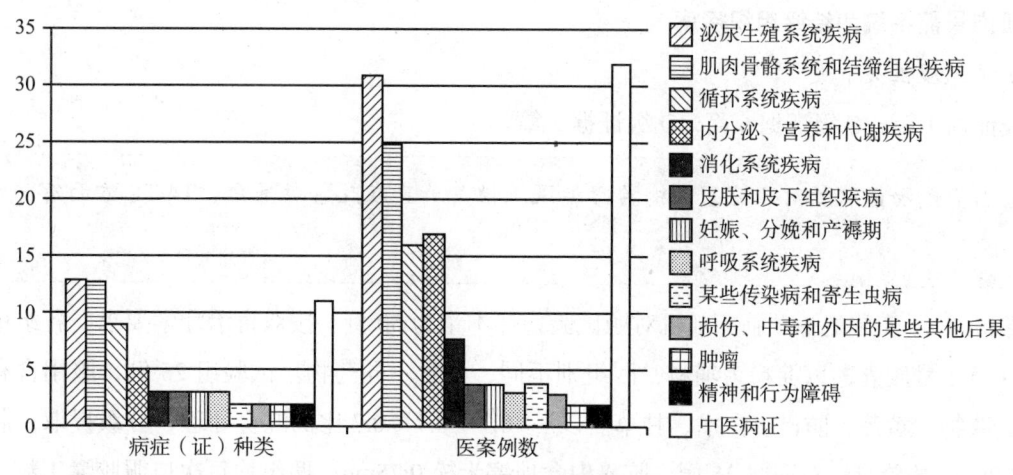

图2-8 病症（证）种类及医案数量分布图

3. 比较研究

临床研究和个案经验文献比较，两者在文献和病症种类上，肌肉骨骼系统和结缔组织疾病、泌尿生殖系统疾病、循环系统疾病均居前列，是共有的高频病症系统。在具体病症上，类风湿性关节炎、肾小球肾炎、肾病综合征等是共有高频病症。

【证据分级】

临床研究文献证据

截至目前，防己黄芪汤及其加减方临床研究文献证据等级为：B级4篇、C级37篇、D级73篇。详细情况见表2-12。

表 2-12　临床研究文献证据等级分布情况

证据等级	病症（证）
B 级	类风湿性关节炎、肝硬化（伴腹水）、肺功能衰竭（肺叶切除术后）、心力衰竭
C 级	类风湿性关节炎、肾病综合征（水肿、未特指）、冠心病（稳定型心绞痛）、腰椎间盘突出症、慢性肾小球肾炎伴蛋白尿、糖尿病性肾病、肾功能衰竭（慢性）、肾功能不全（慢性）、皮肌炎、骨折后诸症（低张性水肿、伤肢肿胀）、鼓胀、高血压病（肾损害水肿、合并左心室肥大、未特指）、骨折术后肢体肿胀、肝硬化（伴腹水）、肝炎（慢性活动性）、风湿性心脏病（合并心力衰竭）、肺癌（肺癌根治术肺缺血再灌注损伤）、病毒性肝炎（乙肝合并肝纤维化）、癌性胸腔积液
D 级	水肿（特发性、小儿、未特指）、肾小球肾炎（慢性、急性、膜性增殖性、伴蛋白尿、合并高血压病）、骨折后诸症（伤肢肿胀、低张性水肿）、心力衰竭（伴多汗、未特指）、膝关节滑膜炎、腰椎间盘突出症、药物不良反应（强力宁引起水钠潴留）、痛风性关节炎（急性）、外伤后诸症（膝关节外伤后创伤性膝关节慢性滑膜炎）、肾病综合征（小儿、合并高血压、未特指）、深静脉血栓形成（伴水肿）、肾功能损害（伴水肿）、肾功能不全（慢性）、类风湿性关节炎、鞘膜积液、偏头痛、颈椎病（椎动脉型）、结节性脉管炎、关节积液（膝关节）、骨性关节炎（膝关节）、黄疸（手足发黄）、狐臭、痹证、风湿性关节炎、肥胖、高尿酸血症（慢性尿酸性肾病、未特指）、高血压病、肝硬化（伴腹水）、风湿性腰腿痛

【证据示例】

1. 肌肉骨骼系统和结缔组织疾病

（1）类风湿性关节炎

B 级证据 1 篇，C 级证据 6 篇，D 级证据 2 篇。

> 防己黄芪汤提取物对照地塞米松治疗类风湿性关节炎在改善黏蛋白、T4/T8 方面有一定优势（B）

王绪辉等[1]实施的一项临床随机对照试验，样本量为 50 例。按双盲治疗学要求，各组用药均制备成同色 1 号胶囊，以淀粉为辅料，因组别不同，内含不同药物。试验组 25 例，服用含有防己黄芪汤提取物：黄芪、防己、白术、甘草。以 1 : 0.7 : 0.7 : 0.7 比例混合处理，分级提取，制备成粗结晶 220mg 的胶囊。对照组 25 例，胶囊内含地塞米松 0.75mg。两组均每次口服胶囊 1 粒，每日 2 次，连续服用 3 周。疗程结束后两组晨僵时间加权均数差（WMD）–0.10,95%CI（–0.77 ～ 0.57），$P=0.77$，无统计学意义；血沉加权均数差（WMD）–4.00，95%CI（–11.49 ～ 3.49），$P=0.30$，无统计学意义；疼痛关节数加权均数差（WMD）–0.30,95%CI（–1.19 ～ 0.59）,$P=0.51$，无统计学意义；肿胀关节数加权均数差（WMD）–0.20，95%CI（–1.23 ～ 0.83），$P=0.70$，无统计学意义；黏蛋白加权均数差（WMD）–1.40，95%CI（–2.09 ～ –0.71），$P < 0.0001$，有统计学意义；T4/T8 加权均数差（WMD）–2.40，95%CI（–2.79 ～ –2.01），$P < 0.00001$，有统计学意义。

> 防己黄芪汤加味对照甲氨蝶呤、柳氮磺胺吡啶、乐松片治疗类风湿性关节炎在改善握力、关节疼痛症状、压痛关节数、肿胀关节数、RF 方面有优势（C）

张四方等[2]实施的一项临床随机对照试验，样本量为 75 例。试验组 45 例，使用防己黄芪汤加味，组成：黄芪 30g，防己 10g，白术 10g，防风 10g，忍冬藤 15g，木瓜 10g，黄柏 8g，苡仁 20g，赤芍 20g，杜仲 12g，川断 12g，枸杞 20g。对照组 30 例，使用甲氨蝶呤 7.5mg，每周 1 次，饭后服；柳氮磺胺吡啶片（第 1 周：1 片，每日 2 次，第 2 周：2 片，每日 2 次，第 3 周：3 片，每日 2 次；第 4 周：4 片，每日 2 次；后维持 4 片，每日 2 次），乐松片 1 片，入睡前服。两组均以 2 个月为 1 疗程，治疗期间停用其他药物。1 疗程后两组晨僵时间加权均数差（WMD）–5.10，95%CI（–24.73 ～ 14.53），P=0.61，无统计学意义；握力加权均数差（WMD）25.30，95%CI（23.85 ～ 26.75），P ＜ 0.00001；关节疼痛计分加权均数差（WMD）–1.30，95%CI（–1.80 ～ –0.80），P ＜ 0.00001；压痛关节数加权均数差（WMD）–11.80，95%CI（–12.87 ～ –10.73），P ＜ 0.00001；肿胀关节数加权均数差（WMD）–3.30，95%CI（–4.48 ～ –2.12），P ＜ 0.00001；RF 加权均数差（WMD）–21.64，95%CI（–25.17 ～ –18.11），P ＜ 0.00001，均有统计学意义。

2. 泌尿生殖系统疾病

（1）肾病综合征

C 级证据 6 篇，D 级证据 5 篇。

> **防己黄芪汤加味联合西医常规处理对照单纯西医常规处理治疗肾病综合征在临床总有效率方面有优势（C）**

王岚等[3]实施的一项临床随机对照试验。样本量为 120 例，试验组、对照组各 60 例。对照组：常规应用泼尼松，剂量为 1mg/（kg·d），晨起顿服，每日用量不超过 50mg。同时考虑加用低分子肝素抗凝、立普妥降脂、呋塞米利水等对症处理。试验组在对照组治疗基础上联合防己黄芪汤加味：生黄芪 30g，粉防己 20g，白术 15g，泽泻 10g，茯苓 10g，金樱子 20g，芡实 20g，玉米须 20g，肾炎草 20g，甘草 10g，大枣 5 枚，生姜 3 片。辨证加减：兼有下焦虚寒，肢体不温者加制附子 10g、干姜 10g；兼有血压升高、头目眩晕者加钩藤 15g、天麻 10g；兼有血尿者加紫草 20g、大蓟 10g、小蓟 10g；兼有面色晦暗、脉络瘀阻者加益母草 15g、泽兰 15g、鸡血藤 20g。每日煎服 500mL，分成早晚各 1 次。经 5 周治疗，临床总有效率相对危险度（RR）1.17，95%CI（1.00 ～ 1.36），P=0.04，有统计学意义（疗效标准：显效：临床症状基本消失，所观察的各项指标恢复到正常范围，病情稳定；有效：临床症状明显好转，血浆白蛋白与治疗前相比有较大幅度上升，但 ≤ 30g/L，所观察的各项指标基本接近正常，病情稳定；无效：各项指标均未达到正常，症状无好转，甚至有加重趋势者）。

（2）肾小球肾炎

C 级证据 1 篇，D 级证据 10 篇。

> **防己黄芪汤加味对照济生肾气汤加减治疗肾小球肾炎在临床总有效率方面有优势（C）**

王淑层[4]实施的一项临床随机对照试验，样本量为 72 例。试验组 40 例，使用加味防己黄芪汤：黄芪 30g，防己 10g，茯苓 15g，泽泻 12g，白术 15g，党参 15g，莲子肉 12g，砂仁 6g，女贞子 15g，补骨脂 12g，枸杞子 12g。对照组 32 例，使用济生肾气汤加减：熟地 15g，山茱萸 15g，泽泻 12g，车前子 30g，云苓 12g，竹叶 10g，附子 6g。治疗以 1 个月为 1 个疗程，患者一般服药

2～3个疗程。1疗程后两组临床总有效率相对危险度（RR）1.32，95%CI（1.05～1.66），P=0.02，有统计学意义（疗效标准：完全缓解：水肿等症状与体征完全消失，尿蛋白检查持续阴性或24小时尿蛋白定量持续小于0.2g，高倍镜下尿红细胞消失，尿沉渣计数正常，肾功能正常。基本缓解：水肿等症状及体征基本消失，尿蛋白检查持续减少50%以上，高倍镜下尿红细胞不超过3个，尿沉渣计数接近正常，肾功能正常或基本正常，与正常值相差不超过15%。好转：水肿等症状与体征明显好转，尿蛋白持续减少，一个＋或24小时尿蛋白定量持续减少25%以上，高倍镜下尿红细胞不超过5个，肾功能正常或有改善。无效：临床表现与实验室检查均无明显改善或加重）。

3. 循环系统疾病

（1）心力衰竭

B级证据1篇，C级证据1篇，D级证据5篇。

> 防己黄芪汤加麻黄免煎颗粒配合西医常规疗法对照西医常规疗法治疗心力衰竭在临床总有效率方面有优势（B）

韩景波[5]等实施的一项临床随机对照试验，样本量为50例。试验组、对照组各25例。试验组在理想控制原发病的基础上，使用防己黄芪汤加麻黄颗粒，每次4.5g，每日2次，1个月为1个疗程，治疗1个疗程。中药制备：防己0.5g，黄芪1g，白术0.5g，炙甘草0.5g，生姜1g，大枣0.5g，麻黄0.5g。颗粒剂：生药=1：4。另给予培哚普利片，每次4mg，每日1次；美托洛尔片12.5mg，每日2次。对照组除不采用中药外其余治疗方法同试验组。1疗程后两组临床总有效率相对危险度（RR）1.82，95%CI（1.12～2.95），P=0.02，有统计学意义（疗效标准参照中华人民共和国卫生部制定的《中药新药临床研究指导原则》。显效：心功能达到I级或进步2级以上，症状、体征及各项检验明显改善。有效：心功能进步1级而未达到I级心功能，症状、体征及各项检验有所改善。无效：心功能无明显变化或加重或死亡）。

【证据荟萃】

※ II级

防己黄芪汤及其加减方主要治疗肌肉骨骼系统和结缔组织疾病、泌尿生殖系统疾病、循环系统疾病，如类风湿性关节炎、肾病综合征、心力衰竭等。

※ III级

防己黄芪汤及其加减方可以治疗某些泌尿生殖系统疾病，如肾小球肾炎等。

《金匮要略》原文中以本方治疗风湿在表兼气虚，其临床主要表现为身重、汗出、恶风等。类风湿性关节炎、肾小球肾炎、肾病综合征、心力衰竭等高频病症在某阶段的病机及临床表现可与之相符。临床研究和个案经验文献均支持泌尿生殖系统疾病，肌肉骨骼系统和结缔组织疾病，循环系统疾病是其高频率、高级别证据分布的病症系统。心力衰竭、类风湿性关节炎均已有1项B级证据；肾病综合征已有至少2项C级证据；慢性肾小球肾炎已有1项C级证据。

※ II级

防己黄芪汤提取物对照地塞米松治疗类风湿性关节炎在改善黏蛋白、T4/T8方面有一定优势。

防己黄芪汤加味对照甲氨蝶呤、柳氮磺胺吡啶、乐松片治疗类风湿性关节炎在改善握力、关节疼痛症状、压痛关节数、肿胀关节数、RF 方面有优势。

防己黄芪汤加味联合西医常规处理对照单纯西医常规处理治疗肾病综合征在临床总有效率方面有优势。

防己黄芪汤加麻黄免煎颗粒配合西医常规疗法对照西医常规疗法治疗心力衰竭在临床总有效率方面有优势。

※ Ⅲ级

防己黄芪汤加味对照济生肾气汤加减治疗肾小球肾炎在临床总有效率方面有优势。

【参考文献】

［1］王绪辉，周重建．防己黄芪汤提取物治疗活动期类风湿性关节炎的临床［J］.中医杂志，1993，7（6）：856-857.

［2］张四方，朱伟光．防己黄芪汤治疗类风湿性关节炎近期疗效观察［J］.中国医师杂志，2005，34（3）：156-158.

［3］王岚，范尧夫，魏睦新．防己黄芪汤加味治疗原发性肾病综合征疗效分析［J］.辽宁中医药大学学报，2013，15（03）：111-112.

［4］王淑层．培土治水法治疗慢性肾炎蛋白尿 40 例临床观察［J］.北京中医，1994（6）：18-19.

［5］韩景波，朱智德．防己黄芪汤加麻黄对慢性心功能衰竭阳虚水泛型患者心功能及电解质的影响［J］.广西中医学院学报，2009，12（2）：1-2.

五、一物瓜蒂汤

【原文汇要】

太阳中暍，身热疼重而脉微弱，此以夏月伤冷水，水行皮中所致也。一物瓜蒂汤主之。（27）

瓜蒂汤：治诸黄。（《黄疸病脉证并治第十五》）

一物瓜蒂汤方

瓜蒂二十个

上剉，以水一升，煮取五合，去滓，顿服。

【原文释义】

一物瓜蒂汤主治伤暑，湿盛阳遏之暍病。症见"身热疼重，而脉微弱"。治当去湿散水。方中用瓜蒂《本经》云其主治"大水，身面四肢浮肿，下水杀蛊毒"，药后滞留之水湿得去，三焦气机流展，正气自能乘之达邪（微汗）而解。

【文献概况】

设置关键词为"瓜蒂湯""瓜蒂汤""一物瓜蒂湯""一物瓜蒂汤"，检索并剔重后，得到 591 篇相关文献，其中 CBM、CNKI、VIP、WF 分别为 59 篇、215 篇、108 篇、209 篇。初步分类：临床研究 22 篇（3.7%）、个案经验 8 篇（1.4%）、实验研究 45 篇（7.6%）、理论研究 247 篇（41.8%）、毒副反应 8 篇（1.4%）、其他 261 篇（44.2%）。由于瓜蒂本身具有一定毒性，故在文献证据搜集时，为了不丢失信息，我们对于瓜蒂副作用的文献报道，一并做了研究，以供临床工作和研究者参考。根据文献现状，本方毒副反应为：死亡、中毒性休克、视神经损害、过敏等。其临床接触途径均为口服。在个案经验文献中，一物瓜蒂汤及其加减方的医案有 8 则。

【文献病谱】

1. 临床研究文献

共涉及 9 类病症（证）系统、12 个病症（证）（表 2-13）。

表 2-13　一物瓜蒂汤临床研究文献病症（证）谱

➤ 呼吸系统疾病（3 个、5 篇）
西医疾病：鼻炎 3（变应性 1、慢性 1、慢性单纯性 1），鼻息肉 1，慢性化脓性上颌窦炎 1
➤ 消化系统疾病（2 个、5 篇）
西医症状：膈肌痉挛 4（顽固性 2、中枢性 2），黄疸（顽固性）1
➤ 精神和行为障碍（1 个、3 篇）
西医疾病：戒断综合征（酒精）3
➤ 某些传染病和寄生虫病（1 个、2 篇）
西医疾病：病毒性肝炎 2（乙肝 1、高胆红素血症 1）
➤ 内分泌、营养和代谢疾病（1 个、2 篇）
西医疾病：糖尿病 2（非胰岛素依赖型 1、未特指 1）
➤ 肿瘤（1 个、2 篇）
西医疾病：肝癌（原发性）2
➤ 循环系统（1 个、1 篇）
西医疾病：脑卒中后遗症（顽固性呃逆）1
➤ 损伤、中毒和外因的某些其他后果（1 个、1 篇）
西医疾病：毒物中毒 1
➤ 中医病证（1 个、1 篇）
眩晕（痰浊型）1

西医病症系统中，呼吸系统疾病在病症种类与文献数量上均居首位（图 2-9）。各病症系统中，频数位居前列（至少为 3）的病症有：鼻炎、膈肌痉挛、戒断综合征（酒精）。

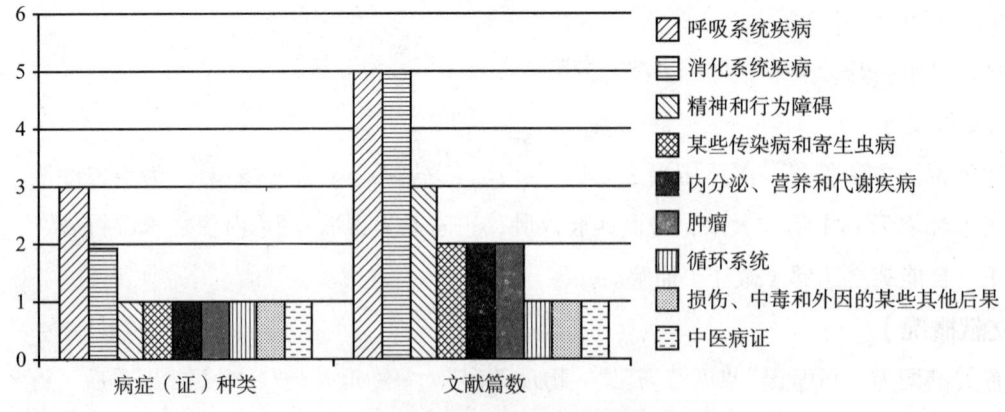

图 2-9　病症（证）种类及文献数量分布图

2. 个案经验文献

共有 7 类病症（证）系统、8 个病症（证）、8 则医案（表 2-14）。

表 2-14　一物瓜蒂汤个案经验文献病症（证）谱

> **呼吸系统疾病**（1 个、1 则）
> 中医疾病：肺痈 1
> **精神和行为障碍**（1 个、1 则）
> 中医疾病：癫狂 1
> **泌尿生殖系统疾病**（1 个、1 则）
> 西医疾病：习惯性流产 1
> **某些传染病和寄生虫病**（1 个、1 则）
> 西医疾病：病毒性肝炎（小儿黄疸性）1
> **损伤、中毒和外因的某些其他后果**（1 个、1 则）
> 西医疾病：外伤后诸症（胸痛）1
> **消化系统疾病**（1 个、1 则）
> 西医疾病：胃扭转（急性）1
> **中医病证**（2 个、2 则）
> 小儿急惊风 1，阳狂证 1

按文献病症种类和医案则数多少排序，西医各病症系统数量相同，中医病证居首位（图 2-10）。

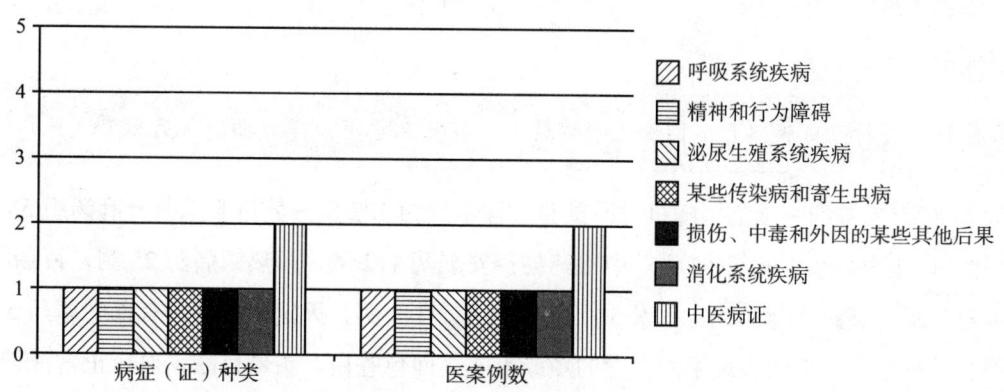

图 2-10　病症（证）种类及医案数量分布图

3. 毒副反应

（1）个案经验文献

共有 1 类病症系统、1 个病症、20 则医案（表 2-15）。

表 2-15　一物瓜蒂汤毒副反应个案文献病症谱

> **损伤、中毒和外因的某些其他后果**（1 个、20 则）
> 西医疾病：毒物中毒 20（瓜蒂中毒致死 13、瓜蒂中毒 4、瓜蒂中毒致休克 1、瓜蒂中毒致视神经损害 1、瓜蒂中毒引起过敏 1）

4. 比较研究

临床研究和个案经验文献比较，两者在文献和病症（证）数量上，呼吸系统疾病、中医病证是共有高频病症（证）系统。

【证据分级】

临床研究文献证据

截至目前，一物瓜蒂汤及其加减方临床研究文献证据等级为：B 级 1 篇、C 级 10 篇、D 级 11 篇。详细情况见表 2-16。

表 2-16 临床研究文献证据等级分布情况

证据等级	病症（证）
B 级	毒物中毒
C 级	戒断综合征（酒精）、膈肌痉挛（顽固性、中枢性）、脑卒中后遗症（顽固性呃逆）、眩晕（痰浊型）、黄疸（顽固性）、肝癌（原发性）
D 级	鼻息肉、鼻炎（变应性、慢性、慢性单纯性）、慢性化脓性上颌窦炎、戒断综合征（酒精）、病毒性肝炎（高胆红素血症、乙肝）、糖尿病（非胰岛素依赖型、未特指）

【证据示例】

1. 损伤、中毒和外因的某些其他后果

（1）毒物中毒

B 级证据 1 篇。

> 瓜蒂升麻汤对照口服温开水催吐治疗毒物中毒在临床总有效率方面有优疗效势（B）

吕瑞秀等[1]实施的一项临床随机对照试验，样本量为 172 例。分口服瓜蒂升麻汤组 58 例、洗胃组 58 例、口服温开水引吐组 58 例。中毒药物：安眠药 112 例，解热镇痛药 25 例，百喘朋 3 例，甲硝唑 3 例，复方新诺明 4 例，土霉素 5 例，速效感冒片 3 例，灭鼠药 8 例，有毒中草药 5 例，妇炎康 2 例，其他 2 例。临床表现不同程度的烦躁不安，面色苍白，头晕目眩，血压正常或偏低，部分病人有手足抽搐等症状，轻度中毒者呼吸平稳，中度中毒者呼吸浅慢。治疗方法：采集 7～8 月的甜（香）瓜蒂（阴干），升麻、甘草各 5g 煎成 500mL 汤剂，每次服 300～400mL（成人 1～2 剂，小儿减量）。空腹病人，先饮温开水 400～500mL 引吐后再饮同量汤剂，反复进行，直到胃内容物澄清；洗胃组按常规法洗胃；温开水引吐组，饮温开水 300～400mL/ 次，用胃管刺激咽部引吐，反复进行至胃内容物澄清。瓜蒂升麻汤组与口服温开水引吐组比较，临床总有效率相对危险度（RR）1.35，95%CI（1.14～1.61），$P=0.0006$，有统计学意义。

2. 精神行为障碍

（1）酒精戒断综合征

C 级证据 1 篇，D 级证据 2 篇。

> 瓜蒂胶囊治疗酒精戒断综合征有一定疗效（D）

徐士芬等[2]进行的一项临床病例观察，样本量为 36 例。治疗方法：患者入院首先接受约 2 周的营养支持与药物替代治疗，在心理认知的基础上给患者口服瓜蒂胶囊，每次 0.6 ～ 1.2g，待其产生恶心、呕吐感时，令其闻酒味，然后饮白酒 5g，每周治疗 1 ～ 3 次，5 ～ 15 次为 1 疗程，疗效评定以患者建立起对酒的厌恶条件反射为标准。治疗结果：本组病例有 28 例呕吐反应较强烈，并形成了条件反射；4 例反应严重不能耐受终止治疗；2 例在治疗过程中出现血压偏低而终止；2 例仅出现药物副反应，腹泻频繁而及时终止了治疗，所有病例均因观察处理及时未发生严重合并症，总有效率为 77.77%。

【证据荟萃】

※ Ⅱ级

一物瓜蒂汤主要治疗损伤、中毒和外因的某些其他后果，如毒物中毒等。

※ Ⅲ级

一物瓜蒂汤可以治疗某些精神行为障碍，如酒精戒断综合征等。

《金匮要略》原文中以本方治疗伤暑湿盛。临床症状可见身热疼痛、脉微弱等。高频病症酒精戒断综合征在某阶段的病机及临床表现可与之相符。本方有一定毒性，对于胃肠有刺激作用，故能致吐。临床上服用本方可出现毒副反应同时可以利用本方的致吐作用来治疗某些毒物中毒，以助于毒物的快速排出。临床研究文献支持消化系统疾病是其高级别证据分布的病症系统。毒物中毒已有 1 项 B 级证据；酒精戒断综合征已有 1 项 C 级证据，2 项 D 级证据。

※ Ⅱ级

瓜蒂升麻汤对照口服温开水催吐治疗毒物中毒在临床总有效率方面有疗效优势。

※ Ⅲ级

瓜蒂胶囊治疗酒精戒断综合征有一定疗效。

【参考文献】

［1］吕瑞秀，刘秀丽.瓜蒂升麻汤催吐的临床应用［J］.护理学杂志，1995，10（3）：160-161.

［2］徐士芬，张仲霞，曾宪霞.中药瓜蒂胶囊戒酒的观察及护理［J］.齐齐哈尔医学院学报，2005，26（4）：79.

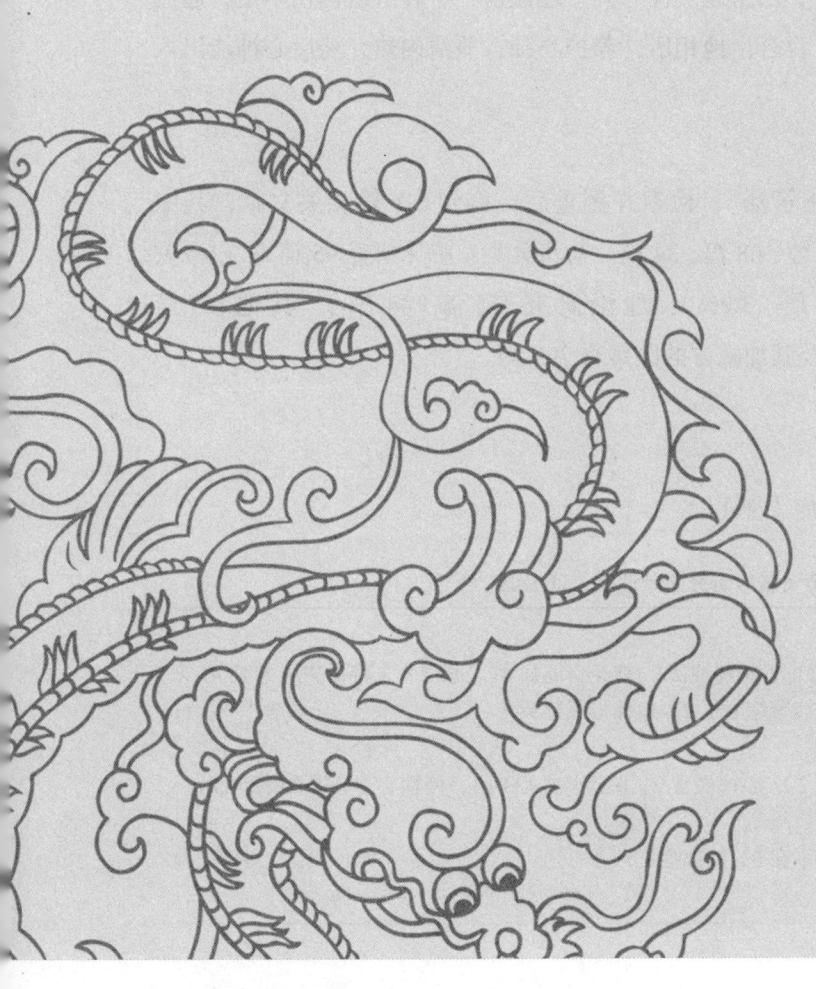

第三章

百合狐惑阴阳毒病方

一、百合地黄汤

【原文汇要】

百合病不经吐、下、发汗，病形如初者，百合地黄汤主之。（5）

百合地黄汤方

百合七枚（擘） 生地黄汁一升

上以水洗百合，渍一宿，当白沫出，去其水，更以泉水二升，煎取一升，去滓，内地黄汁，煎取一升五合，分温再服。中病，勿更服。大便当如漆。

【原文释义】

百合地黄汤主治"百合病不经吐、下、发汗，病形如初者"。症见百合病发病后"意欲食复不能食，常默默，欲卧不能卧，欲行不能行，饮食或有美时，或有不用闻食臭时，如寒无寒，如热无热，口苦，小便赤，诸药不能治，得药则剧吐利，如有神灵者，身形如和，其脉微数。"治当养心润肺，益阴清热。方中用百合七枚，参诸家本草谓百合能治"邪气腹胀心痛，利大小便，补中益气""百邪鬼魅，涕泪不止，除心下急满痛"；用生地黄汁一升"逐血痹……补五脏内伤不足，通血脉，益力气……""助心胆志，安魂定魄"。百合生地相伍，养护心肺，兼清内热，药后心神能出入归舍，百脉调和，故病可得愈。

【文献概况】

设置关键词为"百合地黄汤""百合地黄汤"，检索并剔重后，得到816篇相关文献，其中CBM、CNKI、VIP、WF分别为255篇、459篇、68篇、34篇。初步分类：临床研究95篇（11.6%）、个案经验173篇（21.2%）、实验研究32篇（3.9%）、理论研究365篇（44.7%）、其他151篇（18.5%）。在个案经验文献中，百合地黄汤及其加减方的医案有299则。

【文献病谱】

1.临床研究文献

共涉及10类病症（证）系统、26个病症（证）（表3-1）。

表3-1 百合地黄汤临床研究文献病症（证）谱

> **精神和行为障碍（7个、27篇）**
> 西医疾病:抑郁症11（未特指7、老年性2、抑郁性神经症2），神经官能症4（心脏2、未特指2），癔症4（未特指3、瘫痪1），焦虑症3，精神分裂症2，慢性疲劳综合征2，躯体形式障碍1
> **循环系统疾病（4个、10篇）**
> 西医疾病：脑卒中后遗症6（抑郁症4、焦虑2），心律失常2，肺源性心脏病1，慢性心力衰竭合并抑郁1
> **泌尿生殖系统疾病（2个、29篇）**
> 西医疾病：围绝经期综合征28（未特指20、不寐6、抑郁症2）
> 西医症状：月经稀少1

> **肌肉骨骼系统和结缔组织疾病**（2个、2篇）
  西医疾病：干燥综合征1，颈椎病1
> **消化系统疾病**（2个、2篇）
  西医疾病：慢性表浅性胃炎1，顽固性口腔扁平苔癣1
> **皮肤和皮下组织疾病**（1个、5篇）
  西医疾病：瘙痒症5（老年4、老年顽固性1）
> **神经系统疾病**（1个、1篇）
  西医疾病：植物神经功能紊乱1
> **某些传染病和寄生虫病**（1个、1篇）
  西医疾病：肺结核1
> **内分泌、营养和代谢疾病**（1个、1篇）
  西医疾病：糖尿病（伴不寐）1
> **中医病证**（5个、17篇）
  不寐12（未特指7、老年性4、合并头痛1），脏躁2，心悸1，百合病1，鼻衄1

西医病症系统中，精神和行为障碍在病症种类与文献数量上均居首位（图3-1）。各系统病症（证）中，频数位居前列（至少为5）的病症（证）有：抑郁症、脑卒中后遗症、围绝经期综合征、瘙痒症、不寐。

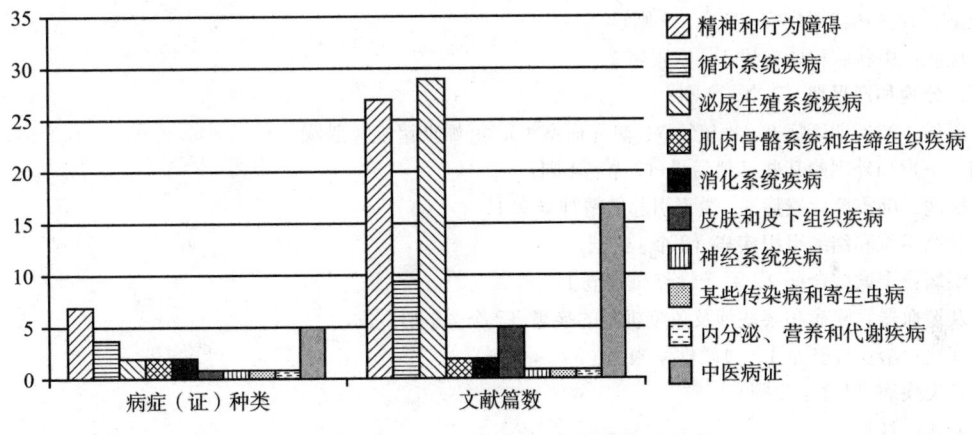

图3-1　病症（证）种类及文献数量分布图

2. 个案经验文献

共有15类病症（证）系统、92个病症（证）、299则医案（表3-2）。

表3-2　百合地黄汤个案经验文献病症（证）谱

> **精神和行为障碍**（15个、60则）
  西医疾病：神经官能症11（未特指7、肛门2、恐病症1、胃肠1），精神分裂症11（未特指9、青春期1、合并糖尿病1），抑郁症9（未特指7、抑郁性神经症2），癔症4（瘫痪3、未特指1），神经衰弱3，多动症3，多动秽语综合征1，偏执性精神病1，慢性焦虑症1
  西医症状：梦游9，精神障碍2（嚎叫哭泣1、全身不适1），性病恐惧症2，幻肢疼痛症1，嚎叫哭泣症1
  中医疾病：癫狂1。
> **呼吸系统疾病**（9个、16则）
  西医疾病：大叶性肺炎2，急性喉炎2，萎缩性鼻炎1，上呼吸道感染伴高热1，支气管扩张1，支气管哮喘1，慢性咽炎1
  西医症状：咳嗽5（未特指4、久咳1），咳血2

➢ **消化系统疾病（8个、10则）**

西医疾病：口腔溃疡3，肝硬化合并克鲍二氏综合征1，克鲍二氏综合征合并肝昏迷1，阑尾切除术后腹痛1，胃溃疡合并慢性食管炎1，消化性溃疡伴痛厥1，慢性表浅性胃炎1

西医症状：老年习惯性便秘1

➢ **循环系统疾病（7个、14则）**

西医疾病：病毒性心肌炎5，高血压4（未特指3、伴鼻出血1），安装永久性心脏起搏器术后失眠1，冠心病1，脑梗死后抑郁症1，脑卒中后遗症（笑不止）1，心律失常1

➢ **泌尿生殖系统疾病（7个、40则）**

西医疾病：围绝经期综合征31（未特指25、不寐2、神经衰弱1、合并：抑郁症2、月经不调1），经前期紧张综合征3，尿崩症2，男性更年期综合征1

西医症状：遗精1，闭经1

中医疾病：经行不寐1

➢ **神经系统疾病（6个、12则）**

西医疾病：植物神经功能紊乱7，癫痫1，周围神经炎1，面肌痉挛1，脑功能失调1

西医症状：健忘1

➢ **某些传染病和寄生虫病（4个、5则）**

西医疾病：慢性肝炎2，肺结核伴咯血1，流行性出血热后精神异常1，早期肾结核1

➢ **皮肤和皮下组织疾病（3个、3则）**

西医疾病：白塞病1，多发性纤维脂肪瘤结节1，湿疹1

➢ **内分泌、营养和代谢疾病（2个、9则）**

西医疾病：甲状腺机能亢进7，糖尿病2

➢ **妊娠、分娩和产褥期（2个、9则）**

西医疾病：产褥期诸症8（梅核气7、热入血室1），妊娠期诸症（脏躁）1

➢ **损伤、中毒和外因的某些其他后果（2个、4则）**

西医疾病：脑震荡后遗症3，激素引起的精神异常1

➢ **肌肉骨骼系统和结缔组织疾病（2个、3则）**

西医疾病：干燥综合征2，系统性红斑狼疮1

➢ **血液及造血器官疾病和某些涉及免疫机制的疾患（2个、2则）**

西医疾病：溶血性贫血1，过敏性紫癜1

➢ **耳和乳突疾病（1个、2则）**

西医症状：耳鸣2

➢ **中医病证（22个、110则）**

百合病44，不寐32（未特指21、顽固性10、术后1），脏躁5（未特指4、肝肾阴虚1），胃脘痛3，奔豚3，发热2（内伤1、未特指1），晕厥2（排尿1、未特指1），笑病2，惊悸2，消渴2，头痛2（顽固性1、合并不寐1），无汗烦躁1，口干咽燥1，头倾1，眩晕1，间隙性鼻衄1，寒厥1，心悸1，盗汗1，惊恐1，烦躁1，梦交1

按文献病症种类和医案则数多少排序，西医病症系统中，精神和行为障碍均居首位（图3-2）。各系统病症（证）中，医案数位居前列（至少为10）的病症（证）有：神经官能症、精神分裂症、围绝经期综合征、百合病、不寐。

3. 比较研究

临床研究和个案经验文献比较，两者在文献和病症数量上，精神和行为障碍均居前列，是共有的高频病症系统。在具体病症上，围绝经期综合征是共有的高频病症。

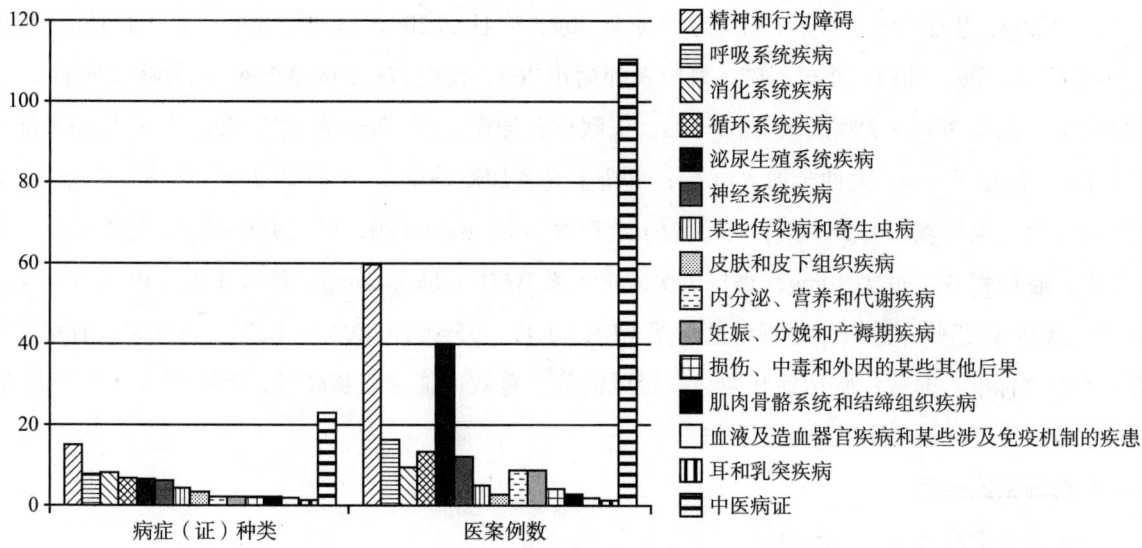

图 3-2 病症（证）种类及医案数量分布图

【证据分级】

临床研究文献证据

截至目前，百合地黄汤及其加减方临床研究文献证据等级为：B 级 3 篇、C 级 24 篇、D 级 68 篇。详细情况见表 3-3。

表 3-3 临床研究文献证据等级分布情况

证据等级	病症（证）
B 级	神经官能症、癔症、围绝经期综合征
C 级	围绝经期综合征（失眠、未特指）、慢性浅表性胃炎、脑卒中后遗症（焦虑、抑郁症）、不寐（老年性、未特指）、脑血栓形成合并抑郁症、肺结核、顽固性口腔扁平苔癣、慢性肾盂肾炎、自主神经功能紊乱、癔症
D 级	围绝经期综合征（不寐、合并抑郁症、未特指）、干燥综合征、颈椎病、焦虑症、精神分裂症、慢性疲劳综合征、躯体形式障碍、神经官能症（心脏、未特指）、抑郁性神经症、抑郁症（老年性、未特指）、癔症（瘫痪、未特指）、月经稀少、糖尿病合并不寐、老年瘙痒症、头痛合并不寐、肺源性心脏病、心律失常、百合病、鼻衄、不寐（老年性、未特指）、心悸、脏躁、脑卒中后遗症（抑郁症）

【证据示例】

1. 泌尿生殖系统疾病

（1）围绝经期综合征（未特指）

B 级证据 1 篇，C 级证据 6 篇，D 级证据 13 篇。

> 百地愈更汤加减对照更年康、谷维素、维生素 B_1 治疗围绝经期综合征在临床总有效率方面有一定疗效优势（C）

郝玲等[1]实施的一项临床随机对照试验，样本量为 142 例。试验组 82 例，使用百地愈更汤：百合 20g，生地 20g，炒枣仁 15g，生龙骨 20g，生牡蛎 20g，珍珠母 30g，女贞子 15g，合欢皮 20g，知母 10g。加减：头晕目眩、耳鸣者加菊花 20g、枸杞 20g、钩藤 15g；心悸者加茯神 30g；浮肿者加车前子 30g、泽泻 20g、猪苓 20g；失眠重者加夜交藤 30g、炙远志 12g；烦躁易怒者加龙胆草 10g、炒栀子 15g；大便干加大黄 6g；肝阳上亢者加夏枯草 30g、泽泻 20g、代赭石 30g；心烦欲哭者合甘麦大枣汤。每日 1 剂，15 天为 1 个疗程。对照组 60 例，口服更年康片，每次 4 片，每日 3 次；谷维素片，每次 30mg，每日 3 次；维生素 B_1 片，每次 20mg，每日 3 次。30 天为 1 个疗程。1 疗程后两组临床总有效率相对危险度（RR）1.17，95%CI（1.02～1.35），P=0.02，有统计学意义（疗效标准：显效：临床症状明显减轻或消除。有效：临床症状减轻，但存在 1～2 个症状。无效：诸证无变化而改用其他治疗方法）。

2. 循环系统疾病

（1）脑卒中后遗症（焦虑）

C 级证据 2 篇。

> 百合地黄汤加减配合针刺、西医常规疗法对照单纯针刺联合西医常规疗法治疗脑卒中后焦虑状态在临床总有效率方面有一定疗效优势（C）

张景凤等[2]实施的一项临床随机对照试验，样本量为 100 例。试验组、对照组各 50 例。试验组采用醒脑开窍治疗及降颅压、营养脑细胞等常规治疗，同时给予百合地黄汤加减：百合 30g，生地黄 15g，郁金 15g，远志 10g，茯神 30g，合欢皮 30g，钩藤 20g，夏枯草 15g，杭白芍 12g，生龙牡各 30g，生龙齿 20g，琥珀 1.5g（冲服）。偏瘫者，加入鸡血藤 15g、桑枝 15g、络石藤 15g、伸筋草 15g，以疏通经络。肝风内盛，肝阳上亢甚者，加天麻 10g、菊花 15g；热盛扰动心神，心中烦热者，加栀子 10g、淡豆豉 10g；失眠多梦者，加酸枣仁 20g、柏子仁 10g、夜交藤 15g；兼有痰热者，加胆南星 10g、天竺黄 10g、鲜竹沥水 30mL；大便秘结者，加川军 6g（后下）、炒莱菔子 15g。水煎 300mL，每日 1 剂，分 2 次温服或鼻饲。14 日为 1 疗程，服用 2 疗程。对照组除不使用中药外，其余治疗方法同试验组。2 疗程后两组临床总有效率相对危险度（RR）1.44，95%CI（1.15～1.80），P=0.001，有统计学意义 [疗效标准：临床治愈：焦虑症状完全消失，SAS 评分（Zuμg 氏焦虑自评量表）总积分减少 50% 以上。有效：焦虑症状改善，烦躁不安明显减轻，情绪相对稳定，SAS 评分总积分减少 25%～50%。无效：治疗前后焦虑症状无变化，SAS 评分总积分减少小于 25%]。

3. 精神和行为障碍

（1）抑郁症

D 级证据 7 篇。

> 百合地黄汤加减治疗抑郁症有一定疗效（D）

全世建[3]的一项样本量为 30 例的临床病例观察。使用百合地黄汤加减。组成：百合 18g，生地黄、麦冬、五味子各 15g，甘草 7g。加减：阴虚火旺伴口苦，小便赤者，加牡丹皮 10g、滑石、知母各15g；若气阴两虚伴体倦乏力较重，食欲下降，头晕，脉细弱者，加黄芪、党参、白芍各15g。用法：每日1剂，水煎服，分睡前、早餐前2次服用。治疗28天为1个疗程。治疗2个疗程后统计治疗结果。结果显效18例，占60%；有效8例，占26.7%；无效4例，占13.3%。总有效率86.7%（疗效标准：将抑郁症诊断标准9大主症：①兴趣丧失或无愉快感；②精力持续减退或持续疲乏；③活动减少或动作迟钝；④过分自责或内疚；⑤注意力不能集中，思考力下降；⑥消极观念和行为；⑦失眠或早醒；⑧体重降低或食欲下降；⑨性欲下降作评分。每个主症分为5个等级：没有为1分，很轻2分，中等3分，偏重4分，严重5分。分别计算治疗前后积分。显效：各症阳性症状均分小于2分，阳性症状总分小于8分。有效：各症阳性症状均分小于3分，阳性症状总分小于12分；无效：各症阳性症状均分大于或等于3分，阳性症状总分大于12分）。

4. 皮肤和皮下组织疾病

（1）老年瘙痒症

D级证据4篇。

百合地黄汤合甘麦大枣汤治疗老年瘙痒症有一定疗效（D）

邹世光[4]的一项样本量为122例的临床病例观察。使用百合地黄汤合甘麦大枣汤。组成：百合40g，生地35g，生甘草10g，大枣12枚，浮小麦40g，沙参15g，玄参15g，乌梢蛇6g，蛇蜕6g，荆芥6g，白蒺藜10g，蝉蜕6g。每日1剂，水煎2次，混匀，分早中晚服。65岁以上老人，剂量酌减。药渣再熬水温洗疹痒部位日1次。7剂为1疗程，可服1～3疗程，忌辛辣油腻刺激诸物，忌用热水烫洗患处。疗效标准及治疗结果：痊愈：瘙痒诸症消失，4个月内未再发作，计有81例，占66.48%；有效：瘙痒诸症明显减轻，计有33例，占27%。总有效率为93.44%。无效：瘙痒诸症仍存，无明显变化，计有8例。

5. 中医病证

（1）老年性不寐

D级证据4篇。

百合地黄汤加味治疗不寐有一定疗效（D）

李燕[5]实施的一项临床病例观察，样本量为41例。所有病例予百合地黄汤加味治疗。组成：百合30g，生地黄30g，酸枣仁30g，龙齿30g，珍珠母30g，黄连6～10g，莲子心3g，当归15g，丹参15g，五味子15g，甘草10g。头晕加天麻10g；胸闷加郁金15g；口干加知母15g；手足心热加鳖甲10g。每日1剂，水煎2次共取汁300mL，晚饭前1小时及睡前30分钟分服。10日为1个疗程。服药期间停服其他药物。结果本组41例，治愈13例，占31.7%；显效18例，占43.9%；好转7例，占17.1%；无效3例，占7.3%，总有效率92.7%（疗效标准参照国家中医药管理局颁布的《中医病证诊断疗效标准》。治愈：1～2个疗程后，睡眠正常，伴有症状消失。显效：1～2个疗程后，睡眠时间6～7小时以上，梦少但睡稳，伴有症状显著改善。好转：1～2个疗程后，睡眠时间5小时以上，有时入眠稍难，伴有症状改善。无效：症状无改善）。

【证据荟萃】

※ Ⅱ级

百合地黄汤及其加减方主要治疗泌尿生殖系统疾病和循环系统疾病，如围绝经期综合征（未特指）、脑卒中后遗症（焦虑状态）等。

※ Ⅲ级

百合地黄汤及其加减方可以治疗精神和行为障碍、皮肤和皮下组织疾病和某些中医病证，如抑郁症、老年瘙痒症、老年性不寐等。

《金匮要略》原文中以本方治疗心肺阴虚内热之百合病，其临床主要表现为口苦、小便不利、精神不振、少言、欲卧不能卧、欲行不能行等。围绝经期综合征（未特指）、脑卒中后焦虑状态、抑郁症、老年瘙痒症、老年性不寐等高频病症（证）在某阶段的病机及临床表现可与之相符。临床研究和个案经验文献均支持泌尿生殖系统疾病、循环系统疾病、精神和行为障碍是其高频率、高级别证据分布的病症系统。围绝经期综合征（未特指）已有 1 项 B 级证据，至少 2 项 C 级证据；脑卒中后遗症焦虑状态已有 2 项 C 级证据；抑郁症、老年瘙痒症、老年性不寐均已有至少 2 项 D 级证据。

※ Ⅱ级

百地愈更汤加减对照更年康、谷维素、维生素 B_1 治疗围绝经期综合征在临床总有效率方面有一定疗效优势。

百合地黄汤加减配合针刺、西医常规疗法对照单纯针刺联合西医常规疗法治疗脑卒中后焦虑状态在临床总有效率方面有一定疗效优势。

※ Ⅲ级

百合地黄汤加减治疗抑郁症有一定疗效。

百合地黄汤合甘麦大枣汤治疗老年瘙痒症有一定疗效。

百合地黄汤加味治疗不寐有一定疗效。

【参考文献】

［1］郝玲，刘洪坡. 百地愈更汤治疗妇女更年期综合征 82 例［J］. 中医研究，1999，12（4）：11-12.

［2］张景凤. 加味百合地黄汤对中风后焦虑状态的临床疗效观察［J］. 中草药，2005，36（5）：737-738.

［3］全世建. 百合地黄汤加减治疗抑郁症 30 例疗效观察［J］. 新中医，1999，31（2）：16-17.

［4］邹世光. 复合仲景方治老年性皮肤瘙痒症 122 例［J］. 甘肃中医，1994，7（6）：14.

［5］李燕，赵世叶，梁丽琴. 百合地黄汤加味治疗不寐 41 例［J］. 河北中医，2002，24（3）：197.

二、百合知母汤

【原文汇要】

百合病发汗后者，百合知母汤主之。（2）

百合知母汤方

百合七枚（擘） 知母三两（切）

上先以水洗百合，渍一宿，当白沫出，去其水，更以泉水二升，煎取一升，去滓，别以泉水二升煎知母，取一升，去滓，后合和煎，取一升五合，分温再服。

【原文释义】

百合知母汤主治百合病误汗后变局。症可见心烦，口燥等。治当兼用苦寒清解燥热。方中用百合之清润，并用知母苦寒而润，清解燥热。煎用泉水，是意在取其清凉走里之意。

【文献概况】

设置关键词为"百合知母湯""百合知母汤"，检索并剔重后，得到108篇相关文献，其中CBM、CNKI、VIP、WF分别为2篇、91篇、4篇、11篇。初步分类：临床研究7篇（6.5%）、个案经验32篇（29.6%）、实验研究29篇（26.9%）、理论研究8篇（7.4%）、其他32篇（29.6%）。在个案经验文献中，百合知母汤及其加减方的医案有41则。

【文献病谱】

1. 临床研究文献

共涉及3类病症（证）系统、4个病症（证）（表3-4）。

表3-4 百合知母汤临床研究文献病症（证）谱

> **泌尿生殖系统疾病**（1个、2篇）
> 西医疾病：围绝经期综合征2。
> **精神和行为障碍**（1个、1篇）
> 西医疾病：抑郁症1。
> **中医病证**（2个、4篇）
> 不寐2，发热2（长期低1、午后低1）。

2. 个案经验文献

共有8类病症（证）系统、21个病症（证）、41则医案（表3-5）。

表3-5 百合知母汤个案经验文献病症（证）谱

> **泌尿生殖系统疾病**（4个、12则）
> 西医疾病：围绝经期综合征5，乳腺增生3（小叶增生2、未特指1），男性乳房发育2
> 西医症状：白带异常（过多）2
> **精神和行为障碍**（4个、6则）
> 西医疾病：抑郁症3，精神分裂症1，神经官能症1，惊恐障碍1
> **呼吸系统疾病**（2个、2则）
> 西医疾病：支气管哮喘1，肺气肿1
> **肿瘤**（1个、2则）
> 西医疾病：乳腺癌术后诸症2
> **内分泌、营养和代谢疾病**（1个、2则）
> 西医疾病：糖尿病2
> **消化系统疾病**（1个、2则）
> 西医疾病：口腔扁平苔癣2

> 某些传染病和寄生虫病（1个、1则）
  西医疾病：中毒性痢疾 1
> 中医病证（7个、14则）
  不寐 5，百合病 3，汗证（盗）2，狐惑病 1，胃脘痛 1，子咳 1，脏躁 1

按文献病症种类和医案则数多少排序，西医病症系统中，泌尿生殖系统疾病均居首位（图3-3）。中医病证亦为高频病证系统。各系统病症（证）中，医案数位居前列（至少为3）的病症（证）有：围绝经期综合征、乳腺增生、抑郁症、不寐、百合病。

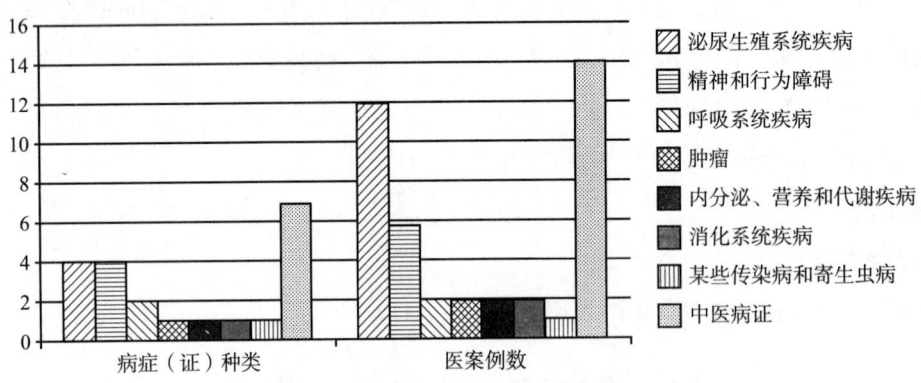

图 3-3　病症（证）种类及医案数量分布图

3. 比较研究

临床研究和个案经验文献比较，泌尿生殖系统疾病与中医病证是共有高频病症（证）系统。

【证据分级】

临床研究文献证据

截至目前，百合知母汤及其加减方临床研究文献证据等级为：C 级 1 篇、D 级 6 篇。详细情况见表 3-6。

表 3-6　临床研究文献证据等级分布情况

证据等级	病症（证）
C 级	抑郁症
D 级	发热、不寐、围绝经期综合征

【证据示例】

1. 泌尿生殖系统疾病

（1）围绝经期综合征

D 级证据 2 篇。

百合知母汤合甘麦大枣汤治疗围绝经期综合征在临床总有效率方面有一定优势（D）

牟艳利[1] 实施的一项临床病例观察，样本量为 52 例。使用百合知母汤合甘麦大枣汤。组成：

百合 30g，知母 15g，甘草 10g，浮小麦 50g，大枣 15g。水煎服，1 日 1 剂，7 天为 1 疗程，治疗 1～3 个疗程。加减：血压偏高，五心烦热，月经提前，色鲜量多或淋漓不尽者加黄柏、生地、山茱萸、茯苓、泽泻、丹皮、珍珠母、刺蒺藜、白芍。肝火太旺者加龙胆草、丹皮、栀子。腰酸，带下，小便频数，四肢不温，面部烘热，心神不安，面浮肢肿者加淫羊藿、仙茅、巴戟天、补骨脂、菟丝子、紫草。精神恍惚，悲伤欲哭或多疑善感，心中烦乱，睡眠不安者加酸枣仁、龙骨、牡蛎、合欢皮。咽中有物阻，吐之不出，吞之不下者加半夏、厚朴、紫苏叶。月经失调，乳房胀痛，心情不舒，颜面及四肢肿胀，月经后肿胀即消者加柴胡、郁金、青皮、车前仁、佛手、制香附。疗效标准及治疗结果：治愈：症状、体征消失，3 个月以上无复发者 31 例。好转：症状、体征减轻，发作次数减少者 19 例。无效：症状、体征无明显改善者 2 例。总有效率为 96%。

【证据荟萃】

※ Ⅲ级

百合知母汤及其加减方可以治疗泌尿生殖系统疾病，如围绝经期综合征等。

《金匮要略》原文中以本方治疗百合病误汗后变局。临床表现主要为心烦，口燥等。高频病症围绝经期综合征在某阶段的病机及临床表现可与之相符。临床研究和个案经验文献均支持泌尿生殖系统疾病是其高频率证据分布的病症系统。围绝经期综合征已有 2 项 D 级证据。

※ Ⅲ级

百合知母汤合甘麦大枣汤治疗围绝经期综合征在临床总有效率方面有一定优势。

【参考文献】

[1] 牟艳利. 百合知母汤合甘麦大枣汤治疗围绝经期综合征 52 例 [J]. 实用中医药杂志，2010，26（03）：167.

三、滑石代赭汤

【原文汇要】

百合病下之后者，滑石代赭汤主之。（3）

滑石代赭汤方

百合七枚（擘）　滑石三两（碎，绵裹）　代赭石如弹丸大一枚（碎，绵裹）

上先以水洗百合，渍一宿，当白沫出，去其水，更以泉水二升，煎取一升，去滓，别以泉水二升煎滑石、代赭，取一升，去滓，后合和重煎，取一升五合，分温服。

【原文释义】

滑石代赭汤主治百合病误下后变局。可伴见如小便短涩不利，呕恶等。治当养阴清热，利水降逆。方中用百合之清润，并用滑石"通九窍六腑津液，去留结"，代赭石重镇降逆。此亦误治后随其病之所"实"而取之方药。

【文献概况】

设置关键词为"滑石代赭湯""滑石代赭汤"，检索并剔重后，得到 33 篇相关文献，其中 CBM、CNKI、VIP、WF 分别为 0 篇、32 篇、1 篇、0 篇。初步分类：临床研究 0 篇（0.0%）、个案经验 0 篇（0.0%）、实验研究 1 篇（3.0%）、理论研究 29 篇（87.9%）、其他 3 篇（9.1%）。

【证据提要】

滑石代赭汤及其加减方临床证据匮乏，截至目前尚未发现以本方为主要干预因素的临床研究或个案经验文献。

四、百合鸡子汤

【原文汇要】

百合病吐之后者，百合鸡子汤主之。（4）

百合鸡子汤方

百合七枚（擘） 鸡子黄一枚

上先以水洗百合，渍一宿，当白沫出，去其水，更以泉水二升，煎取一升，去滓，内鸡子黄，搅匀，煎五分，温服。

【原文释义】

百合鸡子汤主治百合病误吐后变局。可伴见如虚烦不得眠，胃中不和等。治当养阴和中。方中用百合之清润，并用鸡子黄养阴润燥，息风和胃。

【文献概况】

设置关键词为"百合雞子湯""百合鸡子汤""百合雞子黄湯""百合鸡子黄汤"检索并剔重后，得到 71 篇相关文献，其中 CBM、CNKI、VIP、WF 分别为 0 篇、68 篇、0 篇、3 篇。初步分类：临床研究 2 篇（2.8%）、个案经验 3 篇（4.2%）、实验研究 0 篇（0.0%）、理论研究 28 篇（39.5%）、其他 38 篇（53.5%）。在个案经验文献中，百合鸡子汤及其加减方的医案有 3 则。

【文献病谱】

1. 临床研究文献

共涉及 2 类病症（证）系统、2 个病症（证）（表 3-7）。

表 3-7　百合鸡子汤临床研究文献病症（证）谱

➢ 妊娠、分娩和产褥期（1 个、1 篇）
　西医疾病：妊娠期诸症（咳嗽）1
➢ 中医病证（1 个、1 篇）
　鼻衄 1

2. 个案经验文献

共有 2 类病症系统、3 个病症、3 则医案（表 3-8）。

表 3-8　百合鸡子汤个案经验文献病症谱

➢ 精神和行为障碍（2 个、2 则）
　西医疾病：神经官能症 1，癔症 1
➢ 某些传染病和寄生虫病（1 个、1 则）
　西医疾病：病毒性脑炎 1

3. 比较研究

临床研究和个案经验文献均比较少，尚无共有病症系统。

【证据分级】

临床研究文献证据

截至目前，百合鸡子汤及其加减方临床研究文献证据等级为：D级2篇。详细情况见表3-9。

表3-9　临床研究文献证据等级分布情况

证据等级	病症（证）
D级	妊娠期诸症（咳嗽）、鼻衄

【证据示例】

1. 妊娠、分娩和产褥期

（1）妊娠期诸症（咳嗽）

D级证据1篇。

百合鸡子汤治疗妊娠咳嗽有一定疗效（D）

陈玉燕[1]实施的一项临床病例观察，样本量为112例。以百合鸡子黄汤为基本方。药物由百合7枚，鸡子黄1枚组成。加减：肺阴虚、干咳无痰者加沙参、麦冬、梨皮、五味子养阴滋肺安神；肺热者加炒黄芩、枝皮清泻肺热；燥邪偏盛出现皮肤干燥，鼻唇干裂，咽喉干痛者加生地、玄参滋养津液；脾肺气虚者加党参、黄芪、白术、茯苓、甘草补益脾肺；胎动不安者加续断、阿胶；肝肾阴虚者加熟地黄、山茱萸、枸杞子、山药滋养肝肾。服法：先把鸡蛋洗净，和药同煎煮，待药煎好，稍凉，喝药食蛋。结果：治愈：5日内痊愈者46例，占41.1%。显效：7日内痊愈者37例，占33%。有效：10日内痊愈者21例，占18.8%。无效：合并哮喘者8例，效果不明显。结合西药治疗，作无效处理，占7.1%。总有效率为92.9%。（疗效评判标准参照《中医病证诊断疗效标准》）。

【证据提要】

百合鸡子汤及其加减方临床证据匮乏，少量证据提示可以用于治疗妊娠咳嗽、鼻衄、癔症、病毒性脑炎和神经官能症。

【参考文献】

［1］陈玉燕.百合鸡子黄汤治疗妊娠咳嗽112例的临床观察［J］.中医杂志，2002（43）：337.

五、百合洗方

【原文汇要】

百合病一月不解，变成渴者，百合洗方主之。（6）

百合洗方

上以百合一升，以水一斗，渍之一宿，以洗身。洗已，食煮饼，勿以盐豉也。

【原文释义】

百合洗方主治"一月不解，变成渴者"。百合病本不渴，证见"口渴"是肺胃津液被灼。治可用外洗方法从表泄邪。方中用百合"渍之一宿"之水，洗身，从汗孔疏通肺气，散邪热生津液，以冀愈病。洗后，食"煮饼（面类食物）"以养胃气，而"勿以盐豉"提示此时不宜佐用咸降（不利于从表泄热）或发散（有助邪热）之品。

【文献概况】

设置关键词为"百合洗方"，检索并剔重后，得到55篇相关文献，其中CBM、CNKI、VIP、WF分别为0篇、44篇、1篇、10篇。初步分类：临床研究0篇（0.0%）、个案经验2篇（3.6%）、实验研究1篇（1.8%）、理论研究44篇（80%）、其他8篇（14.6%）。在个案经验文献中，百合洗方及其加减方的医案有2则。

【文献病谱】

1.临床研究文献

尚没有以本方为主要干预因素的临床研究。

2.个案经验文献

共有2类病症系统、2个病症、2则医案（表3-10）。

表3-10 百合洗方个案经验文献病症谱

➤ 呼吸系统疾病（1个、1则）
西医症状：咳嗽 1
➤ 某些传染病和寄生虫病（1个、1则）
西医疾病：中毒性痢疾伴燥渴 1

【证据提要】

百合洗方及其加减方临床证据匮乏，少量证据提示本方可以用于治疗小儿咳嗽和中毒性痢疾伴燥渴。

六、栝楼牡蛎散

【原文汇要】

百合病渴不差者，栝楼牡蛎散主之。（7）

栝楼牡蛎散方

栝楼根　牡蛎（熬），等分

上为细末，饮服方寸匕，日三服。

【原文释义】

栝楼牡蛎散主治百合病，渴不差者。用洗方后而口渴不解。治当清解邪热，生津止渴。方中用栝楼根解散邪热之结滞，并用牡蛎咸寒潜镇，以止渴愈病。

【文献概况】

设置关键词为"栝楼牡蛎散""瓜蒌牡蛎散"，检索并剔重后，得到28篇相关文献，其中CBM、CNKI、VIP、WF分别为0篇、26篇、0篇、2篇。初步分类并剔重：临床研究1篇（3.6%）、个案经验5篇（17.8%）、实验研究1篇（3.6%）、理论研究18篇（64.3%）、其他3篇（10.7%）。在个案经验文献中，栝楼牡蛎散及其加减方的医案有5则。

【文献病谱】

1. 临床研究文献

共涉及1类病症系统、1个病症（表3–11）。

表3–11　栝楼牡蛎散临床研究文献病症谱

> **内分泌、营养和代谢疾病（1个、1篇）**
> 西医疾病：Ⅱ型糖尿病 1

2. 个案经验文献

共有3类病症（证）系统、4个病症（证）、5则医案（表3–12）。

表3–12　栝楼牡蛎散个案经验文献病症（证）谱

> **内分泌、营养和代谢疾病（1个、2则）**
> 西医疾病：Ⅱ型糖尿病 2
> **消化系统疾病（1个、1则）**
> 西医症状：口渴 1
> **中医病证（2个、2则）**
> 盗汗 1，百合病 1

3. 比较研究

临床研究和个案经验文献比较，内分泌、营养和代谢疾病是共有病症系统。

【证据分级】

临床研究文献证据

截至目前，栝楼牡蛎散及其加减方临床研究文献证据等级为：D级1篇。详细情况见表3–13。

表3–13　临床研究文献证据等级分布情况

证据等级	病症（证）
D级	Ⅱ型糖尿病

【证据示例】

1. 内分泌、营养和代谢疾病

（1）Ⅱ型糖尿病

D级证据1篇。

加味栝楼牡蛎散治疗Ⅱ型糖尿病在临床总有效率方面有优势（D）

陈林霞等[1]实施的一项临床病例观察，样本量为28例。使用瓜蒌牡蛎散加味。基本方：瓜蒌根30g，生牡蛎30g，玄参15g，沙参18g，西洋参30g，丹参30g，黄连6g，赤芍12g，山茱萸10g，熟地黄10g。临证化裁：肺胃热盛型加石膏30g、知母12g、生地黄30g；气阴两虚型加黄芪30g、山药30g、黄精12g、白术10g；阴阳两虚型，加附子9g、肉桂3g、黄芪30g、党参30g、菟丝子12g、枸杞子12g、泽泻10g、茯苓15g；夹瘀型加三七（冲服）3g、水蛭（冲）1g、红花10g、鸡血藤12g、桃仁10g。用法：中药煎汤每日1剂，水煎2次，取汁500mL，分早晚2次温服。4周为1疗程。连用2～3疗程。治疗期间，患者既往服西药降糖药逐步减量，不宜立即停药。治疗结果：治疗28例患者，临床治愈12例，好转14例，无效2例，有效率92.9%（疗效标准：按国家中医药管理局《中医内外妇儿科病证诊断疗效标准》中消渴病疗效标准评定疗效。临床治愈：症状消失，实验室检查多次正常；好转：主要症状及有关实验室检查有改善；未愈：症状及实验室检查无变化）。

【证据提要】

栝楼牡蛎散及其加减方的临床证据匮乏，少量证据提示可以用于治疗Ⅱ型糖尿病、口渴、百合病等。

【参考文献】

［1］陈林霞，牛旭明.瓜蒌牡蛎散加味治疗Ⅱ型糖尿病［J］.河南中医，1999，19（05）：3.

七、百合滑石散

【原文汇要】

百合病变发热者，一作发寒热。百合滑石散主之。（8）

百合滑石散方

百合一两（炙） 滑石三两

上为散，饮服方寸匕，日三服。当微利者，止服，热则除。

【原文释义】

百合滑石散主治百合病迁延不愈，邪热外泛，而"变发热者"。症见百合病由"如寒无寒，如热无热"而变为明显的发热。治当同时疏利三焦水道。方中用百合之清润，并用滑石"通九窍六腑津液，去留结"，流通三焦气机。若药后邪热逆肠求泄（百合本有"利大小便"之功）而"当微利"，故方后嘱"当微利者，止服，热则除"。

【文献概况】

设置关键词为"百合滑石散"，检索并剔重后，得到34篇相关文献，其中CBM、CNKI、VIP、WF分别为0篇、33篇、0篇、1篇。初步分类：临床研究0篇（0.0%）、个案经验2篇（5.9%）、实验研究0篇（0.0%）、理论研究27篇（79.4%）、其他5篇（14.7%）。在个案经验文献中，百合滑石散及其加减方的医案有2则。

【文献病谱】

1.临床研究文献

尚没有以本方为主要干预因素的临床研究。

2. 个案经验文献

共有 2 类病症系统、2 个病症、2 则医案（表 3-14）。

表 3-14 百合滑石散个案经验文献病症谱

> **皮肤和皮下组织疾病（1 个、1 则）**
> 西医疾病：幼儿外阴湿疹 1
> **精神和行为障碍（1 个、1 则）**
> 西医疾病：神经官能症 1

【证据提要】

百合滑石散及其加减方临床证据匮乏，少量证据提示本方可以用于治疗幼儿外阴湿疹和神经官能症。

八、苦参汤

【原文汇要】

蚀于下部则咽干，苦参汤洗之。（11）

苦参汤方

苦参一升

以水一斗，煎取七升，去滓，熏洗，日三服。

【原文释义】

苦参洗方主治由湿热内蕴，致二阴蚀烂，即"蚀于阴为狐"之外治方法。症见二阴蚀烂，口咽干燥。治取苦参煎汤外洗，因势泄之。方中用苦参苦寒清解湿毒杀虫，以泄下着之邪。

【文献概况】

设置关键词为"苦参湯""苦参汤""苦參""苦参"检索并剔重后，得到 1067 篇相关文献，其中 CBM、CNKI、VIP、WF 分别为 64 篇、389 篇、484 篇、130 篇。初步分类：临床研究 227 篇（21.3%）、个案经验 56 篇（5.2%）、实验研究 21 篇（2.0%）、理论研究 241 篇（22.6%）、其他 522 篇（48.9%）。在个案经验文献中，苦参汤及其加减方的医案有 91 则。

【文献病谱】

1. 临床研究文献

共涉及 11 类病症系统、53 个病症（表 3-15）。

表 3-15 苦参汤临床研究文献病症谱

> **皮肤和皮下组织疾病（16 个、79 篇）**
> 西医疾病：湿疹 43（慢性肛门 29、慢性 3、小儿 3、未特指 3、阴囊 2、急性 1、急性肛门 1、难治性外阴 1），瘙痒症 14（外阴 11、未特指 2、老年性 1），荨麻疹 4（小儿丘疹性 2、未特指 2），肛门直肠周围脓肿 3，银屑病 3（寻常型 2、未特指 1），痤疮 2，脂溢性脱发 1，掌跖皮肤病 1，隐翅虫皮炎 1，神经性皮炎 1，脓疱疮（儿童）1，尿布性皮炎 1，接触性皮炎 1，痱子 1，斑秃 1

西医症状：手足皲裂 1
➢ **某些传染病和寄生虫病**（12 个、54 篇）
西医疾病：霉菌感染 17（滴虫性阴道炎 8、念珠菌性阴道炎 5、阴道炎 3、外阴阴道假丝酵母菌病 1），癣 14（手足 7、足 3、手 1、甲 1、鳞屑角化型足 1、角化过度型足 1），尖锐湿疣 10（未特指 4、外阴部 3、男性 1、女性 1、肛门 1），疥疮 5（未特指 3、疥疮结节 2），肠道毛滴虫病 1，跖疣 1，支原体感染（女性生殖道解脲）1，手足口病 1，淋病 1，细菌性痢疾 1，肠道滴虫病 1，带状疱疹 1
➢ **消化系统疾病**（9 个、43 篇）
西医疾病：溃疡性结肠炎 13，肛肠术后综合征 9（未特指 7、肛瘘术后伤口愈合 2），肛瘘 2（低位 1、复杂性 1），肛周脓肿 2，顽固性口腔扁平苔藓 2，消化性溃疡 1，慢性重症肝炎 1
西医症状：肛门瘙痒 11（未特指 10、顽固性 1），便秘（肛周术后）2
➢ **泌尿生殖系统疾病**（6 个、21 篇）
西医疾病：阴道炎 13（未特指 9、慢性 1、急性 1、老年性 1、小儿 1），外阴白斑 2，宫颈糜烂 2，前庭大腺脓肿 1，外阴鳞状上皮增生 1
西医症状：白带异常 2（过多 1、未特指 1）
➢ **循环系统疾病**（3 个、23 篇）
西医疾病：痔 20（炎性外痔 4、混合痔术后肛缘水肿 4、血栓性外痔 2、外痔 2、混合痔术后疼痛 2、未特指 2、术后水肿合并疼痛 1、术后肛门疼痛 1、术后肛缘水肿 1、术后 1），心律失常 2（频发室早 1、未特指 1），小儿病毒性心肌炎 1
➢ **损伤、中毒和外因的某些其他后果**（2 个、2 篇）
西医疾病：药物不良反应（黏膜溃疡）1，急性腰部扭伤 1
➢ **肿瘤**（1 个、1 篇）
西医疾病：恶性肿瘤合并口腔霉菌感染 1
➢ **起源于围生期的某些情况**（1 个、1 篇）
西医疾病：新生儿霉菌性尿布皮炎 1
➢ **肌肉骨骼系统和结缔组织疾病**（1 个、1 篇）
西医疾病：白塞病 1
➢ **妊娠、分娩和产褥期**（1 个、1 篇）
西医疾病：先兆流产 1
➢ **内分泌、营养和代谢病**（1 个、1 篇）
西医疾病：糖尿病合并肢端坏疽 1

　　西医病症系统中，皮肤和皮下组织疾病在病症种类与文献数量上均居首位（图 3-4）。各系统病症中，频数位居前列（至少为 15）的病症有：湿疹、阴道炎、痔。

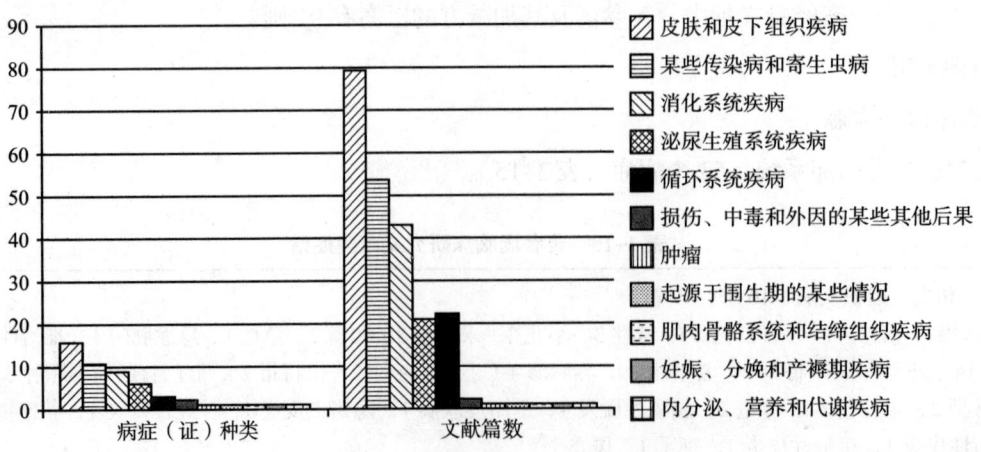

图 3-4　病症（证）种类及文献数量分布图

2. 个案经验文献

共有 9 类病症（证）系统、33 个病症（证）、91 则医案（表 3–16）。

表 3–16　苦参汤个案经验文献病症（证）谱

> **某些传染病和寄生虫病（10 个、22 则）**

西医疾病：癣 8（足 4、手 3、湿脚气 1），阴虱 2，霉菌感染（霉菌性阴道炎）2，疥疮 2，尖锐湿疣 2（外阴 1、肛门 1），扁平疣 2，肛门寻常疣 1，蛲虫病性阴道炎 1

中医疾病：小儿鹅口疮 1，丹毒 1

> **皮肤和皮下组织疾病（9 个、33 则）**

西医疾病：湿疹 19（肛门 6、阴囊 5、未特指 5、小儿 3），瘙痒症 5（外阴 4、未特指 1），脓疱疮 3，银屑病 1，丘疹性荨麻疹 1，水疱 1，神经性皮炎 1，化脓性皮肤感染 1

西医症状：皲裂 1

> **泌尿生殖系统疾病（5 个、10 则）**

西医疾病：阴道炎 6（滴虫性 3、非特异性 1、细菌性 1、未特指 1），宫颈糜烂 1，子宫脱垂 1

西医症状：白带异常（过多）1，龟头溃疡 1

> **循环系统疾病（2 个、8 则）**

西医疾病：痔 7（血栓性外痔 2、混合痔 1、嵌顿性内痔 1、结缔组织外痔 1、术后肛管水肿 1、混合痔术后肛缘水肿 1），心律失常（频发室早）1

> **消化系统疾病（2 个、3 则）**

西医疾病：肛裂（合并肛门湿疹）1

西医症状：肛门瘙痒 2

> **损伤、中毒和外因的某些其他后果（2 个、2 则）**

西医疾病：药物不良反应（过敏性皮炎）1，术后感染（肛瘘切开术后）1

> **肌肉骨骼系统和结缔组织疾病（1 个、4 则）**

西医疾病：白塞病 4

> **眼和附器疾病（1 个、1 则）**

西医疾病：急性卡他性结膜炎 1

> **中医病证（1 个、8 则）**

狐惑病 8

按文献病症种类和医案则数多少排序，西医病症系统中，某些传染病和寄生虫病在病症种类上居首位，皮肤和皮下组织疾病在医案数量上居首位（图 3–5）。各系统病症（证）中，医案数位居前列（至少为 5）的病症（证）有：癣、湿疹、瘙痒症、阴道炎、痔、狐惑病。

3. 比较研究

临床研究和个案经验文献比较，两者在文献和病症数量上，皮肤和皮下组织疾病、某些传染病和寄生虫病均居前列，是共有的高频病症系统。在具体病症上，湿疹、阴道炎是共有高频病症。

【证据分级】

临床研究文献证据

截至目前，苦参汤及其加减方临床研究文献证据等级为：B 级 14 篇、C 级 73 篇、D 级 140 篇。详细情况见表 3–17。

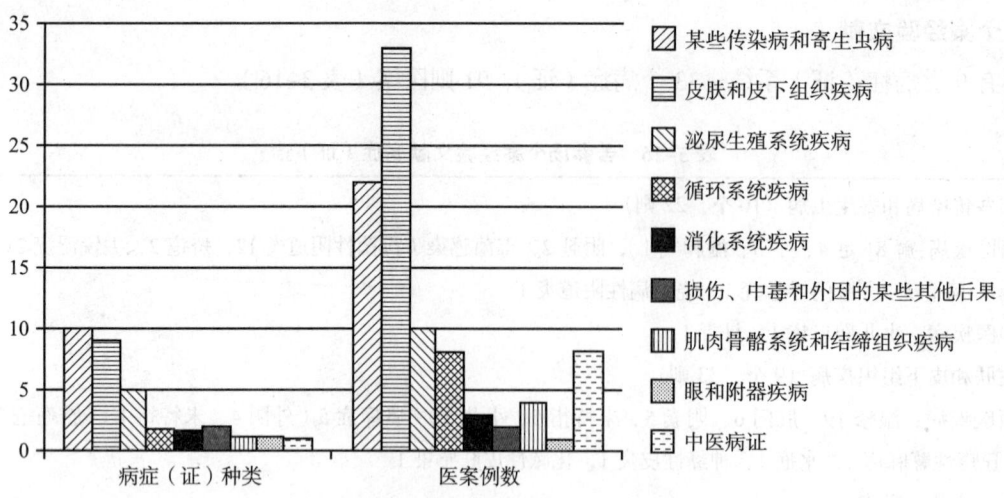

图 3-5　病症（证）种类及医案数量分布图

表 3-17　临床研究文献证据等级分布情况

证据等级	病症（证）
B级	痔（混合痔术后肛缘水肿）、脂溢性脱发、癣（手足）、先兆流产、外阴鳞状上皮增生、湿疹（肛门、急性）、肛门直肠周围脓肿、肛门瘙痒、溃疡性结肠炎、便秘（肛周术后）
C级	痔（炎性外痔、混合痔术后肛缘水肿、血栓性外痔、混合痔术后疼痛、痔疮术后肛门疼痛、术后）、女性生殖道解脲支原体感染、银屑病（寻常型）、阴道炎（小儿、未特指）、癣（角化过度型足、鳞屑角化型足、手足、足）、心律失常（频发室早）、消化性溃疡、糖尿病（合并肢端坏疽）、手足口病、湿疹（慢性、肛门）、神经性皮炎、口腔扁平苔癣（顽固性）、疥疮（疥疮结节）、接触性皮炎、肛门直肠周围脓肿、肛门瘙痒（顽固性、未特指）、肛肠术后综合征（肛瘘术后伤口愈合、未特指）、肝炎（慢性重症）、带状疱疹、溃疡性结肠炎、病毒性心肌炎（小儿）、白塞病、白带异常（过多）、霉菌感染（念珠菌性阴道炎、滴虫性阴道炎）
D级	痔（炎性外痔、术后肛缘水肿、血栓性外痔、外痔、混合痔术后肛缘水肿、环状混合痔术后水肿合并疼痛、未特指）、跖疣、掌跖皮肤病、隐翅虫皮炎、银屑病（寻常性、未特指）、阴道炎（慢性、急性、老年性、未特指）、药物不良反应（黏膜溃疡）、腰部扭伤（急性）、荨麻疹（小儿丘疹性、未特指）、癣（手足、足、手、甲）、新生儿霉菌性尿布皮炎、心律失常、外阴白斑、手足皲裂、湿疹（肛门、小儿、慢性肛门、阴囊、难治性外阴、急性、未特指）、瘙痒症（外阴、老年性、未特指）、前庭大腺脓肿、脓疱疮（儿童）、尿布性皮炎、霉菌感染（念珠菌性阴道炎、外阴阴道假丝酵母菌病、霉菌性阴道炎）、淋病、痢疾（细菌性）、疥疮、尖锐湿疣（外阴部、男性、女性、肛门、未特指）、宫颈糜烂、肛周脓肿、肛门瘙痒、肛瘘（复杂性、低位）、肛肠术后综合征、肠道滴虫病、痱子、恶性肿瘤并发症（口腔霉菌感染）、痤疮、溃疡性结肠炎、斑秃、肠道毛滴虫病、白带异常

【证据示例】

1. 泌尿生殖系统疾病

（1）外阴瘙痒症

苦参汤加味治疗外阴瘙痒症有一定疗效（D）

史月侠[1]实施的一项临床病例系列观察，样本量为158例。苦参、金银花、菊花各30g，蛇床子、白芷、地肤子各15g，黄柏20g，大菖蒲9g。滴虫或蛲虫性阴道炎加百部20g；霉菌性阴道炎增加地肤子15g；外阴潮湿重加炉甘石20g，每日1剂，煎药滤药液2000mL，先熏至水温下降30～40℃时坐浴20分钟，待自然风干。5天为1疗程。治疗结果：用药后瘙痒，潮湿症状消失最短2天，最长10天，治愈132例，有效10例，无效12例。总有效率89.87%（疗效标准：治愈：外阴干爽，瘙痒消失。好转：外阴潮感，瘙痒明显减轻。无效：用药1疗程，瘙痒改善不明显）。

2. 皮肤和皮下组织疾病

（1）湿疹（肛门）

B级证据3篇，C级证据9篇，D级证据14篇。

> 复方苦参汤对照三九皮炎平软膏治疗肛门湿疹在临床总有效率方面有一定优势（B）

代述东等[2]实施的一项临床随机对照试验，样本量为79例。试验组40例，对照组39例。药物准备：复方苦参汤制剂：药物组成由苦参30g，黄柏15g，野菊花15g，银花藤15g，蛇床子15g，地肤子15g，川椒10g，牡丹皮12g，丹参12g，苍术10g，防风10g，白鲜皮20g。将上述药物用1500mL的水浸泡20分钟后，武火煮沸后，文火煎至药液剩至500mL，然后去渣装瓶备用。治疗方法：试验组：每次取125mL苦参汤制剂放入熏洗盆内加入沸水1000～1500mL，患者坐于盆上，先趁热熏蒸肛门10分钟，待药液不烫时坐入其内浸渍15～20分钟，每日早晚各1次。每次坐浴完毕后，擦拭干净。首次用药1周，然后停药2周。以后每用药4天后停药2周。持续4个月。对照组：便后肛门清洗后用三九皮炎平软膏外涂肛门患部。合并有痔、肛裂、肛瘘的患者有手术指征的均先行手术治疗后再进行上述治疗。两组比较，临床总有效率相对危险度（RR）1.72，95%CI（1.27～2.33），P=0.0005，有统计学意义（疗效标准：痊愈：皮损全部消退，症状消失，疗效指数≥95.0%。显效：皮损大部分消退，症状明显减轻，95.0%＞疗效指数≥70.0%。有效：皮损部分消退，症状有好转，70%＞疗效指数＞50.0%。无效：皮损消退不明显，症状无明显好转，甚或加重，疗效指数＜50%）。

3. 某些传染病和寄生虫病

（1）手足癣

B级证据1篇，C级证据1篇，D级证据5篇。

> 苦参汤加味合咪康唑对照单纯咪康唑治疗手足癣在临床总有效率方面有一定优势（B）

卓雄珍[3]实施的一项临床随机对照试验，样本量83例。试验组42例，对照组41例。试验组用自拟苦参汤泡洗。处方组成：苦参20～100g（其中皮损渗液明显时药量较重，皮损干燥时药量较轻），生地黄30g，白鲜皮30g，黄柏30g，蛇床子20g，地肤子20g，土茯苓30g，甘草10g。每日1剂，煎1000～2000mL，每日泡洗2～3次，每次约30分钟。每次泡洗后用咪康唑霜外涂。如皮损渗液明显每次泡洗时间可适当延长至1小时，待中药治疗约3～5天后局部渗液不明显时，再用咪康唑霜外涂。对照组单纯用咪康唑霜治疗，每天外涂2～3次咪康唑霜，如皮损渗液者，先用生理盐水清洗干净，待稍晾干后，再外涂咪康唑霜。两组比较，治愈率相对危险度（RR）1.29，95%CI（1.08～1.55），P=0.005，有统计学意义；总有效率相对危险度（RR）1.67，95%CI（0.73～3.83），P=0.22，无统计学意义（疗效标准：参照郑筱萸《中药新药临床研究指导原则》拟定。临床痊愈：皮损、瘙痒全部消失，镜检、培养均阴性；显效：皮损消退 70% 以上，痒减轻；镜检阴性或有小量变异的孢子、菌丝；真菌培养阴性；有效：皮疹消退 30%～69%，痒减轻，镜检有小量孢子、菌丝；真菌培养阴性；无效：皮疹消退 30% 以下，痒未减轻，镜检及真菌培养阳性或经治一周病情加重而改用其他药物）。

（2）滴虫性阴道炎

C 级证据 4 篇，D 级证据 4 篇。

> **苦参汤熏洗对照西医联合疗法治疗滴虫性阴道炎在临床总有效率方面有优势（C）**

董爱华[4]实施的一项临床随机对照试验，样本量 72 例。试验组、对照组各 36 例。试验组用苦参汤熏洗治疗。药物组成：苦参 50g，蛇床子 50g，黄柏 30g，百部 30g，土茯苓 30g，防风 20g，地肤子 20g。可根据临床症状进行加减。于经期过后 4 天开始治疗。将上述药物置于瓷盆中，加水2000mL 浸泡半小时，然后文火煎煮，将药汁倒入坐浴盆中，置盆于坐便椅下，患者将臀部充分暴露后坐在坐便椅上，调整姿势使会阴部对准药物进行熏洗。待药液温度降低至温热时，可直接坐于盆内用药液泡洗阴道，每天 1 次，每次半小时，10 天为 1 疗程，连续治疗 2 个疗程。对照组采用西药联合治疗，于经期过后 4 天开始治疗，给予 1% 乳酸溶液冲洗阴道，每天 1 次，10 天为 1 个疗程，同时每晚睡前将甲硝唑阴道泡腾片 200～400g 置于阴道，每天 1 次，10 天为 1 个疗程，连续治疗 2 个疗程。两组比较，总有效率相对危险度（RR）1.26，95%CI（1.03～1.55），P=0.03，有统计学意义（疗效标准：治愈：临床症状、体征完全消失，滴虫镜检阴性；显效：临床症状、体征明显减轻，滴虫镜检阴性；有效：临床症状、体征减轻，滴虫镜检阳性；无效：临床症状、体征无好转，滴虫镜检阳性）。

4. 消化系统疾病

（1）肛门瘙痒（未特指）

B 级证据 2 篇，C 级证据 4 篇，D 级证据 5 篇。

> **复方苦参汤对照尿素软膏治疗肛门瘙痒在临床总有效率与治愈率方面有一定优势（B）**

贺平等[5]实施的一项临床随机对照试验，样本量 89 例。试验组 45 例，对照组 44 例。复方苦参汤外用，其药物组成：苦参 30g，黄柏 15g，蛇床子 15g，地肤子 15g，川椒 10g，苍术 10g，防风 10g，白鲜皮 20g，白芷 20g，丹皮 30g，硼砂 30g。将上述药物用 1500mL 的水浸泡 30 分钟后，武火煮沸后，文火煎至药液至 500mL，然后去渣装瓶备用。每次取 200mL 将苦参汤制剂放入熏洗盆内加入沸水 1000～1500mL，患者坐于盆上，先趁热熏蒸肛门 10 分钟，待药液不烫时坐入其内浸渍 10～25 分钟，每日早晚各 1 次。持续 1 个月。对照组尿素软膏。便后肛门清洗后用尿素软膏外涂肛门患部，持续 1 个月。两组比较，临床总有效率相对危险度（RR）1.68，95%CI

（1.29～2.19），P=0.0001，有统计学意义（疗效标准：痊愈：皮损全部消退，症状消失，半年随访无复发；显效：皮损大部分消退，症状明显减轻；有效：皮损部分消退，症状有好转；无效：皮损消退不明显，症状无明显好转，甚或加重）。

【证据荟萃】

※Ⅰ级

苦参汤及其加减方主要用于治疗皮肤和皮下组织疾病、消化系统疾病，如湿疹（肛门）、肛门瘙痒等。

※Ⅱ级

苦参汤及其加减方可用于治疗泌尿生殖系统疾病某些传染病和寄生虫病，如滴虫性阴道炎、手足癣等。

※Ⅲ级

苦参汤及其加减方尚可用于某些泌尿生殖系统疾病，如外阴瘙痒等。

《金匮要略》原文中以本方治疗湿热内蕴所致的狐惑病前阴蚀烂，其临床主要表现为口咽干燥、前阴蚀烂等。湿疹（肛门）、肛门瘙痒、外阴瘙痒、滴虫性阴道炎、手足癣等高频病症在某阶段的病机及临床表现可与之相符，皆用苦参汤燥湿解毒、杀虫止痒有较好疗效。临床研究和个案经验文献均支持皮肤和皮下组织、某些传染病和寄生虫病、泌尿生殖系统疾病是其高频率、高级别证据分布的病症系统。肛门湿疹、肛门瘙痒已分别至少有2项B级证据；滴虫性阴道炎已有至少2项C级证据；手足癣已有1项B级证据；外阴瘙痒症已有至少2项D级证据。

※Ⅰ级

复方苦参汤对照三九皮炎平软膏治疗肛门湿疹在临床总有效率方面有一定优势。

复方苦参汤对照尿素软膏治疗肛门瘙痒在临床总有效率方面有一定优势。

※Ⅱ级

苦参汤熏洗对照西医联合疗法治疗滴虫性阴道炎在临床总有效率方面有优势。

苦参汤加味合咪康唑对照单纯咪康唑治疗手足癣在临床总有效率方面有一定优势。

※Ⅲ级

苦参汤加味治疗外阴瘙痒症有一定疗效。

【参考文献】

［1］史月侠.苦参汤治疗外阴瘙痒158例［J］.陕西中医，2003，24（12）：1113.

［2］代述东，贺平，黄德铨.复方苦参汤周期性外治亚急性和慢性肛门湿疹的临床观察［J］.中华中医药学刊，2007，25（S1）：308-311.

［3］卓雄珍.自拟苦参汤合咪康唑霜治疗手足癣疗效观察［J］.广西中医药，2007，30（04）：30-31.

［4］董爱华.苦参汤治疗滴虫性阴道炎［J］.按摩与康复医学，2012，3（31）：197-198.

［5］贺平，黄安清.复方苦参汤外治肛门瘙痒症的临床疗效［J］.辽宁中医药大学学报，2009，16（6）：114-115.

九、雄黄

【原文汇要】

蚀于肛者，雄黄熏之。（12）

雄黄

上一味为末，筒瓦二枚合之，烧，向肛熏之。

【原文释义】

雄黄主治湿热虫毒饰于后阴者，症见肛门蚀烂；治取外治熏之方法。方中用雄黄解毒燥湿杀虫，"烧，向肛熏之"因势泄邪。

【文献概况】

设置关键词为"雄黄""雄黄"，检索并剔重后，得到 2250 篇相关文献，其中 CBM、CNKI、VIP、WF 分别为 385 篇、383 篇、0 篇、1482 篇。初步分类：临床研究 252 篇（11.2%，16 篇文献未包括其中）、个案经验 74 篇（3.3%，缺少 5 篇文献未包括其中）、实验研究 120 篇（5.3%）、理论研究 1170 篇（52.0%）、毒副反应 52 篇（2.3%）、其他 582 篇（25.9%）。由于雄黄本身具有一定毒性，故在文献证据搜集时，存在着关于雄黄副作用的文献报道，为了不丢失信息，我们一并做了研究，以供临床工作和研究者参考。根据文献现状，本方毒副反应为：砷角化症、砷中毒及其他并发症等。其临床常见感染途径有：工作环境直接接触、口服途径包含食用与药用、外用、呼吸道吸入、饮用、药物注射等。在个案经验文献中，雄黄及其加减方的医案有 108 则。

【文献病谱】

1. 临床研究文献

（1）临床研究文献（内服）

共涉及 8 类病症系统、15 个病症（表 3-18）。

表 3-18　雄黄（内服）临床研究文献病症谱

> **肿瘤（3 个、13 篇）**
> 西医疾病：白血病 10（急性粒细胞性 9、慢性粒细胞性 1），多发性骨髓瘤 2，肿瘤 1
> **某些传染病和寄生虫病（3 个、3 篇）**
> 西医疾病：骨结核 1，椎体结核 1，疥疮 1
> **消化系统疾病（3 个、3 篇）**
> 西医疾病：慢性结肠炎 1，口腔溃疡 1，阑尾炎 1
> **肌肉骨骼系统和结缔组织疾病（2 个、2 篇）**
> 西医疾病：骨性关节炎 1，类风湿性关节炎 1
> **血液及造血器官疾病和某些涉及免疫机制的疾患（1 个、4 篇）**
> 西医疾病：骨髓增生异常综合征（合并周期性发热）4
> **皮肤和皮下组织疾病（1 个、1 篇）**
> 西医疾病：银屑病 1
> **神经系统疾病（1 个、1 篇）**
> 西医疾病：癫痫 1

> **精神和行为障碍**（1个、1篇）
西医疾病：精神分裂症 1

西医病症系统中，肿瘤在病症种类和文献篇数上均居首位（图 3-6）。各系统病症中，频数位居前列（至少为 2）的病症有：白血病、多发性骨髓瘤、骨髓增生异常综合征。

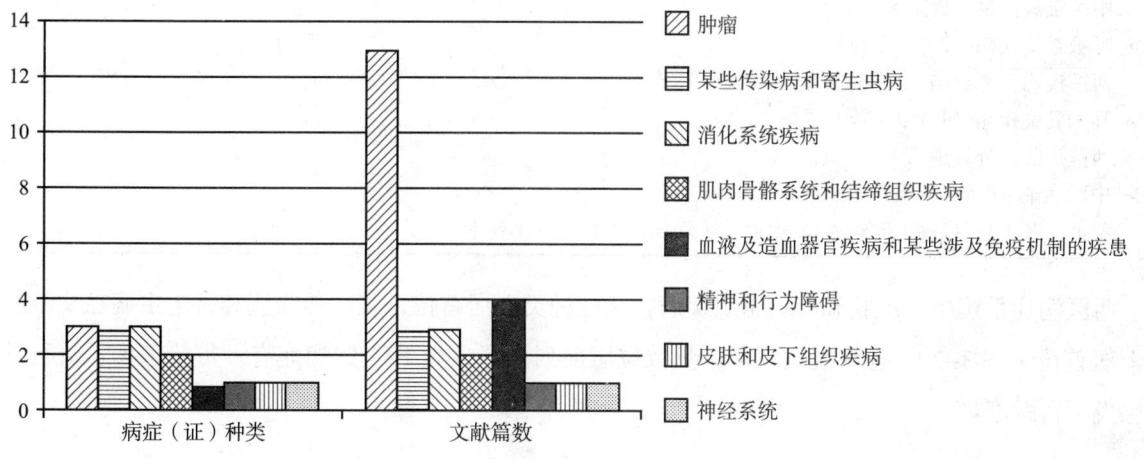

图 3-6　病症（证）种类及文献数量分布图

（2）临床研究文献（外用）

共涉及 12 类病症（证）系统、66 个病症（证）（表 3-19）。

表 3-19　雄黄（外用）临床研究文献病症（证）谱

> **皮肤和皮下组织疾病**（13个、25篇）
西医疾病：银屑病 6，瘙痒症 4（未特指 3、外阴 1），皮肤感染 3，甲沟炎 2，皮肤溃疡 2，斑秃 1，大疱性类天疱疮 1，酒渣鼻 1，毛囊炎 1，脓疱疮 1，多发性皮肤疖肿 1，神经性皮炎 1
中医疾病：狐臭 1
> **某些传染病和寄生虫病**（10个、120篇）
西医疾病：带状疱疹 92，流行性腮腺炎 11（未特指 8、合并：胰腺炎 2、胸骨前水肿 1），癣 5（手 3、手足 2），霉菌感染 4（阴道炎 2、外阴阴道假丝酵母菌病 1、真菌性阴道炎 1），疥疮 3，带状疱疹后遗症（神经痛）1，多发性寻常疣 1，传染性软疣 1，淋巴结核 1
中医疾病：丹毒 1
> **泌尿生殖系统疾病**（9个、21篇）
西医疾病：宫颈糜烂 10，慢性宫颈炎 2，外阴白斑 2，急性乳腺炎 2，慢性肾功能衰竭 1，肾囊肿（左肾合并肾盂积水）1，泌尿系感染（尿道）1，肾小球肾炎（合并带状疱疹）1，外阴溃疡 1
> **消化系统疾病**（6个、14篇）
西医疾病：口腔溃疡 6，肛周脓肿 3（难治性窦道瘘管 2、未特指 1），小儿腹泻 2，慢性胆囊炎急性发作 1，肛瘘（低位）1，慢性牙周炎 1
> **肿瘤**（6个、9篇）
西医疾病：宫颈癌 3，肿瘤 2，原发性肝癌 1，黑色素瘤 1，肺癌 1
西医症状：癌性疼痛 1
> **循环系统疾病**（5个、10篇）
西医疾病：淋巴结炎 3，脉管炎（静脉炎）3，痔 2，冠心病（心绞痛）1，脑卒中后遗症 1

➤ **损伤、中毒和外因的某些其他后果（5个、9篇）**
西医疾病：烧伤3，毒蛇咬伤3（蝮蛇咬伤后急性肾功能衰竭2、未特指1），局部感染1，犬咬伤1，冻疮1
➤ **肌肉骨骼系统和结缔组织疾病（3个、3篇）**
西医疾病：骨质增生1，网球肘1，腰椎间盘突出症1
➤ **眼和附器疾病（2个、6篇）**
西医疾病：鼻泪管阻塞1
中医疾病：胬肉攀睛5
➤ **呼吸系统疾病（2个、2篇）**
西医疾病：鼻息肉1，慢性滤泡性咽喉炎1
➤ **耳和乳突疾病（1个、1篇）**
西医疾病：外耳道疖1
➤ **中医病证（4个、4篇）**
痹证（寒）1，疮疡1，瘰疬1，瘀血证（外伤性）1

　　西医病症系统中，皮肤和皮下组织疾病在病症种类上居首位，某些传染病和寄生虫病在文献数量上居首位（图3-7）。各系统病症中，频数位居前列（至少为10）的病症有：带状疱疹、流行性腮腺炎、宫颈糜烂。

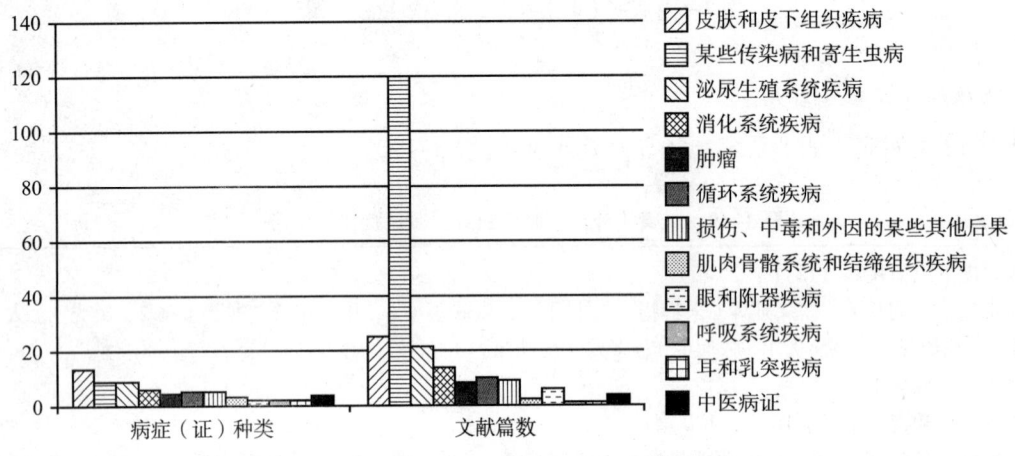

图3-7　病症（证）种类及文献数量分布图

2. 个案经验文献

（1）个案经验文献（内服）

共有6类病症（证）系统、15个病症（证）、20则医案（表3-20）。

表3-20　雄黄（内服）个案经验文献病症（证）谱

➤ **某些传染病和寄生虫病（5个、7则）**
西医疾病：蛔虫病3（胆道2、肠1），钩虫病1，小儿蛲虫病1，疟疾1，血吸虫病1
➤ **肿瘤（5个、6则）**
西医疾病：慢性粒细胞性白血病2，鼻咽癌1，畸胎瘤（骶尾前）1，食道癌1，多发性子宫肌瘤1
➤ **泌尿生殖系统疾病（2个、2则）**
西医疾病：白带异常（清稀）1，乳糜尿1

> **神经系统疾病**（1个、3则）
　　西医疾病：癫痫3
> **呼吸系统疾病**（1个、1则）
　　西医疾病：哮喘1
> **中医病证**（1个、1则）
　　急喉风1

　　按文献病症种类和医案则数多少排序，西医病症系统中，某些传染病和寄生虫病均居首位（图3-8）。各系统病症中，医案数位居前列（至少为3）的病症有：蛔虫病、癫痫。

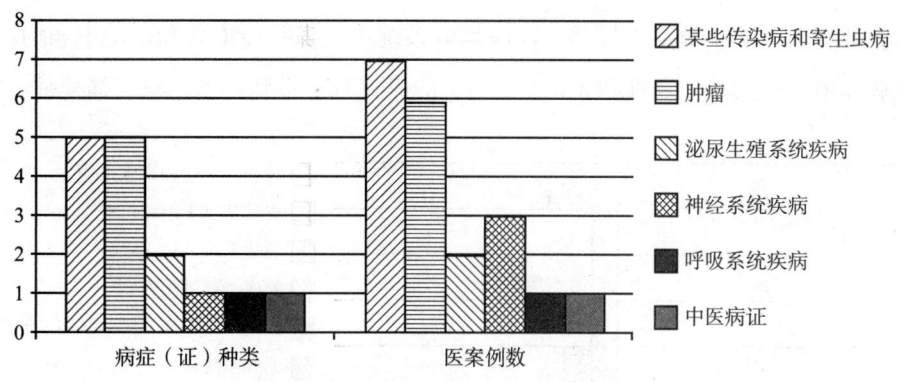

图3-8　病症（证）种类及医案数量分布图

（2）个案经验文献（外用）

　　共有10类病症（证）系统、50个病症（证）、88则医案（表3-21）。

表3-21　雄黄（外用）个案经验文献病症（证）谱

> **某些传染病和寄生虫病**（11个、35则）
　　西医疾病：带状疱疹15，癣7（花斑2、体2、头1、脚1、手1），滴虫性阴道炎3，疥疮2，小儿蛲虫病2，流行性腮腺炎1，多发性寻常疣1，胆道蛔虫病1，皮肤结核1，阴虱1
　　中医疾病：丹毒1
> **皮肤和皮下组织疾病**（10个、20则）
　　西医疾病：瘙痒症5（未特指3、外阴2），湿疹5（未特指2、肛门1、阴囊1、小儿1），白癜风2，脂溢性皮炎2，甲沟炎1，脓疱疮1，皮肤疖肿1，神经性皮炎1，银屑病1
　　西医症状：脱发1
> **消化系统疾病**（5个、6则）
　　西医疾病：肛瘘1，口腔溃疡1，牙龈炎1
　　西医症状：牙痛2，膈肌痉挛1
> **泌尿生殖系统疾病**（5个、5则）
　　西医疾病：宫颈糜烂1，泌尿系结石（肾结石伴腰痛）1，急性乳腺炎1，小叶乳腺增生1。
　　中医疾病：癃闭1
> **损伤、中毒和外因的某些其他后果**（3个、4则）
　　西医疾病：疖肿2（反复肌注引起1、静注渗漏引起1），足踝扭伤1，毒蛇咬伤1
> **循环系统疾病**（2个、2则）
　　西医疾病：脑卒中后遗症（中风后褥疮）1

中医疾病：脱疽 1

➤ **耳和乳突疾病**（1 个、2 则）

西医疾病：中耳炎 2（慢性 1、未特指 1）

➤ **肌肉骨骼系统和结缔组织疾病**（1 个、1 则）

西医疾病：慢性骨髓炎（左侧髂骨）1

➤ **肿瘤**（4 个、4 则）

西医疾病：原发性肝癌 1，甲状腺腺瘤 1，皮肤癌 1

西医症状：癌性腹水 1

➤ **中医病证**（8 个、9 则）

臁疮腿 2，痹证 1，唇风 1，风赤疮痍 1，头疳 1，胁痛 1，牙疳 1，掩面疔疮 1

按文献病症种类和医案则数多少排序，西医病症系统中，某些传染病和寄生虫病均居首位（图 3-9）。各系统病症中，医案数位居前列（至少为 5）的病症有：带状疱疹、癣、瘙痒症、湿疹。

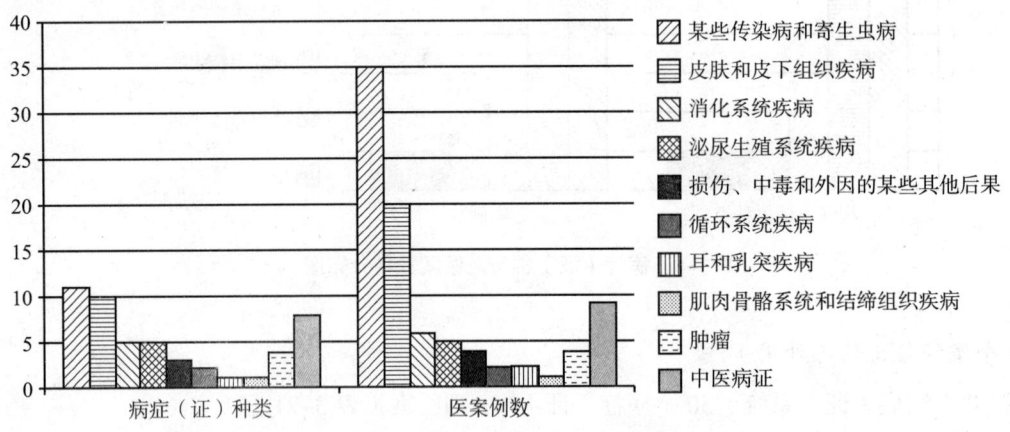

图 3-9 病症（证）种类及医案数量分布图

3. 毒副反应文献

（1）临床研究文献

共涉及 1 类病症系统、1 个病症（表 3-22）。

表 3-22 雄黄毒副反应临床研究文献病症谱

➤ **损伤、中毒和外因的某些其他后果**（1 个、6 篇）

西医疾病：毒物中毒 6（慢性砷中毒 3、急性砷中毒 1、急性砷中毒合并呼吸道烧伤 1、急性砷中毒隐匿式 1）

（2）个案经验文献

共有 1 类病症系统、2 个病症、40 则医案（表 3-23）。

表 3-23 雄黄毒副反应个案经验文献病症谱

➤ **损伤、中毒和外因的某些其他后果**（2 个、40 则）

西医疾病：毒物中毒 35（急性砷中毒 16、慢性砷中毒 13、砷中毒致死亡 2、砷中毒伴耳鸣 1、砷中毒合并中毒性皮炎 1、慢性砷中毒合并多发性神经炎 1、慢性砷中毒骨髓病态造血及染色体异常 1），砷角化症 5（泛发型 1、未特指 1、合并：银屑病及鳞癌 2、合鲍恩病 1）

4. 比较研究

临床研究和个案经验文献比较，两者在文献和病症数量上，某些传染病和寄生虫病均居前列，是共有的高频病症系统。在具体病症上，带状疱疹是共有高频病症。

【证据分级】

临床研究文献证据

截至目前，雄黄及其加减方临床研究文献证据等级为：B级4篇、C级157篇、D级91篇。详细情况见表3-24。

表3-24 临床研究文献证据等级分布情况

证据等级	病症（证）
B级	白血病（慢性粒细胞性）、酒渣鼻、胆囊炎（慢性急性发作）、痔
C级	骨性关节炎、类风湿性关节炎（合并间质性肺病）、精神分裂症、骨结核、结核（椎体）、疥疮、银屑病、阑尾炎（急性）、骨髓增生异常综合征（合并周期性发热）、白血病（急性粒细胞性）、多发性骨髓瘤、鼻泪管阻塞、咽喉炎（慢性滤泡性）、网球肘、腰椎间盘突出症、宫颈糜烂、宫颈炎（慢性）、乳腺炎（急性）、肾功能衰竭（慢性）、外阴白斑、外阴溃疡、霉菌感染（霉菌性阴道炎、外阴阴道假丝酵母菌病）、带状疱疹、多发性寻常疣、疥疮、流行性腮腺炎、癣、丹毒、甲沟炎、皮肤感染、皮肤溃疡、瘙痒症、神经性皮炎、银屑病、狐臭、毒蛇咬伤、犬咬伤、烧伤、肛瘘（低位）、肛周脓肿、口腔溃疡、牙周炎（慢性）、腹泻（小儿）、冠心病（心绞痛）、淋巴结炎、脉管炎（静脉炎）、脑卒中后遗症、痔（血栓性外痔）、胬肉攀睛、瘰疬、瘀血证（外伤性）、宫颈癌、癌性疼痛
D级	癫痫、肠炎（慢性结肠）、口腔溃疡、白血病（急性粒细胞性）、外耳道疖、鼻息肉、骨质增生、宫颈糜烂、宫颈炎（慢性）、泌尿系感染（尿道感染）、乳腺炎（急性）、肾囊肿（左肾囊肿合并肾盂积水）、肾小球肾炎（合并带状疱疹）、外阴白斑、传染性软疣、带状疱疹、疥疮、流行性腮腺炎、癣、斑秃、大疱性类天疱疮、毛囊炎、脓疱疮、皮肤疖肿、皮肤溃疡、瘙痒症、银屑病、冻疮、毒蛇咬伤（蝮蛇咬伤后急性肾功能衰竭）、局部感染、脉管炎（静脉炎）、胬肉攀睛、痹证（寒）、疮疡、肝癌（原发性）、宫颈癌、黑色素瘤、肿瘤、淋巴结核、霉菌感染（真菌性阴道炎）、肺癌

【证据示例】

1. 肿瘤

（1）白血病

B级证据1篇，C级证据8篇，D级证据1篇。

> 内服抗白灵加零点化疗对照常规联合化疗治疗慢性粒细胞性白血病在临床总有效率方面有优势（B）

苗土生[1]实施的一项临床随机对照试验，样本量为86例。试验组50例，对照组36例。试验组采用抗白灵加零点化疗方案治疗。处方：西洋参6g，丹参30g，山慈菇30g，莪术30g，石上柏30g，灵芝3g。煎至120mL，每次服20mL，1天3次。另用青黛、雄黄、牛黄（按6：2：2）装入0.5g胶囊，每次服4粒，1日3次，60天为1个疗程。对照组：常规联合化疗组，60天为1个疗程，共观察 1 个疗程。两组比较，临床总有效率相对危险度（RR）1.54，95%CI（1.15 ～ 2.06），P=0.004，有统计学意义［疗效标准参照张之南教授主编《血液病诊断和疗效标准》第 2 版中 1978 年全国白血病防治协作会议附件：白血病疗效标准（试行草案）。①完全缓解（CR）：临床：无贫血、出血、感染及白血病细胞浸润表现。血象：血红蛋白 > 100g/L，白细胞总数 < $10×10^9$/L，分类无幼稚细胞，血小板 $100×10^9$/L。骨髓象：正常。②部分缓解（PR）：临床表现、血象、骨髓象 3 项中有 1 或 2 项未达完全缓解标准。③未缓解（NR）：临床表现、血象、骨髓象 3 项中均未达完全缓解标准及无效者］。

2. 某些传染病和寄生虫病

（1）带状疱疹

C 级证据 62 篇，D 级证据 30 篇。

> 外用雄黄酊剂配合龙胆泻肝汤内服对照维生素 B_1、B_{12} 治疗带状疱疹在临床总有效率方面有优势（C）

吴胜利等[2]实施的一项临床随机对照试验，样本量为 100 例。试验组 58 例，对照组 42 例。试验组给予雄黄酊剂外用配合龙胆泻肝汤内服。方药组成：龙胆草、柴胡各 30g，黄芩、车前子（包）、泽泻各 10g，生地 15g，木通、山栀子、当归各 9g，生甘草 6g。雄黄酊外用：雄黄粉 50g，加 75% 酒精 100mL，摇匀搽患处，每日 4 ～ 5 次。对照组给予维生素 B_1 100mg、维生素 B_{12} 200μg，肌肉注射，每天 1 次。两组比较，临床总有效率相对危险度（RR）1.20，95%CI（1.04 ～ 1.38），P=0.01，有统计学意义（疗效标准：痊愈：疼痛消失，皮损干涸结痂，无新发皮疹；有效：疼痛减轻，皮损大部分干涸结痂，偶有新发疹；无效：疼痛无明显减轻，皮损继续扩展）。

（2）流行性腮腺炎

C 级证据 2 篇，D 级证据 6 篇。

> 外用雄黄方加味配合抗生素口服或静滴对照单纯口服或静滴抗生素治疗流行性腮腺炎在临床总有效率方面无明显优势（C）

王荣钧[3]实施的一项临床随机对照试验，样本量为 60 例。试验组、对照组各 30 例。对照组用口服或静滴抗生素（如青霉素类、头孢菌素类、大环内酯类等）治疗；试验组抗生素治疗基础上加用三黄二矾膏外敷治疗，处方：大黄、黄连、雄黄、明矾、枯矾按 3：3：1：2：2 的比例共研细末，过 120 目筛，用时取适量药末和凡士林调成糊状，涂敷患处厚约 0.2cm，外敷消毒纱布，胶布固定。1 天换药 1 次，3 天为 1 疗程。两组比较，临床总有效率相对危险度（RR）1.10，95%CI（0.99 ～ 1.23），P=0.07，无统计学意义（疗效标准显效：治疗 3 天，肿大淋巴结消失或基本消失，疼痛缓解；好转：治疗 4 ～ 6 天，肿大淋巴结约缩小一半，疼痛减轻；无效：治疗 7 天以上，肿大淋巴结无缩小，疼痛无缓解）。

> 外用雄黄冰片膏治疗流行性腮腺炎有一定疗效（D）

周升飞[4]等进行的一项临床病例观察，样本量为112例。采用雄黄冰片膏进行治疗。药物组成：雄黄、白矾各等量，茶清适量。用法：将雄黄和白矾研为细末调匀备用。用时取药粉适量与茶清调拌成糊状涂于患处。1天7～8次，一般3～5天即愈。涂药期间适当进行热敷收效更捷。疗效标准痊愈：3～5天所有症状、体征消失；有效：5天以后治愈。结果：112例中，初发期80例痊愈，肿胀期22例痊愈，硬结期10例痊愈8例，2例5天后治愈，有效率100%。

3.泌尿生殖系统疾病

（1）宫颈糜烂

C级证据3篇，D级证据7篇。

> **外用雄黄方加味治疗宫颈糜烂有一定疗效（D）**

傅兰芳[5]实施的一项临床病例观察，样本量为216例。用雄黄方加减。方组：白矾、雄黄、杏仁、乳香、没药、冰片。治疗结果：在治疗的216例病例中，痊愈210例，好转6例，临床有效率为100%（疗效标准：①痊愈：卢戈氏碘液宫颈染色全部着色，宫颈光滑，糜烂面消失。②好转：重度糜烂转变为中度糜烂或中度糜烂转变为轻度糜烂。③无效：治疗前后糜烂面积无变化，自觉症状未消失）。

附：毒副反应报道文献一篇

高守芝等[6]实施的一项临床病例观察，样本量为100例。100例患者中有80例为湖南雄黄矿冶炼矿石工人，20例为市皮毛加工厂工人，均为直接接触者，龄30～55岁，平均年龄50岁，接触时间最短3年，最长15年。患者多出现失眠、头痛、记忆力减退等神经衰弱综合征表现，以及肝脏损害、肝功能异常、肝区疼痛、多发性神经炎、四肢麻木、上肢不对称性的震颤、皮肤黏膜病变、皮肤色素的沉着、皮肤角化过度形成砒斑、砒疔（疣状角化物），其中有10名患者分别在掌心、脚趾等处有浅紫黑色的溃疡大小不等，多年来经久不愈。实验室检查：发砷检查（二乙基硫代氨基甲酸银盐法（DDC-Ag））为9.770～5.340μg/g，正常值（5μg/g）肝功能（丙氨酸转氨酶、天冬氨酸转氨酶）均增高。治疗采用：解毒剂二巯丁二钠0.125g加10%葡萄糖水40～60mL缓慢静脉注射，每日1次，3日1疗程。或用二巯基丙。磺酸钠0.125g，2支，肌注每日1次，3日为1个疗程。在驱砷的同时加以辅助治疗，用还原型的谷胱甘肽0.6g加入0.9%氯化钠溶液100mL静脉滴。葡醛内酯、维生素、能量合剂等。对于患有溃疡患者，给予全身抗炎补液治疗外，溃疡处给予换药用生理盐水加庆大霉素冲洗，待干后擦上3%二巯基丙磺酸油膏再盖上无菌纱布。保持其干燥，避免感染。砒斑伴皮肤瘙痒者外用二巯基丙磺酸钠软膏加地塞米松软膏止痒。治疗结果：20例病人基本治愈，80例病人病情缓解出院继续服药治疗。

【证据荟萃】

※ Ⅱ级

内服雄黄及其加味方主要治疗肿瘤，如白血病等。

外用雄黄及其加味方主要治疗某些传染病和寄生虫病、泌尿生殖疾病，如带状疱疹、流行性腮腺炎、宫颈糜烂等。

《金匮要略》原文中以本方外用治疗狐惑病前后二阴蚀烂。其由湿热内蕴所致，病涉脾胃肝经。口咽为脾胃之门户，为肝经之所系，魄门直通胃肠，肝之经脉绕阴器而过。湿热邪毒随经下注，可见前后阴蚀烂，随经上蒸，则见口燥咽干。白血病、带状疱疹、流行性腮腺炎、宫颈糜烂等高频病症在某阶段的病机及临床表现可与之相符。雄黄的主要成分为硫化砷，砷剂作为一线药物治疗 M3型急性早幼粒细胞白血病目前已得到世界医学界的认可，NCCN，美国国立综合癌症网（National Comprehensive Cancer Network）在 2015 年指南中也将 ATRA 联合砷剂的诱导方案作为不耐受蒽环类患者的推荐治疗方案。临床研究和个案经验文献均支持上述病症系统是其高频率、高级别证据分布的病症系统。白血病已有 1 项 B 级证据，至少 2 项 C 级证据；带状疱疹、流行性腮腺炎、宫颈糜烂均已有至少 2 项 C 级证据。

※ Ⅱ级

内服抗白灵加零点化疗对照常规联合化疗治疗慢性粒细胞性白血病在临床总有效率方面有优势。

外用雄黄酊剂配合龙胆泻肝汤内服对照维生素 B_1、B_{12} 治疗带状疱疹在临床总有效率方面有优势。

外用雄黄方加减配合抗生素口服或静滴对照单纯口服或静滴抗生素治疗流行性腮腺炎在临床总有效率方面无明显优势。

外用雄黄冰片膏治疗流行性腮腺炎有一定疗效。

外用雄黄方加味治疗宫颈糜烂有一定疗效。

【参考文献】

［1］苗土生.抗白灵加零点化疗治疗慢粒急变 50 例临床观察［J］.浙江中医学院学报，2000，24（5）：26-27.

［2］吴胜利.龙胆泻肝汤配合外治治疗带状疱疹 58 例［J］.新中医，1994，5：47.

［3］王荣钧.三黄二矾膏配合西药治疗小儿颈部急性淋巴结炎 96 例［J］.中医外治杂志，2006，15（4）：14-15.

［4］周升飞.白雄散外涂治疗流行性腮腺炎 112 例疗效观察［J］.现代中医药，2004，1：37.

［5］傅兰芳.中药治疗宫颈糜烂的疗效观察［J］.宁夏医学院学报，2000，3（22）：221-222

［6］高守芝.100 例慢性砷中毒的临床观察与护理体会［J］.齐齐哈尔医学院学报，2007，28（1）：121-122.

十、赤豆当归散

【原文汇要】

病者脉数，无热，微烦，默默但欲卧，汗出。初得之三四日，目赤如鸠眼，七八日，目四眦一本此有黄字。黑。若能食者，脓已成也，赤豆当归散主之。（13）

下血，先血后便，此近血也，赤豆当归散主之。（16）

赤豆当归散方

赤小豆三升（浸令芽出、曝干） 当归三两

上二味，杵为散，浆水服方寸匕，日三服。

【原文释义】

赤豆当归散主治狐惑病已酿脓。症见脉数，无热，微烦，默默但欲卧，汗出，初得之三四日，目赤如鸠眼，至七八日，目四眦黑，能食，脓已酿成。治当清热利湿，行瘀排脓，退肿生肌，缓急止痛。方中用赤小豆渗湿清热，解毒排脓；当归活血养血，祛瘀生新；浆水清凉解热。

赤豆当归散主治湿热便血。证见大便下血，血出于便前。治当清热利湿，活血止血。用赤小豆清热解毒利湿，当归养血活血，引血归经。

【文献概况】

设置关键词为"赤豆當歸散""赤豆当归散""赤小豆當歸散""赤小豆当归散"，检索并剔重后，得到207篇相关文献，其中CBM、CNKI、VIP、WF分别为7篇、193篇、4篇、3篇。初步分类并剔重：临床研究12篇（5.8%）、个案经验71篇（34.3%）、实验研究1篇（0.5%）、理论研究109篇（52.6%）、其他14篇（6.8%）。在个案经验文献中，赤豆当归散及其加减方的医案有74则。

【文献病谱】

1. 临床研究文献

共涉及7类病症系统、9个病症（表3-25）。

表3-25　赤豆当归散临床研究文献病症谱

➢ **泌尿生殖系统疾病（3个、4篇）**
　　西医疾病：泌尿系感染（尿道）2，泌尿系结石1，慢性肾盂肾炎1

➢ **肌肉骨骼系统和结缔组织疾病（1个、3篇）**
　　西医疾病：白塞病3

➢ **消化系统疾病（1个、1篇）**
　　西医疾病：复发性口腔溃疡1

➢ **循环系统疾病（1个、1篇）**
　　西医疾病：出血性内痔1

➢ **损伤、中毒和外因的某些其他后果（1个、1篇）**
　　西医疾病：药物不良反应（固定性红斑）1

➢ **皮肤和皮下组织疾病（1个、1篇）**
　　西医疾病：痤疮1

➢ **某些传染病和寄生虫病（1个、1篇）**
　　西医疾病：霉菌感染（滴虫性阴道炎）1

西医病症系统中，泌尿生殖系统疾病在病症种类与文献数量上均居首位（图3-10）。各系统病症中，频数位居前列（至少2）的病症有：泌尿系感染（尿道）、白塞病。

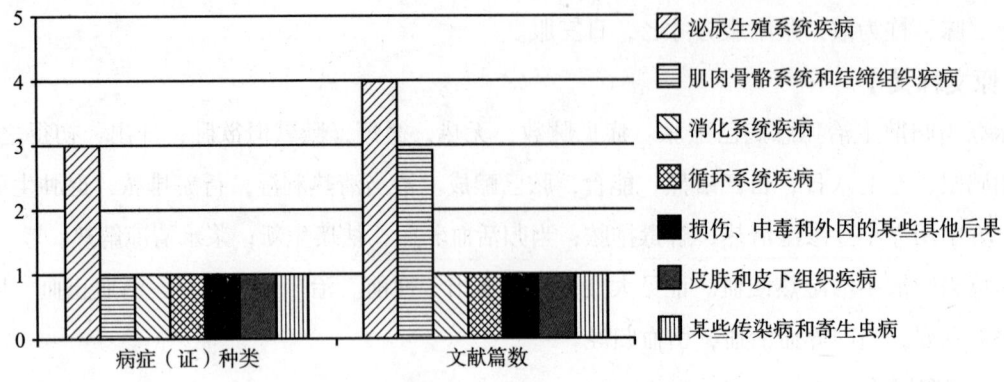

图 3-10　病症（证）种类及文献数量分布图

2. 个案经验文献

共有 10 类病症（证）系统、24 个病症（证）、74 则医案（表 3-26）。

表 3-26　赤豆当归散个案经验文献病症（证）谱

> **消化系统疾病（6 个、13 则）**
> 西医疾病：消化道出血（胃）2，肠炎 2（慢性结肠 1、放射性 1），复发性口腔溃疡 2，溃疡性结肠炎 1
> 西医症状：便血 5，腹泻 1

> **泌尿生殖系统疾病（5 个、6 则）**
> 西医疾病：前列腺炎 2（慢性 1、慢性无菌性 1），前列腺增生 1，慢性盆腔炎 1
> 西医症状：白带异常 1
> 中医疾病：崩漏 1

> **皮肤和皮下组织疾病（4 个、4 则）**
> 西医疾病：荨麻疹 1，湿疹 1，痤疮 1，结节性红斑 1

> **血液及造血器官疾病和某些涉及免疫机制的疾患（2 个、2 则）**
> 西医疾病：过敏性紫癜性肾炎 1，过敏性紫癜（小儿）1

> **肌肉骨骼系统和结缔组织疾病（1 个、35 则）**
> 西医疾病：白塞病 35

> **循环系统疾病（1 个、8 则）**
> 西医疾病：痔 8（未特指 6、内 1、外 1）

> **精神和行为障碍疾病（1 个、1 则）**
> 西医疾病：性功能障碍（早泄）1

> **妊娠、分娩和产褥期（1 个、1 则）**
> 西医疾病：产褥期诸症（乳汁过少）1

> **肿瘤（1 个、1 则）**
> 西医疾病：直肠癌（伴便血后重）1

> **中医病证（2 个、3 则）**
> 痹证 2，不寐 1

按文献病症种类和医案则数多少排序，消化系统疾病在病症种类上居首位，肌肉骨骼系统和结缔组织疾病在医案数量上居首位（图 3-5）。各系统病症中，医案数位居前列（至少为 5）的病症有：便血、白塞病、痔。

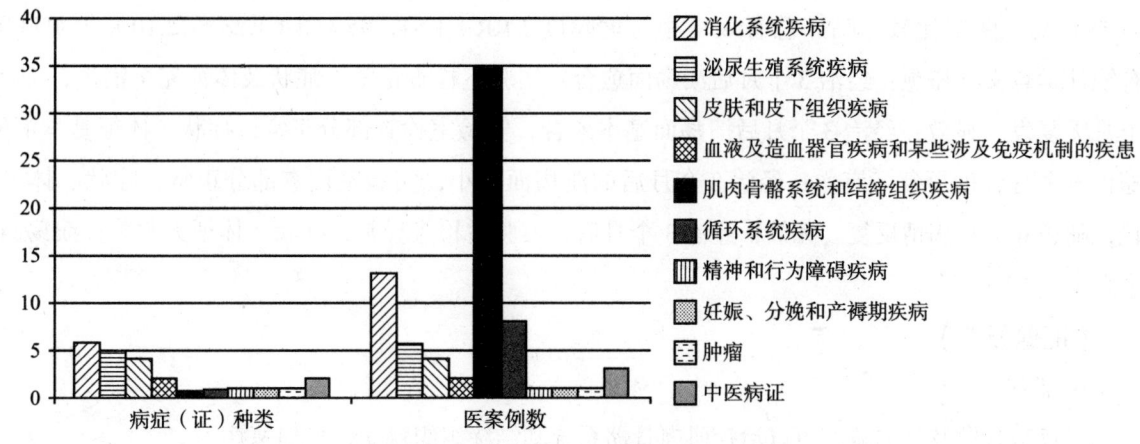

图 3-11　病症（证）种类及医案数量分布图

3. 比较研究

临床研究和个案经验文献比较，两者在文献和病症数量上，肌肉骨骼系统和结缔组织疾病均居前列，是共有的高频病症系统。在具体病症上，白塞病是共有高频病症。

【证据分级】

临床研究文献证据

截至目前，赤豆当归散及其加减方临床研究文献证据等级为：C 级 3 篇、D 级 9 篇。详细情况见表 3-27。

表 3-27　临床研究文献证据等级分布情况

证据等级	病症（证）
C 级	白塞病、泌尿系感染（尿道）、肾盂肾炎（慢性）
D 级	滴虫性阴道炎、泌尿系感染（尿道）、痤疮、出血性内痔、复发性口腔溃疡、药物不良反应（固定性红斑）、泌尿系结石、白塞病

【证据示例】

1. 肌肉骨骼系统和结缔组织疾病

（1）白塞病

C 级证据 1 篇。

> 甘赤汤对照泼尼松治疗白塞病具有一定疗效优势（C）

周妍[1] 实施的一项临床随机对照试验，样本量为 96 例。其中试验组 50 例，对照组 46 例。试验组服甘赤汤：黄芩 9g、黄连 6g、制半夏 9g、干姜 9g、赤小豆 18g、当归 12g、白术 9g、茯苓 12g、薏苡仁 15g、生地 12g、生石膏 18g、升麻 9g、生甘草 9g。加水煎服浓缩至 200mL，每日 1 剂分 2 次温服，治疗 3 个月。对照组：给予泼尼松，每日 10mg/d，连续应用 3 个月。治疗结果，试验组 50 例经治疗后随访，其中治愈 10 例，显效 20 例，有效 18 例，无效 2 例，总有效率 96.00%；对照组 46 例经治疗后随访，其中治愈 6 例，显效 11 例，有效 10 例，无效 19 例，总有效率58.69%。两组比较，临床总有效率相对危险度（RR）1.64，95%CI（1.28～2.10），P=0.0001，有统计学意义（痊愈：经治3个月后溃疡面愈合，实验室检查正常，症状及体征完全消失，随访6个月无复发。显效：经治3个月后溃疡面基本愈合，实验室检查部分正常，症状、体征基本消失，随访6个月轻度反复。有效：经治3个月后的溃疡面变小，实验室检查部分正常，症状、体征减轻，随访6个月病情反复。无效：经治3个月后，实验室检查异常，症状、体征无改善，溃疡面无愈合）。

【证据荟萃】

※ Ⅲ级

赤豆当归散及其加减方可以治疗肌肉骨骼系统和结缔组织疾病，如白塞病等。

《金匮要略》原文中以本方治疗狐惑病已酿脓。证见脉数，无热，微烦，默默但欲卧，汗出，目赤如鸠眼，目四眦黑等。高频病症白塞病在某阶段的病机及临床表现可与之相符。临床研究与个案经验文献均支持肌肉骨骼系统和结缔组织疾病是其高频率、高级别证据分布的病症系统。其中白塞病已有1项C级证据，2项D级证据。

※ Ⅲ级

甘赤汤对照泼尼松治疗白塞病具有一定疗效优势。

【参考文献】

[1] 周妍. 甘赤汤治疗白塞病的临床研究 [D]. 河北大学，2000.

十一、升麻鳖甲汤

【原文汇要】

阳毒之为病，面赤斑斑如锦文，咽喉痛，唾脓血。五日可治，七日不可治，升麻鳖甲汤主之。（14）

升麻鳖甲汤方

升麻二两　当归一两　蜀椒（炒去汗）一两　甘草二两　鳖甲手指大一片（炙）　雄黄半两（研）

上六味，以水四升，煮取一升，顿服之，老小再服，取汗。

【原文释义】

升麻鳖甲汤主治感染疫毒，热毒壅盛于血分之"阳毒"。症见面赤斑斑如锦文，咽喉痛，唾脓血。治当清热解毒，活血散瘀。方中用升麻、甘草清热解毒；鳖甲、当归滋阴散血；蜀椒雄黄解毒。

【文献概况】

设置关键词为"升麻鳖甲汤""升麻鳖甲汤"，检索并剔重后，得到142篇相关文献，其中CBM、CNKI、VIP、WF分别为12篇、92篇、22篇、16篇。初步分类：临床研究8篇（5.6%）、个案经验26篇（18.3%）、实验研究0篇（0.0%）、理论研究67篇（47.2%）、其他41篇（28.9%）。

在个案经验文献中，升麻鳖甲汤及其加减方的医案有 50 则。

【文献病谱】

1. 临床研究文献

共涉及 4 类病症系统、6 个病症（表 3-28）。

表 3-28 升麻鳖甲汤临床研究文献病症谱

> **皮肤和皮下组织疾病（2 个、4 篇）**
> 西医疾病：荨麻疹 3（未特指 2、慢性 1），寻常型银屑病 1
> **泌尿生殖系统疾病（2 个、2 篇）**
> 西医疾病：泌尿系感染（急性尿道）1，肾小球肾炎（伴血尿）1
> **呼吸系统疾病（1 个、1 篇）**
> 西医疾病：急性扁桃体炎 1
> **消化系统疾病（1 个、1 篇）**
> 西医疾病：慢性肝炎 1

西医病症系统中，皮肤和皮下组织疾病在病症种类与文献数量上均居首位（图 3-12）。

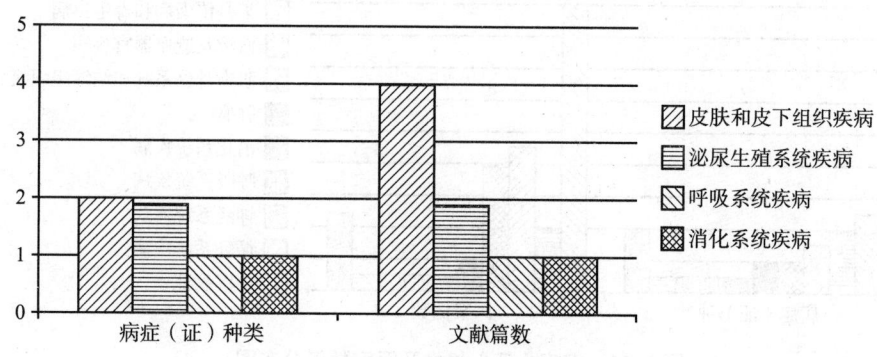

图 3-12 病症（证）种类及文献数量分布图

2. 个案经验文献

共有 10 类病症（证）系统、24 个病症（证）、50 则医案（表 3-29）。

表 3-29 升麻鳖甲汤个案经验文献病症（证）谱

> **皮肤和皮下组织疾病（5 个、18 则）**
> 西医疾病：荨麻疹 14（慢性 9、未特指 4、顽固性 1），白癜风 1，痤疮 1，渗出性多形性红斑 1，银屑病 1
> **某些传染病和寄生虫病（4 个、4 则）**
> 西医疾病：病毒性肝炎 1，伤寒 1，鼠疫 1
> 中医疾病：丹毒（面部）1
> **血液及造血器官疾病（3 个、9 则）**
> 西医疾病：过敏性紫癜 4，血小板减少性紫癜 4，血小板无力症 1
> **肌肉骨骼系统和结缔组织疾病（2 个、8 则）**
> 西医疾病：系统性红斑狼疮 5（未特指 4、狼疮性肾炎 1），皮肌炎 3
> **肿瘤（2 个、2 则）**
> 西医疾病：子宫肌瘤 1，原发性肝癌 1

> **消化系统疾病（1个、1则）**
> 西医疾病：幽门梗阻 1
> **呼吸系统疾病（1个、1则）**
> 西医疾病：慢性扁桃体炎 1
> **神经系统疾病（1个、1则）**
> 西医症状：特发性震颤 1
> **循环系统疾病（1个、1则）**
> 西医疾病：风湿热 1
> **中医病证（4个、5则）**
> 发斑 2，小儿疳积 1，阴阳毒 1，发热 1

按文献病症种类和医案则数多少排序，西医病症系统中，皮肤和皮下组织疾病均居首位（图 3-13）。各系统病症中，医案数位居前列（至少为 3）的病症有：荨麻疹、过敏性紫癜、血小板减少性紫癜、系统性红斑狼疮、皮肌炎。

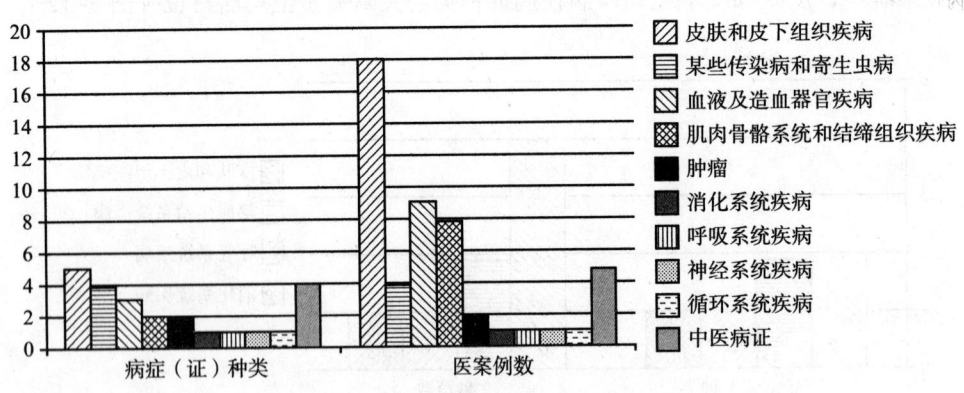

图 3-13　病症（证）种类及医案数量分布图

3. 比较研究

临床研究和个案经验文献比较，两者在文献和病症数量上，皮肤和皮下组织疾病均居前列，是共有的高频病症系统。在具体病症上，荨麻疹是共有高频病症。

【证据分级】

临床研究文献证据

截至目前，升麻鳖甲汤及其加减方临床研究文献证据等级为：B 级 1 篇、D 级 7 篇。详细情况见表 3-30。

表 3-30　临床研究文献证据等级分布情况

证据等级	病症（证）
B 级	泌尿系感染（急性尿道炎）
D 级	银屑病（寻常型）、荨麻疹（慢性、未特指）、肾小球肾炎（伴血尿）、肝炎（慢性）、扁桃体炎（急性）

【证据示例】

1. 皮肤和皮下组织疾病

（1）荨麻疹

D级证据3篇。

升麻鳖甲汤加减治疗慢性荨麻疹有一定疗效（D）

常贵祥[1]实施的一项临床病例观察，样本量为96例。给予升麻鳖甲汤，药物组成：升麻3g，炙鳖甲10g，地骨皮30g，当归15g，黄芪10g，浮萍15g，蝉蜕15g，地肤子15g，白蒺藜15g，乌梅10g，生龙牡30g。加减：口渴者，加天花粉15g、麦冬15g；烘热汗出者，加生地黄15g、五味子15g；大便干者，加玄参10g；瘙痒甚者，加蛇蜕10g；失眠者，加夜交藤30g、珍珠母30g。水煎服，4周为1个疗程。疗程结束后，痊愈87例，显效6例，有效3例，无效2例，总有效率占97.9%（疗效标准：痊愈：无瘙痒，无风团出现。显效：无瘙痒或轻度瘙痒，偶有风团出现，可迅速消退。有效：瘙痒减轻，风团减少，风团持续时间小于5分钟。无效：皮损及症状均无变化）。

【证据荟萃】

※ Ⅲ级

升麻鳖甲汤及其加减方可以用于治疗皮肤和皮下组织疾病，如荨麻疹等。

《金匮要略》原文中以本方治疗感染疫毒所致阴阳毒，其临床主要表现为面红斑或面青、咽痛、身痛等。高频病症荨麻疹在某阶段的病机及临床表现可与之相符。临床研究较少，个案经验文献支持皮肤和皮下组织疾病是其高频率病症分布的病症系统。荨麻疹已有3项D级证据。

※ Ⅲ级

升麻鳖甲汤加减治疗慢性荨麻疹有一定疗效。

【参考文献】

[1]常贵祥.升麻鳖甲汤治疗慢性荨麻疹96例［J］.中医研究，2007，20（9）：40.

十二、升麻鳖甲汤去雄黄、蜀椒

【原文汇要】

阴毒之为病，面目青，身痛如被杖，咽喉痛。五日可治，七日不可治，升麻鳖甲汤去雄黄、蜀椒主之。（15）

升麻鳖甲汤去雄黄、蜀椒方

升麻二两　当归一两　甘草二两　鳖甲手指大一片（炙）

上四味，以水四升，煮取一升，顿服之，老小再服，取汗。

【原文释义】

升麻鳖甲汤去雄黄、蜀椒主治疫毒侵犯血脉，瘀血凝滞之"阴毒"。证见面色青，身痛如被杖，咽喉痛等。主方仍用升麻鳖甲汤解毒散瘀，去雄黄、蜀椒以防损其阳气。

【文献概况】

设置关键词为"升麻鳖甲湯去雄黄、蜀椒""升麻鳖甲汤去雄黄、蜀椒",检索并剔重后,共得到 7 篇相关文献,均来自 CNKI,且均为理论研究。

【证据提要】

尚未检索出升麻鳖甲汤去雄黄、蜀椒及其加减方相关的临床证据。

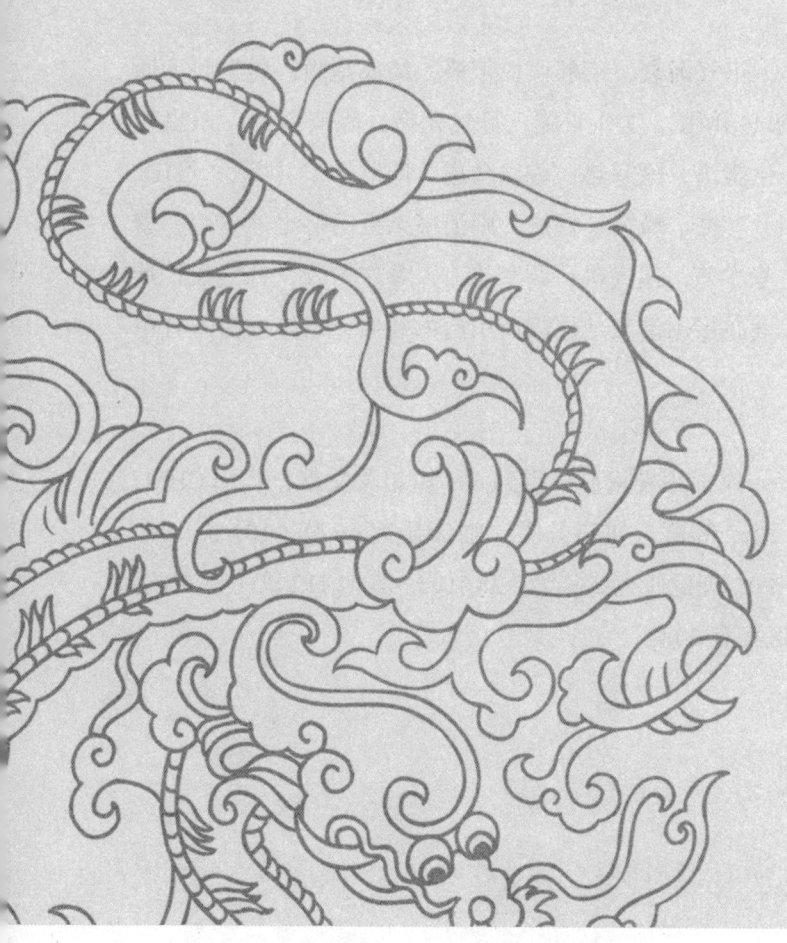

第四

章

疟病方

一、鳖甲煎丸

【原文汇要】

病疟，以月一日发，当以十五日愈，设不差，当月尽解，如其不差，当云何？师曰：此结为癥瘕，名曰疟母，急治之，宜鳖甲煎丸。（2）

鳖甲煎丸方

鳖甲十二分（炙） 乌扇三分（烧） 黄芩三分 柴胡六分 鼠妇三分（熬） 干姜三分 大黄三分 芍药五分 桂枝三分 葶苈一分（熬） 石韦三分（去毛） 厚朴三分 牡丹五分（去心） 瞿麦二分 紫葳三分 半夏一分 人参一分 䗪虫五分（熬） 阿胶三分（炙）蜂窠四分（炙） 赤消十二分 蜣螂六分（熬） 桃仁二分

上二十三味为末，取锻竈下灰一斗，清酒一斛五斗，浸灰，候酒尽一半，着鳖甲于中，煮令泛烂如胶漆，绞取汁，内诸药，煎为丸，如梧子大，空心服七丸，日三服。

《千金方》用鳖甲十二片，又有海藻三分、大戟一分、䗪虫五分，无鼠妇、赤消二味，以鳖甲煎和诸药为丸。

【原文释义】

鳖甲煎丸主治病疟延迁过久，反复发作，正气渐衰，疟邪假血依痰，结成癥瘕，居于胁下而成疟母。症见疟病不愈，胁下痞块。治当寒热并用，攻补兼施，行气化瘀，除痰消癥，杀虫止疟，急治之。方中用鳖甲入血分软坚散结，化癥块，除寒热；佐以乌扇（即射干）、桃仁、丹皮、芍药、紫葳、硝、黄，祛瘀通滞；协以鼠妇、䗪虫、蜂窠、蜣螂，则消坚杀虫治疟之效更著；葶苈、石韦、瞿麦利水道；柴、桂、夏、朴、芩、姜，理气机，调寒热；人参、阿胶，补气血；灶中灰主治癥瘕坚积，清酒能行药势。本方后世亦多用治其他原因所引起的癥瘕，唯体虚者不宜单用久用。

【文献概况】

设置关键词为"鼈甲煎丸""鳖甲煎丸"，检索并剔重后，得到605篇相关文献，其中CBM、CNKI、VIP、WF分别为26篇、508篇、15篇、56篇。初步分类：临床研究66篇（10.9%）、个案经验24篇（4%）、实验研究169篇（27.9%）、理论研究234篇（38.7%）、其他112篇（18.5%）。在个案经验文献中，鳖甲煎丸及其加减方的医案有30则。

【文献病谱】

1.临床研究文献

共涉及8类病症系统、16个病症（表4-1）。

表 4-1 鳖甲煎丸临床研究文献病症谱

> **肿瘤（5个、13篇）**

西医疾病：肝癌 8（原发性 6、未特指 2），子宫肌瘤 2，胃癌 1，急性非淋巴性白血病 1，食道癌（中晚期食管鳞状细胞癌）1

> **消化系统疾病（4个、34篇）**

西医疾病：肝硬化 16（未特指 8、伴腹水 4、失代偿期 2、代偿期 1、早期肝硬化门脉高压症 1），肝纤维化 15，慢性迁延性肝炎 2，肝血管瘤病 1

> **循环系统疾病（2个、2篇）**

西医疾病：冠心病（心绞痛）1，下肢深静脉血栓形成 1

> **某些传染病和寄生虫病（1个、13篇）**

西医疾病：病毒性肝炎 13（乙肝 1、乙肝合并：肝纤维化 7、肝硬化 5）

> **内分泌、营养和代谢疾病（1个、1篇）**

西医疾病：高脂血症 1

> **皮肤和皮下组织疾病（1个、1篇）**

西医疾病：褐黄斑 1

> **泌尿生殖系统疾病（1个、1篇）**

西医疾病：子宫内膜异位症（囊肿）1

> **精神和行为障碍（1个、1篇）**

西医疾病：血管性痴呆 1

西医病症系统中，肿瘤在病症种类上居首位，消化系统疾病在文献数量上居首位（图 4-1）。各系统病症中，频数位居前列（至少为 5）的病症有：肝硬化、肝纤维化、肝癌、病毒性肝炎。

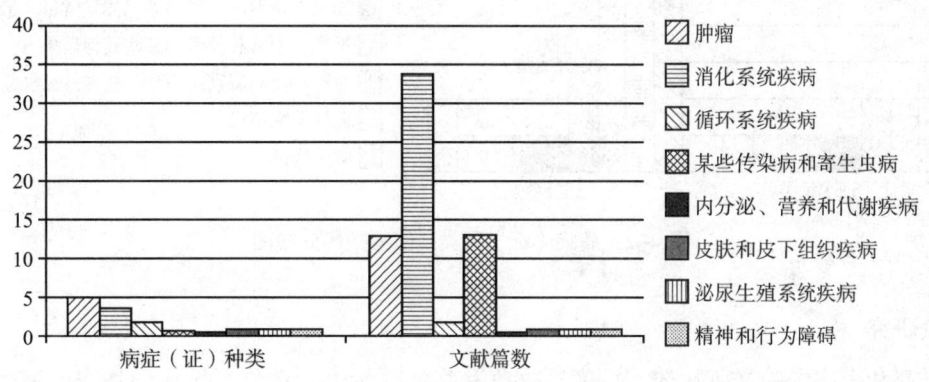

图 4-1 病症（证）种类及文献数量分布图

2. 个案经验文献

共有 9 类病症（证）系统、15 个病症（证）、30 则医案（表 4-2）。

表 4-2 鳖甲煎丸个案经验文献病症（证）谱

> **消化系统疾病（3个、8则）**

西医疾病：肝硬化 5（伴腹水 2、未特指 2、失代偿期 1），胰腺囊肿（胰头肿物）1

西医症状：脾功能亢进 2

> **肿瘤（3个、6则）**

西医疾病：肝癌 4（原发性 3、伴腹水 1），胃癌 1，直肠癌 1

➢ **泌尿生殖系统疾病（2个、7则)**
西医疾病：前列腺增生 5，双侧卵巢囊肿 2

➢ **某些传染病和寄生虫病（2个、3则)**
西医疾病：血吸虫病 2（合并肝硬化 1、伴黄疸 1)，华支睾吸虫病 1

➢ **先天性畸形、变形和染色体异常（1个、1则)**
西医疾病：多囊肝（伴腹水）1

➢ **损伤、中毒和外因的某些其他后果（1个、1则)**
西医疾病：术后腹腔残余脓肿 1

➢ **血液及造血器官疾病和某些涉及免疫机制的疾患（1个、1则)**
西医疾病：骨髓增生异常综合征 1

➢ **循环系统疾病（1个、1则)**
西医疾病：肝静脉 – 下腔静脉阻塞 1

➢ **中医病证（1个、2则)**
不寐 2

按文献病症种类和医案则数多少排序，西医病症系统中，消化系统疾病均居首位（图4-2)。各系统病症中，医案数位居前列（至少为4）的病症有：肝硬化、肝癌、前列腺增生。

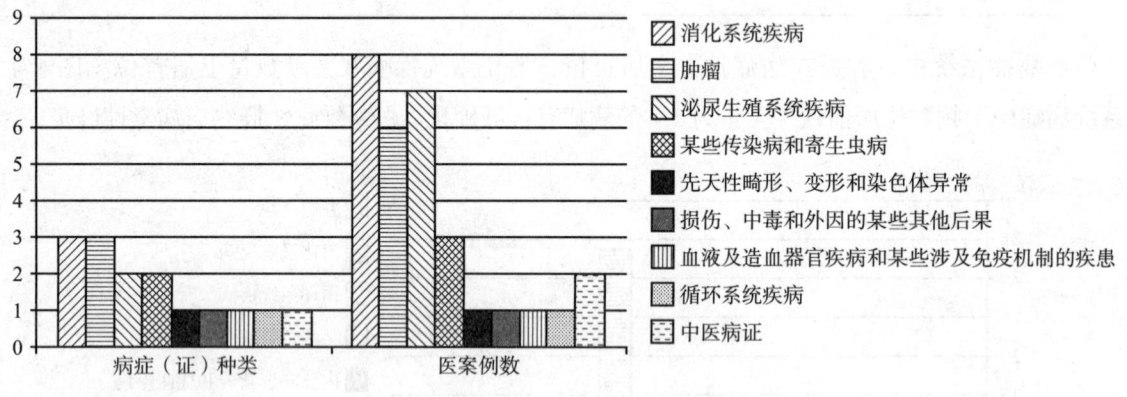

图4-2　病症（证）种类及医案数量分布图

3. 比较研究

临床研究和个案经验文献比较，两者在文献和病症数量上，消化系统疾病均居前列，是共有的高频病症系统。在具体病症上，肝硬化、肝癌等都是共有高频病症。

【证据分级】

临床研究文献证据

截至目前，鳖甲煎丸及其加减方临床研究文献证据等级为：B级2篇、C级38篇、D级26篇。详细情况见表4-3。

表4-3　临床研究文献证据等级分布情况

证据等级	病症（证）
B级	肝癌（原发性）、深静脉血栓形成（下肢）

证据等级	病症（证）
C 级	肝纤维化、病毒性肝炎（乙肝合并：肝纤维化、肝硬化）、痴呆（血管性）、肝癌、肝硬化（代偿期、失代偿期、早期门脉高压症、伴腹水、未特指）、胃癌、高脂血症、食道癌（中晚期食管鳞状细胞癌）、子宫肌瘤
D 级	子宫内膜异位囊肿、子宫肌瘤、冠心病（心绞痛）、黄褐斑、肝硬化（失代偿期、伴腹水、未特指）、慢性迁延性肝炎、肝血管瘤病、肝癌、血吸虫病肝纤维化、白血病（急性非淋巴性）、病毒性肝炎（乙肝、乙肝合并肝硬化）

【证据示例】

1. 消化系统疾病

（1）肝纤维化

C 级证据 13 篇，D 级证据 2 篇。

> 鳖甲煎丸联合门冬氨酸钾镁对照丹参注射液治疗肝纤维化在降低肝纤维化血清学指标方面有优势（C）

王爽等[1]实施的一项临床随机对照试验，样本量为 60 例。试验组 30 例，对照组 30 例。试验组予注射用门冬氨酸钾镁 2g，溶于 5% 葡萄糖注射液 500mL，日 1 次，静点，治疗期间联合鳖甲煎丸 3g，日 3 次，口服，疗程 30 天。其中，鳖甲煎丸组方：炙鳖甲 12 分，桃仁 2 分，柴胡、熬蜣螂各 6 分，炮乌扇、黄芩、熬鼠妇、干姜、大黄、桂枝、石韦、去毛厚朴、瞿麦、紫葳、阿胶各 3 分，炙蜂窠 4 分，赤硝 12 分，芍药、牡丹皮、熬䗪虫各 5 分，人参、半夏、葶苈各 1 分。对照组予丹参注射液 250mL，日 1 次，静点，疗程 30 天。两组比较，血清透明质酸（HA）改善值加权均数差（WMD）54.14，95%CI（29.76 ～ 78.52），$P < 0.0001$；层黏蛋白（LN）改善值加权均数差（WMD）101.30,95%CI（79.95 ～ 122.65），$P < 0.00001$；Ⅲ型前胶原（PC Ⅲ）加权均数差（WMD）72.79，95%CI（67.32 ～ 78.26），$P < 0.00001$，均有统计学意义。

鳖甲煎丸对照丹参注射液联合强力宁治疗肝纤维化在降低肝纤维化血清学指标方面有优势（C）

赵治友等[2]实施的一项临床随机对照试验，样本量为 80 例。试验组 40 例，对照组 40 例。鳖甲煎丸组所用药物为杭州胡庆余堂生产的鳖甲煎丸，用法为每次 3g，3 次 / 日，口服，疗程为 3 个月；对照组用丹参 16mL、强力宁 200mg 加入 10% 葡萄糖液静脉滴注，1 次 /d. 疗程为 3 个月。两组比较，血清透明质酸（HA）改善值加权均数差（WMD）159.90,95%CI（121.92 ～ 197.88），$P < 0.00001$；层黏蛋白（LN）改善值加权均数差（WMD）35.50，95%CI（25.99 ～ 45.01），$P < 0.00001$，Ⅲ型前胶原（PC Ⅲ）加权均数差（WMD）48.60，95%CI（37.74 ～ 59.46），$P < 0.00001$，均有统计学意义。

（2）肝硬化

C 级证据 4 篇，D 级证据 7 篇。

> 逍遥散合鳖甲煎丸化裁对照西药护肝对症疗法治疗肝硬化在临床总有效率方面有优势（C）

万志强[3]实施的一项临床随机对照试验，样本量为60例。试验组32例，对照组28例。试验组采用逍遥散合鳖甲煎丸化裁，每日1剂，3个月为1个疗程；对照组用西药护肝等对症治疗。两组比较，临床总有效率相对危险度（RR）1.48，95%CI（1.04～2.10），P=0.03，有统计学意义［疗效标准：临床治愈：症状及并发症消失，4项指标（血浆白蛋白、血清胆红素、PT、ALT）基本正常。显效：症状及并发症消失，4项指标中有3项基本正常。有效：症状及并发症明显好转，4项指标中有1～2项改善］。

（3）肝硬化伴腹水

C级证据2篇，D级证据2篇。

鳖甲煎丸配合中西医结合疗法对照西医疗法治疗肝硬化伴腹水在临床总有效率方面有优势（C）

郑敬文等[4]实施的一项临床对照试验，样本量为118例。试验组78例，对照组40例。对照组主要选用药物：口服复合维生素B、水飞蓟宾、肌苷及利尿剂螺内酯40～80mg，每日3次（或氨苯蝶啶），双氢克尿噻50～100mg/d或/和呋塞米40～60mg（间断应用）。抗乙肝免疫核糖核酸2mg，隔日1次，肌注，连用2～3个月。静脉输注10%GS250～500mL加能量合剂、维生素C、氯化钾，支链氨基酸250mL，每日1次，连用4周或以上，部分病人输血浆或人血白蛋白，少数顽固性腹水行腹腔内注射多巴胺和呋塞米或自身腹水直接回输或放腹水与补充蛋白疗法。试验组在对照组治疗基础上（西药利尿剂应用不超过1周），用自拟益气活血利水汤加减：生黄芪、丹参、益母草、泽泻、茯苓各30g，生白术18g，地龙10g，沉香6g，车前子30～60g。水煎服，每日1剂。肝郁气滞型加柴胡、郁金；脾虚湿困型加草果、砂仁；肝肾阴虚型加枸杞子、女贞子；瘀血型加茜草、红花、当归；总蛋白降低，白、球蛋白倒置加阿胶，同时服乌鸡白凤丸9g，每日2次。腹水消退后鳖甲煎丸9g，每日2次，连服3个月。两组比较，临床总有效率相对危险度（RR）0.60，95%CI（0.43～0.85），P=0.004，有统计学意义［疗效标准：参照国家中医药管理局1994年制定的肝硬化腹水（水臌）的疗效标准拟定。30天内肝功能基本恢复正常，症状消失，B超检查腹水消失，脾大接近正常或正常为显效。45天内肝功能有改善或接近正常，症状明显好转或基本消失，B超示腹水可疑或少量，脾大有不同程度回缩为有效。45天以上症状改善不明显，肝功能无好转或恶化为无效］。

2. 某些传染病和寄生虫病

（1）乙肝合并肝纤维化

C级证据7篇。

鳖甲煎丸配合护肝西药对照单纯护肝西药治疗慢性乙肝合并肝纤维化在临床总有效率方面有优势（C）

陈瑞玉等[5]实施的一项临床随机对照试验，样本量为118例。试验组60例，对照组58例。对照组服用常规护肝、降酶药物等对症治疗。试验组在对照组基础上口服鳖甲煎丸（杭州胡庆余堂有限公司生产，批号 020602），每天 3 次，每次 3g。2 组疗程均为 6 个月。结果：试验组总有效率为 86.7%；对照组为 60.3%。两组比较，临床总有效率相对危险度（RR）1.44,95%CI（1.14～1.81），P=0.002，有统计学意义［疗效标准：参照《病毒性肝炎防治方案（试行）》。显效：临床症状、体征明显改善，肝功能正常，纤维化指标中有两项下降 40%；有效：症状、体征基本改善，肝功能下降 60% 以上，纤维化指标中有两项下降 ≥ 30%；无效：所有指标均无明显改善］。

3. 肿瘤

（1）肝癌

B 级证据 1 篇，C 级证据 2 篇，D 级证据 5 篇。

> 鳖甲煎丸配合西药对症支持治疗对照单纯西药对症支持治疗治疗晚期肝癌在改善肝癌免疫球蛋白指标方面有优势（C）

李海强[6] 实施的一项临床随机对照试验，样本量为 62 例。试验组 31 例，对照组 31 例。两组均常规予甘草酸二胺注射液、门冬氨酸注射液及促肝细胞生长素注射液等护肝降酶，有黄疸时加用茵栀黄注射液；对于血清蛋白低于 30g/L 者，均适当输注白蛋白或血浆制剂；有腹水时口服螺内酯、双氢克尿噻等利尿剂；并发腹膜炎时选用第三代头孢菌素或喹诺酮类抗生素。试验组加用鳖甲煎丸（药物为杭州胡庆余堂生产），用法为每次 3 g，每天 3 次，口服，疗程 1 月。两组比较：免疫球蛋白 IgG 加权均数差（WMD）1.41，95%CI（0.37～2.45），P=0.008，有统计学意义。

【证据荟萃】

※ Ⅱ级

鳖甲煎丸及其加减方主要治疗消化系统疾病、某些传染病和寄生虫病、肿瘤，如肝纤维化、肝硬化、肝硬化伴腹水、乙肝合并肝纤维化、肝癌等。

《金匮要略》原文中以本方治疗疟疾日久，邪与痰血结于胁下疟母之证，其临床主要表现为胁下癥瘕、痞结等。肝纤维化、肝硬化、肝硬化伴腹水、乙肝合并肝纤维化、肝癌等高频病症在某阶段的病机及临床表现可与之相符。临床研究和个案经验文献均支持消化系统疾病是其高频率、高级别证据分布的病症系统。另外某些传染病和寄生虫病和肿瘤亦有高频率证据分布。肝纤维化、肝硬化、肝硬化伴腹水、乙肝合并肝纤维化、肝癌均已有至少 2 项 C 级证据。

※ Ⅱ级

鳖甲煎丸联合门冬氨酸钾镁对照丹参注射液治疗肝纤维化在降低肝纤维化血清学指标方面有优势。

鳖甲煎丸对照丹参注射液联合强力宁治疗肝纤维化在降低肝纤维化血清学指标方面有优势。

逍遥散合鳖甲煎丸化裁对照西药护肝对症疗法治疗肝硬化在临床总有效率方面有优势。

鳖甲煎丸配合中西医结合疗法对照西医疗法治疗肝硬化伴腹水在临床总有效率方面有优势。

鳖甲煎丸配合护肝西药对照单纯护肝西药治疗慢性乙肝合并肝纤维化在临床总有效率方面有优势。

鳖甲煎丸配合西药对症支持治疗对照单纯西药对症支持治疗治疗晚期肝癌在改善肝癌免疫球蛋白指标方面有优势。

【参考文献】

［1］王爽，卢秉久．门冬氨酸钾镁联合鳖甲煎丸抗肝纤维化临床观察［J］.辽宁中医药大学学报，2007，9（4）：127.

［2］赵治友，姚真敏，钟庆平，等．中药鳖甲煎丸抗肝纤维化作用的临床研究［J］.中西医结合肝病杂志，2001，11（3）：136-137.

［3］万志强．逍遥散合鳖甲煎丸化裁治疗肝硬化60例临床观察［J］.江西中医药，1998，29（6）：28.

［4］郑敬文，时德廷．中西医结合治疗肝炎后肝硬化腹水78例［J］.新中医，1998，30（10）：34-36.

［5］陈瑞玉，贺松其，程旸，等．鳖甲煎丸治疗慢性乙型肝炎肝纤维化疗效观察［J］.新中医，2011，43（03）：34-35.

［6］李海强．鳖甲煎丸对晚期原发性肝癌免疫功能及血液流变学的影响临床观察［J］.中华实用中西医杂志，2008，21（4）：347-350.

二、白虎加桂枝汤

【原文汇要】

温疟者，其脉如平，身无寒但热，骨节疼烦，时呕，白虎加桂枝汤主之。（4）

白虎加桂枝汤方

知母六两　甘草二两（炙）石膏一斤　粳米二合　桂枝（去皮）三两

上剉，每五钱，水一盏半，煎至八分，去滓，温服，汗出愈。

【原文释义】

白虎加桂枝汤主治温疟。症见其脉如平，身无寒但热，骨节疼烦，时呕。治当辛凉外解。方用白虎加桂枝汤，即用生石膏味辛性寒，以辛能透达走外，寒能清解燥热；用知母苦寒清热，伍石膏以清炽盛在里之燥热；用甘草粳米，甘缓和中；四药重剂清解，共解邪热燎原之危；加桂枝入心通阳实卫，流通经气之壅遏，伍用白虎汤，既无辛温入血驱疟反助邪热燎原之危，又可与石膏两辛相合，无白虎凉遏之弊，温服后热达腠开，壅阳外泄，邪随汗解，汗出病愈。

【文献概况】

设置关键词为"白虎加桂枝汤""白虎加桂枝汤"，检索并剔重后，得到297篇相关文献，其中CBM、CNKI、VIP、WF分别为36篇、200篇、9篇、52篇。初步分类：临床研究60篇（20.2%）、个案经验47篇（15.8%）、实验研究20篇（6.7%）、理论研究133篇（44.8%）、其他37篇（12.5%）。在个案经验文献中，白虎加桂枝汤及其加减方的医案有59则。

【文献病谱】

1. 临床研究文献

共涉及5类病症（证）系统、10个病症（证）（表4-4）。

表 4-4　白虎加桂枝汤临床研究文献病症（证）谱

➢ **肌肉骨骼系统和结缔组织疾病**（5 个、38 篇）

西医疾病：痛风性关节炎 26（急性 18、未特指 8），类风湿性关节炎 5，痛风 4（未特指 3、急性 1），系统性红斑狼疮 2，幼儿强直性脊柱炎 1

➢ **循环系统疾病**（2 个、7 篇）

西医疾病：风湿性关节炎 5（急性 2、未特指 2、活动期 1），风湿热 2（急性 1、未特指 1）

➢ **呼吸系统疾病**（1 个、1 篇）

西医疾病：慢性鼻窦炎 1

➢ **某些传染病和寄生虫病**（1 个、1 篇）

西医疾病：传染性单核细胞增多症 1

➢ **中医病证**（1 个、13 篇）

痹证 13（热 9、未特指 3、寒 1）

西医病症系统中，肌肉骨骼系统和结缔组织疾病在病症种类与文献数量上均居首位（图 4-3）。各系统病症（证）中，频数位居前列（至少为 4）的病症（证）有：痛风性关节炎、类风湿性关节炎、痛风、风湿性关节炎、痹证。

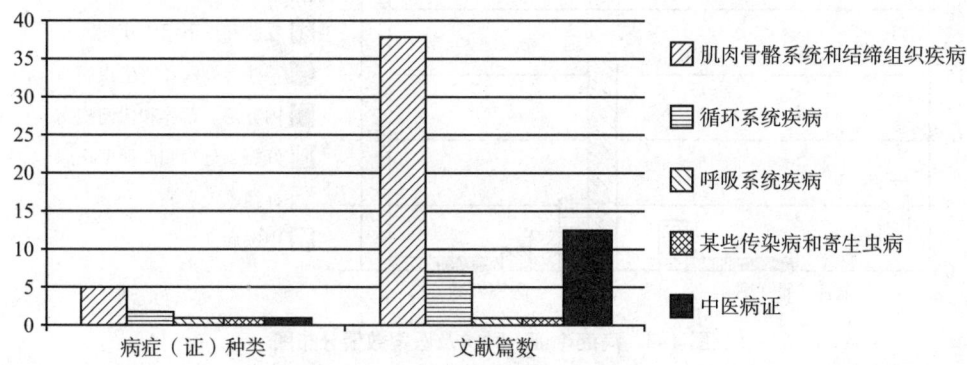

图 4-3　病症（证）种类及文献数量分布图

2. 个案经验文献

共有 9 类病症（证）系统、23 个病症（证）、59 则医案（表 4-5）。

表 4-5　白虎加桂枝汤个案经验文献病症（证）谱

➢ **肌肉骨骼系统和结缔组织疾病**（7 个、16 则）

西医疾病：类风湿性关节炎 4，痛风性关节炎 4，系统性红斑狼疮 3（未特指 2、伴高热 1），变应性亚败血症 2，骨性关节炎 1，皮肌炎 1，痛风（慢性迁延期）1

➢ **循环系统疾病**（3 个、6 则）

西医疾病：风湿热 4（急性 3、未特指 1），风湿性关节炎（活动期）1，下肢静脉曲张 1

➢ **呼吸系统疾病**（3 个、3 则）

西医疾病：鼻窦炎（急性副鼻窦炎）1，大叶性肺炎 1，感冒 1

➢ **皮肤和皮下组织疾病**（2 个、2 则）

西医疾病：结节性红斑 1，湿疹（下肢）1

➢ **某些传染病和寄生虫病**（1 个、1 则）

中医疾病：丹毒 1

> 内分泌、营养和代谢疾病（1个、1则）
　西医疾病：糖尿病 1
> 妊娠、分娩和产褥期（1个、1则）
　西医疾病：产褥期诸症（身痛）1
> 神经系统疾病（1个、1则）
　西医症状：感觉异常（四肢肿胀疼痛）1
> 中医病证（4个、28则）
　痹证（热）15，发热 11（持续高 4、高 2、小儿高 2、高热合并：皮疹 1、心悸 1、头痛 1），间日疟 1，温疟 1

按文献病症种类和医案则数多少排序，西医病症系统中，肌肉骨骼系统和结缔组织疾病均居首位（图4-4）。中医病证亦为高频病证系统。各系统病症（证）中，医案数位居前列（至少为4）的病症（证）有：类风湿性关节炎、痛风性关节炎、风湿热、痹证、发热。

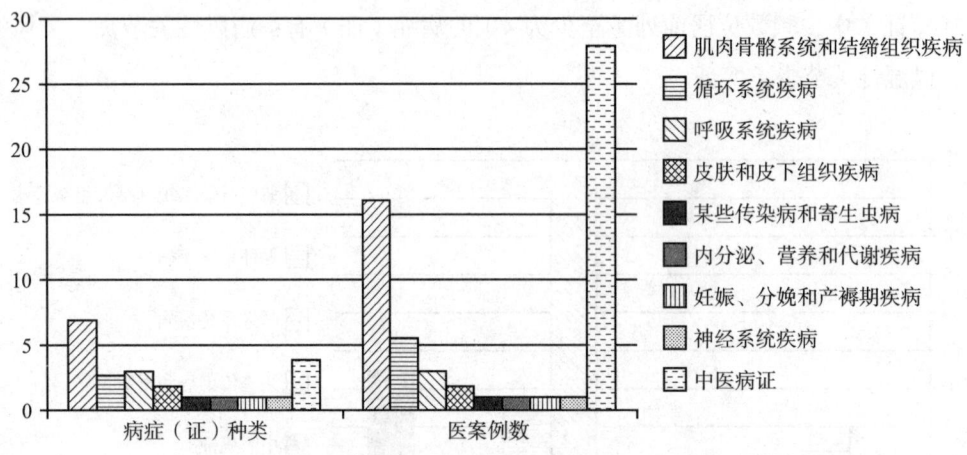

图4-4　病症（证）种类及医案数量分布图

3. 比较研究

临床研究和个案经验文献比较，两者在文献和病症数量上，肌肉骨骼系统和结缔组织疾病均居首位，是共有的高频病症系统。在具体病症（证）上，类风湿性关节炎、痛风性关节炎、痹证等是共有的高频病症（证）。

【证据分级】

临床研究文献证据

截至目前，白虎加桂枝汤及其加减方临床研究文献证据等级为：B级4篇、C级16篇、D级40篇。详细情况见表4-6。

表4-6　临床研究文献证据等级分布情况

证据等级	病症（证）
B级	传染性单核细胞增多症、痛风性关节炎（急性、未特指）
C级	痛风性关节炎（急性、未特指）、痛风、强直性脊柱炎（幼儿）、类风湿性关节炎、风湿性关节炎、痹证

证据等级	病症（证）
D 级	系统性红斑狼疮、痛风性关节炎（急性、未特指）、痛风（急性、未特指）、类风湿性关节炎、风湿性关节炎（急性、活动期、未特指）、风湿热（急性、未特指）、痹证（热、寒、未特指）、鼻窦炎（慢性）

【证据示例】

1. 肌肉骨骼系统和结缔组织疾病

（1）痛风性关节炎（急性）

B 级证据 2 篇，C 级证据 11 篇，D 级证据 5 篇。

> 白虎桂枝汤加味对照秋水仙碱片、英太青治疗急性痛风性关节炎在临床总有效率方面有疗效优势（C）

韩鹏[1]实施的一项临床随机对照试验，样本量为 140 例。试验组、对照组各 70 例。试验组予白虎加桂枝汤加味：芍药 10g，生石膏 40g，知母 10g，桂枝 12g，苍术 10g，黄柏 12g，粳米 10g，防己 10g，秦艽 10g，甘草 4g，桑枝 10g。每日 1 剂，水煎服，每次 200mL，分 2 次口服，7 天为 1 疗程，治疗 2 疗程后观察疗效。对照组予秋水仙碱，首次 1mg，其后每 2 小时 1 次，每次 0.5mg，每日总量 4～6mg，英太青 50mg 口服，每日 2 次。两组比较，临床总有效率相对危险度（RR）1.08，95%CI（1.00～1.15），P=0.04，有统计学意义（疗效标准：参照《中医病证诊断疗效标准》评定。痊愈：关节红肿疼痛消失，关节功能恢复正常，血尿酸降至正常范围。显效：关节红肿疼痛明显减轻，关节功能基本正常，血尿酸接近正常水平。有效：关节红肿疼痛缓解，血尿酸值下降，但未达到正常范围。无效：关节红肿热痛症状未改善，关节活动受限，血尿酸值未下降或下降不明显）。

（2）痛风性关节炎（未特指）

B 级证据 1 篇，D 级证据 7 篇。

> 白虎加桂枝汤加味对照秋水仙碱片、别嘌呤醇治疗痛风性关节炎在临床总有效率方面尚未见疗效优势（B）

张春[2]实施的一项临床随机对照试验，样本量为 120 例，分为免煎中药组、西药组、中药汤剂组各 40 例。免煎中药组采用白虎加桂枝汤加味：知母 10g，石膏 30g，甘草 6g，桂枝 12g，黄柏 12g，桑枝 10g，丹皮 6g。开水冲服，每日 1 剂，分早晚 2 次服用。西药组：口服秋水仙碱片，初始剂量为 1mg，随后每小时 0.5mg，直到症状缓解，或出现恶心、呕吐、水样腹泻等胃肠道不良反应。每日最大剂量为 6mg，若用到最大剂量症状无明显改善时，应及时停药。症状缓解后继续予每次 0.5mg，每日 2 次，持续 3 日。然后改用别嘌呤醇 100mg，每日 3 次口服。中药汤剂组，药物组成、剂量与免煎中药组一样，石膏先煎。每日 1 剂，水煎服。3 组均以 10d 为 1 疗程，治疗 2 个疗程。中药汤剂组与西药组比较，临床总有效率相对危险度（RR）1.06，95%CI（0.91～1.22），

P=0.46，无统计学意义；免煎中药组与西药组比较，临床总有效率相对危险度（RR）1.03，95%CI（0.88～1.20），P=0.72，无统计学意义（疗效标准，参照《中医病证诊断疗效标准》拟定。临床治愈：临床症状消失，实验室检查正常。好转：在服药情况下，关节肿胀消失，疼痛缓解，实验室检查有改善。无效：治疗前后临床症状和实验室检查无变化）。

（3）类风湿性关节炎

C级证据1篇，D级证据4篇。

> 白虎桂枝汤加味对照布洛芬、雷公藤治疗类风湿性关节炎在临床总有效率方面有一定优势（C）

郭守香[3]实施的一项临床随机对照试验，样本量为200例。其中试验组120例，对照组80例。试验组予白虎桂枝汤加味：生石膏30g、知母12g、防己10g、桂枝9g、忍冬藤20g、桑枝15g、乳香9g、穿山甲9g、地龙12g、甘草6g。1剂/天，水煎服。发热甚、咽痛者加山豆根10g、射干10g、苇根30g；阴虚热盛者加生地15g、玄参15g、丹皮12g。对照组予布洛芬及雷公藤每次各2片，饭后服，3次/天。两组均以30天为1个疗程。两组比较，临床总有效率相对危险度（RR）1.15，95%CI（1.06～1.28），P=0.006，有统计学意义（疗效标准。治愈：关节疼痛、肿胀消失，活动功能正常，实验室检查正常。显效：受累关节肿痛消失，功能活动明显进步，实验室指标基本正常。好转：受累关节肿胀、疼痛减轻，关节功能活动好转，实验室指标有改善；无效：关节疼痛、肿胀及实验室指标无变化）。

2. 中医病证

（1）热痹

D级证据9篇。

> 白虎加桂枝汤加味治疗热痹有一定疗效（D）

李叶萍[4]实施的一项临床病例观察，样本量为87例。处方：知母15g，石膏40g，粳米20g，桂枝15g，生黄柏20g，海桐皮10g，姜黄20g，威灵仙15g，防己10g，桑枝15g，甘草10g。皮肤有红斑者，酌加丹皮、生地、地肤子、赤芍等。结果治愈17例，显效34例，有效28例，无效8例。治愈率20.0%，总有效率90.0%（疗效标准：痊愈：临床症状及体征完全消失，肢体关节功能恢复正常，血沉、抗"O"、C反应蛋白、尿酸降至正常，类风湿因子阴性。显效：临床症状基本消失，体征大部分消失，肢体关节活动自如，但仍有轻微疼痛，血沉、抗"O"、C反应蛋白降至正常，尿酸降至正常，类风湿因子呈阳性或阴性。有效：临床症状及体征均有一定好转，但仍有一定疼痛，肢体关节功能尚未恢复正常，血沉、抗"O"、类风湿因子较前有所下降，但未恢复正常，尿酸有所下降。无效：治疗前后对比无论症状、体征及检验结果均无明显好转，甚至恶化）。

【证据荟萃】

※Ⅰ级

白虎加桂枝汤及其加减方主要治疗肌肉骨骼系统和结缔组织疾病，如痛风性关节炎（急性）等。

※ Ⅱ级

白虎加桂枝汤及其加减方主要治疗肌肉骨骼系统和结缔组织疾病，如痛风性关节炎（未特指）等。

※ Ⅲ级

白虎加桂枝汤及其加减方可用于肌肉骨骼系统和结缔组织疾病和某些中医病症，如类风湿性关节炎、热痹等。

《金匮要略》原文中以本方治疗里热炽盛、表有寒邪的温疟，其主要临床表现为"身无寒但热，骨节疼烦，时呕"等。痛风性关节炎（急性）、痛风性关节炎（未特指）、类风湿性关节炎、热痹等高频病症（证）在某阶段的病机及临床表现可与之相符。临床研究和个案经验文献均支持肌肉骨骼系统和结缔组织疾病是其高频率、高级别证据分布的病症系统。痛风性关节炎（急性）已有 2 项 B 级证据；痛风性关节炎（未特指）已有 1 项 B 级证据；类风湿性关节炎已有 1 项 C 级证据；热痹已有至少 2 项 D 级证据。

※ Ⅰ级

白虎桂枝汤加味对照秋水仙碱片、英太青治疗急性痛风性关节炎在临床总有效率方面有疗效优势。

※ Ⅱ级

白虎加桂枝汤加味对照秋水仙碱片、别嘌呤醇治疗痛风性关节炎在临床总有效率方面尚未见疗效优势。

※ Ⅲ级

白虎桂枝汤加味对照布洛芬、雷公藤治疗类风湿性关节炎在临床总有效率方面有一定优势。

白虎加桂枝汤加味治疗热痹有一定疗效。

【参考文献】

［1］韩鹏．白虎加桂枝汤加减治疗急性痛风性关节炎的疗效分析［J］．健康必读，2013，12（10）：65.

［2］张春．免煎中药白虎桂枝汤加味治疗痛风性关节炎 40 例［J］．南京中医药大学学报，2010，26（3）：230-231.

［3］郭守香．白虎桂枝汤加味治疗类风湿关节炎 120 例［J］．现代中西医结合杂志，2003，12（11）：1163.

［4］李叶萍．加味白虎桂枝汤治疗风湿热痹 87 例［J］．中国中医药现代远程教育，2009，7（5）：34.

三、蜀漆散

【原文汇要】

疟多寒者，名曰牡疟，蜀漆散主之。（5）

蜀漆散方

蜀漆（烧去腥） 云母（烧二日夜） 龙骨等分

上三味，杵为散，未发前，以浆水服半钱。温疟加蜀漆半分，临发时，服一钱匕。（一方云母作云实）

【原文释义】

蜀漆散主治牡疟，症见病疟寒多热少，治当温阳祛痰截疟。方中用蜀漆（即常山苗）功能祛痰截疟，配云母龙骨以助阳扶正，镇逆安神。本方必须在未发前1至2小时服，过早过迟，均难收效。

【文献概况】

设置关键词为"蜀漆散"，检索并剔重后，得到57篇文献，其中CBM、CNKI、VIP、WF分别为3篇、45篇、9篇、0篇。初步分类：临床研究0篇（0%）、个案经验2篇（3.5%）、实验研究0篇（0%）、理论研究43篇（75.4%）、其他12篇（21.1%）。在个案经验文献中，蜀漆散及其加减方的医案有2则。

【文献病谱】

1. 临床研究文献

尚未发现以本方为主要干预因素的临床研究。

2. 个案经验文献

共有1类病症系统、1个病症、2则医案（表4-7）

表4-7 蜀漆散个案经验文献病症谱

> 某些传染病和寄生虫病（1个、2则）
> 西医疾病：疟疾 2

【证据提要】

蜀漆散及其加减方临床证据匮乏，少量证据提示可以用于治疗疟疾。

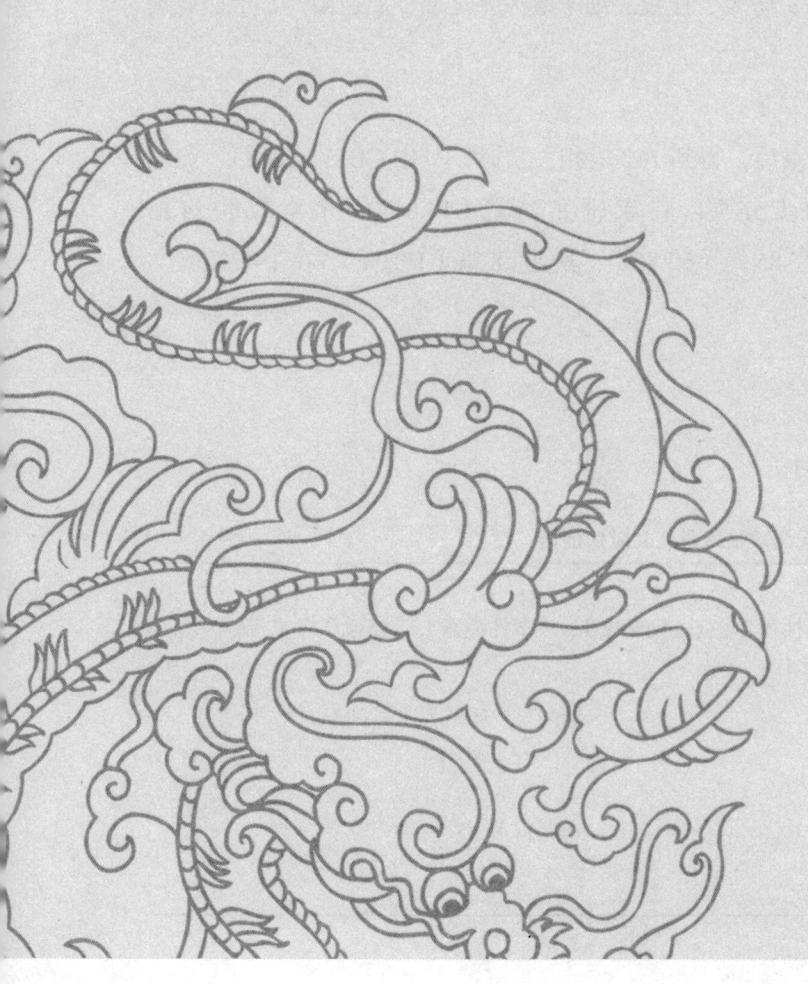

第五章

中风历节病方

一、侯氏黑散

【原文汇要】

侯氏黑散，治大风，四肢烦重，心中恶寒不足者。《外台》治风癫。

侯氏黑散方

菊花四十分　白术十分　细辛三分　茯苓三分　牡蛎三分　桔梗八分　防风十分　人参三分　矾石三分　黄芩三分　当归三分　干姜三分　芎䓖三分　桂枝三分

上十四味，杵为散，酒服方寸匕，日一服。初服二十日，温酒调服，禁一切鱼肉大蒜，常宜冷食，六十日止，即药积在腹中不下也，热食即下矣，冷食自能助药力。

【原文释义】

侯氏黑散主治中风夹寒。气血亏损，虚阳上越，素常面红、眩晕之人，复感大风寒邪，阻滞经脉阳气，而见四肢烦重，半身不遂，心中恶寒不足。治当清肝化痰邪，养气血祛风。方中用菊花、牡蛎、黄芩清肝潜阳；桔梗涤痰通络，矾石排除痰垢，以治眩晕昏迷；人参、茯苓、当归、川芎、白术、干姜温补脾胃，补气养血，活血通络；防风、桂枝、细辛散风寒之邪，温通阳气，治四肢烦重，半身不遂等证。

【文献概况】

设置关键词为"侯氏黑散"，检索并剔重后，得到162篇相关文献，其中CBM、CNKI、VIP、WF分别为1篇、127篇、0篇、34篇。初步分类：临床研究24篇（14.8%）、个案经验24篇（14.8%）、实验研究1篇（0.6%）、理论研究85篇（52.5%）、其他28篇（17.3%）。在个案经验文献中，侯氏黑散及其加减方的医案有59则。

【文献病谱】

1. 临床研究文献

共涉及4类病症系统、7个病症（表5-1）。

表5-1　侯氏黑散临床研究文献病症谱

➢ **循环系统疾病（4个、21篇）**

西医疾病：脑卒中9（脑梗死5、无症状性脑梗死2、脑血栓形成1、痉挛性偏瘫1），高血压病8，脑卒中后遗症3（未特指2、假性球麻痹1），风湿性关节炎1

➢ **消化系统疾病（1个、1篇）**

西医症状：腹泻1

➢ **内分泌、营养和代谢疾病（1个、1篇）**

西医疾病：高脂血症1

➢ **某些传染病和寄生虫病（1个、1篇）**

西医疾病：病毒性肝炎（乙肝合并关节炎）1

西医病症系统中，循环系统疾病在病症种类与文献数量上均居首位（图 5-1）。各系统病症中，频数位居前列（至少为 5）的病症有：脑卒中、高血压病。

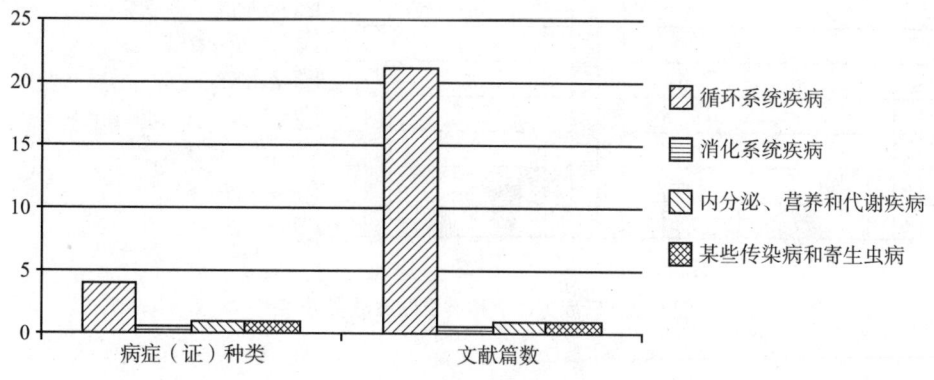

图 5-1 病症（证）种类及文献数量分布图

2. 个案经验文献

共有 10 类病症（证）系统、29 个病症（证）、59 则医案（表 5-2）。

表 5-2 侯氏黑散个案经验文献病症（证）谱

> **神经系统疾病（8 个、12 则）**
西医疾病：癫痫 3（未特指 2、头痛性 1），面神经炎 2，三叉神经痛 2，面肌痉挛 1，椎基底动脉供血不足 1，锥体外系疾病 1，重症肌无力 1
西医症状：肢体麻木 1
> **循环系统疾病（4 个、18 则）**
西医疾病：高血压病 8，脑卒中 7（脑梗死 6、未特指 1），脑卒中后遗症 2（偏瘫 1、未特指 1），冠心病 1
> **肌肉骨骼系统和某些结缔组织疾病（4 个、6 则）**
西医疾病：骨性关节炎 3，颈椎病 1，类风湿性关节炎 1，坐骨神经痛 1
> **精神和行为障碍（3 个、4 则）**
西医疾病：焦虑症 2，多动秽语综合征 1，精神分裂症 1
> **耳和乳突疾病（2 个、3 则）**
西医疾病：美尼尔氏综合征 2，耳源性眩晕 1
> **消化系统疾病（2 个、3 则）**
西医疾病：慢性结肠炎 2，肠易激综合征 1
> **内分泌、营养和代谢疾病（1 个、2 则）**
西医疾病：高脂血症 2
> **呼吸系统疾病（1 个、2 则）**
西医疾病：支气管哮喘 2
> **皮肤和皮下组织疾病（1 个、1 则）**
西医疾病：脂溢性脱发 1
> **中医病证（3 个、8 则）**
眩晕 6，头痛 1，风疹 1

按文献病症种类和医案则数多少排序，西医病症系统中，神经系统疾病在病症种类上居首位，循环系统疾病在医案数量上居首位（图 5-2）。各系统病症（证）中，医案数居前（至少为 5）的病症（证）有：脑卒中、高血压病、眩晕。

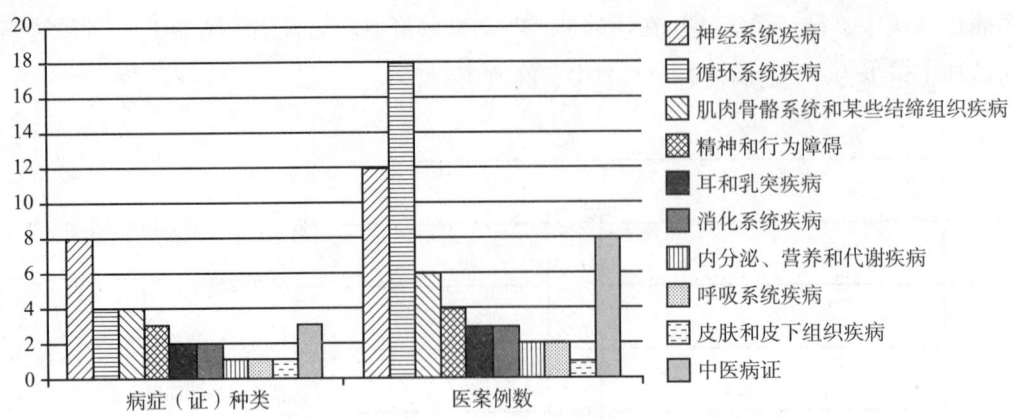

图 5-2　病症（证）种类及医案数量分布图

3. 比较研究

临床研究和个案经验文献比较，两者在文献和病症数量上，循环系统疾病均居前列，是共有的高频病症系统。在具体病症上，高血压病、脑卒中是共有高频病症。

【证据分级】

临床研究文献证据

截至目前，侯氏黑散及其加减方临床研究文献证据等级为：B 级 1 篇、C 级 5 篇、D 级 18 篇。详细情况见表 5-3。

表 5-3　临床研究文献证据等级分布情况

证据等级	病症（证）
B 级	脑卒中（痉挛性偏瘫）
C 级	脑卒中（脑梗死、无症状性脑梗死）、脑卒中后遗症
D 级	病毒性肝炎（乙肝合并关节炎）、风湿性关节炎、腹泻、高血压病、高脂血症、脑卒中（大面积脑血栓形成、脑梗死、无症状性脑梗死）、脑卒中后遗症（假性延髓性麻痹、未特指）

【证据示例】

1. 循环系统疾病

（1）脑卒中（脑梗死）

C 级证据 3 篇，D 级证据 2 篇。

> 侯氏黑散合血塞通、吡拉西坦对照单纯使用血塞通、吡拉西坦治疗脑卒中在临床总有效率方面有疗效优势（C）

石学慧等[1]实施的一项临床随机对照试验，样本量 82 例。试验组 42 例，对照组 40 例。对照组常规西药治疗，血塞通 0.5mg/ 次加葡萄糖注射液 250mL 静脉滴注，每日 1 次，14 天为 1 个疗程，休息 3～5 天，再治疗第 2 个疗程，共治疗 2 个疗程；口服吡拉西坦 0.8g/ 次，每日 3 次。

试验组在对照组用药的基础上加用侯氏黑散，药物组成：菊花 80g，矾石（研细末冲服）、防风各6g，白术、党参、黄芩、川芎各 10g，当归 12g，茯苓 15g，生牡蛎 24g，桂枝、桔梗各 9g，细辛4g，干姜 5g。服用方法：每日 1 剂，浓煎 2 次。每次取汁 200mL，和入矾石末 6g，温服。14 天为 1 个疗程。两组中糖尿病、高血压患者酌情予以降糖降压处理，一律不用其他抗凝、扩血管、降脂等药物。两组比较，临床总有效率相对危险度（RR）1.25，95%CI（1.01 ～ 1.55），P=0.04，有统计学意义（疗效标准：参照 1995 年中华医学会第 4 次全国脑血管病学术会议通过的《脑卒中患者临床神经功能缺损程度评分标准》及疗效评定标准，进行神经功能缺损程度评分和疗效判断。基本治愈：神经功能缺损评分积分减少 91% 以上。显著进步：神经功能缺损评分积分减少46% ～ 90%。进步：神经功能缺损评分积分减少 18% ～ 45%。无变化：神经功能缺损评分积分减少 17% 以下）。

【证据荟萃】

※ Ⅱ级

侯氏黑散及其加减方主要治疗循环系统疾病，如脑梗死等。

《金匮要略》以侯氏黑散治疗中风夹寒。由于病人气血亏损，虚阳上越，阳热炼液为痰，所以常见面红、眩晕、昏迷，又感大风寒邪，阻滞经脉阳气，故四肢烦重，半身不遂。阳气不足，风寒邪气向内，渐欲凌心，故心中恶寒。高频病症脑梗死在某阶段的病机及临床表现可与之相符。临床研究和个案经验文献均支持循环系统疾病是其高频率、高级别证据分布的病症系统。脑梗死已有 3项 C 级证据。

※ Ⅱ级

侯氏黑散合血塞通、吡拉西坦对照单纯使用血塞通、吡拉西坦治疗脑梗死在临床总有效率方面有一定疗效优势。

【参考文献】

［1］石学慧，谭涛，李丹丹.侯氏黑散治疗痰瘀阻络型缺血性中风恢复期的临床观察［J］.中医药导报，2009，15（3）：21-23.

二、风引汤

【原文汇要】

风引汤　除热瘫痫。

风引汤方

大黄　干姜　龙骨各四两　桂枝三两　甘草　牡蛎各二两　寒水石　滑石　赤石脂　白石脂　紫石英　石膏各六两

上十二味，杵，粗筛，以韦囊盛之。取三指撮，井花水三升，煮三沸，温服一升。治大人风引，少小惊痫瘛疭，日数十发，医所不疗，除热方。巢氏云：脚气宜风引汤。

【原文释义】

风引汤主治阳热内盛之"瘫痫"。症见面红、目赤、神志昏迷，瘫痪不能运动；抽搐，惊风癫痫。治当清热降火，镇惊息风。方中用大黄、桂枝，泻血分实热，引血下行，通行血脉；用滑石、石膏、寒水石、紫石英、赤石脂、白石脂，潜阳下行利湿解热；龙骨、牡蛎，镇惊安神，固敛肝肾；干姜、甘草，温暖脾胃，和中益气，且制诸石之寒。

【文献概况】

设置关键词为"風引湯""风引汤"，检索并剔重后，得到124篇相关文献，其中CBM、CNKI、VIP、WF分别为7篇、96篇、10篇、11篇。初步分类：临床研究8篇（6.5%）、个案经验48篇（38.7%）、实验研究1篇（0.8%）、理论研究30篇（24.2%）、其他37篇（29.8%）。在个案经验文献中，风引汤及其加减方的医案有79则。

【文献病谱】

1. 临床研究文献

共涉及5类病症（证）系统、7个病症（证）（表5-4）。

表5-4　风引汤临床研究文献病症（证）谱

➤ **精神和行为障碍（2个、2篇）**
　西医疾病：癔症1，多发性多动秽语综合征1
➤ **循环系统疾病（2个、2篇）**
　西医疾病：脑卒中后遗症（继发性癫痫）1，脑卒中1
➤ **神经系统疾病（1个、2篇）**
　西医疾病：癫痫2
➤ **某些传染病和寄生虫病（1个、1篇）**
　西医疾病：手足口病1
➤ **中医病证（1个、1篇）**
　眩晕（椎基底动脉供血不足）1

西医病症系统中，精神和行为障碍、循环系统疾病在病症种类和文献数量上均居首位（图5-3）。

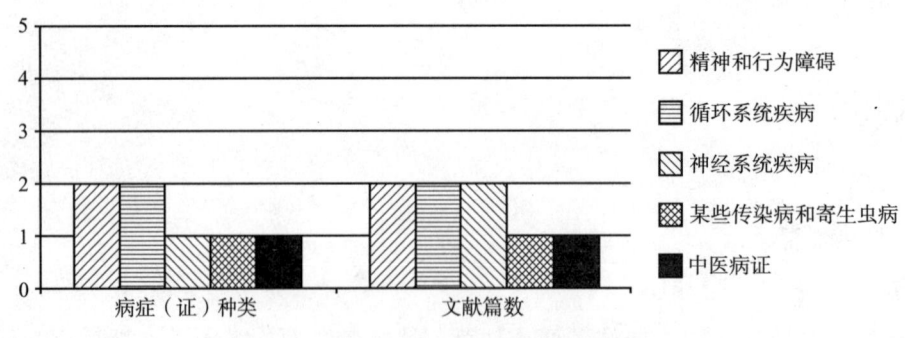

图5-3　病症（证）种类及文献数量分布图

2. 个案经验文献

共有13类病症（证）系统、36个病症（证）、79则医案（表5-5）。

表 5-5　风引汤个案经验文献病症（证）谱

➤ **神经系统疾病（6个、24则）**

　西医疾病：癫痫 18，帕金森氏病 1，神经根炎 1，重症肌无力 1，周围神经炎 1

　西医症状：震颤 2（上肢 1、未特指 1）

➤ **精神和行为障碍（6个、14则）**

　西医疾病：抽动症 2，癔症 2（失语瘫痪 1、未特指 1），多动症 1，多动秽语综合征 1

　西医症状：抽搐 3（局部 1、下肢 1、未特指 1）

　中医疾病：癫狂（狂证）5

➤ **循环系统疾病（4个、11则）**

　西医疾病：脑卒中 4，脑卒中后遗症（偏瘫）4，高血压病 2，心律失常 1

➤ **消化系统疾病（3个、4则）**

　西医症状：膈肌痉挛 2，口腔溃疡 1，便秘 1

➤ **呼吸系统疾病（2个、2则）**

　西医疾病：感冒 1

　西医症状：声嘶 1

➤ **某些传染病和寄生虫病（1个、2则）**

　西医疾病：流行性乙型脑炎 2

➤ **皮肤和皮下组织疾病（1个、2则）**

　西医疾病：荨麻疹 2

➤ **损伤、中毒和外因的某些其他后果（1个、1则）**

　西医疾病：中暑 1

➤ **肌肉骨骼系统和结缔组织疾病（1个、1则）**

　西医症状：身痛 1

➤ **血液及造血器官疾病和某些涉及免疫机制的疾患（1个、1则）**

　西医疾病：紫癜 1

➤ **耳和乳突疾病（1个、1则）**

　西医症状：耳鸣 1

➤ **妊娠、分娩和产褥期（1个、1则）**

　西医疾病：产褥期诸症（发热）1

➤ **中医病证（8个、15则）**

　眩晕 4（肝阳上亢 2、肝火上炎 1、未特指 1），痹证（热）3，不寐 2，发热 2（偏身 1、未特指 1），汗证（盗）1，痉病 1，头痛 1，鼻衄 1

按文献病症种类和医案则数多少排序，西医病症系统中，神经系统疾病和精神行为障碍在病症种类上居首位，神经系统疾病在医案数量上居首位（图 5-4）。各系统病症（证）中，医案数位居前列（至少为 3）的病症（证）有：癫痫、癫狂（狂证）、抽搐、脑卒中、脑卒中后遗症、眩晕、痹证。

3. 比较研究

临床研究和个案经验文献比较，两者在文献和病症数量上，神经系统疾病、精神行为障碍均居前列，是共有的高频病症系统。在具体病症上，癫痫是共有病症。

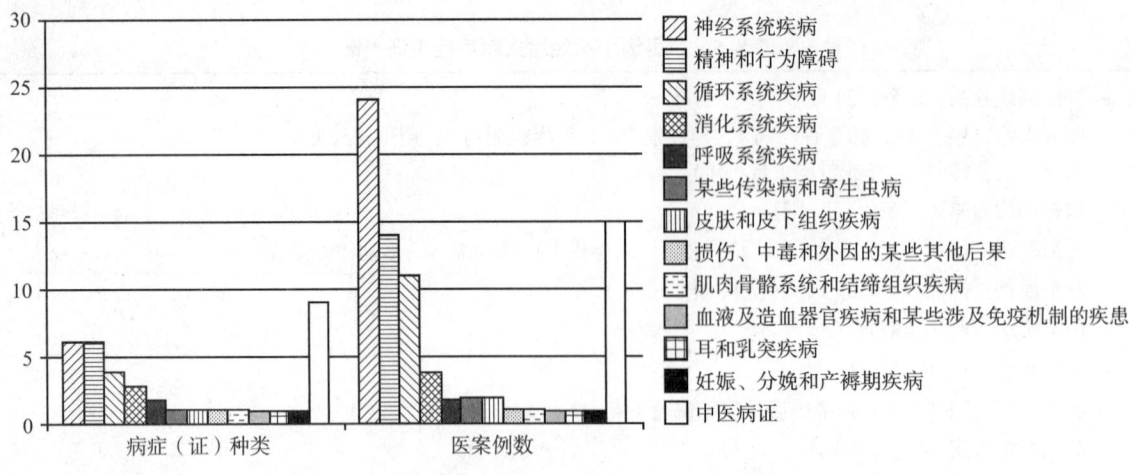

图 5-4　病症（证）种类及医案数量分布图

【证据分级】

临床研究文献证据

截至目前，风引汤及其加减方临床研究文献证据等级为：C 级 1 篇、D 级 7 篇。详细情况见表 5-6。

表 5-6　临床研究文献证据等级分布情况

证据等级	病症（证）
C 级	手足口病
D 级	多动秽语综合征、瘿症、癫痫、脑卒中、脑卒中后遗症（继发性癫痫）、眩晕（椎基底动脉供血不足）

【证据示例】

1. 神经系统疾病

（1）癫痫

D 级证据 2 篇。

> 风引汤加减治疗癫痫有一定疗效（D）

刘玉珍等[1]实施的一项临床病例观察，样本量为 50 例。基本方为风引汤，药物组成：大黄、干姜、龙骨（先煎）各 12g，桂枝 9g，甘草、牡蛎（先煎）各 6g，寒水石、滑石、赤石脂、白石脂、紫石英、生石膏各 18g。每日 1 剂，水煎服 200mL，分 2 ~ 3 次服用，连续服用 1 年。因惊吓而发病者加远志、炒枣仁各 10g；体虚明显者加黄芪 15g。治疗结果，50 例癫痫患儿中，显效 18 例（36%），有效 19 例，无效 13 例。总有效率 74%（疗效标准：临床治愈：发作完全控制 1 年，脑电图恢复正常。显效：发作频率减少 75% 以上，或与治疗前发作间隔时间比较，延长半年以上未发作，脑电图改变明显好转。有效：发作频率减少 50% ~ 70%，或发作症状明显减轻，持续时间缩短 1/2 以上，脑电图改变有好转。无效：发作频率、程度、发作症状、脑电图均无好转或恶化）。

【证据荟萃】

※ Ⅲ级

风引汤及其加减方可以治疗神经系统疾病，如癫痫等。

《金匮要略》原文中以本方治疗阳热内盛之"瘫痫"。其临床主要表现为惊风、癫痫等。高频病症癫痫在某阶段的病机及临床表现可与之相符。临床研究和个案经验文献均支持神经系统疾病是其高频率证据分布的病症系统。癫痫已有 2 项 D 级证据。

※ Ⅲ级

风引汤加减治疗癫痫有一定疗效。

【参考文献】

[1] 刘玉珍，魏小维. 风引汤治疗小儿癫痫 50 例 [J]. 陕西中医，2007，28（7）：778-779.

三、防己地黄汤

【原文汇要】

防己地黄汤　治病如狂状，妄行，独语不休，无寒热，其脉浮。

防己地黄汤方

防己一分　桂枝三分　防风三分　甘草二分

上四味，以酒一杯，渍之一宿，绞取汁，生地黄二斤，吹咀，蒸之如斗米饭久，以铜器盛其汁，更绞地黄汁，和分再服。

【原文释义】

防己地黄汤主治血虚火盛的如狂证。症见病如狂状，神识错乱，独语不休，无寒热，脉来浮大。本证由于心肝阴血亏损，不能滋潜风阳，肝风上扰，而心火炽盛。治当滋阴降火，养血息风，透表通络。方中生地黄汁，用量最大，补阴血，益五脏，滋阴养血，息风降火；桂枝、防风、防己透表散热，通络去滞；甘草益阴泻火，诸药相协则症自除。

【文献概况】

设置关键词为"防己地黃湯""防己地黄汤"，检索并剔重后，得到 123 篇相关文献，其中 CBM、CNKI、VIP、WF 分别为 4 篇、85 篇、11 篇、23 篇。初步分类：临床研究 9 篇（7.3%）、个案经验 28 篇（22.8%）、实验研究 0 篇（0%）、理论研究 56 篇（45.5%）、其他 30 篇（24.4%）。在个案经验文献中，防己地黄汤及其加减方的医案有 44 则。

【文献病谱】

1. 临床研究文献

共涉及 2 类病症系统、7 个病症（表 5-7）。

表 5-7　防己地黄汤临床研究文献病症谱

> **精神和行为障碍**（5个、6篇）
> 　西医疾病：血管性痴呆2，广泛性焦虑1，神经官能症1，癔症1
> 　中医疾病：谵妄（髋关节术后）1
> **循环系统疾病**（2个、3篇）
> 　西医疾病：急性风湿性关节炎2，慢性心力衰竭1

---

2. 个案经验文献

共有 8 类病症（证）系统、25 个病症（证）、44 则医案（表 5-8）。

表 5-8　防己地黄汤个案经验文献病症（证）谱

> **精神和行为障碍**（7个、14则）
> 　西医疾病：精神分裂症3（未特指2、慢性1），躁狂型精神病2（躁狂抑郁性1、未特指1），反应性精神病1，精神障碍（癫病性）1，抑郁症1，癔症（精神障碍）1
> 　中医疾病：癫狂5（癫证4、狂证1）
> **循环系统疾病**（4个、6则）
> 　西医疾病：风湿性心肌炎2，高血压病2，急性脑梗死1，风湿性关节炎1
> **泌尿生殖系统疾病**（3个、8则）
> 　西医疾病：围绝经期综合征3，肾病综合征3，急性肾小球肾炎2
> **皮肤和皮下组织疾病**（3个、4则）
> 　西医疾病：皮疹2，剥脱性皮炎1，环状红斑1
> **神经系统疾病**（3个、3则）
> 　西医疾病：肺性脑病1，面肌痉挛1
> 　西医症状：震颤（手足）1
> **肌肉骨骼系统和结缔组织疾病**（1个、3则）
> 　西医疾病：类风湿性关节炎3
> **呼吸系统疾病**（1个、1则）
> 　西医疾病：哮喘1
> **中医病证**（3个、5则）
> 　不寐3，痹证1，痉证1

按文献病症种类和医案则数多少排序，西医病症系统中，精神和行为障碍均居首位（图 5-5）。各系统病症（证）中，医案数位居前列（至少为3）的病症（证）有：精神分裂症、癫狂、围绝经期综合征、肾病综合征、类风湿性关节炎、不寐。

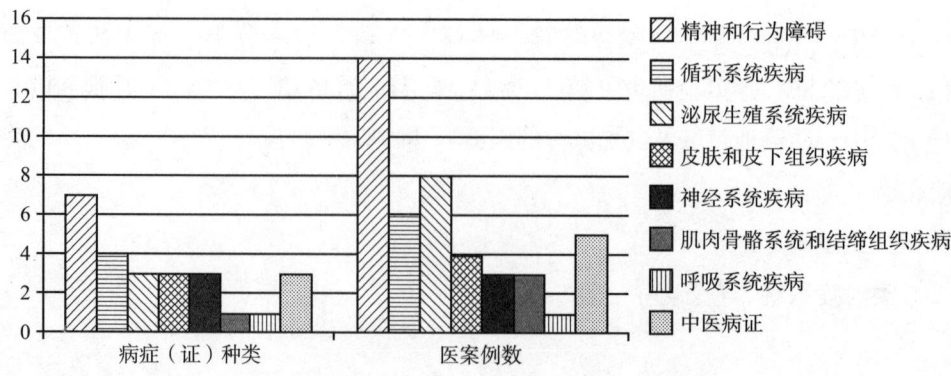

图 5-5　病症（证）种类及医案数量分布图

3. 比较研究

临床研究和个案经验文献比较，两者在文献与病症数量上，精神和行为障碍是共有的高频病症系统。

【证据分级】

临床研究文献证据

截至目前，防己地黄汤及其加减方临床研究文献证据等级为：C 级 6 篇、D 级 3 篇。详细情况见表 2-10。

表 5-9　临床研究文献证据等级分布情况

证据等级	病症（证）
C 级	慢性心力衰竭、谵妄（髋关节术后）、焦虑症（广泛性）、痴呆（血管性）
D 级	风湿性关节炎（急性）、癔症、神经官能症

【证据示例】

1. 精神和行为障碍

（1）血管性痴呆

C 级证据 2 篇。

> 防己地黄汤联合西药基础治疗对照尼莫地平联合西药基础治疗干预血管性痴呆在改善简易精神状态量表评分方面有优势（C）

罗彩容等[1]实施的一项临床随机对照试验，样本量为 60 例。试验组、对照组各 30 例。2 组患者均常规给予肠溶阿司匹林 100mg，1 次 / 日口服；高血压病患者给予降血压药，血压控制在 140/90mmHg 以下；糖尿病患者给予口服降糖药或胰岛素治疗，糖化血红蛋白控制在 7% 以内；高脂血症患者给予他汀类药物降脂治疗。对照组在基础治疗上予尼莫地平片 30mg，每日 3 次。试验组在对照组治疗基础上给予防己地黄汤治疗，药物组成：生地黄 60g，防己 6g，甘草 6g，桂枝 9g，防风 9g。每日 1 剂，水煎服，早晚 2 次饭后温服。2 组均治疗 4 周为 1 个疗程，治疗 3 个疗程后进行疗效评价。治疗 12 周后，两组简易精神状态量表（MMSE）加权均数差（WMD）3.88，95%CI（2.91 ~ 4.85），P < 0.00001，有统计学意义。（疗效标准：依据评分提高率进行疗效判定。显效：评分提高率 > 20%。有效：评分提高率为 12% ~ 19%。无效：评分提高率 < 12%。评分提高率 =（治疗后得分—治疗前得分）/ 治疗前得分 ×100%）。

【证据荟萃】

※ Ⅱ级

防己地黄汤及其加减方主要治疗精神和行为障碍，如血管性痴呆等。

《金匮要略》原文中以本方治疗血虚火盛的如狂证。临床表现为病如狂状，妄行，独语不休，无寒热，脉浮等。高频病症血管性痴呆在某阶段的病机及临床表现可与之相符。临床研究和个案经验文献均支持精神和行为障碍是其高频率、高级别证据分布的病症系统。血管性痴呆已有 2 项 C 级证据。

※ Ⅱ级

防己地黄汤联合西药基础治疗对照尼莫地平联合西药基础治疗干预血管性痴呆在改善简易精神状态量表评分方面有优势。

【参考文献】

[1] 罗彩容, 张波, 尹靖云. 中西医结合治疗血管性痴呆 30 例临床研究 [J]. 江苏中医药, 2012, 44 (06): 24-25.

四、头风摩散

【原文汇要】

头风摩散方

大附子一枚（炮） 盐等分

上二味，为散。沐了，以方寸匕，已摩疾上，令药力行。

【原文释义】

头风摩散外用治头风。症见如偏头痛，或兼口眼喎斜等证。方中用附子辛热力雄，温经散寒，通血脉，以散经络中风寒；食盐咸寒入血，去皮肤风毒，引邪外出。

【文献概况】

设置关键词为"頭風摩散""头风摩散"，检索后，得到 91 篇相关文献，其中 CBM、CNKI、VIP、WF 分别为 1 篇、0 篇、1 篇、89 篇。初步分类：临床研究 1 篇（1.1%）、个案经验 0 篇（0.0%）、实验研究 0 篇（0.0%）、理论研究 0 篇（0.0%）、其他 90 篇（98.9%）。

【文献病谱】

1. 临床研究文献

共涉及 1 类病症系统、1 个病症（表 5-10）。

表 5-10 头风摩散临床研究文献病症谱

> **循环系统疾病（1 个、1 篇）**
> 西医疾病：脑卒中后遗症 1

2. 个案经验文献

尚未发现有关本方的个案经验文献。

【证据分级】

临床研究文献证据

截至目前，头风摩散及其加减方临床研究文献证据等级为：C 级 1 篇。详细情况见表 5-11。

表 5-11 临床研究文献证据等级分布情况

证据等级	病症（证）
C 级	脑卒中后遗症

【证据示例】

1.循环系统疾病

（1）脑卒中后遗症

C级证据1篇。

头风摩散加减合补阳还五汤对照单纯补阳还五汤治疗脑卒中后遗症在临床总有效率方面有优势（C）

毛美安[1]实施的一项临床随机对照试验，样本量为125例。试验组63例，对照组62例。试验组予头风摩散加减外用，药用生附子15g、食盐30g，加䗪虫20g。共研细末。将百会穴周围头发剪至头皮，并用热水浴头或热毛巾热敷局部，然后置药末于百会穴处反复搓摩至皮肤热痛感止，立即予适量白酒溶合药末，纱布覆盖并固定，热痛消失后可反复搓摩至皮肤热痛感，每日换药1次。并配合内服补阳还五汤，每日1剂。2周1疗程。对照组内服补阳还五汤，每日1剂，水煎服。2周1疗程。两组比较，临床总有效率相对危险度（RR）1.14，95%CI（1.00～1.28），P=0.04，有统计学意义（疗效标准：参照1995年中华医学会第四次全国脑血管病学术会议通过的疗效评定标准拟定。治愈：功能缺损评分减少91%～100%，病残程度0级。显效：功能缺损评分减少46%～90%，病残程度1～3级。进步：功能缺损评分减少18%～45%，病残程度4～5级。无效：功能缺损评分减少18%以下）。

【证据提要】

头风摩散及其加减方临床证据匮乏，少量证据提示可以用于治疗脑卒中后遗症。

【参考文献】

［1］毛美安.头风摩散合补阳还五汤治疗中风后遗症63例［J］.湖南中医杂志，2009，25（5）：56.

五、桂枝芍药知母汤

【原文汇要】

诸肢节疼痛，身体魁羸，脚肿如脱，头眩短气，温温欲吐，桂枝芍药知母汤主之。（8）

桂枝芍药知母汤方

桂枝四两　芍药三两　甘草二两　麻黄二两　生姜五两　白术五两　知母四两　防风四两　附子二枚（炮）

上九味，以水七升，煮取二升，温服七合，日三服。

【原文释义】

桂枝芍药知母汤主治风湿流注于筋脉关节而病历节，病久不解，邪化热伤阴。症见诸肢节疼痛，身体魁羸，脚肿如脱，头眩短气，温温欲吐。治当温阳散寒通络，以散留着筋脉骨节之风寒湿邪；清热益阴，以复阴血之耗伤。方中用附子与桂枝通阳宣痹，温经散寒；桂枝配麻黄防风祛风而温散表湿；白术、附子助阳除湿；知母、芍药益阴清热；甘草和胃。药后邪去则筋脉骨节之痹痛可除，壅热得泄气机流畅，则"头眩短气，温温欲吐"等证随解。

【文献概况】

设置关键词为"桂枝芍藥知母湯""桂枝芍药知母汤"，检索并剔重后，得到 1824 篇相关文献，其中 CBM、CNKI、VIP、WF 分别为 84 篇、1531 篇、58 篇、151 篇。初步分类：临床研究 283 篇（15.5%）、个案经验 301 篇（16.5%，缺少 1 篇个案文献未包括其中）、实验研究 118 篇（6.5%）、理论研究 773 篇（42.4%）、其他 349 篇（19.1%）。在个案经验文献中，桂枝芍药知母汤及其加减方的医案有 434 则。

【文献病谱】

1. 临床研究文献

共涉及 9 类病症（证）系统、36 个病症（证）（表 5-12）。

表 5-12　桂枝芍药知母汤临床研究文献病症（证）谱

➢ **肌肉骨骼系统和结缔组织疾病（22 个、228 篇）**

西医疾病：类风湿性关节炎 160（未特指 147、活动期 9、老年 2、早期 1、激素依赖性 1），痛风性关节炎 13，坐骨神经痛 8（未特指 6、原发性 2），骨关节炎 8（膝 6、原发性 1、未特指 1），肩关节周围炎 6，膝关节滑膜炎 4（慢性 2、未特指 2），强直性脊柱炎 4，痛风 3，肌纤维疼痛综合征 3，股骨头坏死 3（未特指 2、小儿股骨头缺血性坏死 1），腰椎间盘突出症 2，腱鞘炎 1，颞下颌关节紊乱症 1，关节炎 1，风湿性多肌痛 1，赖特综合征 1，骨质增生（膝）1，系统性红斑狼疮 1，神经根型颈椎病 1

西医症状：腰腿痛 4（慢性椎间盘源性 3、慢性 1），膝关节积液 1

中医疾病：水鹤膝 1

➢ **循环系统疾病（3 个、11 篇）**

西医疾病：风湿性关节炎 7，慢性风湿热合并腰腿痛 3，红斑性肢痛症 1

➢ **皮肤和皮下组织疾病（3 个、5 篇）**

西医疾病：关节炎型银屑病 3，结节性红斑 1，下肢溃疡 1

➢ **神经系统疾病（2 个、2 篇）**

西医疾病：格林巴利氏综合征 1，梨状肌综合征 1

➢ **泌尿生殖系统疾病（2 个、2 篇）**

西医疾病：围绝经期综合征（类风湿关节炎）1，慢性盆腔炎 1

➢ **内分泌、营养和代谢疾病（1 个、7 篇）**

西医疾病：糖尿病 7（合并：周围神经病变 5、肢端坏疽 1、肾病 1）

➢ **呼吸系统疾病（1 个、1 篇）**

西医疾病：肺感染 1

➢ **某些传染病和寄生虫病（1 个、1 篇）**

西医疾病：顽癣 1

➢ **中医病证（1 个、26 篇）**

痹证 26（未特指 11、热 6、寒 3、痛 2、顽 2、着 1、行 1）

西医病症系统中，肌肉骨骼系统和结缔组织疾病在病症种类与文献数量上均居首位（图 5-6）。各系统病症（证）中，频数位居前列（至少为 7）的病症（证）有：类风湿性关节炎、痛风性关节炎、坐骨神经痛、骨关节炎、风湿性关节炎、糖尿病、痹证。

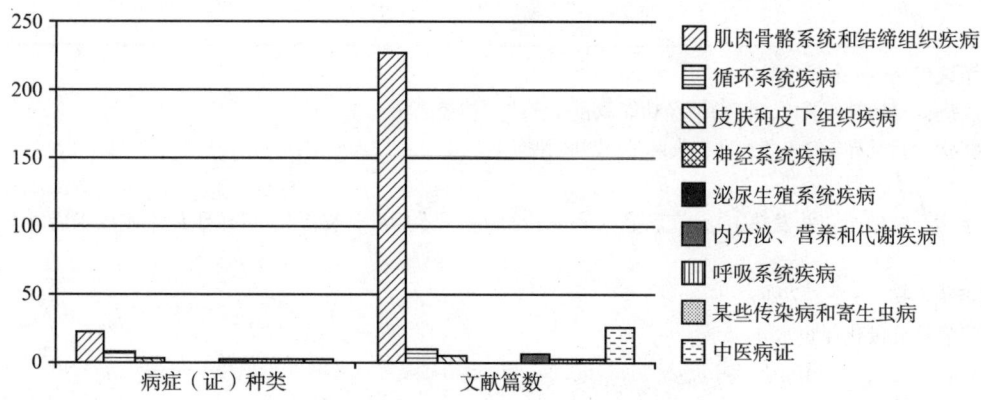

图 5-6　病症（证）种类及文献数量分布图

2. 个案经验文献

共有 15 类病症（证）系统、84 个病症（证）、434 则医案（表 5-13）。

表 5-13　桂枝芍药知母汤个案经验文献病症（证）谱

> 肌肉骨骼系统和结缔组织疾病（31 个、251 则）

西医疾病：类风湿性关节炎 121（未特指 118、活动期 1、末梢型 1、伴发热 1），坐骨神经痛 21（未特指 18、急性 2、原发性 1），强直性脊柱炎 12（未特指 11、早期 1），肩关节周围炎 11，痛风 8，痛风性关节炎 4，变应性亚败血症 4，膝关节化脓性关节炎 3，风湿性多肌痛 3，骨关节炎（膝）3，干燥综合征 3，系统性红斑狼疮 3，腰椎间盘突出症 3，骨质增生 2，颞下颌关节紊乱症 2，颈椎病 2，踝关节炎 1，脊柱骨关节病 1，皮肌炎 1，膝关节滑膜炎 1，幼年型斯蒂尔病 1，纤维肌痛综合征 1，腰肌劳损 1，腰椎间盘突出症 1，深部组织炎 1

西医症状：关节痛 23（未特指 12、膝 4、全身 1、腕与指 1、膝与指关节 1、下肢 1、足大趾 1、膝关节痛伴：窦性心律失常 1、心肌炎 1），腰痛 4（未特指 2、伴：关节痛 1、膝关节痛 1），肢体疼痛 1，腰腿痛 1，足跟痛 1

中医疾病：历节病 7

> 循环系统疾病（11 个、55 则）

西医疾病：风湿性关节炎 33（未特指 30、急性 2、慢性 1），风湿热 4（未特指 3、合并类风湿性关节炎 1），深静脉血栓形成 4（未特指 2、下肢伴水肿 1、上肢 1），风湿性心脏病 3（合并水肿 2、风湿活动 1），肺源性心脏病合并心力衰竭 3，脉管炎 2（血栓闭塞性脉管炎 1、血栓性静脉炎合并溃疡 1），风湿性血管炎（伴血管功能紊乱）1，病窦综合征（术后胸闷）1，多发性动脉炎合并继发性高血压 1，下肢静脉炎 1

西医症状：慢性特发性心包积液 2

> 某些传染病和寄生虫病（5 个、11 则）

西医疾病：乙肝合并热痹 5，麻疹合并肺炎 2，深部耐药性真菌感染 2，败血症 1，小儿麻痹后遗症 1

> 皮肤和皮下组织疾病（5 个、6 则）

西医疾病：瘙痒症（外阴）2，结节性红斑 1，结节性脉管炎 1，湿疹 1，荨麻疹 1

> 泌尿生殖系统疾病（4 个、9 则）

西医疾病：痛经 6，肾病综合征 1

西医症状：闭经 1

中医疾病：遗精合并关节痛 1

> 损伤、中毒和外因的某些其他后果（4 个、6 则）

西医疾病：外伤后诸症（膝关节僵硬）2，骨折后诸症（伤肢肿胀）1，药物不良反应（使用甲氨蝶呤后全身倦怠）1

中医疾病：落枕 2

> ➤ **神经系统疾病**（4个、6则）
>   西医疾病：马尾神经炎1，植物神经功能紊乱1，枕大神经痛1
>   西医症状：感觉异常3（舌麻1、头麻1、四肢肿痛1）
> ➤ **肿瘤**（4个、4则）
>   西医疾病：肺癌（合并发热）1，直肠癌术后1，结肠癌（术后肝转移）1，纤维组织细胞瘤术后复发并肺转移1
> ➤ **消化系统疾病**（3个、7则）
>   西医疾病：肝硬化伴腹水4
>   西医症状：牙痛2，胃痛1
> ➤ **呼吸系统疾病**（3个、4则）
>   西医疾病：慢性气管炎2，支气管肺炎1
>   西医症状：咳嗽1
> ➤ **内分泌、营养和代谢疾病**（2个、2则）
>   西医疾病：糖尿病性肾病1，糖尿病性周围神经病变1
> ➤ **耳和乳突疾病**（1个、3则）
>   西医疾病：耳源性眩晕3
> ➤ **妊娠、分娩和产褥期**（1个、1则）
>   西医疾病：产褥期诸证（热痹）1
> ➤ **血液及造血器官疾病和某些涉及免疫机制的疾患**（1个、1则）
>   西医疾病：过敏性紫癜1
> ➤ **中医病证**（5个、68则）
>   痹证52（未特指12、热10、痛6、寒湿6、风湿热4、风寒湿3、寒2、着2、顽2、羸1、行1、尪1、肌1、筋1），水肿6（特发性5、未特指1），头痛4，痰饮3，发热3（高1、潮1、未特指1）

按文献病症种类和医案则数多少排序，西医病症系统中，肌肉骨骼系统和结缔组织疾病均居首位（图5-7）。各系统病症（证）中，医案数位居前列（至少为10）的病症（证）有：类风湿性关节炎、坐骨神经痛、强直性脊柱炎、肩关节周围炎、关节痛、风湿性关节炎、痹证。

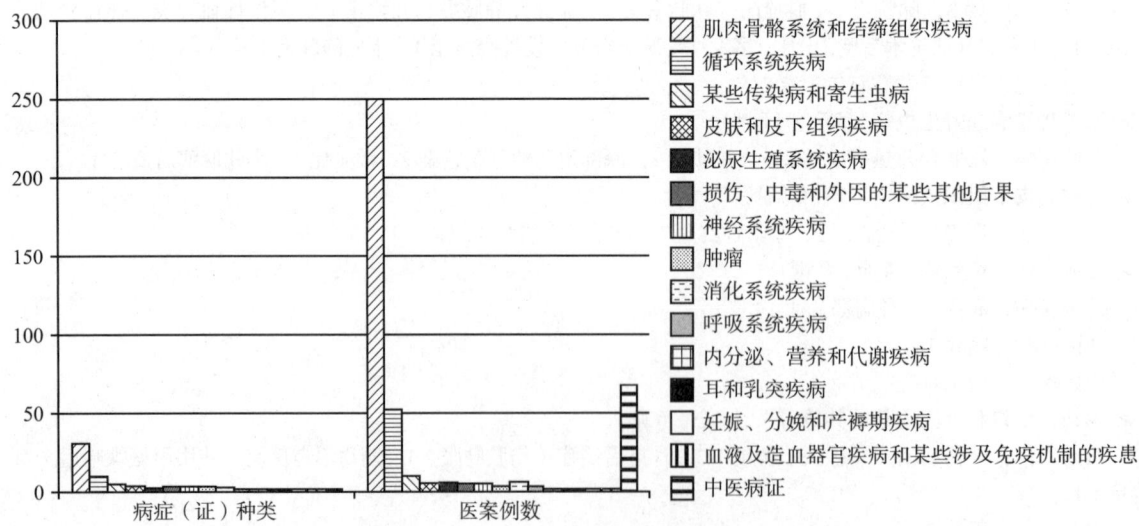

图5-7　病症（证）种类及医案数量分布图

3.比较研究

临床研究和个案经验文献比较，两者在文献和病症数量上，肌肉骨骼系统均居首位，是共有的高频病症系统。在具体病症（证）上，类风湿性关节炎、坐骨神经痛、风湿性关节炎、痹证等是两者共有的高频病症（证）。

【证据分级】

临床研究文献证据

截至目前，桂枝芍药知母汤及其加减方临床研究文献证据等级为：B 级 12 篇、C 级 110 篇、D 级 161 篇。详细情况见表 5-14。

表 5-14 临床研究文献证据等级分布情况

证据等级	病症（证）
B 级	类风湿性关节炎、糖尿病性周围神经病变、骨性关节炎（膝）、银屑病
C 级	小儿股骨头缺血性坏死、类风湿性关节炎（活动期、早期、急性期、未特指）、强直性脊柱炎、急性痛风、慢性椎间盘源性腰腿痛、风湿性关节炎、痹证（寒、未特指）、风湿热（慢性）、盆腔炎（慢性）
D 级	股骨头坏死、骨关节炎、膝关节积液、关节炎、肌纤维疼痛综合征、肩关节周围炎、腱鞘炎、类风湿性关节炎、颞下颌关节紊乱症、水鹤膝、痛风、膝关节滑膜炎（慢性、未特指）、腰椎间盘突出症、坐骨神经痛、结节性红斑、下肢溃疡、关节炎型银屑病、格林巴利氏综合征、梨状肌综合征、慢性风湿热合并腰腿痛、风湿性关节炎、痹证（寒、热、行、顽、风湿热、未特指）、系统性红斑狼疮、赖特综合征、颈椎病（神经根型）、骨质增生（膝）

【证据示例】

1.肌肉骨骼系统和结缔组织疾病

（1）类风湿性关节炎（未特指）

B 级证据 4 篇，C 级证据 67 篇，D 级证据 76 篇。

> 桂枝芍药知母汤对照雷公藤治疗类风湿性关节炎在改善关节压痛、关节活动不利、握力、关节肿胀、RF 等症状和体征方面有优势（B）

卢俊荣[1]实施的一项临床随机对照试验，样本量为 60 例。试验组、对照组各 30 例。试验组使用桂枝芍药知母汤。组成：桂枝 15g、白芍 15g、甘草 10g、麻黄 6g、生姜 15g、白术 30g、知母 10g、防风 10g、制附片 15g。将制附片、生姜 2 味药浸泡半小时后先煎，同时将桂枝、白芍、麻黄、知母、防风、白术、甘草七味药注水浸泡 30 分钟，待制附片、生姜 2 味煮沸 30 分钟后，将上 6 味加入附片、生姜中同煎，煮沸 30 分钟，过滤、取药汁。二煎汁混合加水（高出药面 1～2cm）再煮沸半小时，取药汁。将两次药汁混合后，分早晚两次分服。对照组使用雷公藤片 30mg，1 次 2 片，每日 3 次。两组均以 1 个月为 1 疗程，共 3 个疗程，试验期间禁用一切与试验药物效用相同的中西药物或可能有治疗作用的方法如推拿疗法等。3 疗程后两组临床总有效率相对危险度（RR）1.22，95%CI（0.98～1.52），P=0.08；晨僵计分加权均数差（WMD）-0.05，95%CI（-0.28～0.18），

P=0.67；关节疼痛积分加权均数差（WMD）–0.12，95%CI（–1.95～1.71），P=0.90；关节压痛积分加权均数差（WMD）13.81，95%CI（10.05～17.57），P＜0.00001；关节活动不利积分加权均数差（WMD）4.41，95%CI（4.32～4.50），P＜0.00001；握力积分加权均数差（WMD）4.73，95%CI（4.64～4.82），P＜0.00001；关节肿胀积分加权均数差（WMD）12.29，95%CI（10.00～14.58），P＜0.00001；RF加权均数差（WMD）51.84，95%CI（42.55～61.13），P＜0.00001，均有统计学意义［疗效标准：显效：主要症状、体征整体改善率≥75%。血沉及C反应蛋白正常或明显改善或接近正常。进步：主要症状、体征整体改善率≥50%。血沉及C反应蛋白有改善。有效：主要症状、体征整体改善率≥30%。血沉及C反应蛋白有改善或无改善。无效：主要症状、体征整体改善率＜30%。血沉及C反应蛋白无改善。评分标准：①晨僵：0分（无）；1分（＜45分钟）；2分（46～120分钟，关节数≥3个）；3分（＞120分钟，关节数≥3个）。②关节疼痛：0分（无）；1分（疼痛轻，或仅劳累及天气变化时疼痛，基本不影响工作）；2分（疼痛较重，工作和休息均受影响）；3分（常发作且难以忍受，需服用镇痛药物）。③关节压痛：0分（无）；1分（轻压痛，压痛关节数≥2个）；2分（重压痛，活动轻度受限，压痛关节数≥7个）；3分（压痛且退缩，活动受限，压痛关节数≥12个）。④关节活动不利：0分（无）；1分（活动受限，但能基本完成相关的旋转、下蹲、弯腰等动作）；2分（不能完成相关的旋转、下蹲、弯腰等动作）；3分（生活不能自理）。⑤关节肿胀：0分（无）；1分（轻度肿胀，附近骨突清楚可见，关节数≥2个）；2分（肿胀与骨突相平，关节数≥7个）；3分（肿胀高出骨突，影响功能活动，关节数≥12个）。⑥双手平均握力（mmHg）：0分（≥105）；1分（75～100）；2分（45～70）；3分（≤40）］。

痹痛安胶囊对照雷公藤多甙片治疗类风湿性关节炎在临床总有效率方面有优势（B）

王夜等[2]实施的一项临床随机对照试验，样本量为196例。试验组100例，对照组96例。试验组口服痹痛安胶囊［痹痛安胶囊制作方法：①处方：白芍15g、知母15g、生地10g、桂枝10g、附子10g、白术6g、制马钱子6g、洋金花6g、穿山甲10g、全蝎6g、蜈蚣3g、胆南星6g。②制作方法：取生马钱子6g，以砂烫法炮制后，合余药共同烘干，研细末，装入0号胶囊，共20粒，每粒含生药0.5g，由本院制剂室提供］，1日2次，每次3～6粒，黄酒送服（每日服马钱子、洋金花生药的最大剂量约为0.36g）。对照组采用雷公藤多甙片（每片含10mg），按每日1mg/kg体重，分2～3次口服。两组均以3个月为1个疗程，连续服用2个疗程评定疗效。两组比较：临床总有效率相对危险度（RR）1.37，95%CI（1.18～1.59），P＜0.0001，有统计学意义（疗效评定标准：参照《中药新药临床研究指导原则》有关标准执行）。

2. 中医病症

（1）痹证（未特指）

C级证据2篇，D级证据9篇。

桂枝芍药知母汤加减对照吲哚美辛、正清风痛宁、法莫替丁治疗痹证在改善关节疼痛、关节活动度、关节肿胀度等方面有优势（C）

宋乐勇[3]实施的一项样本量为57例的临床对照试验。试验组30例使用桂枝芍药知母汤加减，组成：桂枝 10g，白芍 10g，麻黄 9g，白术 15g，知母 10g，炮附子 9g，安痛藤 30g，制川乌 3g，乌梢蛇 15g，干姜 10g，防风 10g，炙甘草 5g。水煎服，每日 1 剂，连用 8 周。对照组 27 例使用吲哚美辛片 25mg，口服，每日 3 次，合用正清风痛宁片 60mg，口服，每日 2 次，同时给予法莫替丁片 20mg，口服，每日 2 次护胃。均连用 8 周。1 疗程后两组关节疼痛度加权均数差（WMD）−0.33，95%CI（−0.39 ～ −0.27），P < 0.00001；有统计学意义。关节活动度加权均数差（WMD）−0.05，95%CI（−0.13 ～ 0.03），P=0.24；无统计学意义。关节肿胀度加权均数差（WMD）−0.16，95%CI（−0.23 ～ −0.09），P < 0.0001，有统计学意义（主要症状、体征记分法：①关节疼痛度：0 分：无疼痛；1 分：轻度疼痛，可以忍受，不影响睡眠；2 分：中度疼痛，疼痛一般不常持续，但发作时极痛苦，影响睡眠；3 分：重度疼痛，疼痛持续且难以忍受，经常影响睡眠。②关节活动度：0 分：活动自如；1 分：轻度活动受限；2 分：活动明显受限；3 分：完全不能活动。③关节肿胀度：0 分：不肿；1 分：轻度肿胀附近骨突清晰可见；2 分：肿胀与骨突相平，不影响功能活动；3 分：肿胀与骨突相平，影响功能活动）。

【证据荟萃】

※ Ⅰ级

桂枝芍药知母汤及其加减方主要治疗肌肉骨骼系统和结缔组织疾病，如类风湿性关节炎等。

※ Ⅱ级

桂枝芍药知母汤及其加减方可治疗某些中医病证，如痹证等。

《金匮要略》原文中用桂枝芍药知母汤治疗风湿历节，其临床主要表现为关节肿痛变形、眩晕、欲呕、气短等。类风湿性关节炎、痹证等高频病症（证）在某阶段的病机及临床表现可与之相符。临床研究和个案经验文献均支持肌肉骨骼系统和结缔组织疾病和中医病证是其高频率、高级别证据分布的病症（证）系统。类风湿性关节炎已有至少 2 项 B 级证据；痹证已至少有 2 项 C 级证据。

※ Ⅰ级

桂枝芍药知母汤对照雷公藤治疗类风湿性关节炎在改善关节压痛、关节活动不利、握力、关节肿胀、RF 等症状和体征方面有优势。

痹痛安胶囊对照雷公藤多甙片治疗类风湿性关节炎在临床总有效率方面有优势。

※ Ⅱ级

桂枝芍药知母汤加减对照吲哚美辛、正清风痛宁、法莫替丁治疗痹证在改善关节疼痛、关节活动度、关节肿胀度等方面有优势。

【参考文献】

［1］卢俊荣.桂枝芍药知母汤治疗类风湿性关节炎（风寒湿痹型）的临床研究［D］.广州：广州中医药大学，2009.

［2］王夜，靳端阳，马艳平.痹痛安胶囊治疗类风湿性关节炎 100 例疗效观察［J］.中国中西医结合杂志，2003，23（7）：511-513.

［3］宋乐勇.桂枝芍药知母汤对寒湿痹阻症患者的临床疗效观察［J］.当代医学，2009，15（1）：149-150.

六、乌头汤

【原文汇要】

病历节，不可屈伸，疼痛，乌头汤主之。（10）

乌头汤方：治脚气疼痛，不可屈伸。

麻黄　芍药　黄芪各三两　甘草三两（炙）　川乌五枚（㕮咀，以蜜二升，煎取一升，即出乌头）

上五味，㕮咀四味，以水三升，煮取一升，去滓，内蜜煎中，更煎之，服七合。不知，尽服之。

【原文释义】

乌头汤主治寒湿痹阻关节而病历节。症见关节疼痛剧烈，屈伸活动不利。治当温经散寒，除湿宣痹。方中用大剂乌头辛热温通，温经散寒，通痹止痛，以其有毒，故先以蜜煎之；伍麻黄之辛散达外；黄芪之益大气之周流，推动血行，通滞逐邪；"芍药除血痹"，且使散中有制；甘草之甘缓，与芍药相伍酸甘护阴，诸药合用能逐邪而不伤正，能发散而又能入邪结深处，峻药缓用，从容驱邪。

【文献概况】

设置关键词为"烏頭湯""乌头汤"，检索并剔重后，得到583篇相关文献，其中CBM、CNKI、VIP、WF分别为24篇、486篇、65篇、8篇。初步分类：临床研究206篇（35.3%，缺少4篇文献未包括在其中）、个案经验108篇（18.5%，缺少1篇文献未包括在其中）、实验研究22篇（3.8%）、理论研究65篇（11.1%）、其他182篇（31.2%）。在个案经验文献中，乌头汤及其加减方的医案有176则。

【文献病谱】

1. 临床研究文献

共涉及7类病症（证）系统、31个病症（证）（表5-15）。

表5-15　乌头汤临床研究文献病症（证）谱

➢ **肌肉骨骼系统和结缔组织疾病（20个、147篇）**

西医疾病：类风湿性关节炎40（未特指37、活动期3），坐骨神经痛29（未特指27、原发性1、合并偏瘫1），腰椎间盘突出症25，骨关节炎12（膝关节11、膝关节骨性关节炎伴关节积液1），肩关节周围炎9，强直性脊柱炎5，成年型斯蒂尔病3，颈椎病3，骨质增生2（膝关节1、未特指1），痛风性关节炎2，风湿性多肌痛1，骶肌筋膜炎1，脊柱过敏症1，慢性足踝痛1，椎管狭窄1，网球肘1，纤维肌痛综合征1，痛风1

西医症状：腰腿痛8（慢性3、未特指3、急性1、椎间盘源性1）

中医疾病：历节病1

➢ **循环系统疾病（3个、9篇）**

西医疾病：风湿性关节炎7，小儿风湿舞蹈病1，痔1

➢ **神经系统疾病（2个、4篇）**

西医疾病：三叉神经痛3，不安腿综合征1

➢ **损伤、中毒和外因的某些其他后果**（2个、2篇）
西医疾病：脑外伤后诸症1，急性软组织损伤1
➢ **泌尿生殖系统疾病**（1个、2篇）
西医疾病：子宫脱垂2
➢ **肿瘤**（1个、2篇）
西医症状：癌性疼痛2（骨癌1、未特指1）
➢ **中医病证**（2个、40篇）
痹证39，头痛1

西医病症系统中，肌肉骨骼系统和结缔组织疾病在病症种类与文献数量上均居首位（图5-8）。各系统病症（证）中，频数位居前列（至少为10）的病症（证）有：类风湿性关节炎、坐骨神经痛、腰椎间盘突出症、骨关节炎、痹证。

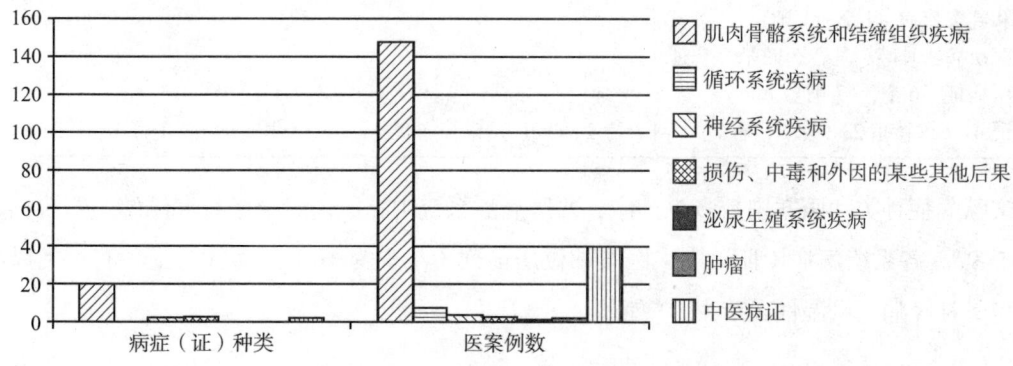

图 5-8　病症（证）种类及文献数量分布图

2. 个案经验文献

共有13类病症（证）系统、46个病症（证）、176则医案（表5-16）。

表 5-16　乌头汤个案经验文献病症（证）谱

➢ **肌肉骨骼系统和结缔组织疾病**（17个、72则）
西医疾病：类风湿性关节炎16，坐骨神经痛12，肩关节周围炎9，骨质增生6（膝关节2、腰椎2、跟骨1、未特指1），腰椎间盘突出症5，强直性脊柱炎4，骨性关节炎3（膝关节2、未特指1），颈椎病2，痛风2，肋软骨炎2，成人变应性亚败血症1，风湿病1，风湿性多肌痛1，急性颈肩部肌纤维织炎1
西医症状：腓肠肌痉挛2，腰腿痛1
中医病病：历节病4
➢ **循环系统疾病**（6个、30则）
西医疾病：风湿性关节炎23（未特指17、急性5、慢性1），体质性低血压2，风湿热2（急性1、未特指1），雷诺氏综合征1，多发性动脉炎1
中医疾病：脱疽1
➢ **消化系统疾病**（4个、6则）
西医疾病：肠梗阻3（急性2、未特指1）
西医症状：胆绞痛1，牙痛1
中医疾病：五更泻1
➢ **神经系统疾病**（3个、8则）
西医疾病：三叉神经痛6（原发性3、未特指3），肋间神经痛1，神经性头痛1

> **泌尿生殖系统疾病（2个、4则）**
  西医疾病：痛经 3，肾绞痛 1
> **损伤、中毒和外因的某些其他后果（2个、2则）**
  西医疾病：骨折（跟骨关节内）1、药物性末梢神经障碍 1
> **呼吸系统疾病（1个、2则）**
  西医症状：咳喘 2
> **肿瘤（1个、1则）**
  西医疾病：肝癌 1
> **内分泌、营养和代谢疾病（1个、1则）**
  西医疾病：糖尿病 1
> **某些传染病和寄生虫病（1个、1则）**
  西医疾病：带状疱疹 1
> **皮肤和皮下组织疾病（1个、1则）**
  西医疾病：银屑病 1
> **耳和乳突疾病（1个、1则）**
  西医疾病：耳鸣、耳聋、眩晕综合征 1
> **中医病证（6个、47则）**
  痹证 41（未特指 23、寒 8、痛 7、尫 1、行 1、着 1），胃脘痛 2，头痛 1，阴缩 1，委中毒 1，寒疝 1

按文献病症种类和医案则数多少排序，西医病症系统中，肌肉骨骼系统和结缔组织疾病均居首位（图 5-9）。各系统病症（证）中，医案数位居前列（至少为 10）的病症（证）有：类风湿性关节炎、坐骨神经痛、风湿性关节炎、痹证。

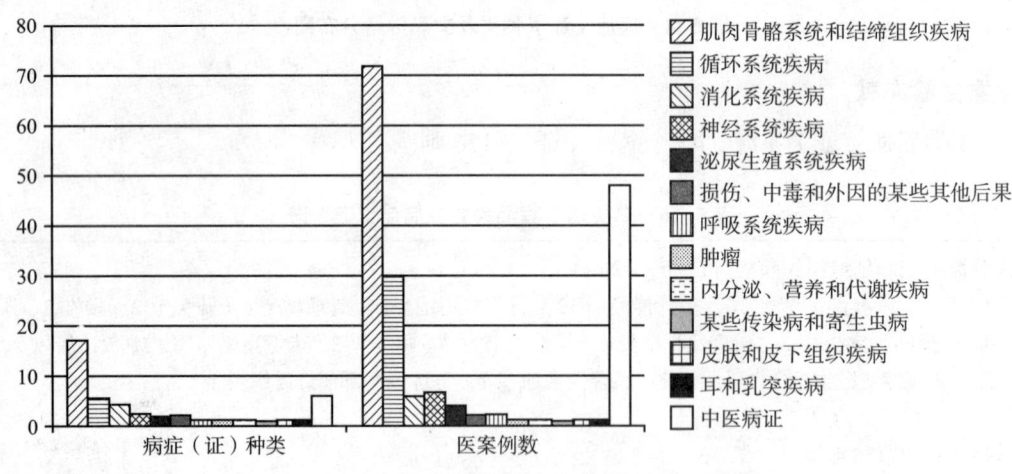

图 5-9 病症（证）种类及医案数量分布图

3. 比较研究

临床研究和个案经验文献比较，两者在文献和病症数量上，肌肉骨骼系统和结缔组织疾病均居首位，是共有的高频病症系统。在具体病症（证）上，类风湿性关节炎、坐骨神经痛、痹证等是共有高频病症（证）。

【证据分级】

临床研究文献证据

截至目前，乌头汤及其加减方临床研究文献证据等级为：B 级 3 篇、C 级 68 篇、D 级 135 篇。详细情况见表 5-17。

表 5-17　临床研究文献证据等级分布情况

证据等级	病症（证）
B 级	痹证（痛痹、未特指）、强直性脊柱炎、腰椎间盘突出症
C 级	痹证（寒痹、未特指）、转移性骨癌疼痛、颈椎病、风湿性关节炎（活动期、未特指）、骨性关节炎、强直性脊柱炎、腰椎间盘突出症、坐骨神经痛、肩关节周围炎、骨质增生（膝关节）、脑外伤后诸症（脑震荡后遗症）
D 级	癌性疼痛、痹证（痛痹、未特指）、脊柱过敏症、颈椎病、历节病、软组织挫伤（急性）、头痛、纤维肌痛综合征、足踝痛（慢性）、不安腿综合征、三叉神经痛、风湿性关节炎、风湿性舞蹈病（小儿）、痔、成年型斯蒂尔病、类风湿性关节炎、痛风性关节炎、痛风、骨性关节炎（膝关节）、风湿性多肌痛、强直性脊柱炎、腰椎管狭窄、腰椎间盘突出症、坐骨神经痛（原发性、未特指）、腰痛（急性、慢性）、肌筋膜炎、肩关节周围炎、网球肘、骨质增生、子宫脱垂

【证据示例】

1.肌肉骨骼系统和结缔组织疾病

（1）类风湿性关节炎

C 级证据 24 篇，D 级证据 16 篇。

> 乌头汤加减配合西药对照单纯西药治疗类风湿性关节炎在临床总有效率方面有优势（C）

何守再等[1]实施的一项临床随机对照试验，样本量为 148 例。试验组 75 例，对照组 73 例。对照组：采用口服双氯芬酸钠缓释片 0.1g，每天 1 次，雷公藤多甙片 20mg，每天 3 次，柳氮磺吡啶片 0.75g，每天 3 次，甲氨蝶呤片 10mg，每周 1 次。试验组根据风寒湿阻的症候特点，采用乌头汤加味，祛风除湿、温经散寒止痛。方药组成：川乌 6g、麻黄 12g、白芍 60g、黄芪 30g、生甘草 12g。风邪偏重者加防风、络石藤、海风藤、青风藤等；湿邪偏重者加防己、威灵仙、木鳖子、独活、羌活等；寒邪偏重者加细辛、干姜等；兼血瘀者加乳香、没药、红花、三七、穿山甲、皂角刺等；兼痰浊阻滞者加陈皮、茯苓；搜风加蜈蚣、全蝎、白花蛇、乌梢蛇等。每日 1 剂，川乌先煎 0.5h，每天 3 次口服，西医治疗同对照组。2 组均以 24 周为 1 个疗程，1 个疗程结束后统计疗效。两组比较，临床显效率相对危险度（RR）1.43,95%CI（1.17～1.74）,P=0.0005，有统计学意义（疗效标准：根据《中医病症诊断疗效标准》中尪痹的疗效评定制定）。

（2）坐骨神经痛

C 级证据 3 篇，D 级证据 26 篇。

> 乌头汤加减对照止痛剂治疗坐骨神经痛在临床总有效率方面有优势（C）

裴广玉[2]实施的一项临床对照试验，样本量为92例。试验组62例，对照组30例。试验组采用乌头汤加味治疗。药用：制川乌、制草乌各10g，麻黄5g，黄芪、白芍各30g，甘草10g，防风15g，川牛膝20g，鸡血藤30g，川续断20g，蜈蚣3条，地龙20g。阳虚者加淫羊藿、杜仲；血虚者加当归；疼痛较重者，乃正虚邪恋，痰瘀痹阻，应化痰祛瘀，搜风通络，加白芥子、胆南星祛痰，乌蛇搜风通络；肢体麻木不仁，加桃仁、红花；重着沉困者，加防己、薏苡仁；湿热明显者，加秦艽、黄柏。每剂文火煎取汁250mL，早晚分服，每日1剂。对照组采用止痛剂，口服芬必得片0.3g，早晚2次口服。以上两组患者均以2周为1疗程。1个疗程结束后，间隔12天，续服下1个疗程，重者可连用2～3个疗程，疗程结束后，观察疗效。两组比较，临床总有效率相对危险度（RR）1.53，95%CI（1.13～2.07），P=0.006，有统计学意义（疗效标准：痊愈：临床症状完全消失，功能活动正常。好转：主要症状消失，但遇阴寒潮湿等诱因仍有肢体沉重，功能活动基本正常。无效：临床症状无明显改善）。

（3）腰椎间盘突出症

C级证据10篇，D级证据15篇。

> 乌头汤加减配合骨盆牵引法对照单纯骨盆牵引法治疗腰椎间盘突出症在临床总有效率方面有优势（C）

钱邦平[3]实施的一项临床随机对照试验，样本量为94例。试验组64例，对照组30例。加味乌头汤内服，每日1剂，分2次煎服，7天为1疗程，连续服药3疗程。加味乌头汤：生甘草、制川乌各6g，杭白芍、绵黄芪各20g，威灵仙、鸡血藤各15g，炙麻黄、川桂枝各10g。考虑到乌头的毒性，为慎重起见，运用制川乌时从小剂量开始，首次用6g，然后增加到9g，个别体实者增加到12g。同时掌握煎药的时间和火候极为重要，因川乌有毒，必须先煎，药沸后加入蜂蜜一汤匙，再用文火慢煎半小时，然后纳入其他中药共煎而成。在腰部缚好骨盆牵引器后，让患者仰卧，将牵引床调成15度，使患者处于头低脚高位，牵引器每侧各用10kg重量作牵引，每天牵引1次，每次30分钟，连续牵引3周。对照组只采用骨盆牵引法，牵引方法、牵引重量、牵引时间同试验组。两组比较，临床显效率相对危险度（RR）1.43，95%CI（1.08～1.90），P=0.01，有统计学意义（疗效标准：按国家中医药管理局1995年发布的《中医病证诊断疗效标准》）。

2. 中医病证

（1）痹证

B级证据2篇，C级证据8篇，D级证据29篇。

> 乌头汤加减配合萘丁美酮片、维生素B$_6$对照单用萘丁美酮片、维生素B$_6$治疗痛痹在临床总有效率方面有优势（B）

王昭琦等[4]实施的一项临床随机对照试验，样本量为104例。试验组、对照组各52例。对照组服用萘丁美酮片1g/次，1天1次，临睡前口服，症状严重时次日晨可加服0.5～1g，老年人剂量不超过1g/d，维生素B$_6$片每次20mg，1天3次。均饭后温开水送服。试验组在对照组治疗基础上，加服乌头汤加味治疗，药物组成：川乌5g（或用附子15～50g），麻黄10g，白芍15g，黄芪20g，炙甘草15～50g，当归20g，木瓜10g，牛膝15g，血藤15g，白术10g，桂枝10g，干姜10g，蜂蜜150g。煎服法：以蜂蜜15g，加冷水1000mL，先武后文火煎川乌或附子，取药汁300mL，时间多在30min以上。再煎余药，取汁300mL，与前药汁兑在一起，再煎至300mL，每服10～15mL，间隔10min再服10～15mL，如此频频服之，服完100mL后，间隔最少3h再服药，仍如前法。1日1剂。两组用药以30天为1个疗程，均用药2个疗程，疗程之间间歇3天，治疗期间停用其他药物。2个疗程结束行疗效评定。两组疗效比较：对照组52例中，42例有效；试验组52例中，49例有效。临床有效率相对危险度（RR）1.17，95%CI（1.01～1.35），P=0.04，有统计学意义（疗效标准：参照《中医病症诊断疗效标准》进行评定。显效：临床症状消失，静息心电图正常或缺血性ST-T明显恢复。有效：临床症状明显减轻，发作次数减少，间歇期延长。心电图缺血性ST-T段和T波较用药前改善，ST段抬高超过0.05mv。无效：临床症状及心电图无改变）。

【证据荟萃】

※ Ⅰ级

乌头汤及其加减方主要治疗某些中医病证，如痹证等。

※ Ⅱ级

乌头汤及其加减方主要治疗肌肉骨骼系统和结缔组织疾病，如类风湿性关节炎、坐骨神经痛、腰椎间盘突出症等。

《金匮要略》原文中以本方治疗寒湿历节病，其临床主要表现为关节疼痛剧烈，屈伸活动不利。类风湿性关节炎、腰椎间盘突出症、坐骨神经痛、痹证等高频病症（证）在某阶段的病机及临床表现可与之相符。临床研究和个案经验文献均支持肌肉骨骼系统和结缔组织疾病、中医病证是其高频率、高级别证据分布的病症（证）系统。痹证已有2项B级证据；类风湿性关节炎、腰椎间盘突出症、坐骨神经痛已有至少2项C级证据。

※ Ⅰ级

乌头汤加减配合萘丁美酮片、维生素B₆对照单用萘丁美酮片、维生素B₆治疗痛痹在临床总有效率方面有优势。

※ Ⅱ级

乌头汤加减配合西药对照单纯西药治疗类风湿性关节炎在临床总有效率方面有优势。

乌头汤加减对照止痛剂治疗坐骨神经痛在临床总有效率方面有优势。

乌头汤加减配合骨盆牵引法对照单纯骨盆牵引法治疗腰椎间盘突出症在临床总有效率方面有优势。

【参考文献】

[1] 何守再，夏世念.中西医结合治疗类风湿性关节炎78例［J］.临床合理用药杂志，2009，2（3）：54-55.

[2] 裴广玉.乌头汤加味治疗坐骨神经痛疗效观察［J］.中医药学刊，2006，24（1）：161.

[3] 钱邦平.加味乌头汤内服配合牵引治疗腰椎间盘突出症［J］.新疆中医药，2000，18（2）：25.

[4] 王昭琦，董宝强.中医治疗痛痹临床观察［J］.辽宁中医药大学学报，2011（11）：202.

七、矾石汤

【原文汇要】

矾石汤　治脚气冲心

矾石汤方

矾石二两

上一味，以浆水一斗五升，煎三五沸，浸脚良。

【原文释义】

矾石汤外用浸脚治"脚气冲心"。症见脚气病脚腿肿胀疼痛，或软弱无力，麻木不仁，严重时可发展为脚气冲心，见心悸、气急、胸中胀闷、呕吐等。治可用除湿收敛之矾石浆水煎汤外洗，以燥湿降浊，导邪下行。

【文献概况】

设置关键词为"礬石湯""矾石汤"，检索并剔重后，得到43篇相关文献，其中CBM、CNKI、VIP、WF分别为0篇、38篇、1篇、4篇。初步分类：临床研究2篇（4.6%）、个案经验2篇（4.6%）、实验研究0篇（0.0%）、理论研究32篇（74.5%）、其他7篇（16.3%）。在个案经验文献中，矾石汤及其加减方的医案有2则。

【文献病谱】

1.临床研究文献

共涉及2类病症系统、2个病症（表5-18）。

表5-18　矾石汤临床研究文献病症谱

> 循环系统疾病（1个、1篇）
西医疾病：高血压病1
> 肌肉骨骼系统和结缔组织疾病（1个、1篇）
西医症状：足跟痛1

2.个案经验文献

共有2类病症（证）系统、2个病症（证）、2则医案（表5-19）。

表5-19　矾石汤个案经验文献病症（证）谱

> 消化系统疾病（1个、1则）
西医疾病：胆结石1
> 中医病证（1个、1则）
脚气冲心1

3.比较研究

临床研究和个案经验文献均较少，尚无共有病症系统。

【证据分级】

临床研究文献证据

截至目前，矾石汤及其加减方临床研究文献证据等级为：C级1篇、D级1篇。详细情况见表5-20。

表5-20　临床研究文献证据等级分布情况

证据等级	病症（证）
C级	高血压病
D级	足跟痛

【证据示例】

1.肌肉骨骼系统和结缔组织疾病

（1）足跟痛

D级证据1篇。

> 矾石汤加减治疗足跟痛有一定疗效（D）

李寿彭[1]实施的一项临床病例观察，样本量为38例。使用矾石汤外洗配合内服自拟中药。外洗方：明矾80～100g，内服药之药渣，以米泔水2000mL，共煮沸15分钟，去渣取汁，趁热熏、洗、揉搓患处，直至药液冷却。第1次用完后，保留药液；第2次再煮沸，熏、洗、揉、擦如前。每日2次，7天为1疗程。内服药采用自拟方。方药组成：羌活15g，川芎15g，杜仲15g，独活10g，防己10g，防风10g，细辛6g。加减：有外伤史者加桃仁、红花、苏木，摄片确诊有跟骨骨刺者，加骨碎补、鸡血藤与威灵仙。服法：水煎3次，每次煮沸15分钟，共取汁600mL，分3次温服，1日1剂。疗效标准和治疗结果：治愈24例，占63.2%，好转者11例，占28.9%；无效者3例，占7.9%，总有效率为92.1%。

【证据提要】

矾石汤及其加减方临床证据匮乏，少量证据提示可以用于治疗高血压病、足跟痛、胆结石、脚气冲心等。

【参考文献】

［1］李寿彭.中医药疗法治疗足跟痛症38例［J］.成都中医药大学学报，1993，16（04）：26-27.

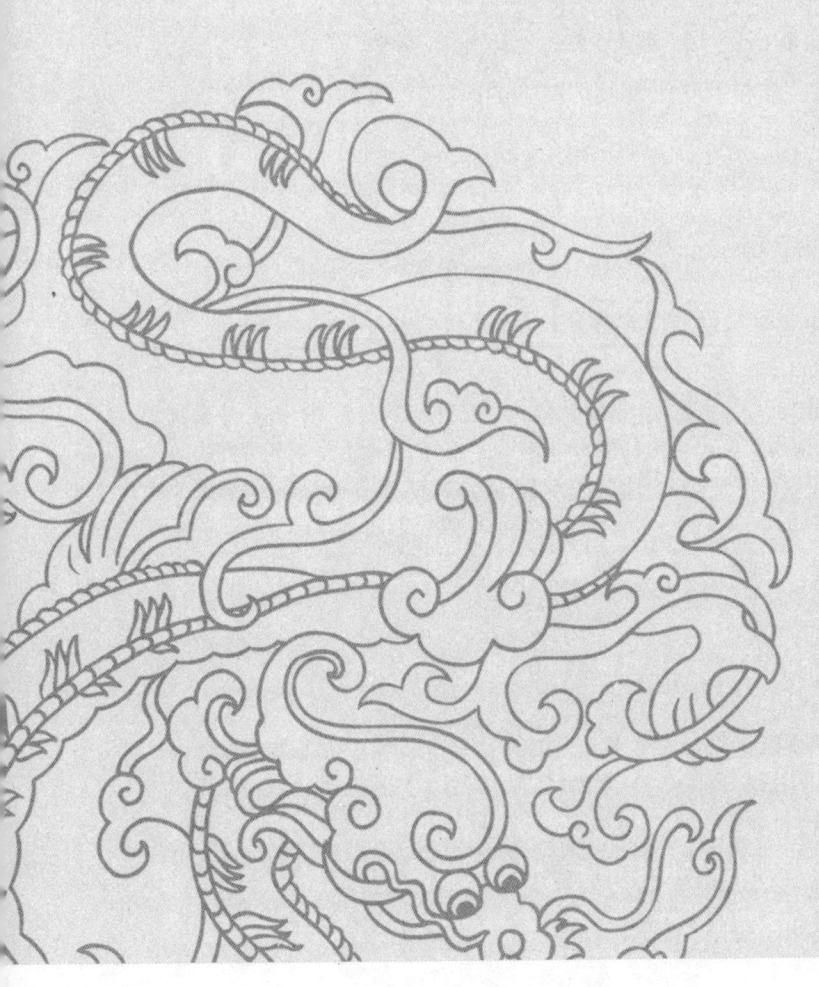

第六章

血痹虚劳病方

一、黄芪桂枝五物汤

【原文汇要】

血痹阴阳俱微，寸口关上微，尺中小紧，外证身体不仁，如风痹状，黄芪桂枝五物汤主之。（2）

黄芪桂枝五物汤方

黄芪三两　芍药三两　桂枝三两　生姜六两　大枣十二枚

上五味，以水六升，煮取二升，温服七合，日三服。（一方有人参）

【原文释义】

黄芪桂枝五物汤主治阴阳俱微之营卫气血不足血痹。症见肌肤麻木不仁如风痹状，受邪甚者，可伴酸痛，脉寸口关上微，尺中小紧。治当温阳行痹。方中用桂枝伍黄芪实卫益气走表；芍药"除血痹"，伍桂枝流通营阴郁滞；重用生姜（六两）伍大枣可振奋中焦化源，伍黄芪可增强其走表之力。

【文献概况】

设置关键词为"黄耆桂枝五物汤""黄芪桂枝五物汤"，检索并剔重后，得到2790篇相关文献，其中 CBM、CNKI、VIP、WF 分别为388篇、1770篇、241篇、391篇。初步分类：临床研究749篇（26.8%）、个案经验552篇（19.8%）、实验研究153篇（5.5%）、理论研究981篇（35.2%）、其他355篇（12.7%）。在个案经验文献中，黄芪桂枝五物汤及其加减方的医案有1030则。

【文献病谱】

1. 临床研究文献

共涉及16类病症（证）系统、115个病症（证）（表6-1）。

表6-1　黄芪桂枝五物汤临床研究文献病症（证）谱

> 肌肉骨骼系统和结缔组织疾病（23个、215篇）

西医疾病：颈椎病76（神经根型37、未特指18、混合型10、椎动脉型5、交感型2、交感型合并心律失常1、颈性眩晕1、上肢麻木1、合并头痛1），肩关节周围炎61（未特指58、老年性2、创伤性1），类风湿性关节炎25（未特指23、活动期1、老年性1），腰椎间盘突出症13（未特指9、术后麻木4），坐骨神经痛6，骨关节炎4（未特指3、膝关节炎1），骨质增生4（未特指2、膝关节1、腰腿痛1），肌筋膜炎4（颈肩背2、背肌筋膜炎1、未特指1），膝关节滑膜炎3（慢性2、急性创伤性1），强直性脊柱炎2，颈椎间盘突出症2，硬皮病2，腰椎管狭窄2，风湿病1，股骨头坏死（早期）1，拇指屈肌狭窄性腱鞘炎1，肋软骨炎1，狼疮肾炎1，腰椎滑脱1，致密性髂骨炎1

西医症状：腰腿痛2（退变性1、未特指1），关节痛1，肩臂痛1

> 循环系统疾病（18个、79篇）

西医疾病：雷诺氏综合征19，脑卒中12（脑血栓形成4、脑梗死3、未特指2、中经络1、脑血栓形成伴偏身麻木1、轻型脑干出血1），脑卒中后遗症10（肩手综合征4、痉挛性瘫痪1、偏瘫1、肢体肿胀1、脑梗死恢复期1、丘脑痛1、未特指1），冠心病7（心肌梗死3、心绞痛2、稳定型心绞痛1、合并病窦综合征1），深静脉血栓形成6（下肢4、上肢2），心力衰竭5（慢性2、充血性1、合并房室传导阻滞1、未特指1），原发性低血压3，脑卒中后遗症3，脉管炎3（臀部1、血栓闭塞性1、血栓性静脉炎1），痔2，扩张型心肌病2，动脉硬化1，风湿性关节炎1，脑卒中前兆1，缺血性脑血管疾病1，病毒性心肌炎1

西医症状：紫绀 1

中医疾病：脱疽 1

➢ **损伤、中毒和外因的某些其他后果（17 个、26 篇）**

西医疾病：有机磷中毒迟发性周围神经病变 6，桡神经损伤 5，臂丛神经损伤 1，断指（趾）再植术后血管危象 1，腕舟状骨骨折 1，骨折后麻木 1，长春新碱化疗引起的周围神经毒性反应 1，寰枢椎半脱位 1，脑外伤后诸症（头痛）1，神经损伤 1，术后免疫功能降低 1，腰部扭伤 1，药物不良反应（多汗）1，不全截瘫 1，尺神经损伤 1，股外皮神经卡压综合征 1

中医疾病：落枕 1

➢ **神经系统疾病（16 个、71 篇）**

西医疾病：多发性神经炎 9（未特指 8、急性感染性 1），面神经炎 9，不安腿综合征 8，周围神经炎 7，腕管综合征 5，椎基底动脉供血不足 4（合并眩晕 3、未特指 1），股外侧皮神经炎 3，格林巴利氏综合征 2，偏瘫 2（合并坐骨神经痛 1、未特指 1），多发性硬化 1，腓总神经麻痹 1，酒精性周围神经病变 1，周围性面瘫 1，血管性头痛 1，正中神经损伤 1

西医症状：感觉异常 16（肢体麻木 12、肢体酸软 1、手足麻木 1、手指麻木 1、偏侧肢体麻木 1）

➢ **内分泌、营养和代谢疾病（6 个、200 篇）**

西医疾病：糖尿病性周围神经病变 164，糖尿病 31（Ⅱ型 4、伴多汗 2、Ⅱ型合并：肢端坏疽 14、皮肤溃疡 2、下肢动脉硬化症 2、微血管病变 2、下肢血管病变 2、不安腿综合征 1、周围神经炎 1、膝骨性关节炎 1），糖尿病性肾病 2，神经源性膀胱 1，高脂血症 1，营养缺乏性神经病 1

➢ **呼吸系统疾病（5 个、19 篇）**

西医疾病：呼吸道感染 14（小儿上 6、小儿 5、未特指 2、反复发作 1），哮喘 2（季节性 1、老年性 1），鼻窦炎（围手术期）1，过敏性鼻炎 1，慢性咽炎 1

➢ **皮肤和皮下组织疾病（5 个、11 篇）**

西医疾病：荨麻疹 6（慢性 3、未特指 2、寒冷性 1），老年瘙痒症 2，下肢结节性红斑 1，下肢溃疡 1，寻常型银屑病 1

➢ **某些传染病和寄生虫病（4 个、4 篇）**

西医疾病：艾滋病 1，脊髓灰质炎后遗症 1，带状疱疹后遗神经痛 1，乙脑后遗症 1

➢ **妊娠、分娩和产褥期（2 个、43 篇）**

西医疾病：产褥期诸症 42（身痛 27、癃闭 3、自汗 3、痹证 2、风湿病 2、关节疼痛 2、多汗 1、风湿痛 1、血痹 1），人工流产后身痛 1

➢ **肿瘤（2 个、31 篇）**

西医疾病：化疗后不良反应 30（奥沙利铂致外周神经损伤 20、草酸铂化疗致神经毒性 4、未特指 2、外周神经损伤 1、呕吐 1、神经病变 1、希罗达相关性手足综合征 1），乳腺癌术后同侧上肢水肿 1

➢ **消化系统疾病（2 个、4 篇）**

西医疾病：消化性溃疡 3，腹泻型肠易激综合征 1

➢ **泌尿生殖系统疾病（2 个、3 篇）**

西医疾病：IgA 肾病 2，子宫内膜异位症 1

➢ **血液及造血器官疾病和某些涉及免疫机制的疾患（2 个、3 篇）**

西医疾病：白细胞减少症 2，粒细胞减少症 1

➢ **精神行为障碍（2 个、2 篇）**

西医疾病：慢性疲劳综合征 1，癔症 1

➢ **起源于围生期的某些情况（1 个、1 篇）**

西医疾病：新生儿硬皮病 1

➢ **中医病证（8 个、37 篇）**

痹证 20（未特指 10、血 4、痛 2、血虚 2、寒 1、热 1），胃脘痛 5，胸痹 3，汗证 3（小儿多 2、多 1），老年性眩晕 3，特发性水肿 1，不寐 1，消渴 1

西医病症系统中，肌肉骨骼系统结缔组织疾病在病症种类与文献数量上均居首位（图 6-1）。

各系统病症（证）中，频数位居前列（至少为20）的病症（证）有：颈椎病、肩关节周围炎、类风湿性关节炎、糖尿病性周围神经病变、糖尿病、产褥期诸症、化疗后不良反应、痹证。

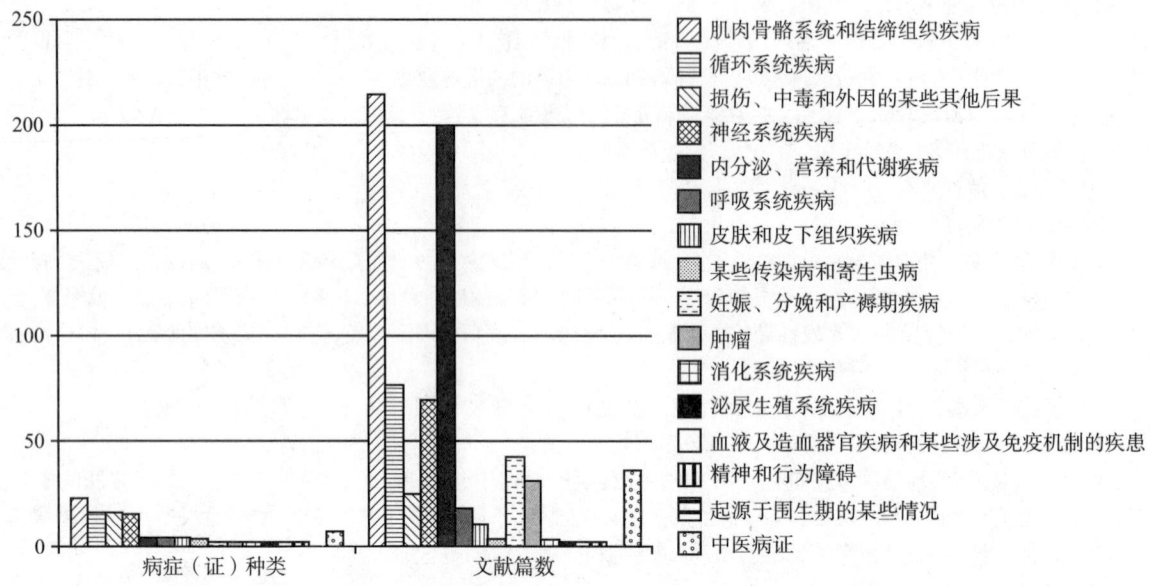

图 6-1　病症（证）种类及文献数量分布图

2. 个案经验文献

共有 18 类病症（证）系统、196 个病症（证）、1030 则医案（表 6-2）。

表 6-2　黄芪桂枝五物汤个案经验文献病症（证）谱

> **神经系统疾病**（34 个、186 则）

西医疾病：面神经炎 29，周围神经炎 27，格林巴利氏综合征 13，不安腿综合征 13，小儿舞蹈病 9，多发性神经炎 9，植物神经功能紊乱 6，偏瘫 6，面肌痉挛 3，急性脊髓炎 3，腕管综合征 3，周围神经损伤 3，臂丛神经炎 3，腓神经麻痹 2，桡神经麻痹 2，神经性头痛 2，运动神经元病 2，重症肌无力 2，尺神经麻痹 1，低血钾性周期麻痹 1，脱髓鞘病 1，肌萎缩侧索硬化 1，弥漫性脑萎缩 1，皮神经炎 1，全身麻痹 1，上肢瘫痪 1，多发性硬化 1，脱髓鞘性脊髓炎 1，脊髓空洞症 1，梨状肌综合征 1，股外侧皮神经炎 1，神经根管综合征 1，老年性痴呆 1

西医症状：感觉异常 34（感觉障碍 3、未特指 3、腰腹下肢灼热 2、幻觉痛 1、麻木：肢端 8、四肢 2、肢体 2、全身 2、上肢 2、臂 2、偏侧肢体 2、颈肩 1、面部 1、舌边 1、右侧肢体 1、顽固性 1）

> **肌肉骨骼系统和结缔组织疾病**（27 个、164 则）

西医疾病：颈椎病 33（未特指 18、神经根型 8、混合型 7），肩关节周围炎 30，坐骨神经痛 23，类风湿性关节炎 17（未特指 16、合并脾肿大 1），腰椎间盘突出症 13，椎管狭窄 8（腰 7、未特指 1），骨质增生 7（颈椎 5、跟骨 1、未特指 1），硬皮病 5（未特指 4、弥漫性 1），皮肌炎 4（重型 3、未特指 1），腓肠肌痉挛 3，痛风性关节炎 2，干燥综合征 2（合并雷诺氏综合征 1、未特指 1），骨质疏松 2，强直性脊柱炎 1，风湿性肌炎 1，拇指腱鞘炎 1，肋软骨炎 1，系统性红斑狼疮伴雷诺氏综合征 1，幼年型斯蒂尔病 1，风湿病 1，股骨头坏死 1，骨质疏松 1，慢性膝关节滑膜炎 1

西医症状：关节痛 2，肩臂痛 1，腿痛 1，腰痛 1

> **循环系统疾病**（22 个、141 则）

西医疾病：雷诺氏综合征 39，脑卒中后遗症 16（未特指 7、呃逆 4、脑血栓形成后遗偏瘫 1、脑溢血后遗偏瘫 1、偏瘫 1、缺血性中风后偏瘫 1、肢体麻木 1），脑卒中 16（脑血栓形成 7、腔隙性脑梗死 3、未特指 3、中风先兆 2、内囊出血 1），冠心病 13（未特指 9、心绞痛 2、心肌梗死 1、冠状动脉供血不足 1），脉管炎 12（血栓闭塞性 7、多发性大动脉炎 3、股静脉血栓闭塞性 1、下肢深静脉炎 1），心律失常 9（窦性心动过缓 4、病窦综合征 2、过早搏动 2、心动过缓 1），风湿性关节炎 7，高血压病 5，心肌炎 4（病毒性 2、慢性 2），无脉症 3，深静脉血栓形成 3（下肢 2、上肢 1），肢端动脉痉挛症 2，风湿性心脏病伴房颤 2，低血压 1，肱动脉栓塞 1，闭塞性动脉硬化 1，肺源性心脏病 1，脑动脉供血不足 1，下肢静脉曲张 1，肺动脉高压 1

　　西医症状：手足发绀 1

　　中医疾病：脱疽 2

➢ **泌尿生殖系统疾病**（21 个、47 则）

　　西医疾病：痛经 5，前列腺炎 5（慢性 4、未特指 1），肾小球肾炎 4（慢性 3、急性 1），前列腺增生 3，月经后期 3，男性更年期综合征 2，阴茎硬结症 2，乳腺小叶增生 1，慢性肾功能不全 1，女性结扎后肢麻 1，慢性盆腔炎 1，功能性子宫出血 1，肾动脉狭窄 1，慢性肾功能衰竭 1，急性肾盂肾炎 1，小血管炎肾损害 1

　　西医症状：白带异常 5（白带过多 3、未特指 2）

　　中医疾病：癃闭 4（未特指 3、术后 1），崩漏 3，经行水肿 1，遗精 1

➢ **皮肤和皮下组织疾病**（13 个、53 则）

　　西医疾病：荨麻疹 30（未特指 18、慢性 9、顽固性 3），瘙痒症 4（顽固指痒 3、老年性 1），湿疹 3（慢性 2、未特指 1），红斑狼疮合并肢端坏死 2，结节性红斑 2，慢性下肢溃疡 2，神经性皮炎 2，异位性皮炎 2，白癜风 1，痤疮 1，表皮坏死综合征 1

　　西医症状：指甲脱离 2，指趾硬皮病 1

➢ **损伤、中毒和外因的某些其他后果**（12 个、28 则）

　　西医疾病：农药中毒 7（敌敌畏中毒后痿痹 2、有机磷农药中毒后遗症 2、有机磷中毒迟发性周围神经病变 1、有机磷中毒后神经损伤 1、未特指 1），桡神经损伤 5，臂丛神经损伤 3，颅脑损伤 3，外伤后偏瘫 2，术后肢体肿胀 2，冻疮 1，抗结核药引起周围神经炎 1，颅脑损伤后遗头痛 1，T12 爆裂骨折并交感神经链综合征 1，皮肤癌术后糖尿病高血压病 1，血管收缩功能障碍 1

➢ **消化系统疾病**（10 个、37 则）

　　西医疾病：消化性溃疡 14（十二指肠 5、十二指肠球部 4、胃及十二指肠 2、十二指肠球部伴出血 1、胃及十二指肠合并中毒性多发性神经炎 1、未特指 1），胃炎 9（慢性 4、胃窦 3、急性胃窦 1、慢性合并胃下垂 1），肠炎 3（慢性 2、未特指 1），肠粘连（术后）2，慢性肝炎 1，胃肠炎 1

　　西医症状：胃痛 2，便秘 2（习惯性 1、未特指 1），腹泻 2（慢性 1、未特指 1），呕血 1

➢ **呼吸系统疾病**（8 个、32 则）

　　西医疾病：感冒 14，过敏性鼻炎 6，肺炎 3（后遗低热 2、迁延性 1），上呼吸道感染 2，慢性鼻炎 1，慢性支气管炎 1

　　西医症状：咳嗽 3

　　中医疾病：鼻衄 2

➢ **精神和行为障碍**（8 个、15 则）

　　西医疾病：精神分裂症 4（未特指 2、偏执型 1、单纯性 1），阳痿 3，人格解体综合征 2，抑郁症 2，神经衰弱 1，隐匿性忧郁症 1，躁狂抑郁性精神病 1

　　西医症状：幻觉痛 1

➢ **某些传染病和寄生虫病**（5 个、13 则）

　　西医疾病：带状疱疹后遗症 8（神经痛 7、麻木 1），带状疱疹 2，阿米巴病合并阑尾炎 1，细菌性痢疾 1，细菌性心内膜炎 1

➢ **内分泌、营养和代谢疾病**（4 个、47 则）

　　西医疾病：糖尿病性周围神经病变 23，糖尿病 22（未特指 9、伴多汗 1、合并：肢端坏疽 4、不安腿综合征 2、颈动脉硬化斑块 1、胃肠病 1、皮肤瘙痒 1、冠心病 1、高血压病 1、陈旧性脑梗死 1），糖尿病性肾病 1，肥胖 1

➢ **妊娠、分娩和产褥期**（2 个、71 则）

　　西医疾病：产褥期诸症 68（身痛 24、关节疼痛 5、指掌胀痛 5、痹证 3、风痹 3、风湿病 3、血痹 3、癃闭 3、感冒 2、发热 2、汗出 2、缺乳 2、口眼歪斜 1、肩臂痛 1、痉证 1、荨麻疹 1、虚痹 1、虚汗 1、腰腿痛 1、肢体麻木肿痛 1、半身无汗 1、腕管综合征 1、足底痛 1），妊娠期诸症 3（腹痛 1、恶阻 1、水肿 1）

➢ **肿瘤**（2 个、8 则）

　　西医疾病：化疗后不良反应 7（奥沙利铂引起神经毒性 1、气短自汗 1、易感冒 1、神经病变 1、手足麻木 1、周围神经炎 1、非霍奇金淋巴瘤化疗后 1），脊髓神经胶质细胞瘤 1

> 血液及造血器官疾病和某些涉及免疫机制的疾患（2个、5则）
  西医疾病：白细胞减少症4，血小板减少性紫癜1
> 耳和乳突疾病（2个、3则）
  西医疾病：美尼尔氏综合征2，感觉神经性耳聋1
> 眼和附器疾病（1个、1则）
  西医疾病：痛性眼肌麻痹1
> 起源于围生期的某些情况（1个、1则）
  西医疾病：新生儿硬皮病1
> 中医病证（22个、178则）
  痹证90(未特指46、血31、寒3、虚3、痛2、热2、风2、湿1)，汗证28(盗12、半身4、自4、未特指4、术后半身汗出1、偏沮1、小儿1、昼夜汗出1)，水肿13（未特指12、下肢1），发热10（低5、未特指3、功能性低1、伴寒战1），胃脘痛6，痿证6，心悸4，胸痹3，头痛3，消渴2，厥证2，恶寒1，腹痛1，申时寒战1，肌肉瞤动1，柔痉1，眩晕1，阴缩合并阴冷1，转胞1，喉喑1，全身肌肤冷痛1，肉苛证1

按文献病症种类和医案则数多少排序，西医病症系统中，神经系统疾病均居首位（图6-2）。中医病证亦为高频病证系统。各系统病症（证）中，医案数位居前列（至少为25）的病症（证）有：面神经炎、周围神经炎、感觉异常、颈椎病、肩关节周围炎、雷诺氏综合征、荨麻疹、产褥期诸症、痹证、汗证。

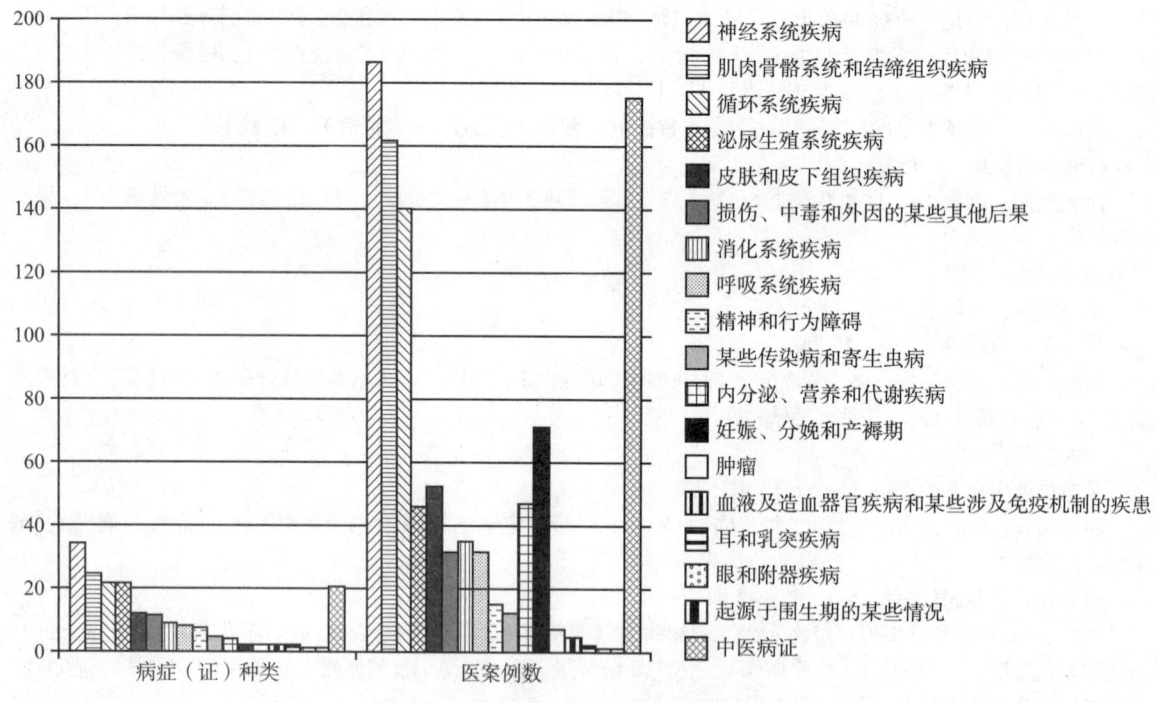

图6-2 病症（证）种类及医案数量分布图

图例：
- 神经系统疾病
- 肌肉骨骼系统和结缔组织疾病
- 循环系统疾病
- 泌尿生殖系统疾病
- 皮肤和皮下组织疾病
- 损伤、中毒和外因的某些其他后果
- 消化系统疾病
- 呼吸系统疾病
- 精神和行为障碍
- 某些传染病和寄生虫病
- 内分泌、营养和代谢疾病
- 妊娠、分娩和产褥期
- 肿瘤
- 血液及造血器官疾病和某些涉及免疫机制的疾患
- 耳和乳突疾病
- 眼和附器疾病
- 起源于围生期的某些情况
- 中医病证

3. 比较研究

临床研究和个案经验文献比较，两者在文献和病症数量上，肌肉骨骼系统和结缔组织疾病、神经系统疾病、循环系统疾病均居前列，是共有的高频病症系统。在具体病症（证）上，颈椎病、肩关节周围炎、产褥期诸症、痹证等是共有高频病症（证）。

【证据分级】

临床研究文献证据

截至目前，黄芪桂枝五物汤及其加减方临床研究文献证据等级为：A 级 5 篇、B 级 65 篇、C 级 309 篇、D 级 370 篇。详细情况见表 6-3。

表 6-3　临床研究文献证据等级分布情况

证据等级	病症（证）
A 级	糖尿病性周围神经病变、化疗后不良反应（奥沙利铂致外周神经损伤）
B 级	糖尿病性周围神经病变、IgA 肾病、白细胞减少症、血痹、脑卒中后遗肩手综合征、脑梗死恢复期、胃脘痛、化疗后不良反应（奥沙利铂致外周神经损伤）、化疗后不良反应（草酸铂化疗致神经毒性）、颈椎病（神经根型）、腕管综合征、小儿上呼吸道感染、糖尿病（Ⅱ型）、腰椎管狭窄、类风湿性关节炎、早期股骨头坏死
C 级	痹证、产褥期诸症（身痛）、带状疱疹后遗症（神经痛）、动脉硬化、多发性神经炎、感觉异常（偏侧肢体麻木、肢体麻木）、高脂血症、冠心病（稳定型心绞痛、心肌梗死）、小儿多汗、呼吸道易感儿、化疗后不良反应（草酸铂化疗致神经毒性、希罗达相关性手足综合征）、急性脑梗死、肩关节周围炎、拇指屈肌狭窄性腱鞘炎、颈椎病（神经根型、椎动脉型、未特指）、老年瘙痒症、雷诺氏综合征、类风湿性关节炎（老年性、未特指）、血栓闭塞性脉管炎、脑卒中后遗症（肩手综合征、未特指）、农药中毒（有机磷中毒迟发性周围神经病变）、慢性荨麻疹、糖尿病（伴多汗、合并：周围神经炎、肢端坏疽、下肢血管病）、糖尿病性周围神经病变、消化性溃疡、新生儿硬皮病、心力衰竭（慢性、充血性、合并房室传导阻滞、未特指）、胸痹、慢性咽炎、退变性腰腿痛、腰椎管狭窄、药物不良反应（多汗）、寻常型银屑病、营养缺乏性神经病、椎基底动脉供血不足（伴眩晕、未特指）、腰椎间盘突出症（术后麻木、未特指）、子宫内膜异位症、坐骨神经痛、落枕
D 级	白细胞减少症、背肌筋膜炎、痹证（寒、痛、血、未特指）、不安腿综合征、不全截瘫、产褥期诸症（痹证、风湿病、风湿痛、关节疼痛、瘫闭、身痛、血痹、自汗）、原发性低血压、多发性神经炎（急性感染性、未特指）、多发性硬化、风湿性关节炎、感觉异常（肢体麻木）、格林巴利氏综合征、股外皮神经卡压综合征、骨关节炎、腕舟状骨骨折、骨折后麻木、骨质增生（膝关节、未特指）、关节痛、过敏性鼻炎、呼吸道易感儿、化疗后不良反应（草酸铂化疗致神经毒性、化疗后神经病变）、少年寰枢椎半脱位、颈肩背肌筋膜炎、肩臂痛、肩关节周围炎（创伤性、老年性、中老年、未特指）、下肢结节性红斑、颈椎病（合并头痛、交感型、神经根型、椎动脉型、未特指）、老年瘙痒症、雷诺氏综合征、肋软骨炎、类风湿性关节炎（活动期、未特指）、臀部脉管炎、面神经麻痹、脑外伤后诸头痛、脑卒中（脑梗死、轻型脑干出血、脑卒中前兆）、脑卒中后遗症、农药中毒（甲胺磷中毒后多发性神经根炎、有机磷中毒迟发性周围神经病变）、偏瘫、荨麻疹（慢性、未特指）、缺血性脑血管疾病、桡神经损伤、人工流产后身痛、下肢深静脉血栓形成、糖尿病（Ⅱ型、合并：皮肤溃疡、肢端坏疽、肾病、周围神经病变、足病）、特发性水肿、脱疽、腕管综合征、胃脘痛、膝关节滑膜炎（急性创伤性、慢性）、下肢溃疡、消化性溃疡、季节性哮喘、老年性哮喘、病窦综合征、房室传导阻滞、胸痹、老年性眩晕、血管性头痛、腰腿痛、腰椎间盘突出症（术后诸症、未特指）恢复期乙脑后遗症、硬皮病、致密性髂骨炎、周围神经炎、椎基底动脉供血不足合并眩晕、偏瘫合并坐骨神经痛、坐骨神经痛

【证据示例】

1. 肌肉骨骼系统和结缔组织疾病

（1）肩关节周围炎（未特指）

B 级证据 2 篇，C 级证据 19 篇，D 级证据 37 篇。

> 黄芪桂枝五物汤合二仙汤结合针刀疗法对照单纯针刀疗法治疗肩关节周围炎在临床总有效率方面有优势（B）

石海林[1]实施的一项临床随机对照试验，样本量为 135 例。试验组 68 例，对照组 67 例。试验组采用黄芪桂枝五物汤合二仙汤结合针刀治疗。黄芪桂枝五物汤合二仙汤加减，方药：桂枝 9g，炒白芍 15g，生黄芪 30g，当归 15g，仙茅 10 g，仙灵脾 10g，巴戟天 10g，黄柏 10g，知母 10g，桑枝 30g，木瓜 15g。每日 1 剂，日服 2 次，4 周 1 疗程，共 1 个疗程。针刀疗法：患者患侧肩部充分暴露，取仰卧位，患肢平放治疗床上，在喙突、结节间沟、肱骨大结节压痛最明显处，用甲紫作标记，常规消毒后，局麻下，右手持针刀在标点处刺入，刀口线与肌纤维走行方向一致，待针下有紧滞感后，行纵行疏通、横行剥离法 2～3 刀，出针。再侧卧治疗床上，患肢曲肘，上臂与身体平行，前臂放于胸前，在肩峰下滑囊、三角肌下滑囊、冈上肌、冈下肌、肱三头肌外侧头压痛最明显处作标记，针法与前述一致。每次治疗选 2～4 点，每周治疗 1 次。4 次为 1 疗程。对照组单纯采用针刀治疗。两组比较，临床总有效率相对危险度（RR）1.12，95%CI（1.02～1.23），P=0.02，有统计学意义（疗效标准：参照国家中医药管理局颁布的《中医病症诊断疗效标准》制定，显效：肩部疼痛消失，肩关节功能恢复或基本正常。有效：肩部疼痛减轻，活动功能改善。无效：症状无改善。复发：治疗后有效，但随访中出现患侧症状再次发作，较治疗前无改善）。

（2）神经根型颈椎病

B 级证据 3 篇，C 级证据 9 篇，D 级证据 25 篇。

> 黄芪桂枝五物汤加减对照颈复康颗粒治疗神经根型颈椎病在临床总有效率方面有优势（B）

张维[2]实施的一项临床随机对照试验，样本量为 60 例。试验组、对照组各 30 例。由主方黄芪桂枝五物汤组成，药物主要组成：黄芪 30g，桂枝 15g，白芍 30g，生姜 15g，大枣 20g。煎服方法：上方加水 500mL，煎 2 次，取汁 300mL，每天 1 剂，分早晚分 2 次口服，连服 2 周为 1 疗程。对照组选用颈复康颗粒：羌活，川芎，葛根，秦艽，威灵仙，苍术，丹参，白芍，地龙，红花，制乳香，黄芪，党参，石决明，煅花蕊石，黄柏，王不留行，桃仁，没药，土鳖虫。每包 5g，每次 1 包，每日 2 次，2 周为 1 疗程。两组比较，临床总有效率相对危险度（RR）1.32，95%CI（1.05～1.65），P=0.02，有统计学意义［疗效标准：参照 1994 年国家中医药管理局颁布的《中医病症诊断疗效标准》制定。修订判定标准如下：改善率 =（治疗后积分－治疗前积分）÷（满分－治疗前积分）×100%。治愈：临床症状、体征消失，功能恢复正常，改善率 ≥ 90%。显效：临床症状消失或明显减轻，体征明显好转，功能基本恢复正常, 75% ≤改善率＜90%。有效：临床症状、体征减轻，但仍遗留部分症状、体征功能障碍，30% ≤改善率< 75%。无效：治疗前后症状、体征无变化或加重，改善率< 30%。所有受试者经治疗后仍需手术者，按无效统计]。

2. 内分泌、营养和代谢疾病

（1）糖尿病性周围神经病变

A 级证据 3 篇，B 级证据 25 篇，C 级证据 104 篇，D 级证据 32 篇。

> 黄芪桂枝五物汤对照空白组 / 西药组治疗糖尿病性周围神经病变在临床疗效方面有优势（A）

黄勇等[3]完成的一项临床随机对照试验的 Meta 分析。计算机检索 Cochrane 图书馆临床对照试验资料库（2009 年第 3 期）、PubMed（1966 ~ 2012），EMbase（1974 ~ 2012）、中国期刊全文数据库（1994 ~ 2012）、中国生物医学文献数据库（1978 ~ 2012.10）、中文科技期刊数据库（1989 ~ 2012.10）、中华医学会数字化期刊库（1998 ~ 2012）。共纳入黄芪桂枝五物汤治疗糖尿病性周围神经病变（DPN）的临床随机对照试验 15 个，共计 1346 例患者。DPN 症状及体征改善的总有效率，Meta 分析结果显示，黄芪桂枝五物汤 + 西药 / 空白组改善 DPN 症状及体征的总有效率优于西药 / 空白组（RR）1.43，95%CI（1.22 ~ 1.68），$P < 0.00$；DPN 神经传导速度的改善情况，Meta 分析结果显示：黄芪桂枝五物汤 + 西药 / 空白组对神经传导速度的改善优于西药 / 空白组，差异有统计意义。腓运动神经，$P < 0.00$，SMD=0.90，95% CI（0.58 ~ 1.22）；腓感觉神经，$P < 0.00$，SMD=1.05，95% CI（0.5 ~ 1.60）；正中运动神经，$P < 0.00$，SMD=0.73，95% CI（0.36，1.10）；正中感觉神经传导速度，$P < 0.00$，SMD=0.64，95% CI（0.31 ~ 0.97）。黄芪桂枝五物汤对 DPN 的疗效优于空白组或西药组，值得临床推广应用。

3. 肿瘤

（1）化疗后不良反应（奥沙利铂致外周神经损伤）

A 级证据 2 篇，B 级证据 2 篇，C 级证据 12 篇，D 级证据 4 篇。

> 黄芪桂枝五物汤对照甲钴胺片、防寒保暖等常规疗法治疗奥沙利铂致外周神经损伤在临床疗效方面有优势（A）

田君等[4]完成的一项临床随机对照试验的 Meta 分析。检索中国生物医学文献数据库（CBM）、中国期刊全文数据库（CNKI）、万方数据在线知识服务平台、中文科技期刊全文数据库（VIP）以及 Cochrane Library、Medcine、EMbase 英文数据库，时间截止到 2012 年 12 月，共纳入 6 个随机对照实验研究，368 例患者。试验组使用黄芪桂枝五物汤治疗，给药途径为口服或外用熏洗，对照组采用防寒保暖等常规治疗或口服甲钴胺片。纳入 297 例患者 Meta 分析的结果提示：对比防寒保暖等常规治疗，黄芪桂枝五物汤可降低神经毒性的发生率（OR：0.10，95% CI：0.06 ~ 0.19），$P < 0.00001$。纳入 99 例患者 Meta 分析的结果提示：对比西药甲钴胺片，黄芪桂枝五物汤可降低神经毒性的发生率（OR：0.17，95% CI：0.05 ~ 0.61，P=0.007）。5 个研究对比了黄芪桂枝五物汤与常规治疗奥沙利铂所致的严重的神经毒性发生率，Meta 分析的结果提示，黄芪桂枝五物汤试

验组的严重神经毒性发生率明显低于常规治疗组，两组差异具有统计学意义（OR：0.07，95% CI（0.04～0.14，P＜0.00001）。2 个甲钴胺片对照组的 Meta 分析结果亦提示黄芪桂枝五物汤试验组有较好的疗效（OR：0.14，95% CI（0.05～0.44，P=0.0007）。结论：辨证应用黄芪桂枝五物汤可以预防奥沙利铂引起的周围神经毒性，降低严重周围神经毒性的发生率，并可以缓解奥沙利铂导致的感觉神经传导速度的抑制作用，且根据临床实验研究报道，运用黄芪桂枝五物汤无明显不良反应事件的发生，具有一定的使用安全性。

4. 循环系统疾病

（1）雷诺氏综合征

C 级证据 6 篇，D 级证据 13 篇。

> 黄芪桂枝五物汤加减配合西药常规治疗对照单纯西药常规治疗雷诺氏综合征在临床总有效率方面有优势（C）

乔虹等[5]实施的一项临床随机对照试验，样本量为 40 例。试验组、对照组各 20 例。试验组予黄芪桂枝五物汤，处方组成：黄芪 30g，桂枝 10g，白芍 10g，牛膝 15g，每日 1 剂，水煎取汁 200mL，早晚均分口服，药渣加水适量煮沸后熏洗患处。硝苯地平片 10mg，日 3 次口服；潘生丁片 25mg，日 3 次口服。对照组：硝苯地平片 10mg，日 3 次口服；潘生丁片 25mg，日 3 次口服。两组均连续应用 4 周。两组比较，临床总有效率相对危险度（RR）1.64，95%CI（1.07～2.50），P=0.02，有统计学意义（疗效标准：痊愈：临床症状完全消失，随访 1 年无复发。显效：临床症状基本消失，冬季遇寒偶有轻度发作。有效：临床症状减轻，发作次数减少。无效：临床症状和发作次数均无改变）。

【证据荟萃】

※ Ⅰ级

黄芪桂枝五物汤及其加减方主要治疗肌肉骨骼系统和结缔组织疾病、内分泌、营养和代谢疾病和肿瘤，如肩关节周围炎（未特指）、神经根型颈椎病、糖尿病性周围神经病变、化疗后不良反应（奥沙利铂致外周神经损伤）等。

※ Ⅱ级

黄芪桂枝五物汤及其加减方主要治疗循环系统疾病，如雷诺氏综合征等。

《金匮要略》原文中以本方治疗营卫气血俱虚的血痹重证，其临床主要表现为局部肌肤麻木不仁，脉见"寸口关上微""尺中小紧"。肩关节周围炎（未特指）、神经根型颈椎病、糖尿病性周围神经病变、化疗后不良反应（奥沙利铂致外周神经损伤）、雷诺氏综合征等高频病症在某阶段的病机及临床表现可与之相符。临床研究和个案经验文献均支持上述病症系统是其高频率、高级别证据分布的病症系统。肩关节周围炎（未特指）、神经根型颈椎病均已有至少 2 项 B 级证据；糖尿病性周围神经病变、化疗后不良反应（奥沙利铂致外周神经损伤）均已有至少 2 项 A 级证据；雷诺氏综合征已有至少 2 项 C 级证据。

※ Ⅰ级

黄芪桂枝五物汤合二仙汤结合针刀疗法对照单纯针刀疗法治疗肩关节周围炎在临床总有效率方面有优势。

黄芪桂枝五物汤加减对照颈复康颗粒治疗神经根型颈椎病在临床总有效率方面有优势。

黄芪桂枝五物汤对照空白组/西药组治疗糖尿病性周围神经病变在临床疗效方面有优势。

黄芪桂枝五物汤对照甲钴胺片、防寒保暖等常规疗法治疗奥沙利铂致外周神经损伤在临床疗效方面有优势。

※ Ⅱ级

黄芪桂枝五物汤加减配合西药常规治疗对照单纯西药常规治疗雷诺氏综合征在临床总有效率方面有优势。

【参考文献】

［1］石海林.黄芪桂枝五物汤合二仙汤治疗肩周炎疗效观察［J］.上海医药，2013，34（2）：31-33.

［2］张维.黄芪桂枝五物汤加减治疗神经根型颈椎病的临床研究［D］.长春中医药大学，2010.

［3］黄勇，顾静，李应东.黄芪桂枝五物汤干预糖尿病周围神经病变临床 RCT 文献的 Meta 分析［J］.甘肃中医学院学报，2013，30（2）：65-68.

［4］田君，姚学权，吴晓宇等.黄芪桂枝五物汤防治奥沙利铂的周围神经毒性的系统评价及 Meta 分析［J］.中国实验方剂学杂志，2013，19（22）：325-330.

［5］乔虹，乌云，王彪.中西医结合治疗雷诺氏病 20 例临床分析［J］.中医药学报，2008，36（3）：71.

二、桂枝加龙骨牡蛎汤

【原文汇要】

夫失精家少腹弦急，阴头寒，目眩（一作目眶痛），发落，脉极虚芤迟，为清谷，亡血，失精。脉得诸芤动微紧，男子失精，女子梦交，桂枝加龙骨牡蛎汤主之。（8）

桂枝加龙骨牡蛎汤方《小品》云：虚弱浮热汗出者，除桂，加白薇、附子各三分，故曰二加龙骨汤。

桂枝　芍药　生姜各三两　甘草二两　大枣十二枚　龙骨　牡蛎各三两

上七味，以水七升，煮取三升，分温三服。

【原文释义】

桂枝加龙骨牡蛎汤主治阴阳两虚，阳失固摄，阴不内守之证。症见失精家，少腹弦急，阴头寒，目眩，发落，脉极虚芤迟；诸芤动微紧，男子失精，女子梦交。治当振奋中焦营卫化源，有精归肾以藏之；固摄宁心，以断精气之走泄。方中用桂枝汤调和阴阳，振奋后天营卫化源，加龙骨潜阳，牡蛎敛阴，和肝阳宁心神，固摄精气，立足中土而秘下元封藏之本。

【文献概况】

设置关键词为"桂枝加龍骨牡蠣湯""桂枝加龙骨牡蛎汤"，检索并剔重后，得到 690 篇相关文献，其中 CBM、CNKI、VIP、WF 分别为 150 篇、434 篇、31 篇、75 篇。初步分类：临床研究 90 篇（13.0%）、个案经验 245 篇（35.5%）、实验研究 5 篇（0.7%）、理论研究 261 篇（37.8%）、其他 89 篇（13.0%）。在个案经验文献中，桂枝加龙骨牡蛎汤及其加减方的医案有 538 则。

【文献病谱】

1.临床研究文献

共涉及 11 类病症（证）系统、34 个病症（证）（表 6-4）。

表 6-4　桂枝加龙骨牡蛎汤临床研究文献病症（证）谱

➢ **泌尿生殖系统疾病（8 个、26 篇）**
　　西医疾病：围绝经期综合征 16（未特指 9、不寐 2、潮热 1、潮热汗出 1、多汗 1、发热 1、心脏神经官能症 1），不育症 1，膀胱过度活动症 1，慢性宫颈炎 1
　　西医症状：遗尿 3（小儿 2、未特指 1），尿频 1
　　中医疾病：遗精 2，崩漏 1

➢ **呼吸系统疾病（5 个、10 篇）**
　　西医疾病：小儿呼吸道感染 4，咳嗽变异性哮喘 2，小儿迁延性肺炎伴发热 2，激素依赖性慢性喘息性支气管炎 1，过敏性鼻炎 1

➢ **精神和行为障碍（5 个、9 篇）**
　　西医疾病：性功能障碍 3（早泄 2、阳痿 1），小儿夜惊症 2，多动秽语综合征 2，神经衰弱 1，心脏神经官能症 1

➢ **循环系统疾病（4 个、12 篇）**
　　西医疾病：心律失常 9（未特指 4、窦性心动过缓 2、老年性心动过缓 1、频发室早 1、心动过速 1），心力衰竭伴多汗 1，缺血性心脏病 1，老年单纯收缩期高血压伴睡眠障碍 1

➢ **消化系统疾病（3 个、4 篇）**
　　西医疾病：功能性消化不良 2，肠易激综合征 1
　　西医症状：上消化道出血 1

➢ **内分泌、营养和代谢疾病（2 个、4 篇）**
　　西医疾病：糖尿病 3（伴：多汗 2、焦虑状态 1），雷夫斯甲亢 1

➢ **妊娠、分娩和产褥期（1 个、2 篇）**
　　西医疾病：产褥期诸症（自汗）2

➢ **皮肤和皮下组织疾病（1 个、1 篇）**
　　西医疾病：脂溢性脱发（男性）1

➢ **肌肉骨骼系统和结缔组织疾病（1 个、1 篇）**
　　西医疾病：骨质疏松 1

➢ **神经系统疾病（1 个、1 篇）**
　　西医疾病：神经官能症 1

➢ **中医病证（3 个、20 篇）**
　　不寐 12（未特指 5、顽固性 4、老年性 2、阳虚 1），汗证 7（小儿多 2、自 2、盗 1、重症自 1、未特指 1），奔豚 1

西医病症系统中，泌尿生殖系统疾病在病症种类与文献数量上均居首位（图 6-3）。各系统病症（证）中，频数位居前列（至少为 5）的病症（证）有：围绝经期综合征、心律失常、不寐、汗证。

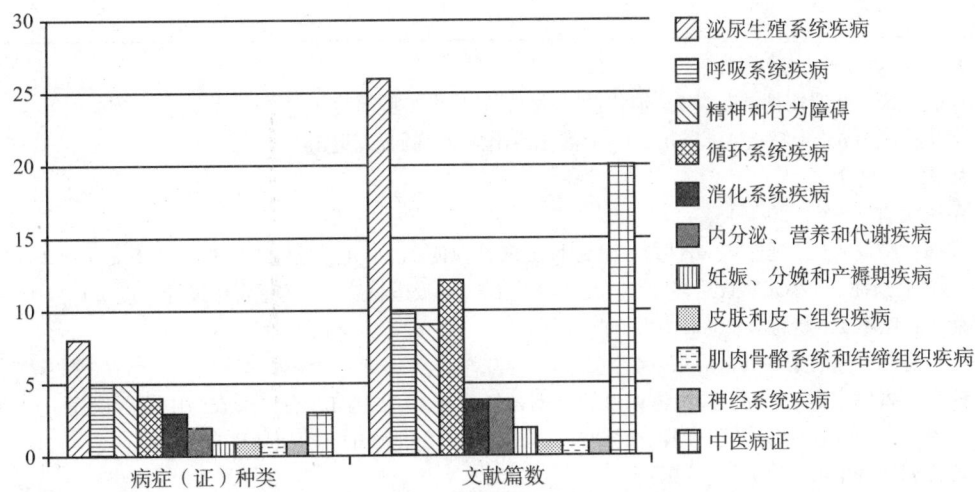

图6-3 病症（证）种类及文献数量分布图

2. 个案经验文献

共有16类病症（证）系统、129个病症（证）、538则医案（表6-5）。

表6-5 桂枝加龙骨牡蛎汤个案经验文献病症（证）谱

> **泌尿生殖系统疾病**（25个、140则）

西医疾病：围绝经期综合征38（未特指26、半身汗出1、不寐1、自汗1、合并：哮喘4、慢性咳嗽3、慢性支气管炎肺气肿1、肺纤维化慢性阻塞性肺气肿1），月经失调3（延长1、合并郁证1、未特指1），前列腺增生2（老年性1、慢性1），宫颈糜烂2，功能性子宫出血2，溢乳2，子宫切除术后诸症（腹痛）1，性交恐惧症1，高泌乳素血症（合并闭经）1，男性更年期综合征1

西医症状：遗尿13（未特指9、青少年2、小儿2），白带异常4（清稀2、过多2），尿频4（小儿1、老年夜尿频多1、伴自汗1、未特指1），不射精4，性交汗出2，性交引起的症状（肢体麻木）1，尿急1

中医疾病：遗精38（未特指37、老年性1），滑精9，崩漏6，阴吹1，乳泣1，尿浊1，淋证（劳）1，经行诸症（汗出伴月经过多）1

> **精神和行为障碍**（16个、63则）

西医疾病：神经官能症14（胃肠5、心脏4、未特指2、咽1、胃肠神经官能症伴食管痉挛1、脊背发热全身恶寒1），性功能障碍9（阳痿7、早泄2），癔症8（未特指6、瘫痪2），多动症5，多动秽语综合征5（未特指4、多发性1），抑郁症4（未特指3、伴睡眠障碍1），神经衰弱4（未特指3、重症1），夜惊症4，焦虑症2，情感交叉擦腿综合征1，梦游1，精神障碍（高血压病引起）1，惊恐障碍（书写不能）1

西医症状：抽搐1，嗜睡1

中医疾病：癫狂2（癫证1、未特指1）

> **循环系统疾病**（9个、40则）

西医疾病：心律失常22（频发室早7、房颤5、窦性心动过速2、室早2、阵发性室上速合并室早1、完全性左束支传导阻滞1、室性心律紊乱1、室性心律失常1、功能性过早搏动1、病窦综合征1），冠心病7（伴黎明前心悸多汗2、心肌缺血1、心绞痛1、老年1、合并慢性表浅性胃炎1、未特指1），病毒性心肌炎合并室早4，脑动脉硬化2，失血后诸症（休克）1，缺血性脑血管病（右支供血不足）1，高血压病1，风湿性心脏病1，肺源性心脏病1

> **神经系统疾病**（9个、13则）

西医疾病：面肌痉挛3，植物神经功能紊乱2，癫痫2（顽固性1、伴奔豚1），周期性麻痹1，偏头痛1，紧张性头痛1，面神经麻痹1，多发性神经炎1，β受体高敏综合征1

➤ **消化系统疾病（7个、14则）**

西医疾病：慢性非溃疡性结肠炎2，消化性溃疡1，复发性口腔溃疡1

西医症状：腹泻6（未特指4、小儿2），上消化道出血2，肠音亢进1

中医症状：流涎1

➤ **呼吸系统疾病（6个、20则）**

西医疾病：肺炎9（迁延性4、小儿2、迁延性支气管肺炎2、小儿迁延性1），哮喘5（支气管2、未特指2、小儿1），感冒后遗症2（小儿感冒后多汗1、肢体颤动1），呼吸道易感儿1，感冒（发汗过度）1

西医症状：咳嗽2（膀胱咳1、未特指1）

➤ **损伤、中毒和外因的某些其他后果（4个、7则）**

西医疾病：毒物中毒3（有机磷中毒迟发性周围神经病变1、农药1、有机磷农药中毒后遗症1），药物不良反应（青霉素）2，外伤后诸症（下颌骨折后烦躁自汗1），一氧化碳中毒后遗症（自汗）1

➤ **某些传染病和寄生虫病（4个、4则）**

西医疾病：肺结核1，流行性乙型脑炎（合并循环衰竭）1，支原体性阴道炎1

中医疾病：丹毒（面部）1

➤ **妊娠、分娩和产褥期（3个、18则）**

西医症状：产褥期诸症15（自汗7、自汗合并身痛1、血崩1、失眠1、身痛1、惊悸1、风疹1、发热1、盗汗1），人工流产后诸症2（白带异常1、多汗1），妊娠期诸症（恶阻）1

➤ **皮肤和皮下组织疾病（3个、11则）**

西医疾病：荨麻疹6（慢性3、未特指2、顽固性1），斑秃2

西医症状：脱发3

➤ **内分泌、营养和代谢疾病（3个、6则）**

西医疾病：佝偻病3（未特指2、合并肺炎1），甲亢2，糖尿病性肾病（伴水肿）1

➤ **肌肉骨骼系统和结缔组织疾病（2个、2则）**

西医疾病：椎动脉型颈椎病1，生长痛1

➤ **肿瘤（2个、2则）**

西医疾病：宫颈癌术后综合征（多汗）1，化疗后不良反应（高热）1

➤ **眼和附器疾病（1个、1则）**

西医疾病：中心性浆液性视网膜病1

➤ **耳和乳突疾病（1个、1则）**

西医疾病：耳源性眩晕1

➤ **中医病证（34个、196则）**

汗证74（盗34、自15、未特指6、半身3、漏2、大1、多1、夜间阴1、胸部出1、顽固性盗1、头项自1、头1、睡眠多1、双手多1、手足心1、老年特发性多1、老年盗1、汗出惊悸症1、盗汗合并遗精1），不寐29（未特指26、老年性1、合并惊悸1、小儿1），梦交25（未特指23、输卵管结扎术后1、合并阳痿1），心悸15（未特指11、合并：眩晕不寐2、不寐2），奔豚6，发热4（低2、持续性1、伤寒瘥后1），眩晕4（未特指3、右支供血不足引起1），头痛3（未特指2、合并吐涎1），惊悸3，脏躁3，风疹2，多梦2，腹痛2（异位妊娠术后1、未特指1），房劳感冒2，郁证2（未特指1、合并月经不调1），虚劳（失精）2，水肿1，头风（小儿）1，百合病1，鼻出冷气1，戴阳证1，房劳虚脱1，寒厥1，肌肉瞤动1，梅核气1，脑鸣1，逆气冲头1，舌冷1，胃脘痛1，畏风1，阴冷1，阴寒1，阳亢1，怔忡1

按文献病症种类和医案则数多少排序，西医病症系统中，泌尿生殖系统疾病均居首位（图6-4）。中医病证亦为高频病证系统。各系统病症（证）中，医案数位居前列（至少为10）的病症（证）有：围绝经期综合征、遗尿、遗精、神经官能症、心律失常、产褥期诸症、汗证、不寐、梦交、心悸。

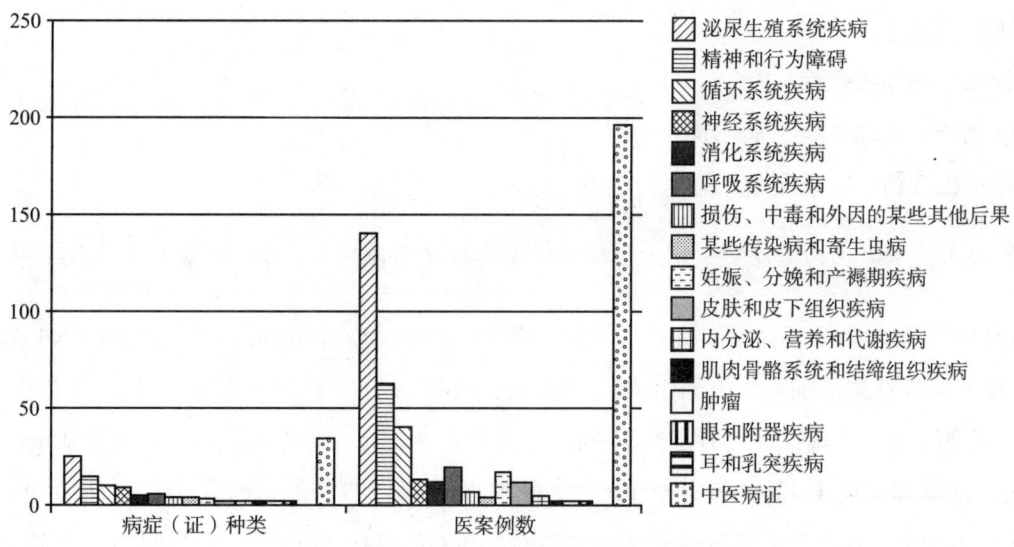

图 6-4　病症（证）种类及医案数量分布图

3. 比较研究

临床研究和个案经验文献比较，两者在文献和病症数量上，泌尿生殖系统疾病均居首位，是共有的高频病症系统。在具体病症（证）上，围绝经期综合征、心律失常、不寐、汗证等是二者共有的高频病症（证）。

【证据分级】

临床研究文献证据

截至目前，桂枝加龙骨牡蛎汤及其加减方临床研究文献证据等级为：B 级 4 篇、C 级 33 篇、D级 53 篇。详细情况见表 6-6。

表 6-6　临床研究文献证据等级分布情况

证据等级	病症（证）
B 级	喘息性支气管炎（激素依赖性慢性）、心律失常、哮喘（咳嗽变异性）、围绝经期综合征（发热）
C 级	脂溢性脱发（男性）、性功能障碍（早泄、阳痿）、心律失常（频发室早、未特指）、消化不良（功能性）、围绝经期综合征（心脏神经官能症、潮热、潮热汗出、未特指）、Ⅱ型糖尿病（伴焦虑状态）、神经官能症（心脏、未特指）、甲亢（雷夫斯）、呼吸道易感儿、呼吸道感染（反复发作）、汗证（重症自汗）、骨质疏松、过敏性鼻炎、高血压病（老年单纯收缩期高血压伴睡眠障碍）、多动秽语综合征、肠易激综合征、产褥期诸症（自汗）、不寐（顽固性、老年性、未特指）、崩漏
D 级	奔豚、不寐（顽固性、老年性、阳虚、未特指）、不育症、产褥期诸症（自汗）、多动秽语综合征、肺炎（小儿迁延性、小儿迁延性伴发热）、宫颈炎（慢性）、汗证（盗、自、小儿多、未特指）、呼吸道易感儿、尿频、膀胱过度活动症、缺血性心脏病、神经衰弱、糖尿病（伴多汗）、围绝经期综合征（不寐、多汗、未特指）、消化道出血（上消化道）、哮喘（咳嗽变异性）、心力衰竭伴多汗、心律失常（老年性心动过缓、窦性心动过缓、未特指）、夜惊症（小儿）、遗精、遗尿（小儿、未特指）

【证据示例】

1. 泌尿生殖系统疾病

（1）围绝经期综合征（未特指）

C级证据3篇，D级证据6篇。

> 桂枝加龙骨牡蛎汤加减对照尼尔雌醇治疗围绝经期综合征在临床总有效率方面有优势（C）

蔡东升[1]实施的一项临床随机对照试验，样本量为86例。试验组42例，对照组44例。试验组以桂枝加龙骨牡蛎汤加减，方药组成：桂枝9g，白芍9g，生姜9g，大枣12枚，炙甘草6g，龙骨15g，牡蛎15g。加减：潮热者加柴胡9g；心烦加麦冬12g、栀子9g；头晕加枸杞15g；心悸加茯苓9g；目眩加女贞子12g、旱莲草12g；痞闷加青皮6g；纳呆加鸡内金6g；大便稀加干姜6g、白术9g；小便失禁加益智仁12g；神疲加党参12g、黄芪12g；面色萎黄加当归9g、熟地12g。煎服法，每天1剂，水煎分2次温服，每次服用1周后休息1天，4次为1疗程。对照组给予尼尔雌醇，首次2mg，半月1次口服，症状改善后给予1mg，半月1次维持。3个月为1疗程。两组比较，临床总有效率相对危险度（RR）1.20，95%CI（1.02～1.41），P=0.03，有统计学意义（疗效标准：显效：自觉症状均有明显改善，血压正常。好转：自觉症状不同程度改善。无效：治疗前后症状无改变）。

2. 循环系统疾病

（1）心律失常（未特指）

B级证据1篇，C级证据2篇，D级证据1篇。

> 桂枝加龙骨牡蛎汤加减对照稳心颗粒治疗心律失常在临床总有效率方面有优势（B）

王评等[2]实施的一项临床随机对照试验，样本量为96例。试验组52例，对照组44例。试验组使用桂枝加龙骨牡蛎汤加味：桂枝20g，白芍、龙骨、牡蛎、丹参各15g，制附子、法半夏、大枣各10g，生姜、炙甘草各6g。每日1剂，水煎服，早晚2次分服。对照组予稳心颗粒（9g/袋）治疗，1袋/次，温开水冲服，3次/日。两组均治疗8周。两组比较，临床总有效率相对危险度（RR）1.24，95%CI（1.02～1.52），P=0.03，有统计学意义（疗效标准：参照《中药新药临床研究指导原则》制定。痊愈：症状全部消失，心电示波或动态心电图检查恢复正常。显效：心悸症状消失，心电示波或动态心电图明显改善。有效：心悸症状大部分消失，心电示波或动态心电图有所改善。无效：心悸症状、心电示波或动态心电图无变化或加重）。

【证据荟萃】

※ Ⅱ级

桂枝加龙骨牡蛎汤及其加减方主要治疗泌尿生殖系统疾病和循环系统疾病，如围绝经期综合征、心律失常等。

《金匮要略》原文中以本方治疗阴阳两虚所致的失精、梦交，其临床主要表现为腹痛、阴寒、目眩、发落等。围绝经期综合征、心律失常等高频病症在某阶段的病机及临床表现可与之相符。临床研究和个案经验文献均支持泌尿生殖系统疾病与循环系统疾病是其高频率、高级别证据分布的病症系统。围绝经期综合征已有 3 项 C 级证据；心律失常已有 1 项 B 级证据，2 项 C 级证据。

※ Ⅱ级

桂枝加龙骨牡蛎汤加减对照尼尔雌醇治疗围绝经期综合征在临床总有效率方面有优势。

桂枝加龙骨牡蛎汤加减对照稳心颗粒治疗心律失常在临床总有效率方面有优势。

【参考文献】

［1］蔡东升. 桂枝加龙骨牡蛎汤治疗 42 例妇女更年期综合征疗效观察［J］. 光明中医，2007，22（8）：43-44.

［2］王评，李茂清，彭玉兰. 桂枝龙骨牡蛎汤治疗心阳亏虚型心律失常的临床观察［J］. 中医药导报，2009，15（8）：18-19.

三、天雄散

【原文汇要】

天雄散方

天雄三两（炮）　白术八两　桂枝六两　龙骨三两

上四味，杵为散，酒服半钱匕，日三服，不知，稍增之。

【原文释义】

天雄散主治阳伤失精。症见男子失精，腰膝冷痛。治当补阳以摄阴。方中天雄、桂枝、白术，温补中阳；龙骨收敛摄精。

【文献概况】

设置关键词为"天雄散"，检索并剔重后，得到 35 篇相关文献，其中 CBM、CNKI、VIP、WF 分别为 0 篇、27 篇、3 篇、5 篇。初步分类：临床研究 8 篇（22.9%）、个案经验 10 篇（28.6%）、实验研究 2 篇（5.7%）、理论研究 9 篇（25.7%）、其他 6 篇（17.1%）。在个案经验文献中，天雄散及其加减方的医案有 19 则。

【文献病谱】

1. 临床研究文献

共涉及 3 类病症系统、5 个病症（表 6-7）。

表 6-7　天雄散临床研究文献病症谱

> **泌尿生殖系统疾病（3 个、6 篇）**
> 西医疾病：不育症 4（未特指 3、弱精症 1），男性性功能障碍 1
> 西医症状：尿频（合并尿急）1
> **呼吸系统疾病（1 个、1 篇）**
> 西医疾病：过敏性鼻炎 1
> **消化系统疾病（1 个、1 篇）**
> 西医疾病：慢性结肠炎 1

2. 个案经验文献

共有 4 类病症（证）系统、10 个病症（证）、共有 19 则医案（表 6-8）。

表 6-8　天雄散个案经验文献病症（证）谱

> 泌尿生殖系统疾病（7个、15则）
> 西医疾病：不育症 6，前列腺炎 1
> 西医症状：白带异常 1，血精 1
> 中医疾病：遗精 4，癃闭 1
> 中医症状：精浊 1
> 精神和行为障碍（1个、2则）
> 西医疾病：性功能障碍 2
> 呼吸系统疾病（1个、1则）
> 西医疾病：过敏性鼻炎 1
> 中医病证（1个、1则）
> 阴缩 1

按文献病症种类和医案则数多少排序，西医病症系统中，泌尿生殖系统疾病均居首位（图 6-5）。各系统病症（证）中，医案数位居前列（至少为 4）的病症（证）有：不育症、遗精。

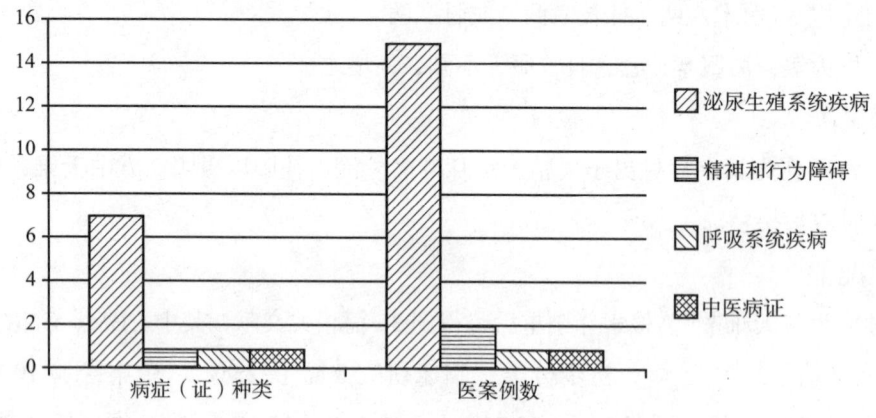

图 6-5　病症（证）种类及医案数量分布图

3. 比较研究

临床研究和个案经验文献比较，两者在文献和病症数量上，泌尿生殖系统疾病均居首位，是共有的高频病症系统。在具体病症上，不育症是共有的高频病症。

【证据分级】

临床研究文献证据

截至目前，天雄散及其加减方临床研究文献证据等级为：B 级 1 篇、D 级 7 篇。详细情况见表 6-9。

表 6-9　临床研究文献证据等级分布情况

证据等级	病症（证）
B 级	不育症（弱精症）
D 级	不育症、慢性结肠炎、尿频、性功能障碍（男性）、过敏性鼻炎

【证据示例】

1. 泌尿生殖系统疾病

（1）不育症（未特指）

D 级证据 3 篇。

> 天雄散加味治疗不育症（未特指）有一定疗效（D）

邹定华等[1]实施的一项临床病例观察，样本量为 60 例。用经方天雄散加味治疗。药物组成：附子 10g，白术 15g，桂枝 10g，龙骨 15g，肉苁蓉 10g，菟丝子 10g，山萸肉 10g，淫羊藿 10g，枸杞子 10g。每日 1 剂，水煎服，每月为 1 疗程。临床运用中，精索静脉曲张者，加穿山甲、川牛膝、丹参；前列腺炎患者加黄柏、知母、地龙；遗精者，加五味子、芡实、桑螵蛸。服药期间，性生活不宜过频，每月复查精液常规 1 次。治疗结果：60 例不育症患者，服药 6 个疗程以上，痊愈 16 例，有效 3 例；服药 3 个疗程以上，痊愈 10 例，有效 7 例，无效 5 例；服药 2 个疗程以上，痊愈 6 例，有效 3 例，无效 7 例。其中因故中断治疗者 3 例。总有效率 77%。治疗时间最短为 2 个疗程，最长为 8 个疗程（疗效判断标准：痊愈：服药后腰酸痛，形寒腰冷消失，配偶已怀孕者。有效：服药后配偶虽未孕育，但腰酸痛，形寒腰冷消失，精液常规，恢复正常者。无效：服药后腰酸痛，形寒腰冷虽好转，但精液常规，未恢复正常者）。

【证据荟萃】

※ Ⅲ级

天雄散及其加减方可以治疗泌尿生殖系统疾病，如不育症（未特指）等。

《金匮要略》原文中以本方治疗男子失精，腰膝冷痛。高频病症不育症（未特指）在某阶段的病机及临床表现可与之相符。临床研究和个案经验文献均支持泌尿生殖系统疾病是其高频率、高级别证据分布的病症系统。不育症（未特指）已有 3 项 D 级证据。

※ Ⅲ级

天雄散加味治疗不育症（未特指）有一定疗效。

【参考文献】

[1] 邹定华，龚子夫. 天雄散加味治疗不育症 60 例临床分析 [J]. 江西医学院学报，1992，32（4）：77-78.

四、黄芪建中汤

【原文汇要】

虚劳里急，诸不足，黄芪建中汤主之。（14）

黄芪建中汤方

于小建中汤内加黄芪一两半，余依上法。气短胸满者加生姜；腹满者去枣，加茯苓一两半，及疗肺虚损不足，补气加半夏三两。

【原文释义】

黄芪建中汤主治阴阳两虚之虚劳，症如小建中汤证之"里急"，而如身倦汗出等气虚见证明显。治仍当用小建中汤，以"诸不足"加黄芪助大气之周流，益气升阳。

【文献概况】

设置关键词为"黄耆建中汤""黄芪建中汤"，检索并剔重后，得到 1819 篇相关文献，其中 CBM、CNKI、VIP、WF 分别为 92 篇、1572 篇、61 篇、94 篇。初步分类：临床研究 562 篇（30.9%，缺少 2 篇文献未包括在其中）、个案经验 314 篇（17.3%，缺少 1 篇文献未包括在其中）、实验研究 90 篇（4.9%）、理论研究 215 篇（11.8%）、其他 638 篇（35.1%）。在个案经验文献中，黄芪建中汤及其加减方的医案有 439 则。

【文献病谱】

1. 临床研究文献

共涉及 15 类病症（证）系统、75 个病症（证）（表 6-10）。

表 6-10 黄芪建中汤临床研究文献病症（证）谱

➢ **消化系统疾病**（26 个、442 篇）

西医疾病：消化性溃疡 248（未特指 169、十二指肠 41、胃 23、上消化道 4、复发性 3、顽固性 2、老年伴出血 2、老年 1、儿童 1、胃合并幽门螺杆菌感染 1、合并慢性胃炎 1），胃炎 95（慢性 44、慢性萎缩性 36、慢性表浅性 10、慢性糜烂性 1、胃切除术后吻合口炎 1、胃窦炎 1、胆汁反流性 1、未特指 1），消化不良 17（功能性 14、非溃疡性 1、胃动力障碍型 1、未特指 1），溃疡性结肠炎 13，反流性食管炎 11，肠易激综合征 8（腹泻型 4、未特指 3、便秘型 1），口腔溃疡 6（复发性 5、未特指 1），幽门螺杆菌感染 3（合并：消化性溃疡 1、慢性胃炎 1、十二指肠溃疡 1），胃下垂 3，胃轻瘫 3，胰腺外瘘 2，肝原性溃疡 1，慢性肝炎 1，重症肝炎（高黄疸）1，慢性结肠炎 1

西医症状：腹泻 9（小儿 7、慢性 1、未特指 1），胃痛 5，上消化道出血 4，便秘 4，小儿厌食 1，顽固性呕吐 1，纳呆 1，肛门痛 1，黄疸（阴黄）1

中医症状：嘈杂 1，中老年流涎 1

➢ **泌尿生殖系统疾病**（8 个、14 篇）

西医疾病：慢性肾小球肾炎 4，痛经 3（原发性 1、青春期 1、未特指 1），盆腔炎后遗症 2，难治性肾病综合征 1，盆腔炎 1，盆腔充血综合征 1，月经失调 1

西医症状：遗尿 1

➢ **内分泌、营养和代谢疾病**（6 个、7 篇）

西医疾病：糖尿病 2（合并胃轻瘫 1、未特指 1），卟啉症 1，小儿佝偻病 1，甲状腺机能减退合并昏迷 1，桥本氏病 1，高脂血症 1

➢ **呼吸系统疾病**（5 个、8 篇）

西医疾病：过敏性鼻炎 3，慢性阻塞性肺疾病 2，感冒 1，慢性喘息性支气管炎 1，花粉症 1

➢ **某些传染病和寄生虫病**（3 个、17 篇）

西医疾病：幽门螺杆菌感染 12（消化性溃疡 6、慢性胃炎 5、未特指 1），乙肝 4，霉菌性肠炎 1

➢ **耳和乳突疾病**（3 个、6 篇）

西医疾病：慢性化脓性中耳炎 4，耳鸣耳聋眩晕综合征 1，美尼尔氏综合征 1

> 神经系统疾病（3个、5篇）

　　西医疾病：儿童直立性调节障碍3，肌萎缩侧索硬化1，植物神经功能紊乱1

> 皮肤和皮下组织疾病（3个、4篇）

　　西医疾病：黄褐斑2，手足脱皮症1，寒冷性荨麻疹1

> 肿瘤（2个、8篇）

　　西医疾病：胃癌7（溃疡型2、晚期2、未特指2、前期病变1），肺癌放疗并发症1

> 血液及造血器官疾病和某些涉及免疫机制的疾患（2个、3篇）

　　西医疾病：白细胞减少症2，血小板减少性紫癜1

> 循环系统疾病（2个、3篇）

　　西医疾病：慢性心力衰竭2，心绞痛1

> 妊娠、分娩和产褥期（2个、2篇）

　　西医疾病：先兆流产1，产后乳少1

> 损伤、中毒和外因的某些其他后果（2个、2篇）

　　西医疾病：骨折1，慢性铅中毒1

> 肌肉骨骼系统和结缔组织疾病（1个、1篇）

　　西医疾病：神经根型颈椎病1

> 中医病证（7个、40篇）

　　胃脘痛29，腹痛4（小儿反复发作性2、未特指2），疳积2，脾胃虚寒证2，腹胀（术后顽固性）1，发热1，痿证1

　　西医病症系统中，消化系统疾病在病症种类与文献数量上均居首位（图6-6）。各系统病症（证）中，频数位居前列（至少为15）的病症（证）有：消化性溃疡、胃炎、消化不良、胃脘痛。

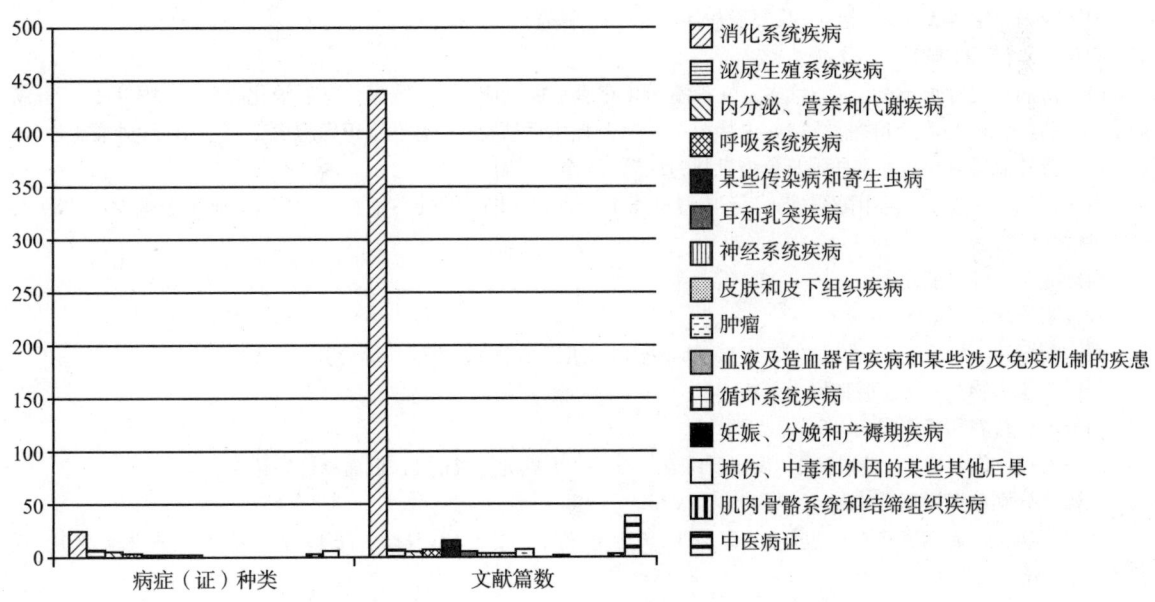

图6-6　病症（证）种类及文献数量分布图

2. 个案经验文献

　　共有17类病症（证）系统、128个病症（证）、439则医案（表6-11）。

表 6-11　黄芪建中汤个案经验文献病症（证）谱

➢ 消化系统疾病（31 个、192 则）

西医疾病：消化性溃疡 72（十二指肠 41、胃 16、未特指 8、胃小弯 1、复发性十二指肠球部 1、十二指肠球部表浅性 1、胃窦部 1、十二指肠球部合并：慢性表浅性胃炎 1、胃下垂 1、胃窦部 1），胃炎 53（慢性萎缩性 21、慢性表浅性 11、慢性 4、慢性胃窦 3、表浅性萎缩性 2、慢性糜烂性 2、残胃 2、慢性萎缩性伴肠上皮化生 1、慢性萎缩性合并十二指肠球部溃疡 1、慢性肥厚性 1、胆汁反流性合并幽门溃疡 1、合并十二指肠球部溃疡 1、慢性合并：高血压 1、十二指肠球部溃疡 1、贫血 1），慢性胆囊炎 4，溃疡性结肠 4，肠炎 4（十二指肠 1、伪膜性 1、慢性 1、结肠炎 1），慢性肝炎 3，复发性口腔溃疡 3，消化不良 3（功能性 2、合并抑郁症 1），贲门失弛缓 2，肠易激综合征 2（腹泻型 1、未特指 1），反流性食管炎 1，肝硬化（伴腹水）1，倾倒综合征 1，胃出血 1，胰腺炎（伴腹痛）1，胃息肉 1，克隆氏病 1，阴囊疝 1，胃结石 1，胃扭转 1，化脓性阑尾炎 1，肛瘘 1，肠绞痛 1

西医症状：胃痛 14（未特指 12、虚寒性 1、虚实错杂 1），腹泻 5，黄疸 3（未特指 2、溶血性 1），膈肌痉挛 2，便秘 2（结肠冗长症术后 1、未特指 1），便血 1，功能性呕吐 1

中医症状：纳呆 1

➢ 泌尿生殖系统疾病（16 个、29 则）

西医疾病：盆腔炎 6（慢性 3、未特指 2、急性 1），痛经 5，慢性肾小球肾炎 2，子宫内膜异位症 2，不育症 2，不孕症 1，尿崩症 1，围绝经期综合征 1，子宫内膜炎 1

西医症状：月经后期 1，小儿遗尿 1，白带异常 1

中医疾病：崩漏 2，癃闭 1，经行二便不畅 1，遗精 1

➢ 循环系统疾病（11 个、30 则）

西医疾病：冠心病 11（未特指 7、心绞痛 4），心律失常 8（阵发性室上性 2、病窦综合征 2、窦性心动过缓 2、室性心律失常 1、房颤 1），心肌炎 2（未特指 1、病毒性 1），心肌病 2，高血压 1，低血压 1，风湿性关节炎 1，红斑性肢痛症 1，颈淋巴结核瘘 1，脑卒中后遗症（下肢萎缩）1，血栓性静脉炎 1

➢ 呼吸系统疾病（9 个、18 则）

西医疾病：哮喘 4（未特指 2、小儿 1、支气管 1），肺炎 2（迁延性 1、小儿迁延性伴发热 1），支气管炎 2（慢性急性发作 1、未特指 1），慢性阻塞性肺疾病（缓解期）1，肺间质纤维化（合并肺气肿）1，急性上呼吸道感染 1，慢性咽炎 1

中医疾病：感冒 5（未特指 4、反复发作伴心悸 1），胸痛 1

➢ 肿瘤（5 个、11 则）

西医疾病：化疗后不良反应 3（多发性骨髓瘤化疗后不良反应 1、乳腺癌化疗后消化障碍 1、呕吐 1），胃癌 3（胃粘液腺癌 1、胃吻合口癌复发 1、未特指 1），大肠癌术后便秘 2，恶性组织细胞病 2，结肠良性肿瘤 1

➢ 血液及造血器官疾病和某些涉及免疫机制的疾患（5 个、9 则）

西医疾病：贫血 3（再生障碍性 1、不典型再障 1、营养性 1），粒性白细胞减少症 2，血小板减少性紫癜 2，腹型过敏性紫癜 1

西医症状：脾机能亢进 1

➢ 神经系统疾病（5 个、6 则）

西医疾病：小脑变性 2，散发性脑炎 1，脑萎缩合并肌肉萎缩 1，不安腿综合征 1

西医症状：感觉异常（肢体麻木）1

➢ 内分泌、营养和代谢疾病（5 个、5 则）

西医疾病：佝偻病 1，糖尿病 1，席汉氏综合征 1，甲状腺机能减退 1，低血糖性昏迷 1

➢ 妊娠、分娩和产褥期（4 个、14 则）

西医疾病：产褥期诸症 11（发热 6、乳少 1、产后虚弱 1、咳嗽 1、身痛多汗 1、腰腿痛 1），先兆流产 1，妊娠恶阻 1，异位妊娠 1

➢ 皮肤和皮下组织疾病（4 个、8 则）

西医疾病：荨麻疹 5（慢性 3、未特指 2），褐黄斑伴慢性腹泻 1，鹅掌风 1，手足脱皮症 1

➢ 肌肉骨骼系统和结缔组织疾病（3 个、4 则）

西医疾病：椎动脉型颈椎病 2，小儿类风性湿关节炎 1，皮肌炎 1

> 某些传染病和寄生虫病（3个、3则）

　　西医疾病：钩端螺旋体病后遗小便频数1，艾滋病1，钩虫病1

> 精神和行为障碍（2个、3则）

　　西医疾病：慢性疲劳综合征2，神经官能症1

> 损伤、中毒和外因的某些其他后果（2个、2则）

　　西医疾病：阿托品依赖症1，药物不良反应（药源性白细胞减少）1

> 耳和乳突疾病（2个、2则）

　　西医疾病：化脓性中耳炎1，美尼尔氏综合征1

> 眼和附器疾病（1个、1则）

　　西医疾病：复视1

> 中医病证（20个、102则）

　　胃脘痛37，汗证18（自6、盗3、未特指3、黑2、无2、漏1、遍身1），发热8（低3、高2、气虚1、夜半1、未特指1），眩晕7，腹痛7，虚劳5，不寐4，心悸2，鼻衄2，中焦虚寒证2，下肢水肿1，痞满1，痹证1，胸痹1，恶寒1，风水1，梅核气1，气虚证1，头痛1，痿证1

　　按文献病症种类和医案则数多少排序，西医病症系统中，消化系统疾病均居首位（图6-6）。中医病证亦为高频病证系统。各系统病症（证）中，医案数位居前列（至少为10）的病症（证）有：消化性溃疡、胃炎、胃痛、冠心病、产后诸症、胃脘痛、汗证。

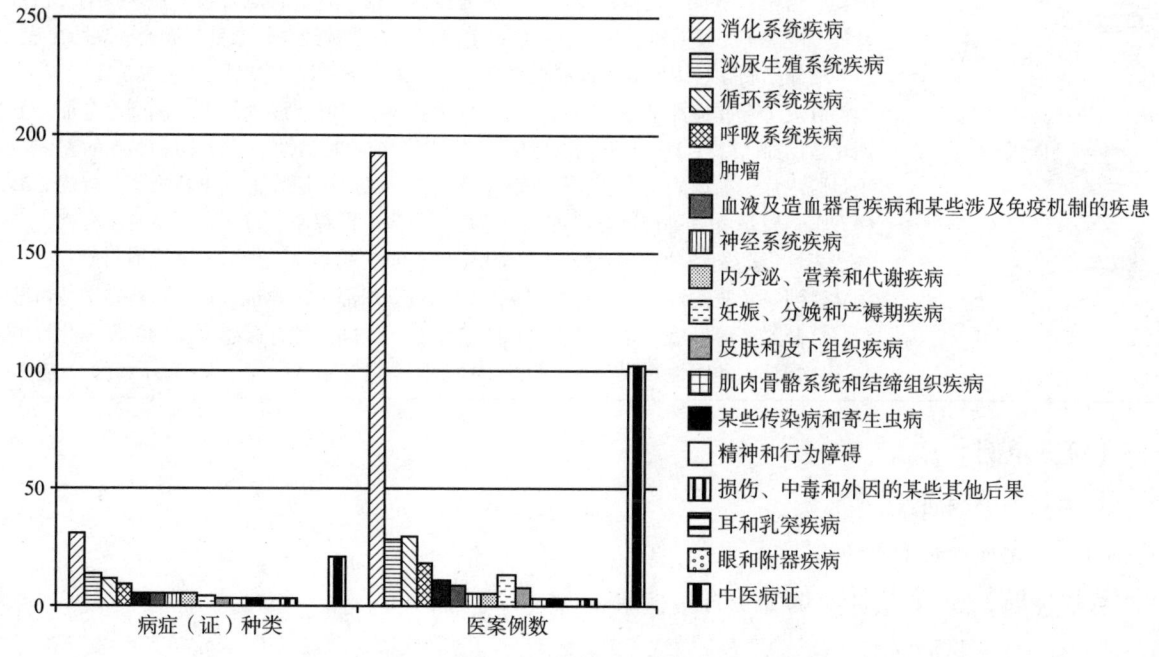

图6-7 病症（证）种类及医案数量分布图

3. 比较研究

　　临床研究和个案经验文献比较，两者在文献和病症数量上，消化系统疾病均居首位，是共有的高频病症系统。在具体病症（证）上，消化性溃疡、胃炎、胃脘痛等是共有高频病症（证）。

【证据分级】

临床研究文献证据

截至目前，黄芪建中汤及其加减方临床研究文献证据等级为：B 级 22 篇、C 级 325 篇、D 级 309 篇。详细情况见表 6-12。

表 6-12　临床研究文献证据等级分布情况

证据等级	病症（证）
B 级	溃疡性结肠炎、消化性溃疡、胃痛、胃炎（慢性萎缩性、慢性表浅性、胆汁反流性）、盆腔炎后遗症、小儿腹泻
C 级	便秘、乙肝、嘈杂、肠易激综合征、儿童直立性调节障碍、反流性食管炎、腹痛、肝原性溃疡、小儿佝偻病、溃疡性结肠炎、盆腔炎、上消化道溃疡、胃癌（前期病变）、胃脘痛、胃炎（慢性、慢性萎缩性）、先兆流产、功能性消化不良、胃动力障碍型消化不良、消化性溃疡（胃、十二指肠球部、胃合并幽门螺杆菌感染、未特指）、口腔溃疡、胰腺外瘘、乙肝（无症状性）、幽门螺杆菌感染（相关性慢性胃炎、相关性消化性溃疡）、过敏性鼻炎、花粉症、霉菌性肠炎、慢性铅中毒、小儿腹泻、胃轻瘫、胃下垂、消化不良
D 级	耳鸣耳聋眩晕综合征、美尼尔氏综合征、慢性化脓性中耳炎、反流性食管炎、肺癌放疗后不良反应、复发性口腔溃疡、小儿反复发作性腹痛、腹泻（慢性、小儿）、小儿厌食、疳积、感冒、过敏性鼻炎、盆腔充血综合征、骨折、冠心病（心绞痛）、心力衰竭（慢性）、黄褐斑、儿童直立性调节障碍、自主神经功能紊乱、肠炎、高脂血症、肌萎缩侧索硬化、甲状腺机能减退合并昏迷、颈椎病（神经根型）、流涎（中老年）、慢性肝炎（合并盗汗滑精）、慢性化脓性中耳炎、呕吐（顽固性）、倾倒综合征、上消化道出血（急性）、上消化道溃疡、肾病综合征（难治性）、肾小球肾炎（慢性）、手足脱皮症、糖尿病（合并胃轻瘫、未特指）、痛经（原发性、未特指）、胃癌（溃疡型）、胃窦炎、胃轻瘫、胃食管反流病、胃痛、胃脘痛、胃下垂、胃炎（慢性、慢性浅表性、萎缩性、慢性糜烂性）、消化不良（非溃疡性、功能性）、消化道出血（上）、消化性溃疡（复发性、合并慢性胃炎、十二指肠球部、顽固性、胃、未特指）、口腔溃疡、眩晕、荨麻疹（寒冷性）、厌食（小儿）、幽门螺杆菌感染（相关性消化性溃疡）、痿证、顽固性腹胀、血小板减少性紫癜、白细胞减少症、黄疸（阴黄）、遗尿

【证据示例】

1. 消化系统疾病

（1）消化性溃疡（未特指）

B 级证据 4 篇，C 级证据 99 篇，D 级证据 66 篇。

> 黄芪建中汤加味对照雷尼替丁、枸橼酸铋钾治疗消化性溃疡在临床总有效率方面有优势（B）

詹胜利[1]实施的一项临床随机对照试验，样本量为 96 例。试验组 60 例，对照组 36 例。试验组采用黄芪建中汤加味治疗。药物组成：白芍 25g、桂枝 15g、甘草 20g、生姜 10g、大枣 6 枚、饴糖 50g、黄芪 30g、白及（研末冲服）20g、蒲公英 15g。每日 1 剂，水煎，分 2 次服。4 周为 1 个疗程，共观察 2 个疗程。对照组：雷尼替丁 300mg，每晚 1 次内服；枸橼酸铋钾 120mg，每天 2 次内服。4 周为 1 疗程，共观察 2 个疗程。两组比较，临床总有效率相对危险度（RR）1.43，95%CI

（1.12～1.81），P=0.004，有统计学意义［疗效标准参照《中药（新药）临床研究指导原则》中的有关标准拟定。临床治愈：临床症状、体征消失或基本消失，症状积分较治疗前减少≥95%。显效：临床症状、体征明显改善，症状积分较治疗前减少≥70%，但＜95%。有效：临床症状、体征明显改善，症状积分较治疗前减少≥30%，但＜70%。无效：治疗后症状积分较治疗前减少＜30%］。

> 黄芪建中汤加减配合西药对照单纯西药治疗消化性溃疡在临床总有效率方面有优势（B）

龚世凤[2]实施的一项临床随机对照试验，样本量为136例。试验组、对照组各68例。两组患者均服用：硫糖铝1.0g，每日3次；雷尼替丁0.15g，1日早晚2次；阿莫西林0.5g，1日4次。疗程6周。试验组在西药治疗的基础上加服黄芪建中汤加减：炙甘草5g，生姜3g，肉桂6g，生黄芪15g，白芍12g，蒲黄10g，桂枝10g，大枣5g，瓦楞子10g。水煎，1天1剂，早晚分服，疗程4周。两组比较，临床总有效率相对危险度（RR）1.14，95%CI（1.02～1.28），P=0.03，有统计学意义（疗效标准：治愈：症状、体征均消失，胃镜检查溃疡病灶完全愈合。显效：症状、体征明显减轻，胃镜检查溃疡病灶基本愈合。有效：症状、体征稍有好转，胃镜检查溃疡病灶有所愈合。无效：症状、体征无明显好转，甚至加重，胃镜检查溃疡病灶未愈合或出现并发症）。

（2）溃疡性结肠炎

B级证据5篇，C级证据7篇，D级1篇。

> 黄芪建中汤联合美沙拉嗪、小檗碱片对照美沙拉嗪、小檗碱片治疗溃疡性结肠炎在临床总有效率方面有优势（B）

王中甫[3]实施的一项临床随机对照试验，样本量为92例。试验组、对照组各46例。对照组：口服美沙拉嗪（Mesalazine）肠溶片，2～4g/d；小檗碱片，4片/次，3次/日，10日为1个疗程，共治疗3个疗程。试验组在对照组治疗基础上加用黄芪建中汤加减：黄芪60g，生姜20g，白芍20g，桂枝15g，防风12g，川芎12g，丹参30g，陈皮12g，饴糖30g，甘草6g，大枣6枚。加减：湿热者加白头翁；脓血便较重或出血鲜红者加侧柏炭、地榆炭；肝郁者加柴胡、郁金；阳虚者加附子、肉桂；气虚明显、滑脱不禁者加罂粟壳、赤石脂。每日1剂，水煎2次，合并煎煮液，分早晚温服，10日为1个疗程，共治疗3个疗程。两组比较，临床总有效率相对危险度（RR）1.22，95%CI（1.05～1.41），P=0.01，有统计学意义。

（3）十二指肠溃疡

C级证据15篇，D级证据16篇。

> 黄芪建中汤加减联合抗生素阿莫西林、甲硝唑对照阿莫西林、甲硝唑、雷尼替丁联用治疗十二指肠溃疡在临床总有效率方面有优势（C）

蔡丽英等[4]实施的一项临床随机对照试验，样本量为108例。试验组60例，对照组48例。试验组先用抗生素阿莫西林250mg，甲硝唑0.2g，二联每日3次。治疗1周后服中药加减黄芪建中汤：黄芪 12g，白芍 12g，白术 12g，党参 12g，炙甘草 6g，半夏 9g，红枣 7 枚，生姜 3 片，饴糖 30g（分冲服）。随证加减，每日 1 剂，分早晚 2 次煎服，4 周为 1 疗程。对照组先用阿莫西林 250mg、甲硝唑 0.2g，二联每日 3 次，同样 1 周后口服雷尼替丁 150mg，早晚各 1 次。两组比较，临床总有效率相对危险度（RR）1.12，95%CI（1.01～1.24），P=0.03，有统计学意义（疗效标准：愈合：溃疡灶由活动期转为疤痕或消失。有效：溃疡灶转愈合期或溃疡面缩小 50% 以上。无效：溃疡无变化或治疗后缩小小于 50%）。

（4）胃脘痛

C 级证据 10 篇，D 级证据 19 篇。

> 黄芪建中汤加减对照胃复春胶囊治疗胃脘痛在临床治愈率方面有优势（C）

曾金花[5]实施的一项临床随机对照试验，样本量为 50 例。试验组 26 例，对照组 24 例。试验组采用消食导滞、疏肝理气、温中散寒法，佐以健脾和胃为辅的中药治疗，方用加味黄芪建中汤：黄芪 15g，肉桂 5g，白芍 12g，甘草 3g，生姜 3 片，大枣 12 枚，饴糖 1 升（约 30g），木香 6g，炮姜 8g，煅瓦楞 15g，吴茱萸 4g，砂仁 6g，麦芽 15g，柴胡 10g，五灵脂 10g。每日 1 剂，水煎，分早晚服。加减：兼见胃脘胀满连及两肋，脉弦加香附 6g、川楝子 10g；兼见嗳腐吞酸、呕吐、舌苔厚腻加神曲 10g、莱菔子 8g；胃脘疼痛暴作，畏寒喜暖，口不渴或喜热饮，苔白、脉紧，加法半夏 10g、川厚朴 10g，去麦芽、饴糖；兼见瘀血、胃脘疼痛如针刺或刀割，或见吐血紫黑，便血似墨、舌质紫暗，脉细涩，加当归 10g、川芎 8g、桃仁 10g。对照组口服胃复春胶囊，每次 4 粒，每日 3 次，两组均以 14 天为 1 疗程，连续治疗 3 疗程。两组比较，临床治愈率相对危险度（RR）2.11，95%CI（1.05，4.22），P=0.03，有统计学意义（疗效标准参照《中医病证与诊断疗效标准》并结合临床实际拟定。显效：疗程结束时临床症状消失或明显改善。有效：疗程结束时临床症状好转或消失。无效：疗程结束时临床症状改善达不到标准或病情加重）。

【证据荟萃】

※ Ⅰ级

黄芪建中汤及其加减方主要治疗消化系统疾病，如消化性溃疡（未特指）、溃疡性结肠炎等。

※ Ⅱ级

黄芪建中汤及其加减方主要治疗消化系统疾病，如十二指肠溃疡、胃脘痛等。

《金匮要略》原文中以本方治疗阴阳两虚，虚劳里急而气虚甚者，其临床主要表现为腹中拘急，或有自汗盗汗、身重不仁、脉虚大等。消化性溃疡（未特指）、溃疡性结肠炎、十二指肠溃疡、胃脘痛等高频病症（证）在某阶段的病机及临床表现可与之相符。临床研究和个案经验文献均支持消化系统疾病是其高频率、高级别证据分布的病症（证）系统。消化性溃疡（未特指）、溃疡性结肠炎均已有至少 2 项 B 级证据；十二指肠溃疡、胃脘痛均已有至少 2 项 C 级证据。

※ Ⅰ级

黄芪建中汤加味对照雷尼替丁、枸橼酸铋钾治疗消化性溃疡在临床总有效率方面有优势。

黄芪建中汤加减配合西药对照单纯西药治疗消化性溃疡在临床总有效率方面有优势。

黄芪建中汤联合美沙拉嗪、小檗碱片对照美沙拉嗪、小檗碱片治疗溃疡性结肠炎在临床总有效率方面有优势。

※ Ⅱ级

黄芪建中汤加减联合抗生素阿莫西林、甲硝唑对照阿莫西林、甲硝唑、雷尼替丁联用治疗十二指肠溃疡在临床总有效率方面有优势。

黄芪建中汤加减对照胃复春胶囊治疗胃脘痛在临床治愈率方面有优势。

【参考文献】

[1] 詹胜利，谭英. 黄芪建中汤加味治疗消化性溃疡 60 例 [J]. 湖南中医杂志，2009，25（2）：57-58.

[2] 龚世凤. 黄芪建中汤联用西药治疗消化性溃疡 68 例分析 [J]. 中国社区医师，2003，19（1）：36-37.

[3] 王中甫，韩瑞锋. 中西医结合治疗溃疡性结肠炎的临床观察 [J]. 中国医疗前沿，2012，7（14）：21-22.

[4] 蔡丽英，林佳芬，卓秀凤. 中西医结合治疗十二指肠溃疡 [J]. 福建中医药，1997，28（1）：43.

[5] 曾金花. 加味黄芪建中汤治疗胃脘痛 26 例 [J]. 河南中医学院学报，2006，21（1）：52-53.

五、肾气丸

【原文汇要】

虚劳腰痛，少腹拘急，小便不利者，八味肾气丸主之。（15）

夫短气，有微饮，当从小便去之，苓桂术甘汤主之；肾气丸亦主之。（17）

男子消渴，小便反多，以饮一斗，小便一斗，肾气丸主之。（3）

问曰：妇人病，饮食如故，烦热不得卧，而反倚息者，何也？师曰：此名转胞，不得溺也，以胞系了戾，故致此病，但利小便则愈，宜肾气丸主之。（19）

崔氏八味丸 治脚气上入，少腹不仁。

肾气丸方

干地黄八两 薯蓣四两 山茱萸四两 泽泻三两 茯苓三两 牡丹皮三两 桂枝一两 附子一两（炮）

上八味，末之，炼蜜和丸梧子大，酒下十五丸，加至二十五丸，日再服。

【原文释义】

肾气丸主治肾阳不足之虚劳。症见腰痛，少腹拘急，小便不利。治当助阳以化气，助阴以生气。方中重用干地黄，填补肝肾阴血，山茱萸涩精秘气，薯蓣（山药）补养脾胃，共固下焦摄纳之权；用泽泻利水，茯苓渗湿，牡丹皮散泄血分郁热，共伍干地黄、薯蓣、山茱萸，滋填肝肾阴血，固下焦摄纳，滋而不滞，敛而不郁；更用附子温肾助阳，温通三焦阳气，桂枝能升能降，辛通阳气，化气利水，桂附与上大剂填阴补肾等诸药合用，则可收温补肾阳，填补肾精，和肝秘用之功；本方开后世于阴中求阳治法之先河，肾精得充，则涵纳肾阳有资，肾阳得助能温精化气，则肾气自充。

苓桂术甘汤和肾气丸皆主治短气有微饮。证见因饮阻气机，阳气流行窒塞，而呼吸短促。治当使之水湿饮邪由小便排出。若饮邪之变生因于脾运失健，用苓桂术甘汤温运脾阳，流通气机，使饮邪"从小便去之"。若饮邪之变生因于肾虚水失火温，水气泛溢者，亦可用肾气丸温肾化气利水，使饮邪"从小便去之"。

肾气丸主治肾虚不能蒸腾津液上润，不能化气摄水之下消证。证见消渴，小便反多，以饮一斗，小便一斗。治当填精补肾，温养其阳，复其蒸津化气。方用肾气丸。下消一病，不仅见于男子，女子亦有。

【文献概况】

设置关键词为"肾氣丸""肾气丸"检索并剔重后，得到5728篇相关文献，其中CBM、CNKI、VIP、WF分别为156篇、4184篇、894篇、494篇。初步分类：临床研究830篇（14.6%）、个案经验774篇（13.5%）、实验研究1323篇（23.1%）、理论研究1433篇（25.0%）、其他1368篇（23.8%）。在个案经验文献中，肾气丸及其加减方的医案有1287则。

【文献病谱】

1. 临床研究文献

共涉及17类病症（证）系统、172个病症（证）（表6-13）。

表6-13　肾气丸临床研究文献病症（证）谱

➤ **泌尿生殖系统疾病**（42个、278篇）

西医疾病：前列腺增生56（未特指46、良性3、老年性2、老年轻度1、慢性1、高危型1、尿失禁1、逼尿肌不稳定1），不育症29（未特指10、精子缺乏8、弱精症7、特发性精子缺乏2、精液不液化1、精子活力低下1），肾病综合征28（未特指16、难治性3、小儿3、原发性2、勤发性1、小儿激素依赖型1、伴：血脂异常1、蛋白尿1），肾功能衰竭16（未特指12、急性1、慢性肾衰氮质血症期2），肾小球肾炎14（未特指11、慢性2、伴蛋白尿1），尿道综合征13（女性7、未特指3、老年性2、女性非感染性1），前列腺炎10（慢性7、未特指2、老年性1），膀胱过度活动症8，围绝经期综合征7（未特指4、伴潮热汗出1、合并：女性下尿路症状1、水肿1），痛经5（原发性3、未特指2），慢性盆腔炎5，尿道感染4（慢性3、再发性1），男性乳房发育4，不孕症4（排卵功能障碍引起3、未特指1），泌尿系结石3（未特指2、复发性1），腹膜透析后营养不良3，特发性膜性肾病3，肾功能不全2（老年性1、慢性1），肾结石2，膀胱炎2，老年性阴道炎2，慢性肾盂肾炎2，未破裂卵泡黄素化综合征2，经前期综合征1，结石性肾绞痛1，肾造瘘管引流脓液消失后梗阻性隐匿性肾积脓1，外阴萎缩1，女性中老年张力性尿失禁1，子宫内膜异位症1，IgA肾病1

西医症状：遗尿18（小儿11、未特指6、老年性1），尿频11（夜尿频多7、老年女性1、老年性1、小儿1、未特指1），肾盂积水4，尿失禁2，血尿2，蛋白尿1，非机械性梗阻所致肾积水1，功能性闭经1，月经后期1

中医疾病：遗精3，癃闭2，经行诸症（经前紧张综合征）1

➤ **肌肉骨骼系统和结缔组织疾病**（21个、79篇）

西医疾病：腰椎间盘突出症15，骨质疏松11（未特指10、男性1），强直性脊柱炎7，膝关节炎6（未特指4、老年性1、伴关节积液1），腰肌劳损5，痛风性关节炎4（未特指3、老年慢性1），系统性红斑狼疮4（未特指3、狼疮性肾炎1），硬皮病3，类风湿性关节炎2，坐骨神经痛2，颈椎病2，干燥综合征1，小儿股骨头缺血性坏死1，腰椎增生1，增生型脊柱炎1，腰背肌肌筋膜炎1，急性痛风1，老年退变性椎管狭窄1，硬皮病1

西医症状：腰痛8（未特指4、结扎术后2、慢性1、中老年1），足跟痛2

➤ **内分泌、营养和代谢疾病**（16个、146篇）

西医疾病：糖尿病57（未特指29、Ⅱ型19、老年性2、中老年1、合并：肢端坏疽3、末稍神经病变1、视网膜病1、脑梗死1），糖尿病性肾病41，糖尿病性神经源性膀胱10，糖尿病性周围神经病变8，甲状腺机能减退7（未特指5、原发性2），高脂血症5，代谢综合征合并肾损害4，亚健康状态3，中老年男性部分雄激素缺乏综合征2，多囊卵巢综合征2，高尿酸血症2，单纯性肥胖1，高催乳素血症1，原发性尿崩症1，性激素水平低下1，垂体机能减退症（成人腺脑垂体功能减退）1

➢ **循环系统疾病**（12个、69篇）

西医疾病：高血压病 22（未特指 11、老年性 3、老年单纯收缩期 1、合并：肾脏损害 3、尿微量蛋白 2、稳定型心绞痛 2），心力衰竭 16（慢性 7、未特指 4、舒张性 2、难治性 2、顽固性 1），冠心病 14（心绞痛 6、不稳定型心绞痛 2、未特指 2、卧位型心绞痛 1、老年性 1、合并：窦性心动过缓 1、室早 1），肺源性心脏病 6（未特指 3、急性发作期 2、合并心力衰竭 1），脑卒中后遗症 3（脑梗死后遗：癃闭 2、皮层性尿频 1），缓慢型心律失常 2，低血压 1，血管迷走性晕厥 1，中风后遗神经性膀胱 1，脉管炎 1，瘀血性溃疡 1，脑梗死合并糖尿病 1

➢ **消化系统疾病**（12个、46篇）

西医疾病：复发性口腔溃疡 15（未特指 14、老年性 1），肠易激综合征 5（腹泻型 3、未特指 2），胃下垂 5，肝硬化伴腹水 5，慢性牙周炎 2，慢性溃疡性结肠炎 2，反流性食管炎 2，脂肪肝 1，肝纤维化 1

西医症状：腹泻 3（慢性 2、老年慢性功能性 1），老年性便秘 3，膈肌痉挛 2

➢ **呼吸系统疾病**（10个、78篇）

西医疾病：哮喘 39（支气管 15、未特指 11、咳嗽变异性 4、小儿 3、发作期 2、成人过敏性 1、寒哮 1、缓解期 1、老年支气管 1），过敏性鼻炎 13，支气管炎 12（慢性 9、老年性慢性 2、激素依赖性慢性喘息型 1），慢性阻塞性肺疾病 5，慢性阻塞性肺气肿 2，慢性咽炎 2，慢性咽喉炎 2，老年感冒 1

西医症状：咳喘 1，咳嗽 1

➢ **肿瘤**（9个、11篇）

西医疾病：宫颈癌术后癃闭 3，乳腺癌 1，小细胞肺癌 1，化疗后白细胞减少 1，放疗后不良反应 1，乳腺癌合并骨转移 1，子宫肌瘤 1，癌症术后癃闭 1，急性白血病 1

➢ **损伤、中毒和外因的某些其他后果**（8个、10篇）

西医疾病：脑外伤后诸症 2（尿崩 1、未特指 1），抗精神病药不良反应 2（高催乳素血症 1、癃闭 1），激素性神经精神不良反应 1，术后胃肠功能紊乱 1，骨折后延期愈合 1，抗高血压病所致性功能障碍 1

西医症状：踝关节扭伤后期慢性肿胀 1，四肢关节扭伤后肿胀 1

➢ **精神和行为障碍**（7个、21篇）

西医疾病：性功能障碍 9（阳痿 7、早泄 2），精神分裂症 3（慢性 2、未特指 1），老年轻度认知功能障碍 3，慢性疲劳综合征 3，血管性痴呆 1，神经性尿频 1，恐惧症 1

➢ **某些传染病和寄生虫病**（6个、9篇）

西医疾病：流行性出血热 3（多尿期 2、未特指 1），慢性乙型肝炎 2，艾滋病 1，带状疱疹后遗神经痛 1，骨结核 1，老年继发性真菌感染 1

➢ **神经系统疾病**（4个、9篇）

西医疾病：老年性痴呆 4，椎基底动脉供血不足伴眩晕 3，脑性软瘫 1，脱髓鞘病 1

➢ **妊娠、分娩和产褥期疾病**（4个、8篇）

西医疾病：产褥期诸症 4（癃闭 3、小便频数 1），胎儿发育迟缓 2，人工流产后腰痛 1，妊娠期诸症（高血压）1

➢ **皮肤和皮下组织疾病**（3个、8篇）

西医疾病：黄褐斑 4，大疱性类天疱疮 3，老年瘙痒症 1

➢ **眼和附器疾病**（3个、4篇）

西医疾病：外层渗出性视网膜病 2，老年性白内障 1，中心性浆液性视网膜病 1

➢ **血液及造血器官疾病和某些涉及免疫机制的疾患**（2个、2篇）

西医疾病：原发性血小板减少性紫癜 1，再生障碍性贫血 1

➢ **耳和乳突疾病**（1个、1篇）

西医症状：耳鸣 1

➢ **中医病证**（12个、51篇）

肾虚 26（肾阳虚 11、未特指 9、肾气虚 5、尿道结石排出后肾气虚 1），水肿 7（特发性 4、未特指 3），头痛 4（低颅压性 3、未特指 1），不寐 3，消渴（下）2，阴缩 2，难治性口渴 2，多梦 1，胸痹 1，臁疮腿 1，骨痹 1，眩晕 1

西医病症系统中，泌尿生殖系统在病症种类与文献数量上均居首位（图6-8）。各系统病症（证）中，频数位居前列（至少为20）的病症（证）有：前列腺增生、不育症、肾病综合征、糖尿病、糖尿病性肾病、高血压病、哮喘、肾虚。

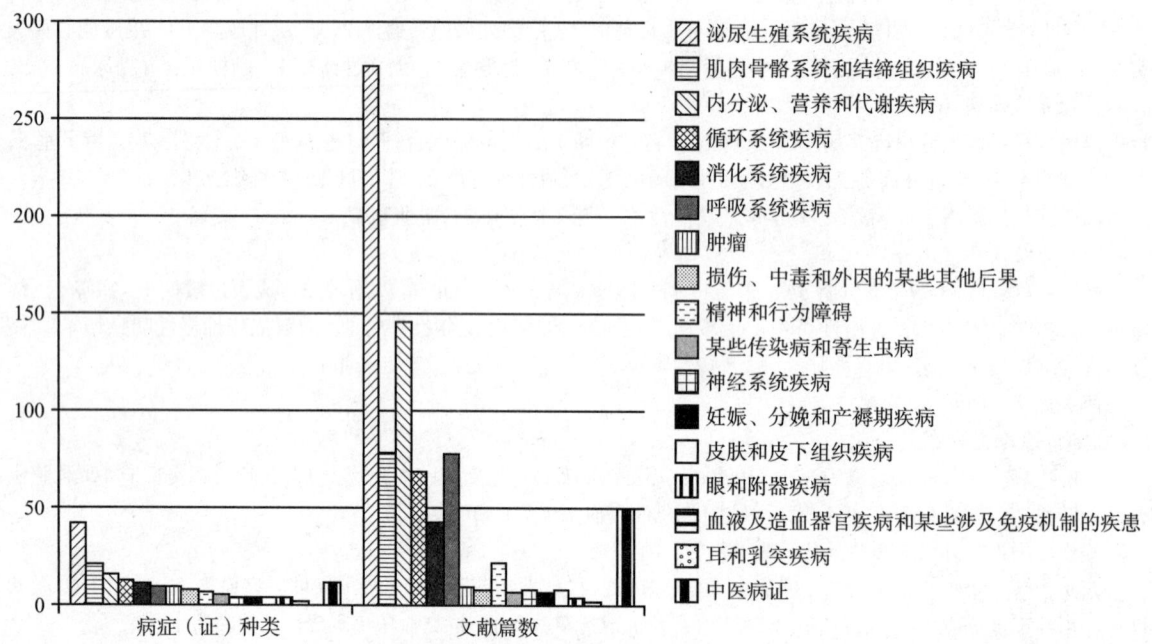

图 6-8　病症（证）种类及文献数量分布图

2. 个案经验文献

共涉及 18 类病症（证）系统、323 个病症（证）、1287 则医案（表6-14）。

表 6-14　肾气丸个案经验文献病症（证）谱

➢ **泌尿生殖系统疾病**（55 个、358 则）

西医疾病：肾小球肾炎 54（慢性 25、慢性肾病型 5、慢性合并水肿 4、慢性急性发作 3、急性 3、肾上腺糖皮质激素减量期 2、系膜增生性 2、隐匿性 2、未特指 2、尿毒症期 1、急性恢复期 1、伴：目寒 1、蛋白尿 1、合并：感冒 1、慢性肾功能衰竭 1），前列腺增生 43（未特指 34、良性 1、伴：慢性癃闭 2、慢性头痛 1、合并：尿路感染 1、下肢静脉曲张 1、慢性前列腺炎 1、慢性炎症 1），不孕症 19（未特指 13、肥胖引起 2、卵巢囊肿引起 1、卵泡发育异常引起 1、先天性无排卵性 1、原发性不孕伴月经稀发 1），围绝经期综合征 16（未特指 11、癃闭 2、抑郁证 1、遗尿 1、口咸 1），不育症 14（精子缺乏 4、未特指 4、精子活动率低 3、精液不液化 2、少精弱精 1），泌尿系结石 11（输尿管 4、未特指 3、肾结石 2、肾结石伴高热 1、尿道 1），男性乳房发育 9，前列腺炎 9（慢性 5、未特指 3、合并高血压病与高脂血症 1），肾病综合征 9（未特指 7、微小病变型 1、原发性 1），泌尿系感染 8（尿道感染 6、泌尿道感染合并高血压 1、泌尿道感染伴血尿 1），肾盂肾炎 5（慢性 1、毛霉菌性 1、伴水肿 1、慢性伴：发热 1、水肿 1），习惯性流产 5，膀胱炎 4（慢性 3、老年性 1），痛经 4（未特指 3、顽固性 1），膀胱过度活动症 3，肾功能衰竭 3（慢性 2、急性多尿期 1），月经失调 3（月经先期 1、月经后期 1、排卵障碍所致 1），非淋菌性尿道炎 2，I 期膜性肾病 2，尿毒症 2，膀胱及输尿管取石术后腹壁窦道 1，老年性膀胱括约肌麻痹 1，膀胱憩室 1，膀胱松弛 1，盆腔炎 1，尿道综合征 1，输尿管纤曲伴肾盂积水 1，老年性阴道炎 1，功能障碍性子宫出血 1，子宫内粘连 1，输卵管卵巢炎 1，慢性子宫内膜炎 1，子宫内膜异位症 1

西医症状：尿频 16（未特指 9、傍晚 1、老年男性 1、无菌性 1、小儿夜间尿频 1、夜尿频多 1、合并：复发性口腔溃疡 1、遗尿 1），尿失禁 11（未特指 8、张力性 2、损伤性 1），肾积水 6（未特指 5、合并输尿管扩张 1），遗尿 6（顽固性 5、小儿 1），不射精 5，性交后腹痛 3，血尿 3（未特指 2、泌尿系感染所致 1），白带异常 3（未特指 2、锦丝带 1），闭经 2，滑精合并腰痛 1，男性异位排尿 1，盆腔积液 1，性交后腹胀 1，性交汗出 1，尿后余沥 1

中医疾病：遗精 24，癃闭 18（未特指 11、慢性肾小球肾炎引起 2、外伤性 1、肾阳虚 1、膀胱收缩无力 1、冠心病恢复期 1、心肌梗死恢复期 1），淋证 6（冷淋 3、未特指 2、石淋 1），经行诸症 5（水肿 2、恶寒 1、口腔溃疡 1、下肢疼痛 1），滑精 3，崩漏 2，乳糜尿 1

➤ **消化系统疾病**（31 个、141 则）

西医疾病：口腔溃疡 43（复发性 34、未特指 6、舌面溃烂 2、经间期 1），肠炎 7（慢性结肠炎 4、慢性 3），胃炎 5（慢性表浅性 3、萎缩性 1、未特指 1），肝硬化 4（伴腹水 3、未特指 1），肠易激综合征 3，溃疡性结肠炎 2，舌溃疡 2，消化性溃疡 2（胃 1、十二指肠球部 1），牙龈脓肿 2，口腔炎 1，克隆氏病 1，慢性胆囊炎 1，反流性食管炎 1，自身免疫性肝炎 1，肝炎后肝硬化失代偿期 1。

西医症状：腹泻 18（未特指 8、五更泻 7、慢性 2、功能性 1），便秘 10，牙痛 9，口渴 4（顽固性 1、夜间 1、合并：皮肤干燥 1、尿多 1），呕吐 3（未特指 2、干呕 1），舌出血 1，顽固性舌根痛 1，膈肌痉挛 1

中医疾病：牙宣 2

中医症状：口咸 5，流涎 4，多唾 2，多涎 2，吐涎 1，嗳气 1，嘈杂 1

➤ **肌肉骨骼系统和结缔组织疾病**（28 个、74 则）

西医疾病：骨质增生 7（腰椎 3、跟骨 1、颈椎 1、膝关节 1、胸腰椎多发性 1），干燥综合征 4（未特指 3、合并肾小管酸中毒 1），痛风 3（未特指 2、老年性 1），皮肌炎 2，强直性脊柱炎 2，骨质疏松 2，老年变形性膝关炎 2，腰椎间盘突出症 2，腰肌劳损 2，系统性红斑狼疮（狼疮肾炎）2，硬皮病 2（难治性 1、未特指 1），关节炎 2，白塞病 1，川崎病 1，腰部风湿病 1，肩关节周围炎 1，赖特综合征 1，类风湿性关节炎 1，原发性坐骨神经痛 1，坐骨结节囊肿 1，颈椎病 1

西医症状：腰痛 21（未特指 16、慢性 1、肾虚 1、冷痛 1、腰骶骨痛 1），足跟痛 5，腰腿痛 3（未特指 2、老年性 1），拇指疼痛 1，四肢肿胀 1

中医疾病：历节病 1，过汗所致膝关节疼痛合并口干 1

➤ **呼吸系统疾病**（26 个、143 则）

西医疾病：哮喘 35（未特指 23、支气管 10、顽固性 1、夏季 1），支气管炎 23（慢性 11、慢性合并肺气肿 8、慢性喘息性急性发作合并肺气肿 1、喘息性合并肺气肿 1、合并：肺炎 1、急性胃炎 1），咽炎 9（慢性 8、未特指 1），过敏性鼻炎 8，支气管扩张合并咯血 7，扁桃体炎 3（慢性 2、化脓性 1），肺气肿 2，慢性鼻炎 2，慢性阻塞性肺疾病 2，扁桃体溃疡 1，重症非特异性肺大泡 1，慢喉暗 1，上呼吸道感染 1，声带水肿 1，慢性咽喉炎 1，感冒 1，咽部慢性溃疡 1

西医症状：咳嗽 15（未特指 9、喉源性 2、膀胱咳 2、傍晚 1、肾虚 1），咳喘 11（未特指 9、顽固性 1、小儿 1），胸腔积液 3，声嘶 3，咽痛 3

中医疾病：喉痹 5（未特指 4、慢性 1），乳蛾 2，鼻衄 1，多涕 1

➤ **神经系统疾病**（19 个、22 则）

西医疾病：脑积水 4（未特指 3、梗阻性 1），不安腿综合征 1，多发性神经炎伴不定愁诉 1，多发性硬化 1，脊髓性膀胱尿潴留 1，脊髓血管破裂 1，马尾综合征 1，面肌痉挛 1，轻度脑萎缩 1，帕金森氏病合并震颤 1，三叉神经痛 1，血管神经性头痛 1，重症肌无力 1，椎基底动脉供血不足 1，偏头痛 1

西医症状：大便前肢端麻木 1，舌边疼痛 1，舌麻痹 1，震颤 1

➤ **循环系统疾病**（19 个、89 则）

西医疾病：高血压病 38（未特指 22、Ⅱ期 2、原发性伴眩晕 1、肾性 1、原发性合并脑动脉硬化 1、伴：眩晕 2、便秘 1、多尿 1、合并：白内障 1、冠心病 1、喑舌 1、右心衰竭 1、植物神经功能紊乱 1、短暂性脑出血急性期 1），肺源性心脏病 10（未特指 4、合并心力衰竭 3、代偿期 2、慢性 1），冠心病 9（心绞痛 1、急性下壁心肌梗死 1、心肌梗死合并心绞痛 1、未特指 1、合并：慢性表浅性胃炎 1、慢性支气管炎与膀胱炎 1、窦缓 1、房颤与过早搏动 1），脑卒中后遗症 6（蛛网膜下腔出血后肢厥遗尿 1、脑出血后遗症 1、未特指 1、脑梗死后遗：便秘 1、二便失禁 1、癃闭 1），心律失常 4（房颤合并Ⅱ度房室传导阻滞 1、房早 1、心动过缓 1、频发性室早 1），心力衰竭 4（慢性充血性 1、慢性 1、合并左心室肥大 1、未特指 1），扩张型心肌病 3（合并心力衰竭 2、未特指 1），脑卒中 2，低血压 2（原发性 1、未特指 1），深静脉血栓形成 2（下肢 1、下肢合并脑梗死 1），雷诺氏综合征 1，脑动脉供血不足 1，慢性缩窄性心包炎 1，无脉病 1，心肌缺血合并室早 1，风湿性关节炎 1，风湿性心脏病 1，房间隔修补术后盗汗 1，高血压性心脏病 1

➤ **内分泌、营养和代谢疾病（17个、122则）**

西医疾病:糖尿病64(未特指37、Ⅱ型14、老年性1、伴:水肿2、喘息1、口渴1、尿频1、癃闭1、烦热1、眼底出血1、合并:干性坏疽1、口腔炎1、躁狂症1、肢端坏疽1)，糖尿病性肾病17（未特指13、伴:蛋白尿1、水肿1、合并:氮质血症1、上呼吸道感染1)，尿崩症15（未特指14、家族性1)，甲状腺机能减退5，阿狄森氏病3，席汉氏综合征3，垂体机能减退3（成人腺脑垂体功能减退1、垂体前叶机能减退1、未特指1)，糖尿病神经源性膀胱2，糖尿病周围神经病变2，低钙血症1，脊髓亚急性联合变性1，脚气病合并癃闭1，皮质醇增多症1，矮小症1，亚急性甲状腺炎1，黏液性水肿1，肾上腺增生1

➤ **精神和行为障碍（16个、48则）**

西医疾病：性功能障碍26（阳痿13、早泄5、未特指5、阳痿伴腹泻1、阳痿伴溢泪1、老年性阳痿1)，心因性尿频4，慢性疲劳综合征2，神经性耳鸣2，分裂情感性精神病2，神经官能症2（老年性焦虑型1、胃肠型1)，神经衰弱1，神经性多尿1，神经性多饮1，围绝经期抑郁症1，智力低下1，抑郁症1，躁狂型精神病1

西医症状：幻觉1，嗜睡1

中医疾病：癫狂（狂证）1

➤ **损伤、中毒和外因的某些其他后果（11个、21则）**

西医疾病：药物不良反应7（激素引起的股骨头骨折1、氯丙嗪所致阳痿1、帕罗西汀所致阳痿1、强的松引起:多汗1、肥胖1、精神异常1、眩晕1)，外伤后尿崩4，一氧化碳中毒2，半月板损伤1，冻疮1，脑外伤后尿崩1，脊柱外伤后少尿1，外伤后癃闭1，腰椎压缩性骨折伴椎体部分滑脱1，慢性苯中毒1，移植肾排斥1

➤ **某些传染病和寄生虫病（11个、17则）**

西医疾病：肺结核4（伴:喘促1、咯血1、合并:肺源性心脏病1、糖尿病1)，流行性出血热3（未特指2、多尿期1)，老年性衣原体性阴道炎2，病毒性肝炎合并系统性红斑狼疮1，乙肝病毒携带伴慢性萎缩性胃炎1，腮腺炎后遗精子高度缺乏1，血吸虫病合并肝硬化伴腹水1，胸椎结核1，肠结核1，腰椎结核1，肾结核1

➤ **肿瘤（8个、9则）**

西医疾病：脂肪瘤2，急性早幼粒细胞性白血病1，乳腺癌术后复发性口腔溃疡1，肾恶性肿瘤合并腹痛1，胃腺癌1，直肠癌术后癃闭1，子宫肌瘤切除术后尿频1，多发性骨髓瘤1

➤ **皮肤和皮下组织疾病（7个、15则）**

西医疾病：荨麻疹5（慢性3、寒冷型1、慢性伴习惯性感冒1)，瘙痒症4（老年2、全身2)，褐黄斑2，神经性皮炎1，皮疹1，阴囊湿疹1

西医症状：脱发1

➤ **妊娠、分娩和产褥期（5个、26则）**

西医疾病：产褥期诸症16（癃闭8、痹证2、垂体前叶机能减退1、二便不通1、尿失禁1、水肿1、遗尿1、自汗1)，妊娠期诸症5（癃闭4、高血压1)，ABO母婴血型不合2，人工流产后诸症2（恶露不尽1、腰痛1)，胎儿发育迟缓1

➤ **耳和乳突疾病（5个、7则）**

西医疾病：中耳炎3（慢性化脓性2、非化脓性1)，耳鸣、耳聋、眩晕综合征1，耳源性眩晕1，美尼尔氏综合征1

西医症状：耳痛1

➤ **眼和附器疾病（5个、7则）**

西医症状：白内障3（老年性2、老年性伴夜尿频多1)，球后视神经炎1，眼色素膜炎1，中心性浆液性视网膜病1

西医症状：迎风流泪1

➤ **血液及造血器官疾病和某些涉及免疫机制的疾患（3个、3则）**

西医疾病：溶血性贫血1，血小板减少性紫癜1

西医症状：血细胞减少1

➤ **先天性畸形、变形和染色体异常（1个、1则）**

西医疾病：成骨不全1

➤ **中医病证（56个、184则）**

水肿24（未特指18、特发性1、肾虚1、顽固性1、阴水1、下肢1、心源性1），阴缩23，不寐15（未特指11、顽固性4），汗证15（盗6、手足心多3、自3、头面1、阴囊1、偏身1），发热10（低4、高3、阳虚1、长期低1、合并咳喘1），消渴9（未特指7、下2），眩晕9（未特指8、冬季1），排尿晕厥9，转胞6，口咸5，头痛5（未特指2、巅顶痛1、小便前头痛1、合并耳鸣1），口渴4（顽固性1、夜间1、合并：皮肤干燥1、多尿1），梅核气2，惊悸2，阴冷2，虚劳2，痉证2，耳漏2，白浊1，奔豚1，鼻衄1，齿黑1，大偻1，顽固性多尿1，夏季热1，小儿多尿1，耳冷1，腹胀1，痔积1，肛撮1，臁胀1，腹痛1，呵欠频作1，解便则泣下1，口不知咸味1，梦交1，忍尿证1，肾阳虚1，痰饮1，午后潮热1，五软1，五心烦热1，恶寒1，心肾不交1，胸痹1，胸部寒冷1，噎膈1，阴疽1，酉时下肢冰冷合并寅时头颈烦热汗出1，晕厥（咳嗽晕厥综合征）1，喉痹1，水气病1，体温失常1，腰痛（输卵管结扎后）1，厥证1，痹证（痛）1

按文献病症种类和医案数量多少排序，西医病症系统中，泌尿生殖系统疾病均居首位（图6-9）。各系统病症中，医案数位居前列（至少为25）的病症有：肾小球肾炎、前列腺增生、口腔溃疡、哮喘、高血压病、糖尿病、性功能障碍。

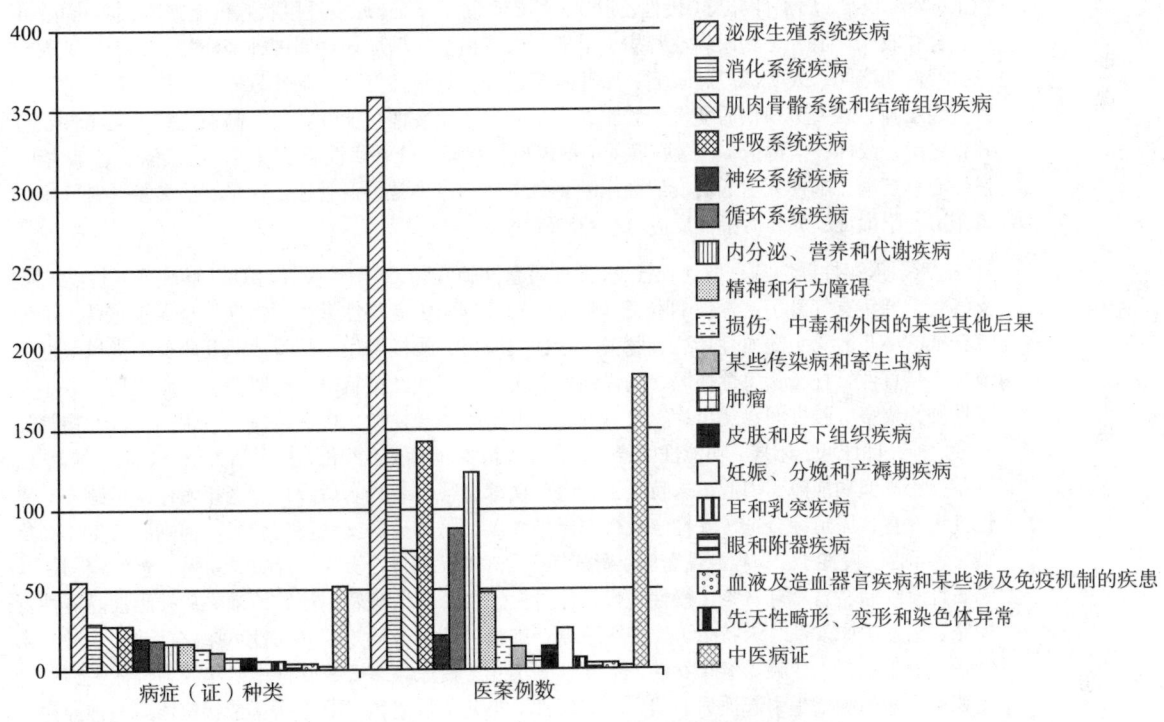

图6-9 病症（证）种类及医案数量分布图

3. 比较研究

临床研究和个案经验文献比较，两者在文献和病症数量上，泌尿生殖系统疾病均居首位，是共有的高频病症系统。在具体病症上，前列腺增生、哮喘、高血压病、糖尿病等是共有高频病症。

【证据分级】

临床研究文献证据

截至目前，肾气丸及其加减方临床研究文献证据等级为：A级1篇、B级49篇、C级442篇、D级338篇。详细情况见表6-15。

表 6-15　临床研究文献证据等级分布情况

证据等级	病症（证）
A 级	糖尿病
B 级	哮喘、膀胱过度活动症、高血压病引起的尿微量蛋白、代谢综合征、脑外伤后诸症、慢性心力衰竭、不育症、肝硬化（伴腹水）、高血压病、高脂血症、膝关节炎、过敏性鼻炎、甲状腺机能减退、复发性口腔溃疡、慢性疲劳综合征、老年性痴呆、慢性阻塞性肺疾病、膀胱过度活动症、前列腺炎、肾病综合征、癌症术后癃闭、糖尿病、腰椎间盘突出症
C 级	过敏性鼻炎、成人过敏性哮喘、支气管哮喘、老年性慢性支气管炎、慢性支气管炎、老年性膝关节炎、骨质疏松、男性骨质疏松症、颈椎病、狼疮性肾炎、老年慢性痛风性关节炎、腰肌劳损、硬皮病、腰椎间盘突出症、中老年腰痛、精神分裂症、老年轻度认知功能障碍、阳痿、血管性痴呆、不育症（特发性精子缺乏、精子缺乏、未特指）、复发性泌尿系结石、特发性膜性肾病、尿道综合征（老年性、女性）、膀胱炎、慢性盆腔炎、慢性前列腺炎、老年轻度前列腺增生、良性前列腺增生、肾病综合征（难治性、勤发性、小儿激素依赖型、原发性、原发性激素维持治疗阶段、未特指）、肾功能不全（老年性、慢性）、肾功能衰竭（急性、慢性、慢性氮质血症期）、慢性肾小球肾炎、慢性肾盂肾炎、原发性痛经、老年性阴道炎、子宫内膜异位症、夜尿频多、非机械性梗阻所致肾积水、肾盂积水、病毒性肝炎（慢性乙肝）、多囊卵巢综合征、原发性甲状腺机能减退、糖尿病（Ⅱ型、合并肢端坏疽）、糖尿病性肾病（早期、未特指）、糖尿病性周围神经病变、大疱性类天疱疮、产褥期癃闭、人工流产后腰痛、胎儿发育迟缓、老年性痴呆、脑性软瘫、骨折后延期愈合、特发性水肿、踝关节扭伤后期慢性肿胀、脂肪肝、老年慢性功能性腹泻、高血压病（老年性、合并稳定型心绞痛、未特指）、冠心病（不稳定型心绞痛、合并窦性心动过缓、心绞痛、老年性）、慢性心力衰竭、脑梗死引起的皮层性尿频、缓慢型心律失常、血管迷走性晕厥、多梦、肾气虚、肾阳虚、阳虚证、放疗后不良反应、小细胞肺癌
D 级	耳鸣、激素依赖性慢性喘息型支气管炎、慢性阻塞性肺气肿、过敏性鼻炎、哮喘(咳嗽变异性、小儿、支气管、老年支气管)、慢性咽喉炎、咽炎、支气管炎（老年性慢性、慢性）、老年感冒、干燥综合征、小儿股骨头缺血性坏死、膝关节骨性关节炎、腰椎增生、腰背肌肌筋膜炎、类风湿性关节炎、强直性脊柱炎、急性痛风、痛风性关节炎、系统性红斑狼疮、腰肌劳损、硬皮病、老年退变性椎管狭窄、腰椎间盘突出症、坐骨神经痛、增生型脊柱炎、慢性腰痛、足跟痛、慢性精神分裂症、神经性尿频、阳痿、功能性闭经、不育症（精少、精液不液化、精子活力低下、精子缺乏）、不孕症（排卵功能障碍引起、未特指）、经前期综合征、结扎术后腰痛、老年慢性尿道感染、男性乳房发育、尿道综合征（女性、女性非感染性）、膀胱炎、慢性前列腺炎、前列腺增生（高危型、老年性、慢性）、神经源性膀胱、肾病综合征（难治性、小儿）、肾功能衰竭（急性、慢性）、结石性肾绞痛、肾小球肾炎（慢性、慢性伴蛋白尿）、肾造瘘管引流脓液消失后梗阻性隐匿性肾积脓、痛经（原发性、未特指）、外阴萎缩、围绝经期综合征（合并女性下尿路症状、水肿、未特指）、蛋白尿、尿频（老年女性、老年性、小儿、夜尿频多）、女性中老年张力性尿失禁、肾盂积水、前列腺增生引起血尿、遗尿（老年性、小儿）、遗精、艾滋病、带状疱疹后遗神经痛、骨结核、流行性出血热多尿期、老年继发性真菌感染、高脂血症、甲状腺机能减退、原发性甲状腺机能减退、原发性尿崩症、糖尿病(Ⅱ型、老年性、中老年、合并末梢神经病变、合并肢端坏疽)、糖尿病性神经源性膀胱、糖尿病性肾病、糖尿病性周围神经病变、中老年男性部分雄激素缺乏综合征、老年瘙痒症、脱髓鞘病、椎基底动脉供血不足合并眩晕、脑外伤后尿崩、特发性水肿、抗精神病药引起的高催乳素血症、抗精神病药引起的癃闭、万艾可所致肾虚、四肢关节扭伤后肿胀、腹泻型肠易激综合征、复发性口腔溃疡、老年复发性口腔溃疡、慢性溃疡性结肠炎、胃下垂、老年性便秘、慢性腹泻、原发性血小板减少性紫癜、低血压、肺源性心脏病（急性发作期、合并心力衰竭、未特指）、高血压病（老年单纯收缩期、老年性、合并肾脏损害、未特指）、心力衰竭（顽固性、未特指）、中风后遗神经性膀胱、老年性白内障、外层渗出性视网膜病、中心性浆液性视网膜病、顽固性不寐、难治性口渴、臁疮腿、尿道结石排出后肾气虚、肾气虚、肾阳虚、肾虚、不明原因水肿、低颅压性头痛、头痛、宫颈癌术后癃闭、化疗后白细胞减少、乳腺癌合并骨转移

【证据示例】

1. 循环系统疾病

（1）慢性心力衰竭

B级证据2篇，C级证据5篇。

> 肾气丸合西医常规疗法对照单纯西医常规疗法治疗慢性心力衰竭在改善患者生理功能方面有优势（B）

陈洁等[1]实施的一项临床随机对照试验，样本量50例。试验组、对照组各25例。所有患者均接受慢性心力衰竭的常规治疗（利尿剂、血管紧张素转换酶抑制剂、有或无 β₂受体阻滞剂、有或无强心剂），同时应用硝酸酯类、醛固酮拮抗剂；中药汤剂遵循辨证原则，予以益气、温阳、活血、利水治疗（若中药汤剂中存在补肾阳作用药物则自动脱落）。试验组加用金匮肾气丸每次6g，每天3次。两组比较，临床总有效率相对危险度（RR）1.05，95%CI（0.84～1.31），P=0.68，无统计学意义。两组比较，生理功能（使用健康相关生存质量评价SF-36量表）加权均数差（WMD）3.2，95%CI（2.94～3.46），P＜0.00001，有统计学意义（疗效标准：参照Framiµgham标准评价心功能分级。显效：症状、体征完全缓解，或心功能改善2级以上；有效：症状、体征部分缓解，或心功能改善1级以上；无效：症状、体征无改善，或心功能改善不足1级）。

2. 泌尿生殖系统疾病

（1）膀胱过度活动症

B级证据2篇，C级证据5篇，D级证据1篇。

> 肾气丸加减对照盐酸黄酮哌酯治疗膀胱过度活动症在增加每次排尿量、减少24小时平均排尿次数方面有一定优势（B）

陈科等[2]实施的一项临床随机对照试验，样本量为80例。试验组、对照组各40例。试验组服用金匮肾气丸加减：熟地、桑寄生、泽泻各15g，茯苓、山药、桑螵蛸、益智仁各20g，桂枝、制附片（先煎1小时）、枣皮、丹皮各10g，甘草5g。日3次，4周1疗程。对照组口服盐酸黄酮哌酯片600mg/d，疗程4周。同时指导2组患者进行行为训练：①病人健康教育；②膀胱训练（包括延迟排尿与定时排尿、盆底肌训练）。两组比较，平均每次尿量加权均数差（WMD）5.3，95%CI（2.84～7.76），P＜0.0001;24小时平均排尿次数加权均数差（WMD）0.6，95%CI（0.24～0.96），P=0.001，均有统计学意义（疗效标准：每24h平均排尿次数和平均每次排尿量。计算基线及治疗结束时平均每24h排尿次数和平均每次排尿量的均数；计算治疗结束时相对于基线的变化值。次要疗效指标患者对治疗受益的主观感受和药物起效时间）。

（2）前列腺增生（未特指）

B级证据1篇，C级证据22篇，D级证据23篇。

> 肾气丸合泽桂癃爽胶囊、爱普列特对照爱普列特治疗前列腺增生在临床总有效率方面有一定优势（C）

郎建华等[3]实施的一项临床随机对照试验，样本量为106例。其中试验组56例，对照组50例。试验组采用中药泽桂癃爽胶囊（主要成分为泽兰、皂角刺、肉桂），1次2粒，每日3次；金匮肾气丸，日2次，每次1丸；西药爱普列特，1次5mg，每日2次。对照组单用西药爱普列特，1次5mg，每日2次。2个月为1个疗程。两组比较，临床总有效率相对危险度（RR）1.28，95%CI（1.07～1.52），P=0.006，有统计学意义（疗效标准，治愈：症状消失，排尿通畅，尿流曲线恢复正常，残余尿量基本消失；显效：症状明显改善，残余尿量明显减少；有效：症状有改善，排尿困难减轻，残余尿量减少；无效：症状无改善，排尿仍困难，残余尿量检查未见好转）。

肾气丸加味对照前列康治疗前列腺增生在临床总有效率方面有优势（C）

寿仁国[4]实施的一项临床随机对照试验，样本量228例。试验组122例，对照组106例。试验组用金匮肾气丸（改服汤剂）加味：熟地20g，淮山药15g，山茱萸10g，丹皮10g，泽泻10g，茯苓10g，肉桂（后下）3g，淡附子6g，桃仁10g，红花6g，金钱草30g，浙贝母10g，夏枯草30g。水煎服，每日1剂，分上下午各1次温服，30天为1个疗程。对照组用前列康片每次3片，1日3次，30天为1个疗程。两组比较，临床总有效率相对危险度（RR）1.19，95%CI（1.06～1.35），P=0.005，有统计学意义［疗效标准：参照卫生部《中药新药治疗良性前列腺增生的临床研究指导原则》治疗前、后分别给以生活质量指数（L）评价，病情评分及国际前列腺症状评分（I-PSS）。显效：I-PSS评分＜7，L＜1或病情总分下降90%以上；前列腺体积缩小至原来的60%以下；最大尿流率＞18mL/s）68例；有效：具下列一项：I-PSS评分＜13，治疗前生活指数4～6者降低为2～3，或病情积分下降60%以上；前列腺缩小80%以上，残余尿量减少50%以上，最大尿流率＞12mL/s；无效：生活质量评分、病情评分、I-PSS评分无改善甚至恶化］。

（3）肾病综合征

B级证据2篇，C级证据10篇，D级证据4篇。

肾气丸加味对照泼尼松治疗肾病综合征在临床总有效率方面有优势（B）

曾浪泉等[5]实施的一项临床随机对照试验，样本量132例。试验组、对照组各66例。试验组给予患者中药肾气丸加减方结合激素治疗，中药组成：丹参15g，黄柏6g，苡仁15g，山楂15g，北芪30g，桃仁10g，茯苓15g，泽泻15g，猪苓15g，车前子6g，丹皮10g，山药10g，山萸肉15g，制附子10g，桂枝6g，熟地15g。小儿剂量减半，水煎服，1剂/日，服用10剂。对照组口服泼尼松按1～2mg/（kg/d），分3次，当尿蛋白转阴性时，继续给予2周巩固治疗，然后药量改为原来的3/5（1日的量）顿服，以后每月药物用量减5mg，总疗程5～10个月。两组比较，临床总有效率相对危险度（RR）1.19，95%CI（1.04～1.35），P=0.009，有统计学意义［以二次全国肾病会议制定的标准为参考：①无效：患者的尿蛋白、人血白蛋白、水肿等临床症状没有出现改善，人血白蛋白水平明显改善，水肿出现明显减轻现象。②部分缓解：患者尿蛋白改善，尿蛋白定量减少为50%或50%以上，人血白蛋白水平明显改善，水肿出现明显减轻现象。③完全缓解：患者尿蛋白转阴，尿蛋白定量＜150mg/24h，人血白蛋白＞30g/L，水肿消失。总有效率=（部分缓解+

完全缓解）/ 总例数 ×100%]。

3. 内分泌、营养和代谢疾病

（1）代谢综合征

B 级证据 1 篇，C 级证据 3 篇。

> 肾气丸联合卡托普利对照单纯卡托普利治疗代谢综合征在临床总有效率方面有一定优势（B）

潘玲等[6]实施的一项临床随机对照试验，样本量 60 例。试验组、对照组各 30 例。对照组口服卡托普利，12.5mg，1 天 3 次；二甲双胍，500mg，1 天 2 次。试验组在服上述西药的基础上，口服肾气丸方水煎剂，每日 1 剂。药物组成：干地黄 24g、山茱萸 12g、山药 12g、泽泻 9g、丹皮 9g、茯苓 9g、肉桂 3g、炮附子 3g（按肾气丸方各药组成和比例折合成现在成人一日常用量）。药物制备及服用方法：上述肾气丸处方按中药饮片汤剂常规制法制成汤剂 300mL，为 1 日剂量。每日 1 剂，于午饭前 1 小时和晚饭前 1 小时各服 150mL。两组疗程均为 60 天。两组病人除以上治疗外，不增加其他与本病治疗有关的药物。两组比较，临床总有效率相对危险度（RR）1.5，95%CI（1.09 ～ 2.06），P=0.01，有统计学意义（疗效标准：中医症候疗效评定标准根据中医症候分级量化积分值变化改善率评定。显效：治疗后症候积分之和较治疗前下降 ≥ 2/3。有效：治疗后症候积分之和较治疗前下降 1/3 ～ 2/3。无效：治疗后症候积分之和较治疗前下降 < 1/3）。

（2）糖尿病性肾病

B 级证据 1 篇，C 级证据 31 篇，D 级证据 9 篇。

> 肾气丸加味对照黄芪注射液、丹参注射液治疗糖尿病性肾病在临床总有效率方面有一定优势（B）

佟晓光等[7]实施的一项临床随机对照试验，样本量 72 例。试验组 34 例，对照组 38 例。全部病例均给予糖尿病饮食。大量蛋白尿期予优质蛋白饮食（0.5g·kg⁻¹·d⁻¹）。伴严重高血压水肿者限盐为 2 ～ 3g/ 天，降压药可配合服用硝苯地平、哌唑嗪。口服降糖药效果不佳者，应用胰岛素。中药治疗使用金匮肾气汤加味：熟地黄、益母草、黄芪各 20g，山药 15g，山茱萸、茯苓、泽泻、牛膝、当归、水蛭各 12g，丹皮、制附子、桂枝各 5g。每天 1 剂，水煎分 2 次服。加减：肝肾气阴两虚型，加女贞子、天麻；脾肾阳虚型，加党参、白术；阴阳两虚型加冬虫夏草、补骨脂等。若血压高，可酌加钩藤（后下）、珍珠母（先煎）；胸闷恶心者，可酌加法半夏、陈皮；皮肤瘙痒者，可酌加地肤子、蝉蜕；湿热内盛者，可加黄芩、蒲公英、薏苡仁等。对照组在一般治疗基础上，应用黄芪注射液 30mL（相当于黄芪 60g）、丹参注射液 20mL（相当于丹参 30g）加入生理盐水 200mL 中静脉滴注。两组均以 4 周为 1 个疗程，2 个疗程后评定疗效。两组比较，临床总有效率相对危险度（RR）1.28，95%CI（1.02 ～ 1.61），P=0.03，有统计学意义（疗效标准，显效：3 个疗程结束后，临床症状明显改善或消失，临床症状积分减少 ≥ 70%，UAER 正常或减少 > 50%。有效：3 个疗程结束后，临床症状有所改善，70% > 临床症状积分减少 ≥ 30%，UAER 减少 ≥ 30%。无效：3 个疗程结束后，临床症状无明显改善或加重，临床症状积分减少＜30%，UAER＜30%）。

（3）糖尿病（未特指）

A级证据1篇，B级证据3篇，C级证据17篇，D级证据8篇。

> 有限的证据表明：肾气丸治疗Ⅱ型糖尿病及其并发症如：Ⅱ型糖尿病足、Ⅱ型糖尿病肾病、Ⅱ型糖尿病脑梗死等临床疗效较为确切（A）

陈俊杰[8]完成的临床随机对照试验的Meta分析。检索中国知网（1992-2012），关于经方治疗糖尿病及其并发症的文献。共纳入94篇文献。研究提示Ⅱ型糖尿病最常见病机包括气虚、阴虚、热、瘀、脾虚、气机不利、肾虚，常用治法包括祛瘀、滋阴、温阳、清热、补气、补肾，常用经方：肾气丸、大柴胡汤、白虎汤。糖尿病并发症方面，Ⅱ型糖尿病足最常见病机为瘀、热，最常用的治法为温阳、清热、化瘀、益肾、补气、养阴，最常用的方剂为金匮肾气丸。Ⅱ型糖尿病肾病最常见病机为阴虚、阳虚、肾虚，最常用的治法为祛水湿痰、祛瘀、温阳，最常用经方为金匮肾气丸、五苓散、真武汤。Ⅱ型糖尿病脑梗死常见病机为瘀、阴虚，常用治法为祛瘀、益气、滋阴、温阳，常用经方为金匮肾气丸。试验组明显好转率为51.14%，对照组为31.76%。文献没有明显异质性。两组比较，临床明显好转率相对危险度（RR）0.19,95%CI（0.12～0.27），P＜0.05，差异显著，有统计学意义。

4. 呼吸系统疾病

（1）支气管哮喘

C级证据11篇，D级证据4篇。

> 肾气丸加味对照布地奈德气雾剂治疗支气管哮喘在临床总有效率方面有优势（C）

罗祥顺等[9]实施的一项临床随机对照试验，样本量72例。试验组、对照组各36例。试验组给予金匮肾气丸加味：熟地黄20g，山药、山茱萸、黄芪各15g，茯苓、牡丹皮、泽泻、半夏各12g，肉桂、附子、沉香、五味子各8g。1剂／日，两次水煎共取汁200mL，煎液混合，分早晚2次口服，每次100mL。对照组给予布地奈德气雾剂，每次400μg，早晚各1次。如出现哮喘急性发作时，两组均可按需酌情使用短效 β_2- 受体激动剂、氨茶碱等药物缓解。4周为1个疗程，两组均观察1个疗程。两组比较，临床总有效率相对危险度（RR）1.26，95%CI（1.03～1.55），P=0.03，有统计学意义（疗效标准：参照《中药新药临床研究指导原则》中哮病的疾病疗效判定标准，根据哮喘症状，FEV_1、PEF值分为临床控制、显效、好转和无效）。

【证据荟萃】

※Ⅰ级

肾气丸及其加减方主要治疗循环系统疾病、泌尿生殖系统疾病、内分泌、营养和代谢疾病，如慢性心力衰竭、膀胱过度活动症、肾病综合征、糖尿病（未特指）等。

※Ⅱ级

肾气丸及其加减方主要治疗泌尿生殖系统疾病、内分泌、营养和代谢疾病、呼吸系统疾病，如前列腺增生（未特指）、代谢综合征、糖尿病性肾病、支气管哮喘等。

《金匮要略》原文中用肾气丸治疗肾阳虚消渴与肾气不举、膀胱气化不利所致的妇人转胞，其临床主要表现为口渴、多尿、腰膝酸软、足肿、脉沉细无力、小便不利等。前列腺增生（未特指）、复发性口腔溃疡、高血压、糖尿病（未特指）、糖尿病性肾病等高频病症在某阶段的病机及临床表现可与之相符。临床研究和个案经验文献均支持循环系统疾病和内分泌、营养和代谢系统疾病是其高频率、高级别证据分布的病症系统。慢性心力衰竭、膀胱过度活动症、肾病综合征均已有 2 项 B 级证据；糖尿病（未特指）已有 1 项 A 级证据，至少 2 项 B 级证据；前列腺增生（未特指）、糖尿病性肾病均已有 1 项 B 级证据，至少 2 项 C 级证据；代谢综合征已有 1 项 B 级证据；支气管哮喘已有至少 2 项 C 级证据。

※ Ⅰ级

肾气丸合西医常规疗法对照单纯西医常规疗法治疗慢性心力衰竭在改善患者生理功能方面有优势。

肾气丸加减对照盐酸黄酮哌酯治疗膀胱过度活动症在增加每次排尿量、减少 24 小时平均排尿次数方面有一定优势。

肾气丸加味对照泼尼松治疗肾病综合征在临床总有效率方面有优势。

有限的证据表明：肾气丸治疗Ⅱ型糖尿病及其并发症如：Ⅱ型糖尿病足、Ⅱ型糖尿病肾病、Ⅱ型糖尿病脑梗死等临床疗效较为确切。

※ Ⅱ级

肾气丸合泽桂癃爽胶囊、爱普列特对照爱普列特治疗前列腺增生在临床总有效率方面有一定优势。

肾气丸加味对照前列康治疗前列腺增生在临床总有效率方面有优势。

肾气丸联合卡托普利对照单纯卡托普利治疗代谢综合征在临床总有效率方面有一定优势。

肾气丸加味对照黄芪注射液、丹参注射液治疗糖尿病性肾病在临床总有效率方面有一定优势。

肾气丸加味对照布地奈德气雾剂治疗支气管哮喘在临床总有效率方面有优势。

【参考文献】

［1］陈洁，冼绍祥，刘凤斌．加用补肾法对慢性心力衰竭患者健康相关生存质量的影响［J］．光明中医，2008，23（12）：1916-1918.

［2］陈科，刘春梅．金匮肾气丸加减配合行为训练治疗膀胱过度活动症 40 例临床观察［J］．江苏中医药，2008，40（10）：55-56.

［3］郎建华，尚学臣．中西医结合治疗前列腺增生症 56 例［C］．新编男科理论与临床——中华中医药学会第七届中医男科学术大会．2006 年云南省中医男科诊疗技术培训班讲义与论文集．昆明：中华中国医药学会，2006：244-245.

［4］寿仁国．金匮肾气丸加味治疗前列腺增生 122 例［J］．江西中医药，2007，38（8）：31.

［5］曾浪泉．中药肾气丸加减方结合激素治疗肾病综合征的临床探讨［J］．中外医学研究，2013，11（36）：131-132.

［6］潘玲，冯全生.八味丸方药对代谢综合征患者治疗效应的临床观察［J］.四川生理科学杂志，2005，27（2）：78-82.

［7］佟晓光，王昌辉.加味金匮肾气汤治疗老年糖尿病肾病临床研究［J］.中国老年学杂志，2009，29（13）：1682-1683.

［8］陈俊杰.基于 Meta 分析法近 20 年经方治疗糖尿病及并发症临床文献整理［D］.广州：广州中医药大学，2013.

［9］罗祥顺，曾华芳.金匮肾气丸加味治疗支气管哮喘缓解期 36 例临床观察［J］.中医药导报，2013，19（2）：65-67.

六、薯蓣丸

【原文汇要】

虚劳诸不足，风气百疾，薯蓣丸主之。（16）

薯蓣丸方

薯蓣三十分　当归　桂枝　曲　干地黄　豆黄卷各十分　甘草二十八分　人参七分　芎䓖　芍药　白术　麦门冬　杏仁各六分　柴胡　桔梗　茯苓各五分　阿胶七分　干姜三分　白蔹二分　防风六分　大枣百枚（为膏）

上二十一味，末之，炼蜜和丸，如弹子大，空腹酒服一丸，一百丸为剂。

【原文释义】

薯蓣丸主治"虚劳诸不足，风气百疾"。病已诸虚不足，营卫虚弱，乏卫外御邪之力，外感风邪（易夹杂它邪），见症不一。体虚感受外邪，治当以扶正为本，虚劳扶正又当以脾胃为先。方中用薯蓣（山药）为主药，伍人参、甘草、白术、茯苓补中益气；更用桔梗升提走上，杏仁宣肃导下，白蔹开泄外达，豆黄卷、曲以和胃调中，干姜振奋中阳，共复中焦之斡旋。用麦门冬、芍药、干地黄、阿胶、当归、大枣益阴养血，填肾润胃；更用芎䓖、柴胡、防风、桂枝调畅枢机且可解散外邪，二十一味配伍精当，炼蜜和丸，小剂缓投取效。

【文献概况】

设置关键词为"薯蓣丸""薯蕷丸"，检索并剔重后，得到 342 篇相关文献，其中 CBM、CNKI、VIP、WF 分别为 34 篇、188 篇、44 篇、76 篇。初步分类：临床研究 35 篇（10.2%）、个案经验 21 篇（6.1%）、实验研究 87 篇（25.4%）、理论研究 144 篇（42.2%）、其他 55 篇（16.1%）。在个案经验文献中，薯蓣丸及其加减方的医案有 48 则。

【文献病谱】

1. 临床研究文献

共涉及 12 类病症（证）系统、25 个病症（证）（表 6-16）。

表6-16　薯蓣丸临床研究文献病症（证）谱

➢ **循环系统疾病（5个、9篇）**

　西医疾病：脑卒中后遗症3（失语1、肢体运动障碍1、嗜睡1），心功能不全3，病毒性心肌炎1，慢性肺源性心脏病1，脑卒中（脑梗死合并运动性失语）1

➢ **泌尿生殖系统疾病（3个、5篇）**

　西医疾病：慢性肾小球肾炎3，鞘膜积液1，慢性肾功能衰竭1

➢ **神经系统疾病（3个、3篇）**

　西医疾病：不安腿综合征1，老年性痴呆1，帕金森氏病1

➢ **肿瘤（3个、5篇）**

　西医疾病：肝癌（恶病质）3，肺癌（晚期非小细胞肺）1

　西医症状：癌因疲乏1

➢ **精神和行为障碍（2个、3篇）**

　西医疾病：认知功能障碍2（非痴呆血管性1、轻度1），慢性疲劳综合征1

➢ **呼吸系统疾病（2个、2篇）**

　西医疾病：过敏性鼻炎1，老年性支气管哮喘1

➢ **消化系统疾病（2个、2篇）**

　西医症状：厌食1

　中医症状：纳呆1

➢ **皮肤和皮下组织疾病（1个、2篇）**

　西医疾病：慢性荨麻疹2

➢ **血液及造血器官疾病和某些涉及免疫机制的疾患（1个、1篇）**

　西医疾病：白细胞减少症1

➢ **肌肉骨骼系统和结缔组织疾病（1个、1篇）**

　西医疾病：强直性脊柱炎1

➢ **某些传染病和寄生虫病（1个、1篇）**

　西医疾病：病毒性肝炎（乙肝合并反复感冒）1

➢ **中医病证（1个、1篇）**

　虚劳1

　　西医病症系统中，循环系统疾病在病症种类与文献数量上均居首位（图6-10）。各系统病症中，频数位居前列（至少为3）的病症有：脑卒中后遗症、心功能不全、慢性肾小球肾炎、肝癌（恶病质）。

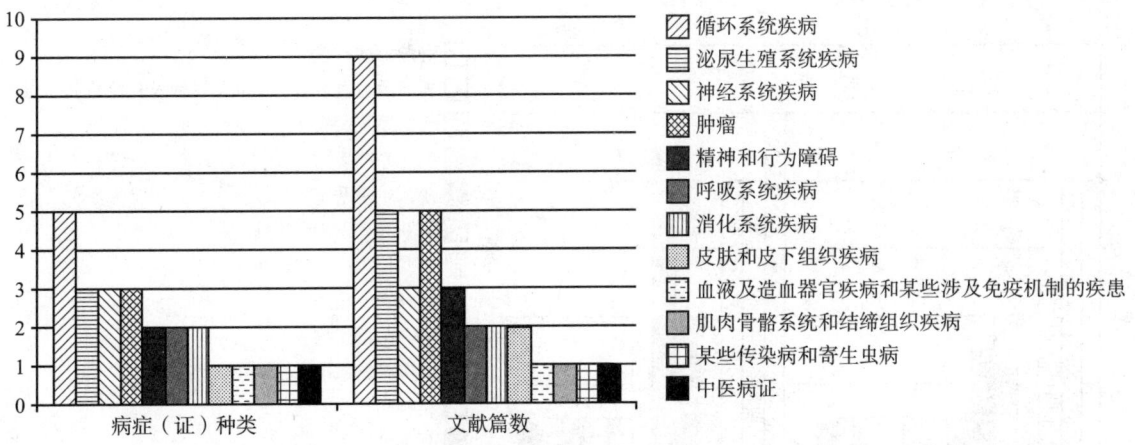

图6-10　病症（证）种类及文献数量分布图

2. 个案经验文献

共有 12 类病症系统、31 个病症、48 则医案（表 6-17）。

表 6-17 薯蓣丸个案经验文献病症谱

➤ **肿瘤（8个、10则）**
西医疾病：白血病 2，化疗后不良反应（疲乏）2，多发性骨髓瘤 1，肝癌 1，乳腺癌 1，肾癌术后虚劳 1，胃癌（胃癌术后胃肠功能紊乱）1，子宫肌瘤 1

➤ **血液及造血器官疾病和某些涉及免疫机制的疾患（5个、5则）**
西医疾病：白细胞减少症 1，贫血 1，血小板增多（原发性）1，嗜酸粒细胞增多 1，血小板减少性紫癜 1

➤ **呼吸系统疾病（4个、8则）**
西医疾病：感冒 3（反复发作 2、未特指 1），过敏性鼻炎 2，哮喘 2（支气管 1、未特指 1），气胸 1

➤ **消化系统疾病（4个、4则）**
西医疾病：肝硬化（代偿期）1，溃疡性结肠炎 1，十二指肠球部溃疡 1，脱肛 1

➤ **泌尿生殖系统疾病（3个、4则）**
西医疾病：肾小球肾炎 2（慢性 1、未特指 1），男性更年期综合征 1，原发性不孕症 1

➤ **皮肤和皮下组织疾病（1个、8则）**
西医疾病：荨麻疹 8（顽固性 7、未特指 1）

➤ **某些传染病和寄生虫病（1个、4则）**
西医疾病：肺结核 4（未特指 3、空洞型 1）

➤ **循环系统疾病（1个、1则）**
西医疾病：心律失常（室早）1

➤ **眼和附器疾病（1个、1则）**
西医疾病：老年性白内障 1

➤ **肌肉骨骼系统和结缔组织疾病（1个、1则）**
西医疾病：类风湿性关节炎 1

➤ **精神和行为障碍（1个、1则）**
西医疾病：神经衰弱 1

➤ **耳和乳突疾病（1个、1则）**
西医疾病：耳源性眩晕 1

按文献病症种类和医案则数多少排序，西医病症系统中，肿瘤均居首位（图 6-11）。各系统病症中，医案数位居前列（至少为 3）的病症有：感冒、荨麻疹、肺结核。

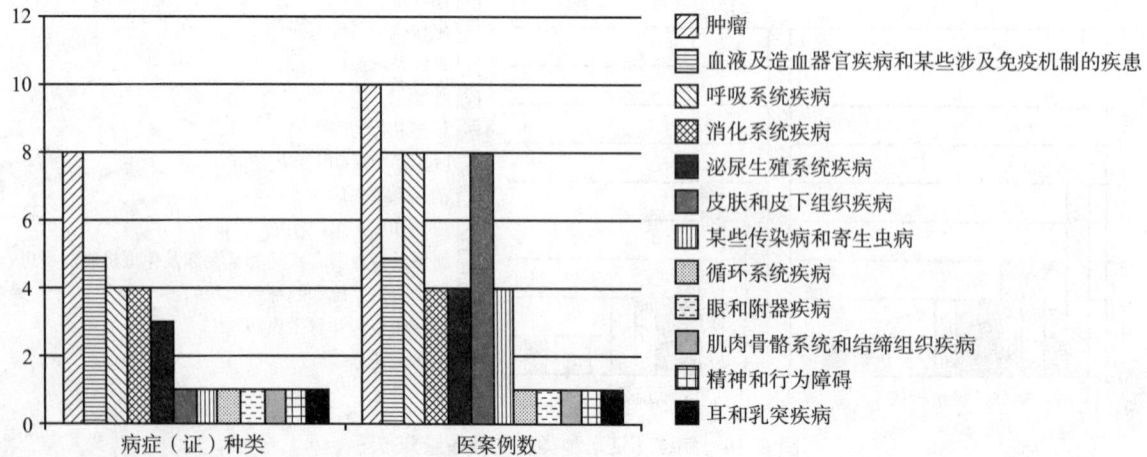

图例：
- 肿瘤
- 血液及造血器官疾病和某些涉及免疫机制的疾患
- 呼吸系统疾病
- 消化系统疾病
- 泌尿生殖系统疾病
- 皮肤和皮下组织疾病
- 某些传染病和寄生虫病
- 循环系统疾病
- 眼和附器疾病
- 肌肉骨骼系统和结缔组织疾病
- 精神和行为障碍
- 耳和乳突疾病

图 6-11 病症（证）种类及医案数量分布图

3. 比较研究

临床研究和个案经验文献比较，两者在文献和病症数量上，循环系统疾病和肿瘤分别为临床研究和个案经验的高频病症系统。

【证据分级】

临床研究文献证据

截至目前，薯蓣丸及其加减方临床研究文献证据等级为：B级3篇、C级14篇、D级18篇。详细情况见表6-18。

表6-18 临床研究文献证据等级分布情况

证据等级	病症（证）
B级	认知功能障碍（轻度）、老年性痴呆、纳呆
C级	过敏性鼻炎、认知功能障碍（非痴呆血管性）、荨麻疹（慢性）、不安腿综合征、厌食、白细胞减少症、肺源性心脏病（慢性）、脑卒中后遗症（失语、肢体运动障碍）、肺癌（晚期非小细胞）、肝癌（恶病质）、癌性疲乏
D级	老年性支气管哮喘、强直性脊柱炎、慢性疲劳综合征、鞘膜积液、肾功能衰竭（慢性）、肾小球肾炎（慢性）、病毒性肝炎（乙肝合并反复感冒）、荨麻疹（慢性）、帕金森氏病、病毒性心肌炎、脑卒中（脑梗死合并运动性失语）、脑卒中后遗症（嗜睡）、心功能不全、虚劳

【证据示例】

1. 肿瘤

（1）肝癌（恶病质）

C级证据3篇。

> 薯蓣丸加减联合西医常规治疗措施对照单纯西医常规治疗措施治疗肝癌（恶病质）在临床总有效率方面有优势

欧阳钦等[1]实施的一项随机对照试验，样本量为80例。试验组、对照组40例。两组均常规给予甘利欣、还原型谷胱甘肽、思美泰等护肝、降酶、退黄，补充白蛋白等综合治疗。试验组在此基础上，同时给予薯蓣丸膏方口服，1次25g，1天2次，1个月为1个疗程，共1个疗程。按现代处方习惯，组方药物按比例适当调整为：薯蓣300g，当归、桂枝、神曲、干地黄、豆黄卷各100g，甘草100g，西洋参150g，川芎、白芍药、白术、麦门冬、杏仁各60g，柴胡、桔梗、茯苓各50g，阿胶300g，干姜30g，白蔹30g，防风60g，大枣300g（为泥）。另外加入鳖甲胶300g制成膏方。同时因肝病患者忌酒，服用方法改为空腹米饮或温水服下。两组比较，临床总有效率相对危险度（RR）1.46，95%CI（1.10～1.93），P=0.008，有统计学意义。

2. 循环系统疾病

（1）脑卒中后遗症（失语）

C级证据1篇。

薯蓣丸加减联合针刺对照语言康复训练治疗脑卒中后遗症（失语）在改善 CADL 量表评分方面有优势（C）

谭子虎等[2]实施的一项临床随机对照试验，样本量为 47 例。试验组 25 例，对照组 22 例。入选患者均进行脑血管疾病的基础治疗，包括减轻脑细胞水肿，改善脑部循环和代谢，以及控制危险因素的治疗：调节血压、血糖、血脂、抗感染、防治并发症等。试验组给予加减薯蓣丸口服，每次 9 g，每日 3 次；头部穴位（前顶、语言 1 区）、舌部穴位（廉泉、金津、玉液）、肢体穴位（廉泉、通里为主穴）等相结合的针刺治疗；采用 Schuell 刺激法进行语言康复训练，每日 1 次。对照组单纯进行语言康复训练。治疗疗程为 4 周。两组比较，CADL 量表评分加权均数差（WMD）14.92，95%CI（6.68～23.16），P=0.0004，有统计学意义（观察指标：ABC 量表；CADL 量表；NIHSS 量表；治疗安全性观察）。

3. 泌尿生殖系统疾病

（1）慢性肾小球肾炎

D 级证据 3 篇。

薯蓣丸加减治疗慢性肾小球肾炎有一定疗效（D）

涂钟馨等[3]实施的一项临床病例观察，样本量为 24 例。用薯蓣丸治疗：山药 600g，当归、桂枝、神曲、生地、扁豆各 200g，炙甘草 560g，异种参（或新开河参）、阿胶各 140g，川芎、白芍、白术、麦冬、杏仁、防风各 120g，柴胡、桔梗、茯苓各 100g，干姜 60g，白蔹 40g，黄芪 400g，蝉蜕 300g。共为细末，大枣 200 枚去核为膏，炼蜜和丸。上一料分 300 丸，为 1 疗程。每日 3 次，每次 1 丸，空腹温水送服，并饮黄酒一茶匙以助药力尤佳（忌酒者勿勉强）。服药期间停用其他中西药物，单方治疗观察疗效。治疗结果：治愈 8 例，显效 12 例，无效 4 例，有效率为 83.3%（疗效标准：尿蛋白每 2 个月查 1 次，均为阴性、观察 1 年以上未复发者为治愈。1 年内偶发，经辨证论治，证候平稳后续服本方，停药半年未复发或尿蛋白偶见微量者为显效。1 年内反复发作或停药半年内复发者为无效）。

【证据荟萃】

※ Ⅱ级

薯蓣丸及其加减方主要治疗肿瘤，如肝癌（恶病质）等。

※ Ⅲ级

薯蓣丸及其加减方可以治疗循环系统疾病和泌尿生殖系统疾病，如脑卒中后遗症（失语）、慢性肾小球肾炎等。

《金匮要略》原文中以本方治疗虚劳气血阴阳俱虚，御邪无力，复感外邪，其临床表现无定症，可能见头眩、心悸、肢痛、麻木等。肝癌（恶病质）、脑卒中后遗症（失语）、慢性肾小球肾炎等高频病症在某阶段的病机及临床表现可与之相符。临床研究文献支持循环系统疾病和泌尿生殖系统疾病是其高频率证据分布的病症系统。肝癌（恶病质）已有 3 项 C 级证据；脑卒中后遗症（失语）已有 1 项 C 级证据；慢性肾小球肾炎已有 3 项 D 级证据。

※ Ⅱ级

薯蓣丸加减联合西医常规治疗措施对照单纯西医常规治疗措施治疗肝癌（恶病质）在临床总有效率方面有优势。

※ Ⅲ级

薯蓣丸加减联合针刺对照语言康复训练治疗脑卒中后遗症（失语）在改善 CADL 量表评分方面有优势。

薯蓣丸加减治疗慢性肾小球肾炎有一定疗效。

【参考文献】

［1］欧阳欣，吴春明. 薯蓣丸膏方辅助治疗肝癌恶病质 40 例［J］. 中国高等医学教育，2012，（6）：126-127.

［2］谭子虎，刘昱. 加减薯蓣丸结合针刺治疗中风后失语症临床观察［J］. 中国中医急症，2013，22（1）：34-35.

［3］涂钟馨，陈金炉. 薯蓣丸加味治疗慢性肾炎 24 例［J］. 北京中医，1994，（1）：35-36.

七、酸枣汤

【原文汇要】

虚劳虚烦不得眠，酸枣汤主之。（17）

酸枣汤方

酸枣仁二升　甘草一两　知母二两　茯苓二两　芎䓖二两　《深师》有生姜二两

上五味，以水八升，煮酸枣仁，得六升，内诸药，煮取三升，分温三服。

【原文释义】

酸枣汤主治虚劳不寐。症见虚烦，不得眠。治当养阴清热，安神宁心。方中用酸枣仁滋养阴血以益肝体；芎䓖辛香升散，以遂肝木疏泄条达之性；知母苦寒而润，既可清心肝已郁之热，又可防芎䓖辛温香窜损伤肝阴；更用茯苓宁心安神；甘草和中。

【文献概况】

设置关键词为"酸棗湯""酸枣汤""酸棗仁湯""酸枣仁汤"，检索并剔重后，得到 1569 篇相关文献，其中 CBM、CNKI、VIP、WF 分别为 30 篇、1426 篇、45 篇、68 篇。初步分类：临床研究 249 篇（15.9%，缺少 2 篇文献未包括在其中）、个案经验 241 篇（15.4%，缺少 1 篇文献未包括在其中）、实验研究 122 篇（7.7%）、理论研究 307 篇（19.6%）、其他 650 篇（41.4%）。在个案经验文献中，酸枣汤及其加减方的医案有 358 则。

【文献病谱】

1. 临床研究文献

共涉及 14 类病症（证）系统、32 个病症（证）（表 6-19）。

表 6-19 酸枣汤临床研究文献病症（证）谱

➢ 精神和行为障碍（10 个、49 篇）

西医疾病：焦虑症 14（未特指 11、广泛性 2、乳腺癌术后 1），神经官能症 10（心脏 6、未特指 2、胃肠 1、心血管 1），抑郁症 7（未特指 4、伴失眠 2、合并心脏神经官能症 1），神经衰弱 6，精神障碍 5（未特指 2、狂躁型 1、伴失眠 1、心脏介入患者心理应激 1），性功能障碍（早泄）3，恐怖症状（性病）1，慢性疲劳综合征 1，躁狂症（脑出血后）1，癔症 1

➢ 循环系统疾病（4 个、19 篇）

西医疾病：冠心病 8（心绞痛 3、不稳定性心绞痛合并抑郁 3、心肌梗死后遗失眠 1、未特指 1），心律失常 6（室早 5、未特指 1），脑卒中后遗症 3（失眠 2、抑郁 1），高血压病 2（伴失眠 1、未特指 1）

➢ 泌尿生殖系统疾病（3 个、30 篇）

西医疾病：围绝经期综合征 28（失眠 16、未特指 9、灼口综合征 1、抑郁症 1、心悸 1），不育症 1

中医疾病：遗精 1

➢ 神经系统疾病（3 个、3 篇）

西医疾病：睡眠呼吸暂停综合征 1，不安腿综合征 1，神经性头痛 1

➢ 内分泌、营养和代谢疾病（2 个、4 篇）

西医疾病：甲亢 3（甲亢性心脏病 1、伴失眠 1、未特指 1），糖尿病合并抑郁 1

➢ 肿瘤（1 个、3 篇）

西医疾病：恶性肿瘤并发症 3（失眠 2、抑郁症 1）

➢ 消化系统疾病（1 个、2 篇）

西医疾病：肝炎 2（慢性 1、慢性重症 1）

➢ 某些传染病和寄生虫病（1 个、2 篇）

西医疾病：病毒性肝炎 2（乙肝伴失眠 1、乙肝后肝硬化伴失眠 1）

➢ 耳和乳突疾病（1 个、1 篇）

西医症状：耳鸣 1

➢ 皮肤和皮下组织疾病（1 个、1 篇）

西医疾病：神经性皮炎 1

➢ 妊娠、分娩和产褥期（1 个、1 篇）

西医疾病：产褥期诸症（产后抑郁症）1

➢ 损伤、中毒和外因的某些其他后果（1 个、1 篇）

西医疾病：断指（趾）再植术后血管危象 1

➢ 肌肉骨骼系统和结缔组织疾病（1 个、1 篇）

西医疾病：纤维肌痛综合征 1

➢ 中医病证（2 个、132 篇）

不寐 131（未特指 87、顽固性 15、心胆气虚型 6、阴虚火旺型 3、虚证 3、气阴两虚 3、肝血虚型 3、血虚型 2、肝郁血虚型 2、老年 2、肝阴亏虚型 1、心肝两虚型 1、肝虚有热 1、痰热型 1、艾司唑仑依赖性 1），紧张性头痛 1

西医病症系统中，精神和行为障碍在病症种类与文献数量上均居首位（图 6-11）。中医病证在文献数量上居于首位。各系统病症（证）中，频数位居前列（至少为 10）的病症（证）有：焦虑症、神经官能症、围绝经期综合征、不寐。

2. 个案经验文献

共有 12 类病症（证）系统、71 个病症（证）、358 则医案（表 6-20）。

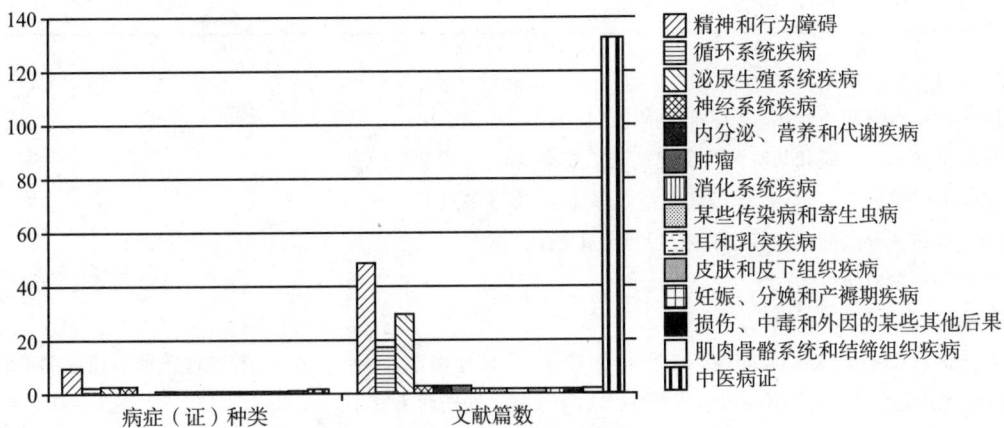

图 6-12　病症（证）种类及文献数量分布图

表 6-20　酸枣汤个案经验文献病症（证）谱

> **精神和行为障碍**（17 个、60 则）

西医疾病：抑郁症 18（未特指 8、老年性 5、伴失眠 4、兴奋型 1），焦虑症 8（未特指 4、神经症 2、伴失眠 2），精神分裂症 5（未特指 2、伴失眠 1、症状性 1、妄想型 1），梦游 4（未特指 3、癫痫性 1），精神障碍 3（性病所致 1、肝豆状核变性 1、动脉硬化性 1），神经衰弱 3，神经官能症 3（未特指 2、小儿 1），妄想狂（寄生虫）3，癔症 2，多动秽语综合征 2，恐怖症状 1，惊恐障碍 1，幻听 1。

西医症状：健忘 1，嗜睡 1

中医疾病：癫狂 3（狂证 2、未特指 1），夜啼 1

> **泌尿生殖系统疾病**（7 个、27 则）

西医疾病：围绝经期综合征 17（未特指 15、伴失眠 2），月经失调 2（后期 1、过少 1）

西医症状：血精 1，不射精 1

中医疾病：经行诸症 3（情志异常 1、心律不齐 1、不寐 1），遗精 2，淋证 1

> **神经系统疾病**（7 个、10 则）

西医疾病：老年性痴呆（伴夜间谵妄）2，偏头痛 2，植物神经功能紊乱 2（自汗 1、盗汗 1），自主神经功能紊乱 1，三叉神经痛 1

西医症状：感觉异常（手指麻木）1，震颤（上肢）1

> **循环系统疾病**（6 个、29 则）

西医疾病：高血压病 10（伴失眠 7、未特指 2、伴眩晕 1），冠心病 7（伴失眠 3、心绞痛 2、心肌梗死 1、未特指 1），心律失常 7（窦性心动过速 2、室早 2、缓慢性心律失常 1、阵发性心动过速 1、过早搏动 1），病毒性心肌炎 3（未特指 2、合并心功能不全 1），高血压性心脏病（合并心律失常）1，心力衰竭伴失眠 1

> **消化系统疾病**（6 个、11 则）

西医疾病：肝炎（伴失眠）2，十二指肠溃疡 1，胃炎（慢性萎缩性伴失眠）1，复发性口腔溃疡 1

西医症状：黄疸（先天性非溶血性）5，腹泻 1

> **某些传染病和寄生虫病**（3 个、4 则）

西医疾病：病毒性肝炎 2（乙肝 1、急性乙肝伴失眠 1），带状疱疹 1，疥疮 1

> **内分泌、营养和代谢疾病**（2 个、6 则）

西医疾病：糖尿病（伴失眠）5，糖尿病性周围神经病变（伴失眠）1

> **皮肤和皮下组织疾病**（2 个、3 则）

西医疾病：神经性皮炎 2，胆碱能性荨麻疹 1

续表

> **妊娠、分娩和产褥期**（1个、4则）

西医疾病：产褥期诸症 4（产后抑郁症 2、失眠 1、恶风 1）

> **血液及造血器官疾病和某些涉及免疫机制的疾患**（1个、2则）

西医疾病：贫血 2（遗传性球形红细胞增多症 1、伴失眠 1）

> **损伤、中毒和外因的某些其他后果**（1个、1则）

西医疾病：脑外伤后诸症 1

> **中医病证**（18个、201则）

不寐 168（未特指 125、顽固性 24、肝虚内热 6、肝郁血虚 5、阴血亏虚 2、腔隙性梗死后遗症期不寐 1、肝脾失调 1、本虚标实 1、营卫不和 1、乳腺癌术后不寐 1、外伤后不寐 1），头痛 5，汗证 5（盗 3、未特指 2），脏躁 3，眩晕 3，郁证 2，发热（低）2，胸痹（合并失眠）2，胃脘痛（合并失眠）2，怔忡 1，阳强 1，梦中哭叫 1，嗜酸证（合并失眠）1，无梦交媾 1，惊悸 1，惊风（急）1，鼻衄 1，卑慄症 1

按文献病症种类和医案则数多少排序，西医病症系统中，精神和行为障碍均居首位（图6-13）。中医病证亦为高频病证系统。各系统病症（证）中，医案数位居前列（至少为 10）的病症（证）有：抑郁症、围绝经期综合征、高血压病、不寐。

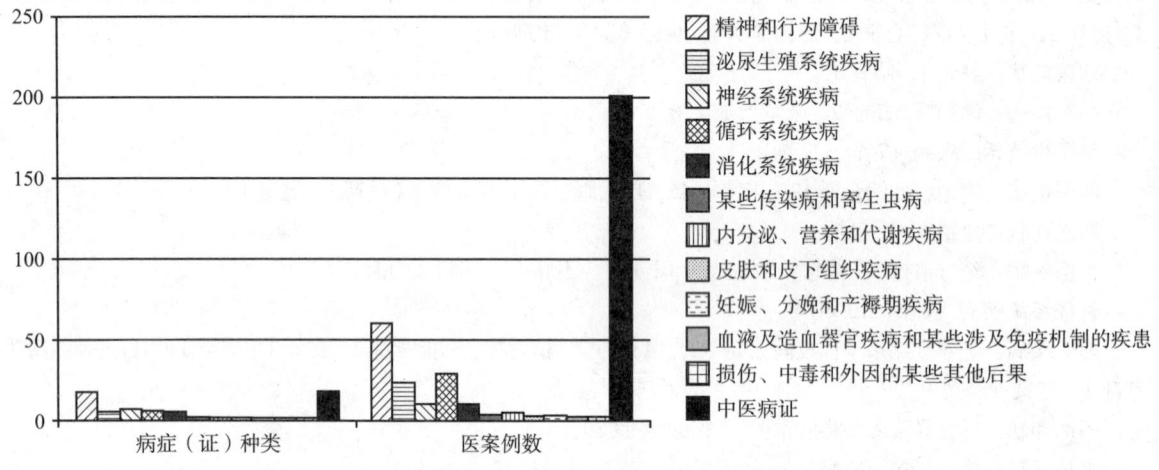

图 6-13　病症（证）种类及医案数量分布图

3. 比较研究

临床研究和个案经验文献比较，两者在文献和病症数量上，精神和行为障碍及中医病证均居前列，是共有的高频病症系统。在具体病症（证）上，不寐、围绝经期综合征等是共有高频病症（证）。

【证据分级】

临床研究文献证据

截至目前，酸枣汤及其加减方临床研究文献证据等级为：A 级 1 篇、B 级 31 篇、C 级 107 篇、D 级 110 篇。详细情况见表 6-21。

表 6-21　临床研究文献证据等级分布情况

证据等级	病症（证）
A 级	不寐
B 级	不寐、围绝经期综合征（不寐、心悸）、神经官能症（心脏）、焦虑症、脑卒中后遗症（失眠）、冠心病（心绞痛）、恶性肿瘤并发症（抑郁症）、肝炎（慢性重症）、精神障碍（心脏介入患者心理应激）、纤维肌痛综合征、高血压病（伴失眠）、甲亢（伴失眠）
C 级	不寐、病毒性肝炎（乙肝后肝硬化伴失眠）、焦虑症（乳腺癌术后、广泛性、未特指）、围绝经期综合征（不寐、灼口综合征、抑郁症、未特指）、心律失常（室早）、抑郁症（伴失眠、合并心脏神经官能症、未特指）、躁狂症（脑出血后）、恶性肿瘤并发症（失眠）、断指（趾）再植术后血管危象、冠心病（心绞痛、不稳定心绞痛性合并抑郁、未特指）、甲亢、肝炎（慢性）、耳鸣、精神障碍（狂躁型、伴失眠、未特指）、神经官能症（心脏）、神经衰弱、脑卒中后遗症（抑郁、失眠）、睡眠呼吸暂停综合征、糖尿病（合并抑郁）
D 级	不寐、不安腿综合征、神经衰弱、神经官能症（胃肠、心脏、未特指）、神经性皮炎、慢性疲劳综合征、焦虑症、不育症、围绝经期综合征（不寐、未特指）、头痛、精神障碍、产褥期诸症（产后抑郁症）、高血压病、甲亢（甲亢性心脏病）、恐怖症状（性）、恶性肿瘤并发症（失眠）、抑郁症（伴失眠、未特指）、性功能障碍（早泄）、心律失常（室早、未特指）、冠心病（心肌梗死后遗失眠）、遗精、癔症

【证据示例】

1. 中医病证

（1）不寐

A 级证据 1 篇，B 级证据 15 篇，C 级证据 51 篇，D 级证据 64 篇。

> 有限的证据表明：酸枣汤及其加减方对照西药治疗失眠在临床总有效率方面有疗效优势（A）

周美群[1] 的一项研究，评价酸枣汤治疗失眠的疗效与安全性。样本量为 1209 例。纳入 13 个临床随机对照试验，时间自 2000 年截止到 2010 年。质量情况：偏低。试验组为酸枣仁汤及其加减方，对照组为艾司唑仑、地西泮等药物。Meta 分析结果显示：总有效率 OR 合并 =3.12，其 95%CI 为（2.26 ～ 4.30），合并效应量的检验，差异有统计学意义（Z=6.96，P < 0.01），可认为酸枣仁汤加减方治疗失眠相对对照组而言有效。酸枣仁汤加减方治疗失眠总有效率优于对照组。

> 酸枣汤加减对照地西泮片治疗女性不寐在临床总有效率方面有优势（B）

佘玉清[2] 实施的一项临床随机对照试验，样本量为 119 例。试验组 60 例，对照组 59 例。试验组给予酸枣汤加味：酸枣仁 30g，川芎 10g，茯苓 10g，知母 10g，甘草 6g。肝郁化火型加牡丹皮、栀子；痰热内扰型加黄连、栀子、瓜蒌；阴虚火旺型加地黄、百合或女贞子、旱莲草；心脾两虚型加党参、白术、当归；心虚胆怯型加生龙骨、生牡蛎。取上药先以清水 400mL 浸泡半小时，再煮取汁 200mL，药渣再以清水 300mL 煎煮成汁 100mL，两次共煮成 300mL。混合后分早、晚空腹服用，每次 150mL。2 周为 1 个疗程，共治疗 2 个疗程。对照组使用安定片（地西泮片）5mg，每晚睡前半小时服用，2 周为 1 个疗程，共治疗 2 个疗程。两组比较，临床总有效率相对危险度

（RR）1.33，95%CI（1.09～1.61），P=0.004，有统计学意义（疗效标准：参照《中医病证诊断疗效标准》中有关失眠的疗效标准）。

2. 泌尿生殖系统疾病

（1）围绝经期综合征

B 级证据 4 篇，C 级证据 13 篇，D 级证据 11 篇。

> 酸枣汤加减对照艾司唑仑片治疗更年期不寐在临床总有效率方面有优势（B）

周琴等[3]实施的一项临床随机对照试验，样本量为 112 例。试验组 58 例，对照组 54 例。所有患者均接受常规治疗，试验组在此基础上给予酸枣汤加减：酸枣仁 30g，知母 10g，川芎 10g，茯苓 15g，熟地 15g，合欢皮 15g，夜交藤 15g，甘草 6g。肝郁化火者加夏枯草、栀子、丹皮；心脾两虚者加党参、白术；眩晕耳鸣者加磁石、钩藤。痰热内扰者加半夏、竹茹、陈皮；心悸怔忡者加远志、五味子；烦热盗汗者加煅龙骨、煅牡蛎、浮小麦。上述方剂煎成汤剂 200mL，每日 2 次，于饭后温服；对照组患者给予艾司唑仑片 1～2mg，每日 1 次，睡前 1h 服用。2 周为 1 个疗程，连续治疗 2 个疗程。两组比较，临床总有效率相对危险度（RR）1.29，95%CI（1.04～1.60），P=0.02，有统计学意义（疗效判定标准，痊愈：症状全部消失，3 个月内不复发，单次睡眠 6 个小时以上。显效：症状改善，睡眠时间 3～6h。有效：症状消失后 3 个月内复发，睡眠时间小于 3h。无效：未达到上述标准）。

【证据荟萃】

※ Ⅰ级

酸枣汤及其加减方主要治疗某些中医病证和精神和行为障碍，如不寐、围绝经期综合征等。

《金匮要略》原文中以本方治疗心肝阴血虚之失眠，其临床主要表现为夜寐不安、兼见虚烦。不寐、围绝经期综合征等高频病症（证）的基本病机与主要临床表现可与之相符。临床研究和个案经验文献均支持中医病证和精神和行为障碍是其高频率、高级别证据分布的病症（证）系统。不寐已有 1 项 A 级证据，至少 2 项 B 级证据。围绝经期综合征已有 2 项 B 级证据。

※ Ⅰ级

有限的证据表明：酸枣汤及其加减方对照西药治疗失眠在临床总有效率方面有疗效优势。

酸枣汤加减对照地西泮片治疗女性不寐在临床总有效率方面有优势。

酸枣汤加减对照艾司唑仑片治疗更年期不寐在临床总有效率方面有优势。

【参考文献】

[1] 周美群，史亦谦.酸枣仁汤加减方治疗失眠的系统评价 [J].浙江中西医结合杂志，2011，21（10）：684-687.

[2] 佘玉清.酸枣仁汤加减治疗女性失眠症疗效观察 [J].广西中医学院学报，2009，12（04）：14-16.

[3] 周琴，黄晓春.酸枣仁汤加味治疗更年期失眠疗效观察 [J].辽宁中医杂志，2013，40（06）：1165-1166.

八、大黄䗪虫丸

【原文汇要】

五劳虚极羸瘦，腹满不能饮食，食伤，忧伤，饮伤，房室伤，饥伤，劳伤，经络荣卫气伤，内有干血，肌肤甲错，两目黯黑，缓中补虚，大黄䗪虫丸主之。（18）

大黄䗪虫丸方

大黄十分（蒸）　黄芩二两　甘草三两　桃仁一升　杏仁一升　芍药四两　干地黄十两　干漆一两　虻虫一升　水蛭百枚　蛴螬一升　䗪虫半升

上十二味，末之，炼蜜和丸小豆大，酒饮服五丸，日三服。

【原文释义】

大黄䗪虫丸主治食伤、忧伤、饮伤、房室伤、饥伤、劳伤、经络荣卫气伤，五劳虚极，内有干血。症见羸瘦腹满，不能饮食，肌肤甲错，两目黯黑。治当缓中补虚。方中用大黄桃仁，润血疏瘀；用干漆破瘀逐痹；用虻虫水蛭蛴螬䗪虫，入络搜剔，去瘀通络；黄芩清郁伏之热；杏仁利肺气畅血行；甘草和中缓急；芍药干地黄益阴通血脉，又防攻逐苦寒之品伤阴。峻剂丸服，意在缓攻，扶正不留瘀，祛瘀不伤正，瘀去新生，气血流畅，后天化源渐振，病自随愈。

【文献概况】

设置关键词为"大黄蛰蟲丸""大黄蜇蟲丸""大黄螫蟲丸""大黄螫虫丸""大黄䗪蟲丸""大黄䗪虫丸""大黄蟅蟲丸""大黄蟅虫丸"检索并剔重后，得到811篇相关文献，其中CBM、CNKI、VIP、WF分别为448篇、209篇、102篇、52篇。初步分类：临床研究244篇（30.1%）、个案经验37篇（4.6%）、实验研究192篇（23.7%）、理论研究225篇（27.7%）、其他113篇（13.9%）。在个案经验文献中，大黄䗪虫丸及其加减方的医案有99则。

【文献病谱】

1. 临床研究文献

共涉及15类病症系统、75个病症（表6-22）。

表6-22　大黄䗪虫丸临床研究文献病症谱

➤ **泌尿生殖系统疾病（20个、50篇）**

西医疾病：肾病综合征9（难治性3、复发性2、原发性1、伴蛋白尿1、合并急性肾功能衰竭1、未特指1），乳腺增生7（未特指6、小叶增生1），慢性肾功能衰竭6，子宫内膜异位症6（未特指4、子宫腺肌病2），前列腺炎4（慢性1、无菌性1、合并慢性盆腔疼痛综合征1、未特指1），输卵管卵巢囊肿（卵巢囊肿）2，盆腔炎2（炎性包块1、未特指1），陈旧性宫外孕1，慢性附睾炎1，卵巢功能早衰1，卵泡未破裂黄素化综合征1，盆腔静脉瘀血综合征（绝育术后）1，前列腺增生1，慢性肾盂肾炎1，慢性肾小球肾炎1，透析后诸症（脂质代谢异常）1，月经失调1，肾纤维化1

西医症状：闭经2，盆腔包块1

➢ **消化系统疾病**（11个、55篇）

西医疾病：肝硬化16（未特指6、代偿期2、早期2、活动性1、静止型1、酒精性1、失代偿期1、伴腹水1、合并血栓形成1），肝纤维化14（未特指13、酒精性1），肝炎6（慢性2、慢性迁延性2、慢性伴肝硬化2），肝炎后遗症5（肝硬化3、肝纤维化2），肠梗阻4（伴粘连3、术后1），脂肪肝4（未特指2、非酒精性脂肪肝高脂血症1、非弥漫性1），慢性胰腺炎2，急性胆囊炎1，阑尾周围脓肿1，慢性表浅性胃炎1

西医症状：黄疸1

➢ **皮肤和皮下组织疾病**（9个、20篇）

西医疾病：痤疮8（未特指3、囊肿型2、寻常型2、聚合型1），黄褐斑3，湿疹（口周）2，银屑病2（寻常型1、未特指1），扁平苔癣1，结节性红斑1，结节性脉管炎1，激素依赖性皮炎1，酒渣鼻1

➢ **肿瘤**（8个、18篇）

西医疾病：子宫肌瘤7，肝癌4（原发性3、中晚期1），直肠癌术后诸症（人工肛门并发症）2，慢性粒细胞白血病1，多发性骨髓瘤1，肺癌1，胰腺癌1

西医症状：癌性疼痛1

➢ **内分泌、营养和代谢疾病**（8个、17篇）

西医疾病：糖尿病性肾病4（早期2、伴蛋白尿1、未特指1），高脂血症4，糖尿病性视网膜病2，糖尿病性周围神经病变2，糖尿病2（合并：下肢动脉硬化症1、肢端坏疽1），高脂血症1，多囊卵巢综合征1，糖尿病微血管病变1

➢ **循环系统疾病**（5个、9篇）

西医疾病：脑卒中4（出血1、梗死1、出血急性期1、未特指1），冠心病（不稳定性心绞痛）2，心律失常（室早）1，动脉粥样硬化（颈动脉斑块）1，深静脉血栓形成（晚期肿瘤）1

➢ **妊娠、分娩和产褥期**（3个、6篇）

西医疾病：人工流产3（药物2、未特指1），异位妊娠2，不完全流产1

➢ **某些传染病和寄生虫病**（2个、58篇）

西医疾病：病毒性肝炎56（慢性乙肝24、丙型肝炎1、胆汁淤积型1、乙肝合并：肝硬化16、肝纤维化13、脾亢脾栓后复发1），血吸虫病（伴发热）2

➢ **呼吸系统疾病**（2个、2篇）

西医疾病：慢性阻塞性肺疾病1，支气管哮喘1

➢ **神经系统疾病**（2个、2篇）

西医疾病：椎基底动脉供血不足1，帕金森氏病1

➢ **损伤、中毒和外因的某些其他后果**（1个、2篇）

西医疾病：外伤后诸症2（手外伤1、硬膜外血肿1）

➢ **血液及造血器官疾病和某些涉及免疫机制的疾患**（1个、2篇）

西医疾病：原发性血小板减少性紫癜2

➢ **肌肉骨骼系统和结缔组织疾病**（1个、1篇）

西医疾病：干燥综合征1

➢ **精神和行为障碍**（1个、1篇）

西医疾病：精神分裂症1

➢ **眼和附器疾病**（1个、1篇）

西医疾病：黄斑变性1

西医病症系统中，泌尿生殖系统疾病在病症种类上居首位，某些传染病和寄生虫病在文献数量上居首位（图6-14）。各系统病症中，频数位居前列（至少为10）的病症有：肝硬化、肝纤维化、病毒性肝炎。

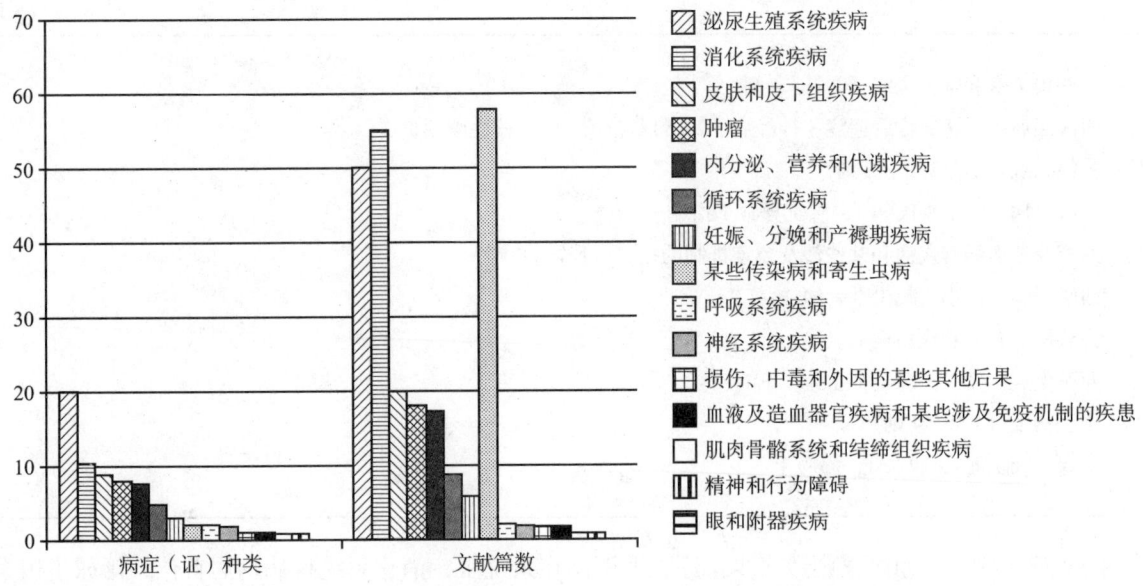

图6-14 病症（证）种类及文献数量分布图

2. 个案经验文献

共有11类病症（证）系统、60个病症（证）、99则医案（表6-23）。

表6-23 大黄䗪虫丸个案经验文献病症（证）谱

> **消化系统疾病**（15个、22则）

西医疾病：肝炎4（慢性迁延性1、慢性伴肝脾肿大1、胆汁淤积型1、总胆管坏死性肝炎后结节性硬化症1），肝硬化3（伴腹水2、未特指1），肠梗阻2（粘连性1、术后1），肝炎后遗症（肝硬化）2，脂肪肝1，硬化性胆管炎1，胰腺炎（伴腰背痛）1，消化性溃疡（胃及十二指肠球部）1，慢性胃炎1，急性阑尾炎1，肝肾多发性囊肿1，肝囊肿1，出血性胰腺炎后遗腹腔包块1，术后肠粘连1。

西医症状：阻塞性黄疸1

> **泌尿生殖系统疾病**（12个、22则）

西医疾病：盆腔炎4（包块2、慢性1、未特指1），月经失调3（周期紊乱2、月经后期量少1），痛经3（未特指2、原发性1），子宫内膜异位症2，围绝经期综合征1，肾小球肾炎1，乳腺增生（囊性）1，睾丸炎1，异位妊娠（陈旧性）1，不孕症（输卵管阻塞）1

西医症状：闭经3（未特指2、继发性1），白带异常（卵巢囊肿摘除术后）1

> **皮肤和皮下组织疾病**（7个、16则）

西医疾病：黄褐斑7，痤疮3，银屑病2（寻常型1、未特指1），局限性硬皮病1，咖啡斑（多发性合并神经纤维瘤）1，脓肿性头部毛囊周围炎1，斑秃1

> **肿瘤**（7个、15则）

西医疾病：子宫肌瘤4（早期1、多发性1、合并痛经1、未特指1），胃癌3，肺癌2（伴：胸腔积液1、胸膜转移1），原发性肝癌2，食道癌2，胰腺癌术后诸症（肝转移）1，胃癌术后诸症（肝转移）1

> **循环系统疾病**（4个、6则）

西医疾病：脑卒中2（急性脑出血1、中经络1），脉管炎2（血栓性静脉炎1、血栓闭塞性1），大隐静脉曲张1，淋巴结核（颈部）1

> **肌肉骨骼系统和结缔组织疾病**（4个、5则）

西医疾病：硬皮病2，膝关节骨质增生1，类风湿性关节炎1，皮肌炎1

➤ **某些传染病和寄生虫病（3个、4则）**

　　西医疾病：带状疱疹后遗症（神经痛）2，带状疱疹1，结核性腹膜炎1

➤ **神经系统疾病（2个、2则）**

　　西医疾病：帕金森氏病1，感觉异常（指端）1

➤ **血液及造血器官疾病和某些涉及免疫机制的疾患（1个、2则）**

　　西医疾病：血小板减少性紫癜2

➤ **内分泌、营养和代谢疾病（1个、1则）**

　　西医疾病：席汉氏综合征1

➤ **中医病证（4个、4则）**

　　不寐1，腹痛1，腹胀1，癥瘕1

　　按文献病症种类和医案则数多少排序，西医病症系统中，消化系统疾病均居首位，泌尿生殖系统疾病亦为高频病症系统（图6-15）。各系统病症中，医案数位居前列（至少为4）的病症有：肝炎、盆腔炎、黄褐斑、子宫肌瘤。

3. 比较研究

　　临床研究和个案经验文献比较，两者在文献和病症数量上，泌尿生殖系统和消化系统疾病均居前列，是共有的高频病症系统。在具体病症上，肝炎是共有高频病症。

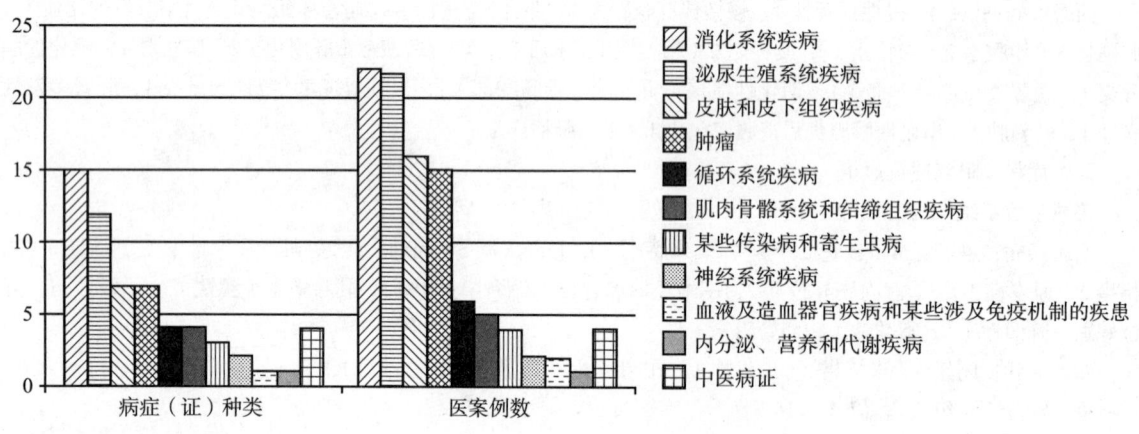

图6-15　病症（证）种类及医案数量分布图

【证据分级】

临床研究文献证据

　　截至目前，大黄䗪虫丸及其加减方的临床研究文献证据等级为：B级5篇、C级181篇、D级58篇。详细情况见表6-24。

表 6-24 临床研究文献证据等级分布情况

证据等级	病症（证）
B 级	痤疮（寻常型、未特指）、肝炎后遗症（肝纤维化）、肺癌、子宫肌瘤
C 级	子宫内膜异位症（子宫腺肌病、未特指）、子宫肌瘤、直肠癌术后诸症（后人工肛门并发症）、脂肪肝（非弥漫性、非酒精性脂肪肝高脂血症）、银屑病（寻常型、未特指）、异位妊娠、胰腺癌（血瘀证）、血吸虫病（伴发热）、心律失常（室早）、冠心病（不稳定性心绞痛）、哮喘（支气管）、胃炎（慢性表浅性）、外伤后诸症（硬膜外血肿、手外伤）、糖尿病性周围神经病变、糖尿病性视网膜病、糖尿病性肾病（早期、蛋白尿、未特指）、糖尿病微血管病变、糖尿病（合并下肢动脉硬化症）、湿疹（口周）、肾盂肾炎（慢性）、肾小球肾炎（慢性）、肾纤维化、肾功能衰竭（慢性）、肾病综合征（原发性、难治性、复发性、未特指、合并：急性肾功能衰竭、蛋白尿）、深静脉血栓形成（晚期肿瘤静脉血栓）、乳腺增生、人工流产（药物流产、未特指）、前列腺炎（慢性、合并慢性盆腔疼痛综合征、未特指）、皮炎（激素依赖性）、盆腔炎（炎性包块、未特指）、盆腔静脉瘀血综合征（绝育术后）、帕金森氏病、脑卒中（脑梗死、脑出血、脑出血急性期、未特指）、慢性阻塞性肺疾病、卵巢功能早衰、阑尾周围脓肿、酒渣鼻、精神分裂症、结节性脉管炎、结节性红斑、黄褐斑、黄疸、黄斑变性、高脂血症、干燥综合征、肝硬化（早期、失代偿期、慢性肝炎、酒精性、活动性代偿期、伴腹水、合并血栓形成、未特指）、肝炎后遗症（合并：肝硬化、肝纤维化）、肝炎（慢性迁延性、慢性合并肝硬化）、肝纤维化（酒精性、未特指）、肝癌（中晚期）、附睾炎（慢性）、多发性骨髓瘤、动脉粥样硬化（颈动脉粥样硬化斑块）、胆囊炎（急性）、痤疮（囊肿型、聚合型、未特指）、肠梗阻（术后）、不完全流产、病毒性肝炎（慢性乙肝、胆汁淤积型、丙型肝炎、乙肝脾亢脾栓后复发、乙肝合并：肝硬化、肝纤维化）、白血病（慢性粒细胞）、癌性疼痛
D 级	紫癜（原发性血小板减少性）、子宫内膜异位症（子宫腺肌病、未特指）、子宫肌瘤、直肠癌术后诸症（人工肛门并发症）、脂肪肝、月经失调、胰腺炎（慢性）、透析后诸症（脂质代谢异常）、糖尿病性周围神经病变、糖尿病（合并肢端坏疽）、输卵管卵巢囊肿（卵巢囊肿）、肾功能衰竭（慢性）、肾病综合征（复发性）、乳腺增生（小叶增生）、人工流产（药物流产）、前列腺增生、前列腺炎（慢性无菌性）、盆腔包块、卵泡未破裂黄素化综合征、黄褐斑、高脂血症、肝硬化（静止型、未特指）、肝炎（慢性）、肝纤维化、肝癌（原发性）、多囊卵巢综合征、痤疮（寻常型、囊肿型）、陈旧性宫外孕、肠梗阻（伴粘连）、病毒性肝炎（乙肝、乙肝合并肝硬化）、扁平苔癣、闭经（继发性、未特指）

【证据示例】

1.消化系统疾病

（1）肝纤维化

C 级证据 11 篇，D 级证据 2 篇。

> 大黄䗪虫丸对照复方水飞蓟宾片治疗肝纤维化在改善透明质酸、层粘蛋白、Ⅲ型前胶原肽方面有优势（C）

龙庆华等[1]实施的一项临床随机对照试验，样本量为 126 例。其中试验组 64 例，对照组 62 例。试验组应用大黄䗪虫丸 6g，每天 2 次。对照组应用复方益肝灵片 5 片，每天 3 次。2 组均不加用其他药物治疗。疗程为 3 个月，每月由专人联合检测 1 次透明质酸（HA）、层粘蛋白（LN）、Ⅲ型前胶原肽（P-Ⅲ-P）血清指标。两组比较，透明质酸（HA）加权均数差（WMD）137.96，95%CI（134.18～141.74），P＜0.0001，有统计学意义；层粘蛋白（LN）加权均数差（WMD）69.27，95%CI（51.85～86.69），P＜0.0001，有统计学意义；Ⅲ型前胶原肽（P-Ⅲ-P）加权均数差（WMD）-102.19，95%CI（-156.37～-48.01），P=0.0002，有统计学意义。

2. 某些传染病和寄生虫病

（1）病毒性肝炎（慢性乙肝）

C 级证据 13 篇。

> 大黄䗪虫丸联合干扰素对照西医常规疗法治疗慢性乙肝在临床总有效率方面有优势（C）

林峰等[2]实施的一项临床随机对照试验，样本量为 65 例。其中试验组 35 例，对照组 30 例。试验组采用下列两种药物同时应用，大黄䗪虫丸（中成药），为广东省阳江制药厂生产的水蜜丸（制剂），每次 3 克，每日 3 次内服；重组 α 干扰素300 万单位，每周 3 次肌注，6 个月为 1 疗程。对照组给予一般保肝药物和维生素、肝太乐、肝安等，疗程同上。两组均不使用降酶药物。两组比较，临床总有效率相对危险度（RR）1.78，95%CI（1.18～2.68），P=0.006，有统计学意义。

（2）病毒性肝炎（乙肝合并肝硬化）

C 级证据 16 篇。

> 大黄䗪虫丸联合拉米夫定对照单纯拉米夫定治疗乙肝合并肝硬化在临床总有效率方面有优势（C）

郝爱芹[3]实施的一项临床随机对照试验，样本量为 55 例。其中试验组 28 例，对照组 27 例。试验组采用口服拉米夫定每次 100mg，每日 1 次，疗程 1 年；另加服大黄䗪虫丸 3g，每日 2 次，疗程半年。对照组单用拉米夫定每次 100mg，每日 1 次，疗程 1 年。两组均不使用其他抗病毒及保肝药物。两组比较，临床总有效率相对危险度（RR）1.42，95%CI（1.03～1.95），P=0.03，有统计学意义（疗效标准：显效：肝功能复常，HBV、DNA 阴转，脾回缩至正常。有效：肝功能复常，脾肿大较前回缩。无效：肝功能、HBV、DNA、脾厚均未能达到有效者）。

【证据荟萃】

※ Ⅱ级

大黄䗪虫丸及其加减方主要治疗消化系统疾病及某些传染病和寄生虫病，如肝纤维化、病毒性肝炎（慢性乙肝、合并肝硬化）等。

《金匮要略》原文中以本方丸剂治疗五极虚劳，内有干血之证。其临床主要表现为羸瘦、腹满不能食、肌肤甲错、双目暗黑等。肝纤维化、病毒性肝炎（慢性乙肝及合并肝硬化）等高频病症在某阶段的病机及临床表现可与之相符。临床研究和个案经验文献均支持消化系统疾病及某些传染病和寄生虫病是其高频率、高级别证据分布的病症系统。肝纤维化、病毒性肝炎（慢性乙肝）、病毒性肝炎（乙肝合并肝硬化）已均有至少 2 项 C 级证据。

※ Ⅱ级

大黄䗪虫丸对照复方水飞蓟宾片治疗肝纤维化在改善透明质酸、层粘蛋白、Ⅲ型前胶原肽方面有优势。

大黄䗪虫丸联合干扰素对照西医常规疗法治疗慢性乙肝在临床总有效率方面有优势。

大黄䗪虫丸联合拉米夫定对照单纯拉米夫定治疗乙肝合并肝硬化在临床总有效率方面有优势。

【参考文献】

［1］龙庆华，喻晓锋，欧阳红，等.大黄䗪虫丸抗肝纤维化临床分析［J］.江西中医药，2001，32（3）：21-22.

［2］林峰，吴婉芬，张复春，等.大黄䗪虫丸与干扰素联合治疗慢性乙型肝炎35例临床观察［J］.实用医学杂志，1996，12（8）：549-550.

［3］郝爱芹.拉米夫定联合大黄䗪虫丸治疗乙型肝炎肝硬化28例［J］.临床荟萃，2008，23（16）：1197-1198.

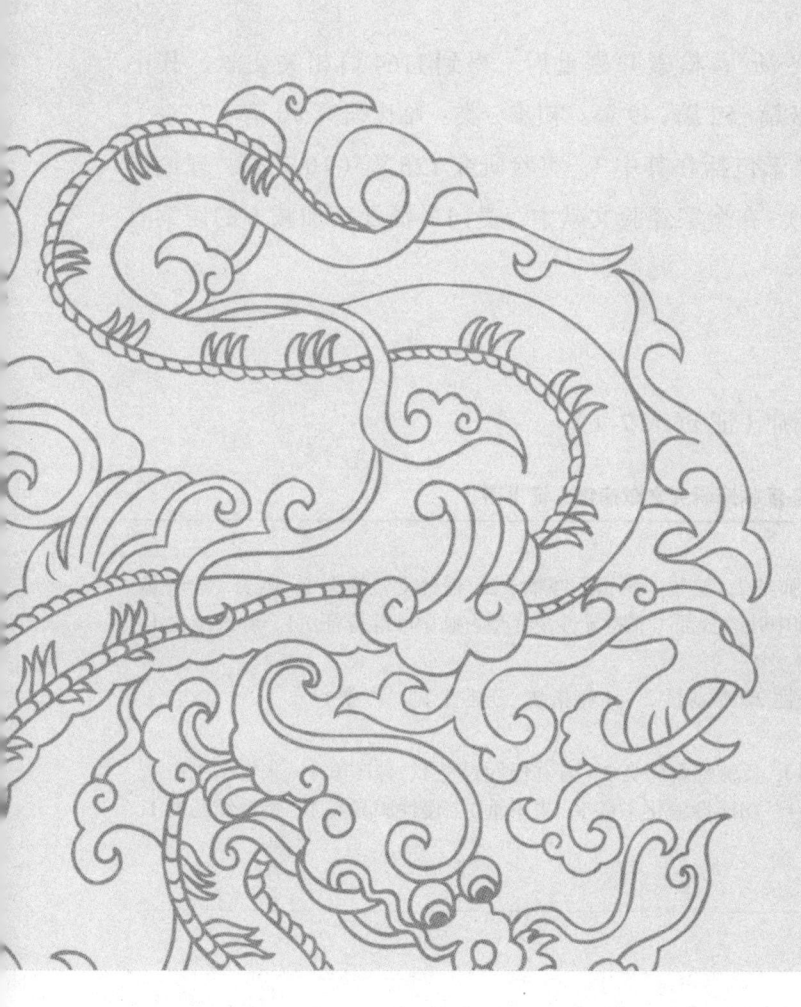

第七章

肺痿肺痈咳嗽上气病方

一、麦门冬汤

【原文汇要】

大逆上气，咽喉不利，止逆下气者，麦门冬汤主之。(10)

麦门冬汤方

麦门冬七升　半夏一升　人参二两　甘草二两　粳米三合　大枣十二枚

上六味，以水一斗二升，煮取六升，温服一升，日三夜一服。

【原文释义】

麦门冬汤主治肺胃阴虚，虚热肺痿。症见咳逆气急，逆气扰咽，自觉咽喉干燥，痰黏络咽，咳咯难去；"肺痿咳唾涎沫不止，咽喉燥而渴"。治当养阴润肺，清虚热。方中用麦门冬（七升）大剂重投直滋胃阴；用半夏（一升）降逆下气化痰，一则伍麦门冬可不虑其燥津，一则可防麦门冬的重剂滋腻；用大枣甘平"补少气少津液"以助麦门冬润燥；用人参益气生津；用甘草缓急，参草伍用粳米补中益气。

【文献概况】

设置关键词为"麥門冬湯""麦门冬汤"，检索并剔重后，得到1164篇相关文献，其中CBM、CNKI、VIP、WF分别为25篇、1038篇、52篇、49篇。初步分类：临床研究90篇（7.7%）、个案经验172篇（14.8%，缺少3篇文献未包括在其中）、实验研究125篇（10.7%）、理论研究421篇（36.2%）、其他356篇（30.6%）。在个案经验文献中，麦门冬汤及其加减方的医案有256则。

【文献病谱】

1.临床研究文献

共涉及10类病症（证）系统、47个病症（证）（表7-1）。

表 7-1　麦门冬汤临床研究文献病症（证）谱

> **呼吸系统疾病（14个、26篇）**
西医疾病：哮喘（咳嗽变异性）2，放射性肺炎2，感冒（感冒后咳嗽）2，慢性支气管炎1，咽炎（合并鼻炎）1，慢性阻塞性肺疾病（急性加重期）1，肺中叶综合征（非特异性炎症型右肺中叶综合征）1，肺纤维化1，特发性肺间质纤维化1，肺感染1，肺不张1，鼻炎1
西医症状：咳嗽10（小儿迁延性呛咳3、慢性2、喉源性2、未特指2、迁延性1），声嘶1

> **消化系统疾病（11个、26篇）**
西医疾病：胃炎12（慢性萎缩性6、慢性6），反流性食管炎3（合并慢性胃炎1、伴咳嗽1、未特指1），胃轻瘫2，复发性口腔溃疡2，胃及十二指肠溃疡1，功能性消化不良1，胃下垂1，慢性胆囊炎1，慢性结肠炎1，肠系膜上动脉综合征1
西医症状：呕吐1

➤ **肿瘤（7个、9篇）**

西医疾病：化疗后不良反应（胃肠道反应）2，肺癌2（晚期非小细胞1、小细胞1），食道癌（术后反流性咳嗽）1，食管贲门癌术后诸症（胃排空障碍）1，胃癌1，鼻咽癌1

西医症状：癌性发热1

➤ **某些传染病和寄生虫病（3个、4篇）**

西医疾病：幽门螺杆菌感染2（相关性胃炎1、相关性消化性溃疡1），肺结核1

西医症状：感染后咳嗽1

➤ **损伤、中毒和外因的某些其他后果（2个、9篇）**

西医疾病：药物不良反应8（ACEI引起咳嗽3、抗结核药引起消化道不良反应2、美施康定引起1、阿维A引起1、血管紧张素转换酶抑制剂引起干咳1），颅脑损伤（中枢性尿崩症）1

➤ **肌肉骨骼系统和结缔组织疾病（2个、3篇）**

西医疾病：干燥综合征2，小儿川崎病恢复期1

➤ **泌尿生殖系统疾病（2个、2篇）**

西医疾病：肾病综合征（小儿）1

中医疾病：倒经1

➤ **内分泌、营养和代谢疾病（1个、4篇）**

西医疾病：糖尿病4（合并：胃轻瘫3、坏疽1）

➤ **妊娠、分娩和产褥期（1个、1篇）**

西医疾病：产褥期梅核气1

➤ **中医病证（4个、6篇）**

梅核气3，不寐合并腹胀1，小儿发热后多汗咳嗽1，胃气上逆1

西医病症系统中，呼吸系统疾病在病症种类与文献数量上均居首位，消化系统疾病亦为高频病症系统（图7-1）。各系统病症中，频数位居前列（至少为5）的病症有：咳嗽、胃炎、药物不良反应。

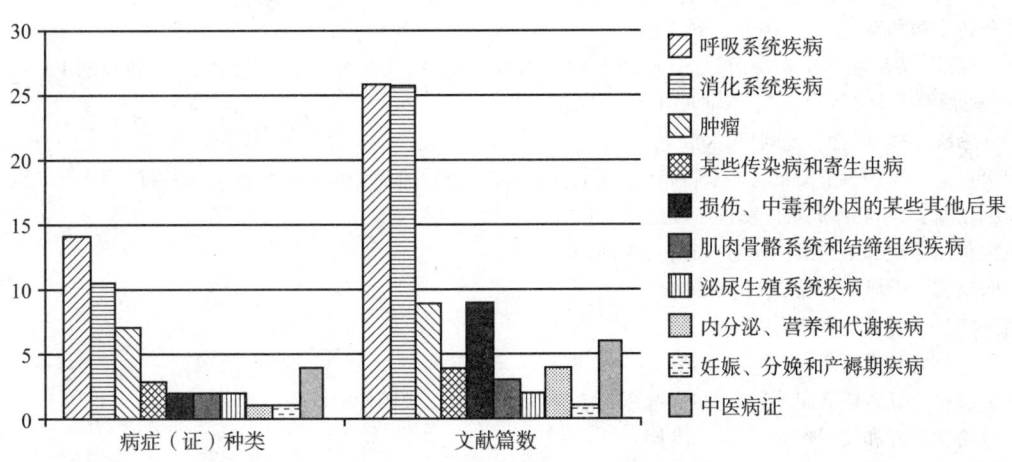

图7-1　病症（证）种类及文献数量分布图

2. 个案经验文献

共有14类病症（证）系统、103个病症（证）、256则医案（表7-2）。

表 7-2　麦门冬汤个案经验文献病症（证）谱

➤ **呼吸系统疾病（24 个、82 则）**

西医疾病：咽炎 12（慢性 9、未特指 2、急性 1），支气管炎 10（慢性 2、急性 2、感冒继发 1、慢性喘息性 1、未特指 1、合并：慢性阻塞性肺气肿 2、肺气肿感染 1），支气管扩张 7（伴咯血 6、未特指 1），哮喘 5（咳嗽变异性 2、发作性 1、心源性 1、急性发作 1），肺炎 2（后遗顽固性咳嗽 1、大叶性肺炎后遗咽痛 1），气管炎 2（慢性 1、合并肺气肿 1），鼻炎 2（慢性萎缩性 1、未特指 1），肺结节病 2，肺不张 2，慢性咽喉炎 1，鼾症 1，过敏性哮喘 1，感冒（感冒后咳嗽）1，肺气肿 1，肺脓肿 1，特发性肺间质纤维化 1，放射性肺炎 1

西医症状：咳嗽 16（未特指 9、喉源性 2、燥咳 2、迁延性 2、咽痒咳 1），咯血 1，咳喘 1，声嘶 1

中医疾病：肺痿 6，失音 4，肺痈恢复期 1

➤ **消化系统疾病（21 个、53 则）**

西医疾病：胃炎 17（慢性萎缩性 8、慢性表浅性萎缩性 2、慢性表浅性 2、胆汁反流性 2、急性 1、慢性表浅性合并胃息肉 1、慢性合并咽源性咳嗽 1），贲门失弛缓 2，牙龈炎 2，幽门梗阻 1，胃下垂 1，重症胃痉挛 1，急性胃肠炎 1，食道裂孔疝 1，慢性十二指肠溃疡 1，舌炎 1，口腔溃疡 1，肝纤维化 1，萎缩性胆囊炎 1，胆结石（合并胆道感染）1，慢性结肠炎 1

西医症状：呕吐 8（顽固性 2、小儿合并腹泻 1、干呕 1、神经性 1、坏死性肠梗阻术后 1、输尿管切开取石术后 1、合并咳喘 1），胃痛 5，膈肌痉挛 4，腹泻 1，小儿厌食 1

中医症状：嘈杂 1

➤ **泌尿生殖系统疾病（9 个、22 则）**

西医疾病：经前期综合征 4（头痛 1、眩晕 1、哮喘 1、未特指 1），围绝经期综合征 1，乳腺增生 1，尿道综合征 1，慢性尿道感染 1，淀粉样变性病 1

西医症状：闭经 1

中医疾病：倒经 10，经行诸症 2（鼻衄 1、头痛 1）

➤ **肿瘤（9 个、21 则）**

西医疾病：食道癌 6（未特指 2、术后厌食咳嗽 1、术后厌食 1、术后咽膈疼痛 1、食管癌术后综合征 1），肺癌 3（放疗后咳嗽 1、放射性肺炎 1、伴胃肠功能紊乱 1），鼻咽癌 3（放疗后鼻干流涕 1、化疗后厌食 1、未特指 1），化疗后不良反应 3（胃毒性反应 1、咳嗽 1、恶心 1），胃癌术后诸症 2（呕吐 1、未特指 1），胃癌 1，桡骨骨巨细胞瘤肺转移 1，放疗后不良反应（鼻咽干燥疼痛）1，贲门癌术后诸症（腹泻）1

➤ **某些传染病和寄生虫病（6 个、10 则）**

西医疾病：肺结核 3（未特指 2、伴咯血 1），流行性出血热 2（恢复期 1、发热低血压休克期 1），结核性胸膜炎 2，病毒性肝炎（乙肝）1，百日咳 1，肾结核 1

➤ **循环系统疾病（4 个、8 则）**

西医疾病：肺源性心脏病 4（未特指 3、慢性 1），脑卒中后遗症 2（右半舌痛 1、吞咽障碍 1），冠心病（合并重度脑梗塞）1，心律失常（窦性心动过速）1

➤ **肌肉骨骼系统和结缔组织疾病（3 个、4 则）**

西医疾病：干燥综合征 2，川崎病 1

西医症状：肩关节痛伴胃痛 1

➤ **妊娠、分娩和产褥期（2 个、10 则）**

西医疾病：妊娠期诸症（恶阻）8，产褥期诸症 2（便秘 1、顽固性呕吐 1）

➤ **内分泌、营养和代谢疾病（2 个、8 则）**

西医疾病：糖尿病 5（未特指 3、合并胃轻瘫 2），甲亢 3

➤ **精神和行为障碍（2 个、3 则）**

西医疾病：神经官能症 2

中医症状：精神疲倦（辰巳时）1

➤ **皮肤和皮下组织疾病（2 个、2 则）**

西医疾病：皮肌炎后遗吞咽困难 1

西医症状：紫斑 1

> **血液及造血器官疾病和某些涉及免疫机制的疾患（2个、2则）**
> 西医疾病：结节病1，真性红细胞增多症1
> **神经系统疾病（1个、1则）**
> 西医疾病：格林巴利氏综合征1
> **中医病证（16个、30则）**
> 梅核气8，眩晕5（未特指3、合并：腹胀1、咽干1），鼻衄2，发热后诸症2（恶心合并便秘1、口干1），腹痛2（肿瘤术后1、未特指1），噎膈1，消渴1，胃与足心奇痒1，水肿（合并恶心咳嗽）1，痞满1，汗证（小儿）1，关格1，发热（低）1，齿衄1，顽固性不寐1，奔豚1

按文献病症种类和医案则数多少排序，西医病症系统中，呼吸系统疾病均居首位，消化系统疾病亦为高频病症系统（图7-2）。各系统病症中，医案数位居前列（至少为10）的病症有：咽炎、支气管炎、咳嗽、胃炎、倒经。

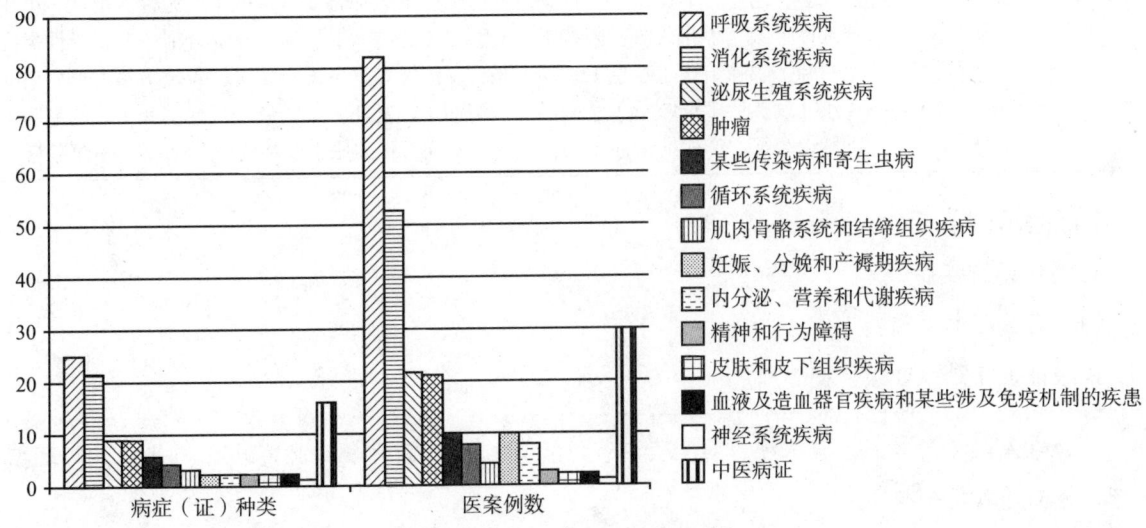

图例：
- 呼吸系统疾病
- 消化系统疾病
- 泌尿生殖系统疾病
- 肿瘤
- 某些传染病和寄生虫病
- 循环系统疾病
- 肌肉骨骼系统和结缔组织疾病
- 妊娠、分娩和产褥期疾病
- 内分泌、营养和代谢疾病
- 精神和行为障碍
- 皮肤和皮下组织疾病
- 血液及造血器官疾病和某些涉及免疫机制的疾患
- 神经系统疾病
- 中医病证

图7-2　病症（证）种类及医案数量分布图

3. 比较研究

临床研究和个案经验文献比较，两者在文献和病症数量上，呼吸系统疾病和消化系统疾病均居前列，是共有的高频病症系统。在具体病症上，咳嗽、胃炎等是共有的高频病症。

【证据分级】

临床研究文献证据

截至目前，麦门冬汤及其加减方临床研究文献证据等级为：B级4篇、C级37篇、D级52篇。详细情况见表7-3。

表7-3　临床研究文献证据等级分布情况

证据等级	病症（证）
B级	糖尿病合并胃轻瘫、美施康定引起的药物不良反应、复发性口腔溃疡、慢性胃炎

证据等级	病症（证）
C 级	放射性肺炎、肺纤维化、咳嗽（慢性、迁延性、感染后）、肺结核、幽门螺杆菌相关性胃炎、药物不良反应（抗结核药物引起胃肠反应、ACEI 引起咳嗽、阿维 A 引起的药物不良反应、血管紧张素转换酶抑制剂引起的干咳）、反流性食管炎（伴咳嗽、未特指）、胃炎（慢性、慢性萎缩性）、肺癌（晚期非小细胞、小细胞）、胃轻瘫、胃癌、消化不良（功能性）、支气管炎（慢性）、食道癌（术后反流性咳嗽）、食管贲门癌术后胃排空障碍、肾病综合征（小儿）、糖尿病（合并：胃轻瘫、坏疽）、胆囊炎（慢性）、肺感染、慢性阻塞性肺疾病（急性加重期）、感冒（后咳嗽）、肺间质纤维化（特发性）
D 级	幽门螺杆菌相关性消化性溃疡、药物不良反应（ACEI 引起咳嗽、抗结核药消化道不良反应）、胃下垂、胃炎（慢性、慢性表浅性、慢性萎缩性）、咽炎（合并鼻炎）、哮喘（咳嗽变异性）、消化性溃疡（胃及十二指肠）、胃气上逆、糖尿病（合并胃轻瘫）、声嘶、呕吐（顽固性、未特指）、梅核气、颅脑损伤（中枢性尿崩症）、口腔溃疡（复发性）、化疗后不良反应（胃肠道反应）、干燥综合征、咳嗽（喉源性、慢性、小儿迁延性呛咳、小儿久咳、未特指）、感冒（后咳嗽）、肺中叶综合征（非特异性炎症型右肺）、肺结核（喘息）、肺不张、反流性食管炎（合并慢性胃炎）、发热后诸症（小儿发热后多汗咳嗽）、倒经、川崎病（恢复期）、肠炎（慢性结肠）、肠系膜上动脉综合征、产褥期诸症（梅核气）、不寐（伴腹胀）、鼻炎、鼻咽癌、癌性发热

【证据示例】

1. 消化系统疾病

（1）复发性口腔溃疡

B 级证据 1 篇，D 级证据 1 篇。

> 加味麦门冬汤对照左旋咪唑、维生素 B、维生素 C 治疗复发性口腔溃疡在局部疗效与远期疗效方面均具有优势（B）

韩燕[1] 实施的一项样本量为 120 例的临床随机对照试验。试验组、对照组各 60 例。试验组使用加味麦门冬汤：麦冬 15g，党参 15g，半夏 9g，山药 12g，白芍 9g，丹参 9g，甘草 6g，桃仁 6g，大枣 3 枚。每日 1 剂，水煎分 2 次服。对照组使用左旋咪唑片，每次 50mg，每日 3 次口服，用 2 天后停药 5 天（为 1 周）；复合维生素 B 片，每次 1 片，每日 3 次口服；维生素 C 片，每次 100mg，每日 3 次口服。两组均以 2 周为 1 个疗程。2 疗程后两组局部疗效总有效率相对危险度（RR）1.34，95%CI（1.04～1.73），P=0.02；远期疗效总有效率相对危险度（RR）1.32，95%CI（1.09～1.60），P=0.005，均有统计学意义（疗效标准：参照 2000 年中华口腔医学会口腔黏膜病专业委员会制定的复发性口腔溃疡疗效评价试行标准。局部疗效标准：显效：平均溃疡期缩短，疼痛指数减少。有效：平均溃疡期缩短而疼痛指数无改变，或平均溃疡期未缩短而疼痛指数减少。无效：未达到有效标准。远期疗效标准：痊愈：终止复发 1 年以上，各种伴随症状完全消失。显效：总间歇时间延长且溃疡数减少。有效：总间歇时间延长但溃疡数无变化，或总间歇时间无变化，但溃疡数减少。无效：未达到有效标准）。

（2）慢性萎缩性胃炎

C 级证据 3 篇，D 级证据 2 篇。

麦门冬汤加味对照摩罗丹治疗慢性萎缩性胃炎在临床总有效率方面有优势（C）

董仲[2]实施的一项样本量为 92 例的临床随机对照试验。试验组 48 例，对照组 44 例。对照组给予摩罗丹每次 15g，每日 2 次口服。试验组给予麦门冬汤加味治疗：半夏 20g、麦冬 20g、党参 20g、粳米 10g、大枣 20 g、甘草 20g。脾气虚较甚者加黄芪 15 ～ 30g，肝气郁结者加郁金 10g、柴胡 10g，疼痛甚者加白芍 12g，反酸者加海螵蛸 10g，便秘者加火麻仁 10g、郁李仁 10g。每日 1 剂，分早晚 2 次服用。2 组均连续治疗 1 个月。治疗结果：两组临床总有效率相对危险度（RR）1.16，95%CI（1.02 ～ 1.31），P=0.02，有统计学意义［疗效标准：痊愈：临床症状、病理改变基本消失，积分值下降为 0 分。显效：临床症状有所改善，胃黏膜腺体恢复，IM 及 ATP 消失或减轻 2 个级度以上（含 2 个级度），积分值较治疗前下降＞ 2/3。有效：临床症状略有改善，胃黏膜腺体萎缩好转，IM 和（或）ATP 减轻 1 个级度以上，积分值较治疗前下降 1/3 ～ 2/3。无效：临床症状、胃黏膜腺体萎缩，IM 和 ATP 无改变或加重，积分值较治疗前减少＜ 1/3 ］。

2. 内分泌、营养和代谢疾病

（1）糖尿病合并胃轻瘫

B 级证据 1 篇，C 级证据 1 篇，D 级证据 2 篇。

麦门冬汤配合西医常规疗法对照单纯西医常规疗法治疗糖尿病合并胃轻瘫尚未见明显疗效优势（B）

卢晨等[3]实施的一项样本量为 52 例的临床随机对照试验。试验组 28 例，对照组 24 例。两组均使用西医常规治疗方法，即在控制血糖的基础上，餐后服用西沙必利 10mg，每日 3 次。试验组在此基础上加服麦门冬汤加减：麦门冬 30g，沙参 20g，太子参 15g，姜半夏 10g，陈皮 10g，木香 5g，砂仁 5g，大枣 3 枚，生甘草 10g。每日 1 剂，浓煎 100mL，顿服。两组均以 2 周为 1 个疗程，治疗 3 个疗程后评价疗效。1 疗程后两组临床总有效率相对危险度（RR）1.34，95%CI（0.98 ～ 1.83），P=0.07，无统计学意义［疗效标准：应用单一症状（d）及总体症状（D）积分法评价疗效。单一症状评分标准为：无症状为 0 分；有轻度感觉但不明显为 1 分；症状稍重，但不影响工作为 2 分；症状严重，难以坚持工作为 3 分。总体症状积分（D）= 各单一症状积分总和。疗效标准：显效：患者自觉症状全部消失（D 值下降率＞ 90%），X 线钡剂造影检查胃蠕动恢复正常。有效：自觉症状部分或全部消失（D 值下降率＞ 50%），X 线钡剂造影检查胃蠕动较治疗前改善。无效：自觉症状无改善，甚或加重（D 值下降率＜ 50%），X 线钡剂造影无改善 ］。

【证据荟萃】

※ Ⅱ级

麦门冬汤及其加减方可用于消化系统疾病，如复发性口腔溃疡、慢性萎缩性胃炎等。

※ Ⅲ级

麦门冬汤及其加减方可用于内分泌、营养和代谢疾病，如糖尿病合并胃轻瘫等。

《金匮要略》原文中以本方治疗虚热肺痿，其临床主要表现为咳嗽气喘、咽喉干燥等。复发性口腔溃疡、慢性萎缩性胃炎、糖尿病合并胃轻瘫、咳嗽等高频病症在某阶段的病机及临床表现可与之相符。临床研究和个案经验文献均支持呼吸系统疾病与消化系统疾病是其高频率、高级别证据分布的病症系统。复发性口腔溃疡已有 1 项 B 级证据；慢性萎缩性胃炎已有 2 项 C 级证据；糖尿病合并胃轻瘫已有 1 项 B 级证据；咳嗽已有 2 项 C 级证据。

※ Ⅱ级

加味麦门冬汤对照左旋咪唑、维生素 B、维生素 C 治疗复发性口腔溃疡在局部疗效与远期疗效方面均具有优势。

麦门冬汤加味对照摩罗丹治疗慢性萎缩性胃炎在临床总有效率方面有优势。

※ Ⅲ级

麦门冬汤配合西医常规疗法对照单纯西医常规疗法治疗糖尿病合并胃轻瘫尚未见明显疗效优势。

【参考文献】

［1］韩燕，贺瀛 . 加味麦门冬汤治疗阴虚火旺型复发性口腔溃疡 60 例［J］. 中国中西医结合杂志，2007，27（7）：662.

［2］董仲 . 麦门冬汤加味治疗慢性萎缩性胃炎 48 例临床观察［J］. 甘肃中医学院学报，2012，29（1）：30-31.

［3］卢晨，彭飞，葛慧颖，等 . 加味麦门冬汤合西药治疗气阴两虚型糖尿病胃轻瘫 28 例临床研究［J］. 中国社区医师，2008，16（24）：49-50.

二、葶苈大枣泻肺汤

【原文汇要】

肺痈，喘不得卧，葶苈大枣泻肺汤主之。（11）

肺痈胸满胀，一身面目浮肿，鼻塞清涕出，不闻香臭酸辛，咳逆上气，喘鸣迫塞，葶苈大枣泻肺汤主之。（15）

支饮不得息，葶苈大枣泻肺汤主之。（27）

葶苈大枣泻肺汤方

葶苈（熬令黄色，捣丸如弹丸大） 大枣十二枚

上先以水三升，煮枣取二升，去枣，内葶苈，煮取一升，顿服。

【原文释义】

葶苈大枣泻肺汤主治邪实壅滞之肺痈。症见喘不得卧，胸胀满，一身面目浮肿，鼻塞清涕出，不闻香臭酸辛，咳逆上气，喘鸣迫塞。治当开泄肺气，行水祛饮。方中用葶苈子苦辛寒，入肺开泄肺气之壅闭，通利水道，泻肺中痰水滞留；用大枣汤煮葶苈，以监制其破泄太过，且使顿服猛烈之

药力，从容发挥。

【文献概况】

设置关键词为"葶藶大棗瀉肺湯""葶苈大枣泻肺汤"，检索并剔重后，得到679篇相关文献，其中 CBM、CNKI、VIP、WF 分别为 187 篇、454 篇、24 篇、14 篇。初步分类：临床研究 174 篇（25.6%）、个案经验 130 篇（19.1%）、实验研究 12 篇（1.8%）、理论研究 283 篇（41.7%）、其他 80 篇（11.8%）。在个案经验文献中，葶苈大枣泻肺汤及其加减方的医案有 201 则。

【文献病谱】

1. 临床研究文献

共涉及 9 类病症系统、33 个病症（表 7-4）。

表 7-4 葶苈大枣泻肺汤临床研究文献病症谱

> **呼吸系统疾病**（11 个、57 篇）

西医疾病：肺炎 18（小儿 11、伴喘嗽 2、小儿病毒性 1、小儿喘息性 1、小儿合并心力衰竭 1、婴幼儿合并急性心力衰竭 1、未特指 1），哮喘 11（支气管 6、未特指 3、小儿支气管 2），渗出性胸膜炎 8，支气管炎 7（急性 1、老年慢性 1、慢性急性发作 1、毛细 1、小儿 1、小儿毛细 1、婴幼儿中重度毛细 1），感冒后诸症（久咳）1，中毒性肺水肿 1，非典型性肺炎 1，感染性喉炎 1

西医症状：胸腔积液 6（未特指 3、包裹性 1、肝切除术后 1、术后 1），血胸 2（非进行性 1、未特指 1），小儿咳喘 1

> **循环系统疾病**（7 个、48 篇）

西医疾病：肺源性心脏病 18（合并心力衰竭 10、未特指 5、急性发作期 2、慢性 1），心力衰竭 16（未特指 10、充血性 2、慢性充血性 2、慢性 1、透析后 1），心功能不全 8（慢性 5、慢性充血性 2、未特指 1），风湿性心脏病 2（合并心力衰竭 1、尖瓣置换术后心衰 1），扩张型心肌病 1，冠心病 1

西医症状：心包积液 2

> **某些传染病和寄生虫病**（4 个、25 篇）

西医疾病：结核性胸膜炎 15，结核性胸腔积液 6（未特指 5、包裹性 1），流行性出血热 2（合并急性肺水肿 1、少尿期合并急性肺水肿 1），艾滋病卡氏肺孢子虫肺炎 2

> **肿瘤**（3 个、34 篇）

西医疾病：恶性肿瘤并发症（恶性胸腔积液水）7，肺癌 6（伴胸腔积液 4、晚期非小细胞肺癌 1、未特指 1）

西医症状：癌性胸腔积液 21（未特指 15、肺癌引起 6）

> **泌尿生殖系统疾病**（3 个、5 篇）

西医疾病：肾功能衰竭 3（慢性合并：慢性充血性心力衰竭 2、心包积液 1），输卵管卵巢囊肿（卵巢）1，尿毒症（心包积液）1

> **损伤、中毒和外因的某些其他后果**（2 个、2 篇）

西医疾病：急性氯气中毒 1，胸部损伤 1

> **消化系统疾病**（1 个、1 篇）

西医症状：肝性胸水 1

> **肌肉骨骼系统和结缔组织疾病**（1 个、1 篇）

西医疾病：脊髓型颈椎病 1

> **内分泌、营养和代谢疾病**（1 个、1 篇）

西医疾病：糖尿病性肾病 1

西医病症系统中，呼吸系统疾病在病症种类与文献数量上均居首位（图 7-4）。各系统病症中，频数位居前列（至少为 10）的病症有：肺炎、哮喘、肺源性心脏病、心力衰竭、结核性胸膜炎、癌性胸腔积液。

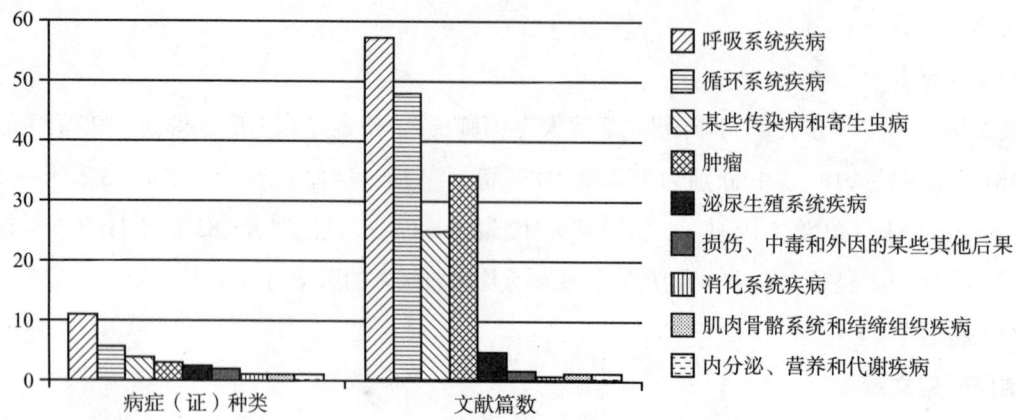

图 7-3　病症（证）种类及文献数量分布图

2. 个案经验文献

共有 16 类病症（证）系统、68 个病症（证）、201 则医案（表 7-5）。

表 7-5　葶苈大枣泻肺汤个案经验文献病症（证）谱

➢ **呼吸系统疾病**（20 个、101 则)

西医疾病：支气管炎 15（慢性 3、慢性急性发作 2、未特指 2、慢性喘息性 1、急性 1、喘息性急性发作 1、合并心肌心包炎 1、慢性合并：肺气肿 2、肺源性心脏病肺感染 1、心包积液 1），胸膜炎 12（渗出性 9、未特指 2、伴胸腔积液 1），肺炎 12（大叶性 3、间质性 2、中毒性 2、支气管 1、小儿合并心力衰竭 1、重症伴胸腔积液 1、伴喘嗽 1、未特指 1），小儿脓胸 9，哮喘 8（支气管 5、未特指 3），气胸 4（自发性 2、特发性伴胸腔积液 1、未特指 1），肺脓肿 4，过敏性鼻炎 3（未特指 2、合并哮喘 1），肺气肿 2（慢性阻塞性 1、未特指 1），鼻窦炎 2（慢性 1、慢性上颌窦炎 1），过敏性哮喘 1，急性会厌炎 1，自发性液气胸 1，支气管扩张（伴咯血）1，感冒 1

西医症状：咳喘 8，胸腔积液 8（未特指 7、反应性 1），咳嗽 7（未特指 6、风痰 1），咯血 1，咽痛 1

➢ **循环系统疾病**（12 个、42 则)

西医疾病：肺源性心脏病 19（未特指 6、急性发作期 1、慢性 1、慢性急性发作 1、慢性失代偿期 1、呼吸衰竭伴脱机困难 1、合并：心力衰竭 4、肺部感染 3、精神障碍 1），心力衰竭 9（未特指 6、全心衰竭 2、充血性合并肺部感染 1），冠心病 2（合并心功能不全 1、未特指 1），风湿性心脏病（合并心力衰竭）1，高血压性心脏病 1，心包炎（急性伴心包积液）1，心肌心包炎 1，心肾综合征 1，心源性休克 1，风湿性联合性心脏瓣膜病 1，病毒性心肌炎 1

西医症状：心包积液 4

➢ **肿瘤**（5 个、16 则)

西医疾病：癌性胸腔积液 7（未特指 6、肺癌引起 1），肺癌 5（肺癌上腔静脉综合征 1、肺腺癌 1、肺腺癌并恶性胸腔积液 IV 期 1、合并胸闷气逆 1、未特指 1），肝癌 2（术后胸腔积液 1、术后胸水腹水 1），恶性肿瘤并发症（恶性胸腔积液水）1，淋巴管平滑肌瘤（肺）1

➢ **泌尿生殖系统疾病**（5 个、9 则)

西医疾病：肾功能衰竭 3（慢性 1、急性 1、伴水肿 1），肾病综合征（伴胸腔积液）2，尿毒症（伴水肿）1，慢性肾小球肾炎 1

中医疾病：癃闭（痔术后）2

➢ **某些传染病和寄生虫病**（4 个、5 则)

西医疾病：结核性胸膜炎 2，败血症 1，原发性肺结核活动期 1，流行性出血热 1

➢ **消化系统疾病**（3 个、6 则)

西医疾病：肝硬化伴腹水 2

西医症状：顽固性膈肌痉挛 3，便秘 1

➢ 肌肉骨骼系统和结缔组织疾病（3个、5则）

西医疾病：类风湿性肺病2（合并类风湿性关节炎1、未特指1），系统性红斑狼疮2（狼疮性肺炎1、狼疮性胸腔积液1），脊髓型颈椎病急性期1

➢ 损伤、中毒和外因的某些其他后果（3个、3则）

西医疾病：急性氨中毒1，移植肾排斥1，有毒气体中毒后肺水肿1

➢ 耳和乳突疾病（2个、2则）

西医疾病：美尼尔氏综合征1，渗出性中耳炎1

➢ 内分泌、营养和代谢疾病（2个、2则）

西医疾病：甲状腺机能减退（伴心包积液）1，糖尿病（伴癃闭）1

➢ 精神和行为障碍（1个、1则）

西医疾病：精神分裂症1

➢ 皮肤和皮下组织疾病（1个、1则）

西医疾病：荨麻疹1

➢ 妊娠、分娩和产褥期（1个、1则）

西医疾病：妊娠期诸症（胸腔积液）1

➢ 神经系统疾病（1个、1则）

西医疾病：肺性脑病1

➢ 血液及造血器官疾病和某些涉及免疫机制的疾患（1个、1则）

西医疾病：多发性结节病1

➢ 中医病证（4个、5则）

痰饮病2（咳嗽1、未特指1），高热1，眩晕1，鼻塞1

按文献病症种类和医案则数多少排序，西医病症系统中，呼吸系统疾病均居首位（图7-5）。各系统病症中，医案数位居前列（至少为10）的病症有：支气管炎、胸膜炎、肺炎、肺源性心脏病。

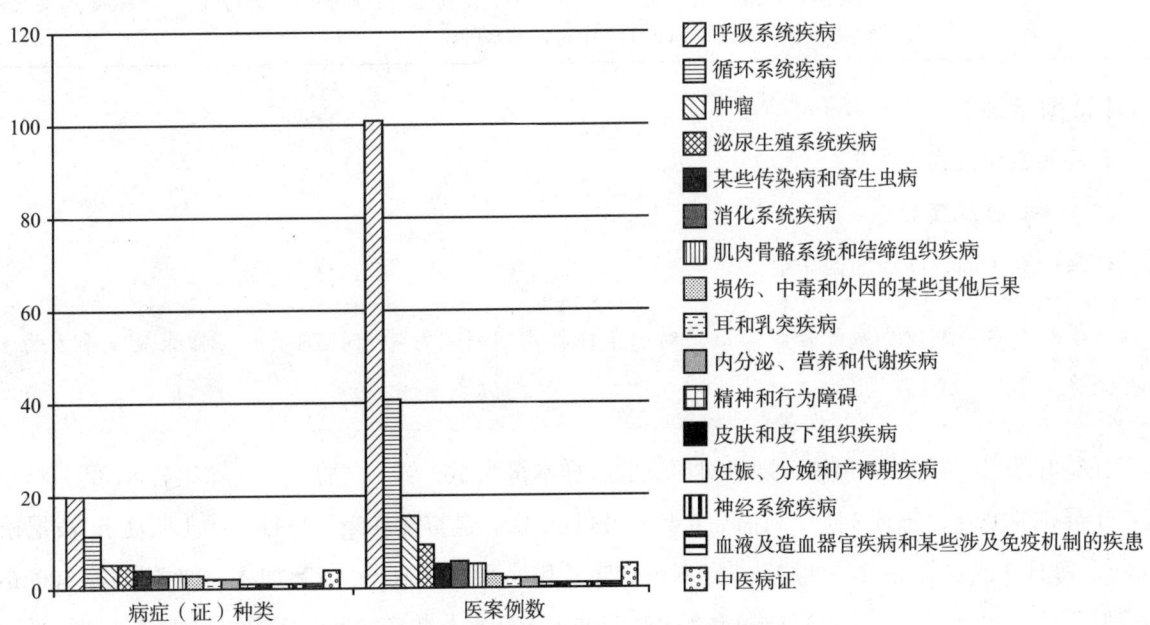

图7-4 病症（证）种类及医案数量分布图

3. 比较研究

临床研究和个案经验文献比较，两者在文献和病症数量上，呼吸系统疾病均居首位，是共有的高频病症系统。在具体病症上，肺炎、肺源性心脏病等是共有高频病症。

【证据分级】

临床研究文献证据

截至目前，葶苈大枣泻肺汤及其加减方临床研究文献证据等级为：B 级 2 篇、C 级 65 篇、D 级 107 篇。详细情况见表 7-6。

表 7-6　临床研究文献证据等级分布情况

证据等级	病症（证）
B 级	癌性胸腔积液（肺癌引起）、支气管哮喘
C 级	癌性胸腔积液（肺癌引起、未特指）、肺炎（小儿病毒性、小儿喘息性、小儿、小儿合并心力衰竭、合并喘嗽）、肺源性心脏病（慢性、合并心力衰竭）、结核性胸膜炎、结核性胸腔积液、扩张型心肌病、肾功能衰竭（慢性合并慢性充血性心力衰竭）、渗出性胸膜炎、胸腔积液（术后）、糖尿病性肾病、透析后诸症（心力衰竭）、哮喘（支气管、未特指）、心力衰竭（慢性充血性、未特指）、支气管炎（急性、慢性急性发作、毛细、小儿毛细）
D 级	癌性胸腔积液（肺癌引起、未特指）、艾滋病卡氏肺孢子虫肺炎、非典型性肺炎、肺癌（晚期非小细胞肺癌）、肺源性心脏病（合并心力衰竭、未特指）、肺炎（小儿）、风湿性心脏病（合并心力衰竭）、感冒后遗症（久咳）、急性氯气中毒、结核性胸膜炎（包裹性、未特指）、颈椎病（脊髓型）、咳喘（小儿）、流行性出血热（合并急性肺水肿、少尿期合并急性肺水肿）、肾功能衰竭（慢性合并心包积液）、渗出性胸膜炎、输卵管卵巢囊肿（卵巢）、哮喘（未特指、小儿支气管、支气管）、心包积液、心功能不全（慢性、未特指）、冠心病、心力衰竭（慢性充血性、未特指）、胸部损伤、胸腔积液（包裹性、肝切除术后、未特指）、血胸（非进行性、未特指）、支气管炎（老年慢性、小儿）、中毒性肺水肿

【证据示例】

1. 呼吸系统疾病

（1）渗出性胸膜炎

C 级证据 1 篇，D 级证据 7 篇。

> 葶苈大枣泻肺汤加减配合抗结核药对照单纯抗结核药治疗渗出性胸膜炎在临床显效率方面有优势（C）

任德旺等[1]实施的一项临床随机对照试验，样本量为 162 例。试验组、对照组各 81 例。对照组：①异烟肼 0.2g，每日 3 次；利福平 0.45g，每日 1 次；链霉素 0.5g，每日 2 次（肌注）；泼尼松 10mg，每日 3 次。重症者异烟肼改为 0.6～0.5g/d 和地塞米松 10mg 一起加入 10% 葡萄糖 500mL 中静脉滴注，每日 1 次。②每周抽胸水 2 次直至抽不出胸水。③症状好转后再以异烟肼加利福平治疗 1～2 年，3～4 周后渐停激素。试验组在用上法治疗的同时，服用泻肺化瘀汤：葶苈子 30g、大枣 10 枚、桑白皮 20g、茯苓 12g、桂枝 6g、防己 5g、黄芪 20g、甘草 6g、赤芍 15g、三棱 7g、延胡索 5g、五味子 12g（捣碎）。每日 1 剂，水煎服。胸水多且体壮者加甘遂 0.2g，枣汤送服，每日 1 次。两组比较，临床显效率相对危险度（RR）1.42，95%CI（1.08 ～ 1.88），P=0.01，有统计学意义（疗效标准：①显效：X 线胸透或 B 超示胸水在 2 周内消失，相应症状体征基本消失。②有效：胸水在 3 ～ 5 周内消失，相应症状体征基本控制）。

2. 循环系统疾病

（1）心力衰竭（未特指）

C 级证据 1 篇，D 级证据 9 篇。

> 健心力口服液（真武汤、葶苈大枣泻肺汤化裁）配合西药对照单纯西药治疗心力衰竭在临床总有效率方面有优势（C）

王梅等[2]实施的一项临床随机对照试验，样本量为 102 例。试验组 68 例，对照组 34 例。试验组用健心力口服液（含药物及剂量比例为黄芪 3，党参 3，丹参 1.5，葶苈子 1.5，熟附子 1，茯苓 1，白术 1，川芎 1，地龙 1，麦冬 1。每瓶 100mL，含生药 150g），每日 50mL，早晚分服。合用西药用量用法：心功能 Ⅱ、Ⅲ、Ⅳ 级用地高辛 0.125mg，每日 1 次口服；卡托普利 12.5mg，每日 3 次口服；Ⅳ 级加速尿 20mg，每日 1 次口服。对照组仅用上述西药治疗。两组疗程均为 10 天。两组比较，临床总有效率相对危险度（RR）1.33，95%CI（1.06 ～ 1.67），P=0.01，有统计学意义（疗效标准：显效，心功能恢复正常或改善 Ⅱ 级。有效，心功能改善 I 级）。

3. 肿瘤

（1）癌性胸腔积液（肺癌引起）

B 级证据 1 篇，C 级证据 1 篇，D 级证据 4 篇。

> 加味葶苈大枣泻肺汤配合化疗、胸腔穿刺抽液对照单纯化疗、胸腔穿刺抽液治疗肺癌胸水在临床总有效率方面有优势（C）

孙在典等[3]实施的一项临床随机对照试验，样本量为 38 例。试验组 18 例，对照组 20 例。试验组采用化疗、胸腔穿刺抽液配合复方葶苈大枣泻肺汤：葶苈子 30g，大枣 30g，苏子 30g，车前子 15g，桑白皮 30g，椒目 15g，茯苓 30g，黄芪 30g，桔梗 9g，生白术 12g。水煎 2 次，取药汁 300ml，每次 150mL，早晚饭后分服。自腔内化疗当日起，连用 2 周。对照组单用化疗、胸腔穿刺抽液。两组比较，临床有总效率相对危险度（RR）1.43，95%CI（1.01 ～ 2.01），P=0.04，有统计学意义（疗效标准：采用上海肺癌协作组发布的《晚期肺癌胸腔积液治疗的疗效评定标准》：显效指治疗后胸腔积液完全吸收，症状消失，胸片和 B 超检查未见胸腔积液，见效后维持 30d 以上；有效为积液减少 50% 以上，症状改善，结合临床，胸片，B 超检查证实有效，维持 30d 以上不需要抽液者；无效为治疗后胸腔积液迅速产生或减少 50% 以下，治疗 30d 内必须再次抽液者）。

（2）癌性胸腔积液（未特指）

C 级证据 10 篇，D 级证据 5 篇。

葶苈大枣泻肺汤合五苓散加减配合胸腔内治疗及胸腔穿刺抽液对照单纯胸腔内治疗及胸腔穿刺抽液治疗癌性胸腔积液在临床总有效率方面有优势（C）

陈曦等[4]实施的一项临床随机对照试验，样本量为 40 例。试验组 21 例，对照组 19 例。试验组：中药选用葶苈大枣泻肺汤合五苓散加减治疗：葶苈子 12g、桑白皮 10g、半夏 9g、大枣 5 枚、猪苓 12g、茯苓 12g、桂枝 6g、车前草 24g、白芥子 10g、白术 12g、白花蛇舌草 15g、半边莲 15g、薏苡仁 24g。胸痛甚者酌加郁金、元胡、白芍、甘草、赤芍、丹参以活血行气缓急止痛；气促甚者酌加旋覆花、苏子、五味子以宣肺降气；低热起伏者酌加金银花、连翘、鱼腥草、败酱草、黄芩以清热解毒；咳血者酌加仙鹤草、黛蛤散、白茅根、藕节、生地炭等以凉血止血；咳痰黏稠者酌加蜜麻黄、淡竹沥、莱菔子以化痰止咳。每日 1 剂，两周为 1 个疗程，可连续服药 2～4 个疗程。同时进行常规胸腔穿刺，每次胸腔内抽取胸水 500～2000mL，然后将顺铂 100mg 溶于 0.9% 生理盐水 40mL、地塞米松 10mg 胸腔内注射。一般每周抽水及腔内化疗 1 次，2 周为 1 个疗程。对照组：按上法单纯进行胸腔穿刺抽取胸水及胸腔内治疗。两组比较，临床总有效率相对危险度（RR）1.81，95%CI（1.09～300），P=0.02，有统计学意义（疗效标准：完全缓解：胸腔积液完全吸收，症状消失，持续 1 个月以上。部分缓解：胸腔积液减少 1/2 以上，症状明显改善，持续 1 个月以上。无效：治疗后胸水仍然继续生长，或胸水减少在 1/2 以下，症状无改善或继续加重者）。

【证据荟萃】

※ Ⅱ级

葶苈大枣泻肺汤及其加减方主要治疗肿瘤，如癌性胸腔积液（肺癌引起、未特指）等。

※ Ⅲ级

葶苈大枣泻肺汤及其加减方可以治疗呼吸系统疾病和循环系统疾病，如渗出性胸膜炎、心力衰竭（未特指）等。

《金匮要略》原文中以本方治疗邪实壅滞之肺痈，其主要临床表现为胸闷气急、喘而不得卧等。渗出性胸膜炎、心力衰竭（未特指）、癌性胸腔积液（肺癌引起、未特指）等高频病症在某阶段的病机及临床表现可与之相符。临床研究和个案经验文献均支持呼吸系统和循环系统疾病是其高频率、高级别证据分布的病症系统。渗出性胸膜炎已有 1 项 C 级证据，至少 2 项 D 级证据；心力衰竭（未特指）已有 1 项 C 级证据，至少 2 项 D 级证据；癌性胸腔积液（肺癌引起）已有 1 项 B 级证据；癌性胸腔积液（未特指）已有至少 2 项 C 级证据。

※ Ⅱ级

加味葶苈大枣泻肺汤配合化疗、胸腔穿刺抽液对照单纯化疗、胸腔穿刺抽液治疗肺癌胸水在临床总有效率方面有优势。

葶苈大枣泻肺汤合五苓散加减配合胸腔内治疗及胸腔穿刺抽液对照单纯胸腔内治疗及胸腔穿刺抽液治疗癌性胸腔积液在临床总有效率方面有优势。

※ Ⅲ级

葶苈大枣泻肺汤加减配合抗结核药对照单纯抗结核药治疗渗出性胸膜炎在临床显效率方面有

优势。

健心力口服液（真武汤、葶苈大枣泻肺汤化裁）配合西药对照单纯西药治疗心力衰竭在临床总有效率方面有优势。

【参考文献】

［1］任德旺，韩海俊.泻肺化瘀汤加西药治疗渗出性胸膜炎 81 例［J］.中国医刊，1995，30（7）：52.

［2］王梅，岳金明，翟理黄，等.健心力口服液治疗充血性心力衰竭 68 例［J］.中国中西医结合杂志，1997，17（10）：580.

［3］孙在典，张爱琴.复方葶苈大枣泻肺汤合用顺铂治疗肺癌恶性胸腔积液 38 例［J］.浙江中医学院学报，2005，29（2）：21-22.

［4］陈曦，戴西湖，陈樟树，欧阳学农.中西医结合治疗恶性胸腔积液临床观察［J］.中国中西医结合杂志，2001，21（1）：68.

三、射干麻黄汤

【原文汇要】

咳而上气，喉中水鸡声，射干麻黄汤主之。（6）

射干麻黄汤方

射干十三枚一法三两　麻黄四两　生姜四两　细辛　紫菀　款冬花各三两　五味子半升　大枣七枚　半夏（大者，洗）八枚一法半升。

上九味，以水一斗二升，先煮麻黄两沸，去上沫，内诸药，煮取三升，分温三服。

【原文释义】

射干麻黄汤主治寒饮郁肺病咳嗽上气。症见咳而上气，喉中水鸡声。治当散寒宣肺，降逆化痰。方中用射干苦寒入肺，苦能降泄，寒能清热，消痰开结；麻黄辛温，为宣开肺壅之峻品，两药相伍，宣开肺气之壅遏及痰饮结热；细辛半夏五味子，温化饮邪，固护肺气；半夏下气利咽开结；生姜大枣振奋中焦营卫；生姜有助麻黄之辛开，大枣有助五味子之固护；紫菀、款冬花入肺，化痰下气止咳。诸药合用，散中有收，开中有合，共奏止咳化痰、平喘散寒之功。

【文献概况】

设置关键词为"射幹麻黄汤""射干麻黄汤"，检索并剔重后，得到 1293 篇相关文献，其中 CBM、CNKI、VIP、WF 分别为 47 篇、1091 篇、67 篇、88 篇。初步分类：临床研究 255 篇（19.7%，缺少 2 篇文献未包括在其中）、个案经验 141 篇（10.9%）、实验研究 100 篇（7.7%）、理论研究 459 篇（35.5%）、其他 338 篇（26.2%）。在个案经验文献中，射干麻黄汤及其加减方的医案有 179 则。

【文献病谱】

1.临床研究文献

共涉及 5 类病症系统、17 个病症（表 7-7）。

表 7-7　射干麻黄汤临床研究文献病症谱

> **呼吸系统疾病**（13个、251篇）

　　西医疾病：哮喘162（支气管43、未特指26、咳嗽变异性25、小儿咳嗽变异性23、支气管急性发作23、急性发作11、小儿10、小儿支气管急性发作1），支气管炎42（小儿喘息性12、毛细8、慢性6、小儿毛细4、小儿4、慢性喘息性3、毛细合并心肌损伤1、急性合并支原体感染1、慢性喘息性急性发作伴肺气肿1、慢性伴支气管哮喘1、急性1），肺炎17（支气管5、小儿毛细支气管5、喘息性2、小儿病毒性1、呼吸机相关1、呼吸道合胞病毒1、放射性1、小儿1），感冒（合并咳嗽）2，过敏性鼻炎2（小儿1、未特指1），慢性阻塞性肺疾病1，呼吸道感染1，过敏性哮喘1，小儿急性喘息性支气管肺炎1，小儿喘息性气管炎1

　　西医症状：咳嗽12（喉源性6、未特指6），咳喘8（小儿5、未特指3）

　　中医疾病：喉痹1

> **妊娠、分娩和产褥期**（1个、1篇）

　　西医疾病：产褥期诸症（寒哮）1

> **循环系统疾病**（1个、1篇）

　　西医疾病：肺源性心脏病急性发作期1

> **泌尿生殖系统疾病**（1个、1篇）

　　西医疾病：慢性肾小球肾炎1

> **肿瘤**（1个、1篇）

　　西医疾病：肺癌1

　　西医病症系统中，呼吸系统疾病在病症种类与文献数量上均居首位（图7-5）。各系统病症中，频数位居前列（至少为5）的病症有：哮喘、支气管炎、肺炎、咳嗽、咳喘。

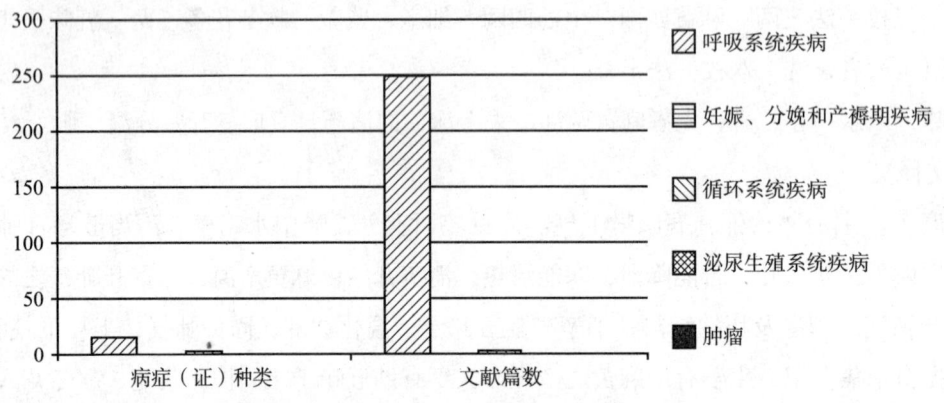

图 7-5　病症（证）种类及文献数量分布图

2. 个案经验文献

　　共有8类病症（证）系统、29个病症（证）、179则医案（表7-8）。

表 7-8　射干麻黄汤个案经验文献病症（证）谱

> **呼吸系统疾病**（20个、165则）

　　西医疾病：哮喘77（未特指32、支气管21、咳嗽变异性10、支气管急性发作3、小儿3、持续状态3、急性发作2、顽固性1、喘脱1、支气管合并感染1），支气管炎20（慢性7、未特指4、毛细3、急性2、慢性喘息型急性发作期1、喘息型1、慢性合并：肺感染1、支气管扩张1），肺炎15（病毒性5、支气管3、小儿支气管2、小儿2、未特指2、小儿毛细支气管1），过敏性哮喘4（未特指3、小儿1），喘息性气管炎2（激素依赖性1、未特指1），喉肌痉挛（窒息）1，支气管扩张（伴咯血）1，慢性咽喉炎1，慢性阻塞性肺疾病1，小儿急性喉炎1，感冒（感冒后咳嗽）1，肺嗜酸性细胞增多症1，肺脓肿1，肺间质纤维化1，急性扁桃体炎1，鼻炎1，急性副鼻窦炎1

西医症状：咳嗽 23（未特指 12、喉源性 5、顽固性 3、久咳 2、过敏性 1），咳喘 11（未特指 10、小儿 1），呼吸困难 1

➢ **某些传染病和寄生虫病（2 个、6 则）**
西医疾病：百日咳 5，肺曲霉病 1

➢ **循环系统疾病（1 个、2 则）**
西医疾病：肺源性心脏病 2

➢ **泌尿生殖系统疾病（1 个、1 则）**
中医疾病：经行诸症（哮喘）1

➢ **妊娠、分娩和产褥期（1 个、1 则）**
西医疾病：产褥期诸症（咳嗽）1

➢ **先天性畸形、变形和染色体异常（1 个、1 则）**
西医疾病：法洛四联症咯血 1

➢ **肿瘤（1 个、1 则）**
西医疾病：肺癌伴慢性喘息性支气管炎 1

➢ **中医病证（2 个、2 则）**
奔豚 1，小儿高热 1

按文献病症种类和医案则数多少排序，西医病症系统中，呼吸系统疾病均居首位（图 7-6）。各系统病症中，医案数位居前列（至少为 5）的病症有：哮喘、支气管炎、肺炎、咳嗽、咳喘、百日咳。

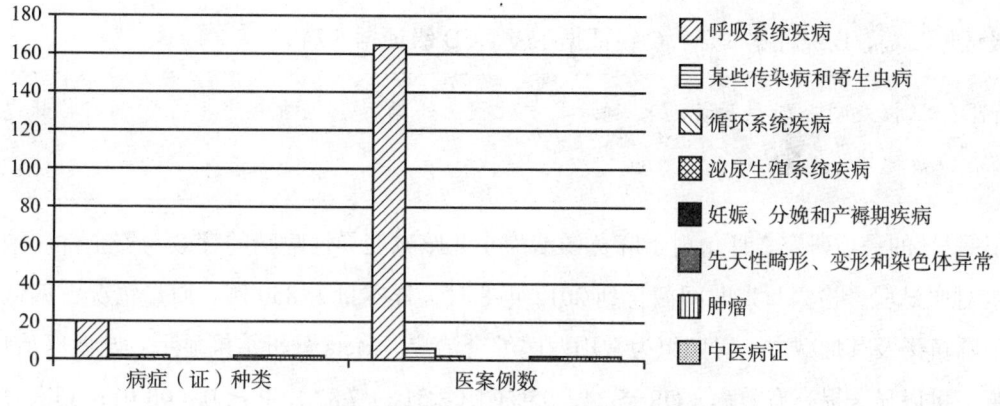

图 7-6　病症（证）种类及医案数量分布图

3. 比较研究

临床研究和个案经验文献比较，两者在文献和病症数量上，呼吸系统疾病均居首位，是共有的高频病症系统。在具体病症上，哮喘、支气管炎、肺炎、咳嗽、咳喘是共有的高频病症。

【证据分级】

临床研究文献证据

截至目前，射干麻黄汤及其加减方临床研究文献证据等级为：A 级 2 篇、B 级 8 篇、C 级 142 篇、D 级 103 篇。详细情况见表 7-9。

表 7-9　临床研究文献证据等级分布情况

证据等级	病症（证）
A 级	小儿咳嗽变异性哮喘
B 级	哮喘（小儿咳嗽变异性、小儿急性发作、支气管急性发作、未特指）、呼吸道感染
C 级	支气管炎（小儿毛细、小儿哮喘性、小儿急性、毛细、慢性、急性合并支原体感染、毛细合并心肌损伤）、哮喘（支气管、支气管急性发作、支气管慢性持续期、小儿、急性发作期、咳嗽变异性、小儿咳嗽变异性、未特指）、慢性阻塞性肺疾病、咳嗽（喉源性、未特指）、咳喘（小儿、未特指）、过敏性哮喘、过敏性鼻炎（小儿、未特指）、肺炎（小儿支气管、小儿毛细支气管、呼吸机相关、呼吸道合胞病毒、喘息性、放射性）、喘息性支气管炎（小儿急性、慢性）
D 级	支气管炎（小儿喘息性、毛细支气管炎、慢性喘息性、慢性、急性、慢性喘息性支气管炎急性发作伴肺气肿、慢性伴支气管哮喘）、哮喘性支气管炎（小儿）、哮喘（支气管、小儿咳嗽变异性、咳嗽变异性、小儿、支气管哮喘急性发作、急性发作、未特指）、肾小球肾炎（慢性）、咳嗽（喉源性、未特指）、咳喘（小儿）、喉痹、感冒（小儿感冒合并咳嗽）、肺炎（支气管、小儿毛细支气管、小儿急性支气管、小儿病毒性）、肺源性心脏病（急性发作期）、肺癌

【证据示例】

1. 呼吸系统疾病

（1）小儿咳嗽变异性哮喘

A 级证据 2 篇，B 级证据 3 篇，C 级证据 13 篇，D 级证据 5 篇。

> 有限的证据表明：射干麻黄汤及其加减方对照西药治疗小儿咳嗽变异性哮喘在临床总有效率方面有疗效优势（A）

赵阳等[1]的一项研究，评价射干麻黄汤治疗小儿咳嗽变异性哮喘的疗效与安全性。纳入 8 个临床随机对照试验，检索日期时间截止到 2012 年 8 月，样本量为 850 例。质量情况：偏低。试验组为射干麻黄汤及其加减方，对照组为常用西医综合治疗。Meta 分析结果显示：与西医治疗比较，射干麻黄汤可以显著提高有效率，OR=5.24，95%CI（3.51 ～ 7.83），$P < 0.00001$；其次，射干麻黄汤可以明显降低肿瘤坏死因子 α（TNF-α）含量 SMD $= -1.26$,95% CI（-2.37 ～ -0.15）,P $= 0.03$。其差异均有统计学意义。结论：射干麻黄汤治疗小儿咳嗽变异性哮喘临床有效，并且可以显著降低 TNF-α 的含量。然而，现有小样本的随机对照试验（RCT）方法学和报告质量较低，疗效的证据需要进一步大样本严格设计的临床试验证实。

（2）支气管哮喘急性发作

B 级证据 2 篇，C 级证据 16 篇，D 级证据 5 篇。

> 射干麻黄汤加减联合西医常规处理对照单纯西医常规处理治疗支气管哮喘急性发作在临床总有效率方面有优势（C）

乔志羽[2]实施的一项样本量为106例的临床随机对照试验。试验组、对照组各53例。对照组给予氧疗及解痉平喘药物应用，合并肺部感染者联合应用抗生素。试验组在对照组基础上给予射干麻黄汤加减：射干15g，麻黄10g（后下）、款冬花12g，紫菀12g，黄芪30g，党参15g，细辛9g，五味子12g，制半夏9g，桔梗12g，大枣6枚，生姜6g。随症加减：痰多不得卧者加苏子12g、白前12g、葶苈子9g；汗多气逆者加白芍12g、白术15g；畏寒肢冷者加山萸肉12g、熟地15g. 每日1剂，水煎400mL，早晚分服，7天为1个疗程。两组比较，临床总有效率相对危险度（RR）1.75，95%CI（1.26～2.43），P=0.0008，有统计学意义（疗效标准：治疗前后对患者喘息、哮鸣音、咳嗽、咳痰等中医症候进行评分，每项分为4个量度，分别计为0、1、3、5分，总分20分，分数越高，病情越重，并根据前后改变情况评价疗效；临床控制：治疗后中医症候积分减少≥95%；显效：治疗后中医症候积分减少70%～95%；有效：治疗后中医症候积分减少30%～70%；无效：治疗后中医症候积分减少<30%。临床控制、显效之和为总显效）。

（3）哮喘（未特指）

B级证据1篇，C级证据12篇，D级证据13篇。

> 射干麻黄冲剂对照氨茶碱、先锋Ⅳ等治哮喘在临床总有效率方面有优势（C）

李群[3]实施的一项样本量为80例的临床随机对照试验。试验组、对照组各40例，使用射干麻黄冲剂（射干、麻黄、细辛、半夏、冬花、紫菀、五味子、生姜、大枣），每袋10g，每次1袋，1日3次，温开水冲服。或以上述药物煎汁兑服。若咳嗽、哮较甚而目胞微浮者，以车前子煎汁兑服冲剂；若以细菌感染为主者，以蚤休、金银花煎汁兑服；若以病毒感染为主者，以贯众煎汁兑服；若喉中痰鸣及肺部哮鸣音中度以上增多者，以地龙、蝉蜕、钩藤煎汁兑服。对照组使用氨茶碱片0.1g、先锋Ⅳ片0.5g，1日3次，口服。以病毒感染为主者，加吗啉胍1片。1日3次口服。另可酌用复方甘草合剂10mL，1日3次口服。两组均以10天为1疗程。1疗程后两组临床总有效率相对危险度（RR）1.38，95%，CI（1.08～1.78），P=0.01，有统计学意义（疗效标准：参照药政局1988年制订的《新药（中药）治疗支气管哮喘临床研究指导原则》和1984年中华医学会呼吸系病学会的评定标准。痊愈：咳嗽、喘息、痰鸣、哮鸣均消失，其他症状消失，两肺哮鸣音和/或干湿啰音消失。显效：咳嗽、喘息、痰鸣明显减轻，听诊哮鸣音及干湿罗音明显减少（3+～+）。好转：咳嗽、喘息症状减轻或发作次数减少，痰鸣、哮喘减轻，两肺哮鸣音、啰音较前减少。无效：症状及肺部哮鸣音、啰音无改善甚或加重）。

（4）咳嗽变异性哮喘

C级证据17篇，D级证据8篇。

> 射干麻黄汤加减对照布地奈德粉吸入剂联合丙卡特罗治疗咳嗽变异性哮喘在临床总有效率方面有优势（C）

俞建良[4]实施的一项样本量为70例的临床随机对照试验。试验组、对照组各35例。试验组口服加味射干麻黄汤：细辛3g，炙麻黄、射干、炙款冬花、炙紫菀、竹沥半夏、五味子、蝉蜕、地龙、杏仁各 10g，干姜、甘草各 6g。每日 1 剂，水煎，分 2 次服。鼻塞、流清涕痰多加葶苈子 10g，干咳严重加乌梅 10g，有热象加石膏 30g，口干酌加南沙参、麦冬，高血压者酌情加重地龙用量。对照组予布地奈德粉吸入剂 100μg，1 日 3 次吸入；丙卡特罗 50μg，1 日 1 次口服。以上两组均以 14 日为 1 个疗程。两组比较，临床总有效率相对危险度（RR）1.32，95%CI（1.05～1.65），P=0.02，有统计学意义（疗效标准：参照《中药新药临床研究指导原则》相关标准拟定。临床控制：咳嗽症状完全缓解，或偶有咳嗽不需服药即可缓解。显效：咳嗽症状较治疗前明显减轻，夜间及晨起无症状，停药后症状无加重。有效：咳嗽减轻，夜间及晨起仍有轻咳，停药后症状加重。无效：咳嗽症状改善不明显，甚或加重）。

（5）支气管哮喘

C 级证据 22 篇，D 级证据 19 篇。

> 射干麻黄汤加减配合常规西医疗法对照单纯常规西医疗法治疗支气管哮喘在临床总有效率方面有优势（C）

徐波[5]实施的一项样本量为 60 例的临床随机对照试验。试验组、对照组各 30 例。对照组患者应用常规西医疗法进行治疗具体的治疗措施包括：吸氧、抗炎、缓解支气管痉挛、应用 β 受体激动剂和糖皮质激素等。试验组在对照组基础上应用射干麻黄汤进行治疗，药物组成：瓜蒌、紫菀、款冬花各 15g，射干、桔梗各 12g，麻黄（后下）、半夏、陈皮、生姜各 9g，五味子 6g，细辛 3g，大枣 6 枚。上述药物用清水浸泡 30min 后于文火上煎煮 20min，去渣取汁，顿服，每日服 1 次。若患者有咳稀痰的症状，则可在上述方剂中加用葶苈子、莱菔子。若患者有咽痒、剧烈咳喘的症状，则可在上述方剂中加用地龙。若患者有呼吸急促的症状，则可在上述方剂中加用厚朴、杏仁。若患者有浮肿的症状，则可在上述方剂中加用车前子、茯苓。两组比较，临床总有效率相对危险度（RR）1.59，95%CI（1.14～2.22），P=0.007，有统计学意义（疗效标准：此次研究的疗效判定标准为：①显效：喘息、呼吸困难、胸闷、咳嗽等症状完全消失，双肺听诊哮鸣音完全消失。②好转：喘息、呼吸困难、胸闷、咳嗽等症状明显减轻，双肺听诊可偶尔闻及哮鸣音。③无效：患者的临床症状和体征均未改善，甚至有加重的趋势）。

【证据荟萃】

※Ⅰ级

射干麻黄汤及其加减方主要治疗呼吸系统疾病，如小儿咳嗽变异性哮喘、支气管哮喘急性发作等。

※Ⅱ级

射干麻黄汤及其加减方可治疗呼吸系统疾病，如哮喘（未特指）、咳嗽变异性哮喘、支气管哮喘等。

《金匮要略》原文中以本方治疗寒饮郁肺所致的咳嗽上气，其临床主要表现为咳嗽气喘、喉中痰鸣等。小儿咳嗽变异性哮喘、支气管哮喘急性发作、哮喘（未特指）、咳嗽变异性哮喘、支气管哮喘等高频病症在某阶段的病机及临床表现可与之相符。临床研究和个案经验文献均支持呼吸系疾病是其高频率、高级别证据分布的病症系统。小儿咳嗽变异性哮喘已有 2 项 A 级证据；支气管哮喘急性发作已有 2 项 B 级证据；哮喘（未特指）已有 1 项 B 级证据；咳嗽变异性哮喘、支气管哮喘均已有至少 2 项 C 级证据。

※ I 级

射干麻黄汤及其加减方对照西药治疗小儿咳嗽变异性哮喘在临床总有效率方面有疗效优势。

射干麻黄汤加减联合西医常规处理对照单纯西医常规处理治疗支气管哮喘急性发作在临床总有效率方面有优势。

※ II 级

射干麻黄冲剂对照氨茶碱、先锋IV等治哮喘在临床总有效率方面有优势。

射干麻黄汤加减对照布地奈德粉吸入剂联合丙卡特罗治疗咳嗽变异性哮喘在临床总有效率方面有优势。

射干麻黄汤加减配合常规西医疗法对照单纯常规西医疗法治疗支气管哮喘在临床总有效率方面有优势。

【参考文献】

［1］赵阳，王谦，刘会平，等.射干麻黄汤治疗小儿咳嗽变异性哮喘的 Meta 分析［J］.中国实验方剂学杂志，2013，19（15）：324-328.

［2］乔志羽.射干麻黄汤加减治疗支气管哮喘急性发作 53 例疗效观察［J］.中国医疗前沿，2013，8（20）：8-9.

［3］李群.射干麻黄冲剂为主治疗寒饮型哮喘 40 例［J］.浙江中医杂志，1998，（8）：379.

［4］俞建良.加味射干麻黄汤治疗咳嗽变异性哮喘 35 例［J］.浙江中医杂志，2011，46（8）：571-572.

［5］徐波.应用射干麻黄汤治疗支气管哮喘 30 例的临床效果观察［J］.求医问药，2013，11（6）：175-176.

四、皂荚丸

【原文汇要】

咳逆上气，时时吐唾浊，但坐不得眠，皂荚丸主之。（7）

皂荚丸方

皂角八两（刮去皮，用酥炙）

上一味，末之，蜜丸梧子大，以枣膏和汤服三丸，日三夜一服。

【原文释义】

皂荚丸主治痰浊壅肺咳逆上气。症见咳嗽气喘，黏稠之痰随咳而出，喘咳气急，但坐不得眠。痰浊壅肺，肺失清肃，故见咳喘，卧则痰浊阻塞气道，呼吸困难，故但坐不得眠。治当峻剂涤痰除浊，以防痰浊阻塞气道有窒息之危。方中皂荚味辛，宣壅导滞，利窍涤痰。以皂荚为涤除痰积垢浊之峻品，故须刮去皮酥炙后制成蜜丸，并以枣膏和米汤调服，是兼制其药力猛峻之法。

【文献概况】

设置关键词为"皂荚丸""皂莢丸"，检索并剔重后，得到 76 篇相关文献，其中 CBM、CNKI、VIP、WF 分别为 11 篇、58 篇、0 篇、7 篇。初步分类：临床研究 8 篇（10.5%）、个案经验 10 篇

（13.2%）、实验研究 0（0%）、理论研究 34 篇（44.7%）、其他 24 篇（31.6%）。在个案经验文献中，皂荚丸及其加减方的医案有 13 则。

【文献病谱】

1. 临床研究文献

共涉及 1 类病症系统、5 个病症（表 7-10）。

表 7-10　皂荚丸临床研究文献病症谱

➤ **呼吸系统疾病（5 个、8 篇）**

西医疾病：支气管哮喘 3，慢性阻塞性肺疾病 2（急性发作 1、未特指 1），肺泡蛋白沉积症 1，喘息性支气管炎 1

中医疾病：肺胀 1

2. 个案经验文献

共有 6 类病症（证）系统、10 个病症（证）、13 则医案（表 7-11）。

表 7-11　皂荚丸个案经验文献病症（证）谱

➤ **呼吸系统疾病（4 个、7 则）**

西医疾病：慢性阻塞性肺疾病 3（合并呼吸感染及呼吸衰竭 2、未特指 1），哮喘 2（支气管 1、未特指 1），喘息性支气管炎（合并肺气肿）1

西医症状：咳嗽 1

➤ **循环系统疾病（2 个、2 则）**

西医疾病：心力衰竭合并肝肺淤血 1，肺源性心脏病（合并急性感染）1

➤ **肿瘤（1 个、1 则）**

西医疾病：胃癌术后腹痛 1

➤ **肌肉骨骼系统和结缔组织（1 个、1 则）**

西医疾病：背痛（合并咳喘）1

➤ **耳和乳突疾病（1 个、1 则）**

西医疾病：耳鸣、耳聋、眩晕综合征 1

➤ **中医病证（1 个、1 则）**

眩晕 1

按文献病症种类和医案则数多少排序，西医病症系统中，呼吸系统疾病均居首位（图 7-7）。

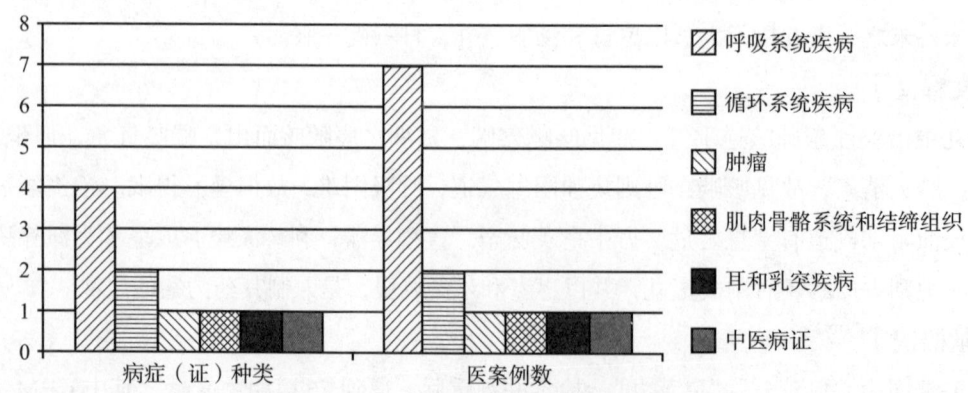

图 7-7　病症（证）种类及医案数量分布图

3. 比较研究

临床研究和个案经验文献比较，两者在文献和病症数量上，呼吸系统疾病均居前列，是共有的高频病症系统。在具体病症上，慢性阻塞性肺疾病是共有高频病症。

【证据分级】

临床研究文献证据

截至目前，皂荚丸及其加减方临床研究文献证据等级为：C级5篇、D级3篇。详细情况见表7-12。

表 7-12　临床研究文献证据等级分布情况

证据等级	病症（证）
C级	慢性阻塞性肺疾病（急性加重期、未特指）、支气管哮喘
D级	肺泡蛋白沉积症、肺胀、支气管炎（喘息性）

【证据示例】

1. 呼吸系统疾病

（1）慢性阻塞性肺疾病（未特指）

C级证据1篇。

> 皂荚丸合西医常规疗法对照单纯西医常规疗法治疗慢性阻塞性肺疾病在临床总有效率方面有优势（C）

周庆伟等[1]实施的一项临床随机对照试验，样本量为90例。其中试验组60例，对照组30例。对照组给以抗感染、解痉平喘、氧气疗法、积极处理并发症等西医治疗，试验组在对照组用药的基础上加服皂荚丸：炙皂荚120g（去皮研末），大枣480g（去皮核）、蒸后捣泥，和入作丸，每丸1g。用法：每日3次，每次3丸，两组疗程均为7天。两组比较，临床总有效率相对危险度（RR）1.36，95%CI（1.07～1.73），P=0.01，有统计学意义（疗效标准：参照1979年全国慢性气管炎会议上制定的标准及1977年全国第二次肺源性心脏病会议制定的疗效判定标准）。

【证据荟萃】

※ Ⅲ级

皂荚丸及其加减方可以治疗呼吸系统疾病，如慢性阻塞性肺疾病（未特指）等。

《金匮要略》原文中以本方治疗痰浊壅肺咳逆上气之证。主要临床表现为咳嗽气喘，黏稠之痰随咳而出，喘咳气急，但坐不得眠等。高频病症慢性阻塞性肺疾病（未特指）在某阶段的病机及临床表现可与之相符。临床研究和个案经验文献均支持呼吸系统疾病是其高频率、高级别证据分布的病症系统。慢性阻塞性肺疾病（未特指）已有1项C级证据。

※ Ⅲ级

皂荚丸合西医常规疗法对照单纯西医常规疗法治疗慢性阻塞性肺疾病在临床总有效率方面有优势。

【参考文献】

[1] 周庆伟，李素云.《金匮要略》皂荚丸治疗慢性阻塞性肺病痰浊阻肺型的临床研究[J]. 中国医药学报，1997，12（04）：35-36.

五、越婢加半夏汤

【原文汇要】

咳而上气，此为肺胀，其人喘，目如脱状，脉浮大者，越婢加半夏汤主之。（13）

越婢加半夏汤方

麻黄六两　　石膏半斤　　生姜三两　　大枣十五枚　　甘草二两　　半夏半升

上六味，以水六升，先煮麻黄，去上沫，内诸药，煮取三升，分温三服。

【原文释义】

越婢加半夏汤主治壅热迫肺之肺胀。症见咳喘，胸满气促，目如脱状，脉浮大。治当辛凉开泄，散泄迫肺之壅热。方中用麻黄六两、石膏半斤、生姜三两，三药同用，三辛相合，其辛散之力大增，寒温相抵，性转辛凉，不似单用辛温有助热化火之虞；用甘草、生姜、大枣，振奋中焦营卫化源，为发越壅热之要；伍半夏降逆下气化痰。

【文献概况】

设置关键词为"越婢加半夏湯""越婢加半夏汤"，检索并剔重后，得到239篇相关文献，其中CBM、CNKI、VIP、WF分别为1篇、216篇、11篇、11篇。初步分类：临床研究18篇（7.5%）、个案经验12篇（5.0%）、实验研究1篇（0.4%）、理论研究174篇（72.8%）、其他34篇（14.2%）。在个案经验文献中，越婢加半夏汤及其加减方的医案有14则。

【文献病谱】

1. 临床研究文献

共涉及4类病症系统、7个病症（表7-13）。

表7-13　越婢加半夏汤临床研究文献病症谱

> **呼吸系统疾病（3个、11篇）**

西医疾病：慢性阻塞性肺疾病5，哮喘4（支气管2、未特指2），支气管炎2（急性发作合并肺源性心脏病1、未特指1）

> **某些传染病和寄生虫病（2个、2篇）**

西医疾病：百日咳1，全身炎症反应综合征1

> **循环系统疾病（1个、4篇）**

西医疾病：肺源性心脏病4

> **损伤、中毒和外因的某些其他后果（1个、1篇）**

西医疾病：多器官功能障碍综合征1

西医病症系统中，呼吸系统疾病在病症种类与文献数量上均居首位（图7-8）。各系统病症中，频数位居前列（至少为4）的病症有：哮喘、慢性阻塞性肺疾病、肺源性心脏病。

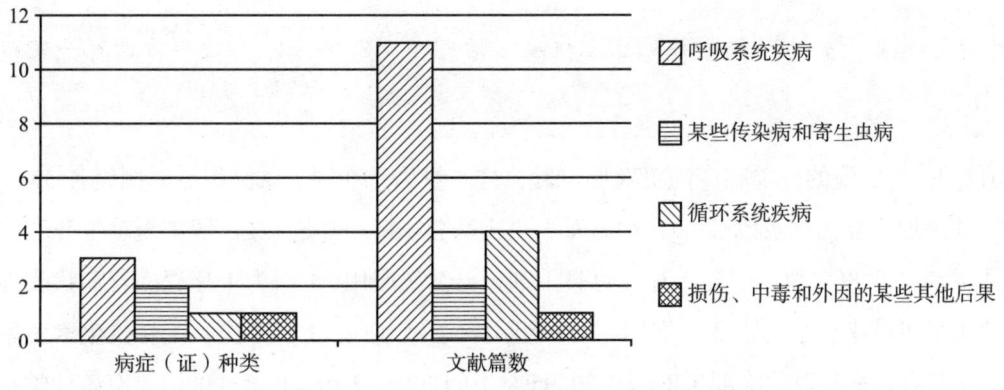

图 7-8 病症（证）种类及文献数量分布图

2. 个案经验文献

共涉及 2 类病症系统、6 个病症、14 则医案（表 7-14）。

表 7-14 越婢加半夏汤个案经验文献病症谱

➤ **呼吸系统疾病**（5 个、13 则）
西医疾病：哮喘 4（支气管 2、未特指 2），支气管炎 4（慢性老年型 3、未特指 1），感冒 1，肺部感染 1
中医疾病：咳喘 3
➤ **泌尿生殖系统**（1 个、1 则）
西医疾病：肾小球肾炎 1

3. 比较研究

临床研究和个案经验文献比较，两者在文献和病症数量上，呼吸系统疾病均居首位，是共有高频病症系统。在具体病症上，哮喘是共有的高频病症。

【证据分级】

临床研究文献证据

截至目前，越婢加半夏汤及其加减方临床研究文献证据等级为：B 级 3 篇、C 级 12 篇、D 级 3 篇。详细情况见表 7-15。

表 7-15 临床研究文献证据等级分布情况

证据等级	病症（证）
B 级	全身炎症反应综合征、慢性阻塞性肺病、哮喘
C 级	慢性支气管肺炎、肺源性心脏病、哮喘（支气管、未特指）、多器官功能障碍综合征、慢性阻塞性肺病、支气管炎（急性发作、未特指）
D 级	百日咳、肺源性心脏病、慢性阻塞性肺病

【证据示例】

1. 呼吸系统疾病

（1）哮喘（未特指）

B 级证据 1 篇，C 级证据 1 篇。

> 越婢加半夏汤加味对照氨茶碱联合抗生素治疗哮喘在临床总有效率方面有一定疗效优势（C）

付国春等[1]实施的一项临床随机对照试验，样本量为110例。试验组、对照组各55例。试验组用加味越婢加半夏汤：炙麻黄6g，生石膏、生山药各15g，麦冬12g，清半夏、牛蒡子、玄参各9g，生甘草5g，大枣3枚，生姜3片。每日1剂，分2次服用，1周为1疗程。若症状改善，生石膏和麻黄用量可减半，余药不变，继用。对照组用氨茶碱0.1g，1日3次，配合抗生素使用。两组比较，临床总有效率相对危险度（RR）1.70，95%CI（1.32～2.19），P＜0.0001，有统计学意义（疗效标准：显效：症状消失，半年未复发。好转：症状消失，3个月内复发。有效：症状有改善。无效：症状未有改善）。

【证据荟萃】

※ Ⅱ级

越婢加半夏汤及其加减方主要治疗呼吸系统疾病，如哮喘（未特指）等。

《金匮要略》原文中以本方治疗饮热迫肺的肺胀，其主要临床表现为肺气胀满，上逆喘咳，胸满气促，两目胀突如脱，脉象浮大有力等。高频病症哮喘（未特指）在某阶段的病机及临床表现可与之相符。临床研究和个案经验文献均支持呼吸系统疾病是其高频率、高级别证据分布的病症系统。哮喘（未特指）已有1项B级证据，1项C级证据。

※ Ⅱ级

越婢加半夏汤加味对照氨茶碱联合抗生素治疗哮喘在临床总有效率方面有一定疗效优势。

【参考文献】

［1］付国春，部启全. 加味越婢加半夏汤治疗哮喘55例［J］.实用中医药杂志，2000，16（9）：18.

六、厚朴麻黄汤

【原文汇要】

咳而脉浮者，厚朴麻黄汤主之。（8）

厚朴麻黄汤方

厚朴五两　麻黄四两　石膏如鸡子大　杏仁半升　半夏半升　干姜二两　细辛二两　小麦一升　五味子半升

上九味，以水一斗二升，先煮小麦熟，去滓，内诸药，煮取三升，温服一升，日三服。

【原文释义】

厚朴麻黄汤主治咳逆邪势趋表。症可见如咳逆气急，胸满烦躁，咽喉不利，痰声辘辘，脉浮。治当发越壅阳，降逆止咳。方中用麻黄、石膏两辛相合，发越壅阳，伍杏仁宣肃肺气；干姜、细辛、五味子，温化饮邪，固护肺气；半夏降逆下气；厚朴下气消痰；用小麦汤内诸药，意在于安中养正祛邪。肺之宣肃能复，则病可愈。

【文献概况】

设置关键词为"厚朴麻黄湯""厚朴麻黄汤",检索并剔重后,得到351篇相关文献,其中CBM、CNKI、VIP、WF分别为0篇、322篇、0篇、29篇。初步分类:临床研究22篇(6.3%)、个案经验20篇(5.7%)、实验研究6篇(1.7%)、理论研究271篇(77.2%)、其他32篇(9.1%)。在个案经验文献中,厚朴麻黄汤及其加减方的医案有24则。

【文献病谱】

1.临床研究文献

共涉及2类病症系统、5个病症(表7-16)。

表7-16　厚朴麻黄汤临床研究文献病症谱

> **呼吸系统疾病(3个、20篇)**
> 西医疾病:支气管炎17(慢性合并肺气肿11、慢性6),急性支气管哮喘2,慢性阻塞性肺疾病1
> **循环系统疾病(2个、2篇)**
> 西医疾病:慢性心力衰竭1,肺源性心脏病(合并心力衰竭)1

2.个案经验文献

共涉及3类病症系统、8个病症、24则医案(表7-17)。

表7-17　厚朴麻黄汤个案经验文献病症谱

> **呼吸系统疾病(6个、22则)**
> 西医疾病:支气管哮喘10,肺气肿1,流行性感冒1,间质性肺炎1
> 西医症状:咳嗽6,咳喘3
> **循环系统疾病(1个、1则)**
> 西医疾病:肺源性心脏病1
> **肿瘤(1个、1则)**
> 西医疾病:肺癌1

3.比较研究

临床研究和个案经验比较,两者在文献和病症数量上,呼吸系统疾病均居首位,是共有的高频病症系统。在具体病症上,支气管炎和支气管哮喘分别为临床研究和个案经验的高频病症。

【证据分级】

临床研究文献证据

截至目前,厚朴麻黄汤及其加减方临床研究文献证据等级为:B级2篇、C级16篇、D级4篇。详细情况见表7-18。

表7-18　临床研究文献证据等级分布情况

证据等级	病症(证)
B级	急性支气管哮喘、慢性支气管炎合并肺气肿
C级	慢性支气管炎(合并肺气肿、未特指)慢性心力衰竭、慢性阻塞性肺疾病
D级	哮喘(急性支气管)、肺源性心脏病(合并心力衰竭)、慢性支气管炎合并肺气肿

【证据示例】

1. 呼吸系统疾病

（1）急性支气管哮喘

B 级证据 1 篇，D 及证据 1 篇。

> 厚朴麻黄汤对照桂龙咳喘宁胶囊治疗急性支气管哮喘尚无明显疗效优势（B）

李建军等[1]实施的一项临床随机对照试验，样本量为 168 例。试验组 126 例，对照组 42 例。试验组给予厚朴麻黄汤：厚朴、麻黄、干姜、细辛、五味子、半夏、杏仁、生石膏。每日 1 剂，分 3 次口服。对照组给予桂龙咳喘宁胶囊，每粒 0.3g，每次 5 粒，每天 3 次，口服。两组患者如有哮喘严重难以控制者，临时给予万扶林气雾剂喷吸，但不能超过 2 天，2 天后仍需喷吸者按无效处理。两组均以 10 天为 1 个疗程。两组比较，临床总有效率相对危险度（RR）1.18，95%CI（0.98 ~ 1.41），P=0.07，无统计学意义（疗效标准：参照中华医学会呼吸系病学会制定的《中药新药临床研究指导原则》中的相关疗效评定标准）。

（2）慢性支气管炎合并肺气肿

B 级证据 1 篇，C 级证据 8 篇，D 级证据 2 篇。

> 厚朴麻黄汤加减对照喹诺酮类及大环内酯类药物治疗支气管炎合并肺气肿在临床总有效率方面有疗效优势。（B）

李国愈等[2]实施的一项临床随机对照试验，样本量为 120 例。试验组、对照组各 60 例。试验组给予厚朴麻黄汤加减：厚朴 10g，麻黄 10g，石膏 10g，杏仁 10g，半夏 10g，甘草 5g，细辛 5g，小麦 15g，干姜 6g。临证加减：风寒束肺者加荆芥、紫菀、百部；风热伤肺者加桑叶、芦根；风燥伤肺者加梨皮、沙参；痰湿壅肺及痰湿犯肺者加云茯苓。1 剂 /d，分 2 次口服。对照组给予喹诺酮类及大环内酯类药物。20 天为 1 个疗程，3 个疗程后观察结果。两组比较，临床总有效率相对危险度（RR）1.30，95%CI（1.06 ~ 1.60），P=0.01，有统计学意义（疗效标准：参照中华医学会呼吸系病学会制定的《中药新药临床研究指导原则》中的相关疗效评定标准）。

【证据荟萃】

※ Ⅱ级

厚朴麻黄汤及其加减方主要治疗呼吸系统疾病，如急性支气管哮喘、慢性支气管炎合并肺气肿等。

《金匮要略》原文中以本方治疗寒饮夹热上迫。其临床表现可见咳喘、胸满、脉浮、烦躁、口渴、倚息不能平卧等症状。急性支气管哮喘、慢性支气管炎合并肺气肿等高频病症在某阶段的病机及临床表现可与之相符。临床研究和个案经验文献均支持呼吸系统疾病是其高频率、高级别证据分布的病症系统。急性支气管哮喘已有 1 项 B 级证据；慢性支气管炎合并肺气肿已有 1 项 B 级证据，至少 2 项 C 级证据。

※ Ⅱ级

厚朴麻黄汤对照桂龙咳喘宁胶囊治疗急性支气管哮喘尚无明显疗效优势。

厚朴麻黄汤加减对照喹诺酮类及大环内酯类药物治疗支气管炎合并肺气肿在临床总有效率方面有疗效优势。

【参考文献】

［1］李建军，庞志勇.厚朴麻黄汤治疗支气管哮喘126例［J］.中医研究，2007，20（10）：42-43.

［2］李国愈.厚朴麻黄汤治疗慢性支气管炎合并肺气肿60例临床观察［J］.中医药导报，2012，18（4）：56-57.

七、泽漆汤

【原文汇要】

脉沉者，泽漆汤主之。（9）

泽漆汤方

半夏半升　紫参五两（一作紫菀）　泽漆三斤（以东流水五斗，煮取一斗五升）　生姜五两　白前五两　甘草　黄芩　人参　桂枝各三两

上九味，㕮咀，内泽漆汁中，煮取五升，温服五合，至夜尽。

【原文释义】

泽漆汤主治咳逆上气，饮邪偏里之证。症可见如咳逆气急，面浮身肿，脉沉。治当逐水通阳，止咳平喘。方中用泽漆辛苦微寒，性走泄，消痰逐水，化痰止咳；紫参清热去湿，治咳喘；桂枝温通阳气，生姜温阳散饮，半夏降逆下气化痰，白前降气祛痰；用人参、甘草补中益气以扶正；用黄芩清郁伏之热。

【文献概况】

设置关键词为"澤漆湯""泽漆汤"，检索并剔重后，得到75篇相关文献，其中CBM、CNKI、VIP、WF分别为0篇、68篇、1篇、6篇。初步分类：临床研究5篇（6.7%）、个案经验10篇（13.3%）、实验研究9篇（12.0%）、理论研究11篇（14.7%）、其他40篇（53.3%）。在个案经验文献中，泽漆汤及其加减方的医案有14则。

【文献病谱】

1.临床研究文献

共涉及3类病症系统、4个病症（表7-19）。

表7-19　泽漆汤临床研究文献病症谱

➤ **呼吸系统疾病（2个、3篇）**
西医疾病：慢性支气管炎 1
西医症状：咳嗽 2

➤ **某些传染病和寄生虫病（1个、1篇）**
西医疾病：结核性渗出性胸膜炎伴肝功能损害 1

➤ **泌尿生殖统疾病（1个、1篇）**
西医疾病：急性肾小球肾炎 1

2. 个案经验文献

共有 3 类病症系统、7 个病症、14 则医案（表 7-20）。

表 7-20 泽漆汤个案经验文献病症谱

> **呼吸系统疾病**（5 个、12 则）
> 西医疾病：支气管炎 7（慢性 3、喘息型 2、急性 1、未特指 1），支气管扩张 1，慢性阻塞性肺疾病（肺气肿）1
> 西医症状：咳喘 2，咳嗽 1

> **循环系统疾病**（1 个、1 则）
> 西医疾病：肺源性心脏病 1

> **泌尿生殖系统疾病**（1 个、1 则）
> 西医疾病：急性肾小球肾炎 1

3. 比较研究

临床研究和个案经验文献比较，两者在文献和病症数量上，呼吸系统疾病均居前列，是共有的高频病症系统。

【证据分级】

临床研究文献证据

截至目前，泽漆汤及其加减方临床研究文献证据等级为：C 级 1 篇、D 级 4 篇。详细情况见表 7-21。

表 7-21 临床研究文献证据等级分布情况

证据等级	病症（证）
C 级	慢性支气管炎
D 级	急性肾小球肾炎、咳嗽、结核性渗出性胸膜炎伴肝功能损害

【证据示例】

1. 呼吸系统疾病

（1）慢性支气管炎

C 级证据 1 篇。

> 泽漆汤加减对照溴己新、阿莫西林等西药治疗慢性支气管炎在临床总有效率方面有一定优势（C）

王余民等[1]实施的一项临床随机对照试验，样本量 110 例。试验组 68 例，对照组 42 例。试验组使用泽漆汤加减，组成：紫菀、泽漆、郁金、太子参各 15g，白前 10g，半夏、黄芩、莪术各 12g，桂枝 6g，生姜 2 片，生甘草、枳壳、桔梗各 9g，丹参 30g。伴喘加蝉衣 6g，僵蚕 9g，地龙 12g。每日 1 剂，2 周为 1 疗程。对照组治疗方法：溴己新 16mg，每日 3 次；阿莫西林 0.5g，每日 3 次（或环丙沙星 0.5g，每日 2 次）；伴喘加特布他林 2.5mg，每日 3 次，均口服。2 周为 1 疗程。两组比较，临床总有效率相对危险度（RR）1.28,95%CI（1.04～1.57）,P=0.02,有统计学意义（疗效标准：按 1979 年全国慢性支气管炎临床专业会议制定的《慢性支气管炎临床诊断及疗效判断标准》单项症状疗效判断标准。临床控制：咳、痰、喘症状好转 90% 以上，或症状及肺部哮鸣音不足轻度者；显效：症状好转 60% 以上，或症状及肺部哮鸣音明显好转。好转：症状好转 30% 以上，或症状及肺部哮鸣音有好转。无效：症状好转不足 30%，或症状及肺部哮鸣音无改变，甚或加重）。

【证据荟萃】

※ Ⅲ级

泽漆汤及其加减方可以用于治疗呼吸系统疾病，如慢性支气管炎等。

《金匮要略》原文中以本方治疗水饮停于胸肺，邪盛于里之证。其主要临床表现为咳逆气急，咳唾引胸痛，面浮身肿，脉沉等。高频病症慢性支气管炎在某阶段的病机及临床表现可与之相符。临床研究和个案经验文献均支持呼吸系统疾病是其高频率、高级别证据分布的病症系统。慢性支气管炎已有 1 项 C 级证据。

※ Ⅲ级

泽漆汤加减对照溴己新、阿莫西林等西药治疗慢性支气管炎在临床总有效率方面有一定优势。

【参考文献】

［1］王余民.泽漆汤加减治疗慢性支气管炎 68 例观察［J］.实用中医药杂志，2004，20（10）：550–551.

八、小青龙加石膏汤

【原文汇要】

肺胀，咳而上气，烦躁而喘，脉浮者，心下有水，小青龙加石膏汤主之。（14）

小青龙加石膏汤方：《千金》证治同，外更加胁下痛引缺盆。

麻黄　芍药　桂枝　细辛　甘草　干姜各三两　五味子　半夏各半升　石膏二两

上九味，以水一斗，先煮麻黄，去上沫，内诸药，煮取三升。强人服一升，羸者减之，日三服，小儿服四合。

【原文释义】

小青龙加石膏汤主治心下有水、寒饮挟热之肺胀。症见咳而上气，烦躁而喘，脉浮。治当解表化饮，清热除烦。方中用小青龙汤温阳蠲饮，止咳平喘；加石膏意在伍麻黄发越壅阳以除烦躁，因病系"心下有水"，饮为阴邪，在取法温阳蠲饮的同时，不宜重用凉遏之品，以防饮邪难于温化，故仅用二两。

【文献概况】

设置关键词为"小青龍加石膏湯""小青龙加石膏汤"，检索并剔重后，得到 139 篇相关文献，其中 CBM、CNKI、VIP、WF 分别为 1 篇、135 篇、3 篇、0 篇。初步分类：临床研究 15 篇（10.8%）、个案经验 24 篇（17.3%）、实验研究 1 篇（0.7%）、理论研究 66 篇（47.5%）、其他 33 篇（23.7%）。在个案经验文献中，小青龙加石膏汤及其加减方的医案有 24 则。

【文献病谱】

1. 临床研究文献

共涉及 2 类病症系统、6 个病症（表 7-22）。

表 7-22 小青龙加石膏汤临床研究文献病症谱

➤ **呼吸系统疾病（5 个、14 篇）**
西医疾病：哮喘 5（咳嗽变异性 2、未特指 2、支气管急性发作 1），支气管炎 4（急性 2、小儿喘息性 1、小儿哮喘性 1），慢性阻塞性肺疾病（急性发作）2，肺炎 2（老年细菌性 1、小儿毛细支气管 1），呼吸窘迫综合征 1

➤ **循环系统疾病（1 个、1 篇）**
西医疾病：肺源性心脏病（急性发作期）1

2. 个案经验文献

共涉及 1 类病症系统、7 个病症、24 则医案（表 7-23）。

表 7-23 小青龙加石膏汤个案经验文献病症谱

➤ **呼吸系统疾病（7 个、24 则）**
西医疾病：哮喘 8（发作期 4、未特指 4），支气管炎 7（慢性喘息性 4、喘息性 2、未特指 1），肺炎 3（支气管 1、小儿 1、未特指 1），慢性阻塞性肺病 1
西医症状：咳喘 3
中医疾病：鼻窒 1，肺胀 1

3. 比较研究

临床研究和个案经验文献比较，两者在文献和病症数量上，呼吸系统疾病是共有的高频病症系统。在具体病症上，哮喘、支气管炎是共有的高频病症。

【证据分级】

临床研究文献证据

截至目前，小青龙加石膏汤及其加减方临床研究文献证据等级为：B 级 1 篇、C 级 8 篇、D 级 6 篇。详细情况见表 7-24。

表 7-24 临床研究文献证据等级分布情况

证据等级	病症（证）
B 级	哮喘（支气管急性发作期）
C 级	支气管炎（小儿哮喘性）、哮喘（小儿咳嗽变异性）、慢性阻塞性肺疾病（急性发作）、肺源性心脏病（急性发作期）、肺炎（老年细菌性、小儿毛细支气管）、呼吸窘迫综合征
D 级	哮喘（咳嗽变异性、未特指）、支气管炎（小儿喘息性、未特指）

【证据示例】

1. 呼吸系统疾病

（1）哮喘（支气管哮喘急性发作期）

B 级证据 1 篇。

小青龙加石膏汤加减联合沙丁胺醇气雾、二丙酸倍氯米松气雾剂、氨茶碱、多索茶碱对照沙丁胺醇气雾、二丙酸倍氯米松气雾剂、氨茶碱、多索茶碱治疗支气管哮喘在临床总有效率方面尚无明显优势（B）

　　王然[1]实施的一项临床随机对照试验，样本量为64例。试验组、对照组各32例。对照组：①沙丁胺醇气雾剂，每次200μg，每日3次吸入。二丙酸倍氯米松气雾剂，每次200μg，每日3次吸入。②氨茶碱0.25g加入250mL生理盐水中静脉滴注，每日1次，多索茶碱0.2g口服，每日2次。③吸氧及纠正酸碱平衡和水电解质紊乱。④如合并感染：选择有效抗生素，喹诺酮类（如左氧氟沙星2.0g静点，每日2次）或第三代头孢菌素（如头孢哌酮2.0g静点，每日2次）。试验组在对照组治疗的基础上，选《金匮要略》中的小青龙加石膏汤为主方加减：麻黄7.5g、桂枝15g、白芍30g、干姜10g、细辛3g、五味子15g、半夏10g、生石膏25g、杏仁10g、甘草15g、葶苈子15g。临症加减：痰多者加白芥子、苏子、莱菔子各15g，以涤荡肺中黏痰浊垢；若见手足发凉，腰酸，尺脉沉弱者，去半夏，加炮附子10g、沉香3g，温肾助阳；喉中哮鸣有声重者加地龙15g，解痉平喘。每剂煎制300mL。服用方法：每次100mL，日3次内服，2周为1个疗程。忌生冷、刺激性食物，防感冒。定期观察记录气喘及肺部体征，随访3个月，评定远期疗效。两组比较，临床总有效率相对危险度（RR）1.18，95%CI（0.89～1.57），P=0.25，无统计学意义［疗效标准：参照《支气管哮喘防治指南》所制定的标准。临床控制：哮喘症状完全缓解，即使偶尔有轻度发作不需用药即可缓解，一秒用力呼气容积（FEV_1）增加量＞35%，或治疗后FEV_1≥80%预计值。PEF昼夜波动率＜20%。显效：哮喘发作较前明显减轻，FEV_1增加量范围25%～35%，或治疗后FEV_1达到预计值60%～79%，PEF昼夜波动率＞20%，仍需用糖皮质激素或支气管扩张剂。好转：哮喘症状有所减轻FEV_1增加量15%～24%，仍需用糖皮质激素或支气管扩张剂。无效：临床症状FEV_1测定值无改善或反而加重］。

　　（2）急性支气管炎

　　D级证据2篇。

小青龙加石膏汤治疗急性支气管炎有一定疗效（D）

　　熊永厚[2]实施的一项临床病例观察，样本量为100例。本组病人年龄均在15岁以上，采用小青龙加石膏汤原方：麻黄20g，桂枝20g，白芍20g，干姜20g，细辛20g，五味子20g，半夏30g，石膏120g，大枣20g，甘草20g。经治疗全部患者均治愈。疗程最短1天，最长6天，平均3.2天。刺激性干咳病例疗程最短，平均2.1天。服药1剂，咳嗽明显减轻者92例。

【证据荟萃】

　　※Ⅲ级

　　小青龙加石膏汤及其加减方可以治疗呼吸系统疾病，如支气管哮喘急性发作期、急性支气管炎等。

　　《金匮要略》原文中以本方治疗外寒内饮而夹热的咳喘。其主要临床表现为喘咳上气、胸胁胀满，烦躁，脉浮等。支气管哮喘急性发作期、急性支气管炎等高频病症在某阶段的病机及临床表现可与之相符。临床研究和个案经验文献均支持呼吸系统疾病是其高频率、高级别证据分布的病症系统。支气管哮喘急性发作期已有 1 项 B 级证据；急性支气管炎已有 2 项 D 级证据。

※ Ⅲ级

小青龙加石膏汤加减联合沙丁胺醇气雾、二丙酸倍氯米松气雾剂、氨茶碱、多索茶碱对照沙丁胺醇气雾、二丙酸倍氯米松气雾剂、氨茶碱、多索茶碱治疗支气管哮喘在临床总有效率方面尚无明显优势。

小青龙加石膏汤治疗急性支气管炎有一定疗效。

【参考文献】

［1］王然．小青龙加石膏汤治疗支气管哮喘急性发作期的临床观察［D］.辽宁：辽宁中医药大学，2007.

［2］熊永厚．小青龙加石膏汤治疗急性支气管炎 100 例［J］.成都中医学院学报，1980，（03）：29.

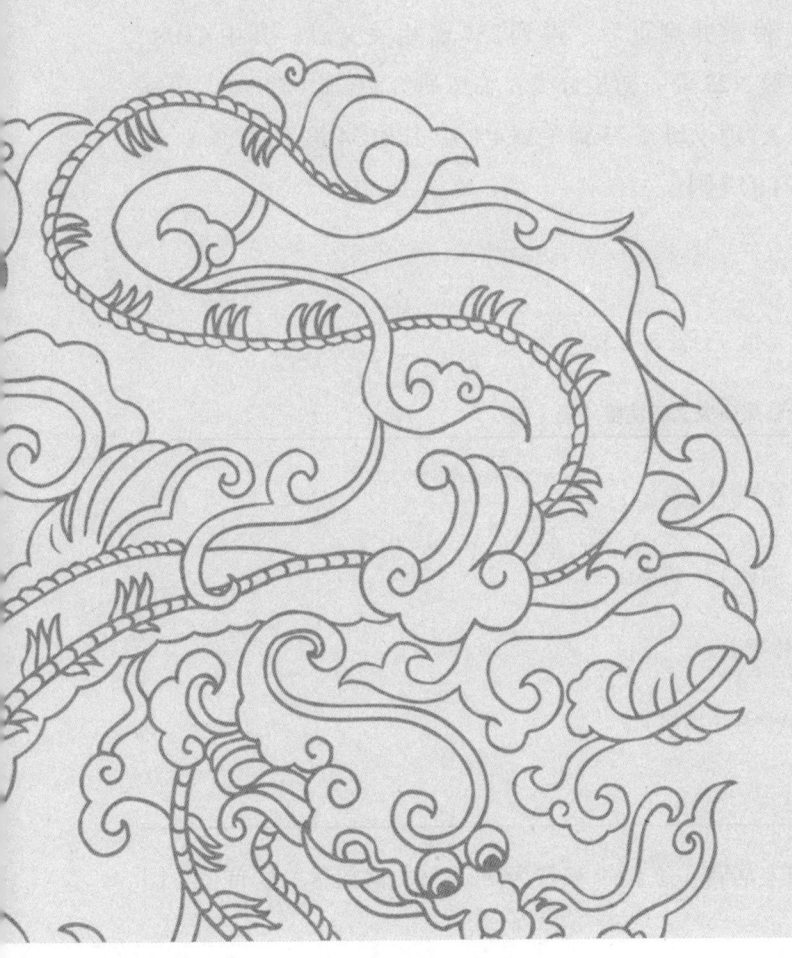

第八章

奔豚气病方

奔豚汤

【原文汇要】

奔豚气上冲胸，腹痛，往来寒热，奔豚汤主之。（2）

奔豚汤方

甘草　芎䓖　当归各二两　半夏四两　黄芩二两　生葛五两　芍药二两　生姜四两　甘李根白皮一升

上九味，以水二斗，煮取五升，温服一升，日三夜一服。

【原文释义】

奔豚汤主治肝郁化热之发奔豚。症见气上冲胸，腹痛，往来寒热。治当养血达木，和胃降逆。方中用当归芎䓖养血以护肝体，遂肝木条达之性，芍药柔肝止痛，生葛升发阳明清气，半夏伍生姜以助阳明镇降冲逆之力；用李根白皮清热，平降冲逆；黄芩苦寒以泄木火，药后肝木遂条达之性，则冲逆自平。

【文献概况】

设置关键词为"奔豚湯""奔豚汤"，检索并剔重后，得到257篇相关文献，其中CBM、CNKI、VIP、WF分别为13篇、204篇、17篇、23篇。初步分类：临床研究20篇（7.8%）、个案经验127篇（49.4%）、实验研究3篇（1.2%）、理论研究73篇（28.4%）、其他34篇（13.2%）。在个案经验文献中，奔豚汤及其加减方的医案有157则。

【文献病谱】

1. 临床研究文献

共涉及5类病症（证）系统、12个病症（证）（表8-1）。

表8-1　奔豚汤临床研究文献病症（证）谱

> **消化系统疾病（3个、4篇）**
> 西医疾病：肠易激综合征2，顽固性膈肌痉挛1，慢性结肠炎1
> **精神和行为障碍（2个、5篇）**
> 西医疾病：神经官能症4（心脏2、焦虑性1、胃肠1），抑郁症1
> **呼吸系统疾病（2个、3篇）**
> 西医疾病：小儿咽结合膜热2，小儿急性扁桃体炎1
> **循环系统疾病（2个、2篇）**
> 西医疾病：心律失常（心动过速）1，脑卒中后遗症（抑郁）1
> **中医病证（3个、6篇）**
> 发热3（病毒感染2、小儿1），不寐2，奔豚1

西医病症系统中，消化系统在病症种类上居首位，精神和行为障碍在文献数量上居首位（图

8-1）。中医病证亦为高频病证系统。各系统病症（证）中，频数位居前列（至少为 3 ）的病症（证）有：神经官能症、发热。

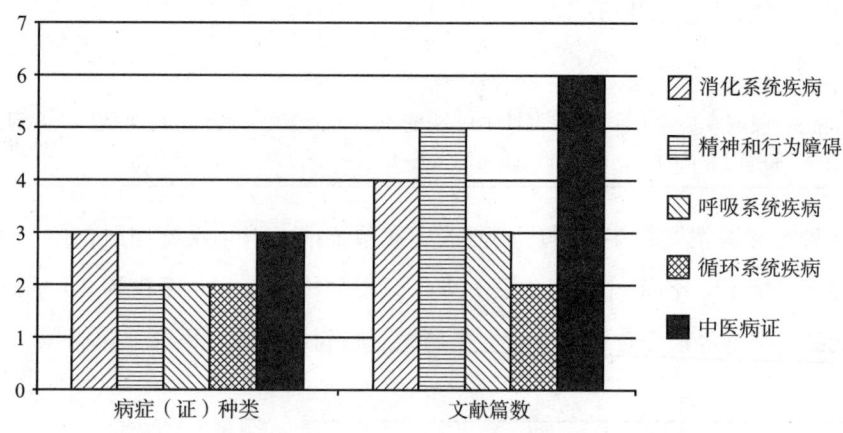

图 8-1　病症（证）种类及文献数量分布图

2. 个案经验文献

共有 12 类病症（证）系统、50 个病症（证）、157 则医案（表 8-2）。

表 8-2　奔豚汤个案经验文献病症（证）谱

> **消化系统疾病（9 个、13 则）**
> 西医疾病：胃炎 4（慢性 1、胃窦炎 1、表浅性 1、胆汁反流性 1），慢性肠炎 1，肠易激综合征 1，胆道感染 1，反流性食管炎 1，慢性活动性肝炎 1，消化性溃疡 1，阴囊疝 1
> 西医症状：呕吐 2
> **精神和行为障碍（6 个、10 则）**
> 西医疾病：神经官能症 4（胃肠 2、心脏 1、未特指 1），癔症 2，抑郁症 1，躯体形式障碍 1，精神分裂症 1，癫狂 1
> **泌尿生殖系统疾病（5 个、13 则）**
> 西医疾病：围绝经期综合征 5（未特指 3、脏躁 1、合并高血压 1），盆腔炎 2，子宫内膜异位症 1
> 西医症状：阴道出血 1
> 中医疾病：经行诸症 4（呕吐 3、经前紧张综合征 1）
> **呼吸系统疾病（3 个、4 则）**
> 西医疾病：运动性哮喘 1，感冒 1
> 西医症状：咳嗽 2
> **神经系统疾病（4 个、8 则）**
> 西医疾病：头痛（血管性）5，腹型癫痫 1，睡眠呼吸暂停综合征 1，痉挛性斜颈 1
> **循环系统疾病（2 个、7 则）**
> 西医疾病：冠心病 4（未特指 2、变异性心绞痛 1、心肌梗死 1），高血压病 3（未特指 1、伴：鼻衄 1、头痛 1）
> **损伤、中毒和外因的某些其他后果（2 个、2 则）**
> 西医疾病：交通事故后遗疼痛 1，脑震荡后头痛 1
> **妊娠、分娩和产褥期疾病（1 个、3 则）**
> 西医疾病：产褥期诸症 3（感染性发热 2、恶露不尽 1）
> **内分泌、营养和代谢疾病（1 个、3 则）**
> 西医疾病：卟啉症 3

➤ 肿瘤（1个、1则）

西医疾病：胰腺癌晚期1

➤ 某些传染病和寄生虫病（1个、1则）

西医疾病：痢疾1

➤ 中医病证（15个、92则）

奔豚68，不寐8，腹痛4（结扎后3、阵发性1），头痛1，高热生风1，汗证1，惊恐1，厥证1，梅核气1，三阳合病1，暑温1，胁痛1，心悸1，胸闷1，顽固性发热1

按文献病症种类和医案则数多少排序，西医病症系统中，消化系统均居首位（图8-2）。中医病证在医案数量上居首位。各系统病症（证）中，医案数位居前列（至少为4）的病症（证）有：胃炎、神经官能症、围绝经期综合征、血管性头痛、冠心病、奔豚、不寐、腹痛。

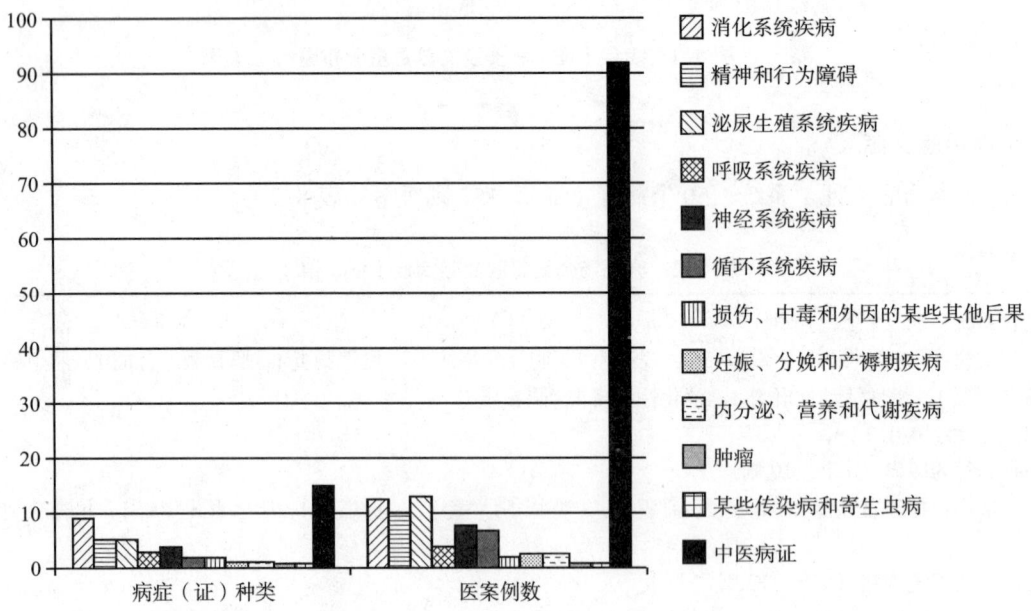

图8-2 病症（证）种类及医案数量分布图

3. 比较研究

临床研究和个案经验文献比较，两者在文献和病症数量上，消化系统疾病和中医病证均居前列，是共有的高频病症（证）系统。在具体病症上，神经官能症是共有的高频病症。

【证据分级】

临床研究文献证据

截至目前，奔豚汤及其加减方临床研究文献证据等级为：B级1篇、C级10篇、D级9篇。详细情况见表8-3。

表8-3 临床研究文献证据等级分布情况

证据等级	病症（证）
B级	小儿发热

证据等级	病症（证）
C 级	神经官能症、慢性结肠炎、脑卒中后遗症（抑郁）、不寐、小儿咽结合膜热、心律失常
D 级	小儿急性扁桃体炎、奔豚、肠易激综合征、病毒感染发热、膈肌痉挛、神经官能症

【证据示例】

1. 中医病证

（1）发热（小儿）

B 级证据 1 篇。

> 奔豚汤加减对照氯苯那敏治疗小儿发热在临床总有效率方面有优势（C）

刘帅[1]实施的一项临床随机对照试验，样本量为 125 例。试验组 63 例，内服中药奔豚汤化裁，基本方：当归 7g、川芎 9g、黄芩 6g、白芍 6g、制半夏 3g、生甘草 6g、葛根 12g、柴胡 12g。患儿外感和积滞发热常易伴双侧扁桃体肿大，舌红，尿赤，便干，辨证时应具体调整，可酌加桔梗、玄参、麦冬、生地。若小儿络脉紫红，多属里热，基本方中加枳实、制大黄、肉苁蓉、草果。我院中药房煎药 20～60mL/ 袋，1 剂 /d，早晚各喂服 1 次。临床用药注意事项：阴虚发热者禁用；若患儿络脉鲜红，方中不可妄加枳实、大黄、肉苁蓉、草果之属，以免引起表邪入里而发生变证。对照组 62 例，口服氯苯那敏，根据体重折算具体服用量。两组均以 1 周为 1 个疗程。两组比较，临床总有效率相对危险度（RR）1.35，95%CI（1.10～1.66），P=0.004，有统计学意义（疗效标准：根据《中药新药发热的临床研究指导原则》制定疗效评价标准：临床痊愈：临床症状、体征消失，发热明显好转达轻度。显效：临床症状、体征消失。有效：主要症状、体征明显减轻。无效：达不到上述有效标准，或恶化）。

2. 精神和行为障碍

（1）心脏神经官能症

C 级证据 2 篇。

> 奔豚口服液对照谷维素、维生素 B_1、美托洛尔治疗心脏神经官能症在临床总有效率及改善心脏自主神经功能主要指标方面有优势（C）

朱翠玲[2]实施的一项临床对照试验，样本量为 90 例。试验组 60 例，使用奔豚口服液（按照《金匮要略》中的奔豚汤）制成，每次 20mL，每日 2 次。服药期间畅情志，戒恼怒，停用其他治疗本病的中西药。对照组 30 例，使用谷维素 20mg，口服，每日 3 次；维生素 B_1 20mg，口服，每日 3 次；美托洛尔 12.5mg，口服，每日 2 次。两组均以 1 个月为 1 个疗程。1 疗程后两组比较，临床总有效率相对危险度（RR）1.78，95%CI（1.27～2.50），P=0.0009；心脏自主神经功能主要指标：呼吸心率差加权均属差（WMD）3.62，95%CI（3.58～3.66），P < 0.00001；卧立心率差加权均属差（WMD）3.05，95%CI（3.01～3.09），P < 0.00001；30/15 比值加权均属差（WMD）0.29，

95%CI（0.28～0.29），P < 0.00001；乏氏指数（WMD）0.10，95%CI（0.08～0.12），P < 0.00001；均有统计学意义（疗效标准：治愈：症状消失，心电图恢复正常。好转：症状改善，心电图有不同程度的改善。无效：自觉症状和心电图均无改善）。

【证据荟萃】

※ Ⅱ级

奔豚汤及其加减方主要治疗某些中医病证与精神和行为障碍，如小儿发热、心脏神经官能症等。

《金匮要略》原文中用以本方治疗肝郁化热所致的奔豚，病由惊恐恼怒，肝气郁结化热，随冲气上逆于胸。其临床主要表现为气上冲胸、腹痛、往来寒热等。小儿发热、心脏神经官能症等高频病症（证）在某阶段的病机及临床表现可与之相符。临床研究和个案经验文献均支持精神和行为障碍、中医病证是其高频率、高级别证据分布的病症（证）系统。小儿发热已有 1 项 B 级证据；心脏神经官能症已有 2 项 C 级证据。

※ Ⅱ级

奔豚汤加减对照氯苯那敏治疗小儿发热在临床总有效率方面有优势。

奔豚口服液对照谷维素、维生素 B_1、美托洛尔治疗心脏神经官能症在临床总有效率及改善心脏自主神经功能主要指标方面有优势。

【参考文献】

[1] 刘帅. 奔豚汤治疗小儿发热 63 例 [J]. 实用中西医结合临床，2011，11（4）：64-65.

[2] 朱翠玲. 奔豚口服液治疗心脏神经官能症及对心脏自主神经功能的影响 [J]. 中医药学刊，2003，21（12）：2044-2045.

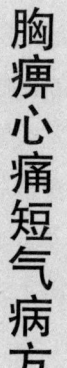

第
九
章

胸痹心痛短气病方

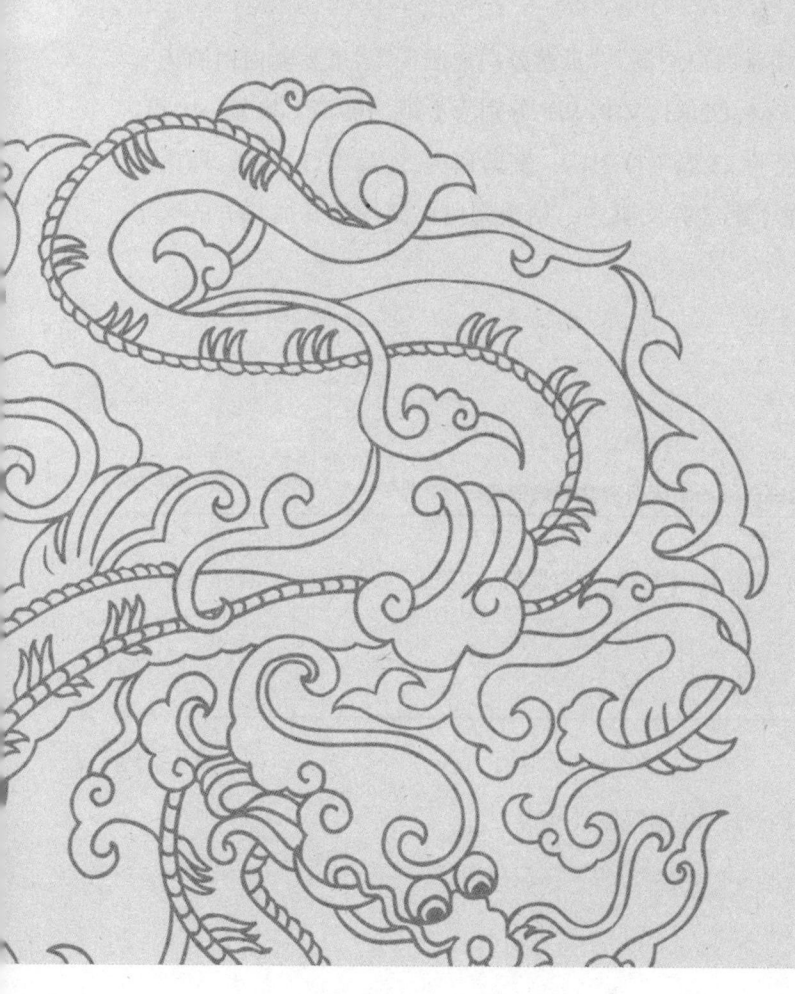

一、栝楼薤白白酒汤

【原文汇要】

胸痹之病，喘息咳唾，胸背痛，短气，寸口脉沉而迟，关上小紧数，栝楼薤白白酒汤主之。（3）

栝楼薤白白酒汤方

栝楼实一枚（捣） 薤白半斤 白酒七升

上三味，同煮，取二升，分温再服。

【原文释义】

栝楼薤白白酒汤主治胸中阳气痹阻，阴寒、痰浊之邪上踞，胸痹之病。症见寸口脉沉而迟，关上小紧数，喘息咳唾，短气，胸背痛；治法应通阳宣痹；方中栝楼实甘寒滑润，开胸涤痰，降气散结；薤白辛滑通阳行滞，苦泄降浊；白酒辛通阳气，三药合用，胸阳流通无阻，邪难踞留上焦清旷之域，诸症随解。

【文献概况】

设置关键词为"栝樓薤白白酒湯""栝楼薤白白酒汤""瓜蔞薤白白酒汤""瓜蒌薤白白酒汤"，检索并剔重后，得203篇相关文献，其中CBM、CNKI、VIP、WF分别为1篇、109篇、45篇、48篇。初步分类：临床研究17篇（8.4%）、个案经验23篇（11.3%）、实验研究24篇（11.8%）、理论研究119篇（58.6%）、其他20篇（9.9%）。在个案经验文献中，栝楼薤白白酒汤及其加减方的医案有42则。

【文献病谱】

1.临床研究文献

共涉及2类病症系统、4个病症（表9-1）。

表9-1 栝楼薤白白酒汤临床研究文献病症谱

➤ **循环系统疾病（3个、16篇）**
西医疾病：冠心病14（不稳定型心绞痛4、心绞痛4、未特指3、自发型心绞痛1、心肌梗死1、合并血脂异常1），病毒性心肌炎1，心律失常1
➤ **呼吸系统疾病（1个、1篇）**
西医疾病：支气管哮喘1

2.个案经验文献

共有8类病症（证）系统、18个病症（证）、42则医案（表9-2）。

表9-2　栝楼薤白白酒汤个案经验文献病症（证）谱

> **循环系统疾病（6个、22则）**
> 　西医疾病：冠心病16（心肌梗死5、未特指5、不稳定性心绞痛4、心肌缺血1、合并房颤1），慢性肺源性心脏病2，心力衰竭1，窦性心律过缓1，冠脉综合征（急性）1，扩张型心肌病1
> **呼吸系统疾病（3个、3则）**
> 　西医疾病：肺脓肿1，支气管哮喘1，渗出性胸膜炎1
> **肿瘤（1个、4则）**
> 　西医疾病：食道癌晚期4
> **消化系统疾病（1个、1则）**
> 　西医疾病：慢性糜烂性胃炎1
> **精神和行为障碍疾病（1个、1则）**
> 　西医疾病：精神分裂症1
> **神经系统疾病（1个、1则）**
> 　西医疾病：肋间神经痛1
> **损伤、中毒和外因的某些其他后果（1个、1则）**
> 　西医疾病：外伤后诸症（胸痛）1
> **中医病证（4个、9则）**
> 　胸痹6，心悸1，痞满1，不寐1

　　按文献病症种类和医案则数多少排序，西医病症系统中，循环系统疾病均居首位（图9-1）。各系统病症（证）中，医案数位居前列（至少为4）的病症（证）有：冠心病、胸痹。

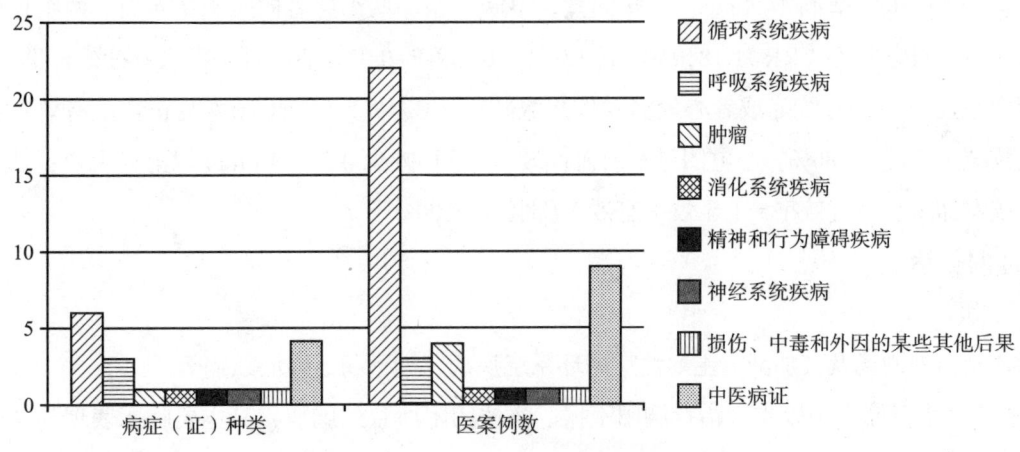

图9-1　病症（证）种类及医案数量分布图

3. 比较研究

　　临床研究和个案经验文献比较，两者在文献和病症数量上，循环系统疾病是共有的高频病症系统。在具体病症上，冠心病是共有的高频病症。

【证据分级】

临床研究文献证据

　　截至目前，栝楼薤白白酒汤及其加减方临床研究文献证据等级为：B级1篇、C级9篇、D级8篇。详细情况见表9-3。

表 9-3 临床研究文献证据等级分布情况

证据等级	病症（证）
B 级	支气管哮喘
C 级	冠心病（不稳定型心绞痛、自发型心绞痛、心肌梗死、合并血脂异常、未特指）、病毒性心肌炎
D 级	冠心病（心绞痛、未特指）、心律失常

【证据示例】

1. 循环系统疾病

（1）不稳定性心绞痛

C 级证据 4 篇。

> 栝楼薤白白酒汤联合曲美他嗪及西医常规疗法对照单纯曲美他嗪加西医常规疗法治疗不稳定型心绞痛在临床总有效率方面有优势（C）

沈达等[1]实施的一项临床随机对照试验，样本量为 96 例。试验组、对照组各 48 例。两组患者均给予西药常规抗心绞痛治疗，如硝酸酯类药物、β - 受体阻滞剂、阿司匹林、ACEI 及降脂药。对照组在此基础上给予曲美他嗪 20mg，1 日 3 次。试验组在对照组的基础上给予瓜蒌薤白白酒汤：瓜蒌 15g、薤白 9g、清酒 1400mL。三味同煮，早晚分服。两组患者同时服药 4 周。两组比较，临床总有效率相对危险度（RR）1.18,95%CI（1.02 ~ 1.37）,P=0.03，有统计学意义［疗效标准：显效：同等劳力程度不引起心绞痛或者心绞痛发作次数减少 80% 以上，心电图恢复正常。有效：心绞痛发作次数减少 50% ~ 80%，心电图显示缺血性 ST 段下移减少 0.5 ~ 1.0mm 以上。无效：达不到上述标准或者加重。总有效率 =（显效 + 有效）/ 例数 ×100%］。

【证据荟萃】

※ Ⅱ级

栝楼薤白白酒汤及其加减方主要治疗循环系统疾病，如不稳定性心绞痛等。

《金匮要略》原文中以本方治疗胸阳不振、痰浊闭阻所致的胸痹，其主要临床表现为"喘息咳唾，胸背痛，短气"等。高频病症不稳定性心绞痛在某阶段的病机及临床表现可与之相符。临床研究和个案经验文献均支持循环系统疾病是其高频率、高级别证据分布的病症系统。不稳定性心绞痛已有 4 项 C 级证据。

※ Ⅱ级

栝楼薤白白酒汤联合曲美他嗪及西医常规疗法对照单纯曲美他嗪加西医常规疗法治疗不稳定型心绞痛在临床总有效率方面有优势。

【参考文献】

［1］沈达，何伟 . 中药联合西医常规药物治疗老年不稳定型心绞痛的疗效分析［J］. 海峡药学, 2011, 23（10）：99~100.

二、栝楼薤白半夏汤

【原文汇要】

胸痹，不得卧，心痛彻背者，栝楼薤白半夏汤主之。（4）

栝楼薤白半夏汤方

栝楼实一枚（捣） 薤白三两 半夏半升 白酒一斗

上四味，同煮，取四升，温服一升，日三服。

【原文释义】

栝楼薤白半夏汤主治痰浊之邪上踞，胸中阳气痹阻不通，胸痹病甚者。证见喘息咳唾而不得平卧，心痛牵掣后背。治法应通阳宣痹祛痰。方即栝楼薤白白酒汤加半夏辛开祛痰。

【文献概况】

设置关键词为"栝樓薤白半夏湯""栝楼薤白半夏汤""瓜蔞薤白半夏湯""瓜蒌薤白半夏汤"，检索并剔重后，得到792篇相关文献，其中CBM、CNKI、VIP、WF分别为171篇、359篇、54篇、208篇。初步分类：临床研究162篇（20.5%）、个案经验135篇（17.0%）、实验研究83篇（10.5%）、理论研究325篇（41.0%）、其他87篇（11.0%）。在个案经验文献中，栝楼薤白半夏汤及其加减方的医案有196则。

【文献病谱】

1.临床研究文献

共涉及11类病症（证）系统、30个病症（证）（表9-4）。

表9-4 栝楼薤白半夏汤临床研究文献病症（证）谱

> **循环系统疾病（10个、109篇）**
> 西医疾病：冠心病82（心绞痛31、不稳定性心绞痛14、未特指13、稳定性心绞痛9、稳定型心绞痛合并高脂血症3、心肌缺血2、无症状心肌缺血1、微血管性心绞痛1、劳力恶化型心绞痛1、自发性心绞痛1、高同型半胱氨酸血症1、合并：抑郁症1、心律失常1、糖尿病1、肥胖症1、高血压1），心律失常8（频发室早2、未特指2、缓慢性1、房室传导阻滞1、窦性心动过缓1、过早搏动1），肺源性心脏病7（急性发作期5、未特指2），心力衰竭5（慢性2、充血性1、舒张性1、慢性充血性1），脑卒中2（急性脑梗死1、急性脑出血1），心肌损害（高原缺氧性）1，冠脉综合征（急性）1，颈动脉硬化1，心功能不全（慢性）1，扩张型心肌病1
> **呼吸系统疾病（5个、8篇）**
> 西医疾病：慢性阻塞性肺疾病急性发作3，哮喘2（支气管1、未特指1），胸膜炎1，小儿急性支气管炎1
> 西医症状：老年性咳喘1
> **内分泌、营养和代谢疾病（3个、14篇）**
> 西医疾病：高脂血症8，糖尿病5（合并：冠心病2、心脏病2、心肾病变1），黏液性水肿（成年型原发性甲减粘液性水肿）1
> **肿瘤（2个、3篇）**
> 西医疾病：食道癌2（中晚期1、未特指1），肺癌1
> **消化系统疾病（2个、2篇）**
> 西医疾病：反流性食管炎1，急性胃肠炎1

> 损伤、中毒和外因的某些其他后果（1个、3篇）
   西医疾病：胸部损伤 3
> 肌肉骨骼系统和结缔组织疾病（1个、2篇）
   西医疾病：非化脓性肋软骨炎 2
> 泌尿生殖系统疾病（1个、2篇）
   西医疾病：乳腺增生 2
> 精神和行为障碍（1个、1篇）
   西医疾病：心脏神经官能症 1
> 某些传染病和寄生虫病（1个、1篇）
   西医疾病：结核性胸膜炎 1
> 中医病证（3个、17篇）
   胸痹 15，厥心痛 1，郁证 1

西医病症系统中，循环系统疾病在病症种类与文献数量上均居首位（图9-2）。各系统病症（证）中，频数位居前列（至少为8）的病症（证）有：冠心病、心律失常、高脂血症、胸痹。

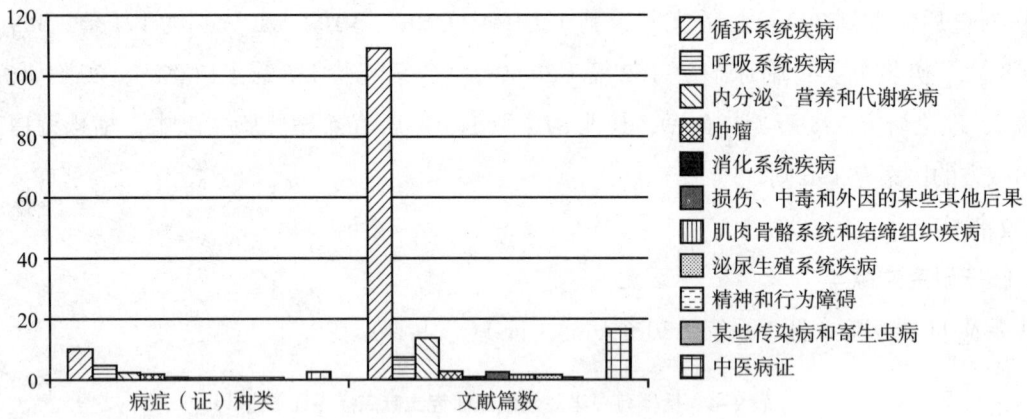

图9-2　病症（证）种类及文献数量分布图

2. 个案经验文献

共有 12 类病症（证）系统、55 个病症（证）、196 则医案（表9-5）。

表9-5　栝楼薤白半夏汤个案经验文献病症（证）谱

> 循环系统疾病（10个、100则）
   西医疾病：冠心病 70（心绞痛 25、未特指 20、不稳定性心绞痛 3、冠状动脉狭窄 3、心肌梗死 3、心肌缺血 2、陈旧性心肌梗死 1、胆石症 1、冠状动脉供血不足 1、合并：房颤 4、窦性心动过缓 1、心功能不全 1、肾性高血压 1、频发房早 1、高血压 1、陈旧性下壁梗死并窦性心动过缓 1、慢性表浅性胃炎 1），高血压病 9（伴高血脂 3、未特指 3、动脉硬化 2、合并冠心病 1），肺源性心脏病 7（未特指 4、合并：感染 2、心力衰竭 1），心律失常 6（频发室早 2、阵发性 2、病窦综合征 1、室早合并房颤 1），病毒性心肌炎后遗症 3（小儿 1、房早 1、未特指 1），慢性心肌炎 1，脑卒中 1，急性冠脉综合征 1，风湿性心脏病 1
   西医症状：心电图异常（心电图 ST-T 改变）1
> 呼吸系统疾病（10个、14则）
   西医疾病：支气管炎 3（慢性合并肺源性心脏病 2、未特指 1），喘息性支气管炎 2（慢性 1、未特指 1），哮喘 1，慢性阻塞性肺疾病急性发作 1，肺气肿 1

西医症状：胸痛 2，咳嗽 1，咳喘 1，咯痰 1

中医疾病：肺胀 1

➢ **消化系统疾病（9 个、19 则）**

西医疾病：胃炎 9（慢性表浅性 5、慢性萎缩性 3、慢性表浅性合并慢性胃窦 1），胆囊炎 2（慢性 1、未特指 1），消化性溃疡 1，食管炎 1，食管憩室 1，反流性食管炎 1，胆心综合征 1，肠梗阻（胃切除术后吻合口）1

西医症状：胃痛 2

➢ **内分泌、营养和代谢疾病（3 个、10 则）**

西医疾病：糖尿病 5（合并：冠心病 4、无症状性心肌缺血 1），高脂血症 4（未特指 2、合并：冠心病 1、高血压 1），糖尿病性肾病 1

➢ **精神和行为障碍（3 个、6 则）**

西医疾病：神经官能症 3（心脏 1、咽 1、未特指 1），抑郁症 2，性功能障碍（阳痿）1

➢ **泌尿生殖系统疾病（3 个、5 则）**

西医疾病：乳腺增生 3（未特指 2、小叶增生 1）

西医症状：乳房胀痛 1

中医疾病：癃闭（逼尿肌无力所致）1

➢ **肿瘤（2 个、6 则）**

西医疾病：食道癌 5（晚期 3、术后肺结核 1、术后嗳嗝 1），原发性肺癌 1

➢ **神经系统疾病（2 个、3 则）**

西医疾病：肋间神经痛 2，梗阻性睡眠呼吸暂停 1

➢ **损伤、中毒和外因的某些其他后果（1 个、2 则）**

西医疾病：胸部损伤 2

➢ **某些传染病和寄生虫病（1 个、1 则）**

西医疾病：胆道蛔虫病 1

➢ **肌肉骨骼系统和结缔组织疾病（1 个、1 则）**

西医疾病：非化脓性肋软骨炎 1

➢ **中医病证（10 个、29 则）**

胸痹 15，胸闷 4（未特指 3、合并心悸 1），眩晕 2（合并心悸 1、未特指 1），发热 2（午后 1、右胁 1），心悸 1，胁痛 1，胃脘痛 1，肝着 1，烦躁 1，背寒 1

按文献病症种类和医案则数多少排序，西医病症系统中，循环系统疾病均居首位（图 9-3）。各系统病症（证）中，医案数位居前列（至少为 10）的病症（证）有：冠心病、胸痹。

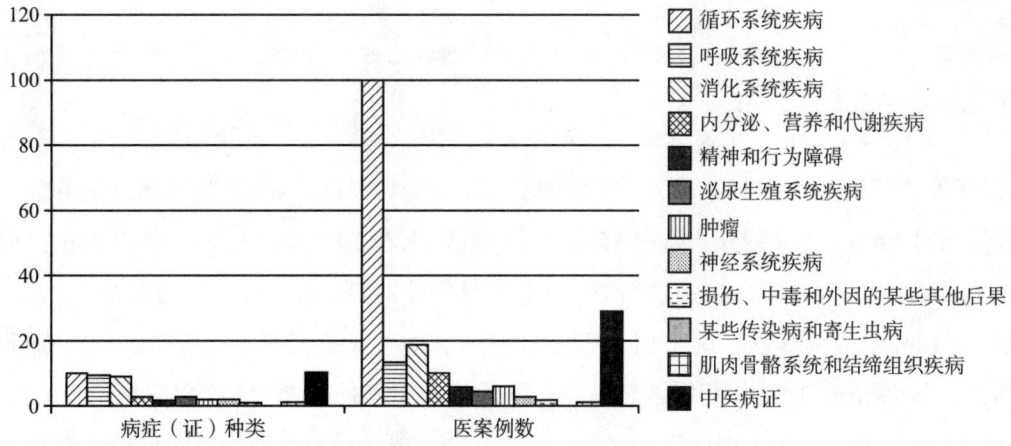

图 9-3 病症（证）种类及医案数量分布图

3. 比较研究

临床研究和个案经验文献比较，两者在文献和病症数量上，循环系统疾病均居首位，是共有的高频病症系统。在具体病症（证）上，冠心病、胸痹是共有的高频病症（证）。

【证据分级】

临床研究文献证据

截至目前，栝楼薤白半夏汤及其加减方的临床研究文献证据等级为：B 级 9 篇、C 级 95 篇、D 级 58 篇。详细情况见表 9-6。

表 9-6 临床研究文献证据等级分布情况

证据等级	病症（证）
B 级	哮喘、肺源性心脏病（急性发作期）、冠心病（不稳定型心绞痛、心绞痛、未特指）
C 级	支气管炎（小儿急性）、胸部损伤、心律失常（频发室早、窦性心动过缓）、胸痹、心肌损害（高原缺氧性）、心功能不全（慢性）、胃肠炎（急性）、糖尿病（合并：心脏病、心肾病变、冠心病）、食道癌（中晚期）、乳腺增生、脑卒中（急性脑梗死、急性脑出血）、慢性阻塞性肺疾病（急性发作）、扩张型心肌病、心力衰竭（充血性、慢性、慢性充血性、舒张性）、冠心病（不稳定性心绞痛、劳力恶化型心绞痛、稳定型心绞痛合并高脂血症、自发性心绞痛、心肌缺血、无症状心肌缺血、高同型半胱氨酸血症、未特指、合并：抑郁症、高血压、肥胖症）、冠脉综合征（急性）、高脂血症、肺源性心脏病（急性发作期、未特指）、反流性食管炎、动脉硬化（颈动脉）
D 级	黏液性水肿（成年型原发性甲减黏液性水肿）、郁证、胸膜炎、胸部损伤、胸痹、心律失常（缓慢性、房室传导阻滞、期前收缩、未特指）、哮喘（支气管）、糖尿病（合并冠心病）、食道癌、神经官能症（心脏）、乳腺增生、肋软骨炎（非化脓性）、咳喘（老年性）、厥心痛、结核性胸膜炎、冠心病（心肌缺血、稳定型心绞痛合并高脂血症、微血管性心绞痛、心绞痛、未特指）、心力衰竭、高脂血症、肺源性心脏病、肺癌

【证据示例】

1. 循环系统疾病

（1）心绞痛

B 级证据 2 篇，C 级证据 19 篇，D 级证据 10 篇。

> 栝楼薤白半夏汤加味对照西医常规疗法治疗冠心病心绞痛在提高症候疗效总有效率、减少硝酸甘油用量方面有优势（B）

何银辉等[1]实施的一项样本量为 110 例的临床随机对照试验。试验组 58 例，使用加味瓜蒌薤白半夏汤，药物组成：瓜蒌 25g，薤白 15g，半夏 10g，人参 10g，葛根 25g，丹参 15g，桂枝 10g，柴胡 10g，郁金 10g，延胡索 10g，白芍 20g。水煎服，日 1 剂，分 2 次服。对照组 52 例，使用异山梨酯每次 10mg，每日 3 次。两组均 15 天为 1 疗程，连续观察治疗 2 个疗程，治疗期间除心绞痛发作时舌下含服硝酸甘油片剂缓解之外，一律停止使用其他药物。1 疗程后两组症候疗效总有效率相对危险度（RR）1.31，95%CI（1.06 ～ 1.62），P=0.01；硝酸甘油用量加权均数差（WMD）-2.55，95%CI（-2.63 ～ -2.47），P < 0.00001［疗效标准：心绞痛疗效标准及心电图疗效标准参照

1979年中西医结合治疗冠心病心绞痛及心律失常座谈会制定的《冠心病心绞痛及心电图疗效评定标准》。证候疗效采用尼莫地平法，即减分率＝（治疗前积分－治疗后积分）/治疗前程分×100%。显效：证候全部消失，积分为0或治疗前后证候积分减分率≥66.6%；有效：治疗前后证候减分率≥33.3%，而＜66.6%；无效：治疗前后证候减分率＜33.3%；加重：治疗后症状积分超过治疗前］。

（2）冠心病（未特指）

C级证据5篇，D级证据8篇。

> 栝楼薤白半夏汤加味联合西医常规疗法对照单纯西医常规疗法治疗冠心病在临床总有效率方面有优势（C）

李军林等[2]实施的一项样本量为82例的临床随机对照试验。试验组42例，使用瓜蒌薤白半夏汤加味：全瓜蒌15g，薤白头8g，枳实9g，桂枝9g，半夏9g，桔梗4.5g，附片1.5～30g，丹参30g，白酒10mL。方中附子为必用药，但需根据病情灵活掌握用量，一般无明显阳虚肢冷者，附子用3g左右，作为温通血脉之用；有阳虚者则附子用量加重，尤其对脉迟肢冷者（相当于今之病态窦房结综合征）用量更大，常用15g以上，但需先煎1h以上以减少其毒性反应。由于胖人多痰湿，心绞痛患者多肥胖，方中加川贝、胆星以化痰，有瘀血见证，如舌质发绀，脉涩者，则加重活血化瘀之品，常用失笑散（蒲黄10g、五灵脂10g）15g包煎、桃仁、红花之类。现代医学认为引起冠状动脉粥样硬化，导致动脉管腔狭窄、心肌供血不足主要原因是血脂过高，而本方和失笑散配伍可化浊降脂、通阳活血，降血脂。若再加明矾一味，每日清晨口服米粒大1粒，温水送服，连服2个月～3个月，则效果更佳。上述中药每日1剂，水煎服，早晚分服。同时根据病情及变化配合溶栓药物尿激酶，硝酸醋类药物，β受体阻滞剂，他汀类降脂药，抗凝药物低分子肝素钙针，抗血小板药物肠溶阿司匹林片、氯吡格雷片或必要时舌下含化硝酸甘油片等。对照组40例，依据患者病情单用常规用量的上述西药，不服上述中药及其他中成药。2组疗程均为30天，治疗前后详细记录心绞痛发作情况，并做心电图检查。两组比较，临床总有效率相对危险度（RR）1.19，95%CI（1.01～1.41），P=0.04，有统计学意义（疗效标准：按1979年全国中西医结合防治冠心病心绞痛研究座谈会修订标准进行）。

（3）不稳定型心绞痛

B级证据2篇，C级证据12篇。

> 栝楼薤白半夏汤加味联合西药常规疗法对照单纯西药常规疗法治疗不稳定型心绞痛在临床总有效率方面有优势（C）

李俊兰[3]实施的一项样本量为120例的临床随机对照试验。试验组、对照组各60例。两组均在控制基础疾病的同时给予西药常规治疗：休息、吸氧、低盐低脂饮食，同时予扩冠、抗心肌缺血、抗血小板聚集、降脂、稳定粥样斑块等药物治疗。试验组在此基础上加用瓜蒌薤白半夏汤加味：瓜蒌、郁金各15g，薤白头、半夏、枳壳各12g，三七（冲服）3g，山楂15g，丹参30g，川芎

12g。每日 1 剂，水煎分 2 次服，可随症加减，两组疗程均为 4 周。两组比较，临床总有效率相对危险度（RR）1.21，95%CI（1.05～1.40），P=0.009，有统计学意义（疗效标准：参照《中药新药治疗胸痹的临床研究指导原则》及年中西医结合治疗冠心病心绞痛及心律失常座谈会《冠心病心绞痛及心电图疗效评定标准》制定。心绞痛症状疗效判定标准：显效：胸痛、胸闷症状消失或基本消失。有效：胸痛、胸闷发作次数、程度及持续时间有明显减少。无效：症状基本与治疗前相同或加重。心电图疗效判定标准：显效：心电图 ST–T 缺血性改变恢复至正常或大致正常。有效：ST 段降低经治疗后回升 0.05mv 以上，但未达到正常水平，在主要导联倒置的 T 波改变变浅达 25% 以上者，或 T 波由平坦变为直立，房室或室内传导阻滞改善者。无效：心电图基本与治疗前相同或加重，治疗后，ST 段降低加重，T 波加深或 T 波由平坦变为倒置）。

2. 内分泌、营养和代谢疾病

（1）高脂血症

C 级证据 5 篇，D 级证据 3 篇。

> 栝楼薤白半夏汤加味对照脂必妥治疗高脂血症在临床总有效率方面有优势（C）

王玲玲等[4]实施的一项样本量为 150 例的临床对照试验。试验组 100 例，使用自拟加味瓜蒌薤白半夏汤：瓜蒌 20g，清半夏 20g，生山楂 30g，何首乌 30g，泽泻 30g，茯苓 10g，薤白 12g，党参 10g，川芎 10g，丹参 10g。白术 15g，陈皮 10g，甘草 10g，水蛭 10g，黄芪 30g。水煎服，每日 1 剂，取汁 200mL，早晚各服 1 次，1 个月为 1 个疗程，连服 2 个疗程。对照组 50 例，使用脂必妥片，每次 3 片，每天 3 次，饭后温开水送服，1 个月为 1 个疗程，连服 2 个疗程。1 疗程后两组临床总有效率相对危险度（RR）1.20，95%CI（1.05～1.36），P=0.009，有统计学意义（疗效标准参照卫生部 1995 年制定的《中药新药临床研究指导原则》。显效：血脂各项指标达到以下任何一项者：TC 下降 ≥ 20%，TG 下降 ≥ 40%，HDL–C 上升 ≥ 0.26mmol/L。有效：达到以下任何 1 项者：TC 下降 ≥ 10%～19%，TG 下降 ≥ 20%～39%，HDL–C 上升 0.10～0.25mmol/L。无效：未达到有效标准）。

3. 中医病症

（1）胸痹

C 级证据 5 篇，D 级证据 10 篇。

> 栝楼薤白半夏汤加味联合西医常规疗法对照单纯西医常规疗法治疗胸痹在临床总有效率、心电图疗效总有效率方面均有优势（C）

黄霞[5]实施的一项样本量为 80 例的临床随机对照试验。试验组、对照组各 40 例。对照组给予吸氧、抗血小板聚集、扩冠、调脂、抗凝等内科常规治疗。试验组在此基础上采用加味瓜蒌薤白半夏汤治疗，方药组成：全瓜蒌 15g，薤白 12g，半夏 10g，丹参 15g，郁金 10g，葛根 15g，枳实 10g。加减：伴心悸、失眠者加石菖蒲、远志；胸闷、气短乏力明显者加黄芪、党参；伴畏寒、肢冷、下肢水肿者加附子、干姜；伴五心烦热、口干者加麦冬、生地黄、天花粉；伴便秘者加桃仁、大黄；伴血瘀者加红花、桃仁、川芎。日1剂，水煎分两次口服。4周为1个疗程，1个疗程结束后进行临床疗效及心电图改变情况的比较。结果临床总有效率相对危险度（RR）1.41，95%CI（1.12～1.77），P=0.003；心电图改变总有效率相对危险度（RR）1.76，95%CI（1.18～2.64），P=0.006；均有统计学意义［疗效标准：临床疗效标准：胸痛、胸闷、气短及乏力等症状消失，心电图及有关实验室检查恢复正常者为显效；症状减轻，间歇期延长，心电图及实验室检查有改善者为有效；主要症状及心电图无改变者为无效。总有效率 =（显效 + 有效）/n×100%。心电图疗效标准：静息心电图缺血性 ST 段恢复正常或回升大于 0.1mv，倒置 T 波转为直立者为显效；静息心电图缺血性 ST 段回升大于 0.05mv，但小于 0.1mv，或主要导联 T 波变浅达 50% 以上或 T 波由平坦变为直立者为有效；未达到上述标准者为无效。总有效率 =（显效 + 有效）/n×100% ］。

【证据荟萃】

※ Ⅰ级

栝楼薤白半夏汤及其加减方主要治疗循环系统疾病，如心绞痛、不稳定型心绞痛等。

※ Ⅱ级

栝楼薤白半夏汤及其加减方可治疗循环系统疾病、内分泌、营养和代谢疾病以及某些中医病证，如冠心病（未特指）、高脂血症、胸痹等。

《金匮要略》原文以本方治疗痰浊壅阻胸中所致的胸痹，其临床主要表现为喘息咳唾、心痛彻背等。心绞痛、冠心病（未特指）、不稳定型心绞痛、肺源性心脏病急性发作期、高脂血症、胸痹等高频病症（证）在某阶段的病机及临床表现可与之相符。临床研究和个案经验文献均支持循环系统疾病是其高频率、高级别证据分布的病症系统。心绞痛、不稳定型心绞痛均已有 2 项 B 级证据；冠心病（未特指）、高脂血症、胸痹均已有至少 2 项 C 级证据。

※ Ⅰ级

栝楼薤白半夏汤加味配合西医常规疗法对照单纯西医常规疗法治疗冠心病心绞痛在提高症候疗效总有效率、减少硝酸甘油用量方面有优势。

栝楼薤白半夏汤加味联合西药常规疗法对照单纯西药常规疗法治疗不稳定型心绞痛在临床总有效率方面 TG 有优势。

※ Ⅱ级

栝楼薤白半夏汤加味联合西医常规疗法对照单纯西医常规疗法治疗冠心病在临床总有效率方面有优势。

栝楼薤白半夏汤加味对照脂必妥治疗高脂血症在临床总有效率方面有优势。

栝楼薤白半夏汤加味联合西医常规疗法对照单纯西常规医疗法治疗胸痹在临床总有效率、心电图疗效总有效率方面均有优势。

【参考文献】

［1］何银辉，罗仕德.加味瓜蒌薤白半夏汤治疗冠心病心绞痛 58 例临床观察［J］.中医药导报，2006，12（2）：21-23.

［2］李军林，蔡学兵.瓜蒌薤白半夏汤加味治疗冠心病临床观察［J］.基层医学论坛，2011，15（9）：

846-847.

［3］李俊兰．瓜蒌薤白半夏汤加味治疗不稳定型心绞痛临床观察［J］.黑龙江中医药，2009，（5）：10-11.

［4］王玲玲，张鹏凌，赵自冰，等．加味瓜蒌薤白半夏汤重用清半夏治疗高脂血症100例［J］.中医杂志，2007，48（5）：431-432.

［5］黄霞．加味瓜蒌薤白半夏汤治疗胸痹心痛40例［J］.河南中医，2012，32（10）：1283-1284.

三、枳实薤白桂枝汤

【原文汇要】

胸痹心中痞，留气结在胸，胸满，胁下逆抢心，枳实薤白桂枝汤主之；人参汤亦主之。（5）

枳实薤白桂枝汤方

枳实四枚　厚朴四两　薤白半斤　桂枝一两　栝楼实一枚（捣）

上五味，以水五升，先煮枳实、厚朴，取二升，去滓，内诸药，煮数沸，分温三服。

【原文释义】

枳实薤白桂枝汤主治胸中阳气本虚，流行痹阻，阴寒痰浊之邪上踞，而伴心中痞气留结在胸者。症见胸痹伴见心胸满闷、膨膨然气不得出，气自胁下向心下抢逆；治法应流通胸阳，开结通滞，通降阳明谷道泄邪；方中枳实厚朴通降阳明腑气，以泄"抢心"之逆气，薤白辛滑通阳行滞，苦泄降浊，栝楼实开胸涤痰，降气散结，桂枝辛温通阳，以宣通胸中阳气之痹阻，药后逆气得泄，上焦阳气复得流展，则病可得愈。

【文献概况】

设置关键词为"枳實薤白桂枝湯""枳实薤白桂枝汤"，检索并剔重后，得到356篇相关文献，其中CBM、CNKI、VIP、WF分别为5篇、339篇、0篇、12篇。初步分类：临床研究56篇（15.7%）、个案经验80篇（22.5%）、实验研究13篇（3.7%）、理论研究160篇（44.9%）、其他47篇（13.2%）。在个案经验文献中，枳实薤白桂枝汤及其加减方的医案有131则。

【文献病谱】

1.临床研究文献

共涉及9类病症（证）系统、22个病症（证）（表9-7）。

表9-7　枳实薤白桂枝汤临床研究文献病症（证）谱

➤ 循环系统疾病（7个、35篇）

西医疾病：冠心病23（心绞痛10、不稳定性心绞痛5、未特指3、心肌梗死2、心肌缺血1、稳定性心绞痛1、劳力恶化型心绞痛1），心律失常5（窦性心动过缓2、缓慢性1、室早1、未特指1），病毒性心肌炎2，肺栓塞2（急性1、未特指1），X综合征1，慢性心功能不全1，慢性心力衰竭1

➤ 呼吸系统疾病（3个、3篇）

西医疾病：慢性支气管炎1，哮喘1

中医症状：咳喘1

➤ 消化系统疾病（2个、4篇）

西医疾病：反流性食管炎 3，胆汁反流性胃炎 1
> **损伤、中毒和外因的某些其他后果（2 个、2 篇）**
西医疾病：胸部损伤 1，外伤后诸症（胸痛）1
> **内分泌、营养和代谢疾病（2 个、2 篇）**
西医疾病：糖尿病（合并无症状性心肌缺血）1，高脂血症 1
> **精神和行为障碍（2 个、2 篇）**
西医疾病：儿童换气过度综合征 1，抑郁症（PCI 术后）1
> **某些传染病和寄生虫病（1 个、1 篇）**
西医疾病：胆道蛔虫病 1
> **肌肉骨骼系统和结缔组织疾病（1 个、1 篇）**
西医疾病：颈椎病 1
> > **中医病证（2 个、6 篇）**
胸痹 5，不寐 1

西医病症系统中，循环系统疾病在病症种类与文献数量上均居首位（图 9-4）。各系统病症（证）中，频数位居前列（至少为 5）的病症（证）有：冠心病、心律失常、胸痹。

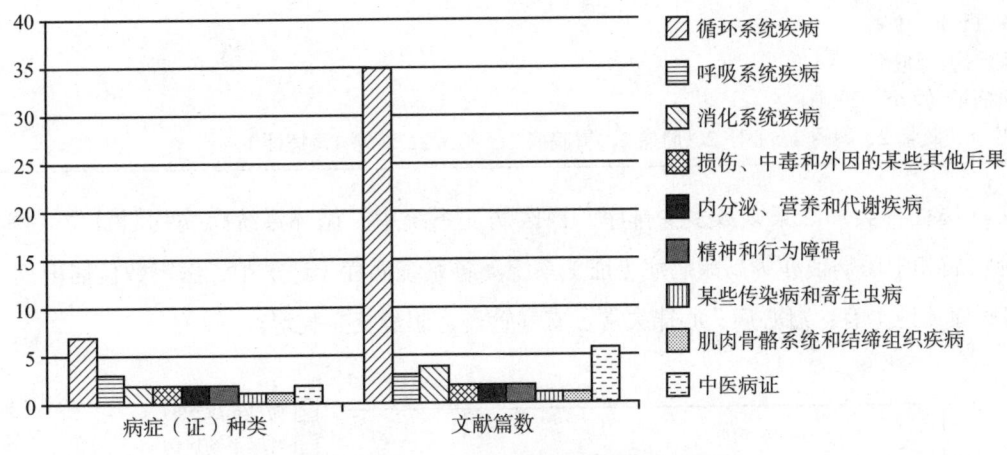

图 9-4 病症（证）种类及文献数量分布图

2. 个案经验文献

共有 11 类病症（证）系统、45 个病症（证）、131 则医案（表 9-8）。

表 9-8 枳实薤白桂枝汤个案经验文献病症（证）谱

> **循环系统疾病（8 个、51 则）**
西医疾病：冠心病 36（心绞痛 17、未特指 7、急性前壁心肌梗死 2、心肌梗死 2、陈旧性前间壁心肌梗死 1、陈旧性下壁心肌梗死 1、变异型心绞痛伴窦性心动过缓 1、合并：室早 4、慢性结肠炎 1），心律失常 7（病窦综合征 2、窦性心动过缓 2、频发房早 1、合并：室早 1、心肌缺血 1），肺源性心脏病 2，病毒性心肌炎 2，肺栓塞 1，慢性缩窄性心包炎 1，颈心综合征 1，风湿性心脏病 1
> **呼吸系统疾病（8 个、16 则）**
西医疾病：支气管炎 5（急性 3、慢性 1、咳嗽气紧 1），哮喘 3（未特指 2、支气管 1），胸膜炎 2（渗出性 1、未特指 1），间质性肺炎 1，过敏性鼻炎 1，慢性阻塞性肺疾病（冠心病支架术后）1
西医症状：胸痛 2，咳喘 1

➢ **消化系统疾病**（6个、16则)
西医疾病：胆囊炎 7（慢性 6、未特指 1），胃炎 4（慢性表浅性 3、慢性 1），胆心综合征 2，反流性食管炎 1，胃肠功能紊乱 1
西医症状：胃痛 1

➢ **泌尿生殖系统疾病**（3个、5则)
西医疾病：围绝经期综合征 3，功能性子宫出血 1，乳腺增生 1

➢ **某些传染病和寄生虫病**（3个、5则)
西医疾病：痢疾（寒湿）3，结核性胸膜炎 1，伤寒 1

➢ **神经系统疾病**（3个、3则)
西医疾病：癫痫大发作 1，肋间神经痛 1
西医症状：感觉异常（弯腰时胸部有触电样抽搐感）1

➢ **精神和行为障碍**（2个、3则)
西医疾病：焦虑症 2
西医症状：口角抽动 1

➢ **妊娠、分娩和产褥期**（1个、1则)
西医症状：产褥期诸症（大出血合并心肌炎）1

➢ **眼和附器疾病**（1个、1则)
中医症状：暴盲 1

➢ **肿瘤**（1个、1则)
西医疾病：肺癌 1

➢ **中医病证**（9个、29则)
胸痹 15，眩晕 2，胸闷 2，心悸 2，胁痛 2，胃脘痛 2，奔豚 2，背寒 1，痞证 1

按文献病症种类和医案则数多少排序，西医病症系统中，循环系统疾病均居首位（图 9-5）。消化系统疾病和中医病证亦为高频病症（证）系统。各系统病症（证）中，医案数位居前列（至少为 5）的病症（证）有：冠心病、心律失常、支气管炎、胆囊炎、胸痹。

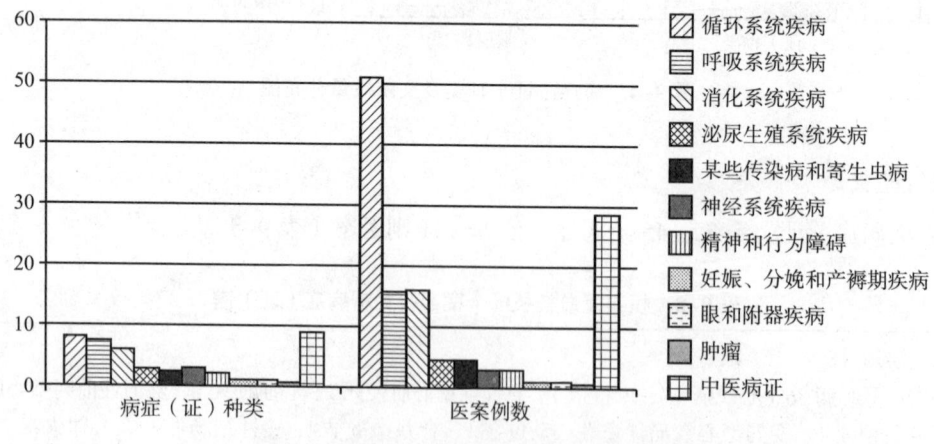

图 9-5　病症（证）种类及医案数量分布图

3. 比较研究

临床研究和个案经验文献比较，两者在文献和病症数量上，循环系统疾病均居首位，是共有的高频病症系统。在具体病症上，冠心病是共有的高频病症。

【证据分级】

临床研究文献证据

截至目前，枳实薤白桂枝汤及其加减方临床研究文献证据等级为：B级2篇、C级31篇、D级23篇。详细情况见表9-9。

表9-9 临床研究文献证据等级分布情况

证据等级	病症（证）
B级	哮喘、反流性食管炎
C级	支气管炎（慢性）、抑郁症（PCI术后）、胸痹、心律失常（窦性心动过缓）、咳喘（顽固性）、冠心病（稳定性心绞痛、不稳定性心绞痛、心肌缺血、劳力恶化型心绞痛、心绞痛、急性心肌梗死、心肌梗死、未特指）、慢性心力衰竭、肺栓塞（急性、未特指）、反流性食管炎、胆汁反流性胃炎、X综合征
D级	胸痹、胸部损伤、心律失常（缓慢性、窦性心动过缓、室早、未特指）、心功能不全（慢性）、外伤后诸症（胸痛）、糖尿病（合并无症状性心肌缺血）、颈椎病、蛔虫病（胆道）、换气过度综合征（儿童）、冠心病（心绞痛、未特指）、高脂血症、反流性食管炎、不寐、病毒性心肌炎

【证据示例】

1. 循环系统疾病

（1）心绞痛

C级证据9篇，D级证据1篇。

> 枳实薤白桂枝汤加味配合西医常规疗法对照单用西医常规疗法治疗冠心病心绞痛在临床疗效总有效率、心电图疗效总有效率方面均有优势（C）

王秀海[1]实施的一项临床随机对照试验。样本量为100例，试验组、对照组各50例。试验组中西结合治疗，西医常规治疗：口服硝酸异山梨酯10mg，每天3次；口服肠溶阿司匹林75mg，每天3次。治疗期间心绞痛（AP）发作时舌下含服硝酸甘油等，治疗前1周和疗程中均不使用维生素C、维生素E和施尔康等抗氧化剂。同时服用枳实薤白桂枝汤加味：瓜蒌30g，薤白15g，桂枝12g，枳实12g，丹参30g，降香15g，桃仁10g，红花12g。黄酒为引，水煎服，每天1剂。对照组除不使用中药外，其余治疗方法同试验组。2组均以4周为1疗程。1疗程后两组临床症状疗效总有效率相对危险度（RR）1.18，95%CI（1.01～1.37），P=0.04；心电图疗效总有效率对危险度（RR）1.65，95%CI（1.11～2.45），P=0.01，均有统计学意义（AP心电图疗效评定标准根据《中药新药临床研究指导原则》评定。AP症状疗效标准：显效：AP消失或基本消失，AP Ⅲ级减轻到Ⅰ级；有效：AP发作次数及持续时间有明显减轻，AP Ⅱ级减轻到Ⅰ级或Ⅲ级减轻到Ⅱ级；无效：AP症状基本与治疗前相同或症状加重。心电图疗效标准：显效：心电图恢复至大致正常或达到正常心电图；有效：ST段的降低在治疗后回升0.05mv以上，在主要导联倒置，T波变浅，或T波由平坦变为直立，房室或室内传导阻滞改善；无效：心电图与治疗前相同或比治疗前加重）。

（1）不稳定性心绞痛

C级证据5篇。

> 枳实薤白桂枝汤加味联合异山梨酯对照西医常规疗法治疗不稳定性心绞痛在临床症状疗效总有效率方面有优势（C）

王宇光等[2]实施的一项临床随机对照试验。样本量为90例，试验组、对照组各45例。试验组采用加味枳实薤白桂枝汤：附片9g，桂枝6g，枳实9g，厚朴9g，全瓜蒌15g，薤白9g，茯苓9g，白术6g，丹参30g，桑枝30g，甘草6g。辨证加减：中气不足型，加黄芪30g、党参15g；气滞血瘀型，加红花12g、桃仁12g；痰浊阻塞型，加陈皮10g、半夏10g；兼眩晕者加钩藤、川芎各10g；高血压者加生龙牡各15g；伴高脂血症者加泽泻12g、荷叶10g、何首乌20g；伴血糖升高加生地15g、天花粉10g。服药方法：1剂/日，水煎分2次服药，15日为1个疗程，西药应用异山梨酯10mg，3次/日，口服及对症治疗。对照组予以抗心绞痛常规西药治疗。包括口服异山梨酯、美托洛尔、肠溶阿司匹林、立普妥等，重症患者皮下注射低分子肝素，4周为1疗程。15日后，两组临床症状疗效总有效率相对危险度（RR）1.20，95%CI（1.01～1.43），P=0.04，有统计学意义（疗效标准：显效：中等劳动程度不引起心绞痛或心绞痛次数减少80%以上，硝酸甘油耗量减少80%以上，静息心电图恢复正常；有效：心绞痛发作次数减少50%～80%，含服硝酸甘油减少一半以上，静息心电图缺血ST段下移或T波改变回升，但未达到正常或各导联T波变浅达50%以上；无效：未达到上述任何一项指标）。

【证据荟萃】

※ Ⅱ级

枳实薤白桂枝汤及其加减方主要治疗循环系统疾病，如心绞痛（未特指、不稳定性）等。

《金匮要略》原文中以本方治疗阴寒痰浊痹阻，胸阳不振所致的胸痹，其临床主要表现为胸脘痞塞不通、心胸痹痛、气从胁下上冲心胸等。心绞痛（未特指、不稳定性）等高频病症在某阶段的病机及临床表现相可与之相符。临床研究和个案经验文献均支持循环系统疾病是其高频率、高级别证据分布的病症系统。心绞痛（未特指）、不稳定性心绞痛均已有至少2项C级证据。

※ Ⅱ级

枳实薤白桂枝汤加味配合西医常规疗法对照单用西医常规疗法治疗冠心病心绞痛在临床疗效总有效率、心电图疗效总有效率方面均有优势。

枳实薤白桂枝汤加味联合异山梨酯，对照西医常规疗法治疗不稳定性心绞痛在临床症状疗效总有效率方面有优势。

【参考文献】

［1］王秀海.枳实薤白桂枝汤加味治疗冠心病50例临床观察［J］.临床合理用药杂志，2009，2（13）：49.

［2］王宇光，贾艳彩.加味枳实薤白桂枝汤配合西药治疗不稳定性心绞痛45例临床观察［J］.中医临床研究，2013，5（10）：35-36.

四、茯苓杏仁甘草汤

【原文汇要】

胸痹，胸中气塞，短气，茯苓杏仁甘草汤主之；橘枳姜汤亦主之。（6）

茯苓杏仁甘草汤方

茯苓三两　杏仁五十个　甘草一两

上三味，以水一斗，煮取五升，温服一升，日三服。不差，更服。

【原文释义】

茯苓杏仁甘草汤主治水湿饮邪阻滞胸中气机之胸痹，饮邪偏重者。症见胸中气塞，短气，未言胸痛，是胸痹之病轻者；治法应复肺之宣肃，渗泄水湿饮邪。方中用茯苓淡渗利湿，杏仁宣降肺气，甘草和中，药后水湿饮邪去，胸阳流行宣畅，则病得愈。

【文献概况】

设置关键词为"茯苓杏仁甘草湯""茯苓杏仁甘草汤"，检索并剔重后，得到126篇相关文献，其中CBM、CNKI、VIP、WF分别为2篇、75篇、6篇、43篇。初步分类：临床研究4篇（3.2%）、个案经验19篇（15.1%）、实验研究1篇（0.8%）、理论研究75篇（59.5%）、其他27篇（21.4%）。在个案经验文献中，茯苓杏仁甘草汤及其加减方的医案有28则。

【文献病谱】

1. 临床研究文献

共涉及2类病症系统、3个病症（表9-10）。

表9-10　茯苓杏仁甘草汤临床研究文献病症谱

> **循环系统疾病（2个、2篇）**
> 　西医疾病：心律失常（房颤）1，扩张型心肌病1
> **呼吸系统疾病（1个、2篇）**
> 　西医疾病：慢性阻塞性肺疾病（急性发作）2

2. 个案经验文献

共有6类病症（证）系统、19个病症（证）、28则医案（表9-11）。

表9-11　茯苓杏仁甘草汤个案经验文献病症（证）谱

> **循环系统疾病（6个、12则）**
> 　西医疾病：冠心病6（未特指3、前间壁心肌梗死1、劳力型心绞痛1、合并心律失常1），心律失常（频发室早）2，慢性充血性心力衰竭1，深静脉血栓形成（下肢合并过敏性皮炎）1，脑卒中（脑梗死合并帕金森氏病）1
> 　中医疾病：心痹1
> **呼吸系统疾病（5个、6则）**
> 　西医疾病：哮喘2，呼吸窘迫综合征（胆囊术后）1，喘息性支气管炎（急性发作）1，支气管炎（合并冠心病）1
> 　西医症状：咳喘1

> ➤ **消化系统疾病**（2个、2则）
>   西医疾病：食管炎 1
>   中医症状：嗳气 1
> ➤ **内分泌、营养和代谢疾病**（2个、2则）
>   西医疾病：Ⅱ型糖尿病（合并三叉神经痛）1，糖尿病性肾病 1
> ➤ **先天性畸形、变形和染色体异常**（1个、2则）
>   西医疾病：先天性心脏病（房中隔缺损）2
> ➤ **中医病证**（3个、4则）
>   胸痹 2（重证 1、未特指 1），梅核气 1，胸闷 1

按文献病症种类和医案则数多少排序，西医病症系统中，循环系统疾病均居首位（图9-6）。各系统病症（证）中，医案则数位居前列（至少为2）的病症（证）有：冠心病、心律失常（频发室早）、哮喘、胸痹。

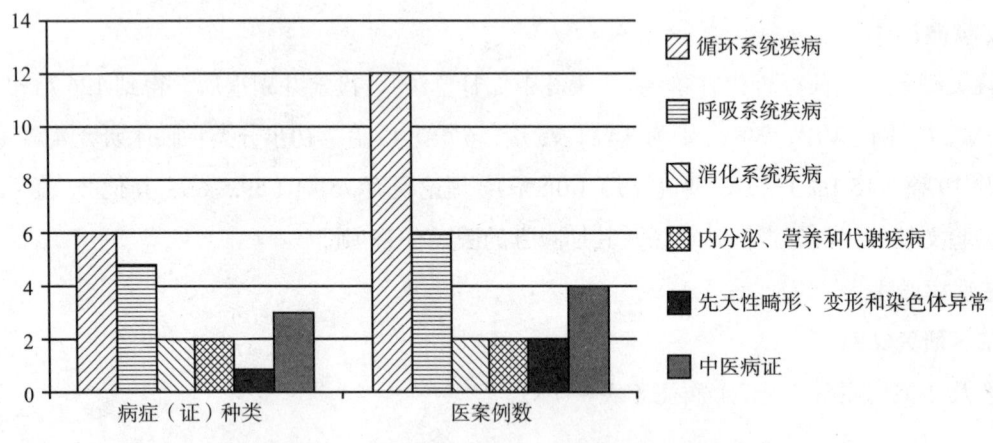

图 9-6　病症（证）种类及医案数量分布图

3. 比较研究

临床研究和个案经验文献比较，两者在文献和病症数量上，循环系统疾病与呼吸系统疾病均居前列，是共有的高频病症系统。

【证据分级】

临床研究文献证据

截至目前，茯苓杏仁甘草汤及其加减方临床研究文献证据等级为：C级3篇、D级1篇。详细情况见表9-12。

表 9-12　临床研究文献证据等级分布情况

证据等级	病症（证）
C级	慢性阻塞性肺疾病（急性发作）、扩张型心肌病
D级	心律失常（房颤）

【证据示例】

1. 呼吸系统疾病

（1）慢性阻塞性肺疾病急性发作

C 级证据 2 篇。

> 茯苓杏仁甘草汤加味联合西医常规综合疗法对照单纯西医常规综合疗法治疗慢性阻塞性肺疾病急性发作在临床总有效率方面有一定疗效优势（C）

刘杰[1]实施的一项临床随机对照试验，样本量为 80 例。试验组、对照组各 40 例。治疗方法：两组均以抗感染，吸氧，平喘，化痰，纠正电解质紊乱等综合治疗。对照组予以持续低流量吸氧、抗感染、解痉祛痰平喘等西医常规综合治疗。试验组在对照组治疗基础上，加服茯苓杏仁甘草汤：茯苓 15g，杏仁 12g，甘草 9g。风寒型（症见憋喘发作，面色㿠白，四肢欠温，吐痰清稀，双下肢浮肿，舌质淡，苔薄白，脉紧迟）加麻黄 9g、细辛 3g、制半夏 12g、紫苏子 24g、白芥子 24g、莱菔子 24g；风热型（症见喘而烦热，痰黏稠而黄，口渴欲饮，咳嗽汗出，舌质红，苔黄，脉弱）加黄芩 15g、白果 12g、桑白皮 12g、葶苈子 12g、桔梗 15g、瓜蒌 15g；肺肾两虚型（症见咳嗽持续不已，呼吸气促，心慌气短，面色无华，头面汗出，声音低微，舌质淡，苔白，脉沉细）加人参 10g、胡桃 12g、五味子 15g、蛤蚧 12g、黄芩 30g、紫菀 15g。两组均治疗 7 天。两组比较，临床总有效率相对危险度（RR）1.34，95%CI（1.10 ～ 1.64），P=0.0053，有统计学意义（疗效标准：参照《中医病证诊断疗效标准》拟订。临床痊愈：咳嗽、咳痰及临床体征消失；好转：咳嗽减轻，痰量减少，喘息及哮鸣音减少；未愈：症状、体征无明显改善）。

【证据荟萃】

※ Ⅱ级

茯苓杏仁甘草汤及其加减方主要治疗呼吸系统疾病，如慢性阻塞性肺疾病急性发作等。

《金匮要略》原文中以本方治疗饮阻气滞所致的胸痹，其主要临床表现为胸中气塞、短气等。高频病症慢性阻塞性肺疾病急性发作期的病机及临床表现可与之相符。临床研究文献支持呼吸系统疾病是其高级别证据分布的病症系统。慢性阻塞性肺疾病急性发作已有 2 项 C 级证据。

※ Ⅱ级

茯苓杏仁甘草汤加味联合西医常规综合疗法对照单纯西医常规综合疗法治疗慢性阻塞性肺疾病急性发作在临床总有效率方面有一定疗效优势。

【参考文献】

[1] 刘杰. 茯苓杏仁甘草汤治疗阻塞性肺病发作期 80 例临床观察 [J]. 中国医学创新，2009，6（27）：91-92.

五、橘枳姜汤

【原文汇要】

胸痹，胸中气塞，短气，茯苓杏仁甘草汤主之；橘枳姜汤亦主之。（6）

橘枳姜汤方

橘皮一斤　枳实三两　生姜半斤

上三味，以水五升，煎取二升，分温再服。《肘后》《千金》云："胸中愊愊如满，噎塞习习如痒，喉中涩燥，唾沫。"

【原文释义】

橘枳姜汤主治痰湿饮邪阻滞气机流行之胸痹，气滞偏重者。症见胸中窒塞，短气；治法应宣畅气机，化痰散饮。方中用橘皮，芳香理气化痰；枳实利气；生姜辛温散寒化饮，胸阳流行宣畅，则气塞，痞满自消。

【文献概况】

设置关键词为"橘枳姜湯""橘枳姜汤"，检索并剔重后，得到39篇相关文献，其中CBM、CNKI、VIP、WF分别为0篇、38篇、1篇、0篇。初步分类：临床研究1篇（2.6%）、个案经验8篇（20.5%）、实验研究0篇（0.0%）、理论研究22篇（56.4%）、其他8篇（20.5%）。个案经验文献中，橘枳姜汤及其加减方的医案有8则。

【文献病谱】

1. 临床研究文献

共涉及1类病症系统、1个病症（表9-13）。

表9-13　橘枳姜汤临床研究文献病症谱

➤ **循环系统疾病（1个、1篇）**
西医疾病：冠心病1

2. 个案经验文献

共有4类病症（证）系统、7个病症（证）、8则医案（表9-14）。

表9-14　橘枳姜汤个案经验文献病症（证）谱

➤ **循环系统疾病（3个、4则）**
西医疾病：心律失常（窦性合并房早）2，冠心病1，病毒性心肌炎1
➤ **消化系统疾病（2个、2则）**
西医疾病：急性胰腺炎1，胆结石（合并胆囊炎）1
➤ **妊娠、分娩和产褥期（1个、1则）**
西医疾病：妊娠期诸症（恶阻）1
➤ **中医病证（1个、1则）**
梅核气1

按文献病症种类和医案则数多少排序，西医病症系统中，循环系统疾病均居首位（图9-7）。

3. 比较研究

临床研究和个案经验文献比较，两者在文献和病症数量上，循环系统疾病是共有病症系统。

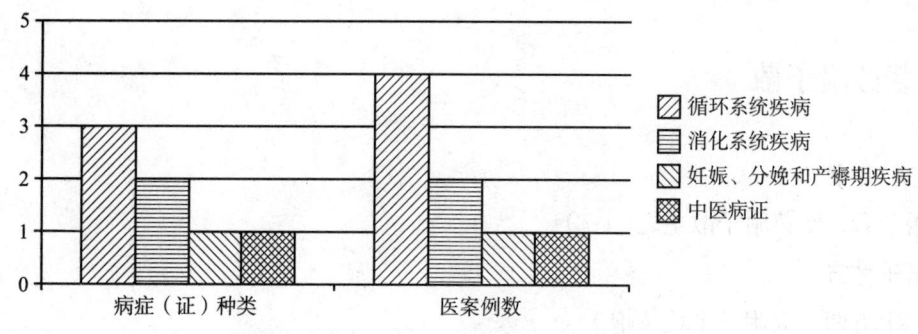

图 9-7　病症（证）种类及医案数量分布图

【证据分级】

临床研究文献证据

截至目前，橘枳姜汤及其加减方临床研究文献证据等级为：D 级 1 篇。详细情况见表 9-15。

表 9-15　临床研究文献证据等级分布情况

证据等级	病症（证）
D 级	冠心病

【证据示例】

1. 循环系统疾病

（1）冠心病

D 级证据 1 篇。

> 橘枳姜汤加减合苓桂术甘汤配合针灸对于冠心病有较好的临床疗效（D）

李世君等[1]实施的一项临床病例观察，纳入冠心病患者 56 例。采用针灸配合中药治疗冠心病。针刺中脘、至阳作为主穴，中脘以 2～3 寸毫针刺入得气后施呼吸泻法；至阳以 1.5 寸针刺至棘突下以向胸前放散感为度，采用仰卧位与俯卧位隔日交替施术。采用仰卧位时配穴：内关、公孙。采用俯卧位时配穴：心俞、膈俞。中药采用苓桂术甘汤合橘枳姜汤为主方随其脉症加减化裁：桂枝、陈皮各 10g，茯苓 30g，白术、枳壳各 15g，炙甘草 6g，生姜 5 片。针灸每日施术 1 次，中药每日 1 剂分 2 次服用，针药共用 10 天为 1 个疗程。56 例冠心病患者经临床观察症状改善者为100%，心电图治疗前后对比，缺血情况改善者达 83.92%。

【证据提要】

橘枳姜汤及其加减方临床证据匮乏，少量证据提示可用于治疗冠心病、窦性心律失常伴房早、妊娠恶阻、梅核气等。

【参考文献】

［1］李世君，鲍家铸.针药合治冠心病 56 例小结［J］.针灸临床杂志，2000，16（8）：30-31.

六、薏苡附子散

【原文汇要】

胸痹缓急者，薏苡附子散主之。（7）

薏苡附子散方

薏苡仁十五两　大附子十枚（炮）

上二味，杵为散，服方寸匕，日三服

【原文释义】

薏苡附子散主治阴寒凝聚不散，阳气痹阻不通之胸痹。症见除窒闷短气等胸痹一般见证外，可有胸背痛突然发作，痛势急剧，时缓时急，伴肢冷或拘急等证；治法应温阳通痹止痛缓急。方中用炮附子辛通气机阻闭，温阳散寒除湿，薏苡仁除湿治痹，《本经》云其"主筋急拘挛"，两药为散服，入络逐湿，通阳宣痹，寒湿去，阳伸痹开，其痹痛可解。

【文献概况】

设置关键词为"薏苡附子散""薏苡仁附子散"，检索并剔重后，得到24篇相关文献，其中CBM、CNKI、VIP、WF 分别为 0 篇、24 篇、0 篇、0 篇。初步分类：临床研究 4 篇（16.7%）、个案经验 6 篇（25.0%）、实验研究 0 篇（0%）、理论研究 13 篇（54.2%）、其他 1 篇（4.2%）。在个案经验文献中，薏苡附子散及其加减方的医案有 6 则。

【文献病谱】

1. 临床研究文献

共涉及 2 类病症（证）系统、3 个病症（证）（表 9-16）。

表 9-16　薏苡附子散临床研究文献病症（证）谱

➢ 肌肉骨骼系统和结缔组织疾病（2个、3篇）
西医疾病：肩关节周围炎 2，坐骨神经痛 1
➢ 中医病证（1个、1篇）
胸痹 1

2. 个案经验文献

共有 4 类病症（证）系统、5 个病症（证）、6 则医案（表 9-17）。

表 9-17　薏苡附子散个案经验文献病症（证）谱

➢ 肿瘤（1个、1则）
西医疾病：原发性肺癌 1
➢ 循环系统疾病（1个、1则）
西医疾病：肺源性心脏病 1
➢ 神经系统疾病（1个、1则）
西医疾病：三叉神经痛 1
➢ 中医病证（2个、3则）
胸痹 2，顽固性汗出 1

中医病证为高频病证系统（图 9-8）。

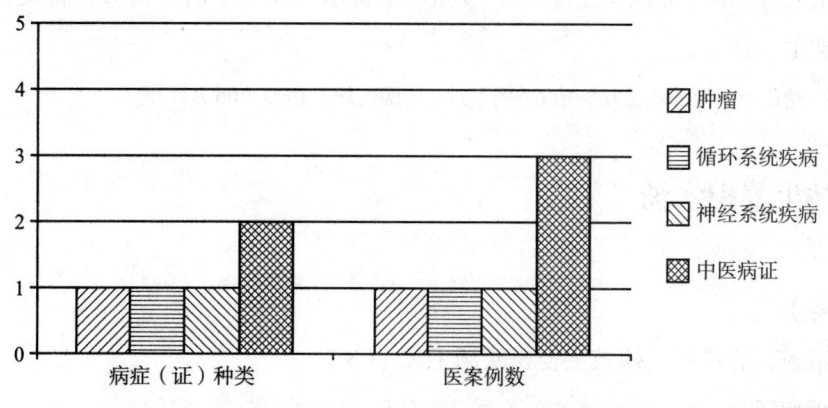

图 9-8　病症（证）种类及医案数量分布图

3. 比较研究

临床研究和个案经验文献比较，两者在文献和病证数量上，中医病证是共有病证系统。

【证据分级】

临床研究文献证据

截至目前，薏苡附子散及其加减方临床研究文献证据等级为：D 级 4 篇。详细情况见表 9-18。

表 9-18　临床研究文献证据等级分布情况

证据等级	病症（证）
D 级	肩关节周围炎、坐骨神经痛、胸痹

【证据示例】

1. 中医病证

（1）胸痹

D 级证据 1 篇。

> **薏苡附子散加减治疗胸痹有一定疗效（D）**

王庆昌[1]实施的一项临床病例观察，样本量为 62 例。以薏苡仁附子散为主方加味：薏苡仁 50g，附子 20g（先煎）。伴见胸背刺痛、唇舌滞暗，或有瘀点瘀斑者，加川芎、丹参；胁痛、太息、烦躁易怒者，加柴胡、白芍；胸脘痞闷、呕恶、痰多、食少、舌苔厚腻者，加苍术、半夏；气短、乏力、纳差、便溏者，加茯苓、白术；面色无华、头晕、心悸、烦热、失眠、多梦者，加生地、麦冬；并酌减附子之量；畏寒、肢冷突出，或心悸、浮肿并见者，加桂枝、茯苓，并可酌增附子用量。每日 1 剂，连续煎煮 3 次，混合后温分再服。一般服药 3 ~ 5 剂后，西药可减量或停服。显效（胸痛、胸闷、憋气等自觉症状消失，心电图转为正常者）42 例，占 67.7%；好转（自觉症状减轻，心电图有所改善者）15 例，占 24.1%；无效（自觉症状及心电图均无改善者）5 例，占 8%。总有效率为 92%。经对大部分显效及好转的病例进行追访，疗效稳定。其疗程最短 2 个月，最长 1 年。

【证据提要】

薏苡附子散及其加减方临床证据匮乏，少量证据提示可以用于治疗胸痹、肩关节周围炎等。

【参考文献】

［1］王庆昌.薏苡附子散加味治疗胸痹62例［J］.国医论坛，1993（06）：17.

七、桂枝生姜枳实汤

【原文汇要】

心中痞，诸逆，心悬痛，桂枝生姜枳实汤主之。（8）

桂枝生姜枳实汤

桂枝　生姜各三两　枳实五枚

上三味，以水六升，煮三升，分温三服。

【原文释义】

桂枝生姜枳实汤主治寒饮停聚，气逆攻冲之"心中痞，心悬痛"。症见胸脘痞塞，心窝部向上牵引作痛。治当辛通心下气机，温阳散饮。方中用桂枝温阳化饮、平降冲逆，生姜散寒化饮、开结除痞，枳实开结下气、消痞除满，"诸逆"不作，心悬痛自止。

【文献概况】

设置关键词为"桂枝生薑枳實湯""桂枝生姜枳实汤"，检索并剔重后，得到40篇相关文献，其中CBM、CNKI、VIP、WF分别为0篇、0篇、1篇、39篇。初步分类：临床研究4篇（10%）、个案经验7篇（17.5%）、实验研究0篇（0.0%）、理论研究19篇（47.5%）、其他10篇（25%）。在个案经验文献中，桂枝生姜枳实汤及其加减方的医案有7则。

【文献病谱】

1.临床研究文献

共涉及2类病症系统、3个病症（表9-19）

表9-19　桂枝生姜枳实汤临床研究文献病症谱

➤ **消化系统疾病（2个、3篇）**
西医疾病：消化性溃疡2，慢性表浅性胃炎1
➤ **呼吸系统疾病（1个、1篇）**
西医疾病：哮喘（寒哮）1

2.个案经验文献

共有6类病症（证）系统、7个病症（证）、7则医案（表9-20）。

表9-20　桂枝生姜枳实汤个案经验文献病症（证）谱

➤ **消化系统疾病（2个、2则）**
西医疾病：胃下垂1，慢性表浅性胃炎1

➢ **呼吸系统疾病（1个、1则）**
　西医症状：咳喘 1
➢ **妊娠、分娩和产褥期（1个、1则）**
　西医疾病：妊娠恶阻 1
➢ **精神和行为障碍（1个、1则）**
　西医疾病：神经官能症 1
➢ **循环系统疾病（1个、1则）**
　西医疾病：冠心病 1
➢ **中医病证（1个、1则）**
　胸痹 1

按文献病症种类和医案则数多少排序，西医病症系统中，消化系统疾病均居首位（图 9-9）。

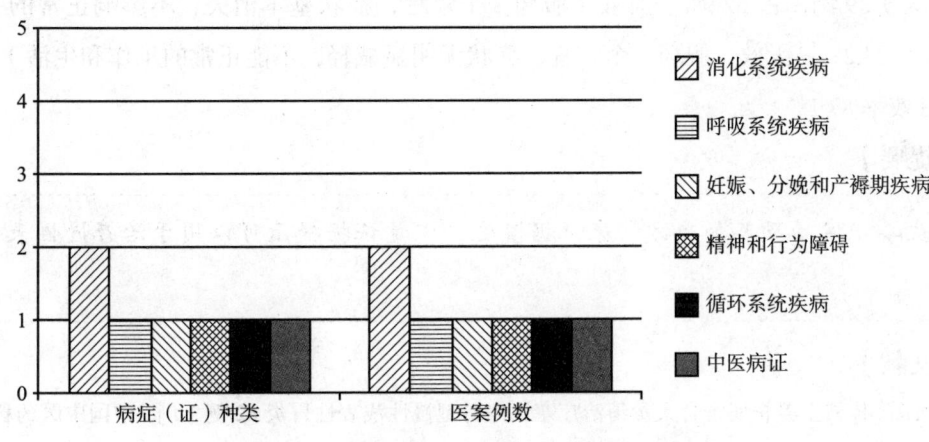

图 9-9　病症（证）种类及医案数量分布图

3. 比较研究

临床研究和个案经验文献比较，两者在文献和病症数量上，消化系统疾病均居前列，是共有的高频病症系统。在具体病症上，慢性表浅性胃炎是共有病症。

【证据分级】

临床研究文献证据

截至目前，桂枝生姜枳实汤及其加减方临床研究文献证据等级为：B 级 1 篇、C 级 2 篇、D 级 1 篇。详细情况见表 9-21。

表 9-21　临床研究文献证据等级分布情况

证据等级	病症（证）
B 级	哮喘（寒哮）
C 级	消化性溃疡
D 级	慢性表浅性胃炎

【证据示例】

1. 消化系统疾病

（1）慢性表浅性胃炎

D 级证据 1 篇

桂枝生姜枳实汤合人参汤治疗慢性表浅性胃炎有一定疗效（D）

方宏图[1]实施的一项临床病例观察，样本量为62例。使用桂枝生姜枳实汤合人参汤加减：桂枝、枳实、党参、炒白术、茯苓、神曲、甘草各10g，干姜6g。加减：阳虚明显者加制附片6～10g；恶心呕吐明显者加姜半夏10g；胸阳不振明显者加瓜蒌10g、薤白10g；有瘀血症状者加失笑散10g；泛酸者加乌贼骨15g。每日1剂，10天为1疗程。治疗结果：显效（服药2～3个疗程，症状消失）39例，占62.9%。有效（服药3个疗程，症状基本消失，不影响正常的工作和生活）15例，占24.2%。无效（服药3个疗程，症状无明显减轻，不能正常的工作和生活）8例，占12.9%。总有效率87.1%。

【证据提要】

桂枝生姜枳实汤及其加减方临床证据匮乏，少量证据提示可以用于治疗慢性表浅性胃炎等。

【参考文献】

[1] 方宏图. 桂枝生姜枳实汤合人参汤治疗寒饮停胃型慢性浅表性胃炎62例 [J]. 中国中医药科技，2010（01）：35.

八、乌头赤石脂丸

【原文汇要】

心痛彻背，背痛彻心，乌头赤石脂丸主之。（9）

乌头赤石脂丸方

蜀椒一两一法二分　乌头一分（炮）　附子半两（炮）一法一分　干姜一两一法一分　赤石脂一两一法二分

上五味，末之，蜜丸如桐子大。先食服一丸，日三服，不知，稍加服。

【原文释义】

乌头赤石脂丸主治阴寒痼结，病及心背内外脏腑。症见心痛彻背，背痛彻心，痛势急剧，伴见四肢厥冷，冷汗出，面白舌淡胖或紫暗，苔白腻，脉沉紧甚至微细欲绝。治当温阳逐寒，止痛。方中用乌、附、椒、姜一派大辛大热之品，逐寒止痛，佐以赤石脂，取其固涩之性，收敛阳气，以防辛热之品温散太过。以蜜为丸，既可解乌、附之毒，亦可解乌、附辛热之性。乌头长于起沉寒痼冷，疏散在经的风寒，附子长于治在里的寒湿，使之得以温化，乌附同用，以求通阳散寒止痛。

【文献概况】

设置关键词为"烏頭赤石脂丸""乌头赤石脂丸",检索并剔重后,得到117篇相关文献,其中 CBM、CNKI、VIP、WF 分别为9篇、86篇、11篇、11篇。初步分类:临床研究7篇(6.0%)、个案经验19篇(16.2%)、实验研究9篇(7.7%)、理论研究48篇(41.0%)、其他34篇(29.1%)。在个案经验文献中,乌头赤石脂丸及其加减方的医案有26则。

【文献病谱】

1. 临床研究文献

共涉及4类病症(证)系统、6个病症(证)(表9-22)。

表9-22 乌头赤石脂丸临床研究文献病症(证)谱

> **循环系统疾病**(3个、4篇)
  西医疾病:冠心病2(不稳定性心绞痛1、未特指1),心律失常(病窦综合征)1,冠脉综合征(急性)1
> **肌肉骨骼系统和结缔组织疾病**(1个、1篇)
  西医疾病:坐骨神经痛1
> **内分泌、营养和代谢疾病**(1个、1篇)
  西医疾病:糖尿病性周围神经病变1
> **中医病证**(1个、1篇)
  胸痹1

西医病症系统中,循环系统疾病在病症种类与文献数量上均首位(图9-10)。

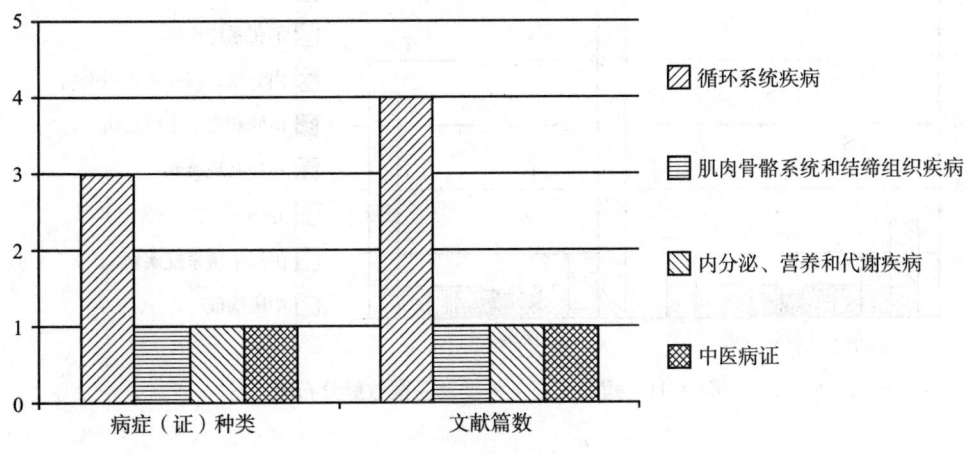

图9-10 病症(证)种类及文献数量分布图

2. 个案经验文献

共有9类病症(证)系统、13个病症(证)、26则医案(表9-23)。

表9-23 乌头赤石脂丸个案经验文献病症(证)谱

> **循环系统疾病**(3个、11则)
  西医疾病:冠心病8(心绞痛6、变异型心绞痛1、急性下壁心肌梗死1),风湿性关节炎2,深静脉血栓形成(下肢)1

> **肌肉骨骼系统和结缔组织疾病（2个、2则）**
  西医疾病：肩关节周围炎1，坐骨神经痛1
> **消化系统疾病（1个、1则）**
  西医疾病：消化性溃疡（胃小弯）1
> **内分泌、营养和代谢疾病（1个、1则）**
  西医疾病：甲状腺机能减退（伴肌肉疼痛）1
> **皮肤和皮下组织疾病（1个、1则）**
  西医疾病：慢性荨麻疹1
> **神经系统疾病（1个、1则）**
  西医疾病：偏头痛1
> **肿瘤（1个、1则）**
  西医疾病：肺癌（原发性肺癌胸痛）1
> **泌尿生殖系统疾病（1个、1则）**
  西医疾病：慢性前列腺炎1
> **中医病证（2个、7则）**
  胸痹4，胃脘痛3

按文献病症种类和医案则数多少排序，西医病症系统中，循环系统疾病均居首位（图9-11）。各系统病症（证）中，医案数位居前列（至少为3）的病症（证）有：心绞痛、胸痹。

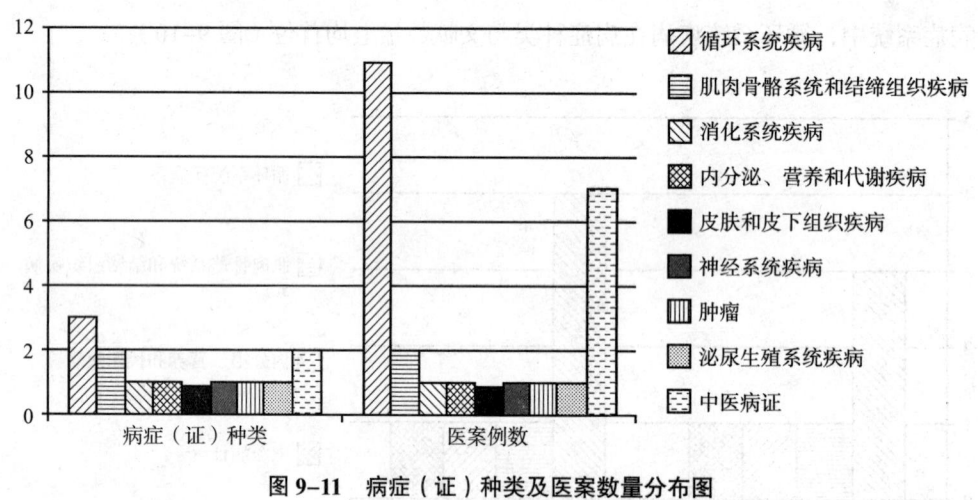

图9-11 病症（证）种类及医案数量分布图

3. 比较研究

临床研究与个案经验文献相比，两者在文献和病症数量上，循环系统疾病均居首位，是共有的高频病症系统。

【证据分级】

临床研究文献证据

截至目前，乌头赤石脂丸及其加减方临床研究文献证据等级为：B级1篇、D级6篇。详细情况见表9-24。

表 9-24 临床研究文献证据等级分布情况

证据等级	病症（证）
B 级	冠心病（不稳定性心绞痛）
D 级	心律失常（病窦综合征）、坐骨神经痛、冠心病、冠脉综合征（急性）、胸痹、糖尿病性周围神经病变

【证据示例】

1. 循环系统疾病

（1）不稳定性心绞痛

B 级证据 1 篇。

> 乌头赤石脂丸联合西医常规疗法对照单纯西医常规疗法治疗不稳定性心绞痛在临床总有效率方面有优势（B）

范红玲[1] 实施的一项临床随机对照试验，样本量为 108 例。试验组、对照组各 54 例。对照组给予相应的西医常规治疗：①吸氧；②抗凝，给予低分子量肝素钙注射液 6000U，12h1 次，皮下注射；③抗血小板，给予阿司匹林肠溶片 1 次 100mg，1 日 1 次，口服；④调脂，给予阿托伐他汀钙片 1 次 20mg，1 日 1 次，口服；⑤扩血管，给予硝酸异山梨酯片 1 次 10mg，1 日 3 次，口服；⑥ β 受体阻滞剂，给予酒石酸美托洛尔片 1 次 12.5 ～ 25mg，1 日 2 次，口服。试验组在对照组治疗基础上给予乌头赤石脂丸 1 次 4g，1 日 3 次，口服。2 组均以 1 个月为 1 个疗程，治疗 2 个疗程。两组比较，临床总有效率相对危险度（RR）1.28，95%CI（1.07 ～ 1.54），P=0.007，有统计学意义（疗效标准：心绞痛疗效判定标准。显效：临床症状完全消失。有效：临床症状有所减轻，发作次数明显减少。无效：临床症状无改变）。

【证据荟萃】

※ Ⅱ级

乌头赤石脂丸及其加减方主要治疗循环系统疾病，如不稳定性心绞痛。

《金匮要略》原文中以本方治疗阴寒痼结，病及心背内外脏腑之证。临床表现为心痛彻背，背痛彻心，痛势急剧，伴见四肢厥冷，冷汗出，面白舌淡胖或紫暗，苔白腻，脉沉紧甚至微细欲绝等。高频病症不稳定性心绞痛在某阶段的病机及临床表现可与之相符。临床研究和个案经验文献均支持循环系统疾病是其高频率、高级别证据分布的病症系统。不稳定性心绞痛已有一项 B 级证据。

※ Ⅱ级

乌头赤石脂丸联合西医常规对照单纯西医常规治疗不稳定性心绞痛在临床总有效率方面有优势。

【参考文献】

［1］范红玲. 乌头赤石脂丸联合西药治疗不稳定型心绞痛 54 例［J］. 中医研究，2012，25（7）：32-34.

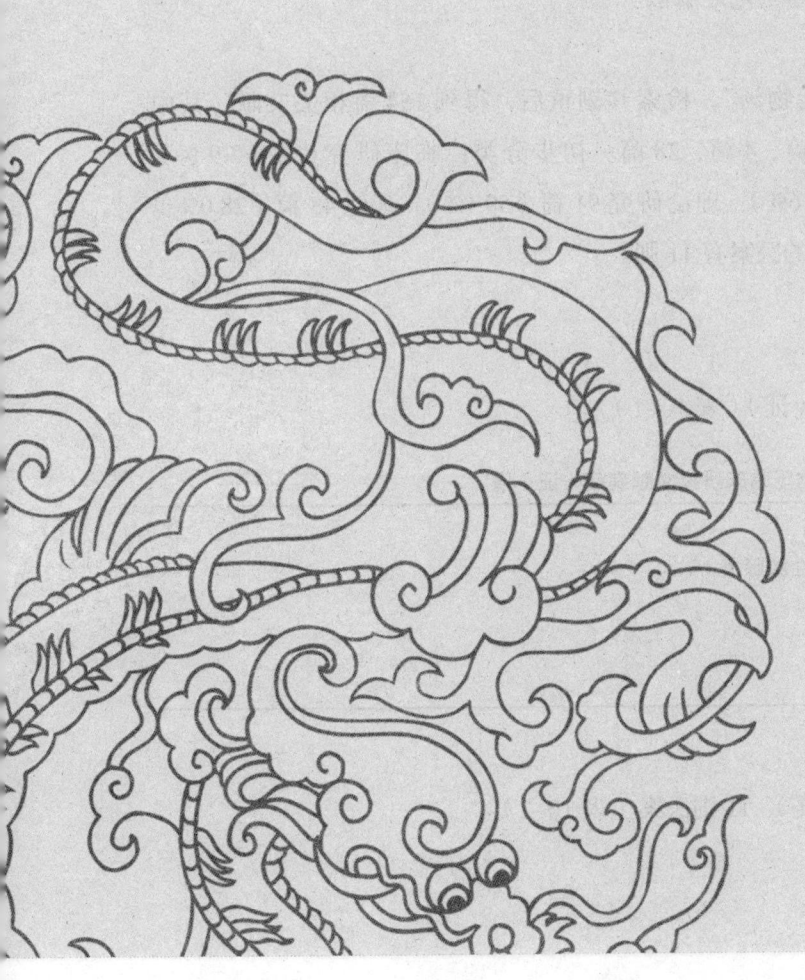

第十章

腹满寒疝宿食病方

一、厚朴七物汤

【原文汇要】

病腹满，发热十日，脉浮而数，饮食如故，厚朴七物汤主之。（9）

厚朴七物汤方

厚朴半斤　甘草　大黄各三两　大枣十枚　枳实五枚　桂枝二两　生姜五两

上七味，以水一斗，煮取四升，温服八合，日三服。呕者加半夏五合；下利去大黄；寒多者加生姜至半斤。

【原文释义】

厚朴七物汤主治腹满里实兼表寒证，该病日久，入里之邪已有化热之势，邪热入肠与糟粕相结形成燥屎，既为表里同病。症见腹满，发热十日，脉浮而数，饮食如故。治当泄热攻下，行气散满，疏表散寒。方中用厚朴半斤枳实五枚，开通腑气壅滞，伍用大黄三两苦寒通腑，泄热攻下以治本愈病。更用生姜五两甘草三两大枣十枚，振奋中焦营卫化源，少佐桂枝二两流通阳气，一则可杜因攻下气机内趋，一则可助里通表，使三阳壅热随之解散。

【文献概况】

设置关键词为"厚朴七物湯""厚朴七物汤"，检索并剔重后，得到154篇相关文献，其中CBM、CNKI、VIP、WF分别为3篇、119篇、4篇、28篇。初步分类：临床研究6篇（3.9%）、个案经验10篇（6.5%）、实验研究4篇（2.6%）、理论研究91篇（59.1%）、其他43篇（28.0%）。在个案经验文献中，厚朴七物汤及其加减方的医案有11则。

【文献病谱】

1. 临床研究文献

共涉及2类病症（证）系统、5个病症（证）（表10-1）。

表10-1　厚朴七物汤临床研究文献病症（证）谱

➤ **消化系统疾病（4个、5篇）**
西医疾病：功能性消化不良2，肠梗阻1，急性胰腺炎1
西医症状：胃痛1

➤ **中医病证（1个、1篇）**
梅核气1

2. 个案经验文献

共有5类病症（证）系统、8个病症（证）、11则医案（表10-2）。

表 10-2 厚朴七物汤个案经验文献病症（证）谱

> **消化系统疾病**（3个、3则）
  西医疾病：胃扭转1，肠梗阻1，不全性幽门梗阻1
> **循环系统疾病**（1个、2则）
  西医疾病：脑卒中后遗2（便秘1、大便渗漏1）
> **泌尿生殖系统疾病**（1个、1则）
  西医疾病：慢性盆腔炎1
> **呼吸系统疾病**（1个、1则）
  西医疾病：支气管哮喘1
> **中医病证**（2个、4则）
  发热2（合并：腹胀1、腹痛1），腹胀2（顽固性1、合并腹痛1）

按文献病症种类和医案则数多少排序，西医病症系统中，消化系统疾病均居首位（图10-1）。中医病证亦为高频病证系统。

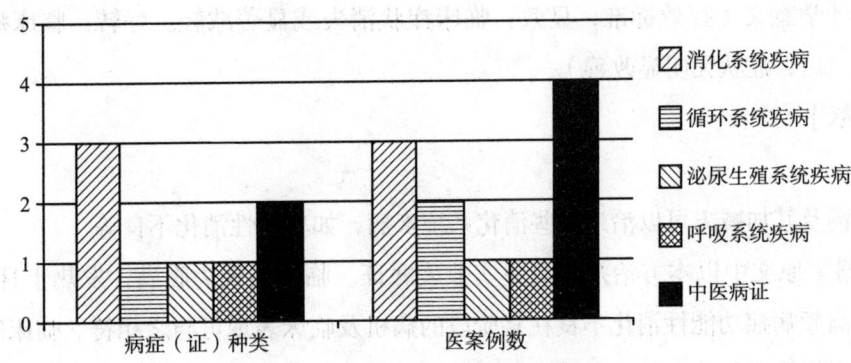

图 10-1 病症（证）种类及医案数量分布图

3. 比较研究

临床研究和个案经验文献比较，两者在文献和病证数量上，中医病证均居前列，是共有的高频病证系统。

【证据分级】

临床研究文献证据

截至目前，厚朴七物汤及其加减方临床研究文献证据等级为：C级5篇、D级1篇。详细情况见表10-3。

表 10-3 临床研究文献证据等级分布情况

证据等级	病症（证）
C级	功能性消化不良、肠梗阻、胰腺炎（急性）、梅核气
D级	胃痛

【证据示例】

1. 消化系统疾病

（1）功能性消化不良

C 级证据 2 篇。

> 厚朴七物汤加减对照多潘立酮治疗功能性消化不良在临床总有效率方面尚无明显优势（C）

李孔就等[1]实施的一项临床随机对照试验，样本量 124 例。试验组、对照组各 62 例。试验组以厚朴七物汤为基本方治疗。处方：厚朴、生姜各 25g，炙甘草、大黄、枳实各 10g，大枣 10 枚，桂枝 6g。加减：呕加半夏；便溏去大黄；热滞重生姜减半；气虚加新开河参，腹胀甚加香苏散，泛酸加左金丸，夹瘀加失笑散。每天 1 剂，水煎，分 2 次饭前 30 分钟服。大便畅，腹胀减，纳食增后上方剂量减半，连服至 2 周为 1 疗程。对照组口服多潘立酮，每次 10mg，每天 3 次，饭前 30 分钟服。2 周为 1 疗程。两组比较，临床总有效率相对危险度（RR）1.07，95%CI（0.97～1.19），P=0.19，无统计学意义（疗效标准，显效：临床症状消失或显著减轻。好转：临床症状改善。无效：经 2 周治疗后，症状无明显改善）。

【证据荟萃】

※ Ⅲ 级

厚朴七物汤及其加减方可以治疗某些消化系统疾病，如功能性消化不良等。

《金匮要略》原文中以本方治疗腹满里实兼表寒证。临床表现为腹满，发热十日，脉浮而数，饮食如故等。高频病症功能性消化不良在某阶段的病机及临床表现可与之相符。临床研究支持消化系统疾病是其高级别证据分布的病症系统。功能性消化不良已有 1 项 C 级证据。

※ Ⅲ 级

厚朴七物汤加减对照多潘立酮治疗功能性消化不良在临床总有效率方面尚无明显优势。

【参考文献】

[1] 李孔就，李孔益. 厚朴七物汤加减治疗功能性消化不良 62 例[J]. 新中医，2002，34（09）：62-63.

二、厚朴三物汤

【原文汇要】

痛而闭者，厚朴三物汤主之。（11）

厚朴三物汤方

厚朴八两　大黄四两　枳实五枚

上三味，以水一斗二升，先煮二味，取五升，内大黄，煮取三升，温服一升，以利为度。

【原文释义】

厚朴三物汤主治腹满胀重于积。症见腹满胀痛而大便秘结。治当行气除满，通便泄热。方中重用厚朴八两、枳实五枚，开通腑气之闭结；伍用大黄四两，通腑泄热，"以利为度"借阳明谷道下解。

本方气滞重于实积与小承气汤方药相同，用量有别。小承气汤用大黄四两，以之苦寒通腑，清下阳明炽盛之燥热为方中之主药，用厚朴三两、枳实三枚，取其能开通腑气以辅大黄，而为攻除燥屎之先导，用量一变，用意亦别。

【文献概况】

设置关键词为"厚朴三物湯""厚朴三物汤"，检索并剔重后，得到120篇相关文献，其中CNKI、WF、VIP、CBM、分别为92篇、14篇、14篇、0篇。初步分类：临床研究39篇（32.5%）、个案经验13篇（10.8%）、实验研究16篇（13.3%）、理论研究40篇（33.3%）、其他12篇（10%）。在个案经验文献中，厚朴三物汤及其加减方的医案有21则。

【文献病谱】

1. 临床研究文献

共涉及5类病症（证）系统、16个病症（证）（表10-4）。

表10-4　厚朴三物汤临床研究文献病症（证）谱

> **消化系统疾病（9个、26篇）**
> 西医疾病：肠梗阻8（未特指4、不完全3、粘连性1），术后胃肠功能紊乱7，肠麻痹（腹部术后）5，反流性食管炎1，化脓性腹膜炎1，慢性胃炎1，慢性重症肝炎1，胃扭转1，胃结石1
> **损伤、中毒和外因的某些其他后果（2个、3篇）**
> 西医疾病：外伤后诸症（腹胀）2，多发性创伤1
> **泌尿生殖系统疾病（2个、2篇）**
> 西医疾病：泌尿系结石1
> 中医病证：癃闭1
> **肿瘤（1个、1篇）**
> 西医疾病：化疗不良反应（消化道反应）1
> **中医病证（2个、7篇）**
> 腹胀6（腹部术后5、未特指1），胃脘痛1

西医病症系统中，消化系统疾病在病症种类与文献数量上均居首位（图10-2）。各系统病症（证）中，频数位居前列（至少为5）的病症（证）有：肠梗阻、胃肠功能紊乱、肠麻痹、腹胀。

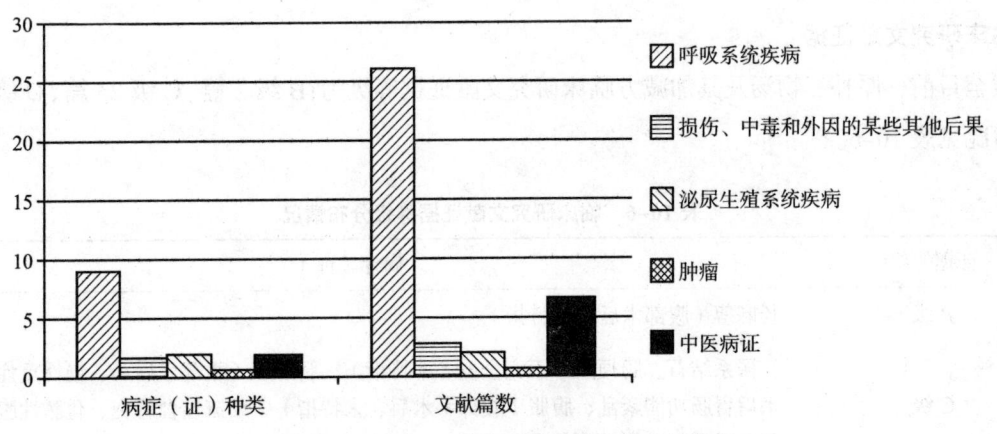

图10-2　病症（证）种类及文献数量分布图

2. 个案经验文献

共有 4 类病症（证）系统、9 个病症（证）、21 则医案（表 10-5）。

表 10-5　厚朴三物汤个案经验文献病症（证）谱

> 消化系统疾病（5 个、16 则）
  西医疾病：肠梗阻 11（未特指 7、粘连性 2、麻痹性 1、动力性 1），肠胀气 2，幽门梗阻 1，胆汁反流性胃炎 1，便秘 1
> 损伤、中毒和外因的某些其他后果（1 个、1 则）
  西医症状：骨折 1
> 神经系统疾病（1 个、1 则）
  西医疾病：血管神经性头痛 1
> 中医病证（2 个、3 则）
  腹胀（术后）2，腹痛 1

按病症种类和医案则数多少排序，西医病症系统中，消化系统疾病均居首位（图 10-3）。各系统病症中，医案数位居前列（至少为 5）的病症有：肠梗阻。

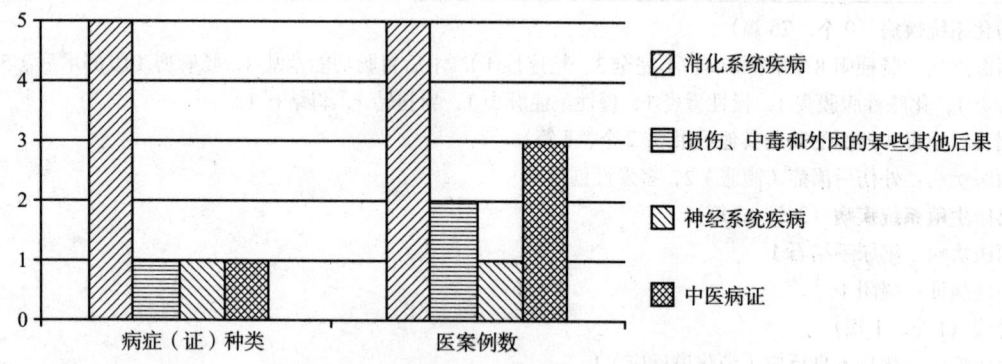

图 10-3　病症（证）种类及医案数量分布图

3. 比较研究

临床研究和个案经验文献比较，两者在文献和病症数量上，消化系统疾病均居首位，是共有的高频病症系统。在具体病症上，肠梗阻是共有高频病症。

【证据分级】

临床研究文献证据

截至目前，厚朴三物汤及其加减方临床研究文献证据等级为：B 级 2 篇、C 级 23 篇、D 级 14 篇。详细情况见表 10-6。

表 10-6　临床研究文献证据等级分布情况

证据等级	病症（证）
B 级	肠麻痹（腹部术后、未特指）
C 级	泌尿系结石、肠梗阻（不完全性、未特指）、肠麻痹（腹部术后）、慢性重症肝炎、术后胃肠功能紊乱、腹胀（腹部手术后、未特指）、反流性食管炎、化脓性腹膜炎、化疗后不良反应（消化道反应）

证据等级	病症（证）
D 级	外伤后诸症（腹胀）、腹部术后（腹胀）、消化系统术后（胃肠功能紊乱）、多发性创伤、癃闭、肠梗阻（不完全性、粘连性、未特指）、胃炎（慢性）、胃扭转、胃结石、胃脘痛

【证据示例】

1. 消化系统疾病

（1）腹部术后肠麻痹

B 级证据 2 篇，C 级证据 3 篇。

> 厚朴排气合剂（由厚朴三物汤加木香组成）对照西沙必利治疗腹部非胃肠吻合术后早期肠麻痹在临床总有效率方面尚无疗效优势（B）

杨晖等[1]实施的一项临床随机对照试验，样本量为 124 例。试验组 93 例，使用厚朴排气合剂（厚朴三物汤加木香），术后 6 小时口服厚朴排气合剂 50mL，再过 4 小时续服 50mL，摇匀后温服。对照组 31 例，使用西沙必利片，术后 6 小时口服西沙必利片 10mg，再过 4 小时续服 10mg，观察 24 小时。1 疗程后两组临床总有效率相对危险度（RR）1.11，95%CI（0.97 ～ 1.28），P=0.14，无统计学意义（疗效标准参照卫生部颁布的《中药新药治疗肠梗阻临床研究指导原则》制定。痊愈：首次服药后 24 小时内排气，腹胀症状体征消失，积分改善 ≥ 90%。显效：首次服药后 24 小时内排气，腹胀症状体征明显减轻，积分改善 ≥ 70%。有效：首次服药后 24 小时内排气，腹胀症状体征减轻，积分改善 ≥ 30%。无效：首次服药后 24 小时内未排气，腹胀症状、体征检查均无明显改善）。

（2）术后胃肠功能紊乱

C 级证据 6 篇，D 级证据 1 篇。

> 加味厚朴三物汤胃管注入或保留灌肠配合西医常规疗法对照单纯西医疗法治疗消化系统术后胃肠功能紊乱在加快肠鸣音恢复、排气、排便方面有疗效优势（C）

陈继荣等[2]的一项样本量为 66 的临床随机对照试验。试验组 36 例，行胃肠道术后常规治疗，如胃肠减压，静脉补液，纠正水电解质酸碱紊乱，抗炎等相关处理。另于手术后患者完全清醒情况下，胃部手术者，从胃管灌注加味厚朴三物汤，少量多次；结肠手术者，用加味厚朴三物汤保留灌肠。加味厚朴三物汤：厚朴 12g，枳壳 8g，制大黄 6g，党参 10g，黄芪 12g，当归 10g。制成免煎颗粒剂，温开水冲成 150mL，分 2 次由胃管内注入，注入后夹管 2 小时。6 小时后重复给药 1 次，至胃肠功能恢复后，可考虑夹闭胃管观察及拔除胃管；或放置凉后一次性保留灌肠，每 12 小时灌肠 1 次，至胃肠功能恢复为止。密切观察并询问患者胃肠功能恢复情况，有无服药反应。对照组 30 例，除不使用中药外，其余疗法同试验组。治疗结束后两组肠鸣音恢复时间加权均数差（WMD）–12.40，95%CI（–13.47 ～ –11.33），P < 0.00001；排气时间加权均数差（WMD）–

28.80，95%CI（–30.60 ～ –27.00），P < 0.00001；排便时间加权均数差（WMD）–22.50，95%CI（–24.77 ～ –20.23），P < 0.00001，均有统计学意义。

（3）肠梗阻（未特指）

C 级证据 3 篇，D 级证据 1 篇。

> 厚朴三物汤配合西医常规疗法对照单纯西医疗法治疗肠梗阻在加快排气、改善腹胀、减少胃管放置时间与住院时间方面有疗效优势（C）

陈晖等[3] 实施的一项临床随机对照试验，样本量为 65 例。试验组 37 例，除用西医基础治疗（胃肠减压、营养支持、维持水电解质平衡、抗感染）外，予中药厚朴三物汤治疗。将中药煎成200mL。胃肠减压者，减压 4 小时，胃管注入中药 50mL，暂停减压 2 小时，再减压 4 小时，6 小时为 1 疗程。无胃肠减压者，早晚各服 100mL。对照组 28 例，单纯西医基础治疗。治疗结束后两组临床总有效率相对危险度（RR）1.12，95%CI（0.92 ～ 1.36），P=0.27；无统计学意义。平均排气时间加权均数差（WMD）–18.49，95%CI（–25.35 ～ –11.63），P < 0.00001；腹胀缓解时间加权均数差（WMD）–12.66,95%CI（–19.40 ～ –5.92）,P=0.0002；胃管拔出时间加权均数差（WMD）–13.12，95%CI（–19.17 ～ –7.07），P < 0.0001；术后住院时间加权均数差（WMD）–33.72，95%CI（–42.96 ～ –24.48），P < 0.00001，均有统计学意义（疗效标准：临床治愈：消化功能完全恢复，正常排便，X 线腹平片示气液平面消失。好转：腹痛缓解，呕吐消失，腹部稍胀，肛门排气排便恢复，X 线腹平片示气液平面减少宽度缩小。无效：症状体征未见改善。腹部透视仍见肠腔积液，肠管扩张并见气液平面，转手术治疗）。

【证据荟萃】

※ Ⅰ级

厚朴三物汤及其加减方主要治疗消化系统疾病，如腹部术后肠麻痹等。

※ Ⅱ级

厚朴三物汤及其加减方主要治疗消化系统疾病，如术后胃肠功能紊乱、肠梗阻（未特指）等。

《金匮要略》原文中以本方治疗里实胀重于积，其临床主要表现为腹痛腹胀、大便闭结不通等。腹部术后肠麻痹、术后胃肠功能紊乱、肠梗阻（未特指）等高频病症在某阶段的病机及临床表现可与之相符。临床研究和个案经验文献均支持消化系统疾病是其高频率、高级别证据分布的病症系统。腹部术后肠麻痹已有 2 项 B 级证据，至少 2 项 C 级证据；术后胃肠功能紊乱、梗阻（未特指）均已有至少 2 项 C 级证。

※ Ⅰ级

厚朴排气合剂（由厚朴三物汤加木香组成）对照西沙必利治疗腹部非胃肠吻合术后早期肠麻痹在临床总有效率方面尚无疗效优势。

※ Ⅱ级

加味厚朴三物汤胃管注入或保留灌肠配合西医常规疗法对照单纯西医疗法治疗消化系统术后胃肠功能紊乱在加快肠鸣音恢复、排气、排便方面有疗效优势。

厚朴三物汤配合西医常规疗法对照单纯西医疗法治疗肠梗阻在加快排气、改善腹胀、减少胃管放置时间与住院时间方面有疗效优势。

【参考文献】

[1] 杨晖，王竹鑫，周晓艳.厚朴三物汤加味治疗腹部非胃肠吻合术后早期肠麻痹93例［J］.湖南中医药大学学报，2006，26（6）：34-35.

[2] 陈继荣，张家衡.加味厚朴三物汤对老年术后胃肠功能恢复的影响［J］.湖北中医杂志，2008，30（1）：45.

[3] 陈晖，陆喜荣，徐进康.厚朴三物汤治疗肠梗阻37例临床观察［J］.长春中医药大学学报，2009，25（4）：537.

三、附子粳米汤

【原文汇要】

腹中寒气，雷鸣切痛，胸胁逆满，呕吐，附子粳米汤主之。（10）

附子粳米汤方

附子一枚（炮） 半夏半升 甘草一两 大枣十枚 粳米半升

上五味，以水八升，煮米熟，汤成，去滓，温服一升，日三服。

【原文释义】

附子粳米汤主治腹中寒凝气逆。症见腹中寒气，雷鸣切痛，胸胁逆满，呕吐。治当温阳散寒，化饮降逆。方中用炮附子一枚，大热辛通温阳散解寒凝；用半夏降逆散饮；用粳米益胃，伍甘草大枣安中缓急，五药合用，气机疏通，饮散，寒气不逆，诸证得愈。

【文献概况】

设置关键词为"附子粳米湯""附子粳米汤"，检索并剔重后，得到143篇相关文献，其中CBM、CNKI、VIP、WF分别11篇、117篇、7篇、8篇。初步分类：临床研究1篇（0.7%）、个案经验20篇（14%）、实验研究13篇（9.1%）、理论研究93篇（65.0%）、其他16篇（11.2%）。在个案经验文献中，附子粳米汤及其加减方的医案有23则。

【文献病谱】

1. 临床研究文献

共涉及1类病证系统、1个病证（表10-7）。

表10-7 附子粳米汤临床研究文献病证谱

> **中医病证（1个、1篇）**
> 胃脘痛（虚寒型）1

2. 个案经验文献

共有5类病症（证）系统、14个病症（证）、23则医案（表10-8）。

表 10-8　附子粳米汤个案经验文献病症（证）谱

➤ 消化系统疾病（4个、8则）
　西医疾病：消化性溃疡1，胆结石（胆绞痛）1
　西医症状：腹泻5，膈肌痉挛（膀胱癌术后）1
➤ 泌尿生殖系统疾病（4个、4则）
　西医疾病：不孕症1，习惯性流产1
　西医症状：白带异常1
　中医疾病：经行腹泻1
➤ 妊娠、分娩和产褥期（2个、3则）
　西医疾病：妊娠期诸症（恶阻）2，产褥期诸症（腹痛）1
➤ 肿瘤（1个、1则）
　西医症状：癌性发热（伴右下肢肿）1
➤ 中医病证（3个、7则）
　腹痛5，痹证（尪）1，蛔厥1

　　按文献病症种类与医案则数多少排序，西医病症系统中，消化系统疾病均居首位（图10-4）。中医病证亦为高频病证系统。各系统病症（证）中，医案数位居前列（至少为4）的病症（证）有：腹泻、腹痛。

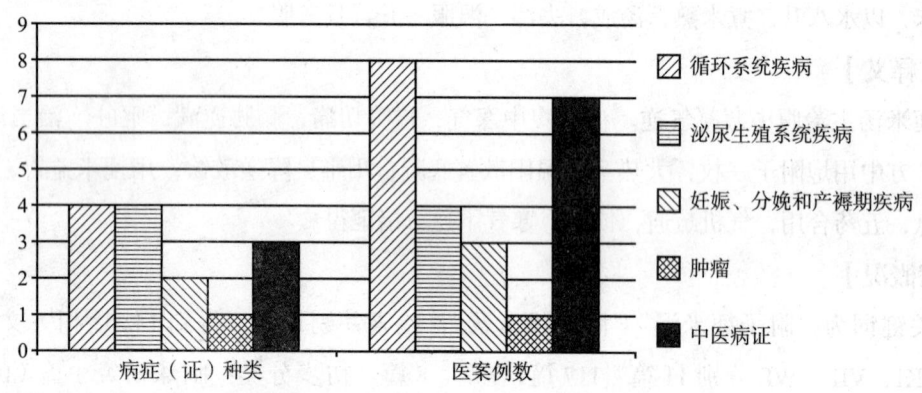

图 10-4　病症（证）种类及医案数量分布图

3. 比较研究

临床研究和个案经验文献比较，中医病证是共有病证系统。

【证据分级】

临床研究文献证据

截至目前，附子粳米汤及其加减方临床研究文献证据等级为：D级1篇。详细情况见表10-9。

表 10-9　临床研究文献证据等级分布情况

证据等级	病症（证）
D级	胃脘痛（虚寒型）

【证据提要】

附子粳米汤及其加减方临床研究证据匮乏，少量证据提示可以治疗消化性溃疡、腹痛、腹泻、膈肌痉挛、胃脘痛等。

四、赤丸

【原文汇要】

寒气厥逆，赤丸主之。（16）

赤丸方

茯苓四两　半夏四两（洗）一方用桂　乌头二两（炮）细辛一两（《千金》作人参）

上四味，末之，内真朱为色，炼蜜丸，如麻子大，先食酒饮下三丸，日再夜一服，不知，稍增之，以知为度。

【原文释义】

赤丸主治寒饮并发厥逆的腹痛。症可见阴寒逆气攻冲如腹满腹痛，或吐或泻；胸痹，喘咳憋气；阴缩，痛经等。治当解散寒凝，辛通气机。方中用乌头细辛，辛散温通，解散寒凝，流通气机；用茯苓利湿，以除继发变生之水湿饮邪，且能宁心；用半夏辛温降逆散饮，既可助乌头细辛辛散温通，且兼能降逆，又可助茯苓散饮。以病宜缓图，故"炼蜜丸"服之，"不知，稍增之，以知为度"。又"内真朱为色"意在护心安神；"先食酒饮下"意在借酒无处不到的辛热之力于食前服下，尽快行其药力；"日再夜一服"意在使药力持续。

【文献概况】

设置关键词为"赤丸"，检索并剔重后，得到286篇相关文献，其中CBM、CNKI、VIP、WF分别为2篇、207篇、25篇、52篇。初步分类：临床研究0篇（0.0%）、个案经验3篇（1.0%）、实验研究25篇（8.7%）、理论研究55篇（19.2%）、其他203篇（71.0%）。在个案经验文献中，赤丸及其加减方的医案有3则。

【文献病谱】

1.临床研究文献

尚未发现以本方为主要干预因素的临床研究。

2.个案经验文献

共有3类病症系统、3个病症、3则医案（表10-10）。

表10-10　赤丸个案经验文献病症谱

➤ **先天性畸形、变形和染色体异常（1个、1则）**
　西医疾病：心房间隔缺损1
➤ **泌尿生殖系统疾病（1个、1则）**
　西医疾病：子宫内膜炎1
➤ **肿瘤（1个、1则）**
　西医疾病：肝癌晚期1

【证据提要】

赤丸及其加减方临床证据匮乏，少量证据提示可以用于治疗子宫内膜炎、心房间隔缺损、晚期肝癌等。

五、大建中汤

【原文汇要】

心胸中大寒痛，呕不能饮食，腹中寒，上冲皮起，出见有头足，上下痛而不可触近，大建中汤主之。（14）

大建中汤方

蜀椒二合（炒，去汗） 干姜四两 人参二两

上三味，以水四升，煮取二升，去滓，内胶饴一升，微火煎取一升半，分温再服，如一炊顷，可饮粥二升，后更服，当一日食糜，温覆之。

【原文释义】

大建中汤主治虚寒性腹满痛。症见胸腹冷痛，腹部皮肤每因寒气的攻冲而出现犹如头、足般的块状起伏蠕动，不可触近，呕吐，不能饮食等。一般还应兼见手足逆冷，舌淡苔白，脉沉伏等。治当温阳建中，祛寒止痛。方中以蜀椒、干姜温中散寒，人参、饴糖补气缓中，诸药相协，大建中气，温阳助运，则阴寒自散，诸症悉除。

【文献概况】

设置关键词为"大建中汤""大建中汤"，检索并剔重后，得到254篇相关文献，其中CBM、CNKI、VIP、WF分别为10篇、142篇、9篇、93篇。初步分类：临床研究9篇（3.5%）、个案经验39篇（15.4%）、实验研究25篇（9.8%）、理论研究40篇（15.8%）、其他141篇（55.5%）。在个案经验文献中，大建中汤及其加减方的医案有71则。

【文献病谱】

1.临床研究文献

共涉及5类病症（证）系统、8个病症（证）（表10-11）。

表10-11 大建中汤临床研究文献病症（证）谱

> 消化系统疾病（4个、5篇）
  西医疾病：慢性表浅性胃炎2，胃扭转1，胆道感染1
  西医症状：功能性便秘1
> 泌尿生殖系统疾病（1个、1篇）
  西医疾病：鞘膜积液1
> 精神和行为障碍（1个、1篇）
  西医疾病：性功能障碍（阳痿）1
> 某些传染病和寄生虫病（1个、1篇）
  西医疾病：蛔虫病（小儿）1
> 中医病证（1个、1篇）
  脾胃虚寒证1

西医病症系统中，消化系统疾病在病症种类与文献数量上均居首位（图 10-5）。各系统病症中，频数位居前列（至少为 2）的病症有：胃炎。

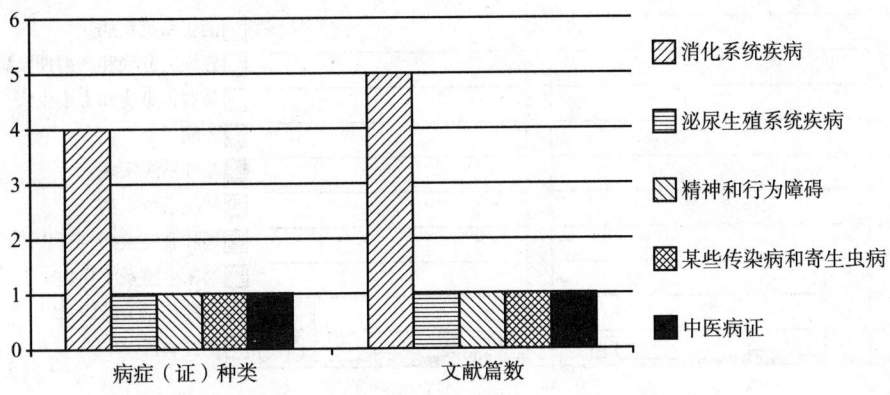

图 10-5　病症（证）种类及文献数量分布图

2. 个案经验文献

共有 10 类病症（证）系统、30 个病症（证）、71 则医案（表 10-12）。

表 10-12　大建中汤个案经验文献病症（证）谱

> **消化系统疾病（14 个、43 则）**
西医疾病：肠梗阻 12（未特指 5、急性 2、不完全性 1、麻痹性 1、粘连性 1、急性机械性 1、胃肠手术后 1），消化性溃疡 11（十二指肠球部 7、未特指 3、胃 1），胃炎 5（慢性表浅性 3、急性 1、慢性合并肾病综合征 1），肠痉挛（乙状结肠）2，胰腺炎 2（慢性急性发作 1、未特指 1），克隆氏病 2，胃下垂 1，胃扭转 1，阑尾炎 1，腹部疝（腹股沟）1，溃疡性结肠炎 1
西医症状：胆绞痛 2，便秘 1，呕吐 1
> **妊娠、分娩和产褥期（2 个、4 则）**
西医疾病：妊娠期诸症 3（腹痛 2、恶阻 1），人工流产后诸症（恶露不尽）1
> **某些传染病和寄生虫病（2 个、4 则）**
西医疾病：蛔虫病（蛔厥）2，胆道蛔虫病 2
> **肿瘤（2 个、2 则）**
西医疾病：结肠癌术后诸症 1，胃平滑肌良性瘤 1
> **循环系统疾病（2 个、2 则）**
西医疾病：冠心病（心绞痛）1，多发性大动脉炎 1。
> **神经系统疾病（1 个、2 则）**
西医疾病：发作性睡病 2
> **耳和乳突疾病（1 个、2 则）**
西医疾病：美尼尔氏综合征 2
> **泌尿生殖系统疾病（1 个、1 则）**
西医疾病：鞘膜积液 1
> **精神和行为障碍（1 个、1 则）**
西医疾病：胃肠神经官能症 1
> **中医病证（4 个、10 则）**
腹痛 7，特异嗜食辣椒 1，头痛 1，眩晕 1

按文献病症种类和医案则数多少排序，西医病症系统中，消化系统疾病均居首位（图 10-6）。

各系统病症（证）中，医案数位居前列（至少为5）的病症（证）有：肠梗阻、消化性溃疡、胃炎、腹痛。

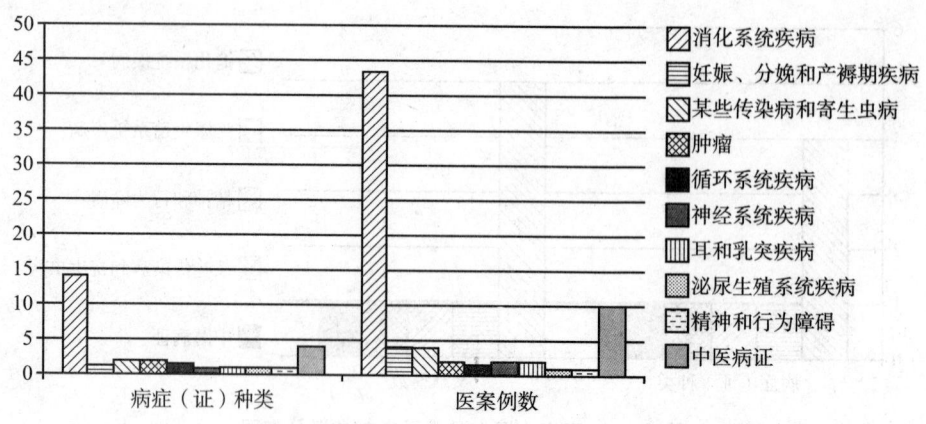

图 10-6　病症（证）种类及医案数量分布图

3. 比较研究

临床研究和个案经验文献比较，两者在文献和病症数量上，消化系统疾病是共有的高频病症系统。在具体病症上，胃炎是共有病症。

【证据分级】

临床研究文献证据

截至目前，大建中汤及其加减方的临床研究文献证据等级为：B级1篇、C级2篇、D级6篇。详细情况见表10-13。

表 10-13　临床研究文献证据等级分布情况

证据等级	病症（证）
B级	脾胃虚寒证
C级	便秘（功能性）、胃炎（慢性表浅性）
D级	胃炎（慢性表浅性）、胆道感染、胃扭转、蛔虫病（小儿）、鞘膜积液、性功能障碍（阳痿）

【证据示例】

1. 消化系统疾病

（1）慢性表浅性胃炎

C级证据1篇，D级证据1篇。

> 大建中汤加减治疗慢性表浅性胃炎有一定疗效（D）

董品军等[1]实施的一项临床病例观察，样本量为80例。采用《金匮要略》大建中汤加味：蜀椒、桂枝各9g，干姜、川朴、白芍各12g，党参、黄芪各20g，木香、半夏、大枣各15g，砂仁、甘草各10g。以上12味药物组成协定处方，对症辨证加减。每日1剂，水煎至300mL，日服3次

（饭后）。结果，80例病人均属西药治疗效果差或无效。治愈（症状消失，胃镜检查正常）58例；好转（症状减轻，胃痛发作次数减少，胃镜检查胃窦黏膜变细）20例。无效（症状无改变，胃镜检查胃窦黏膜仍粗，胃窦大弯或小弯则呈锯齿状）2例。服药最少者6剂，最多者20剂。总有效率为97.5%。

【证据荟萃】

※ Ⅲ级

大建中汤及其加减方可治疗消化系统疾病，如慢性表浅性胃炎。

《金匮要略》原文中以本方治疗中阳衰弱，阴寒内盛之脘腹剧痛证。高频病证慢性浅表性胃炎在某阶段的病机及临床表现可与之相符。临床研究和个案经验文献均支持消化系统疾病是其高频率、高级别证据分布的病症系统。慢性表浅性胃炎已有1项C级证据，1项D级证据。

※ Ⅲ级

大建中汤加减治疗慢性表浅性胃炎有一定疗效。

【参考文献】

［1］董品军，路康新.大建中汤加味治疗慢性表浅性胃炎80例［J］.四川中医，2002，20（6）：45.

六、大黄附子汤

【原文汇要】

胁下偏痛，发热，其脉紧弦，此寒也，以温药下之，宜大黄附子汤。（15）

大黄附子汤方

大黄三两　附子三枚（炮）　细辛二两

上三味，以水五升，煮取二升，分温三服；若强人煮取二升半，分温三服，服后如人行四五里，进一服。

【原文释义】

大黄附子汤主治寒实内结胁下之腹满痛证。症见一侧胁下疼痛，发热，脉紧弦。此证多因嗜食生冷，内停陈寒，阳气不运，积滞成实，以致脐腹旁及一侧胁下胀满疼痛。治当温下。方中用附子（炮）、细辛，辛开温散凝闭之阴寒；用大黄苦寒，入气入血，通腑泄热，即借阳明谷道泄邪下解。

【文献概况】

设置关键词为"大黃附子湯""大黄附子汤"，检索并剔重后，得到664篇相关文献，其中CBM、CNKI、VIP、WF分别为28篇、442篇、28篇、166篇。初步分类：临床研究74篇（11.1%）、个案经验87篇（13.1%）、实验研究95篇（14.3%）、理论研究338篇（50.9%）、其他70篇（10.6%）。在个案经验文献中，大黄附子汤及其加减方的医案有140则。

【文献病谱】

1. 临床研究文献

共涉及8类病症（证）系统、33个病症（证）（表10–14）。

表 10-14　大黄附子汤临床研究文献病症（证）谱

> **消化系统疾病**（13个、24篇）

西医疾病：胰腺炎5（急性重症4、急性重症合并急性呼吸窘迫综合征1），肠梗阻5（未特指4、术后粘连性1），肠炎3（慢性1、溃疡性1、非特异性溃疡性1），胆结石（胆道）1，急性胆囊炎1，胆心综合征1，肝性脑病1，急性阑尾炎1，阑尾周围脓肿1，牙周炎1

西医症状：便秘2，腹内高压1，胆绞痛1

> **泌尿生殖系统疾病**（8个、32篇）

西医疾病：慢性肾功能衰竭20，慢性肾功能不全4，盆腔炎2（急性1、后遗症1），泌尿系结石2（肾1、上尿路1），肾病综合征（合并氮质血症）1，尿毒症1，睾丸炎（急性）1，痛经1

> **循环系统疾病**（5个、6篇）

西医疾病：雷诺氏综合征2，下肢静脉曲张1，急性冠脉综合征合并高血糖1，脑卒中（伴便秘）1，心肌梗死1

> **肌肉骨骼系统和结缔组织疾病**（2个、4篇）

西医疾病：腰椎间盘突出症3，坐骨神经痛1

> **内分泌，营养和代谢疾病**（1个、3篇）

西医疾病：糖尿病性肾病3

> **呼吸系统疾病**（1个、1篇）

西医疾病：肺炎（小儿肺炎并发肠胀气）1

> **皮肤和皮下组织疾病**（1个、1篇）

西医疾病：甲沟炎1

> **中医病证**（2个、3篇）

腹痛2，胁痛1

西医病症系统中，消化系统疾病在病症种类上居首位，泌尿生殖系统疾病在文献数量上居首位（图10-7）。各系统病症中，频数位居前列（至少为3）的病症有：慢性肾功能衰竭、慢性肾功能不全、胰腺炎、肠梗阻、肠炎、腰椎间盘突出症、糖尿病性肾病。

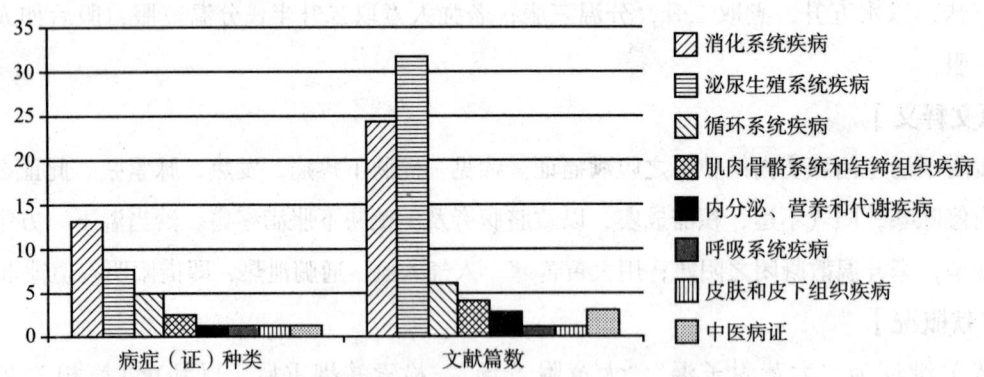

图 10-7　病症（证）种类及文献数量分布图

2. 个案经验文献

共有14类病症（证）系统、69个病症（证）、140则医案（表10-15）。

表 10-15　大黄附子汤个案经验文献病症（证）谱

> **消化系统疾病**（23 个、67 则）

西医疾病：肠梗阻 13（未特指 6、伴粘连 4、急性 2、麻痹性 1），胆囊炎 5（急性 2、未特指 2、合并胆绞痛 1），胰腺炎 4（急性水肿型 2、急性 1、未特指 1），胆结石 4（合并胆囊炎 3、未特指 1），肠炎 3（慢性结肠 2、慢性 1），胃炎 3（慢性 1、表浅性萎缩性 1、胆汁反流性 1），阑尾炎 2（急性化脓性 1、未特指 1），消化性溃疡 2（十二指肠 1、十二指肠球部合并肠出血 1），急性胃肠炎 2，溃疡性结肠炎 1，口腔溃疡 1，毛细胆管炎 1，胃结石（胃柿石）1，胃下垂 1，肝脓肿 1，胆囊切除术后综合征 1，肠易激综合征 1

西医症状：便秘 12（未特指 11、习惯性 1），腹泻 5（未特指 3、慢性 2），牙痛 1，黄疸 1，胃痛 1

中医疾病：肠痈 1

> **泌尿生殖系统疾病**（15 个、23 则）

西医疾病：肾小球肾炎 6（急性发作 3、合并：慢性肾功能衰竭 2、氮质血症 1），肾功能衰竭 2（急性 1、未特指 1），尿毒症 2，盆腔炎 2，肾功能不全 1，肾病综合征 1，泌尿系结石（肾）1，附件炎（炎性包块）1，不孕症 1，痛经 1，月经失调（经间期出血）1

西医症状：肾盂积水 1，遗尿 1，尿频 1

中医疾病：癃闭 1

> **肌肉骨骼系统和结缔组织疾病**（5 个、8 则）

西医疾病：坐骨神经痛 2，腰椎间盘突出 1，腰椎管狭窄 1

西医症状：腰痛 3，背痛（肩背疼痛）1

> **某些传染病和寄生虫病**（3 个、4 则）

西医疾病：胆道蛔虫病 2，急性细菌性痢疾 1，艾滋病（合并肠梗阻）1

> **循环系统疾病**（3 个、3 则）

西医疾病：肺源性心脏病合并心力衰竭 1，脑卒中（伴便秘）1，风湿性关节炎 1

> **皮肤和皮下组织疾病**（3 个、3 则）

西医疾病：传染性湿疹样皮炎 1，顽固性湿疹 1，瘙痒症（外阴）1

> **内分泌、营养和代谢疾病**（2 个、3 则）

西医疾病：糖尿病性肾病 2（合并尿毒症 1、未特指 1），高脂血症 1

> **损伤中毒和外因的某些其他后果**（2 个、2 则）

西医疾病：有机磷农药中毒 1，药物过敏性皮炎 1

> **肿瘤**（1 个、2 则）

西医疾病：肝癌 2

> **神经系统疾病**（1 个、1 则）

西医疾病：腹型癫痫 1

> **血液及造血器官疾病和某些涉及免疫机制的疾患**（1 个、1 则）

西医疾病：过敏性紫癜 1

> **呼吸系统疾病**（1 个、1 则）

西医疾病：肺炎（重症）1

> **精神和行为障碍**（1 个、1 则）

西医疾病：抑郁症 1

> **中医病证**（8 个、21 则）

腹痛 11（寒积 6、未特指 4、蛔虫性 1），胁痛 2，发热 2（高热 1、未特指 1），痹证 2，胸痹 1，胃脘痛 1，关格 1，癥瘕（阳虚饮停）1

按文献病症种类和医案则数多少排序，西医病症系统中，消化系统疾病均居首位（图 10-8）。各系统病症（证）中，医案数位居前列（至少为 5）的病症（证）有：肠梗阻、胆囊炎、便秘、腹泻、肾小球肾炎、腹痛。

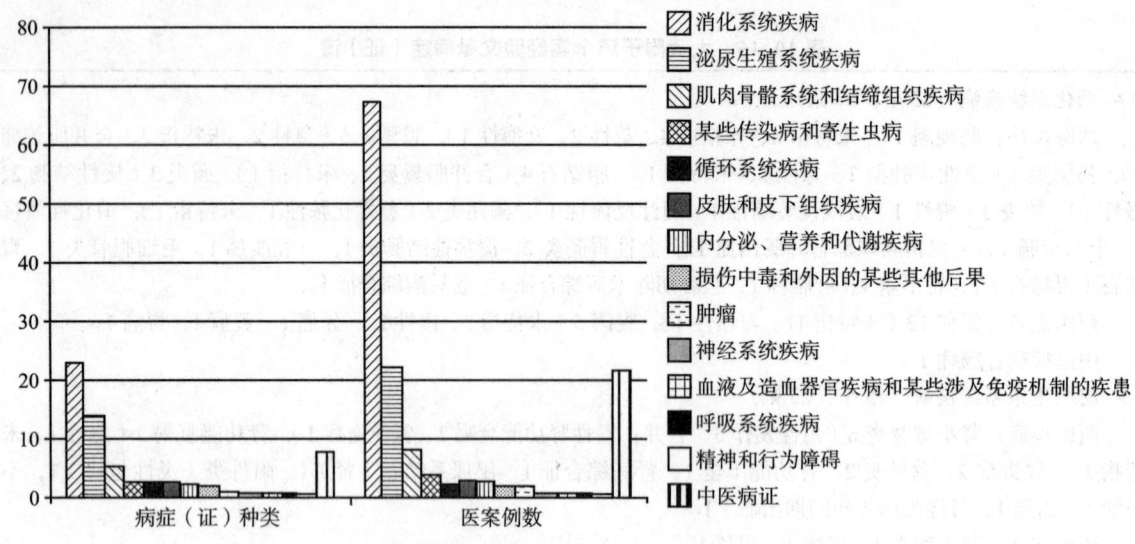

图 10-8　病症（证）种类及医案数量分布图

3. 比较研究

临床研究和个案经验文献比较，两者在文献和病症数量上，消化系统疾病和泌尿生殖系统疾病均居前列，是共有的高频病症系统。在具体病症上，肠梗阻是共有的高频病症。

【证据分级】

临床研究文献证据

截至目前，大黄附子汤及其加减方的临床研究文献证据等级为：B 级 5 篇、C 级 36 篇、D 级 33 篇。详细情况见表 10-16。

表 10-16　临床研究文献证据等级分布情况

证据等级	病症（证）
B 级	胆心综合征、急性重症胰腺炎、糖尿病肾病、术后粘连性肠梗阻
C 级	急性重症胰腺炎、腰椎间盘突出症、牙周炎、慢性肾功能衰竭、盆腔炎（急性）、尿毒症、脑卒中（便秘）、雷诺氏综合征、阑尾周围脓肿、阑尾炎（急性）、急性冠脉综合征（合并高血糖）、胆道结石、溃疡性结肠炎（非特异性、未特指）、便秘、腹内高压、冠心病（心肌梗死）
D 级	肠梗阻、慢性结肠炎、胆绞痛、胆囊炎（急性）、肺炎（小儿合并肠胀气）、腹痛、肝性脑病、急性睾丸炎、甲沟炎、静脉曲张（下肢）、雷诺氏综合征、泌尿系结石（上尿路、肾）、盆腔炎（后遗症）、肾病综合征（合并氮质血症）、慢性肾功能不全、肾功能衰竭（慢性）、糖尿病肾病、腰椎间盘突出症、急性重症胰腺炎、坐骨神经痛、痛经、胁痛

【证据示例】

1. 泌尿生殖系统疾病

（1）慢性肾功能衰竭

C 级证据 18 篇，D 级证据 2 篇。

> 大黄附子汤加味灌肠配合常规治疗对照单纯常规治疗慢性肾功能衰竭在降低尿素氮方面有优势（C）

陈伟平等[1]实施的一项临床随机对照试验，样本量为 40 例。试验组 20 例，对照组 20 例。对照组采用低盐低磷优质低蛋白饮食，休息，治疗原发病，维持水电解质及酸碱平衡，有感染时适当使用抗生素，口服卡托普利 6.25 ～ 25mg，每天 2 ～ 3 次；双嘧达莫 25mg，每日 3 次。试验组在对照组治疗基础上，加中药大黄附子汤保留灌肠。灌肠处方：生大黄 50g、熟附子 15g、牡蛎 30g、崩大碗 30g、枳实 30g。每天 1 剂，加水 300mL 煎，取汁 100mL 保留灌肠。治疗两周后两组比较，BUN 差值加权均数差（WMD）3.30，95%CI（1.21 ～ 5.39），其中 P=0.002，有统计学意义。

> 大黄附子汤加味配合常规治疗对照单纯常规治疗慢性肾功能衰竭在降低尿素氮方面有优势（C）

李雄根等[2]实施的一项临床随机对照试验，样本量为 120 例。试验组 60 例，对照组 60 例。对照组予西医治疗，措施包括适当休息，优质低蛋白饮食，必需氨基酸口服，ACEI 或 ARB，控制感染、血压、血糖（糖尿病患者），调节水电解质及酸碱平衡失调以及改善肾性贫血和肾性骨病等。试验组则在上述治疗方案的基础上，另给予"大黄附子汤"加味治疗。基本方为：大黄 10 ～ 15g，熟附子 15g，牡蛎 30g，蒲公英 15g，栀子 15g，甘草 6g。气短乏力加党参 30g、黄芪 15g；恶心呕吐加淮山药 15g、法半夏 10g、陈皮 6g、砂仁 6g、生姜 5g；水肿甚者重用茯苓 20 ～ 30g，泽泻、车前子（包煎）各 15g；头晕头痛伴高血压病者加钩藤 15g，石决明 30g（先煎）；有瘀血者加川芎 9g、丹参 15g、红花 3g，内服每日 1 剂，分 2 次煎服。两组病例均以治疗 3 个月为一个观察周期。两组比较，尿素氮（BUN）差值加权均数差（WMD）4.40，95%CI（0.68 ～ 8.12），P=0.02，有统计学意义。

2. 消化系统疾病

（1）急性胰腺炎

B 级证据 1 篇，C 级证据 3 篇，D 级证据 1 篇。

> 大黄附子汤灌肠配合常规治疗对照肥皂水灌肠配合常规治疗在降低急性胰腺炎患者二胺氧化酶方面有优势（B）

路小光等[3]实施的一项临床随机对照试验，样本量为 206 例。试验组 105 例，对照组 101 例。两组均予以重症监护、禁食、胃肠减压、补液、镇静解痉、抑制胰腺分泌、营养支持及抗感染等常规治疗。对照组在西医基础治疗的同时用肥皂水 200mL，每日 2 次保留灌肠。试验组在西医基础治疗的同时加用大黄附子汤：附子 9g（先煎），大黄 9g（后下），细辛 3g。常规水煎制成悬浊液 200mL，每日 2 次保留灌肠。两组每次保留灌肠时间至少 15min，均待肠蠕动恢复、大便通畅后停用。两组比较，治疗 7 日后，二胺氧化酶（DAO）差值加权均数差（WMD）−1.49，95%CI（−1.60 ～ −1.38），P < 0.00001，有统计学意义。

（2）肠梗阻

D级证据4篇。

> **大黄附子汤加减配合针刺治疗肠梗阻有一定疗效（D）**

李进龙等[4]实施的一项临床病例观察，样本量为21例。大黄附子汤加味：大黄10g，附子6g，细辛3g，莱菔子12g，大腹皮16g。若热盛者加败酱草、黄芩、栀子；虫积者加槟榔、乌梅、蜀椒、川楝子；血瘀明显者加丹参、元胡、鸡血藤；呕吐频繁者加代赭石、竹茹，必要时胃管灌入。腹胀明显者可用上药煎汤，保留灌肠。全部配合针刺足三里，强刺激，每隔10min提插捻转1次，留针2h，经上述治疗无效者，可转手术治疗。21例患者全部治愈。其中半年后复发3例，再经复诊治疗全部治愈，随访1年以上未再复发，无1例死亡。

【证据荟萃】

※ Ⅱ级

大黄附子汤及其加减方主要治疗泌尿生殖系统疾病和消化系统疾病，如慢性肾功能衰竭、急性胰腺炎等。

※ Ⅲ级

大黄附子汤及其加减方可以用于某些消化系统疾病，如肠梗阻等。

《金匮要略》原文中以本方治疗寒实内结之证。其临床主要表现为一侧胁下或腹部疼痛，大便不通，或伴发热，脉紧弦等。慢性肾功能衰竭、急性胰腺炎、肠梗阻等高频病症在某阶段的病机及临床表现可与之相符。临床研究和个案经验文献均支持泌尿生殖系统疾病和消化系统疾病是其高频率、高级别证据分布的病症系统。慢性肾功能衰竭、急性胰腺炎已有至少2项C级证据；肠梗阻已有2项D级证据。

※ Ⅱ级

大黄附子汤加味灌肠配合常规治疗对照单纯常规治疗慢性肾功能衰竭在降低尿素氮方面有优势。

大黄附子汤加味配合常规治疗对照单纯常规治疗慢性肾功能衰竭在降低尿素氮方面有优势。

大黄附子汤灌肠配合常规治疗对照肥皂水灌肠配合常规治疗在降低急性胰腺炎患者二胺氧化酶方面有优势。

※ Ⅲ级

大黄附子汤加减配合针刺治疗肠梗阻有一定疗效。

【参考文献】

［1］陈伟平，刘笑云，韦继政，等.大黄附子汤灌肠治疗慢性肾功能衰竭20例总结［J］.湖南中医杂志，2005，21（4）：13-14.

［2］李雄根，陈华蓉，贺晓蕾等.中西医结合治疗慢性肾衰竭的疗效观察［J］.中国民康医学，2007，19（7）：586-587.

［3］路小光，战丽彬，康新等.大黄附子汤佐治重症急性胰腺炎患者的临床研究——附206例患者的多中心临

床疗效观察［J］.中国危重病急救医学，2010，22（12）：723-728.

［4］李进龙，王娟.大黄附子汤治疗肠梗阻 21 例［J］.陕西中医，2002，23（12）：1084.

七、大乌头煎

【原文汇要】

腹痛，脉弦而紧，弦则卫气不行，即恶寒，紧则不欲食，邪正相搏，即为寒疝。绕脐痛，若发则白汗出，手足厥冷，其脉沉紧者，大乌头煎主之。（17）

乌头煎方

乌头（大者）五枚（熬，去皮，不㕮咀）

上以水三升，煮取一升，去滓，内蜜二升，煎令水气尽，取二升，强人服七合，弱人服五合。不差，明日更服，不可一日再服。

【原文释义】

大乌头煎主治寒疝。症见腹痛，脉弦而紧，恶寒，不欲食；痛发则绕脐剧痛，冷汗出，手足厥冷，其脉沉紧。治当解散寒凝，辛通气机。方中用乌头大辛大热，大剂一味峻品，深散寒开凝，辛通气机以驱阴寒，直指病机。本方先"以水三升，煮取一升，去滓，内蜜二升，煎令水气尽，取二升"之法，既可监制乌头毒性，又可在胃中缓缓充分发挥药效。

【文献概况】

设置关键词为"乌头煎""乌头煎""大乌頭煎""大乌头煎"，检索并剔重后，得到 70 篇相关文献，其中 CBM、CNKI、VIP、WF 分别为 4 篇、43 篇、9 篇、14 篇。初步分类：临床研究 2 篇（2.9%）、个案经验 4 篇（5.7%）、实验研究 1 篇（1.4%）、理论研究 31 篇（44.3%）、其他篇 32（45.7%）。在个案经验文献中，大乌头煎及其加减方的医案有 7 则。

【文献病谱】

1.临床研究文献

共涉及 2 类病症（证）系统、2 个病症（证）（表 10-17）。

表 10-17　大乌头煎临床研究文献病症（证）谱

➢ 损伤、中毒和外因的某些其他后果（1个、1篇）
　西医疾病：外伤后诸症（膝关节）1。
➢ 中医病证（1个、1篇）
　寒疝 1。

2.个案经验文献

共有 5 类病症（证）系统、7 个病症（证）、7 则医案（表 10-18）。

表 10-18　大乌头煎个案经验文献病症（证）谱

> 循环系统疾病（2个、2则）
  西医疾病：风湿热1，雷诺氏综合征1
> 肌肉骨骼系统和结缔组织（2个、2则）
  西医疾病：类风湿性关节炎1，腰椎间盘突出症1
> 消化系统疾病（1个、1则）
  西医疾病：肠痉挛1
> 内分泌、营养和代谢疾病（1个、1则）
  西医疾病：糖尿病性周围神经病变1
> 中医病证（1个、1则）
  痹证1

按文献病症种类和医案则数多少排序，西医病症系统中，循环系统疾病均居首位（图 10-9）。

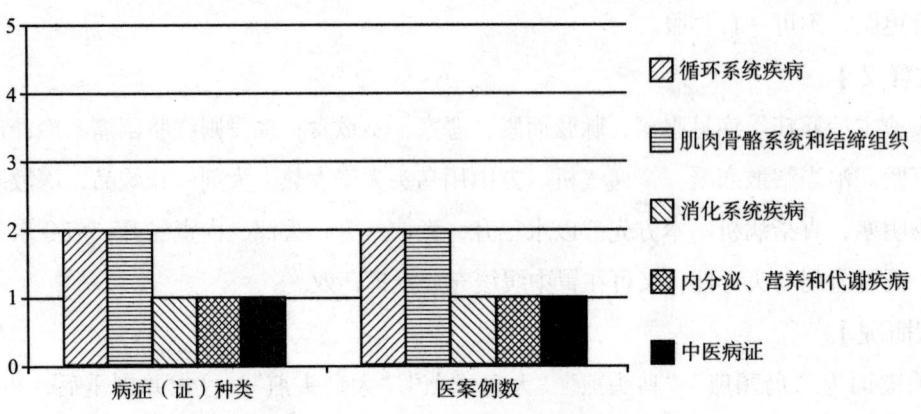

图 10-9　病症（证）种类及医案数量分布图

3. 比较研究

临床研究和个案经验文献比较，两者在文献和病证数量上，中医病证是共有的病证系统。

【证据分级】

临床研究文献证据

截至目前，大乌头煎及其加减方临床研究文献证据等级为：D 级 2 篇。详细情况见表 10-19。

表 10-19　临床研究文献证据等级分布情况

证据等级	病症（证）
D 级	外伤后诸症（膝关节）、寒疝

【证据示例】

1. 中医病证

（1）寒疝

D 级证据 1 篇。

大乌头煎治疗寒疝有一定疗效（D）

孙予杰[1]实施的一项临床病例观察，样本量为 13 例。本组患者均为门诊病人，按 WHO 标准已排除肠梗阻，肠套叠，临床以绕脐痛为主要症状。制川乌 10g，加水 1kg，文火煮 2h，去渣加蜂蜜 300g。结果：治疗 1 次而愈 8 例，治疗 2 次而愈 4 例，治疗 3 次而愈 1 例。有效率为 100%（疗效标准：痊愈：经治疗后临床症状全部消失，查体脐周无硬结，随访 1 个月无复发。显效：自觉症状减轻，脐周有硬结，1 个月内复发。无效：临床症状无改变或加重）。

【证据提要】

大乌头煎及其加减方临床研究证据匮乏，少量证据提示可以治疗膝关节外伤后遗症、寒疝、痹证等。

【参考文献】

[1] 孙予杰.乌头煎治疗寒疝 13 例 [J].河南中医，2006，26（07）：18.

八、当归生姜羊肉汤

【原文汇要】

寒疝腹中痛，及胁痛里急者，当归生姜羊肉汤主之。（18）

产后腹中疠痛，当归生姜羊肉汤主之；并治腹中寒疝，虚劳不足。（4）（《妇人产后病脉证治第二十一》）

当归生姜羊肉汤方

当归三两　生姜五两　羊肉一斤

上三味，以水八升，煮取三升，温服七合，日三服。若寒多者，加生姜成一斤，痛多而呕者，加橘皮二两、白术一两。加生姜者，亦加水五升，煮取三升二合，服之。

【原文释义】

当归生姜羊肉汤主治疝痛因于血虚寒凝；亦可以治疗产后血虚里寒之腹痛。症见腹中痛，胁痛里急。治当养血散寒。方中用当归补血，温通厥阴血行；羊肉乃血肉有情之品，用之鼓舞营卫，填补精血，伍当归以养肝体；用生姜辛通温散，更助振奋中焦温通血行。

【文献概况】

设置关键词为"當歸生薑羊肉湯""当归生姜羊肉汤"，检索并剔重后，得到 646 篇相关文献，其中 CBM、CNKI、VIP、WF 分别为 7 篇、606 篇、26 篇、7 篇。初步分类：临床研究 14 篇（2.2%）、个案经验 21 篇（3.3%）、实验研究 1 篇（0.2%）、理论研究 603 篇（93.3%）、其他 7 篇（1.1%）。在个案经验文献中，当归生姜羊肉汤及其加减方的医案有 31 则。

【文献病谱】

1.临床研究文献

共涉及 7 类病症（证）系统、9 个病症（证）（表 10-20）。

表 10-20 当归生姜羊肉汤临床研究文献病症（证）谱

> **消化系统疾病（2个、2篇）**
> 西医疾病：肠易激综合征1，十二直肠球部溃疡1
> **肌肉骨骼系统和结缔组织疾病（2个、2篇）**
> 西医疾病：类风湿性关节炎1，神经根型颈椎病1
> **妊娠、分娩和产褥期（1个、5篇）**
> 西医疾病：产褥期诸症5（身痛2、巨幼红细胞性贫血2、痛风1）
> **循环系统疾病（1个、2篇）**
> 西医疾病：频发室性过早搏动2
> **某些传染病和寄生虫病（1个、1篇）**
> 西医疾病：慢性迁延型细菌性痢疾1
> **精神和行为障碍（1个、1篇）**
> 西医症状：女性性欲缺失1
> **中医病证（1个、1篇）**
> 不寐1

西医病症系统中，消化系统疾病、肌肉骨骼系统和结缔组织疾病在病症种类上居首位，妊娠、分娩和产褥期在文献数量上居首位（图10-10）。各系统病症中，频数位居前列（至少为3）的病症有：产褥期诸症（身痛）。

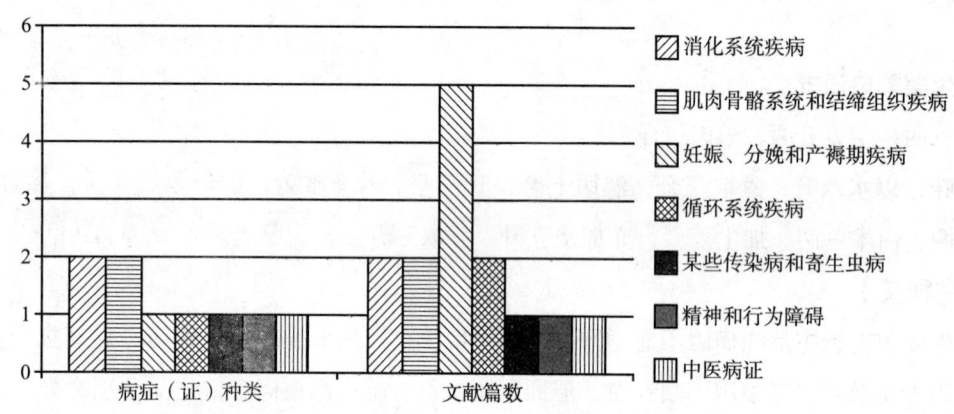

图 10-10 病症（证）种类及文献数量分布图

2. 个案经验文献

共有9类病症（证）系统、22个病症（证）、31则医案（表10-21）。

表 10-21 当归生姜羊肉汤个案经验文献病症（证）谱

> **消化系统疾病（5个、5则）**
> 西医疾病：慢性肠炎1，肠易激综合征1，胃肠功能紊乱（腹膜炎术后）1，消化性溃疡1。
> 西医症状：腹泻1
> **泌尿生殖系统疾病（3个、4则）**
> 西医疾病：月经失调（闭经）2，痛经1
> 中医病证：崩漏1
> **呼吸系统疾病（3个、4则）**
> 西医疾病：哮喘2，感冒1

西医症状；咳嗽 1

➤ **妊娠、分娩和产褥期（2个、7则）**
　　西医疾病：产褥期诸症 6（身痛 3、腹痛 2、头痛 1），妊娠期诸症（感冒）1

➤ **血液及造血器官疾病和某些涉及免疫机制（2个、2则）**
　　西医疾病：血小板减少性紫癜 1，缺铁性吞咽困难 1

➤ **神经系统疾病（2个、2则）**
　　西医疾病：枕大神经痛 1，多发性硬化 1

➤ **循环系统疾病（1个、3则）**
　　西医疾病：心律失常（顽固性室早）3

➤ **某些传染病和寄生虫病（1个、1则）**
　　西医疾病：肺结核（合并胸椎结核）1

➤ **中医病证（3个、3则）**
　　痹证 1，胃脘痛 1，腹痛 1

按文献病症种类和医案则数多少排序，西医病症系统中，消化系统疾病均居首位（图 10-11）。各系统病症中，医案数位居前列（至少为 5）的病症有：产褥期诸症。

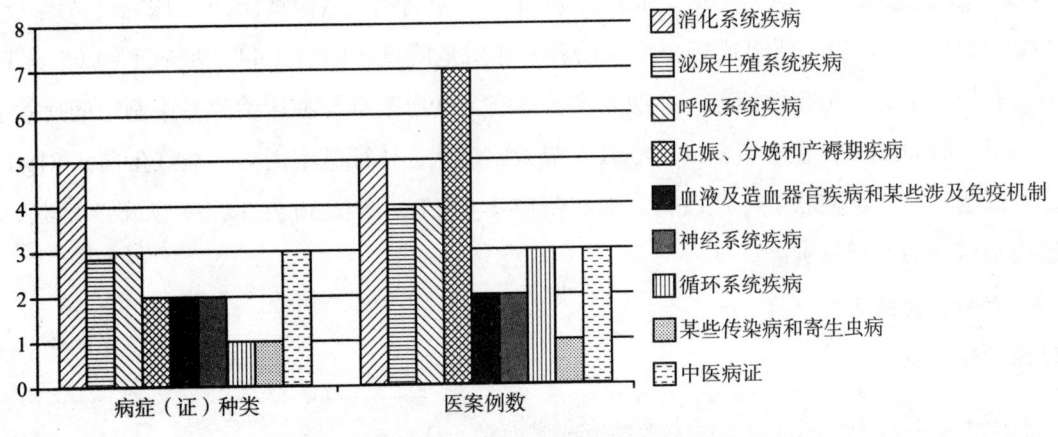

图 10-11 病症（证）种类及医案数量分布图

3. 比较研究

　　临床研究和个案经验文献比较，两者在文献和病症数量上，消化系统疾病和妊娠、分娩和产褥期均居前列，是共有的高频病症系统。在具体病症上，产褥期诸症是共有的高频病症。

【证据分级】

临床研究文献证据

　　截至目前，当归生姜羊肉汤及其人加减方临床研究文献证据等级为：C 级 7 篇、D 级 7 篇。详细情况见表 10-22。

表 10-22 临床研究文献证据等级分布情况

证据等级	病症（证）
C 级	性欲缺失、细菌性痢疾（慢性迁延性）、产褥期诸症（巨幼红细胞性贫血）、消化性溃疡（十二指肠球部）、心律失常（频发室性期前收缩）

证据等级	病症（证）
D 级	颈椎病（神经根型）、类风湿性关节炎、产褥期诸症（身痛）、肠易激综合征、不寐

【证据示例】

1. 妊娠、分娩和产褥期

（1）产褥期巨幼红细胞性贫血

C 级证据 2 篇。

> 当归生姜羊肉汤联合叶酸、维生素 B_{12} 对照单纯叶酸、维生素 B_{12} 治疗产褥期巨幼红细胞性贫血在临床治愈率方面有一定优势（C）

李明州等[1]实施的一项临床随机对照试验，样本量 120 例。其中试验组与对照组各 60 例。对照组：叶酸片 5mg，3 次 / 天，口服，持续 1 个月；维生素 B_{12} 注射剂 200μg，隔日 1 次，肌内注射，共 15 天。重度、极重度贫血患者，可根据情况输全血或红细胞成分血。试验组使用当归生姜羊肉汤：当归 90g，生姜 25g，羊肉 500g。加水 2500mL，煮至肉熟。食肉饮汤，5 天服完，持续 1 个月。两组均以 20 天为 1 疗程。两组比较，临床治愈率相对危险度（RR）1.44，95%CI（1.09～1.89），P=0.01，有统计学意义（疗效标准：参照朱文秀等在《贫血基础与临床治疗》中制定的疗效标准。痊愈：症状、体征消失，血红蛋白＞100g/L。显效：症状、体征基本消失，血红蛋白＞81g/L，增长 30g/L 以上；有效：症状、体征改善，血红蛋白＜81g/L，增长 30g/L 以下；无效：症状、体征无改善，血红蛋白无增长）。

（2）产褥期身痛

D 级证据 2 篇。

> 当归生姜羊肉汤加减治疗产褥期身痛有一定疗效（D）

杨洪安等[2]实施的一项临床随机对照试验，样本量 96 例。治法：用当归 100g，鲜羊肉 600g，黄芪 50g，白芍 30g，桂枝 10g，大枣 100g。先将羊肉切成薄片，与大枣一同入锅，加水 3000mL，煮沸 30 分钟后再加生姜片及用纱布包裹之其他药物，文火煎煮 50～60 分钟。服时可佐少量食盐，分 3 次热服，吃肉喝汤，每日 1 剂。本组经 8～23 天治疗，痊愈 82 例，有效 12 例，无效 2 例，总有效率 97.9%（疗效标准：痊愈：肢体酸痛、麻木、重着等不适感觉完全消失。有效：肢体酸痛、麻木、重着等基本消失，仅在劳累后感觉轻微麻木。无效：服药 10 天后病情无明显改善）。

【证据荟萃】

※ Ⅱ级

当归生姜羊肉汤及其加减方主要用于妊娠、分娩和产褥期，如产褥期巨幼红细胞性贫血等。

※ Ⅲ级

当归生姜羊肉汤及其加减方可以用于妊娠、分娩和产褥期，如产褥期身痛等。

《金匮要略》原文中以本方治疗血虚内寒的寒疝证，其主要临床表现为腹痛引胁肋，伴筋脉拘急等。产褥期巨幼红细胞性贫血、产褥期身痛等高频病症在某阶段的病机及临床表现可与之相符。临床研究和个案经验文献均支持妊娠、分娩和产褥期疾病是其高频率、高级别证据分布的病症系统。产褥期巨幼红细胞性贫血已有 2 项 C 级证据；产褥期身痛已有 2 项 D 级证据。

※ Ⅱ级

当归生姜羊肉汤联合叶酸、维生素 B_{12} 对照单纯叶酸、维生素 B_{12} 治疗产褥期巨幼红细胞性贫血在临床治愈率方面有一定优势。

※ Ⅲ级

当归生姜羊肉汤加减治疗产褥期身痛有一定疗效。

【参考文献】

[1] 李明州，王彩霞. 当归生姜羊肉汤治疗产后巨幼红细胞性贫血 120 例 [J]. 中国实用乡村医生杂志，2007，14（08）：37-38.

[2] 杨洪安，邢秀云，安良毅. 当归生姜羊肉汤加味治疗产后身痛 96 例 [J]. 中国民间疗法，2004，12（02）：30-31.

九、乌头桂枝汤

【原文汇要】

寒疝腹中痛，逆冷，手足不仁，若身疼痛，灸刺诸药不能治，抵当乌头桂枝汤主之。（19）

乌头桂枝汤方

乌头

上一味，以蜜二斤，煎减半，去滓。以桂枝汤五合解之，得一升后，初服二合；不知，即服三合，又不知，复加至五合。其知者，如醉状，得吐者，为中病。

桂枝汤方：

桂枝三两（去皮） 芍药三两 甘草二两（炙） 生姜三两 大枣十二枚

上五味，㕮咀，以水七升，微火煮取三升，去滓。

【原文释义】

乌头桂枝汤主治表证兼寒疝痛"灸刺诸药不能治"者。症见病疝腹中痛，逆冷，手足不仁，身疼痛。治法：双解表里，温阳散寒。方中以大乌头煎起沉寒以缓急痛，桂枝汤和营卫以解表寒。

【文献概况】

设置关键词为"烏頭桂枝湯""乌头桂枝汤"，检索并剔重后，得到 124 篇相关文献，其中 CBM、CNKI、VIP、WF 分别为 4 篇、97 篇、8 篇、15 篇。初步分类：临床研究 9 篇（7.3%）、个案经验 13 篇（10.5%）、实验研究 5 篇（4.0%）、理论研究 81 篇（65.3%）、其他 16 篇（12.9%）。在个案经验文献中，乌头桂枝汤及其加减方的医案有 14 则。

【文献病谱】

1. 临床研究文献

共涉及 5 类病症（证）系统、6 个病症（证）（表 10–23）。

表 10–23　乌头桂枝汤临床研究文献病症（证）谱

➢ **肌肉骨骼系统和结缔组织疾病（2 个、4 篇）**
西医疾病：强直性脊柱炎 2，类风湿性关节炎 2
➢ **循环系统疾病（1 个、1 篇）**
西医疾病：嵌顿性内痔 1
➢ **泌尿生殖系统疾病（1 个、1 篇）**
西医疾病：泌尿系结石（尿道）1
➢ **消化系统疾病（1 个、1 篇）**
西医疾病：慢性结肠炎 1
➢ **中医病证（1 个、2 篇）**
痹证 2（痛 1、未特指 1）

西医病症系统中，肌肉骨骼系统和结缔组织疾病在病症种类与文献数量上均居首位（图 10–12）。

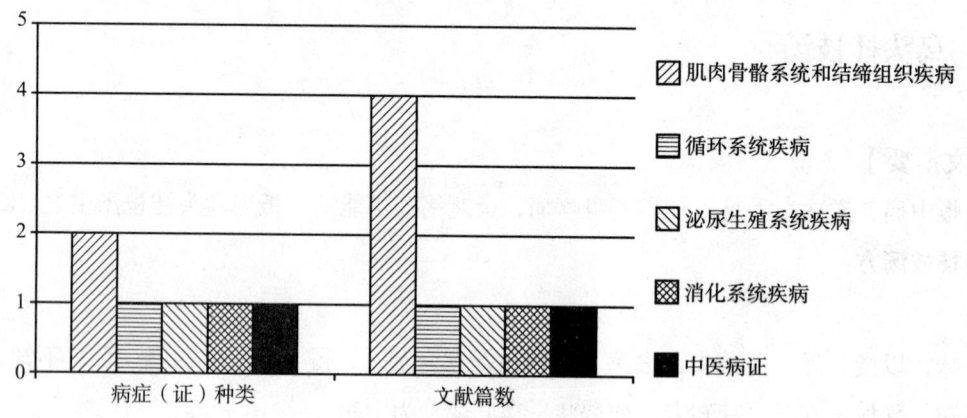

图 10–12　病症（证）种类及文献数量分布图

2. 个案经验文献

共有 5 类病症（证）系统、11 个病症（证）、14 则医案（表 10–24）。

表 10–24　乌头桂枝汤个案经验文献病症（证）谱

➢ **消化系统疾病（3 个、3 则）**
西医疾病：十二指肠球部炎 1，过敏性结肠炎 1，急性腹膜炎 1
➢ **肌肉骨骼系统和结缔组织疾病（3 个、3 则）**
西医疾病：类风湿性关节炎 1，变应性亚败血症 1
西医症状：急性腰痛 1
➢ **泌尿生殖系统疾病（2 个、2 则）**
西医疾病：非淋菌性前列腺炎 1，痛经 1

➤ **循环系统疾病**（1个、1则）
西医疾病：血栓性静脉炎 1
➤ **中医病证**（2个、5则）
寒疝 3，痹证（寒）2

按文献病症种类和医案则数多少排序，西医病症系统中，消化系统疾病与肌肉骨骼系统和结缔组织疾病均居首位（图 10-13）。

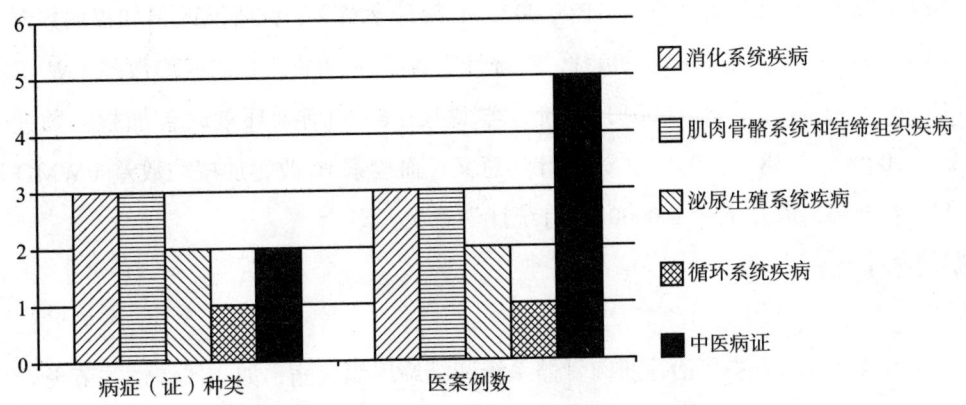

图 10-13 病症（证）种类及医案数量分布图

3. 比较研究

临床研究和个案经验文献比较，两者在文献和病症数量上，肌肉骨骼系统和结缔组织疾病均居前列，是共有的高频病症系统。

【证据分级】

临床研究文献证据

截至目前，乌头桂枝汤及其加减方临床研究文献证据等级为：C 级 1 篇、D 级 8 篇。详细情况见表 10-25。

表 10-25 临床研究文献证据等级分布情况

证据等级	病症（证）
C 级	类风湿性关节炎
D 级	慢性结肠肠炎、泌尿系结石（尿道）、类风湿性关节炎、痔（嵌顿性内痔）、强直性脊柱炎、痹证（痛痹、未特指）

【证据示例】

1. 肌肉骨骼系统和结缔组织疾病

（1）类风湿性关节炎

C 级证据 1 篇，D 级证据 1 篇。

乌头桂枝汤加减对照萘普生治疗类风湿性关节炎在改善血浆血管紧张素Ⅱ、强啡肽等指标方面有一定优势（C）

周丽娜等[1]实施的一项临床随机对照试验，样本量为 109 例。试验组 79 例，对照组 30 例。对照组以常规西药治疗，口服萘普生 0.25 ～ 0.50g，每日 2 次。试验组口服乌头桂枝汤，每日 1 剂，分早晚 2 次服用，乌头桂枝汤：制川乌 9g、桂枝 12g、白芍 12g、炙甘草 6g、红枣 10g、生姜 6g。水煎服。两组均以 1 个月为 1 疗程。两者比较，血浆血管紧张素Ⅱ改善加权均数差（WMD）-20.80，95%CI（-35.92 ～ 5.68），$P=0.007$，有统计学意义；强啡肽改善加权均数差（WMD）9.30，95%CI（5.97 ～ 12.63），$P < 0.00001$，有统计学意义；P 物质改善加权均数差（WMD）-9.50，95%CI（-13.96 ～ -5.04），$P < 0.0001$，有统计学意义；6- 酮前列环素改善加权均数差（WMD）0.20，95%CI（-0.98 ～ 1.38），$P=0.074$，无统计学意义；血栓素 B_2 改善加权均数差（WMD）-43.40，95%CI（-53.24 ～ -33.56），$P < 0.00001$，有统计学意义。

【证据荟萃】

※ Ⅲ级

乌头桂枝汤及其加减方主要治疗肌肉骨骼系统和结缔组织疾病，如类风湿性关节炎。

《金匮要略》原文中以本方治疗表证兼寒疝痛"炙刺诸药不能治"者。临床表现为寒疝腹中痛，逆冷，手足不仁，身疼痛等。高频病症类风湿性关节炎在某阶段的病机及临床表现可与之相符。临床研究和个案经验文献均支持肌肉骨骼系统和结缔组织疾病是其高频率、高级别证据分布的病症系统。类风湿性关节炎已有 1 项 C 级证据，1 项 D 级证据。

※ Ⅲ级

乌头桂枝汤加减对照萘普生治疗类风湿性关节炎在改善血浆血管紧张素Ⅱ、强啡肽等指标方面有一定优势。

【参考文献】

[1] 周丽娜，黄敏珠 . 乌头桂枝汤对类风湿性关节炎镇痛机制的研究 [J]. 中国药业，2000，9（6）：11-12.

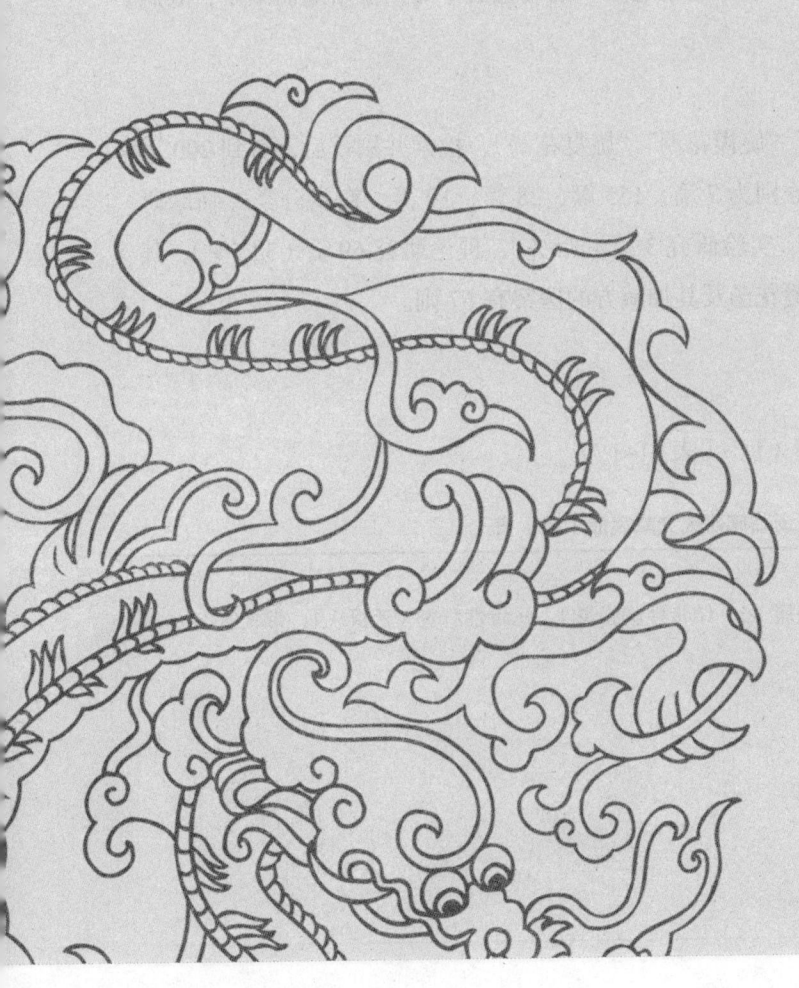

第十一章

五脏风寒积聚病方

一、旋覆花汤

【原文汇要】

肝着，其人常欲蹈其胸上，先未苦时，但欲饮热，旋覆花汤主之。（7）

寸口脉弦而大，弦则为减，大则为芤，减则为寒，芤则为虚，寒虚相搏，此名曰革，妇人则半产漏下，旋覆花汤主之。（11）

旋覆花汤方

旋覆花三两　葱十四茎　新绛少许

上三味，以水三升，煮取一升，顿服之。

【原文释义】

旋覆花汤主治肝着；亦治妇人肝郁气滞血瘀之漏下。症见如胸胁痞闷不舒，甚或胀痛、刺痛，常欲蹈（揉按、捶打）其胸上，先未苦时，但欲饮热，漏下不止等。治当行气活血，通阳散结。方中用旋覆花取其下气而善通肝络；用新绛（即茜草汁新染之帛，色红，而名之，今用茜草代之），活血化瘀；用葱茎辛通阳气，以助散结。本方通阳通络通瘀，阳气通而不滞，血络通而不瘀，故病得愈。

【文献概况】

设置关键词为"旋覆花湯""旋覆花汤""旋複花湯""旋复花汤"，检索并剔重后，得到200篇相关文献，其中CBM、CNKI、VIP、WF分别为7篇、155篇、28篇、10篇。初步分类：临床研究18篇（9.0%）、个案经验35篇（17.5%）、实验研究3篇（1.5%）、理论研究69篇（34.5%）、其他75篇（37.5%）。在个案经验文献中，旋覆花汤及其加减方的医案有67则。

【文献病谱】

1.临床研究文献

共涉及8类病症（证）系统、16个病症（证）（表11-1）。

表11-1　旋覆花汤临床研究文献病症（证）谱

> **某些传染病和寄生虫病**（5个、5篇）
　西医疾病：百日咳1，带状疱疹后遗症（神经痛）1，结核性胸膜炎1，病毒性肝炎（乙肝）1，带状疱疹
> **消化系统疾病**（3个、4篇）
　西医疾病：胆道术后综合征（胆囊术后）2
　西医症状：呕吐1，胃痛1
> **呼吸系统疾病**（2个、2篇）
　西医疾病：咽炎1
　西医症状：咳嗽1
> **神经系统疾病**（1个、2篇）
　西医疾病：肋间神经痛2

> **肌肉骨骼系统和结缔组织疾病**（1个、1篇）
  西医疾病：胸椎小关节紊乱（伴腹胀）1
> **损伤、中毒和外因的某些其他后果**（1个、1篇）
  西医疾病：外伤后诸症（咳嗽）1
> **循环系统疾病**（1个、1篇）
  西医疾病：冠心病（心绞痛）1
> **中医病证**（2个、2篇）
  肝郁脾虚证1，痰饮病（悬饮）1

西医病症系统中，某些传染病和寄生虫病在病症种类与文献数量上均居首位（图11-1）。各系统病症中，频数位居前列（至少为2）的病症有：胆道术后综合征（胆囊术后）、肋间神经痛。

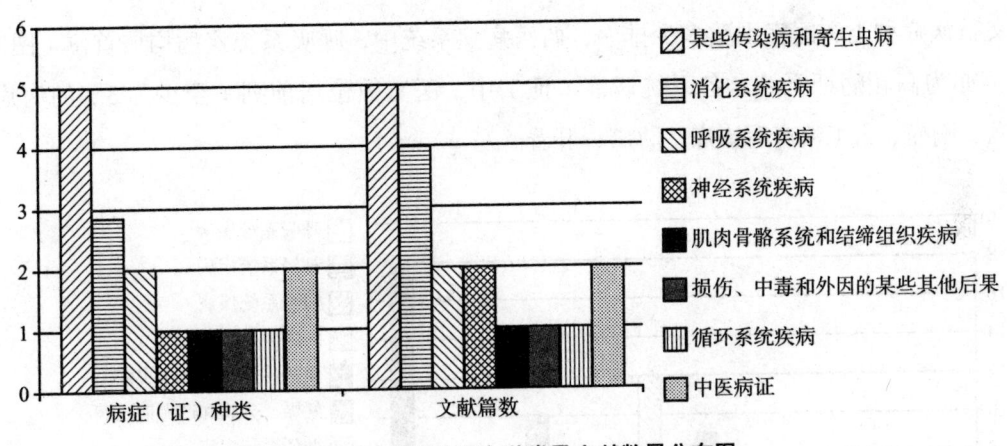

图11-1 病症（证）种类及文献数量分布图

2.个案经验文献

共有12类病症（证）系统、40个病症（证）、67则医案（表11-2）。

表11-2 旋覆花汤个案经验文献病症（证）谱

> **呼吸系统疾病**（7个、12则）
  西医疾病：肺炎2（机化性1、未特指1），肺间质纤维化1，慢性支气管炎1，支气管扩张（伴咯血）1
  西医症状：咳嗽3，胸痛3（未特指2、顽固性1），胸腔积液1
> **神经系统疾病**（4个、6则）
  西医疾病：植物神经功能紊乱2，肋间神经痛2，面神经麻痹1，偏头痛1
> **消化系统疾病**（4个、4则）
  西医疾病：肝硬化（伴腹水）1，肝炎后遗症1
  西医症状：呕血1，胃痛1
> **泌尿生殖系统疾病**（3个、4则）
  西医疾病：宫内残留物1
  中医疾病：崩漏2，经行诸症（呕吐）1
> **某些传染病和寄生虫病**（3个、3则）
  西医疾病：病毒性肝炎（甲肝后胁痛）1，华支睾吸虫病后肝瘀血1，结核性自发性气胸1
> **妊娠、分娩和产褥期疾病**（2个、10则）
  西医疾病：人工流产后诸症9（崩漏8、药物流产后宫内残留物1），产褥期诸症（恶露不尽）1

续表

> **循环系统疾病（2个、4则）**
  西医疾病：冠心病 3（顽固性心绞痛 2、心绞痛 1），心律失常（窦性心动过缓）1
> **肿瘤（2个、2则）**
  西医疾病：食道癌 1，胃癌 1
> **肌肉骨骼系统和结缔组织病（2个、2则）**
  西医疾病：肩关节周围炎 1，坐骨神经痛 1
> **损伤、中毒和外因的某些其他后果（1个、1则）**
  西医疾病：胸部损伤（挤压伤）1
> **眼和附器疾病（1个、1则）**
  西医疾病：粘连性角膜炎 1
> **中医病证（9个、18则）**
  胁痛 6，肝着 4，胃脘痛 2，心悸 1，胸痹 1，胸闷 1，噎膈 1，头痛 1，腹痛（小腹）1

按文献病症种类和医案则数多少排序，西医病症系统中，呼吸系统疾病均居首位（图 11-2）。中医病证亦为高频病证系统。各系统病症（证）中，医案数位居前列（至少为 3）的病症（证）有：咳嗽、胸痛、人工流产后诸症、胁痛、肝着。

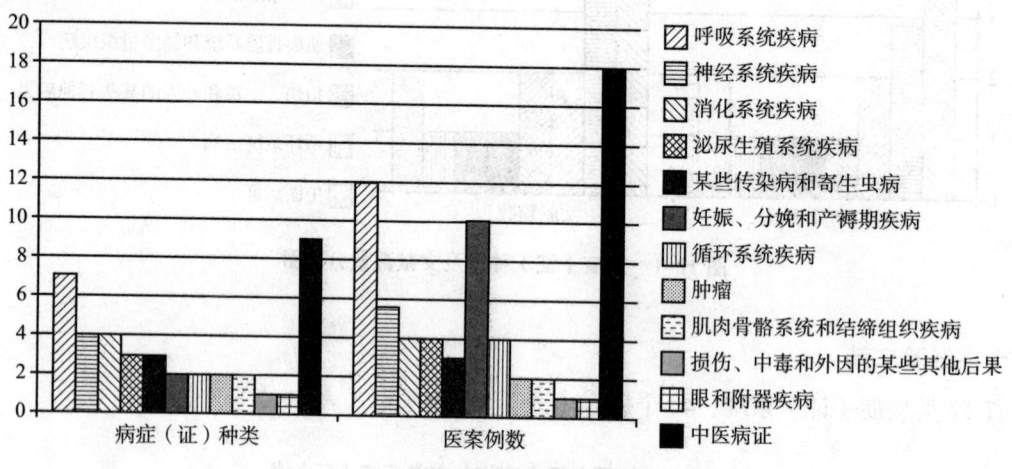

图 11-2　病症（证）种类及医案数量分布图

3. 比较研究

临床研究和个案经验文献比较，两者在文献和病证数量上，中医病证是共有的高频病证系统。

【证据分级】

临床研究文献证据

截至目前，旋覆花汤及其加减方临床研究文献证据等级为：C 级 9 篇、D 级 9 篇。详细情况见表 11-3。

表 11-3　临床研究文献证据等级分布情况

证据等级	病症（证）
C 级	百日咳、带状疱疹、肝郁脾虚证、肋间神经痛、呕吐、痰饮病（悬饮）、胃痛、胸椎小关节紊乱（伴腹胀）、胆道术后综合征（胆囊术后综合征）

证据等级	病症（证）
D级	病毒性肝炎（乙肝）、带状疱疹后遗症（神经痛）、冠心病（心绞痛）、结核性胸膜炎、咳嗽、肋间神经痛、外伤后诸症（咳嗽）、咽炎、胆道术后综合征（胆囊术后综合征）

【证据示例】

1. 神经系统疾病

（1）肋间神经痛

C级证据1篇，D级证据1篇。

> 旋覆花汤加味联合芬必得、维生素B_1对照芬必得、维生素B_1在临床总有效率方面尚未有明显优势。（C）

陈维琴[1]实施的一项临床随机对照试验，样本量为60例。试验组40例，对照组20例。对照组口服芬必得，早晚各1粒；维生素B_1 10mg，口服，3次/日。试验组在对照组基础上加用中药旋覆花汤加味：旋覆花（包煎）、茜草、葱白、威灵仙、瓜蒌各15g，延胡索、赤芍各12g，桂枝、薤白各10g。每日1剂，水煎分早晚2次口服。随症加减：胸部疼痛者加郁金、川芎各10g；胁部疼痛者加柴胡、香附、青皮各10g；伴有咳嗽者加橘络、枳壳各10g；因带状疱疹引发者加金银花、紫花地丁、蒲公英各20g；兼有气血亏虚者加当归、黄芪各12g。两组疗程均10天。两组比较，临床总有效率相对危险度（RR）1.30，95%CI（1.00～1.68），P=0.05，无统计学意义（疗效标准：显效：临床症状完全消失，相应皮肤区感觉正常，相应肋骨边缘无压痛。有效：临床症状基本消失，相应皮肤区感觉敏感程度明显下降及肋骨边缘压痛明显减轻。无效：服药1个疗程后病情无缓解）。

【证据荟萃】

※ Ⅲ级

旋覆花汤及其加减方可以治疗神经系统疾病，如肋间神经痛等。

《金匮要略》原文中以本方治疗肝着与妇人肝郁气滞血瘀之漏下。临床表现为胸胁痞闷不舒，甚或胀痛、刺痛，常欲蹈（揉按、捶打）其胸上，先未苦时，但欲饮热，漏下不止等。高频病症肋间神经痛在某阶段的病机及主要临床表现可与之相符。临床研究支持神经系统疾病是其高级别证据分布的病症系统。肋间神经痛已有1项C级证据。

※ Ⅲ级

旋覆花汤加味联合芬必得、维生素B_1对照芬必得、维生素B_1在临床总有效率方面尚未有明显优势。

【参考文献】

[1]陈维琴.中西医结合治疗肋间神经痛40例[J].湖北中医杂志，2001，23（2）：21.

二、甘草干姜茯苓白术汤

【原文汇要】

肾着之病，其人身体重，腰中冷，如坐水中，形如水状，反不渴，小便自利，饮食如故，病属下焦。身劳汗出，衣一作表里冷湿，久久得之，腰以下冷痛，腹重如带五千钱，甘姜苓术汤主之。（16）

甘草干姜茯苓白术汤方

甘草　白术各二两　干姜　茯苓各四两

上四味，以水五升，煮取三升，分温三服，腰中即温。

【原文释义】

甘姜苓术汤主治肾着。症见病人身体重，腰中冷，如坐水中，形如水状，腰以下冷痛，腹重如带五千钱，不渴，小便自利。本证虽病寒湿着于腰部（肾之府），是因"衣里冷湿"长期消耗脾阳"久久得之"，治当振奋脾阳，散寒逐湿。方中重用干姜振奋中阳；茯苓、白术健脾渗湿；甘草补中益气。干姜伍甘草则温中散寒，伍白术可强健脾阳以散寒逐湿，白术伍甘草则补益脾气，伍茯苓可强健脾运以渗利痹着之水湿。药后脾阳得振，寒湿得逐，故"腰中即温"。

【文献概况】

设置关键词为"甘草幹薑茯苓白術湯""甘草干姜茯苓白术汤""甘薑苓術湯""甘姜苓术汤""腎著湯""肾着汤"，检索并剔重后，得到198篇相关文献，其中 CBM、CNKI、VIP、WF 分别为66篇、89篇、14篇、29篇。初步分类：临床研究35篇（17.7%）、个案经验85篇（42.9%）、实验研究4篇（2.0%）、理论研究55篇（27.8%）、其他19篇（9.6%）。在个案经验文献中，甘草干姜茯苓白术汤及其加减方的医案有125则。

【文献病谱】

1. 临床研究文献

共涉及4类病症（证）系统、17个病症（证）（表11-4）。

表11-4　甘草干姜茯苓白术汤临床研究文献病症（证）谱

➤ **肌肉骨骼系统和结缔组织疾病（7个、24篇）**

西医疾病：腰椎间盘突出症8，腰肌劳损2（慢性1、未特指1），腰椎横突综合征（第三腰椎）1，腰肌腱炎1，痛风性关节炎1，骨性关节炎1

西医症状：腰痛10

➤ **泌尿生殖系统疾病（7个、8篇）**

西医疾病：泌尿系结石2，不育症1，慢性肾盂肾炎1，慢性盆腔炎1，慢性盆腔疼痛综合征1，痛经1

西医症状：尿频1

➤ **消化系统疾病（2个、2篇）**

西医疾病：胃炎1

西医症状：慢性腹泻1

➤ **中医病证（1个、1篇）**

水肿（特发性）1

西医病症系统中，肌肉骨骼系统和结缔组织疾病在病症种类与文献数量上均居首位（图 11-3）。各系统病症中，频数位居前列（至少为 3）的病症有：腰椎间盘突出症、腰痛。

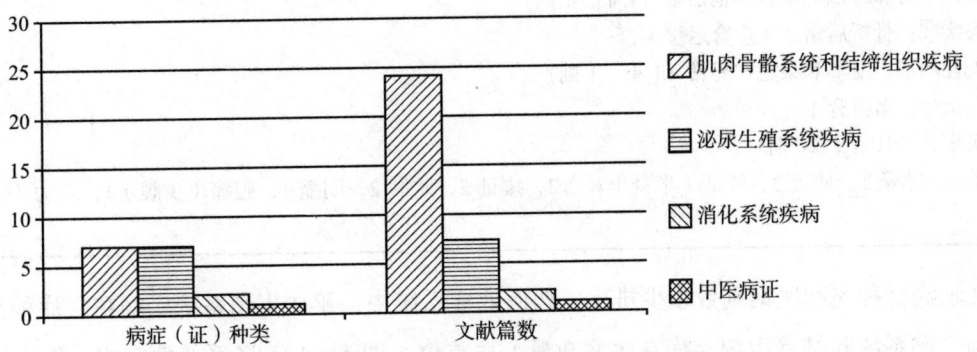

图 11-3　病症（证）种类及文献数量分布图

2. 个案经验文献

共有 13 类病症（证）系统、52 个病症（证）、125 则医案（表 11-5）。

表 11-5　甘草干姜茯苓白术汤个案经验文献病症（证）谱

> **泌尿生殖系统疾病（13 个、20 则）**
> 　　西医疾病：泌尿系感染 2，慢性前列腺炎 2，慢性盆腔炎 1，不育症（精液不液化）1，输尿管结石术后遗症 1，前列腺增生 1，痛经（伴白带异常）1
> 　　西医症状：白带异常 5，闭经 1，会阴痛 1，遗尿 1
> 　　中医疾病：遗精 2，崩漏 1
> **肌肉骨骼系统和结缔组织疾病（10 个、49 则）**
> 　　西医疾病：腰椎间盘突出症 3，腰肌劳损 2，肩部劳损（陈旧性）1，骨质增生（腰椎）1，跟腱劳损 1，风湿性多肌痛 1，背肌劳损 1，坐骨神经痛 1
> 　　西医症状：腰痛 36（未特指 34、顽固性腰腿痛 1、腰腿痛 1）
> 　　中医疾病：鹤膝风 2
> **消化系统疾病（5 个、13 则）**
> 　　西医疾病：胃肠功能紊乱 3，肠炎 2（慢性 1、结肠 1），慢性胃炎 1，脱肛 1
> 　　西医症状：腹泻 6
> **呼吸系统疾病（3 个、3 则）**
> 　　西医疾病：支气管炎（慢性合并肺感染）1，支气管肺炎 1，哮喘 1
> **神经系统疾病（3 个、3 则）**
> 　　西医疾病：臀上皮神经炎 1，不安腿综合征 1
> 　　西医症状：感觉异常（腹部下坠感）1
> **循环系统疾病（2 个、10 则）**
> 　　西医疾病：血栓性静脉炎 9，风湿性关节炎 1
> **妊娠、分娩和产褥期（1 个、2 则）**
> 　　西医疾病：妊娠期诸症（羊水过多）2
> **耳和乳突疾病（1 个、1 则）**
> 　　西医疾病：耳源性眩晕 1
> **某些传染病和寄生虫病（1 个、1 则）**
> 　　西医疾病：带状疱疹 1

续表

> **皮肤和皮下组织疾病（1个、1则）**
> 西医疾病：慢性湿疹 1
> **损伤、中毒和外因的某些其他后果（1个、1则）**
> 西医疾病：骨折后诸症（愈合迟缓）1
> **先天性畸形、变形和染色体异常（1个、1则）**
> 西医疾病：多囊肾 1
> **中医病证（10个、20则）**
> 肾着 4，眩晕 3，痹证 3，汗证（半身出汗）2，痿证 2，水肿 2，阴缩 1，腹痛（少腹）1，乏力（下肢）1，足冷 1

按文献病症种类和医案则数多少排序，西医病症系统中，泌尿生殖系统疾病在病症种类上居首位，肌肉骨骼系统和结缔组织疾病在医案数量上居首位（图 11-4）。各系统病症中，医案数位居前列（至少为 5）的病症有：白带异常、腰痛、腹泻、血栓性静脉炎。

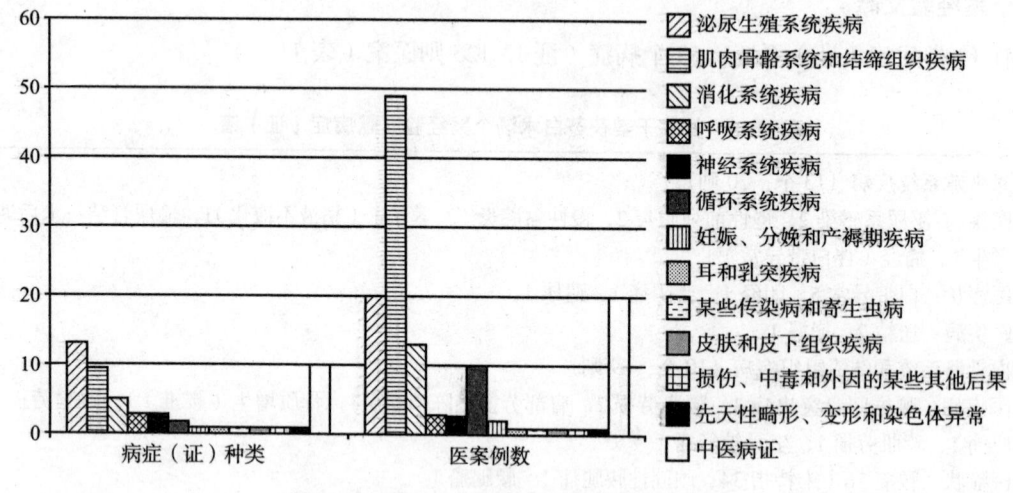

图 11-4 病症（证）种类及医案数量分布图

3. 比较研究

临床研究和个案经验文献比较，两者在文献和病症数量上，肌肉骨骼系统和结缔组织疾病均居前列，是共有的高频病症系统。在具体病症上，腰痛是共有的高频病症。

【证据分级】

临床研究文献证据

截至目前，甘草干姜茯苓白术汤及其加减方临床研究文献证据等级为：B 级 1 篇、C 级 9 篇、D 级 25 篇。详细情况见表 11-6。

表 11-6 临床研究文献证据等级分布情况

证据等级	病症（证）
B 级	腰椎间盘突出症
C 级	腰椎间盘突出症、腰痛、腰肌劳损（慢性）、痛风性关节炎、肾盂肾炎（慢性）、尿频、腹泻（慢性）

续表

证据等级	病症（证）
D级	腰椎间盘突出症、腰椎横突综合征（第三腰椎）、腰痛、腰肌劳损、腰肌腱炎、胃炎、痛经、水肿（特发性）、盆腔炎（慢性）、盆腔疼痛综合征（慢性）、泌尿系结石、骨性关节炎、不育症

【证据示例】

1.肌肉骨骼系统和结缔组织疾病

（1）腰椎间盘突出症

B级证据1篇，C级证据3篇，D级证据4篇。

> 肾着汤加味联合白花蛇散加减同时配合推拿治疗对照单纯推拿治疗腰椎间盘突出症在临床显愈率方面有优势（B）

王宇澄等[1]实施的一项临床随机对照试验，样本量为105例。试验组55例，对照组50例。对照组采用推拿治疗，试验组在推拿治疗的基础上内服加味肾着汤合白花蛇散加减。加味肾着汤：茯苓24g、白术15g、甘草9g、干姜6g、当归18g、川断12g、丹参12g、土鳖虫9g、制乳香3g、杜仲9g、木瓜9g、骨碎补12g、红花9g、桃仁9g、牛膝12g、制没药3g。水煎两遍，取药汁500mL。舌苔黄腻者，去干姜加佩兰15g、砂仁9g、黄连9g；肢体寒凉者，加制附子6g。白花蛇散：金钱白花蛇1条，蜈蚣3只（去头、足）。将二药焙黄，研成细末，用药汁冲化，早晚分服。两组比较，临床显愈率相对危险度（RR）1.55，95%CI（1.12～2.15），P=0.008，有统计学意义（疗效标准：参照国家中医药管理局1994年6月发布的《中医病症诊断疗效标准》结合临床实际制订。治愈：临床症状和阳性体征消失，基本无不适感觉，能恢复正常工作。显效：临床症状和阳性体征基本消失，能坚持原工作，但久坐、久立、远行后觉腰腿部酸痛沉重，休息后可恢复。好转：自觉症状减轻，阳性体征部分存在，日常生活无大碍，但不能坚持8h工作。无效：临床症状和阳性体征无明显改善）。

（2）腰痛

C级证据1篇，D级证据9篇。

> 肾着汤加减配合热敷对照单纯热敷治疗腰痛在临床总有效率方面有一定疗效优势（C）

黄晓锐等[2]实施的一项半随机临床对照试验，样本量为60例。试验组、对照组各30例。试验组口服肾着汤配合中药穴位热敷的方法治疗。肾着汤：甘草8g，干姜15g，茯苓30g，炒白术30g。加减：如湿邪偏盛，腰痛以重痛为主者加苍术15g、薏苡仁30g；寒邪偏盛，腰痛以冷痛为主者加制附子12g（先煎半小时）、细辛3g；如寒凝瘀血，腰痛以刺痛为主者，加红花10g、桃仁10g。以上水煎服，每日1剂，7剂为1个疗程。中药穴位热敷处方：制川乌10g，制草乌10g，附片12g，细辛6g，独活30g，牛膝15g，川芎20g，当归15g。上方共研粉，用酒拌装布袋，蒸热敷于患者腰部附近的经穴（肾俞、命门、腰阳关）及痛点和压痛点，每次15～20min，以患者耐受为度，每日 1 次，7 次为 1 个疗程。2 个疗程后统计其疗效。对照组只采用单纯中药穴位热敷法。处方、操作及疗程同试验组。两组比较，临床显愈率相对危险度（RR）1.53，95%CI（1.15～2.02），P=0.003，有统计学意义（疗效标准：参照《中医病症诊断疗效标准》拟定。治愈：腰痛症状消失，腰部活动自如，恢复正常劳动生活。有效：腰痛症状明显减轻，腰部活动功能基本恢复。无效：腰痛症状前后无明显改变）。

【证据荟萃】

※ Ⅱ级

甘草干姜茯苓白术汤及其加减方主要治疗肌肉骨骼系统和结缔组织疾病，如腰椎间盘突出症等。

※ Ⅲ级

甘草干姜茯苓白术汤及其加减方可以治疗肌肉骨骼系统和结缔组织疾病，如腰痛等。

《金匮要略》原文中以本方治疗阳气痹阻，寒湿着于腰部之肾着，其临床表现为腰及腰下冷痛，身体沉重，口不渴等。腰椎间盘突出症、腰痛等高频病症在某阶段的病机及临床表现可与之相符。临床研究和个案经验文献均支持肌肉骨骼系统和结缔组织疾病是其高频率、高级别证据分布的病症系统。腰椎间盘突出症已有一项 B 级证据，3 项 C 级证据；腰痛已有 1 项 C 级证据，至少 2 项 D 级证据。

※ Ⅱ级

肾着汤加味联合白花蛇散加减同时配合推拿治疗对照单纯推拿治疗腰椎间盘突出症在临床显愈率方面有优势。

※ Ⅲ级

肾着汤加减配合热敷对照单纯热敷治疗腰痛在临床总有效率方面有一定疗效优势。

【参考文献】

［1］王宇澄，肖弋.加味肾着汤合白花蛇散在推拿治疗腰椎间盘突出症中对根性疼痛的作用［J］.中草药，2005，36（7）：1057-1058.

［2］黄晓锐，黄燕玲，陈鹏典.肾着汤配合中药穴位热敷治疗寒湿腰痛的疗效观察［J］.中国现代医生，2012，50（12）：84-85.

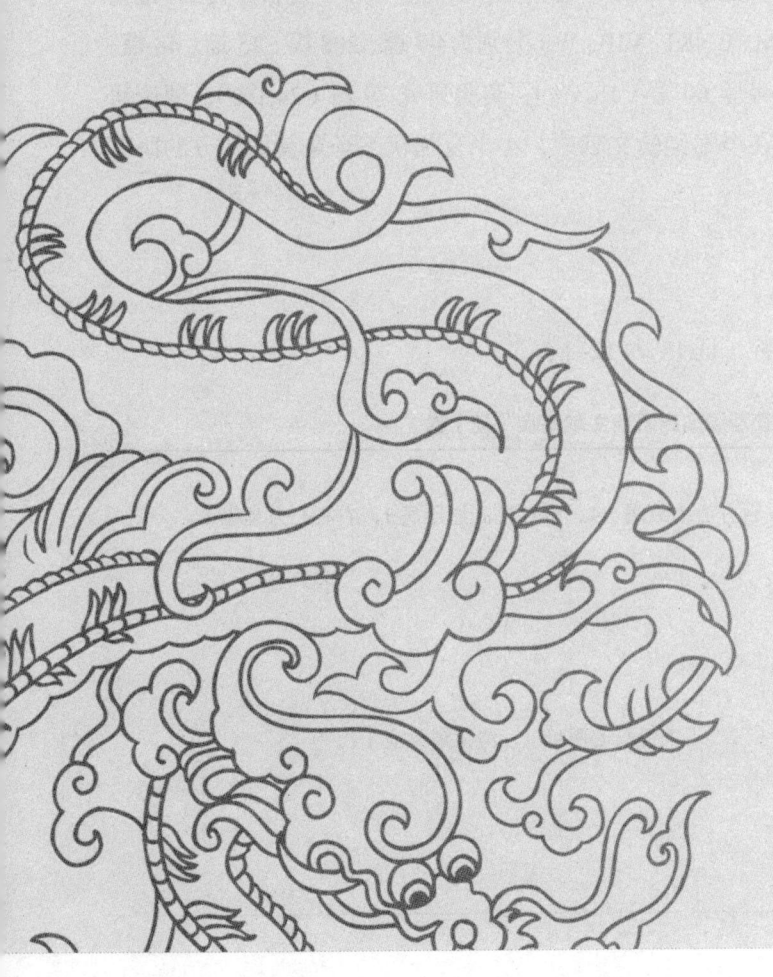

第十二章

痰饮咳嗽病方

一、小半夏加茯苓汤

【原文汇要】

卒呕吐，心下痞，膈间有水，眩悸者，小半夏加茯苓汤主之。（30）

先渴后呕，为水停心下，此属饮家，小半夏加茯苓汤主之。（41）

小半夏加茯苓汤方

半夏一升　生姜半斤　茯苓三两（一法四两）

上三味，以水七升，煮取一升五合，分温再服。

【原文释义】

小半夏加茯苓汤主治膈间有水。症见"先渴后呕"，心下痞，头目昏眩，心悸；治当蠲饮降逆，宁心。方中用小半夏汤辛通心下气机，蠲除饮邪，降逆止呕；加茯苓利水宁心，水去则心下气机调畅，渴呕自止。

【文献概况】

设置关键词为"小半夏加茯苓汤""小半夏加茯苓湯""小半夏茯苓汤""小半夏茯苓湯"，检索并剔重后，得到 328 篇相关文献，其中 CBM、CNKI、VIP、WF 分别为 47 篇、208 篇、25 篇、48 篇。初步分类：临床研究 39 篇（11.9%）、个案经验 60 篇（18.3%）、实验研究 79 篇（24.1%）、理论研究 103 篇（31.4%）、其他 47 篇（14.3%）。在个案经验文献中，小半夏加茯苓汤及其加减方的医案有 92 则。

【文献病谱】

1. 临床研究文献

共涉及 10 类病症（证）系统、15 个病症（证）（表 12-1）。

表 12-1　小半夏加茯苓汤临床研究文献病症（证）谱

> **循环系统疾病（4 个、6 篇）**
> 西医疾病：病毒性心肌炎 3，肺源性心脏病（合并心力衰竭）1，临界性高血压病 1，右心心力衰竭 1
> **耳和乳突疾病（2 个、3 篇）**
> 西医疾病：美尼尔氏综合征 2，前庭神经元炎 1
> **消化系统疾病（2 个、2 篇）**
> 西医疾病：十二指肠淤积 1，反流性食管炎 1
> **肿瘤（1 个、9 篇）**
> 西医疾病：化疗后不良反应 9（呕吐 5、未特指 2、迟发性恶心呕吐 1、消化道反应 1）
> **妊娠、分娩和产褥期疾病（1 个、7 篇）**
> 西医疾病：妊娠期诸症（恶阻）7
> **泌尿生殖系统疾病（1 个、3 篇）**
> 西医疾病：肾功能衰竭 3（慢性 2、急性 1）

➢ **呼吸系统疾病**（1个、1篇）
　　西医症状：咳嗽（夜间阵发性）1
➢ **某些传染病和寄生虫病**（1个、1篇）
　　西医疾病：艾滋病 HAART 疗法后诸症（消化道反应）1
➢ **肌肉骨骼系统和结缔组织疾病**（1个、1篇）
　　西医疾病：颈椎病（颈性眩晕）1
➢ **中医病证**（1个、6篇）
　　眩晕 6

西医病症系统中，循环系统疾病在病症种类上居首位，肿瘤在文献数量上居首位（图 12-1）。各系统病症（证）中，频数位居前列（至少为 3）的病症（证）有：病毒性心肌炎、化疗后不良反应、妊娠期诸症（恶阻）、肾功能衰竭、眩晕。

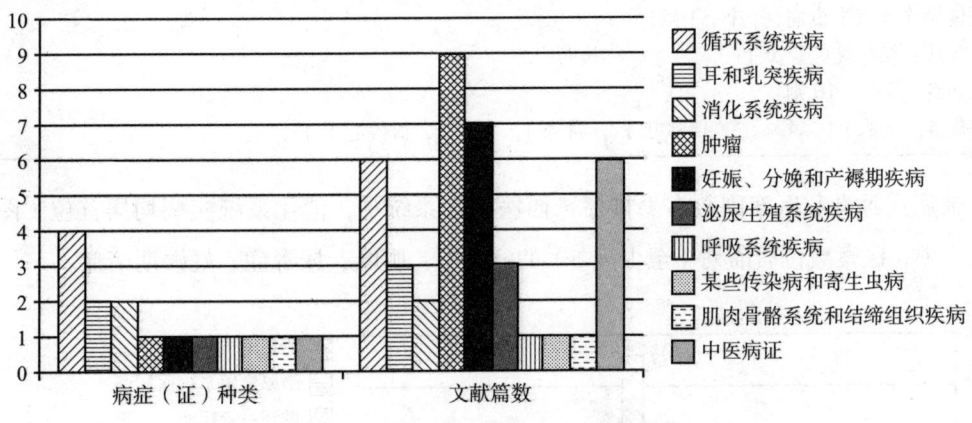

图 12-1 病症（证）种类及文献数量分布图

2. 个案经验文献

共有 12 类病症（证）系统、40 个病症（证）、92 则医案（表 12-2）。

表 12-2 小半夏加茯苓汤个案经验文献病症（证）谱

➢ **消化系统疾病**（13个、38则）
　　西医疾病：消化性溃疡 3（十二指肠溃疡发作期呕吐 1、胃窦部 1、未特指 1），胃炎 2（慢性表浅性 1、胆汁反流性 1），肠梗阻（伴粘连）1，倾倒综合征 1，十二指肠淤积 1，胃肠功能紊乱（合并表浅性胃炎）1，胃肠炎（急性）1，胃下垂 1，胃粘膜脱垂 1，幽门梗阻 1
　　西医症状：呕吐 22（未特指 14、术后 4、神经性 2、顽固性 1、小儿伤食 1），膈肌痉挛 2（顽固性 1、未特指 1），腹泻 1
➢ **泌尿生殖系统疾病**（5个、15则）
　　西医疾病：尿毒症 9，习惯性流产 2，肾功能衰竭 2（慢性 1、慢性氮质血症期 1），慢性肾功能不全 1
　　中医疾病：阴吹 1
➢ **循环系统疾病**（5个、7则）
　　西医疾病：高血压病 3（伴眩晕 2、心衰合并肾功能不全 1），肺源性心脏病 1，冠心病（慢性冠状动脉供血不足合并窦性心动过缓）1，心律失常（窦性心动过速）1
　　西医症状：心包积液 1
➢ **呼吸系统疾病**（4个、5则）

西医疾病：胃肠型感冒1，支气管炎（慢性合并肺气肿）1

西医症状：咳嗽2，胸腔积液1

➢ **精神和行为障碍（2个、2则）**

西医疾病：胃神经官能症1，习惯性呕吐1

➢ **妊娠、分娩和产褥期疾病（1个、6则）**

西医疾病：妊娠期诸症6（恶阻5、后期胃痛呕吐1）

➢ **耳和乳突疾病（1个、4则）**

西医疾病：美尼尔氏综合征4

➢ **肿瘤（1个、2则）**

西医疾病：化疗后不良反应2（呕吐1、消化道反应1）

➢ **损伤、中毒和外因的某些其他后果（1个、1则）**

西医疾病：脑震荡后遗症（呕吐）1

➢ **起源于围生期的某些情况（1个、1则）**

西医疾病：新生儿吐乳1

➢ **某些传染病和寄生虫病（1个、1则）**

西医疾病：结核性腹膜炎1

➢ **中医病证（5个、10则）**

胃脘痛4，眩晕3（未特指2、伴呕吐1），背寒1，不寐1，饮停心下1

按文献病症种类和医案则数多少排序，西医病症系统中，消化系统疾病均居首位（图12-2）。各系统病症中，医案数位居前列（至少为5）的病症有：呕吐、尿毒症、妊娠期诸症。

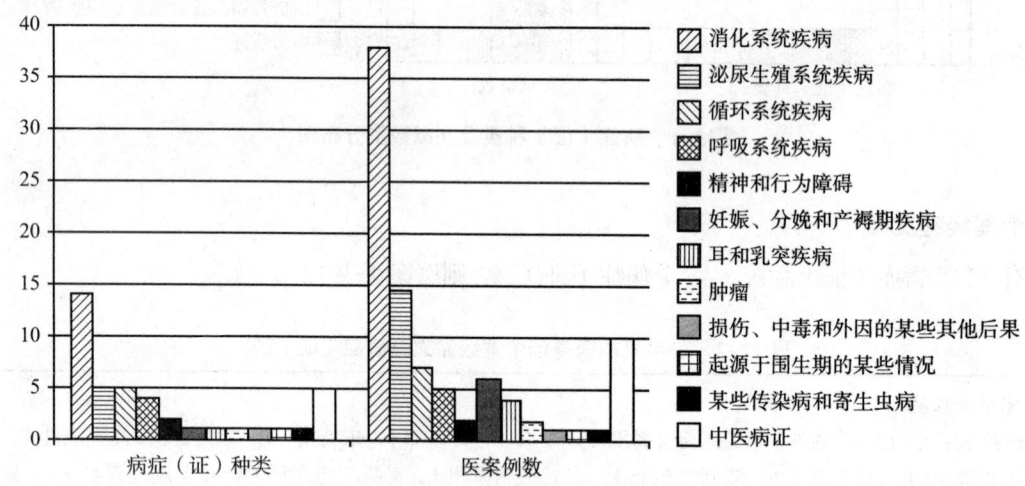

图12-2 病症（证）种类及医案数量分布图

3. 比较研究

临床研究和个案经验文献比较，两者在文献和病症数量上，循环系统疾病是共有的高频病症系统。在具体病症上，妊娠恶阻是共有高频病症。

【证据分级】

临床研究文献证据

截至目前，小半夏加茯苓汤及其加减方临床研究文献证据等级为：B级1篇、C级17篇、D级21篇。详细情况见表12-3。

表 12-3　临床研究文献证据等级分布情况

证据等级	病症（证）
B 级	眩晕
C 级	病毒性心肌炎、肺源性心脏病（合并心力衰竭）、化疗后不良反应（迟发性恶心呕吐、呕吐、消化道反应、未特指）、颈椎病（颈性眩晕）、咳嗽（夜间阵发性）、妊娠期诸症（恶阻）、右心心力衰竭、眩晕
D 级	艾滋病HAART疗法后诸症（消化道反应）、病毒性心肌炎、反流性食管炎、高血压病（临界性）、美尼尔氏综合征、化疗后不良反应（呕吐）、前庭神经元炎、妊娠期诸症（恶阻）、肾功能衰竭（急性、慢性）、十二指肠淤积、眩晕

【证据示例】

1. 肿瘤

（1）化疗后不良反应（呕吐）

C 级证据 4 篇，D 级证据 1 篇。

> 小半夏加茯苓汤配合甲氧氯普胺对照甲氧氯普胺治疗化疗后呕吐在恢复食欲和控制恶心方面有优势（C）

刘霄等[1]实施的一项临床随机对照试验，样本量为 42 例。试验组 21 例，对照组 21 例。两组病例在每次化疗前 20min 和化疗结束时予静脉推注甲氧氯普胺 20mg。观察组于化疗前 1 日至化疗第 5 天加服小半夏加茯苓汤：法半夏 50g，生姜 50g，茯苓 50g。加水 600mL，中火煎至 300mL，每次 100mL，每天 3 次，每天 1 剂。两组比较，化疗后第 5 日食欲正常（Ⅰ级）率相对危险度（RR）2.25，95%CI（1.27～3.99），P=0.005，有统计学意义；恶心控制有效率相对危险度（RR）1.46，95%CI（1.02～2.10），P=0.04，有统计学意义（疗效标准：食欲和进食情况分为 4 级，Ⅰ级：食欲不变进食正常；Ⅱ级：食欲减退，进食减少；Ⅲ级：食欲差，进食少于正常一半；Ⅳ级：食欲极差，几乎不能进食。恶心、呕吐情况按 WHO 分级标准，分为 4 度：0°：无恶心、呕吐；Ⅰ°：恶心、无呕吐；Ⅱ°：恶心、呕吐 1～2 次 / 日，不需治疗；Ⅲ°：恶心、呕吐 3～5 次 / 日，影响进食与日常生活，需治疗；Ⅳ°：严重恶心、呕吐＞5 次 / 日，需卧床、输液治疗。达到Ⅱ°及以上为恶心控制）。

2. 中医病证

（1）眩晕

B 级证据 1 篇，C 级证据 2 篇，D 级证据 3 篇。

> 小半夏加茯苓汤配合盐酸倍他啶、复方丹参注射液对照盐酸倍他啶、复方丹参注射液治疗眩晕在临床总有效率方面有优势（C）

孙敦等[2]实施的一项临床随机对照试验，样本量为 84 例。试验组 42 例，对照组 42 例。对照组盐酸倍他啶 500mL，复方丹参注射液 20mL，静脉滴注，每日 1 次。另可根据病情适当补充液体及对症处理。试验组在对照组基础上，同时服汤剂：制半夏 12g，鲜生姜 6g，云茯苓 12g。呕吐甚加代赭石 15g（先煎）、泽泻 15g。每日 1 剂，每剂 2 煎。滤汁混合分数次少量频饮，2 小时内服完。病情缓解后，在方中加党参 15g、炒白术 10g，以固其效。两组均在用药 48 小时后观察是否有效，如有效者，再用原法巩固治疗 1～2 周。如无效则改用他法。两组比较，临床总有效率相对危险度（RR）1.30，95%CI（1.05～1.60），P=0.01，有统计学意义（疗效标准：按《中药新药临床研究指导原则》中的疗效判定标准。痊愈：眩晕等症状消失；显效：眩晕等症状明显减轻，头微有昏沉或头晕目眩轻微但不伴有自身及景物的旋转、晃动感，可正常生活及工作；有效：头昏或眩晕减轻，仅伴有轻微的自身或景物的旋转、晃动感，虽能坚持工作，但生活和工作受到影响；无效：头昏沉及眩晕等症状无改善或加重）。

3. 妊娠、分娩和产褥期疾病

（1）妊娠恶阻

C 级证据 1 篇，D 级证据 6 篇。

> 小半夏加茯苓汤加减治疗妊娠恶阻有一定疗效（D）

易星星[3]实施的一项临床病例观察，样本量为 32 例。用小半夏加茯苓汤原方：姜半夏 10g，茯苓 12g，生姜 6g。每日 1 次，呕剧者日服 1.5 剂，饮食不入者配合静脉补液。疗效标准及治疗结果：显效：服药后恶阻在 2 天内好转，或 2～5 天内消失。有效：服药后恶阻在 3 天以上好转，或 6～7 天内消失。无效：服药后恶阻无好转。32 例中，显效 25 例（占 78.1%），有效 7 例（占 21.9%），全部有效。

【证据荟萃】

※ Ⅱ级

小半夏加茯苓汤及其加减方主要治疗某些肿瘤和中医病证，如化疗后不良反应（呕吐）、眩晕等。

※ Ⅲ级

小半夏加茯苓汤及其加减方可以治疗妊娠、分娩和产褥期疾病，如妊娠恶阻等。

《金匮要略》原文中以本方治疗饮邪致呕兼眩悸之证，其临床主要表现为呕吐、心下痞、眩晕、心悸等。化疗后不良反应（呕吐）、眩晕、妊娠恶阻等高频病症（证）在某阶段的病机及临床表现可与之相符。临床研究和个案经验文献均支持肿瘤、妊娠、分娩和产褥期是其高频证据分布的病症系统。化疗后不良反应（呕吐）已有 4 项 C 级证据；眩晕已有 2 项 C 级证据；妊娠恶阻已有至少 2 项 D 级证据。

※ Ⅱ级

小半夏加茯苓汤配合甲氧氯普胺对照甲氧氯普胺治疗化疗后呕吐在恢复食欲和控制恶心方面有优势。

小半夏加茯苓汤配合盐酸倍他啶、复方丹参注射液对照盐酸倍他啶、复方丹参注射液治疗眩晕在临床总有效率方面有优势。

※ Ⅲ级

小半夏加茯苓汤加减治疗妊娠恶阻有一定疗效。

【参考文献】

[1] 刘霄，王家辉.小半夏加茯苓汤预防化疗所致呕吐的临床疗效观察 [J].遵义医学院学报，2008，31（6）：607-609.

[2] 孙敦，俞军.中西医结合治疗眩晕42例 – 附对照组42例 [J].辽宁中医杂志，1995，22（3）：115-116.

[3] 易星星.小半夏加茯苓汤治疗妊娠恶阻32例 [J].湖南中医杂志，1997，13（2）：52.

二、甘遂半夏汤

【原文汇要】

病者脉伏，其人欲自利，利反快，虽利，心下续坚满，此为留饮欲去故也，甘遂半夏汤主之。（18）

甘遂半夏汤方

甘遂（大者）三枚　半夏十二枚（以水一升，煮取半升，去滓）　芍药五枚　甘草（如指大）一枚（炙）一本作无

上四味，以水二升，煮取半升，去滓，以蜜半升，和药汁煎取八合，顿服之。

【原文释义】

甘遂半夏汤主治留饮欲去。症见病者脉伏，其人欲自利，利反快，虽利心下续坚满。正气驱邪虽留饮欲自利，而病根未除，治当顺势攻除。方中用甘遂 "破癥坚积聚、利水谷道"《本经》、"直达水气所结之处"《珍珠囊》破结逐饮，与甘草同用，取其相反相成之意，俾激发留饮得以尽去；伍半夏辛开降逆，以冀除邪务尽；芍药甘草酸甘化阴护液；以蜜和药汁再煎，一则取白蜜功能安中，伍芍草养阴护液，一则可监制甘遂。

【文献概况】

设置关键词为 "甘遂半夏湯" "甘遂半夏汤"，检索并剔重后，得到133篇相关文献，其中CBM、CNKI、VIP、WF分别为2篇、123篇、2篇、6篇。初步分类：临床研究2篇（1.5%）、个案经验23篇（17.3%）、实验研究14篇（10.5%）、理论研究61篇（45.9%）、其他33篇（24.8%）。在个案经验文献中，甘遂半夏汤及其加减方的医案有24则。

【文献病谱】

1. 临床研究文献

共涉及2类病症系统、2个病症（表12-4）。

表 12-4　甘遂半夏汤临床研究文献病症谱

➤ **消化系统疾病**（1个、1篇）
　西医疾病：肝硬化伴腹水 1
➤ **泌尿生殖系统疾病**（1个、1篇）
　西医症状：肾盂积水 1

2. 个案经验文献

共有 9 类病症（证）系统、17 个病症（证）、24 则医案（表 12-5）。

表 12-5　甘遂半夏汤个案经验文献病症（证）谱

- ➤ **消化系统疾病**（3 个、8 则）
  西医疾病：肝硬化伴腹水 1，十二指肠球部溃疡 1
  西医症状：腹泻 6（慢性 5、神经性 1）
- ➤ **神经系统疾病**（3 个、4 则）
  西医疾病：脑积水（合并癫痫）2，癫痫 1，植物神经功能紊乱 1
- ➤ **循环系统疾病**（2 个、2 则）
  西医疾病：肺源性心脏病伴腹水 1
  西医症状：心包积液 1
- ➤ **呼吸系统疾病**（2 个、2 则）
  西医疾病：哮喘 1，渗出性胸膜炎伴积液 1
- ➤ **某些传染病和寄生虫病**（2 个、2 则）
  西医疾病：增殖型肠结核 1，结核性腹膜炎 1
- ➤ **泌尿生殖系统疾病**（1 个、2 则）
  西医疾病：肾小球肾炎 2（慢性合并尿毒症 1、慢性 1）
- ➤ **肿瘤**（1 个、1 则）
  西医疾病：肝癌 1。
- ➤ **肌肉骨骼系统和结缔组织疾病**（1 个、1 则）
  西医疾病：腹壁脂肪增多症 1
- ➤ **中医病证**（2 个、2 则）
  痰饮病（留饮）1，结胸证 1

按文献病症种类和医案则数多少排序，西医病症系统中，消化系统疾病均居首位（图 12-3）。各系统病症中，医案数位居前列（至少为 2）的病症有：腹泻、脑积水、肾小球肾炎。

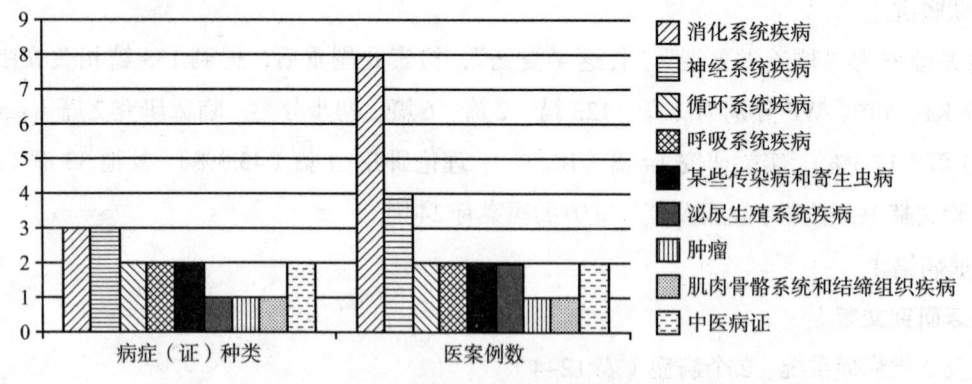

图 12-3　病症（证）种类及医案数量分布图

3. 比较研究

临床研究和个案经验文献比较，两者在文献和病症数量上，消化系统疾病是共有病症系统。

【证据分级】

临床研究文献证据

截至目前，甘遂半夏汤及其加减方临床研究文献证据等级为：C 级 1 篇、D 级 1 篇。详细情况见表 12-6。

表 12-6 临床研究文献证据等级分布情况

证据等级	病症（证）
C 级	肝硬化伴腹水
D 级	肾盂积水

【证据示例】

1. 消化系统疾病

（1）肝硬化伴腹水

C 级证据 1 篇。

> 甘遂半夏汤加减配合常规治疗方法对照六君子汤配合常规治疗方法治疗肝硬化伴腹水在临床总有效率方面有优势（C）

欧阳钦等[1]实施的一项临床随机对照试验，样本量为 120 例。试验组 60 例，对照组 60 例。对照组采用常规治疗方法，包括静脉滴注还原型谷胱甘肽、补充血浆或白蛋白，使用利尿剂等，同时口服六君子汤，治疗 1 个月。试验组常规治疗同对照组，同时口服中药甘遂半夏膏：甘遂 30g（研末），茵陈 300g，黄芪 100g，当归 50g，半夏 60g，陈皮 100g，白术 100g，山药 100g，枸杞子 100g，桑葚 100g，女贞子 100g，墨旱莲 100g，猪苓 100g，茯苓 100g，泽泻 100g，车前子 300g，香附 100g，郁金 100g，延胡索 100g，枳壳 100g，龟甲 300g，鳖甲 150g，炒谷芽 300g。加饴糖 500g，制成膏方，早晚各 1 匙，豆浆送服，治疗 1 个月。两组比较，临床总有效率相对危险度（RR）1.19，95%CI（1.03～1.36），P=0.02，有统计学意义（疗效标准：显效：临床症状完全消失，脾脏回缩，腹水消失，肝功能检测结果正常，并保持半年以上；好转：主要症状消失或好转，脾脏有所回缩或稳定不变，腹水及肝功能检测结果比原值降低 50% 以上；无效：未达到上述标准或病情恶化者）。

【证据荟萃】

※ Ⅲ级

甘遂半夏汤及其加减方可以治疗某些消化系统疾病，如肝硬化伴腹水等。

《金匮要略》原文中以本方治疗留饮欲去之证。临床表现为脉伏，其人欲自利，利反快，虽利心下续坚满等。高频病症肝硬化伴腹水在某阶段的病机及临床表现可与之相符。临床研究和个案经验文献均支持消化系统疾病是其高频率、高级别证据分布的病症系统。肝硬化伴腹水已有 1 项 C 级证据。

※ Ⅲ级

甘遂半夏汤加减配合常规治疗方法对照六君子汤配合常规治疗方法治疗肝硬化伴腹水在临床总有效率方面有优势。

【参考文献】

[1] 欧阳钦，吴春明. 甘遂半夏膏治疗肝硬化腹水 60 例 [J]. 中医杂志，2008，49（8）：721-722.

三、己椒苈黄丸

【原文汇要】

腹满，口舌干燥，此肠间有水气，己椒苈黄丸主之。（29）

防己椒目葶苈大黄丸方

防己　椒目　葶苈（熬）　大黄各一两

上四味，末之，蜜丸如梧子大，先食饮服一丸，日三服，稍增，口中有津液。渴者，加芒硝半两。

【原文释义】

己椒苈黄丸主治肠间有水气。症见腹中胀满，口舌干燥。治当导水下行，前后分消。方中用防己辛宣苦泄"利大小便"，开通气分结滞；大黄入气入血，开通血分瘀塞；椒目辛散，消"水肿胀满"，借小便泄水于前；葶苈子开泄肺气，为调畅气机，下病取上之药，且可辅防己（于前）大黄（于后）以泄邪。

药后，"口中有津液"是津能上承，提示病情向愈；"渴者"是服己椒苈黄丸后，饮阻气结，郁变之火热灼胃，加芒硝辅大黄尽从阳明谷道下解荡除。

【文献概况】

设置关键词为"己椒蘼黄丸""己椒苈黄丸""防己椒目葶蘼大黄丸""防己椒目葶苈大黄丸"，检索并剔重后，得到 133 篇相关文献，其中 CBM、CNKI、VIP、WF 分别为 8 篇、102 篇、7 篇、16 篇。初步分类：临床研究 26 篇（19.5%）、个案经验 44 篇（33.1%）、实验研究 0 篇（0.0%）、理论研究 46 篇（34.6%）、其他 17 篇（12.8%）。在个案经验文献中，防己椒目葶苈大黄丸及其加减方的医案有 72 则。

【文献病谱】

1. 临床研究文献

共涉及 8 类病症（证）系统、16 个病症（证）（表 12-7）。

表 12-7　己椒苈黄丸临床研究文献病症（证）谱

➤ **消化系统疾病（4 个、12 篇）**
西医疾病：肝硬化（伴腹水）9，胆囊炎 1，胃肠功能紊乱（肝性）1
西医症状：慢性腹泻 1

➤ **某些传染病和寄生虫病（3 个、3 篇）**
西医疾病：血吸虫病（合并肝硬化伴腹水）1，结核性多发性浆膜炎 1，结核性胸膜炎 1

➤ **循环系统疾病（2 个、4 篇）**
西医疾病：肺源性心脏病 3（合并心力衰竭 1、急性发作期 1、未特指 1）
西医症状：心包积液 1

> **泌尿生殖系统疾病（2个、2篇）**
  西医疾病：卵巢囊肿1，肾病综合征（小儿）1
> **呼吸系统疾病（2个、2篇）**
  西医疾病：哮喘（小儿）1
  西医症状：咳喘（小儿）1
> **精神和行为障碍（1个、1篇）**
  西医疾病：胃肠神经官能症1
> **肿瘤（1个、1篇）**
  西医疾病：胃癌（伴腹水）1
> **中医病证（1个、1篇）**
  胃脘停饮1

西医病症系统中，消化系统疾病在病症种类与文献数量上均居首位（图12-4）。各系统病症中，频数位居前列（至少为3）的病症有：肝硬化伴腹水、肺源性心脏病。

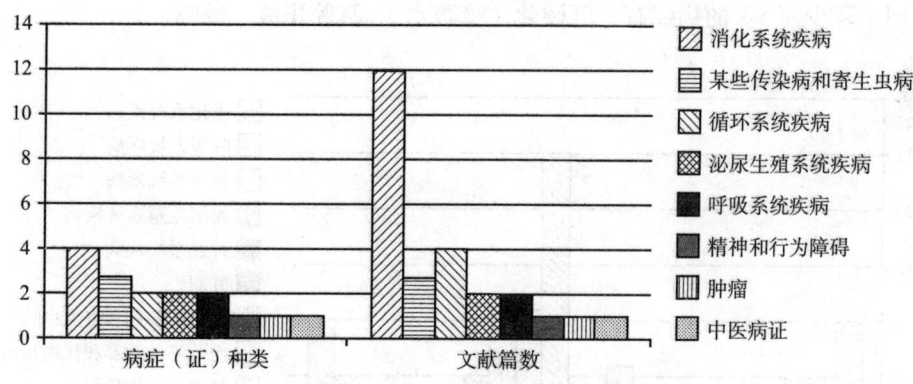

图12-4 病症（证）种类及文献数量分布图

2. 个案经验文献

共有10类病症（证）系统、39个病症（证）、72则医案（表12-8）。

表12-8 己椒苈黄丸个案经验文献病症（证）谱

> **消化系统疾病（10个、25则）**
  西医疾病：肝硬化（伴腹水）9，幽门梗阻2（不完全性1、未特指1），胃肠功能紊乱1，慢性胆囊炎1，胆囊积液1，肠易激综合征1，肠功能亢进1，肠梗阻（伴粘连）1，急性胰腺炎1
  西医症状：肠鸣7
> **呼吸系统疾病（5个、11则）**
  西医疾病：哮喘2，慢性支气管炎2
  西医症状：胸腔积液5，咯血1
  中医病证：肺胀1
> **循环系统疾病（5个、11则）**
  西医疾病：肺源性心脏病3（合并心力衰竭2、未特指1），风湿性心脏病3（未特指2、咯血1），慢性心力衰竭3，心律失常（房颤）1，扩张型心肌病1
> **泌尿生殖系统疾病（4个、5则）**
  西医疾病：输卵管积水2，原发性不孕症1，肾小球肾炎（慢性合并尿毒症）1，肾病综合征（水肿）1

> ➤ 神经系统疾病（3 个、4 则）
>   西医疾病：肺性脑病（未特指）2，肋间神经痛 1，脑积水（外部性脑积水合并继发性癫痫）1
> ➤ 肿瘤（3 个、3 则）
>   西医疾病：恶性肿瘤并发症（胸腔积液水）1
>   西医症状：肺癌（腺癌）1，癌性腹水 1
> ➤ 某些传染病和寄生虫病（1 个、1 则）
>   西医疾病：结核性腹膜炎 1
> ➤ 内分泌、营养和代谢疾病（1 个、1 则）
>   西医疾病：肥胖 1
> ➤ 精神和行为障碍（1 个、1 则）
>   西医症状：嗜睡 1
> ➤ 中医病证（6 个、10 则）
>   水肿 4（未特指 2、心源性 1、喘满 1），臌胀 2，腹胀 1，聚证 1，积聚 1，痰饮病 1

按文献病症种类和医案则数多少排序，消化系统疾病均居首位（图 12-5）。各系统病症中，医案数位居前列（至少为 5）的病症有：肝硬化（伴腹水）、胸腔积液、肠鸣。

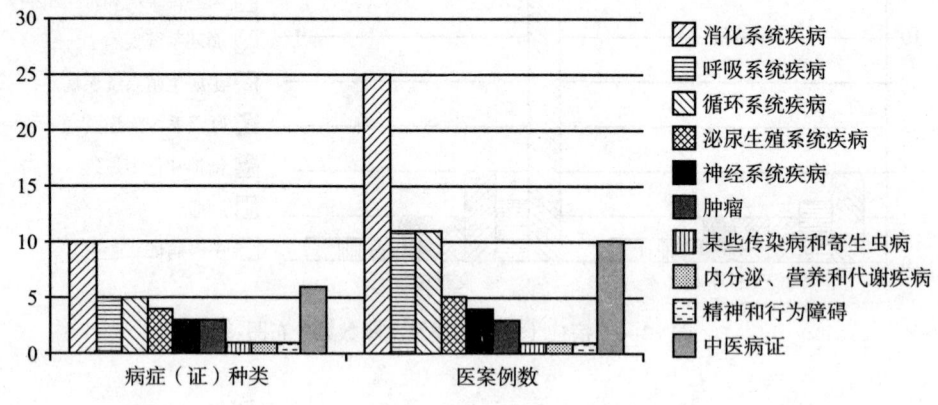

图 12-5　病症（证）种类及医案数量分布图

3. 比较研究

临床研究和个案经验文献比较，两者在文献和病症数量上，消化系统疾病均居首位，是共有的高频病症系统。在具体病症上，肝硬化伴腹水是共有高频病症。

【证据分级】

临床研究文献证据

截至目前，己椒苈黄丸及其加减方临床研究文献证据等级为：C 级 11 篇、D 级 15 篇。详细情况见表 12-9。

表 12-9　临床研究文献证据等级分布情况

证据等级	病症（证）
C 级	心包积液、胃肠功能紊乱（肝性）、胃癌（伴腹水）、卵巢囊肿、结核性胸膜炎、结核性多发性浆膜炎、肝硬化（伴腹水）、肺源性心脏病（合并心力衰竭、未特指）

证据等级	病症（证）
D级	血吸虫病（合并肝硬化伴腹水）、哮喘（小儿）、胃脘停饮、肾病综合征（小儿）、神经官能症（胃肠）、咳喘（小儿）、肝硬化（伴腹水）、腹泻（慢性）、肺源性心脏病（急性发作期）、胆囊炎

【证据示例】

1. 消化系统疾病

（1）肝硬化伴腹水

C级证据3篇，D级证据6篇。

> 己椒苈黄丸加味联合西医对症治疗对照单纯西医对症治疗肝硬化伴腹水在临床总有效率方面有优势（C）

徐立军等[1]实施的一项临床随机对照试验，样本量为96例。其中试验组54例，对照组42例。试验组在西医对症治疗的基础上，加用己椒苈黄丸加味：防己20g，椒目15g，葶苈子15g，生大黄（后下）6g，茯苓15g，白术40g，黄芪30g，白芍15g，鳖甲15g，夏枯草30g，丹参15g，田七10g。大便稀溏者加豆蔻15g；腹水严重者加猪苓30g、薏苡仁20g；黄疸久不退者加山栀10g、茵陈30g；肾阳虚衰者加制附片5g、桂枝12g。每日1剂，水煎分2次温服。7天为1个疗程，一般治疗3个疗程。对照组采用针对腹水形成因素的治疗，包括：一般治疗如休息，限制盐和水的摄入，防止水钠潴留引起腹水的进一步增多。利尿剂的使用，采用螺内酯和呋塞米的剂量比例为100：40（mg）口服。低白蛋白血症者，通过输入人血白蛋白和新鲜冰冻血浆，提高血浆胶体渗透压，促进腹水的消退。顽固性腹水，给予反复的穿刺放液加输注白蛋白和血浆。两组比较，临床总有效率相对危险度（RR）1.44，95%CI（1.14～1.83），P=0.003，有统计学意义［疗效标准：参照《肝硬化中西结合诊治方案》。显效：症状完全消退，一般情况良好。肝脾肿大稳定不变，无叩痛及压痛，腹水消失。肝功能（ALT、胆红素、A/G）恢复正常。以上3项指标保持稳定1/2～1年。好转：主要症状消失或明显好转。肝脾肿大稳定不变，无明显叩痛及压痛，腹水减轻50%以上而未完全消失。肝功能指标下降幅度在50%以上而未完全正常。无效：未达好转标准或恶化者］。

【证据荟萃】

※Ⅱ级

己椒苈黄丸及其加减方主要治疗消化系统疾病，如肝硬化伴腹水等。

《金匮要略》原文中以本方治疗肠间有水气的痰饮。临床表现为腹中胀满，口舌干燥等。高频病证肝硬化伴腹水在某阶段的病机及临床表现可与之相符。临床研究和个案经验文献均支持消化系统疾病是其高频率、高级别证据分布的病症系统。肝硬化伴腹水已有3项C级证据。

※Ⅱ级

己椒苈黄丸加味联合西医对症治疗对照单纯西医对症治疗治疗肝硬化伴腹水在临床总有效率方面有优势。

【参考文献】

[1]徐立军,毛云龙.己椒苈黄丸加味治疗肝硬化腹水临床观察[J].四川中医,2012,30(11):103-104.

四、木防己汤

【原文汇要】

膈间支饮,其人喘满,心下痞坚,面色黧黑,其脉沉紧,得之数十日,医吐下之不愈,木防己汤主之。(24)

木防己汤方

木防己三两　石膏十二枚(如鸡子大)　桂枝二两　人参四两

上四味,以水六升,煮取二升,分温再服。

【原文释义】

木防己汤主治膈间支饮。症见喘满,心下痞坚,面色黧黑,其脉沉紧。饮在膈间,病累心下,吐下方药不能愈病反徒伤正气,治当利水降逆,扶正补虚。方中用木防己辛苦寒,善行下达,"利大小便"(《本经》)、"通腠理,利九窍"(《名医别录》),伍桂枝辛温通阳,开散"膈间"邪饮;用石膏质重沉降,赵以德认为有降逆气定喘之功;本证日久曾用吐下两法,其正气已伤故用人参四两扶护正气。

【文献概况】

设置关键词为"木防己湯""木防己汤",检索并剔重后,得到188篇相关文献,其中CBM、CNKI、VIP、WF分别为14篇、117篇、42篇、15篇。初步分类:临床研究33篇(17.6%)、个案经验27篇(14.4%)、实验研究16篇(8.5%)、理论研究64篇(34.0%)、其他48篇(25.5%)。在个案经验文献中,木防己汤及其加减方的医案有51则。

【文献病谱】

1.临床研究文献

共涉及6类病症(证)系统、15个病症(证)(表12-10)。

表12-10　木防己汤临床研究文献病症(证)谱

➢ **循环系统疾病(6个、22篇)**

西医疾病:心力衰竭10(慢性充血性5、未特指3、慢性2),肺源性心脏病8(慢性4、合并心力衰竭3、未特指1),风湿性心脏病(合并心力衰竭)1,急性风湿性关节炎1,高血压病(单纯性收缩压升高)1,红斑性肢痛症1

➢ **肌肉骨骼系统和结缔组织疾病(4个、6篇)**

西医疾病:痛风性关节炎3,类风湿性关节炎1,类风湿性滑膜炎1,强直性脊柱炎1

➢ **内分泌、营养和代谢疾病(2个、2篇)**

西医疾病:糖尿病(伴胸腔积液)1,糖尿病性周围神经病变1

➢ **呼吸系统疾病(1个、1篇)**

西医疾病:呼吸衰竭1

> **泌尿生殖系统疾病（1个、1篇）**
  西医疾病：尿毒症（合并心力衰竭）1
> **中医病证（1个、1篇）**
  痹证（热）1

西医病症系统中，循环系统疾病在病症种类与文献数量上均居首位（图12-6）。各系统病症中，频数位居前列（至少为3）的病症有：心力衰竭、肺源性心脏病、痛风性关节炎。

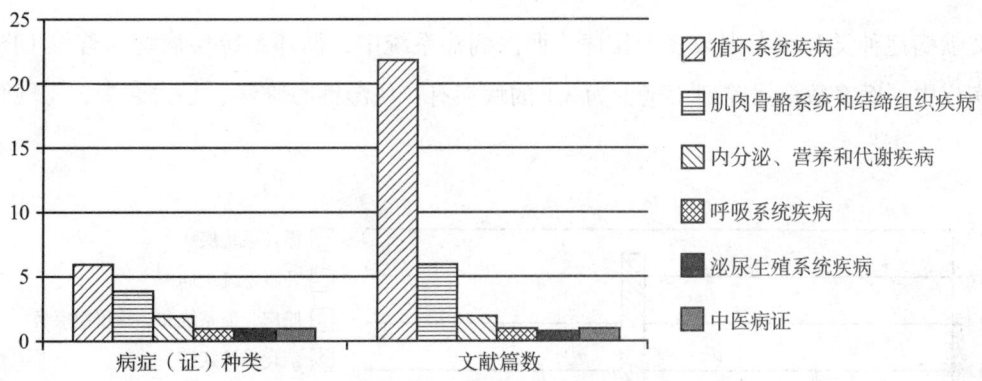

图 12-6 病症（证）种类及文献数量分布图

2. 个案经验文献

共有 11 类病症（证）系统、33 个病症（证）、51 则医案（表 12-11）。

表 12-11 木防己汤个案经验文献病症（证）谱

> **循环系统疾病（10个、17则）**
  西医疾病：风湿性心脏病4（合并心力衰竭2、未特指2），心力衰竭3，风湿热2（合并风湿性心脏病1、未特指1），肺源性心脏病2（慢性、合并心力衰竭1），静脉炎1，风湿性关节炎1，高血压病（伴眩晕）1，冠心病1，心律失常（窦性心动过缓伴室早）1
  西医症状：淋巴结肿大1
> **呼吸系统疾病（5个、11则）**
  西医疾病：支气管炎5（慢性2、合并：肺源性心脏病1、肺感染1、肺气肿1），肺气肿1，慢性气管炎合并肺气肿1
  西医症状：咳嗽2，咳喘2
> **肌肉骨骼系统和结缔组织疾病（5个、6则）**
  西医疾病：类风湿性关节炎2（急性1、未特指1），肋软骨炎1，踝关节损伤1，变应性亚败血症1，急性痛风性关节炎1
> **消化系统疾病（3个、3则）**
  西医疾病：肝硬化（伴腹水）1，慢性肝炎伴静脉炎1，慢性表浅性胃炎1
> **内分泌、营养和代谢疾病（2个、4则）**
  西医疾病：糖尿病4（未特指3、合并周围神经炎1）
> **肿瘤（1个、2则）**
  西医疾病：肺癌（咳喘伴肝转移）2
> **泌尿生殖系统疾病（1个、1则）**
  西医疾病：慢性肾小球肾炎合并关节炎1。

> 某些传染病和寄生虫病（1 个、1 则）
  西医疾病：结核性胸膜炎 1
> 损伤、中毒和外因的某些其他后果（1 个、1 则）
  西医疾病：外伤后诸症（关节炎）1
> 精神和行为障碍（1 个、1 则）
  西医疾病：精神分裂症 1
> 中医病证（3 个、4 则）
  痹证（热）2，胃脘痛 1，发热（高）1

按文献病症种类和医案则数多少排序，西医病症系统中，循环系统疾病均居首位（图 12-7）。各系统病症中，医案数位居前列（至少为 3）的病症有：风湿性心脏病、心力衰竭、支气管炎、糖尿病。

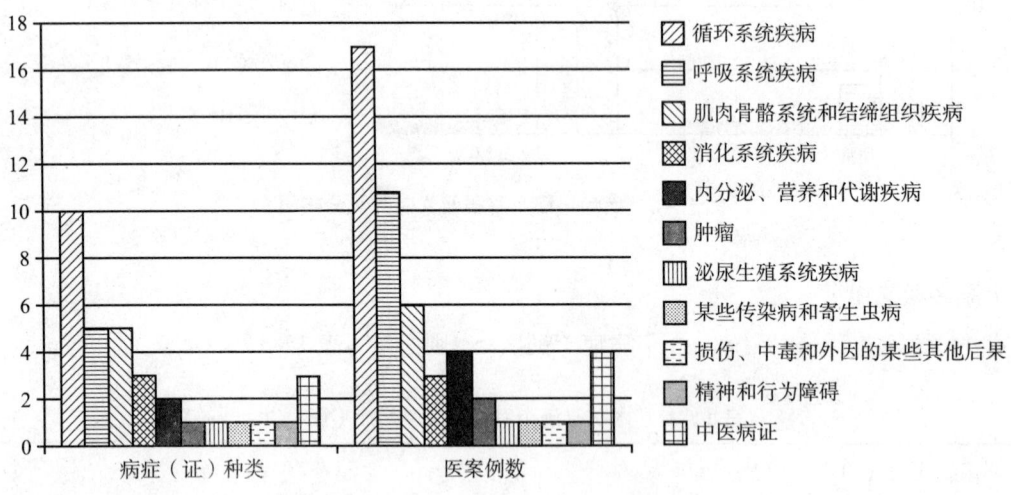

图 12-7　病症（证）种类及医案数量分布图

3. 比较研究

临床研究和个案经验文献比较，两者在文献和病症数量上，循环系统疾病均居前列，是共有的高频病症系统。在具体病症上，冠心病是共有的高频病症。

【证据分级】

临床研究文献证据

截至目前，木防己汤及其加减方临床研究文献证据等级为：B 级 2 篇、C 级 11 篇、D 级 20 篇。详细情况见表 12-12。

表 12-12　临床研究文献证据等级分布情况

证据等级	病症（证）
B 级	肺源性心脏病（慢性）、心力衰竭（慢性充血性）
C 级	心力衰竭（慢性、慢性充血性、未特指）、痛风性关节炎、糖尿病性周围神经病变、糖尿病（合并胸腔积液）、肺源性心脏病（慢性、未特指）

续表

证据等级	病症（证）
D级	心力衰竭（慢性、未特指）、痛风性关节炎、强直性脊柱炎、尿毒症（合并心力衰竭）、类风湿性滑膜炎、类风湿性关节炎、呼吸衰竭、红斑性肢痛症、高血压病（单纯性收缩压升高）、风湿性心脏病（合并心力衰竭）、风湿性关节炎（急性）、肺源性心脏病（慢性、合并心力衰竭）、痹证（热痹）

【证据示例】

1. 循环系统疾病

（1）慢性充血性心力衰竭

B级证据1篇，C级证据4篇。

> 木防己汤加减联合西医常规抗心衰治疗对照单纯西医常规抗心衰治疗慢性充血性心力衰竭在改善EF值方面有优势（B）

钱晶等[1]实施的一项临床随机对照试验，样本量为67例。其中试验组41例，对照组26例。对照组只予常规西药抗心衰治疗，包括强心药、利尿剂、硝酸酯类药物、肾素血管紧张素转换酶抑制剂等。试验组在对照组基础上服用加减木防己汤：汉防己15g、生黄芪60～90g、人参10～15g、茯苓30g、桂枝10g、三七粉30g（冲）、葶苈子30g。浓煎汤剂每服100mL，每日2次。两组均治疗14天。结果，试验组治疗前后比较，EF值加权均数差（WMD）6.14，95%CI（3.16～9.12），$P < 0.0001$，有统计学意义。

（2）慢性肺源性心脏病

B级证据1篇，C级证据1篇，D级证据2篇。

> 木防己汤加减联合常规西药对照单纯常规西药治疗慢性肺源性心脏病在临床总有效率方面有优势（B）

孟红[2]实施的一项临床随机对照试验，样本量为61例。其中试验组30例，对照组31例。对照组：予左氧氟沙星每天0.3g，日2次静点以抗感染，或根据痰培养加药敏试验选择抗生素；多索茶碱0.2g，日2次，口服以解痉平喘；盐酸氨溴索30mg，日3次，口服以祛痰止咳。试验组在对照组的基础上同时给予口服加味木防己汤进行治疗，加味木防己汤：木防己15g，石膏30g（另包先煎），桂枝10g，人参20g，黄芩15g，桑白皮15g，茯苓15g，白术10g，紫苑15g，款冬15g，葶苈子15g，丹参10g，川芎10g，甘草10g。煎制，每剂300ml。服法：每次100mL，每日3次，早餐前、午餐前、晚餐后，服药期间调饮食（忌食辛辣寒凉油腻之物），慎起居，畅情志。两组疗程均为10天。两组比较，临床总有效率相对危险度（RR）1.32，95%CI（1.03～1.68），P=0.03，有统计学意义（疗效标准：按1987年中华人民共和国卫生部药政局制定的《中药治疗慢性肺源性心脏病的临床研究指导原则》中慢性肺源性心脏病急性发作期综合疗效判定标准将其分为显效、有效、无效3级进行临床疗效评定）。

【证据荟萃】

※ Ⅱ级

木防己汤及其加减方主要治疗循环系统疾病，如慢性充血性心力衰竭、慢性肺源性心脏病等。

《金匮要略》原文中以本方治疗膈间支饮痞坚成实之证，其临床主要表现为气喘胸满，心下痞坚、面色黧黑、小便不利等。慢性充血性心力衰竭、慢性肺源性心脏病等高频病症在某阶段的病机及临床表现可与之相符。临床研究和个案经验文献均支持循环系统疾病是其高频率、高级别证据分布的病症系统。慢性充血性心力衰竭已有 1 项 B 级证据，至少 2 项 C 级证据；慢性肺源性心脏病已有 1 项 B 级证据。

※ Ⅱ级

木防己汤加减联合西医常规抗心衰治疗对照单纯西医常规抗心衰治疗慢性充血性心力衰竭在改善 EF 值方面有优势。

木防己汤加减联合常规西药对照单纯常规西药治疗慢性肺源性心脏病在临床总有效率方面有优势。

【参考文献】

［1］钱晶，崔艳静，齐文升，等.加减木防己汤对慢性充血性心力衰竭阳虚血瘀水停证患者 BNP 及 EF 值的影响［J］.北京中医药，2011，30（8）：567-568.

［2］孟红.加味木防己汤治疗慢性肺源性心脏病的临床研究［D］.辽宁中医药大学，2011.

五、木防己去石膏加茯苓芒硝汤

【原文汇要】

膈间支饮，其人喘满，心下痞坚，面色黧黑，其脉沉紧，得之数十日，医吐下之不愈，木防己汤主之。虚者即愈；实者三日复发，复与不愈者，木防己汤去石膏加茯苓芒硝汤主之。（24）

木防己加茯苓芒硝汤方

木防己　桂枝各二两　人参　茯苓各四两　芒硝三合

上五味，以水六升，煮取二升，去滓，内芒硝，再微煎，分温再服，微利则愈。

【原文释义】

木防己去石膏加茯苓芒硝汤治疗水停气阻，坚结成实之证。症见气喘胸闷，心下痞坚，面色黧黑，脉沉紧等。服木防己汤后，病情仍多反复，再用此方，已不能胜任，故去石膏之辛凉，加茯苓之淡渗，以助防己、桂枝行水，加芒硝之咸寒软坚消积以除其实，用人参益气补虚，以防渗利太过。

【文献概况】

设置关键词为"木防己汤去石膏加茯苓芒硝汤""木防己汤去石膏加茯苓芒硝汤""木防己加茯苓芒硝汤""木防己加茯苓芒硝汤"，检索并剔重后，得到 3 篇相关文献，均来自 CNKI。初步分类：临床研究 0 篇（0.0%）、个案经验 2 篇（66.7%）、实验研究 0 篇（0.0%）、理论研究 1 篇（33.3%）、其他 0 篇（0.0%）。在个案经验文献中，木防己去石膏加茯苓芒硝汤及其加减方的医案有 2 则。

【文献病谱】

1. 临床研究文献

尚未发现以本方为主要干预因素的临床研究。

2. 个案经验文献

共有 2 类病症（证）系统、2 个病症（证）、2 则医案（表 12-13）。

表 12-13　木防己去石膏加茯苓芒硝汤个案经验文献病症（证）谱

> **呼吸系统疾病**（1 个、1 则）
> 　西医症状：咳喘（伴水肿）1。
> **中医病证**（1 个、1 则）
> 　水肿（颜面四肢伴心下痞满）1。

【证据提要】

木防己去石膏加茯苓芒硝汤及其加减方临床证据匮乏，少量证据提示可以用于治疗咳喘、水肿。

六、泽泻汤

【原文汇要】

心下有支饮，其人苦冒眩，泽泻汤主之。（25）

泽泻汤方

泽泻五两　白术二两

上二味，以水二升，煮取一升，分温再服。

【原文释义】

泽泻汤主治心下支饮上泛，蒙闭清阳。症见头昏目眩。治当化饮利水，降逆止眩。方中用泽泻五两，利水饮，导浊阴下行；用白术二两健脾运湿，助泽泻从小便解邪。

【文献概况】

设置关键词为"澤瀉湯""泽泻汤"，检索并剔重后，得到 864 篇相关文献，其中 CBM、CNKI、VIP、WF 分别为 9 篇、713 篇、88 篇、54 篇。初步分类：临床研究 169 篇（19.6%）、个案经验 97 篇（11.2%）、实验研究 88 篇（10.2%）、理论研究 145 篇（16.8%）、其他 365 篇（42.2%）。在个案经验文献中，泽泻汤及其加减方的医案有 147 则。

【文献病谱】

1. 临床研究文献

共涉及 11 类病症（证）系统、27 个病症（证）（表 12-14）。

表 12-14　泽泻汤临床研究文献病症（证）病症谱

➤ **耳和乳突疾病（7 个、86 篇）**

西医疾病：美尼尔氏综合征 69，耳源性眩晕 10，发作性位置性眩晕 2，中耳炎 2（化脓性 1、渗出性 1），耳蜗前庭功能紊乱 1

西医症状：突发性耳聋 1，中耳积液 1

➤ **内分泌、营养和代谢疾病（3 个、13 篇）**

西医疾病：高脂血症 11（未特指 9、原发性 2），Ⅱ型糖尿病 1，糖尿病性酮症酸中毒伴高钠血症 1

➤ **呼吸系统疾病（3 个、3 篇）**

西医疾病：感冒 1，过敏性鼻炎 1，慢性鼻窦炎 1

➤ **循环系统疾病（2 个、13 篇）**

西医疾病：高血压病 12（未特指 10、合并高脂血症 1、原发性 1），冠心病（心绞痛）1

➤ **神经系统疾病（2 个、9 篇）**

西医疾病：椎基底动脉供血不足 8，发作性睡眠 1

➤ **泌尿生殖系统疾病（2 个、2 篇）**

西医疾病：泌尿系结石 1，输卵管积水 1

➤ **肌肉骨骼系统和结缔组织疾病（1 个、12 篇）**

西医疾病：颈椎病 12（椎动脉型 7、颈性眩晕 5）

➤ **消化系统疾病（1 个、2 篇）**

西医症状：小儿腹泻 2

➤ **肿瘤（1 个、1 篇）**

西医疾病：化疗后不良反应（腹泻）1

➤ **某些传染病和寄生虫病（1 个、1 篇）**

西医疾病：病毒性肠炎 1

➤ **中医病证（4 个、27 篇）**

眩晕 22（未特指 18、体位性 2、旋转性 1、合并呕吐 1），水肿 2（功能性 1、特发性 1），痰饮病（眩晕）2，胃脘痞满（戒酒后）1

西医病症系统中，耳和乳突疾病在病症种类与文献数量上均居首位（图 12-8）。**各系统病症（证）中，频数位居前列（至少为 10）的病症（证）有：美尼尔氏综合征、耳源性眩晕、高脂血症、高血压病、颈椎病、眩晕。**

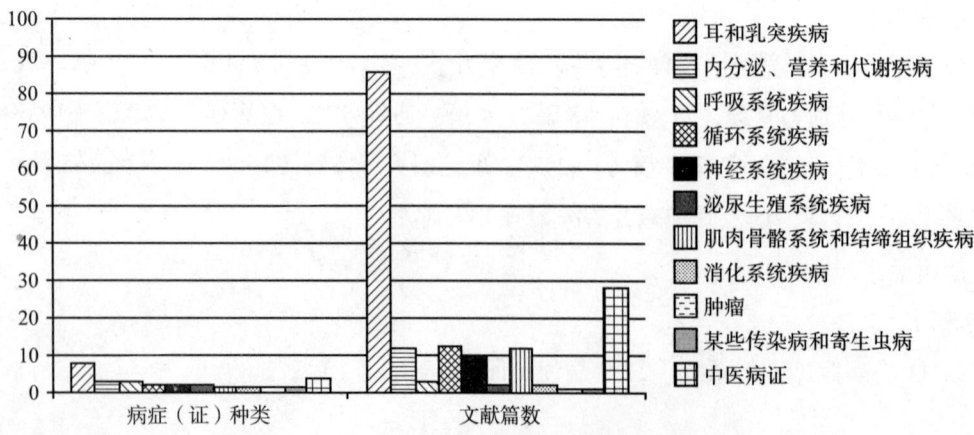

图 12-8　病症（证）种类及文献数量分布图

2. 个案经验文献

共有 12 类病症（证）系统、30 个病症（证）、149 则医案（见表 12-15）。

表 12-15 泽泻汤个案经验文献病症（证）谱

> **耳和乳突疾病**（5 个、68 则）

西医疾病：耳源性眩晕 32（未特指 30、发作性 1、周围前庭 1），美尼尔氏综合征 31，中耳炎 3（化脓性 1、卡他性 1、渗出性 1），神经性耳鸣 1，耳鸣、耳聋、眩晕综合征 1

> **消化系统疾病**（3 个、6 则）

西医疾病：脂肪肝伴高黏滞血症 1

西医症状：腹泻 4（五更泻 2、未特指 2），神经性呕吐 1

> **肿瘤**（3 个、4 则）

西医疾病：肺癌 2（合并脑积水 1、肺癌脑转移 1）

西医症状：脑癌术后眩晕 1，肾恶性肿瘤术后黑苔 1

> **泌尿生殖系统疾病**（3 个、3 则）

西医症状：鞘膜积液 1，肾盂积水 1，输卵管积水 1

> **循环系统疾病**（2 个、4 则）

西医疾病：高血压病（伴眩晕）3，心律失常（频发室性过早搏动）1

> **呼吸系统疾病**（2 个、2 则）

西医症状：鼻塞 1，咳嗽 1

> **皮肤和皮下组织疾病**（2 个、2 则）

西医疾病：湿疹 1

西医症状：脱发 1

> **损伤、中毒和外因的某些其他后果**（2 个、2 则）

西医症状：脑震荡后遗症 1，链霉素引起眩晕 1

> **神经系统疾病**（1 个、2 则）

西医症状：脑积水（脑出血术后）2

> **肌肉骨骼系统和结缔组织疾病**（1 个、1 则）

西医疾病：椎动脉型颈椎病 1

> **先天性畸形、变形和染色体异常**（1 个、1 则）

西医疾病：先天性脑积水 1

> **中医病证**（5 个、54 则）

眩晕 46（未特指 36、小儿 2、顽固性 2、人工流产后 1、体位性 1、椎基底动脉供血不足 1、伴：呕吐 2、活动不利 1），头痛 3，冒眩 2，水肿 2，自汗 1

按文献病症种类和医案则数多少排序，西医病症系统中，耳和乳突疾病均居首位（图 12-9）。各系统病症（证）中，医案数位居前列（至少为 25）的病症（证）有：耳源性眩晕、美尼尔氏综合征、眩晕。

3. 比较研究

临床研究和个案经验文献比较，两者在文献和病症（证）数量上，耳和乳突疾病、中医病证均居前列，是共有的高频病症（证）系统。在具体病症（证）上，美尼尔氏综合征、耳源性眩晕、眩晕等是共有高频病症（证）。

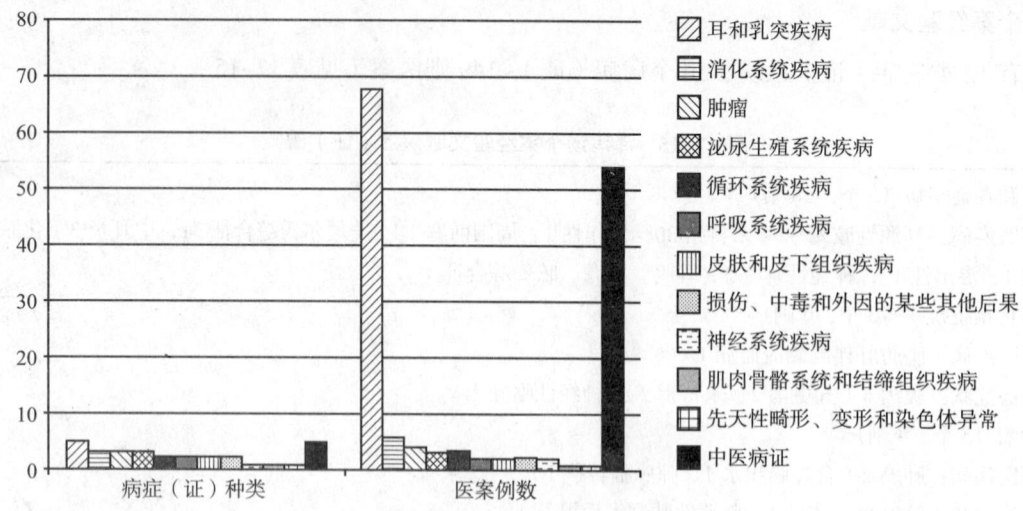

图 12-9　病症（证）种类及医案数量分布图

【证据分级】

临床研究文献证据

截至目前，泽泻汤及其加减方临床研究文献证据等级为：B 级 4 篇、C 级 68 篇、D 级 98 篇。详细情况见表 12-16。

表 12-16　临床研究文献证据等级分布情况

证据等级	病症（证）
B 级	美尼尔氏综合征、高脂血症、高血压病
C 级	发作性位置性眩晕、美尼尔氏综合征、分泌性中耳炎、突发性耳聋、慢性鼻窦炎、椎动脉型颈椎病、高脂血症、Ⅱ型糖尿病、糖尿病性酮症酸中毒伴高钠血症、椎基底动脉供血不足、高血压病（合并高脂血症）、冠心病（心绞痛）、眩晕
D 级	耳蜗前庭功能紊乱、耳源性眩晕、化脓性中耳炎、美尼尔氏综合征、中耳积液、体虚感冒、过敏性鼻炎、椎动脉型颈椎病、发作性睡眠、椎基底动脉供血不足、特发性水肿、小儿腹泻、高血压病、原发性高血压病、功能性水肿、眩晕、化疗后腹泻

【证据示例】

1. 耳和乳突疾病

（1）美尼尔氏综合征

B 级证据 1 篇，C 级证据 23 篇，D 级证据 45 篇。

> 泽泻汤加味对照曲克芦丁注射液、碳酸氢钠注射液、654-2 注射液治疗美尼尔氏综合征在临床总有效率方面有优势（B）

贺自平[1]实施的一项临床随机对照试验，样本量为 80 例。试验组、对照组各 40 例。试验组使用加味泽泻汤，药物组成：泽泻 20g，白术 15g，云苓 30g，制水半夏、陈皮各 10g，钩藤、菊花、天麻各 12g，代赭石 25g。水煎，每日 1 剂。对照组使用 10% 葡萄糖液 500mL 加曲克芦丁注射液 0.4g，静脉滴注，每日 1 次；5% 碳酸氢钠注射液 40mL，静脉注射，每日 1 次；654-2 注射液 10mg，肌肉注射，每日 1 次。两组均以 14 天为 1 疗程。眩晕呕吐严重者均可进行对症处理。1 疗程后两组临床总有效率相对危险度（RR）1.29，95%CI（1.02 ～ 1.61），P=0.03，有统计学意义（疗效标准：痊愈：临床症状消失，1 年未见复发。显效：临床症状消失，但 1 年内复发。有效：临床症状有明显好转。无效：临床症状无改善）。

2. 内分泌、营养和代谢疾病

（1）高脂血症

B 级证据 1 篇，C 级证据 10 篇。

> 泽泻柴胡汤对照地奥脂必妥治疗高脂血症在改善总胆固醇、甘油三酯、低密度脂蛋白、高密度脂蛋白指标方面有优势（C）

崔德成[2]实施的一项临床随机对照试验，样本量为 68 例。试验组 37 例，使用泽泻柴胡汤：泽泻 30g，白术 12g，柴胡 15g，黄芩 10g，半夏 10g。伴纳呆，口黏腻，恶心欲吐，舌体胖大，舌苔滑腻者，去党参、大枣，以苍术易白术；舌尖有瘀点，舌边有瘀斑者，去党参、大枣，加丹参 15g，枳实 10g、大黄 3g。水煎煮 2 次，每日 3 次温服。8 周为 1 个疗程。用药期间停服所有影响血脂代谢的药物。对照组 31 例，使用地奥脂必妥 1.05g，每日 3 次，8 周为 1 个疗程。1 疗程后两组总胆固醇加权均数差（WMD）0.36，95%CI（0.18 ～ 0.54），P < 0.0001；甘油三酯加权均数差（WMD）0.24，95%CI（0.10 ～ 0.38），P=0.0006；低密度脂蛋白加权均数差（WMD）0.73，95%CI（0.56 ～ 0.90），P < 0.0001；高密度脂蛋白加权均数差（WMD）0.36，95%CI（0.21 ～ 0.51），P < 0.00001，均有统计学意义。

3. 循环系统疾病

（1）高血压病

B 级证据 2 篇，C 级证据 8 篇，D 级证据 2 篇。

> 半夏白术天麻汤合泽泻汤加味配合氯沙坦对照单用氯沙坦治疗高血压病在降低收缩压与舒张压方面均有优势（B）

陈利群[3]实施的一项临床随机对照试验，样本量为 120 例。试验组、对照组各 60 例。试验组使用半夏白术天麻汤合泽泻汤加味：天麻 6g，制半夏 9g，白术 12g，茯苓 15g，泽泻 10g，陈皮 10g，生山楂 10g，决明子 15g，石菖蒲 6g，川芎 6g，丹参 12g，炙甘草 5g。每日 1 剂，水煎取汁分 2 次温服；同时口服氯沙坦 50mg，每日 1 次。对照组使用氯沙坦 50mg，每日 1 次。两组均以 12 周为 1 疗程。1 疗程后两组收缩压加权均数差（WMD）8.54，95%CI（5.14 ～ 11.94），P < 0.00001；舒张压加权均数差（WMD）5.35，95%CI（2.67 ～ 8.03），P < 0.0001，均有统计学意义。

4. 肌肉骨骼系统和结缔组织疾病

（1）椎动脉型颈椎病

C 级证据 3 篇，D 级证据 4 篇。

> 泽泻汤加味配合灯盏花素对照胞磷胆碱、地芬尼多、氟桂利嗪等治疗椎动脉型颈椎病在临床总有效率方面有优势（C）

曾素娥等[4]实施的一项临床随机对照试验，样本量为120例。试验组70例，使用灯盏花素50mg，加入0.9%Nacl 250mL中静滴，每天1次。加用中药泽泻汤加味：泽泻30g，白术25g，天麻15g，法夏12g，茯苓、石菖蒲各20g，代赭石15g。气血两虚型加党参20g、当归12g、鸡血藤30g。每日1剂，水煎2次，分早晚2次服，5～7天为1疗程。对照组50例，使用胞磷胆碱750mg加入0.9%Nacl 250mL中静滴，每天1次；地芬尼多片25mg，口服，每日3次；氟桂利嗪胶囊10mg，口服，每晚1次。呕吐剧烈者可加肌注甲氧氯普胺10mg。1疗程后两组临床总有效率相对危险度（RR）1.27，95%CI（1.07～1.52），P=0.006，有统计学意义（疗效标准：显效：临床症状消失，可正常生活或工作。有效：临床症状减轻，工作及生活受影响。无效：临床症状未见改善）。

5. 中医病证

（1）眩晕

C级证据6篇，D级证据17篇。

> 半夏白术天麻汤合泽泻饮配合氟桂利嗪、地芬尼多，对照氟桂利嗪、地芬尼多治疗眩晕在临床总有效率方面有优势（C）

刘文胜等[5]实施的一项临床随机对照试验，样本量为90例。试验组50例，使用氟桂利嗪5mg，每日1次；地芬尼多25mg，每日3次。在以上用药基础上加服半夏白术天麻汤合泽泻饮：姜半夏、天麻、泽泻、茯苓各10g，白术30g，橘红6g，甘草3g，大枣2枚。日1剂，分2次口服。对照组40例，除不用中药外其余治疗方法同试验组。1疗程后两组临床总有效率相对危险度（RR）1.20，95%CI（1.02～1.42），P=0.03，有统计学意义（疗效标准：显效：眩晕及其他症状消失或基本消失。好转：眩晕发作程度或频率减轻。无效：发作程度、频率无改善）。

【证据荟萃】

※ Ⅰ级

泽泻汤及其加减方主要治疗循环系统疾病，如高血压病等。

※ Ⅱ级

泽泻汤及其加减方主要治疗耳和乳突疾病和内分泌、营养和代谢疾病，如美尼尔氏综合征、高脂血症等。

※ Ⅲ级

泽泻汤及其加减方可以治疗肌肉骨骼系统和结缔组织疾病和某些中医病证，如椎动脉型颈椎病、眩晕等。

《金匮要略》原文中用泽泻汤治疗支饮上犯，蒙蔽清阳所致的冒眩，其临床主要表现为头晕目眩等。高血压病、美尼尔氏综合征、高脂血症、椎动脉型颈椎病、眩晕等高频病症（证）在某阶段的病机及临床表现可与之相符。临床研究和个案经验文献均支持耳和乳突疾病、循环系统疾病是其高频率、高证据分布的病症系统。美尼尔氏综合征已有1项B级证据与23项C级证据；高血压病有2项B级证据和8项C级证据。

※Ⅰ级

半夏白术天麻汤合泽泻汤加味配合氯沙坦对照单用氯沙坦治疗高血压病在降低收缩压与舒张压方面均有优势。

※Ⅱ级

泽泻汤加味对照曲克芦丁注射液、碳酸氢钠注射液、654-2注射液治疗美尼尔氏综合征在临床总有效率方面有优势。

泽泻柴胡汤对照地奥脂必妥治疗高脂血症在改善总胆固醇、甘油三酯、低密度脂蛋白、高密度脂蛋白指标方面有优势。

※Ⅲ级

泽泻汤加味配合灯盏花素对照胞磷胆碱、地芬尼多、氟桂利嗪等治疗椎动脉型颈椎病在临床总有效率方面有优势。

半夏白术天麻汤合泽泻饮配合氟桂利嗪、地芬尼多，对照氟桂利嗪、地芬尼多治疗眩晕在临床总有效率方面有优势。

【参考文献】

［1］贺自平.加味泽泻汤治疗梅尼埃综合征40例［J］.湖南中医杂志，2005，21（3）：65.

［2］崔德成，崔丽平.自拟泽泻柴胡汤治疗高脂血症的临床观察［J］.北京中医，2004，23（3）：152-153.

［3］陈利群.半夏白术天麻汤合泽泻汤加味对痰湿壅盛型高血压病体重指数_降压效果的影响［J］.中国中医急症，2007，16（6）：650-651.

［4］曾素娥，李永健，彭文杰.泽泻汤加味合灯盏花素治疗椎动脉型颈椎病70例［J］.辽宁中医杂志，2004，31（4）：302-303.

［5］刘文胜，王瑾.半夏白术天麻汤合泽泻汤治疗痰浊型眩晕50例［J］.陕西中医，2005，26（07）：646-647.

七、厚朴大黄汤

【原文汇要】

支饮胸满者，厚朴大黄汤主之。（26）

厚朴大黄汤方

厚朴一尺　大黄六两　枳实四枚

上三味，以水五升，煮取二升，分温再服。

【原文释义】

厚朴大黄汤主治饮热郁肺之腹满证。症见胸腹胀满，气急，大便秘结，咳嗽痰多，舌红苔黄，脉弦滑等。本证因肺合大肠，饮热郁肺，肺气不宣，致大肠气机阻滞之故。治当理气逐饮，荡涤实邪。方用厚朴大黄汤，本方与小承气汤、厚朴三物汤药物组成相同，但剂量不同，故功用主治亦有差别。此支饮胸满，必缘其人素多湿热，浊饮上逆所致，故重用大黄以荡涤中焦。

【文献概况】

设置关键词为"厚朴大黄湯""厚朴大黄汤"，检索并剔重后，得到298篇相关文献，其中CBM、CNKI、VIP、WF分别为1篇、259篇、3篇、35篇。初步分类：临床研究1篇（0.3%）、个案经验7篇（2.3%）、实验研究12篇（4.0%）、理论研究145篇（48.7%）、其他133篇（44.6%）。在个案经验文献中，厚朴大黄汤及其加减方的医案有9则。

【文献病谱】

1. 临床研究文献

共涉及1类病症系统、1个病症（表12-17）。

表 12-17　厚朴大黄汤临床研究文献病症谱

➤ 损伤、中毒和外因的某些其他后果（1个、1篇）

西医疾病：多发性创伤伴腹胀1

2. 个案经验文献

共有5类病症（证）系统、9个病症（证）、9则医案（表12-18）。

表 2-18　厚朴大黄汤个案经验文献病症（证）谱

➤ 呼吸系统疾病（5个、5则）

西医疾病：哮喘1，支气管炎（慢性合并肺气肿）1

西医症状：咳嗽1，咳喘1

中医疾病：肺痈1

➤ 循环系统疾病（1个、1则）

西医疾病：肺源性心脏病（合并心力衰竭）1

➤ 消化系统疾病（1个、1则）

西医疾病：肝硬化（伴腹水）1

➤ 损伤、中毒和外因的某些其他后果（1个、1则）

西医疾病：多发性创伤1

➤ 中医病证（1个、1则）

腹痛1

按文献病症种类和医案则数多少排序，西医病症系统中，呼吸系统疾病均居首位（图12-10）。各系统病症（证）中，病症数量相同，无明显的高频病症（证）。

3. 比较研究

临床研究和个案经验文献比较，两者在文献和病症数量上，损伤、中毒和外因的某些其他后果是共有的病症系统。在具体病症上，多发性创伤是共有病症。

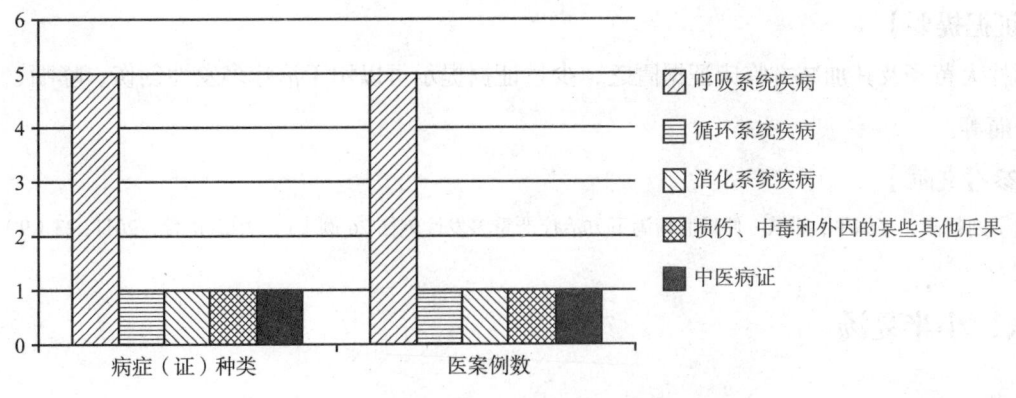

图 12-10　病症（证）种类及医案数量分布图

【证据分级】

临床研究文献证据

截至目前，厚朴大黄汤及其加减方临床研究文献证据等级为：D 级 1 篇。详细情况见表 12-19。

表 12-19　临床研究文献证据等级分布情况

证据等级	病症（证）
D 级	多发性创伤伴腹胀

【证据示例】

1. 损伤、中毒和外因的某些其他后果

（1）多发性损伤伴腹胀

D 级证据 1 篇。

> 厚朴大黄汤治疗严重多发性创伤后腹胀、排气不畅有一定疗效（D）

刘朝阳等[1]实施的一项临床病例观察，样本量为 26 例。症见腹胀满，肛门未排气排便，或合并头部外伤，意识不清，舌红苔黄厚腻者，应用小承气汤。方药组成：生大黄 30g、厚朴 15g、枳实 10g。水煎服，日 1 剂，分 2 次口服；兼见咳嗽、咯痰不畅、胸闷憋气，或胸部外伤伴血气胸者，选用厚朴大黄汤：生大黄 45g、厚朴 20g、枳实 15g。水煎服，日 1 剂，分 2 次口服。患者创伤处或全身以胀痛为主，腹部有明确脏器损伤者，查体腹部触之软或腹部膨隆，肛门排气不畅，应用厚朴三物汤：生大黄 20g、厚朴 60g、枳实 40g。水煎服，日 1 剂，分 2 次口服，6 天为 1 个疗程。治疗结果：本组痊愈 19 例，好转 6 例，无效 1 例，总有效率 96.15%（参照《实用中西医结合诊断治疗学》制定以下疗效标准：痊愈：腹痛、腹胀消失，食欲及排便均正常，腹部无压痛、反跳痛，肠鸣音正常，腹部 X 线片示无异常。好转：腹痛消失，有轻度腹胀，进食半流质饮食后腹胀可有加重，但休息后缓解，肛门排气排便，腹部无或有轻压痛，但无反跳痛及肌紧张，腹部 X 线片示正常或肠管轻度积气。无效：腹痛、腹胀不减轻或加重，仍有呕吐，不能进食，肛门无排气、排便，腹部压痛明显，可有反跳痛及肌紧张，腹部 X 线片仍有明显液平面及肠管胀气）。

【证据提要】

厚朴大黄汤及其加减方临床证据匮乏，少量证据提示可以用于治疗多发性创伤、哮喘、支气管炎、腹痛等。

【参考文献】

[1] 刘朝阳，张国平，曲夷. 仲景通腑泻下方治疗严重多发性创伤 26 例 [J]. 中医正骨，2011, 23（9）：70-71.

八、小半夏汤

【原文汇要】

呕家本渴，渴者为欲解。今反不渴，心下有支饮故也，小半夏汤主之。（28）

小半夏汤方

半夏一斤　生姜半斤

上二味，以水七升，煮取一升半，分温再服。

【原文释义】

小半夏汤散寒化饮，降逆止呕。症见呕吐清水，口不渴；方中半夏辛温，涤痰化饮，降逆止呕，为治饮病的要药。方中生姜辛散，温中降逆，消散寒饮，又能抑制半夏之悍性。

【文献概况】

设置关键词为"小半夏湯""小半夏汤"，检索并剔重后，得到 223 篇相关文献，其中 CBM、CNKI、VIP、WF 分别为 54 篇、131 篇、26 篇、12 篇。初步分类：临床研究 26 篇（11.6%）、个案经验 14 篇（6.3%，缺少 2 篇文献未包括在其中）、实验研究 37 篇（16.6%）、理论研究 26 篇（11.7%）、其他 120 篇（53.8%）。在个案经验文献中，小半夏汤及其加减方的医案有 25 则。

【文献病谱】

1. 临床研究文献

共涉及 6 类病症（证）系统、9 个病症（证）（表 12-20）。

表 12-20　小半夏汤临床研究文献病症（证）谱

➢ **消化系统疾病**（4 个、9 篇）
西医疾病：反流性食管炎 2，胃轻瘫（术后）1，功能性胃潴留 1
西医症状：呕吐 5（未特指 4、神经性 1）

➢ **肿瘤**（1 个、8 篇）
西医疾病：化疗后不良反应（呕吐）8

➢ **耳和乳突疾病**（1 个、4 篇）
西医疾病：美尼尔氏综合征 4

➢ **泌尿生殖系统疾病**（1 个、2 篇）
西医疾病：慢性肾功能衰竭 2

➢ **妊娠、分娩和产褥期疾病**（1 个、2 篇）
西医疾病：妊娠恶阻 2

➢ **中医病证**（1 个、1 篇）
眩晕 1

西医病症系统中，消化系统相关疾病在病症种类与文献数量上均居首位（图12-11）。各系统病症中，频数位居前列（至少为5）的有病症有：呕吐、化疗后不良反应。

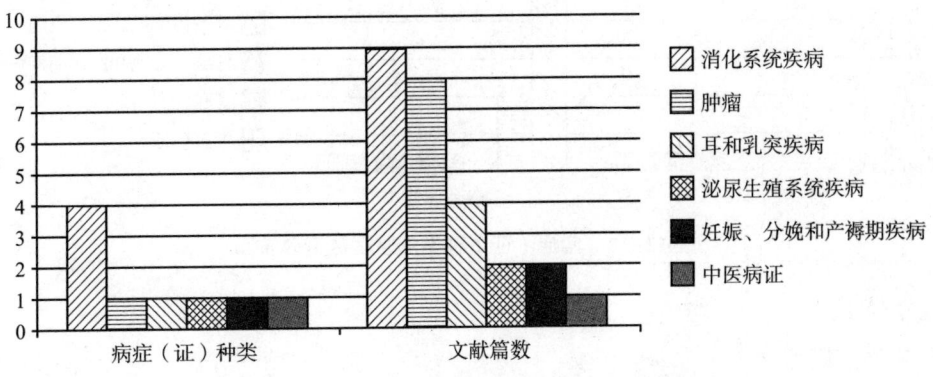

图12-11　病症（证）种类及文献数量分布图

2. 个案经验文献

共有7类病症（证）系统、13个病症（证）、25则医案（表12-21）。

表12-21　小半夏汤个案经验文献病症（证）谱

> **消化系统疾病**（5个、15则）
> 西医疾病：胃排空障碍（术后残胃胃排空障碍）2，胃炎2（胆汁反流性1、未特指1）
> 西医症状：呕吐9（未特指5、术后3、顽固性1），膈肌痉挛1
> 中医疾病：反胃1
> **肿瘤**（2个、4则）
> 西医疾病：化疗后不良反应（呕吐）3
> 西医症状：癌症（伴呕吐）1
> **循环系统疾病**（2个、2则）
> 西医疾病：冠心病（心肌梗死伴呕吐）1，风湿性心脏病1
> **某些传染病和寄生虫病**（1个、1则）
> 西医疾病：痢疾1
> **妊娠、分娩和产褥期**（1个、1则）
> 西医疾病：妊娠恶阻1
> **耳和乳突疾病**（1个、1则）
> 西医疾病：美尼尔氏综合征1
> **中医病证**（1个、1则）
> 眩晕1

按文献病症种类和医案则数多少排序，西医病症系统中，消化系统疾病均居首位（图12-12）。各系统病症中，医案数位居前列（至少为3）的病症有：呕吐、化疗后不良反应（呕吐）。

3. 比较研究

在临床研究和个案经验文献比较，两者在文献和病症种类上，消化系统疾病均居首位，是共有的高频病症系统。在具体病症上，呕吐、化疗后不良反应（呕吐）是共有高频病症。

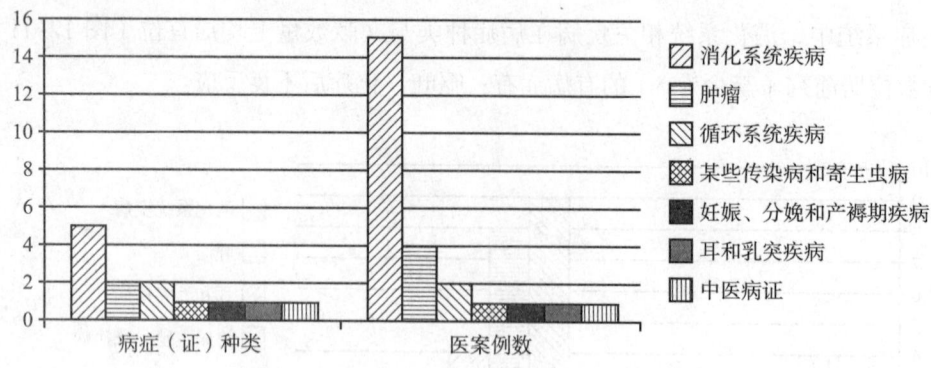

图 12-12 病症（证）种类及医案数量分布图

【证据分级】

临床研究文献证据

截至目前，小半夏汤及其加减方临床研究文献证据等级为：C 级 16 篇、D 级 10 篇。详细情况见表 12-22。

表 12-22 临床研究文献证据等级分布情况

证据等级	病症（证）
C 级	美尼尔氏综合征、肾功能衰竭（慢性）、妊娠恶阻、反流性食管炎、呕吐（神经性、未特指）、胃轻瘫（术后）、胃潴留（功能性）
D 级	眩晕

【证据示例】

1. 消化系统疾病

（1）反流性食管炎（未特指）

C 级证据 2 篇。

> 小半夏汤配合兰索拉唑对照多潘立酮配合兰索拉唑治疗反流性食管炎在临床总有效率方面有优势（C）

刘宏等[1]实施的一项临床随机对照试验，样本量为 52 例。其中试验组 28 例，对照组 24 例。治疗方法：试验组给予小半夏汤 100mL，2 次/日，兰索拉唑 15mg，2 次/日，对照组给予多潘立酮 10mg，3 次/日；兰索拉唑 15mg，2 次/日。治疗结果：治疗第 7 天，试验组和对照组分别有 10 例和 7 例症状评分为 0，两组治疗前后症状评分加权均数差（WMD）–0.51，95%CI（–0.94 ～ –0.08），P=0.02，提示两组治疗前后在症状改善方面有显著性差异（疗效判断标准：临床症状评分：0 分：无症状；1 分：轻度，患者需注意才能感觉到症状；2 分：中度，有症状主诉但不影响生活；3 分：重度，有明显症状且影响日常生活）。

2. 肿瘤

（1）化疗后不良反应（呕吐）

C 级证据 8 篇。

小半夏汤联合格雷司琼对照单用格雷司琼在预防含顺铂方案化疗所致迟发性呕吐方面有优势（C）

郭彦伟等[2]实施的一项临床随机对照试验，样本量为100例。其中试验组、对照组各50例。化疗方案：含顺铂联合方案。肺癌（NP、PE）；食道癌（BFP）；胃癌（ELFP）；大肠癌（HLFP）。顺铂用量为75mg/m^2。其中P为顺铂，N为长春瑞滨，E为足叶乙甙，L为亚叶酸钙，F为5-氟尿嘧啶，H为羟喜树碱。治疗方法：两组病例每次化疗前30min均给予盐酸格雷司琼针3mg静脉推注，而试验组还于化疗前1日至化疗结束后1日加服小半夏汤。小半夏汤具体用药为：制半夏15g，生姜20g。日1剂，以水1000mL文火煎取至150mL，分3次服用。两组比较，临床有效率相对危险度（RR）1.37，95%CI（1.13～1.66），P=0.001，有统计学意义。

【证据荟萃】

※Ⅱ级

小半夏汤及其加减方主要治疗消化系统疾病和肿瘤，如反流性食管炎（未特指）、化疗后不良反应（呕吐）等。

《金匮要略》原文中以本方治疗饮邪停聚于胃而致的呕吐，其临床主要表现为呕吐清水，口不渴等。反流性食管炎（未特指）、化疗后不良反应（呕吐）等高频病症在某阶段的病机及临床表现可与之相符。临床研究和个案经验文献均支持肿瘤是其高频率、高级别证据分布的病症系统。反流性食管炎（未特指）、化疗后不良反应（呕吐）均已有2项C级证据。

※Ⅱ级

小半夏汤配合兰索拉唑对照多潘立酮配合兰索拉唑治疗反流性食管炎在临床总有效率方面有优势。

小半夏汤联合格雷司琼对照单用格雷司琼在预防含顺铂方案化疗所致迟发性呕吐方面有优势。

【参考文献】

［1］刘宏，田嘉欣，韩宝茹.小半夏汤配合兰索拉唑治疗反流性食管炎28例临床观察［J］.中国老年学杂志，2010，30（10）：1448.

［2］郭彦伟，张晓勇，潘晓红.格雷司琼联合小半夏汤预防含顺铂方案化疗所致呕吐的临床观察［J］.医学理论与实践，2005，18（01）：47.

九、茯苓桂枝五味甘草汤

【原文汇要】

青龙汤下已，多唾口燥，寸脉沉，尺脉微，手足厥逆，气从小腹上冲胸咽，手足痹，其面翕热如醉状，因复下流阴股，小便难，时复冒者，与茯苓桂枝五味甘草汤，治其气冲。（36）

桂苓五味甘草汤方

茯苓四两　桂枝四两（去皮）　甘草三两（炙）　五味子半升

上四味，以水八升，煮取三升，去滓，分温三服。

【原文释义】

茯苓桂枝五味甘草汤主治服小青龙汤后冲气上逆变证。症见多唾口燥，寸脉沉，尺脉微，手足厥逆，气从小腹上冲胸咽，手足痹，其面翕热如醉状，因复下流阴股，小便难，时复冒者。治当敛气平冲"治其气冲"。方中用桂枝辛通郁遏之阳气，暖水化气，平冲降逆；茯苓利水，与桂枝相伍，下泄滞留之水饮；炙甘草缓急补中；五味子敛肺益肾，收耗散之气以为佐制。

【文献概况】

设置关键词为"桂苓五味甘草汤""桂苓五味甘草湯""茯苓桂枝五味甘草汤""茯苓桂枝五味甘草湯"，检索并剔重后，得到 38 篇相关文献，其中 CBM、CNKI、VIP、WF 分别为 1 篇、17 篇、0 篇、20 篇。初步分类：临床研究 0 篇（0.0%）、个案经验 1 篇（2.6%）、实验研究 1 篇（2.6%）、理论研究 18 篇（47.4%）、其他 18 篇（47.4%）。在个案经验文献中，茯苓桂枝五味甘草汤及其加减方的医案有 5 则。

【文献病谱】

1. 临床研究文献

尚未发现以本方为主要干预因素的临床研究。

2. 个案经验文献

共有 5 类病症（证）系统、5 个病症（证）、5 则医案（表 12-23）。

表 12-23　茯苓桂枝五味甘草汤个案经验文献病症（证）谱

➢ **循环系统疾病**（1 个、1 则）
　西医疾病：肺源性心脏病 1
➢ **消化系统疾病**（1 个、1 则）
　西医症状：胃痛 1
➢ **精神和行为障碍**（1 个、1 则）
　西医疾病：癔症 1
➢ **呼吸系统疾病**（1 个、1 则）
　西医疾病：哮喘 1
➢ **中医病证**（1 个、1 则）
　冲气病 1

各系统病症（证）中，病症（证）种类与医案数量均相同（图 12-13）。

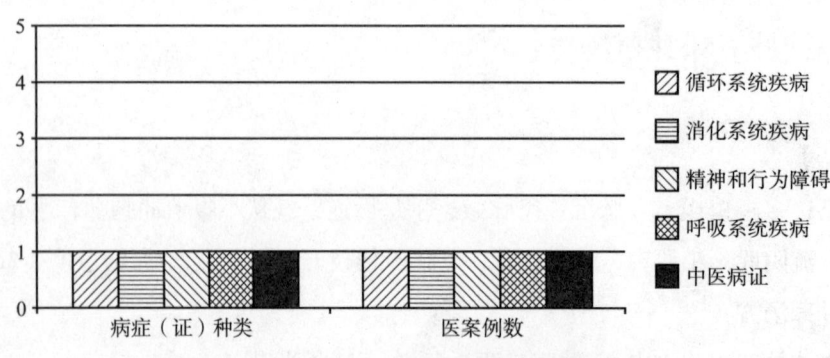

图 12-13　病症（证）种类及医案数量分布图

【证据提要】

茯苓桂枝五味甘草汤及其加减方临床证据匮乏，少量证据提示可以治疗肺源性心脏病、哮喘、癔症、胃痛、冲气病等。

十、苓甘五味姜辛汤

【原文汇要】

冲气即低，而反更咳，胸满者，用桂苓五味甘草汤，去桂加干姜、细辛，以治其咳满。（37）

苓甘五味姜辛汤方

茯苓四两　甘草　干姜　细辛各三两　五味子半升

上五味，以水八升，煮取三升，去滓，温服半升，日三服。

【原文释义】

苓甘五味姜辛汤主治服用桂苓五味甘草汤后，冲气已平，支饮复作。症见冲气即低，而反更咳，胸满。治当随变"治其咳满"。以"冲气即低"不须桂枝平冲降逆；加干姜、细辛温阳蠲饮；继用茯苓利水，务求三焦决渎通调无碍；炙甘草补中和诸药；五味子敛肺益肾，兼可防干姜细辛大辛大热有灼阴耗气之弊。又，干姜、细辛、五味子三药相伍，散敛相制，有开有阖，为治疗饮邪致咳之效组合。

【文献概况】

设置关键词为"苓甘五味薑辛湯""苓甘五味姜辛汤"，检索并剔重后，得到126篇相关文献，其中CBM、CNKI、VIP、WF分别为0篇、37篇、83篇、6篇。初步分类：临床研究19篇（15.1%）、个案经验35篇（27.7%）、实验研究5篇（4.0%）、理论研究47篇（37.3%）、其他20篇（15.9%）。在个案经验文献中，苓甘五味姜辛汤及其加减方的医案有38则。

【文献病谱】

1. 临床研究文献

共涉及3类病症系统、8个病症（表12-24）。

表12-24　苓甘五味姜辛汤临床研究文献病症谱

➢ **呼吸系统疾病**（5个、15篇）
西医疾病：哮喘5(咳嗽变异性2、支气管2、未特指1)，慢性阻塞性肺疾病4，肺炎2(支气管1、支原体1)，感冒后诸症（慢性咳嗽）1
西医症状：咳嗽3（慢性2、未特指1）
➢ **泌尿生殖系统疾病**（2个、2篇）
西医疾病：肺源性心脏病（合并心力衰竭）1，冠心病（心绞痛）1
➢ **肿瘤**（1个、2篇）
西医疾病：肺癌2（伴胸腔积液1、老年非小细胞肺癌氩氦刀冷冻术后咳嗽1）

2. 个案经验文献

共有9类病症（证）系统、18个病症（证）、38则医案（表12-25）。

表 12-25　苓甘五味姜辛汤个案经验文献病症（证）谱

> **呼吸系统疾病（9 个、29 则）**
西医疾病：支气管炎 7（慢性 5、伴咳嗽 1、未特指 1），哮喘 2，感冒后诸症（慢性咳嗽）2，肺炎（喘息性肺炎合并肺不张）1，肺气肿 1，慢性喘息性支气管炎 1，慢性咽炎 1
西医症状：咳嗽 13（未特指 8、迁延性 2、合并背寒 1、伴：痰多 1、气喘 1）
中医疾病：鼻衄 1
> **循环系统疾病（2 个、2 则）**
西医疾病：冠心病（伴肺淤血）1，心力衰竭 1
> **泌尿生殖系统疾病（1 个、1 则）**
西医疾病：肾功能衰竭（合并尿毒症终末期）1
> **某些传染病和寄生虫病（1 个、1 则）**
西医疾病：肺结核（钙化合并慢性支气管）1
> **妊娠、分娩和产褥期（1 个、1 则）**
西医疾病：产褥期诸症（头痛）1
> **神经系统疾病（1 个、1 则）**
西医疾病：假性球麻痹 1
> **消化系统疾病（1 个、1 则）**
中医症状：多唾 1
> **肿瘤（1 个、1 则）**
西医疾病：肺癌（伴咳嗽）1
> **中医病证（1 个、1 则）**
胸胁支满 1

按文献病症种类和医案则数多少排序，西医病症系统中，呼吸系统疾病均居首位（图 12-14）。各系统病症中，医案数位居前列（至少为 5）的病症有：支气管炎、咳嗽。

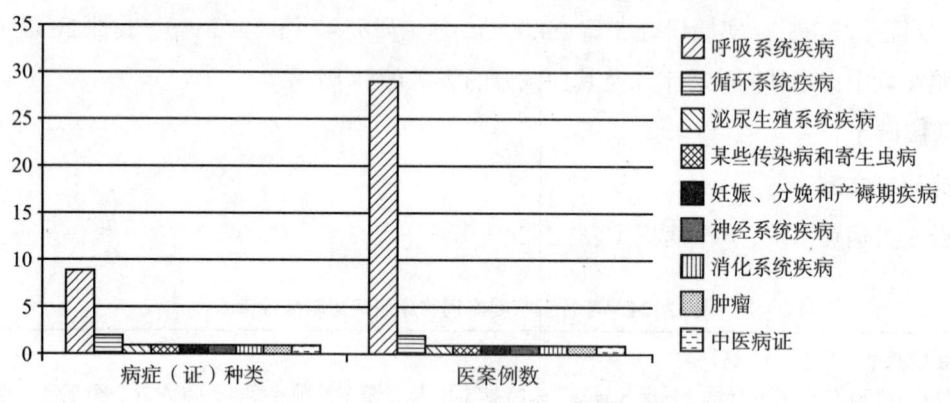

图 12-14　病症（证）种类及医案数量分布图

3. 比较研究

临床研究和个案经验文献比较，两者在文献和病症数量上，呼吸系统疾病均居首位，是共有的高频病症系统。

【证据分级】

临床研究文献证据

截至目前，苓甘五味姜辛汤及其加减方临床研究文献证据等级为：B 级 1 篇、C 级 12 篇、D

级 6 篇。详细情况见表 12–26。

表 12–26　临床研究文献证据等级分布情况

证据等级	病症（证）
B 级	咳嗽（慢性）
C 级	哮喘（支气管、咳嗽变异性）、慢性阻塞性肺疾病（稳定期、未特指）、咳嗽（慢性）、冠心病（心绞痛）、感冒后诸症（慢性咳嗽）、肺炎（支原体、支气管）、肺癌（伴胸腔积液）
D 级	哮喘、慢性阻塞性肺疾病、咳嗽、肺源性心脏病（合并心力衰竭）、肺癌（老年非小细胞肺癌氩氦刀冷冻术后咳嗽）

【证据示例】

1. 呼吸系统疾病

（1）咳嗽变异性哮喘

C 级证据 2 篇。

> 苓甘五味姜辛汤合二陈汤加减对照美普清治疗咳嗽变异性哮喘在临床总有效率、治愈率方面有一定优势（C）

陈潮等[1]实施的一项临床随机对照试验，样本量 223 例。其中试验组 125 例，对照组 98 例。试验组使用苓甘五味姜辛汤合二陈汤加减治疗。基本方药：茯苓 15g，甘草 10g，五味子 10g，干姜 10g，细辛 3g，法半夏 10g，陈皮 15g。加减：痰多，加紫菀 25g、冬花 25g；咽痒则咳，不能自止，加蝉蜕 10g、僵蚕 15g、薄荷 10g；胸闷，气涌上冲而咳，加炙麻黄 10g、苏子 10g、杏仁 12g；痰稀薄，舌淡、苔白腻或白滑，加桂枝 10g、白术 12g；痰黄稠、舌质红、苔薄黄，去干姜，加知母 10g、桑白皮 12g、紫菀 25g、冬花 25g；干咳无痰，口干少饮，去干姜，加沙参 12g、麦冬 12g、知母 10g；咳甚则汗出，乏力，加北黄芪 18g、白术 15g、牡蛎 20g；咳而遗尿，加人参 10g、补骨脂 12g、益智仁 12g、桑螵蛸 10g。对照组使用支气管扩张剂美普清，每次 25μg，每天 2 次，疗程为 14 天。治疗时间均为 2 周。两组治疗期间，停用其他药物，忌食生冷、煎炸刺激的食品。两组比较，临床总有效率相对危险度（RR）1.68，95%CI（1.40～2.03），P < 0.00001；临床治愈率相对危险度（RR）3.25，95%CI（2.19～4.83），P < 0.00001，均有统计学意义［疗效标准：根据《中药新药临床研究指导原则》拟定。痊愈：咳嗽止，主要伴随症状消失，停药 1 个月以上未复发。显效：咳嗽症状减轻，由（+++）或（++）转为（+），咳嗽伴随症状改善。无效：咳嗽症状无变化或加重］。

（2）慢性咳嗽

B 级证据 1 篇，C 级证据 1 篇。

> 苓甘五味姜辛汤加味对照苏黄止咳胶囊治疗慢性咳嗽在临床治愈率方面有一定优势，在临床总有效率方面未见明显疗效优势（B）

姜南[2]实施的一项临床随机对照试验，样本量 120 例。其中试验组、对照组各 60 例。试验组予苓甘五味姜辛汤加味：茯苓 20g，炙甘草 7g，五味子 10g，干姜 10g，细辛 3g，川椒 5g，桂枝 10g，葶苈子 15g（包煎）。水煎，每袋 150mL，每剂 2 袋，早饭前、晚饭后口服。对照组予苏黄止咳胶囊：麻黄，紫苏叶，地龙，枇杷叶，前胡，牛蒡子，五味子，紫苏子，蝉蜕。功效：疏风宣肺，止咳利咽。用于风寒犯肺，肺气失宣所致的咳嗽。用法：口服，1 次 3 粒（每粒 0.45g），1 日 3 次。疗程均为 7 天。两组比较，临床治愈率相对危险度（RR）1.72，95%CI（1.09～2.72），P=0.02，有统计学意义；临床总有效率相对危险度（RR）1.16，95%CI（0.97～1.38），P=0.11，无统计学意义（疗效标准：治愈：咳嗽消失。显效：咳嗽明显减轻，咳嗽减轻 2 个级别，如重度到轻度。有效：咳嗽减轻 1 个级别，如重度到中度，中度到轻度。无效：咳嗽无改变或加重）。

【证据荟萃】

※ Ⅱ级

苓甘五味姜辛汤及其加减方主要治疗呼吸系统疾病，如咳嗽变异性哮喘、慢性咳嗽等。

《金匮要略》原文中以本方治疗寒饮内动，胸阳被遏，肺失清肃所致的病证，其主要临床表现为咳嗽、胸满等。咳嗽变异性哮喘、慢性咳嗽等高频病症在某阶段的病机及临床表现可与之相符。临床研究和个案经验文献均支持呼吸系统疾病是其高频率、高级别证据分布的病症系统。咳嗽变异性哮喘已有 2 项 C 级证据；慢性咳嗽已有 1 项 B 级证据。

※ Ⅱ级

苓甘五味姜辛汤合二陈汤加减对照美普清治疗咳嗽变异性哮喘在临床总有效率、治愈率方面有一定优势。

苓甘五味姜辛汤加味对照苏黄止咳胶囊治疗慢性咳嗽在临床治愈率方面有一定优势，在临床总有效率方面未见明显疗效优势。

【参考文献】

［1］陈潮，余蓉，叶秀琳，等.苓甘五味姜辛汤合二陈汤加减治疗咳嗽变异性哮喘125例［J］.四川中医，2008，26（01）：58–59.

［2］姜南.苓甘五味姜辛汤加味治疗慢性咳嗽（寒饮伏肺）临床研究［D］.长春中医药大学，2010.

十一、桂苓五味甘草去桂加干姜细辛半夏汤

【原文汇要】

咳满即止，而更复渴，冲气复发者，以细辛、干姜为热药也。服之当遂渴，而渴反止者，为支饮也。支饮者，法当冒，冒者必呕，呕者复内半夏，以去其水。（38）

桂苓五味甘草去桂加干姜细辛半夏汤方

茯苓四两　甘草　细辛　干姜各二两　五味子　半夏各半升

上六味，以水八升，煮取三升，去滓，温服半升，日三服。

【原文释义】

桂苓五味甘草去桂加干姜细辛半夏汤治疗服用苓甘五味姜辛汤后冲气复发或支饮尚盛之证。症

见眩冒，呕吐不渴等。治当温肺化饮，平冲降逆。仍用苓甘五味姜辛汤减姜、辛之量，并加半夏散寒化饮。

【文献概况】

设置关键词为"桂苓五味甘草去桂加幹薑細辛半夏湯""桂苓五味甘草去桂加干姜细辛半夏汤"，检索后，得到 0 篇相关文献。

【证据提要】

桂苓五味甘草去桂加干姜细辛半夏汤及其加减方临床证据匮乏，截至目前，尚没有以本方为主要干预因素的临床研究或个案经验报道。

十二、苓甘五味加姜辛半夏杏仁汤

【原文汇要】

水去呕止，其人形肿者，加杏仁主之。其证应内麻黄，以其人遂痹，故不内之。若逆而内之者，必厥。所以然者，以其人血虚，麻黄发其阳故也。（39）

苓甘五味加姜辛半夏杏仁汤方

茯苓四两　甘草三两　五味半升　干姜三两　细辛三两　半夏半升　杏仁半升（去皮尖）

上七味，以水一斗，煮取三升，去滓，温服半升，日三服。

【原文释义】

苓甘五味加姜辛半夏杏仁汤主治服苓甘五味姜辛夏汤后"水去呕止"，因肺失通调，水溢皮表，症见身形浮肿。治当方中加杏仁，宣肃肺气，令水下行。宣肺利水，当用麻黄，以病已涉虚"以其人遂痹"（前茯苓桂枝五味甘草汤有"手足痹"之述），饮为阴邪，麻黄散泄阳气，"故不内之"；若"逆而内之者，必厥""以其人血虚"，用"麻黄发其阳"是犯"虚虚"之戒。

【文献概况】

设置关键词为"苓甘五味加薑辛半夏杏仁湯""苓甘五味加姜辛半夏杏仁汤"，检索并剔重后，得到 15 篇相关文献，其中 CBM、CNKI、VIP、WF 分别为 0 篇、12 篇、2 篇、1 篇。初步分类：临床研究 1 篇（6.7%）、实验研究 0 篇（0.0%）、个案经验 1 篇（6.7%）、理论研究 10 篇（66.6%）、其他 3 篇（20.0%）。在个案经验文献中，苓甘五味加姜辛半夏杏仁汤及其加减方的医案有 2 则。

【文献病谱】

1. 临床研究文献

共涉及 1 类病症系统、1 个病症（表 12-27）。

表 12-27　苓甘五味加姜辛半夏杏仁汤临床研究文献病症谱

➤ **呼吸系统疾病**（1 个、1 篇）
　西医症状：咳嗽（大输液性）1

2. 个案经验文献

共有 1 类病症系统、1 个病症、2 则医案（表 12-28）。

表 12-28 苓甘五味加姜辛半夏杏仁汤个案经验文献病症谱

> **呼吸系统疾病（1 个、2 则）**
> 西医疾病：哮喘 2（迷走神经兴奋型支气管哮喘 1、未特指 1）

3. 比较研究

临床研究和个案经验文献比较，呼吸系统疾病是共有病症系统。

【证据分级】

临床研究文献证据

截至目前，苓甘五味加姜辛半夏杏仁汤及其加减方临床研究文献证据等级为：C 级 1 篇。详细情况见表 12-29。

表 12-29 临床研究文献证据等级分布情况

证据等级	病症（证）
C 级	咳嗽（大输液性）

【证据示例】

1. 呼吸系统疾病

（1）咳嗽（大输液性）

C 级证据 1 篇。

> 苓甘五味加姜辛半夏杏仁汤加减对照复方甘草合剂片治疗大输液后咳嗽在临床总有效率方面有疗效优势（C）

张中旭等[1]实施的一项临床随机对照试验，样本量 71 例。试验组 36 例，对照组 35 例。当大输液患者出现明显咳嗽、咯痰等症状时，停止使用大输液。试验组给予苓甘五味加姜辛半夏杏仁汤加附子治疗，日 1 剂，分 3 次水煎服。对照组给予复方甘草合剂片治疗，日 3 次，成人 1 次 4 片，儿童酌减，口服或含化。两组患者均 1 周为 1 疗程，不再观察第 2 疗程。如在 1 疗程未结束即已痊愈，则不必继续治疗。两组比较，临床总有效率相对危险度（RR）0.64，95%CI（0.47～0.88），$P=0.005$，有统计学意义（疗效标准：痊愈：治疗 1 周内临床症状、体征消失或基本消失。显效：治疗 1 周内临床症状、体征均有明显好转。无效：疗程结束后临床症状、体征均无明显改善甚至加重，需考虑采用其他治疗方法者）。

【证据提要】

苓甘五味加姜辛半夏杏仁汤及其加减方临床证据匮乏，少量证据提示可以用于治疗咳嗽、哮喘。

【参考文献】

[1] 张中旭, 李俊玲, 肖莉. 苓甘五味加姜辛半夏杏仁汤加附子治疗大输液性咳嗽 36 例 [J]. 河南中医,

2011, 31（6）：583-584.

十三、苓甘五味加姜辛半杏大黄汤

【原文汇要】

若面热如醉，此为胃热上冲熏其面，加大黄以利之。（40）

苓甘五味加姜辛半杏大黄汤方

茯苓四两　甘草三两　五味半升　干姜三两　细辛三两　半夏半升　杏仁半升　大黄三两

右八味，以水一斗，煮取三升，去滓，温服半升，日三服。

【原文释义】

苓甘五味加姜辛半杏大黄汤主治服苓甘五味加姜辛半夏杏仁汤后之变局。若支饮未尽，兼胃热上冲，症见"面热如醉"。治当继用苓甘五味加姜辛半夏杏仁汤，加大黄清泄"上冲熏其面"之"胃热"。

【文献概况】

设置关键词为"苓甘五味加姜辛半杏大黄汤""苓甘五味加姜辛半杏大黄汤"，检索后，得到4篇相关文献，其中CBM、CNKI、VIP、WF分别为0篇、3篇、0篇、1篇。初步分类：临床研究1篇（25%）、个案经验0篇（0%）、实验研究0篇（0%）、理论研究2篇（50%）、其他1篇（25%）。

【文献病谱】

1. 临床研究文献

共涉及1类病症系统、1个病症（表12-30）

表12-30　苓甘五味加姜辛半杏大黄汤临床研究文献病症谱

➢ 神经系统疾病（1个、1篇）
西医疾病：癫痫大发作1

2. 个案经验文献

尚未发现有关本方的个案经验报道。

【证据分级】

临床研究文献证据

截至目前，苓甘五味加姜辛半杏大黄汤及其加减方临床研究文献证据等级为：D级1篇。详细情况见表12-31。

表12-31　临床研究文献证据等级分布情况

证据等级	病症（证）
D级	癫痫大发作

【证据提要】

苓甘五味加姜辛半杏大黄汤及其加减方临床证据匮乏，少量证据提示可以用于治疗癫痫。

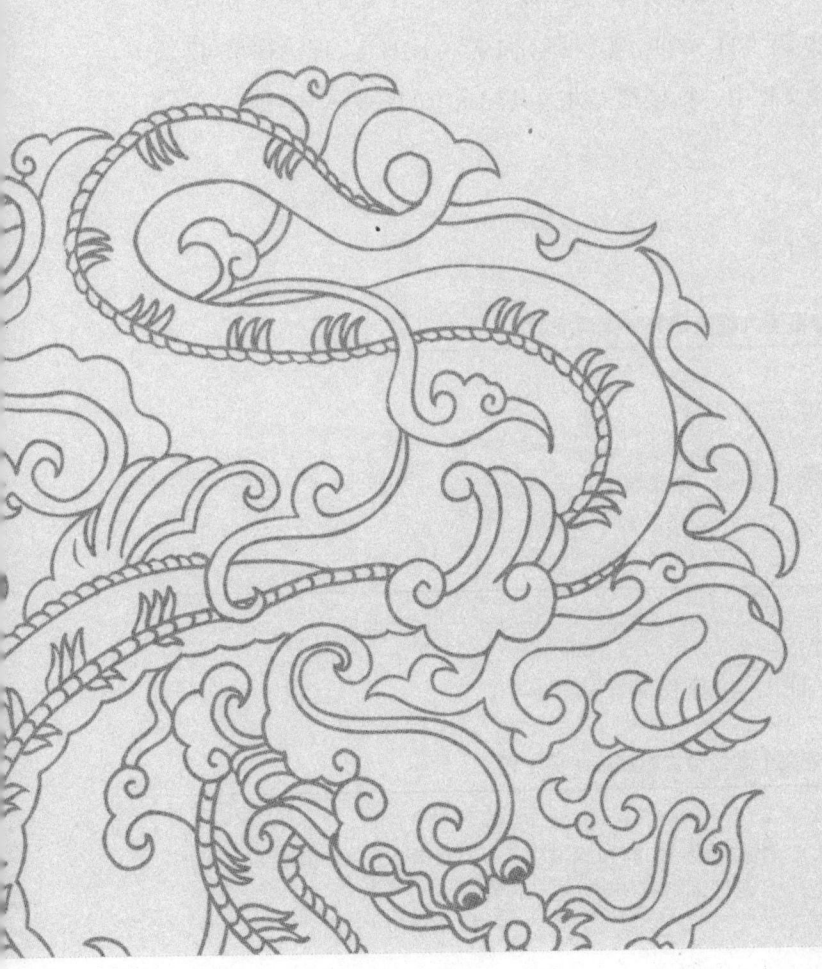

第十三章

消渴小便不利淋病方

一、栝楼瞿麦丸

【原文汇要】

小便不利者，有水气，其人若渴，栝楼瞿麦丸主之。（10）

栝楼瞿麦丸方

栝蒌根二两　茯苓　薯蓣各三两　附子一枚（炮）　瞿麦一两

上五味，末之，炼蜜丸梧子大，饮服三丸，日三服，不知，增至七八丸，以小便利，腹中温为知。

【原文释义】

栝楼瞿麦丸主治有水气之渴。症见小便不利；肾气不化，津不上承，其人若渴（苦渴）。治当化气、利水、润燥。方中用炮附子温阳化气，蒸津上行；瞿麦、茯苓渗泄行水，利小便；栝楼根、薯蓣（即山药），生津润燥；药后"以小便利，腹中温为知"。

【文献概况】

设置关键词为"瓜蔞瞿麥丸""瓜蒌瞿麦丸""栝樓瞿麥丸""栝楼瞿麦丸"，检索并剔重后，得到92篇相关文献，其中CBM、CNKI、VIP、WF分别为7篇、82篇、2篇、1篇。初步分类：临床研究10篇（10.9%）、个案经验29篇（31.5%）、实验研究1篇（1.1%）、理论研究42篇（45.6%）、其他10篇（10.9%）。在个案经验文献中，栝楼瞿麦丸及其加减方的医案有40则。

【文献病谱】

1. 临床研究文献

共涉及3类病症系统、6个病症（表13-1）。

表13-1　栝楼瞿麦丸临床研究文献病症谱

➤ **泌尿生殖系统疾病**（3个、4篇）
西医疾病：泌尿系感染2，慢性前列腺炎1，尿道综合征1
➤ **内分泌、营养和代谢疾病**（2个、5篇）
西医疾病：糖尿病性肾病4（未特指3、合并蛋白尿1），糖尿病1
➤ **消化系统疾病**（1个、1篇）
西医疾病：肝硬化（伴腹水）1

2. 个案经验文献

共有8类病症（证）系统、22个病症（证）、40则医案（表13-2）。

表13-2　栝楼瞿麦丸个案经验文献病症（证）谱

➤ **泌尿生殖系统疾病**（10个、22则）
西医疾病：肾小球肾炎4（未特指3、慢性1），肾盂肾炎4，前列腺增生3（未特指2、合并阳痿1），泌尿系感染3（未特指2、尿道1），尿道综合征（女性）2，泌尿系结石（肾）1，不孕症1

西医症状：遗尿 2，白带异常 1

中医疾病：癃闭（髋关节复位术后）1

➤ **内分泌、营养和代谢疾病（2 个、7 则）**

西医疾病：糖尿病 5，糖尿病性肾病 2

➤ **妊娠、分娩和产褥期疾病（2 个、2 则）**

西医疾病：妊娠期诸症（癃闭）1，产褥期诸症（腹泻）1

➤ **消化系统疾病（2 个、2 则）**

西医疾病：复发性口腔溃疡 1

西医症状：腹泻 1

➤ **精神和行为障碍（1 个、1 则）**

西医疾病：精神性烦渴 1

➤ **肌肉骨骼系统和结缔组织疾病（1 个、1 则）**

西医疾病：强直性脊柱炎 1

➤ **呼吸系统疾病（1 个、1 则）**

西医症状：咳喘 1

➤ **中医病证（3 个、4 则）**

水肿 2，汗证（手）1，胁痛 1

　　按文献病症种类和医案则数多少排序，西医病症系统中，泌尿生殖系统疾病均居首位（图 13-1）。各系统病症中，医案数位居前列（至少为 4）的病症有：糖尿病、肾小球肾炎、肾盂肾炎。

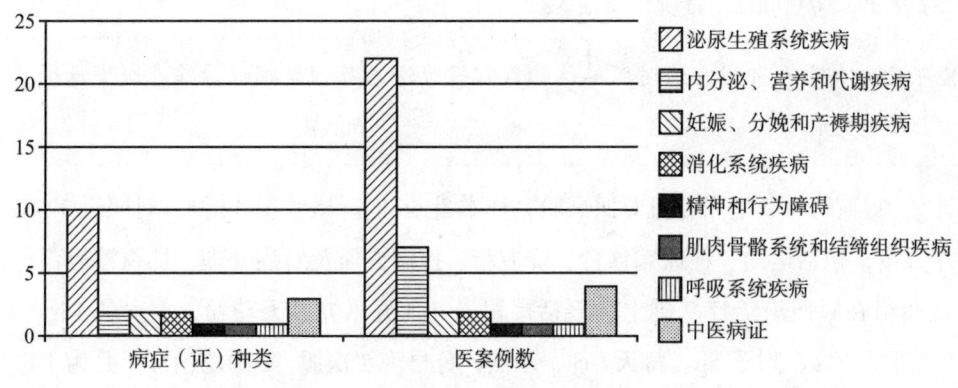

图 13-1 病症（证）种类及医案数量分布图

3. 比较研究

　　临床研究和个案经验文献比较，两者在文献和病症数量上，泌尿生殖系统疾病是共有较高频病症系统。

【证据分级】

临床研究文献证据

　　截至目前，栝楼瞿麦丸及其加减方临床研究文献证据等级为：C 级 2 篇、D 级 8 篇。详细情况见表 13-3。

表 13-3　临床研究文献证据等级分布情况

证据等级	病症（证）
C 级	糖尿病性肾病（伴蛋白尿、未特指）
D 级	糖尿病性肾病、糖尿病、泌尿系感染、慢性前列腺炎、尿道综合征、肝硬化（伴腹水）

【证据示例】

1. 泌尿生殖系统疾病

（1）糖尿病性肾病

C 级证据 2 篇。

> 栝楼瞿麦丸合西医常规疗法对照单纯西医常规疗法治疗糖尿病性肾病在减少 24 小时尿白蛋白排泄量方面有一定优势（C）

陈志刚[1]实施的一项临床随机对照试验，样本量 30 例。试验组、对照组各 15 例。治疗方法：两组均采用常规西医治疗方法，即接受严格的降糖、降压、抗凝等常规治疗和饮食疗法（低盐饮食，控制热量和蛋白摄入）。试验组在此基础上采用栝楼瞿麦丸原方煎汤口服。药物组成：天花粉 15g，炮附子 10g，山药 15g，瞿麦 10g，茯苓 15g。每日 1 剂，早饭前、晚饭后，分 2 次口服，连续用药 2 月。两组比较，治疗前后 24h 尿白蛋白排泄量加权均数差（WMD）3.11，95%CI（2.01 ～ 4.22），$P < 0.00001$，有统计学意义。

> 栝楼瞿麦丸合西医常规疗法对照单纯西医常规疗法治疗糖尿病性肾病在减少尿微量白蛋白排泄量方面有一定优势（C）

罗试计[2]实施的一项临床随机对照试验，样本量 66 例。试验组 34 例，对照组 32 例。对照组维持原治疗方案，包括运动、糖尿病饮食、降血脂、控制血压及对症处理，加氯沙坦，每天 50mg，早晨服。试验组在对照组治疗基础上加服栝楼瞿麦丸加五爪龙：天花粉、瞿麦各 15g，茯苓 12g，山药 20g，五爪龙 30g，附子 5g。每天 1 剂，水煎，分早晚 2 次服。2 组均治疗 1 月为 1 疗程，治疗 2 疗程后统计疗效。两组比较，治疗前后 24 小时尿微量白蛋白排泄量加权均数差（WMD）–9.99，95%CI（–11.81 ～ –8.17），$P < 0.00001$，有统计学意义。

【证据荟萃】

※ Ⅱ级

栝楼瞿麦丸及其加减方主要治疗内分泌、营养和代谢疾病，如糖尿病肾病等。

《金匮要略》原文中以本方治疗水气为病之渴证。证见小便不利、其人苦渴。高频病症糖尿病肾病在某阶段的病机及临床表现可与之相符。临床研究文献支持内分泌、营养和代谢疾病是其高频率、高级别证据分布的病症系统。其中糖尿病肾病已有 2 项 C 级证据。

※ Ⅱ级

栝楼瞿麦丸加减联合西医常规疗法对照单纯西医常规疗法治疗糖尿病性肾病在减少 24 小时尿

白蛋白排泄量方面有一定优势。

栝楼瞿麦丸加减联合西医常规疗法对照单纯西医常规疗法治疗糖尿病性肾病在减少尿微量白蛋白排泄量方面有一定优势。

【参考文献】

［1］陈志刚.瓜蒌瞿麦丸治疗糖尿病肾病蛋白尿的临床观察［J］.长春中医药大学学报，2009，25（01）：92.

［2］罗试计.瓜蒌瞿麦丸合氯沙坦对糖尿病肾病早期尿微量白蛋白影响的研究［J］.新中医，2007，39（04）：83-84.

二、蒲灰散

【原文汇要】

小便不利，蒲灰散主之，滑石白鱼散、茯苓戎盐汤并主之。（11）

蒲灰散方

蒲灰七分　滑石三分

上二味，杵为散，饮服方寸匕，日三服。

【原文释义】

小便不利，是一症状，可见于多种疾病，原因不一。原文述证过简，以方测证，似"淋病"发病过程中伴见之小便障碍。如因湿热瘀结引起的小便不利，或短赤，或有血尿，溲时茎中涩痛如刺，小腹急痛，治用蒲灰散凉血化瘀，利窍泄热。方中用蒲灰即生蒲黄，凉血消瘀、通利小便；用滑石，清热利湿。

【文献概况】

设置关键词为"蒲灰散"，检索并剔重后，得到58篇相关文献，其中CBM、CNKI、VIP、WF分别为3篇、38篇、1篇、16篇。初步分类：临床研究10篇（17.3%）、个案经验9篇（15.5%）、实验研究0篇（0%）、理论研究18篇（31.0%）、其他21篇（36.2%）。在个案经验文献中，蒲灰散及其加减方的医案有11则。

【文献病谱】

1. 临床研究文献

共涉及4类病症（证）系统、9个病症（证）（表13-4）。

表13-4　蒲灰散临床研究文献病症（证）谱

> **泌尿生殖系统疾病（6个、7篇）**
> 西医疾病：肾小球肾炎2（急性1、慢性伴血尿1），慢性前列腺炎1，泌尿系结石（肾）1，泌尿系感染（老年尿道）1，前列腺增生（伴急性癃闭）1
> 西医症状：血尿1
> **皮肤和皮下组织疾病（1个、1篇）**
> 西医疾病：聚合型痤疮1

> **某些传染病和寄生虫病（1个、1篇）**
  西医疾病：淋菌性尿道炎 1
> **中医病证（1个、1篇）**
  特发性水肿 1

西医病症系统中，泌尿生殖系统疾病在病症种类与文献数量上均居首位（图 13-2）。各系统病症中，频数位居前列（至少为 2）的病症有：肾小球肾炎。

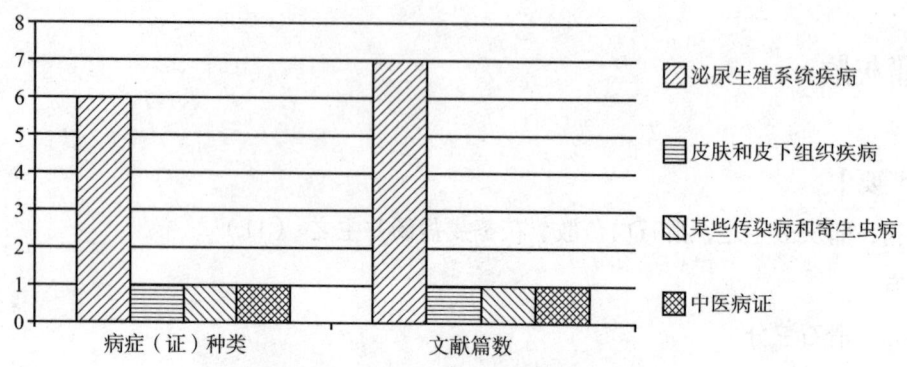

图 13-2 病症（证）种类文献数量分布图

2. 个案经验文献

共有 3 类病症系统、9 个病症、11 则医案（表 13-5）。

表 13-5 蒲灰散个案经验文献病证谱

> **泌尿生殖系统疾病（7个、7则）**
  西医疾病：泌尿系结石（输尿管）1，急性泌尿系感染 1，前列腺增生 1
  西医症状：阴茎疼痛 1，血精 1
  中医疾病：淋证（膏淋）1，经行诸症（水肿）1
> **消化系统疾病（1个、2则）**
  西医疾病：急性黄疸型肝炎 2
> **血液及造血器官疾病和某些涉及免疫机制的疾患（1个、2则）**
  西医疾病：过敏性紫癜 2

3. 比较研究

临床研究和个案经验文献比较，两者在文献和病症数量上，泌尿生殖系统疾病均居首位，是共有的高频病症系统。

【证据分级】

临床研究文献证据

截至目前，蒲灰散及其加减方临床研究文献证据等级为：C 级 4 篇、D 级 6 篇。详细情况见表 13-6。

表 13-6　临床研究文献证据等级分布情况

证据等级	病症（证）
C 级	泌尿系感染（老年尿道）、肾小球肾炎（急性、慢性伴血尿）、痤疮（聚合型）
D 级	泌尿系结石（肾）、前列腺炎（慢性）、前列腺增生（合并急性癃闭）、血尿、淋菌性尿道炎、水肿（特发性）

【证据示例】

1. 泌尿生殖系统疾病

（1）慢性肾小球肾炎伴血尿

C 级证据 1 篇。

> 蒲灰散加味配合西药对照单纯西药治疗慢性肾小球肾炎伴血尿在临床总有效率方面有优势（C）

张慧莲[1]实施的一项临床随机对照试验，样本量为 58 例。试验组 30 例，对照组 28 例。对照组：常规剂量给予抗生素、肾上腺皮质激素，用血管紧张素转化酶抑制剂（ACEI）类药控制血压，加止血剂治疗。试验组：在对照组的基础上加中药治疗。基本方：蒲灰 15g，滑石 10g，黄柏 15g，知母 15g，肉桂 2g。脾肾两虚型加山药、白术、杜仲、仙茅各 15g；肝肾阴虚型加枸杞子、墨旱莲、女贞子各 15g；阴阳两虚型加熟地黄 20g、山茱萸、枸杞子、肉苁蓉、鹿含草各 15g；湿热内蕴加黄芩 10g、白花蛇舌草 15g、紫花地丁 15g。水煎服，每日 1 剂。2 组均以 2 周为 1 个疗程，连续 3 个疗程后进行疗效评定。两组比较，临床总有效率相对危险度（RR）1.29,95%CI(1.03～1.61)，P=0.03，有统计学意义（疗效标准：参照《中药新药临床研究指导原则》相关内容制定。完全缓解：临床症状及体征完全消失，高倍镜下尿红细胞消失，尿沉渣计数正常。好转：临床症状及体征明显好转，高位镜下红细胞不超过 5 个，尿沉渣红细胞计数 40。无效：临床表现及上述实验室检查均无明显改善或加重 ）。

【证据荟萃】

※ Ⅲ级

蒲灰散及其加减方可以用于泌尿生殖系统疾病，如慢性肾小球肾炎伴血尿等。

《金匮要略》原文中以本方治疗湿热瘀结引起的小便不利。临床表现为小便短赤，或有血尿，溲时茎中涩痛如刺，小腹急痛等。高频病症慢性肾小球肾炎伴血尿在某阶段的病机及临床表现可与之相符。临床研究文献支持泌尿生殖系统疾病是其高级别证据分布的病症系统。慢性肾小球肾炎伴血尿已有 1 项 C 级证据。

※ Ⅲ级

蒲灰散加味配合西药对照单纯西药治疗慢性肾小球肾炎伴血尿在临床总有效率方面有优势。

【参考文献】

[1] 张慧莲. 蒲灰散方合通关丸加味治疗慢性肾小球肾炎血尿临床观察 [J]. 中国中医药信息杂志，2007，14（11）：61-62.

三、滑石白鱼散

【原文汇要】

小便不利,蒲灰散主之,滑石白鱼散、茯苓戎盐汤并主之。(11)

滑石白鱼散方

滑石二分　乱发二分(烧)　白鱼二分

上三味,杵为散,饮服半钱匕,日三服。

【原文释义】

小便不利,是一症状,可见于多种疾病,原因不一。原文述证过简,以方测证,似"淋病"发病过程中伴见之小便障碍。如系血淋,小便不利,小腹胀满,治用滑石白鱼散消瘀行血利小便。方中用滑石通利三焦水道,利窍导水下输;乱发烧后即血余炭,消瘀血、利水道;白鱼消瘀行血"疗淋"。

【文献概况】

设置关键词为"滑石白魚散""滑石白鱼散",检索并剔重后,得到57篇文献,其中CBM、CNKI、VIP、WF分别为3篇、45篇、0篇、9篇,均为理论研究。

【证据提要】

尚未检索出滑石白鱼散及其加减方相关的临床证据。

四、茯苓戎盐汤

【原文汇要】

小便不利,蒲灰散主之,滑石白鱼散、茯苓戎盐汤并主之。(11)

茯苓戎盐汤方

茯苓半斤　白术二两　戎盐(弹丸大)一枚

上三味,先将茯苓、白术煎成,入戎盐,再煎,分温三服。

【原文释义】

小便不利,是一症状,可见于多种疾病,原因不一。原文述证过简,以方测证,似"淋病"发病过程中伴见之小便障碍。如因中虚湿甚,小便不利,溲时轻微刺痛,或尿后余沥不尽,或少量血尿。治用茯苓戎盐汤健脾渗湿益肾。方中用茯苓淡渗利湿;用白术健脾运湿;戎盐即青盐,咸寒入肾,《别录》谓其治"溺血尿血",《大明》谓其"助水脏,益精气"。

【文献概况】

设置主题词为"茯苓戎盐湯""茯苓戎盐汤""戎盐汤""戎盐湯""戎盐",检索并剔重后,得到43篇相关文献,其中CBM、CNKI、VIP、WF分别为3篇、23篇、4篇、13篇。初步分类:临床研究1篇(33.3%)、个案经验0篇(0.0%)、实验研究8篇(18.6%)、理论研究27篇(62.7%)、其他 7 篇（16.3%）。

【文献病谱】

1. 临床研究文献

共涉及 1 类病症（证）系统、1 个病症（证）（表 13-7）。

表 13-7 茯苓戎盐汤临床研究文献病症谱

> 某些传染病和寄生虫病（1 个、1 篇）
>   西医疾病：慢性活动性乙肝 1

2. 个案经验文献

尚未发现有关本方的个案经验文献。

【证据分级】

临床研究文献证据

截至目前，茯苓戎盐汤及其加减方临床研究文献证据等级为：C 级 1 篇。详细情况见表 13-8。

表 13-8 临床研究文献证据等级分布情况

证据等级	病症（证）
C 级	病毒性肝炎（慢性活动性乙肝）

【证据示例】

1. 某些传染病和寄生虫病

（1）慢性活动性乙肝

C 级证据 1 篇。

> 加味茯苓戎盐汤联合联苯双酯、肝太乐、肌酐等西药对照单纯西医疗法治疗慢性活动性乙肝在临床总有效率方面有优势（C）

杨焕彪等[1]实施的一项临床随机对照试验，样本量为 101 例。试验组 52 例，对照组 49 例。对照组口服联苯双酯、肝太乐、肌酐、马洛替酯，静滴强力宁、清开灵等。试验组在对照组的基础上加服加味茯苓戎盐汤：白术 30g，茯苓 20g，土茯苓 40g，蚤休 20g，肉苁蓉 15g，淫羊藿 15g，夜交藤 30g，白花蛇舌草 30g，黄芪 30g，丹参 20g，益母草 15g，戎盐 6g。加减法：脾虚肝郁型加郁金、厚朴；脾虚血亏型加当归、熟地黄；脾虚血瘀型加柴胡、牡蛎；脾虚肾亏型加狗脊、杜仲；脾虚湿困型加少许肉桂及平胃散。按传统方法煎制，每日 1 剂，1 个月为 1 疗程。每疗程结束后停药 5 天，连用 3 个疗程。两组比较：临床总有效率相对危险度（RR）1.28，95%CI（1.07 ~ 1.54），P=0.007，有统计学意义（疗效标准：以 1990 年上海全国病毒性肝炎会议修订的《慢性活动性肝炎疗效标准》为准。基本治愈：自觉症状消失；肝脏肿大稳定无变动或回缩，无叩击痛及压痛；肝功能检查正常；病毒复制标志消失而 HBsAg 仍可持续存在；以上各项保持稳定 1 年以上。好转：主要症状消失；肝脾肿大无变动，且无明显压痛及叩痛；肝功能检查正常或轻微异常；病毒复制标志水平降低（滴度较低 P/N 值降低）。无效：病情无变化或恶化）。

【证据提要】

茯苓戎盐汤及其加减方临床证据匮乏，少量证据提示可以用于治疗慢性活动性乙肝。

【参考文献】

[1] 杨焕彪，王瑞烈. 加味茯苓戎盐汤治疗慢性活动性乙型病毒性肝炎 52 例 [J]. 广西中医药,1993,16（01）: 8-10.

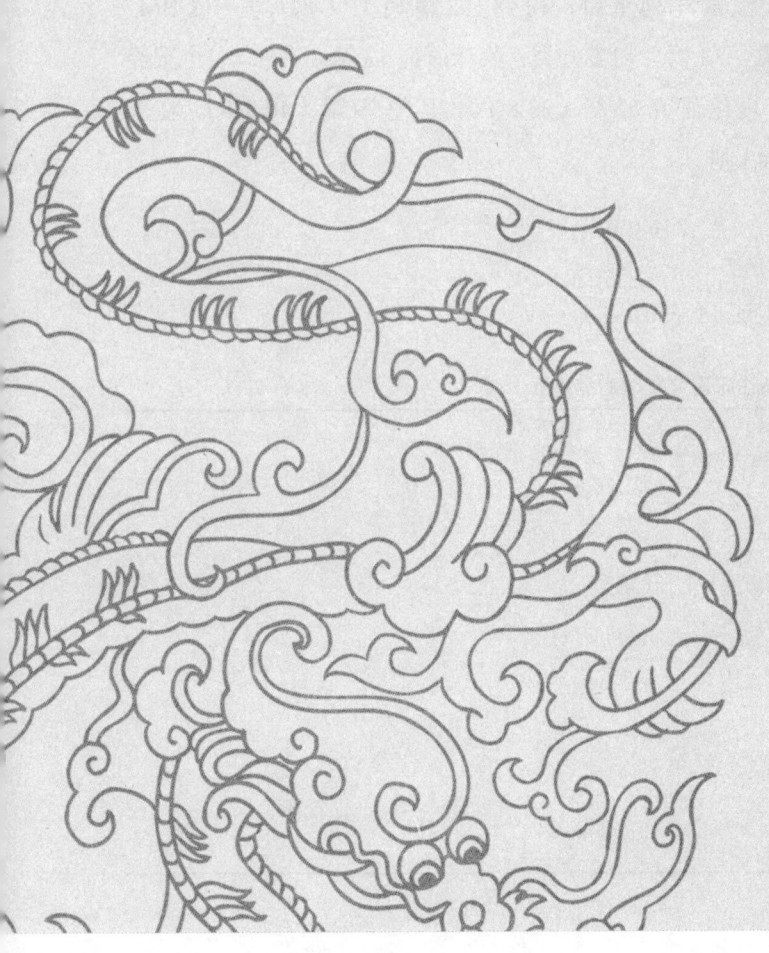

第十四章

水气病方

一、越婢汤

【原文汇要】

风水恶风，一身悉肿，脉浮不渴，续自汗出，无大热，越婢汤主之。（23）

越婢汤方

麻黄六两　石膏半斤　生姜三两　甘草二两　大枣十五枚

上五味，以水六升，先煮麻黄，去上沫，内诸药，煮取三升，分温三服。恶风者加附子一枚炮；风水加术四两。《古今录验》

【原文释义】

越婢汤主治水为风激，泛溢肌肤之风水。发病恶风，速即一身悉肿，脉浮不渴，续自汗出，无大热。治当发越壅阳水气。方中用麻黄辛温发散走表；石膏辛凉清透里热，二药同用，寒温相抵，两辛相合（且麻黄重用至六两，加之方中生姜亦为辛温发表之品），辛开透散，发越在里之壅阳邪热；用甘草、生姜、大枣相伍，振奋中焦营卫生化之源，助正达邪。

【文献概况】

设置关键词为"越婢湯""越婢汤"，检索并剔重后，得到193篇相关文献，其中CBM、CNKI、VIP、WF分别为43篇、109篇、9篇、32篇。初步分类：临床研究13篇（6.7%）、个案经验34篇（17.6%）、实验研究2篇（1.0%）、理论研究65篇（33.8%）、其他79篇（40.9%）。在个案经验文献中，越婢汤及其加减方的医案有43则。

【文献病谱】

1.临床研究文献

共涉及6类病症（证）系统、8个病症（证）（表14-1）。

表14-1　越婢汤临床研究文献病症（证）谱

> 皮肤和皮下组织疾病（2个、2篇）
  西医疾病：急性荨麻疹1，接触性皮炎1
> 泌尿生殖系统疾病（1个、6篇）
  西医疾病：急性肾小球肾炎6
> 血液及造血器官疾病和某些涉及免疫机制的疾患（1个、1篇）
  西医疾病：过敏性紫癜性肾炎1
> 肌肉骨骼系统和结缔组织疾病（1个、1篇）
  西医疾病：类风湿性关节炎1
> 呼吸系统疾病（1个、1篇）
  西医疾病：感冒（空调引起）1
> 中医病证（2个、2篇）
  发热1，特发性水肿1

西医病症系统中，皮肤和皮下组织疾病在病症种类上居首位，泌尿生殖系统疾病在文献数量上居首位（图14-1）。各系统病症中，频数位居前列（至少为3）的病症有：急性肾小球肾炎。

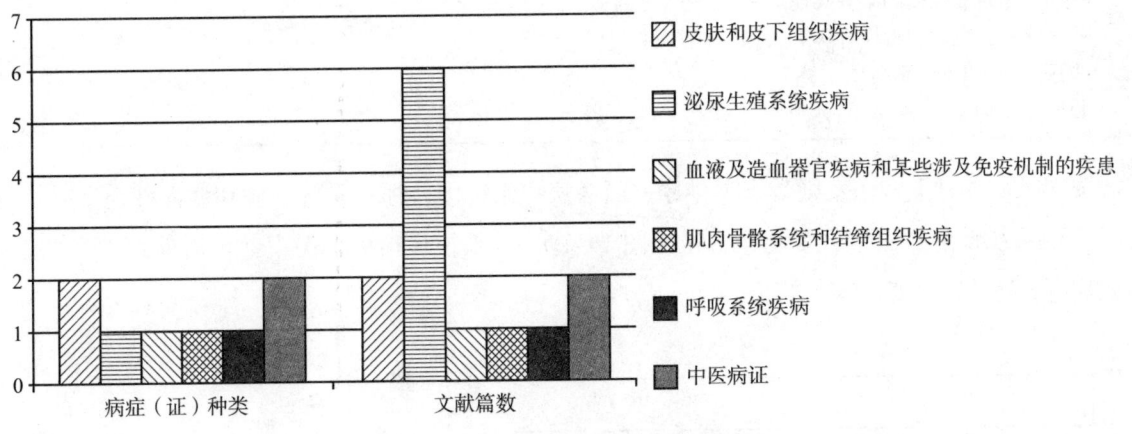

图14-1 病症（证）种类及文献数量分布图

2. 个案经验文献

共有14类病症（证）系统、24个病症（证）、43则医案（表14-2）。

表14-2 越婢汤个案经验文献病症（证）谱

> **呼吸系统疾病（4个、6则）**
  西医疾病：支气管炎3（慢性2、急性1），感冒1
  西医症状：咳喘1
  中医疾病：肺痈1
> **皮肤和皮下组织疾病（3个、3则）**
  西医疾病：荨麻疹（急性合并血管性水肿）1，接触性皮炎1，多发性皮肤疖肿1
> **泌尿生殖系统疾病（2个、16则）**
  西医疾病：肾小球肾炎15（急性10、未特指3、慢性2），肾病综合征1
> **循环系统疾病（2个、4则）**
  西医疾病：风湿性关节炎2，冠心病2（心力衰竭1、未特指1）
> **血液及造血器官疾病和某些涉及免疫机制的疾患（1个、2则）**
  西医疾病：紫癜性肾炎2
> **某些传染病和寄生虫病（1个、1则）**
  西医疾病：带状疱疹1
> **肌肉骨骼系统和结缔组织疾病（1个、1则）**
  西医症状：关节痛1
> **内分泌、营养和代谢疾病（1个、1则）**
  西医疾病：甲状腺机能减退1
> **神经系统疾病（1个、1则）**
  西医疾病：偏头痛1
> **消化系统疾病（1个、1则）**
  西医疾病：肝硬化1
> **精神和行为障碍（1个、1则）**
  西医疾病：抑郁症1

> **耳和乳突疾病**（1个、1则）
  西医症状：耳鸣1
> **损伤、中毒和外因的某些其他后果**（1个、1则）
  西医疾病：急性中毒性肾病1
> **中医病证**（4个、4则）
  畏寒1，头痛1，梦交1，水肿1

按文献病症种类和医案则数多少排序，西医病症系统中，呼吸系统疾病在病症种类上居首位，泌尿生殖系统疾病在医案数量上居首位（图14-2）。各系统病症中，医案数位居前列（至少为3）的病症有：肾小球肾炎、支气管炎。

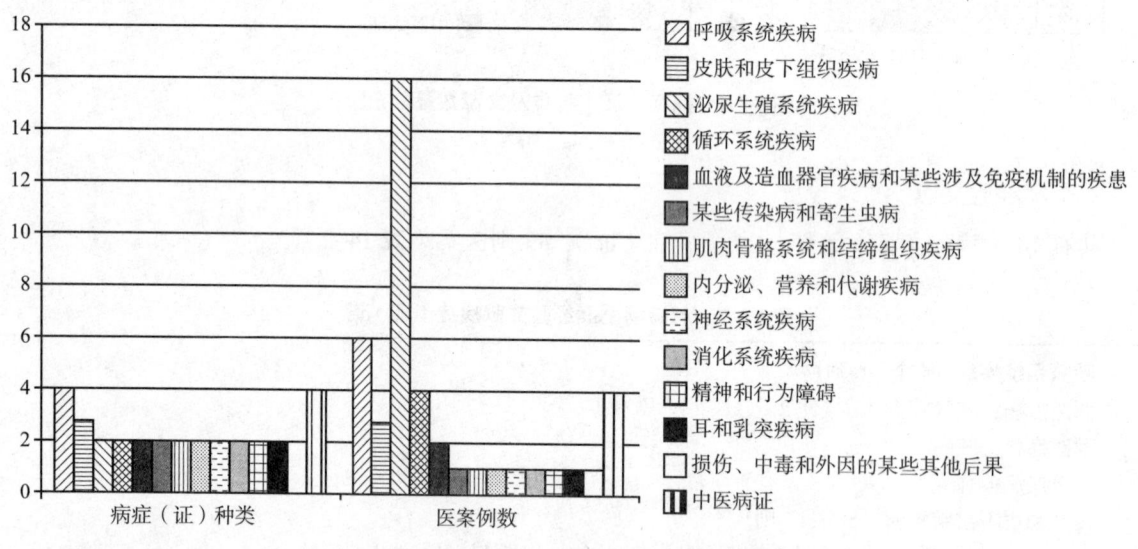

图14-2 病症（证）种类及医案数量分布图

图例：
- 呼吸系统疾病
- 皮肤和皮下组织疾病
- 泌尿生殖系统疾病
- 循环系统疾病
- 血液及造血器官疾病和某些涉及免疫机制的疾患
- 某些传染病和寄生虫病
- 肌肉骨骼系统和结缔组织疾病
- 内分泌、营养和代谢疾病
- 神经系统疾病
- 消化系统疾病
- 精神和行为障碍
- 耳和乳突疾病
- 损伤、中毒和外因的某些其他后果
- 中医病证

3. 比较研究

临床研究和个案经验文献比较，两者在文献和病症数量上，泌尿生殖系统疾病是共有的高频病症系统。在具体病症上，急性肾小球肾炎是共有的高频病症。

【证据分级】

临床研究文献证据

截至目前，越婢汤及其加减方临床研究文献证据等级为：B级1篇、C级3篇、D级9篇。详细情况见表14-3。

表14-3 临床研究文献证据等级分布情况

证据等级	病症（证）
B级	类风湿性关节炎
C级	特发性水肿、过敏性紫癜性肾炎、发热
D级	急性肾小球肾炎、感冒、急性荨麻疹、接触性皮炎

【证据示例】

1.泌尿生殖系统疾病

（1）急性肾小球肾炎

D级证据6篇。

> 越婢汤加减治疗急性肾小球肾炎有一定疗效（D）

李尧学[1]实施的一项临床病例观察，样本量为42。基本方为越婢汤：麻黄10g、生石膏30g、生姜3片、大枣3枚、炙甘草3g。临证加减：发热重兼口渴重者用生石膏40～60g，加连翘10g；气虚者加黄芪30g；浮肿甚者生姜易生姜皮10g，去炙甘草，加蛇床子、地肤子各20g；尿蛋白多者加益母草30g；血尿重者加茅根30g、小蓟10g。小儿剂量酌减。每日1剂，5天为1疗程，1～2疗程后检验小便1次，服药期间，禁高盐及油腻之品。治疗结果及疗效标准：痊愈（服药1～3疗程后，自觉症状明显好转，浮肿逐渐消失，尿检正常，停药半年或1年后无复发）33例，占79%；好转（服药后症状逐渐减轻，尿检明显好转，蛋白微量±之间）6例，占14%；无效（服药1～3疗程后，症状体征无改变或加重者）3例，占7%。总有效率为93%。

【证据荟萃】

※ Ⅲ级

越婢汤及其加减方主要治疗泌尿生殖系统疾病，如急性肾小球肾炎。

《金匮要略》原文中以本方治疗风水夹热，其主要临床表现为水肿伴口渴、脉浮、汗出等。高频病症急性肾小球肾炎在某阶段的病机及临床表现可与之相符。临床研究支持泌尿生殖系统疾病是其高频率分布的病症系统。急性肾小球肾炎已有6项D级证据。

※ Ⅲ级

越婢汤加减治疗急性肾小球肾炎有一定疗效。

【参考文献】

［1］李尧学.越婢汤加减治疗急性肾小球肾炎42例［J］.湖南中医杂志，1992（1）：43.

二、越婢加术汤

【原文汇要】

里水者，一身面目黄肿，其脉沉，小便不利，故令病水。假如小便自利，此亡津液，故令渴也。越婢加术汤主之。（5）

里水，越婢加术汤主之；甘草麻黄汤亦主之。（25）

《千金方》越婢加术汤　治肉极热，则身体津脱，腠理开，汗大泄，厉风气，下焦脚弱。

越婢加术汤方

麻黄六两　　石膏半斤　　生姜三两　　大枣十五枚　　甘草二两　　白术四两

上六味，以水六升，先煮麻黄，去上沫，内诸药，煮取三升，分温三服。恶风加附子一枚，炮。煎服法本《千金方》

【原文释义】

越婢加术汤主治皮水夹热证。症见一身面目肿甚，小便不利，脉沉等。本证乃肺失通调，脾失健运，水液不循常道输布所致。治当发散水气，兼清郁热。方取越婢汤加用白术。方中重用麻黄，配生姜以宣散发越，石膏辛凉以清内郁之里热，白术健脾除湿，且麻黄配白术并行表里之湿，可增强利水退肿之效，甘草、大枣和中以助药力，诸药相伍使水去热清则诸症可愈。

【文献概况】

设置关键词为"越婢加術湯""越婢加术汤"，检索并剔重后，得到 255 篇相关文献，其中 CBM、CNKI、VIP、WF 分别为 5 篇、219 篇、3 篇、28 篇。初步分类：临床研究 53 篇（20.8%）、个案经验 49 篇（19.2%）、实验研究 7 篇（2.7%）、理论研究 82 篇（32.2%）、其他 64 篇（25.1%）。在个案经验文献中，越婢加术汤及其加减方的医案有 67 则。

【文献病谱】

1. 临床研究文献

共涉及 7 类病症（证）系统、10 个病症（证）（表 14-4）。

表 14-4　越婢加术汤临床研究文献病症（证）谱

➤ **泌尿生殖系统疾病（2 个、41 篇）**
　西医疾病：肾小球肾炎 38（急性 34、慢性 4），肾病综合征 3（未特指 2、小儿 1）
➤ **肌肉骨骼系统和结缔组织疾病（2 个、3 篇）**
　西医疾病：类风湿性关节炎 2，肌筋膜炎（项肩肌）1
➤ **呼吸系统疾病（1 个、1 篇）**
　西医疾病：哮喘（急性发作）1
➤ **皮肤和皮下组织疾病（1 个、1 篇）**
　西医疾病：日光性皮炎 1
➤ **损伤、中毒和外因的某些其他后果（1 个、1 篇）**
　西医疾病：过敏（氨苄青霉素过敏）1
➤ **某些传染病和寄生虫病（1 个、1 篇）**
　西医疾病：带状疱疹后遗症（神经痛）1
➤ **中医病证（2 个、5 篇）**
　痹证（风湿热）3，水肿（肾源性）2

西医病症系统中，泌尿生殖系统疾病在病症种类与文献数量上均居首位（图 14-3）。各系统病症（证）中，频数位居前列（至少为 3）的病症（证）有：肾小球肾炎、肾病综合征、风湿热痹。

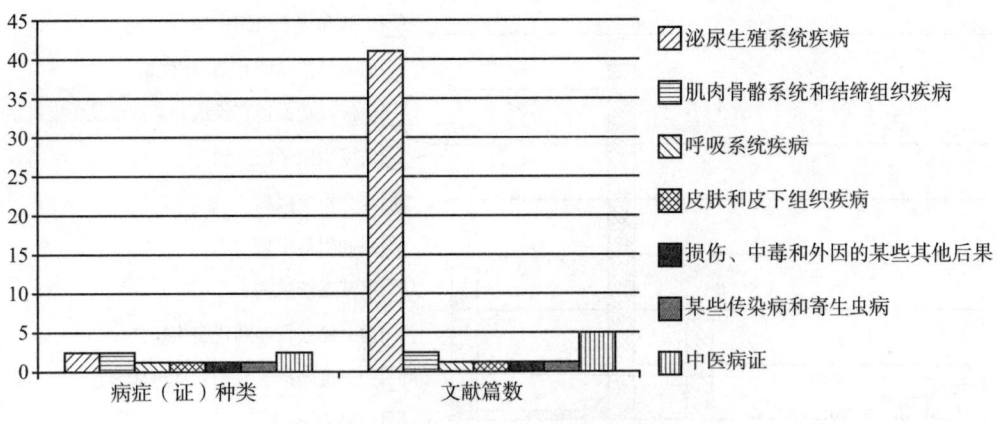

图 14-3 病症（证）种类及文献数量分布图

2. 个案经验文献

共有 10 类病症（证）系统、21 个病症（证）、67 则医案（表 14-5）。

表 14-5 越婢加术汤个案经验文献病症（证）谱

➤ **皮肤和皮下组织疾病（5 个、9 则）**
　西医疾病：日光性皮炎 5，接触性皮炎 1，亚急性湿疹 1，水疱 1，荨麻疹 1
➤ **肌肉骨骼系统和结缔组织疾病（3 个、3 则）**
　西医疾病：急性坐骨神经痛 1，膝关节滑膜炎 1，类风湿性关节炎 1
➤ **血液及造血器官疾病和某些涉及免疫机制的疾患（3 个、3 则）**
　西医疾病：紫癜性肾炎 1，过敏性紫癜性肾炎 1，再生障碍性贫血 1
➤ **泌尿生殖系统疾病（2 个、32 则）**
　西医疾病：肾小球肾炎 31（急性 25、慢性 6），肾病综合征 1
➤ **呼吸系统疾病（2 个、2 则）**
　西医疾病：慢性支气管炎 1，慢性阻塞性肺疾病（急性发作）1
➤ **眼和附器疾病（1 个、1 则）**
　西医症状：眼睑水肿 1
➤ **循环系统疾病（1 个、1 则）**
　西医疾病：慢性风湿性关节炎 1
➤ **内分泌、营养和代谢疾病（1 个、1 则）**
　西医疾病：糖尿病性肾病 1
➤ **先天性畸形、变形和染色体异常（1 个、1 则）**
　西医疾病：多囊肾 1
➤ **中医病证（2 个、14 则）**
　水肿 8，风水 6

按文献病症种类和医案则数多少排序，西医病症系统中，皮肤和皮下组织疾病在病症种类上居首位，泌尿生殖系统疾病在医案数量上居首位（图 14-4）。各系统病症（证）中，医案数位居前列（至少为 5）的病症（证）有：日光性皮炎、肾小球肾炎、水肿、风水。

3. 比较研究

临床研究和个案经验文献比较，两者在文献与病症种类数量上，泌尿生殖系统疾病是共有的高频病症系统。在具体病症上，肾小球肾炎是两者共有的高频病症。

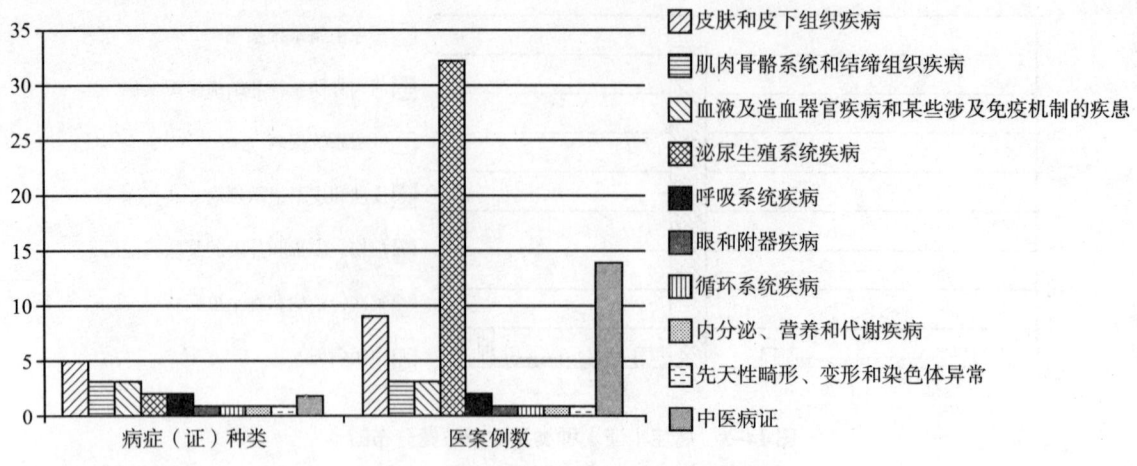

图 14-4　病症（证）种类及医案数量分布图

【证据分级】

临床研究文献证据

截至目前，越婢加术汤及其加减方临床研究文献证据等级为：B 级 1 篇、C 级 10 篇、D 级 42 篇。详细情况见表 14-6。

表 14-6　临床研究文献证据等级分布情况

证据等级	病症（证）
B 级	类风湿性关节炎
C 级	水肿（肾源性）、肾病综合征（小儿、未特指）、肾小球肾炎（急性）、肌筋膜炎（项肩肌）、哮喘（急性发作）
D 级	水肿（肾源性）、肾小球肾炎（急性、慢性）、肾病综合征、皮炎（日光性）、类风湿性关节炎、过敏（青霉素过敏）、带状疱疹后遗症（神经痛）、痹证（风湿热）

【证据示例】

1. 泌尿生殖系统疾病

（1）急性肾小球肾炎

C 级证据 5 篇，D 级证据 29 篇。

> 麻黄连翘赤小豆汤合越婢加术汤对照静滴青霉素、红霉素治疗急性肾小球肾炎在临床总有效率方面有优势（C）

李凤启[1]实施的一项样本量为 334 例的临床随机对照试验。试验组 156 例，对照组 178 例。试验组采用麻黄连翘赤小豆汤合越婢加术汤加减治疗。越婢加术汤方：麻黄、石膏、生姜、大枣、甘草、白术。麻黄连翘赤小豆汤方：麻黄、杏仁、桑白皮、连翘、赤小豆、生姜、大枣。两方合用，水煎服，每日 1 剂，10 日为 1 个疗程。2 个疗程间隔 2～3 日，2 个疗程结束后统计疗效。加减：可常规加入桔梗、泽泻、泽兰、茯苓；热重尿少者加鲜茅根以清热利尿；尿血者加小蓟、琥珀屑；继发于上呼吸道感染之后者，常规静脉点滴双黄连粉针 60mg/（kg·d）。对照组常规静脉点滴青霉素，对青霉素过敏者，改用红霉素。其他对症处理，包括卧床休息、降压、利尿等。10日为1个疗程，2个疗程间隔2～3日，2个疗程结束后统计疗效。两组比较，临床总有效率相对危险度（RR）1.05，95%CI（1.01～1.09），P=0.01，有统计学意义（疗效评价标准：治愈：浮肿消退，各种临床症状消失，血、尿常规及肾功能等检查正常，半年后随访无复发。显效：浮肿消退，其他症状减轻，实验室检查有改善。未愈：水肿及其他症状和实验室检查无改变）。

【证据荟萃】

※ Ⅱ级

越婢加术汤及其加减方主要治疗泌尿生殖系统疾病，如急性肾小球肾炎等。

《金匮要略》原文中以本方治疗皮水。临床表现为水肿，一身面目悉肿，发热恶风，小便不利等。高频病证急性肾小球肾炎在某阶段的病机与临床表现可与之相符。临床研究和个案经验文献均支持泌尿生殖系统疾病是其高频率、高级别证据分布的病症系统。急性肾小球肾炎已有至少2项C级证据。

※ Ⅱ级

麻黄连翘赤小豆汤合越婢加术汤对照静滴青霉素、红霉素治疗急性肾小球肾炎在临床总有效率方面有优势。

【参考文献】

[1] 李凤启. 麻黄连翘赤小豆汤合越婢加术汤治疗急性肾小球肾炎156例 [J]. 河南中医，2010，30（7）：634-635.

三、甘草麻黄汤

【原文汇要】

里水，越婢加术汤主之；甘草麻黄汤亦主之。（25）

甘草麻黄汤方

甘草二两　麻黄四两

上二味，以水五升，先煮麻黄，去上沫，内甘草，煮取三升，温服一升，重覆汗出，不汗，再服。慎风寒。

【原文释义】

甘草麻黄汤主治里水。病非在里之壅阳郁遏，可按"水，发其汗即已"之意治之。方中用麻黄振奋少阴阳气外出太阳，上宣肺气之壅遏，通调水道而利水。伍甘草之甘缓，使药力从容下行。要求"重覆汗出，不汗再服，慎风寒。"

【文献概况】

设置关键词为"甘草麻黄汤""甘草麻黄湯""麻黄甘草湯""麻黄甘草汤"检索并剔重后，得到15篇相关文献，其中CBM、CNKI、VIP、WF分别为0篇、13篇、1篇、1篇。初步分类：临床研究 0 篇（0%）、个案经验 1 篇（6.7%）、实验研究 2 篇（13.3%）、理论研究 11 篇（73.3%）、其他 1 篇（6.7%）。在个案经验文献中，甘草麻黄汤及其加减方的医案有 1 则。

【文献病谱】

1. 临床研究文献

尚未发现以本方为主要干预因素的临床研究。

2. 个案经验文献

共有 1 类病证系统、1 个病证、1 则医案（表 14-7）。

表 14-7　甘草麻黄汤个案经验文献病证谱

> 中医病证（1 个、1 则）
> 风水 1。

【证据提要】

甘草麻黄汤及其加减方临床证据匮乏，少量证据提示可以用于治疗风水。

四、防己茯苓汤

【原文汇要】

皮水为病，四肢肿，水气在皮肤中，四肢聂聂动者，防己茯苓汤主之。（24）

防己茯苓汤方

防己三两　黄芪三两　桂枝三两　茯苓六两　甘草二两

上五味，以水六升，煮取二升，分温三服。

【原文释义】

防己茯苓汤主治"水气在皮肤中"之"皮水"。症见四肢肿，四肢聂聂动。治当通阳化气，分消水湿。方中用防己"利大小便""通腠理、利九窍"，与桂枝相伍，辛开苦泄，通调三焦决渎；桂枝通阳化气，与茯苓、甘草相伍，导水下行；黄芪益大气之周流，助桂枝、茯苓走表利水。

【文献概况】

设置关键词为"防己茯苓湯""防己茯苓汤"，检索并剔重后，得到 130 篇相关文献，其中 CBM、CNKI、VIP、WF 分别为 18 篇、54 篇、14 篇、44 篇。初步分类：临床研究 32 篇（24.6%）、个案经验 15 篇（11.5%）、实验研究 8 篇（6.2%）、理论研究 53 篇（40.8%）、其他 22 篇（16.9%）。在个案经验文献中，防己茯苓汤及其加减方的医案有 27 则。

【文献病谱】

1. 临床研究文献

共涉及 8 类病症（证）系统、14 个病症（证）（表 14-8）。

表 14-8 防己茯苓汤临床研究文献病症（证）谱

> **肌肉骨骼系统和结缔组织疾病（3 个、6 篇）**
　西医疾病：类风湿性关节炎 3，痛风性关节炎 2（急性 1、未特指 1），痛风 1
> **泌尿生殖系统疾病（3 个、5 篇）**
　西医疾病：肾病综合征 3（未特指 2、小儿 1），急性肾小球肾炎 1，围绝经期综合征（水肿）1
> **循环系统疾病（2 个、6 篇）**
　西医疾病：心力衰竭 4（慢性 2、慢性充血性 1、未特指 1），上肢深静脉血栓形成 2
> **损伤、中毒和外因的某些其他后果（2 个、2 篇）**
　西医疾病：药物不良反应（盐酸吡格列酮引起水肿）1，骨折后诸症（四肢肿胀）1
> **肿瘤（1 个、4 篇）**
　西医疾病：乳腺癌术后诸症 4（上臂水肿 2、皮下积液 2）
> **妊娠、分娩和产褥期（1 个、1 篇）**
　西医疾病：妊娠期诸症（水肿）1
> **呼吸系统疾病（1 个、1 篇）**
　西医症状：胸腔积液 1
> **中医病证（1 个、7 篇）**
　水肿 7（特发性 5、心源性 1、下肢 1）

西医病症系统中，肌肉骨骼系统和结缔组织疾病在病证种类与文献数量上均居首位（图 14-5）。各系统病症（证）中，频数位居前列（至少为 3）的病症（证）有：类风湿性关节炎、肾病综合征、心力衰竭、乳腺癌术后诸症、水肿。

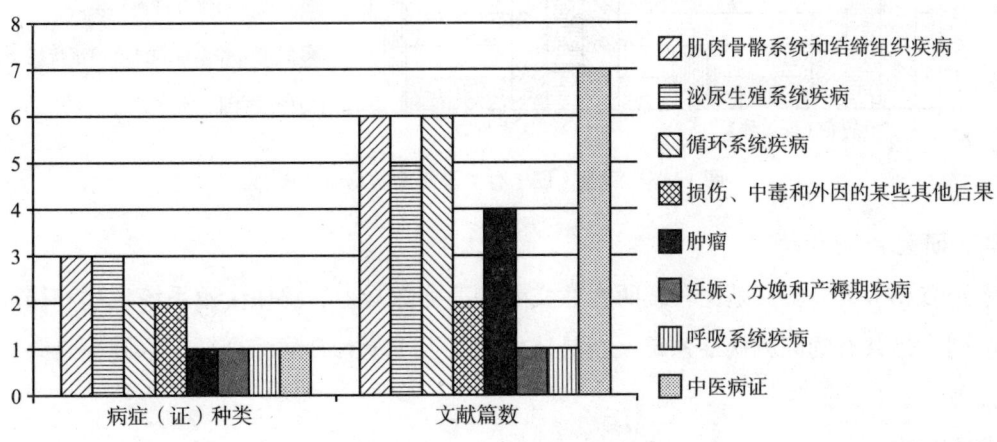

图 14-5 病症（证）种类及文献数量分布图

2. 个案经验文献

共有 7 类病症（证）系统、16 个病症（证）、27 则医案（表 14-9）。

表 14-9 防己茯苓汤个案经验文献病症（证）谱

> **泌尿生殖系统疾病（4 个、9 则）**
　西医疾病：肾病综合征 4，肾小球肾炎 3（急性 1、慢性 1、伴水肿 1），盆腔炎 1，慢性肾功能衰竭 1
> **循环系统疾病（4 个、4 则）**
　西医疾病：肺源性心脏病（合并心功能不全）1，风湿性关节炎 1，风湿性心脏病（伴水肿）1，心力衰竭 1

➤ **消化系统疾病（3个、6则）**
西医疾病：肝硬化（伴腹水）4，肝肾综合征（合并肝性腹水）1
西医症状：腹泻（慢性水泻）1
➤ **内分泌、营养和代谢疾病（1个、1则）**
西医疾病：肥胖 1
➤ **妊娠、分娩和产褥期（1个、1则）**
西医疾病：妊娠期诸症（水肿）1
➤ **肌肉骨骼系统和结缔组织疾病（1个、1则）**
西医疾病：皮肌炎 1
➤ **中医病证（2个、5则）**
水肿 4（皮水 1、营养性 1、特发性 1、未特指 1），药后暝眩 1

按文献病症种类和医案则数多少排序，西医病症系统中，泌尿生殖系统疾病均居首位（图 14-6）。各系统病症（证）中，医案数位居前列（至少为 3）的病症（证）有：肾病综合征、肾小球肾炎、肝硬化（伴腹水）、水肿。

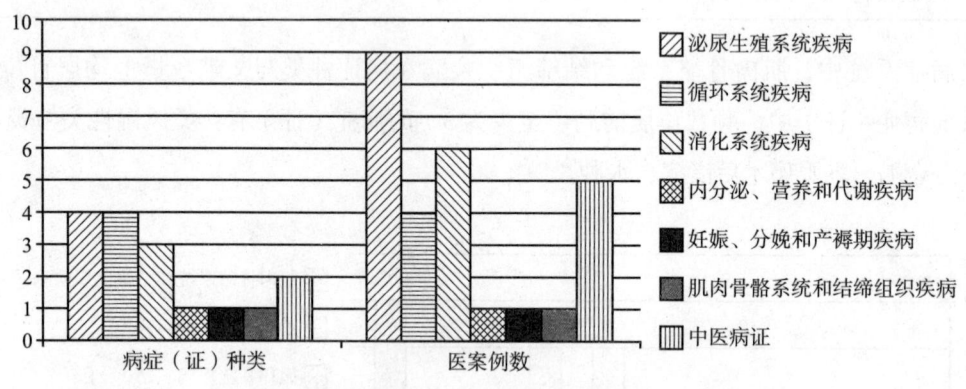

图 14-6 病症（证）种类及医案数量分布图

3. 比较研究

临床研究和个案经验文献比较，两者在文献和病症数量上，泌尿生殖系统疾病和循环系统疾病均居前列，是共有的高频病症系统。在具体病症（证）上，肾病综合征、水肿等是共有较高频病症（证）。

【证据分级】

临床研究文献

截至目前，防己茯苓汤及其加减方临床研究文献证据等级为：B 级 2 篇、C 级 12 篇、D 级 18 篇。详细情况见表 14-10。

表 14-10 临床研究文献证据等级分布情况

证据等级	病症（证）
B 级	痛风性关节炎（急性）、心力衰竭（慢性）
C 级	胸腔积液、心力衰竭（慢性、慢性充血性、未特指）、痛风性关节炎、肾病综合征、深静脉血栓形成（上肢）、乳腺癌术后诸症（皮下积液）、类风湿性关节炎

续表

证据等级	病症（证）
D级	药物不良反应（盐酸吡格列酮引起水肿）、围绝经期综合征（水肿）、痛风、水肿（心源性、特发性、下肢）、肾小球肾炎（急性）、肾病综合征（小儿、未特指）、深静脉血栓形成（上肢）、乳腺癌术后诸症（上臂水肿）、妊娠期诸症（水肿）、骨折后诸症（四肢肿胀）

【证据示例】

1. 肌肉骨骼系统和结缔组织疾病

（1）类风湿性关节炎

C级证据3篇。

> 防己茯苓汤加味联合非甾体消炎药对照甲氨蝶呤片联合非甾体消炎药治疗类风湿性关节炎在临床总有效率方面有一定优势（C）

谭畅等[1]实施的一项临床随机对照试验，样本量42例。其中试验组22例，对照组20例。试验组给予防己茯苓汤加味治疗，方药组成：防己10g、黄芪10g、桂枝10g、茯苓30g、甘草6g、赤芍15g、白芍15g、鸡血藤30g、木瓜10g，每日1剂，水煎早晚各服1次；疼痛明显者加服非甾体消炎药。对照组常规每周1次口服甲氨蝶呤片7.5mg，疼痛明显者加服非甾体消炎药。两组比较，临床总有效率相对危险度（RR）1.57,95%CI(1.02～2.41),P=0.04，有统计学意义［疗效标准：连续2个月以上出现下列6项中的至少5项：①晨僵时间少于15分钟；②无疲劳感；③无关节痛；④活动时无疼痛或无关节压痛；⑤无关节或腱鞘肿胀；⑥血沉（魏氏法）女性小于30mm/h，男性小于20mm/h。好转：必备条件为压痛关节数和肿胀关节数均≥20%改善，及5项指标中至少有3项≥20%。改善：①患者疼痛评价；②患者对疾病活动性全面评价；③医生对疾病活动性全面评价；④患者对日常生活能力的全面评价；⑤急性期反应指标（ESR或CRP）］。

2. 循环系统疾病

（1）慢性心力衰竭

B级证据1篇，C级证据1篇。

> 防己茯苓汤加味联合西医常规疗法对照单纯西医常规疗法治疗慢性心力衰竭在改善心功能变化方面有一定疗效优势（C）

陆曙等[2]实施的一项临床随机对照试验，样本量77例。试验组32例，对照组45例。对照组（西药组）：给予西医标准化药物治疗，包括利尿剂、ACEI、ARB、β受体阻滞剂、地高辛、醛固酮受体拮抗剂等药物。试验组（经方防己茯苓汤+西药组）在对照组基础上，加服防己茯苓汤，浓煎成100mL，每日2次，每次50mL，连续2周。防己茯苓汤方：防己9g，黄芪9g，桂枝9g，茯苓18g，甘草6g。各组治疗期间停服其他中药汤剂和中成药。两组比较，心功能变化总有效率相对危险度（RR）1.36，95%CI（1.07～1.72），P=0.01，有统计学意义［疗效标准：①NYHA心功能疗效标准为：显效：心衰基本控制或心功能提高 2 级以上者；有效：心功能提高 1 级，但不及 2 级者；无效：心功能提高不足 1 级者；恶化：心功能恶化 1 级或 1 级以上。②Lee 氏心衰疗效积分：显效：治疗后积分减少 ≥ 75% 以上者；有效：治疗后积分减少在 50% ～ 75% 者；无效：治疗后积分减少不足 50% 者；加重：治疗后积分超过治疗前积分]。

3. 中医病证

（1）特发性水肿

D 级证据 5 篇。

> **防己茯苓汤加味治疗特发性水肿有一定疗效（D）**

何光向[3] 实施的一项临床病例系列观察，样本量 69 例。基本方由防己茯苓汤加减：生黄芪 40g，防己 12g，茯苓 20g，桂枝 10g，泽泻 10g，白术 15g，大腹皮 10g，益母草 12g。晨起眼睑浮肿甚者加麻黄、防风；气虚乏力、动则水肿益甚者加党参、升麻；头痛者加川芎、白芷；腰酸肢冷、性欲淡漠者加淫羊藿、杜仲；少寐多梦，情绪不稳定者加龙骨、酸枣仁；午后渐热，盗汗者加生地黄、地骨皮；舌质暗红或有瘀点，月经延后，量少色暗或挟血块者加当归尾，加重益母草至 15g；舌质淡胖或边见齿痕者加附子。每日 1 剂，煎药汁 600mL，分 2 次服，10 天为 1 疗程。样本 69 例，经用防己茯苓汤加减治疗 1 ～ 3 个疗程后，其中 38 例痊愈（水肿全部消退，随访 3 个月未复发，余症消失）；23 例有效（水肿基本消退，偶尔间断性发作，程度较轻，余证减轻）；8 例无效（水肿及伴随症状无减轻或有加重）。

【证据荟萃】

※ Ⅱ级

防己茯苓汤及其加减方主要治疗肌肉骨骼系统和结缔组织疾病、循环系统疾病，如类风湿性关节炎、慢性心力衰竭等。

※ Ⅲ级

防己茯苓汤及其加减方可以用于某些中医病证，如特发性水肿等。

《金匮要略》原文中以本方治疗气虚阳郁所致的皮水，其临床主要表现为四肢肿、四肢瞤动、小便不利等。类风湿性关节炎、慢性心力衰竭、特发性水肿等高频病症（证）在某阶段的病机及临床表现可与之相符。临床研究文献支持循环系统疾病和中医病证是其高频病症（证）系统。类风湿性关节炎已有 3 项 C 级证据；慢性心力衰竭已有 1 项 B 级证据；特发性水肿已有至少 2 项 D 级证据。

※ Ⅱ级

防己茯苓汤加味联合非甾体消炎药对照甲氨蝶呤片联合非甾体消炎药治疗类风湿性关节炎在临床总有效率方面有一定优势。

防己茯苓汤加味联合西医常规疗法对照单纯西医常规疗法治疗慢性心力衰竭在改善心功能变化方面有一定疗效优势。

※ Ⅲ级

防己茯苓汤加味治疗特发性水肿有一定疗效。

【参考文献】

[1]谭畅，韦志辉.防己茯苓汤加味治疗类风湿关节炎疗效观察[J].现代中西医结合杂志，2007，16（07）：906.

[2]陆曙，王妙，苏伟，等.防己茯苓汤对慢性心力衰竭心气阳虚型患者心功能指标的干预作用[J].2011年中华中医药学会心病分会学术年会暨北京中医药学会心血管病专业委员会年会论文集，2011：175-179.

[3]何光向.防己茯苓汤加减治疗特发性水肿69例[J].中国乡村医药，2002，9（10）：27-28.

五、芪芍桂酒汤

【原文汇要】

问曰：黄汗之为病，身体肿一作重，发热汗出而渴，状如风水，汗沾衣，色正黄如柏汁，脉自沉，何从得之？师曰：以汗出入水中浴，水从汗孔入得之，宜芪芍桂酒汤主之。（28）

黄芪芍药桂枝苦酒汤方

黄芪五两　芍药三两　桂枝三两

上三味，以苦酒一升，水七升，相和，煮取三升，温服一升，当心烦，服至六七日乃解。若心烦不止者，以苦酒阻故也。一方用美酒醯代苦酒。

【原文释义】

芪芍桂酒汤主治黄汗。症见身体浮肿，汗出色黄，发热，口渴，脉沉等。水湿停于肌腠，营卫郁滞，湿热交蒸而成黄汗。治当固表祛湿，调和营卫，兼泄营热。方中黄芪走表，益气祛湿，桂枝、芍药调和营卫，苦酒即米醋，用以泄营中郁热。诸药相协，使营卫气血调和畅通，则水湿除而黄汗止。

【文献概况】

设置关键词为"黄耆芍药桂枝苦酒汤""黄芪芍药桂枝苦酒汤""耆芍桂酒汤""芪芍桂酒汤"，检索并剔重后，得到54篇相关文献，其中CBM、CNKI、VIP、WF分别为1篇、47篇、0篇、6篇。初步分类：临床研究0篇（0.0%）、个案经验13篇（24.1%）、实验研究0篇（0.0%）、理论研究27篇（50.0%）、其他14篇（25.9%）。在个案经验文献中，芪芍桂酒汤及其加减方的医案有14则。

【文献病谱】

1.临床研究文献

尚未发现以本方为主要干预因素的临床研究。

2.个案经验文献

共有4类病症（证）系统、4个病症（证）、14则医案（表14-11）。

表14-11　芪芍桂酒汤个案经验文献病症（证）谱

➤ **消化系统疾病（1个、1则）**
西医疾病：黄疸型肝炎伴黄汗1
➤ **皮肤和皮下组织疾病（1个、1则）**
西医疾病：复发性胡萝卜素血症伴黄汗1

> ➤ **损伤、中毒和外因的某些其他后果（1个、1则）**
> 西医疾病：马尾神经损伤 1
> ➤ **中医病证（1个、11则）**
> 汗证 11（黄汗 9、伤水阴汗 1、腰部黄汗 1）

各病症（证）系统在病症种类上均相同，中医病证医案数量居首位（图 14-7）。

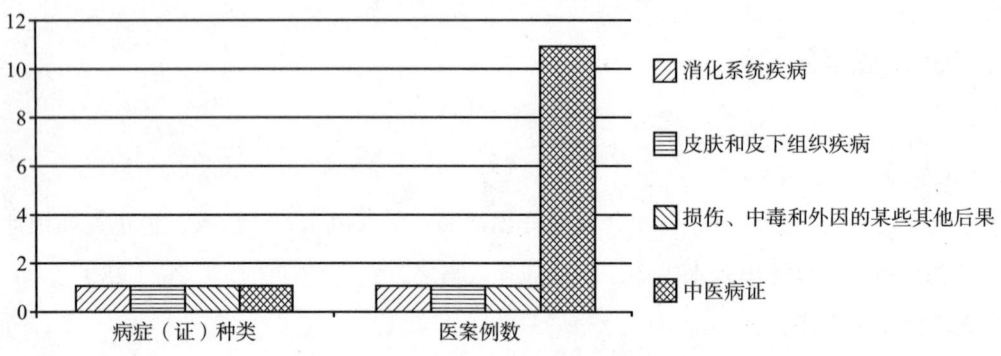

图 14-7　病症（证）种类与医案数量分布图

【证据提要】

芪芍桂酒汤及其加减方临床证据匮乏，少量证据提示可以用于治疗黄疸型肝炎伴黄汗、复发性胡萝卜素血症伴黄汗、马尾神经损伤、黄汗。

六、桂枝加黄芪汤

【原文汇要】

黄汗之病，两胫自冷；假令发热，此属历节。食已汗出，又身常暮盗汗出者，此劳气也。若汗出已反发热者，久久其身必甲错；发热不止者，必生恶疮。若身重，汗出已辄轻者，久久必身瞤，瞤即胸中痛，又从腰以上必汗出，下无汗，腰髋弛痛，如有物在皮中状，剧者不能食，身疼重，烦躁，小便不利，此为黄汗，桂枝加黄芪汤主之。（29）

桂枝加黄芪汤方

桂枝　芍药各三两　甘草二两　生姜三两　大枣十二枚　黄芪二两

上六味，以水八升，煮取三升，温服一升，须臾饮热稀粥一升余，以助药力，温服取微汗；若不汗，更服。

【原文释义】

桂枝加黄芪汤主治黄汗病。证见汗沾衣，色正黄如柏汁；若身重，汗出已辄轻者，久久必身瞤，瞤者胸中痛，又从腰以上必汗出，下无汗，腰髋弛痛，如有物在皮中状，剧者不能食，身疼重，烦躁，小便不利，治当调和营卫，益气除湿。方中用桂枝汤既能调和营卫，解散外邪，亦能调和阴阳，恢复气化；黄芪协桂枝走表，通达阳气，祛除水湿。药后嘱啜热稀粥充胃气以助药力，达到全身微微汗出，"若不汗，更服"。

【文献概况】

设置关键词为"桂枝加黄耆湯""桂枝加黄芪汤"，检索并剔重后，得到587篇相关文献，其中CBM、CNKI、VIP、WF分别为1篇、242篇、2篇、342篇。初步分类：临床研究6篇（1.0%）、个案经验28篇（4.8%）、实验研究1篇（0.2%）、理论研究75篇（12.8%）、其他477篇（81.2%）。在个案经验文献中，桂枝加黄芪汤及其加减方的医案有33则。

【文献病谱】

1.临床研究文献

共涉及4类病症系统、6个病症（表14-12）。

表14-12 桂枝加黄芪汤临床研究文献病症谱

➢ **呼吸系统疾病（3个、3篇）**
　西医疾病：呼吸道感染1，感冒（风寒）1，呼吸道易感儿1
➢ **皮肤和皮下组织疾病（1个、1篇）**
　西医疾病：寒冷型荨麻疹1
➢ **内分泌、营养和代谢疾病（1个、1篇）**
　西医疾病：糖尿病（伴多汗）1
➢ **妊娠、分娩和产褥期（1个、1篇）**
　西医疾病：产褥期诸症（身痛）1

西医病症系统中，呼吸系统疾病在病症种类与文献数量上均居首位（图14-8）。

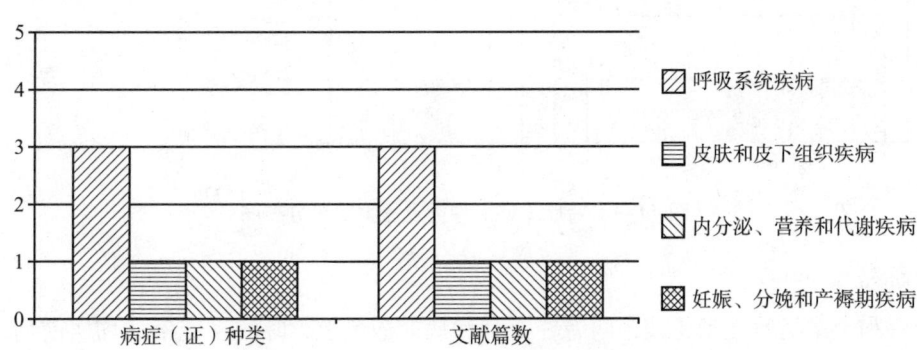

图14-8 病症（证）种类及文献数量分布图

2.个案经验文献

共有8类病症（证）系统、17个病症（证）、33则医案（表14-13）。

表14-13 桂枝加黄芪汤个案经验文献病症（证）谱

➢ **呼吸系统疾病（4个、8则）**
　西医疾病：过敏性鼻炎3，鼻炎2（慢性1、未特指1），呼吸道感染（反复发作）1
　西医症状：咳嗽2（顽固性1、未特指1）
➢ **皮肤和皮下组织疾病（4个、5则）**
　西医疾病：荨麻疹2（胆碱能性1、慢性1），泛发型神经性皮炎1，慢性湿疹1，胡萝卜素血症1

> 循环系统疾病（2个、4则）
  西医疾病：心律失常3（频发室早1、房颤1、心动过缓1），风湿性关节炎（合并股骨头坏死）1
> 肌肉骨骼系统和结缔组织疾病（2个、2则）
  西医疾病：腰椎间盘突出症1
  西医症状：足跟痛1
> 泌尿生殖系统疾病（2个、2则）
  西医疾病：围绝经期综合征（低热）1，慢性肾小球肾炎1
> 肿瘤（1个、1则）
  西医疾病：化疗后不良反应（身冷）1
> 消化系统疾病（1个、1则）
  西医症状：黄疸1
> 中医病证（1个、10则）
  汗证10（黄6、自合并盗1、自1、寐醒汗出1、盗1）

按文献病症种类和医案则数多少排序，西医病症系统中，呼吸系统疾病均居首位（图14-9）。各系统病症（证）中，医案数位居前列（至少为3）的病症（证）有：过敏性鼻炎、心律失常、汗证。

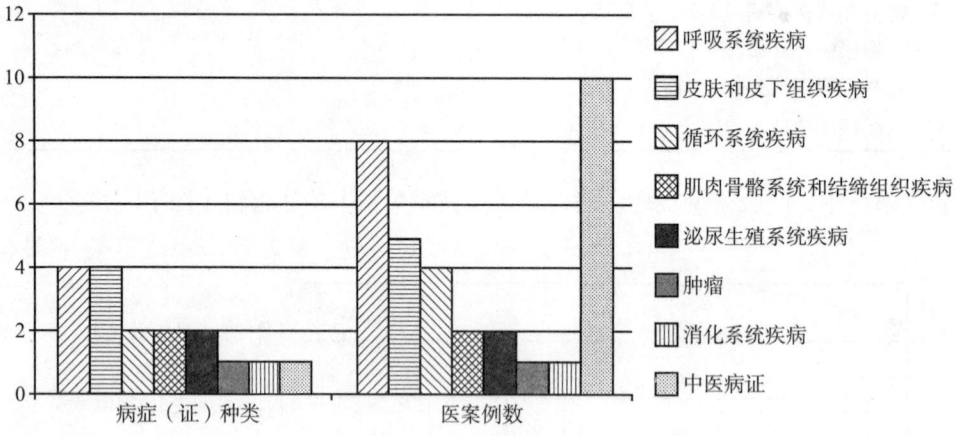

图14-9　病症（证）种类及医案数量分布图

3. 比较研究

临床研究和个案经验文献比较，两者在文献和病症数量上，呼吸系统疾病均居前列，是共有的高频病症系统。

【证据分级】

临床研究文献证据

截至目前，桂枝加黄芪汤及其加减方临床研究文献证据等级为：C级2篇、D级4篇。详细情况见表14-14。

表14-14　临床研究文献证据等级分布情况

证据等级	病症（证）
C级	呼吸道感染、呼吸道易感儿
D级	荨麻疹（寒冷型）、产褥期诸症（身痛）、感冒（风寒）、糖尿病（伴多汗）

【证据示例】

1. 呼吸系统疾病

（1）呼吸道感染

C级证据1篇。

> 桂枝加黄芪汤合乌体林斯注射液对照西医常规疗法治疗呼吸道感染在临床总有效率方面有一定优势（C）

许斌[1]实施的一项临床随机对照试验，样本量为163例。其中试验组86例，对照组77例。两组在急性呼吸道感染期均给予抗感染，支持对症治疗，待感染控制后，试验组给予桂枝加黄芪汤，药物组成：桂枝10～15g，芍药10～15g，甘草5～10g，生姜10g，大枣5～12枚，生黄芪15～30g，连服3剂，同时给予乌体林斯注射液1.72U，每周肌注1次，4周为1个疗程；对照组无特殊处置。两组比较，临床总有效率相对危险度（RR）2.69,95%CI(1.93～3.74),P＜0.00001,有统计学意义（疗效标准：显效：停药后6个月内无呼吸道感染发生。有效：6个月内发病次数明显减少，有1～2次轻微发病，病程缩短，无下呼吸道感染。无效：发病次数及病程无改变）。

【证据荟萃】

※ Ⅲ级

桂枝加黄芪汤及其加减方可用于治疗呼吸系统疾病，如呼吸道感染等。

《金匮要略》原文中以本方治疗营卫失调，阳郁水停所致的黄汗，其主要临床表现为身重，身瞤，腰以上汗出，身疼痛，烦躁等。高频病症呼吸道感染在某阶段的病机及临床表现可与之相符。临床研究和个案经验文献均支持呼吸系统疾病是其高频率、高级别证据分布的病症系统。呼吸道感染已有1项C级证据。

※ Ⅲ级

桂枝加黄芪汤合乌体林斯注射液对照西医常规疗法治疗呼吸道感染在临床总有效率方面有一定优势。

【参考文献】

[1]许斌.桂枝加黄芪汤联合乌体林斯治疗反复呼吸道感染86例［J］.中国社区医师，2006，22（16）：49.

七、桂枝去芍药加麻辛附子汤

【原文汇要】

气分，心下坚，大如盘，边如旋杯，水饮所作，桂枝去芍药加麻辛附子汤主之。（31）

桂枝去芍药加麻黄附子细辛汤方

桂枝三两　生姜三两　甘草二两　大枣十二枚　麻黄　细辛各二两　附子一枚（炮）

上七味，以水七升，煮麻黄，去上沫，内诸药，煮取二升，分温三服，当汗出，如虫行皮中，即愈。

【原文释义】

桂枝去芍药加麻辛附子汤治疗气分病。症见心下坚满，大如盘而边如旋杯。此为阳气虚衰，阴寒凝聚，水气留滞而成。治当温通阳气，散寒化饮。方用桂枝去芍药汤，振奋卫阳；麻辛附子汤，温里发阳，两者相协，可以通彻表里，使阳气通行，阴凝解散，水饮自消。

【文献概况】

设置关键词为"桂枝去芍藥加麻黄附子細辛汤""桂枝去芍药加麻黄附子细辛汤""桂枝去芍藥加麻辛附子湯""桂枝去芍药加麻辛附子汤"，检索并剔重后，得到18篇相关文献，其中CBM、CNKI、VIP、WF分别为0篇、15篇、3篇、0篇。初步分类：临床研究0篇（0.0%）、个案经验10篇（55.6%）、实验研究0篇（0.0%）、理论研究8篇（44.4%）、其他0篇（0.0%）。在个案经验文献中，桂枝去芍药加麻辛附子汤及其加减方的医案有28则。

【文献病谱】

1. 临床研究文献

尚未发现以本方为主要干预因素的临床研究。

2. 个案经验文献

共有7类病症（证）系统、20个病症（证）、28则医案（表14-15）。

表14-15 桂枝去芍药加麻辛附子汤个案经验文献病症（证）谱

> 循环系统疾病（4个、7则）
  西医疾病：风湿性心脏病3，肺源性心脏病2（合并哮喘1、未特指1），风湿性关节炎1，冠心病1
> 肿瘤（4个、4则）
  西医疾病：结肠癌术后肝转移1，肺癌（伴发热）1，纤维组织细胞瘤术后复发并肺转移1，直肠癌术后色素沉着性紫癜1
> 消化系统疾病（1个、4则）
  西医疾病：肝硬化（伴腹水）4
> 泌尿生殖系统疾病（1个、2则）
  西医疾病：肾小球肾炎2（急性1、未特指1）
> 呼吸系统疾病（1个、1则）
  西医疾病：哮喘（支气管合并肺源性心脏病）1
> 内分泌、营养和代谢疾病（1个、1则）
  西医疾病：糖尿病1
> 中医病证（8个、9则）
  水肿2，痞块1，汗证（阳虚漏汗）1，肢节冷痛1，阳虚感寒1，心悸1，头痛1，阴暑症1

按文献病症种类和医案则数多少排序，西医病症系统中，循环系统疾病均居首位（图14-10）。肿瘤和中医病证亦为高频病症（证）系统。各系统病症（证）中，医案数位居前列（至少为2）的病症（证）有：风湿性心脏病、肺源性心脏病、肝硬化（伴腹水）、肾小球肾炎、水肿。

【证据提要】

桂枝去芍药加麻辛附子汤及其加减方临床证据匮乏，少量证据提示可以用于治疗肺源性心脏病、风湿性心脏病、肝硬化伴腹水、水肿等。

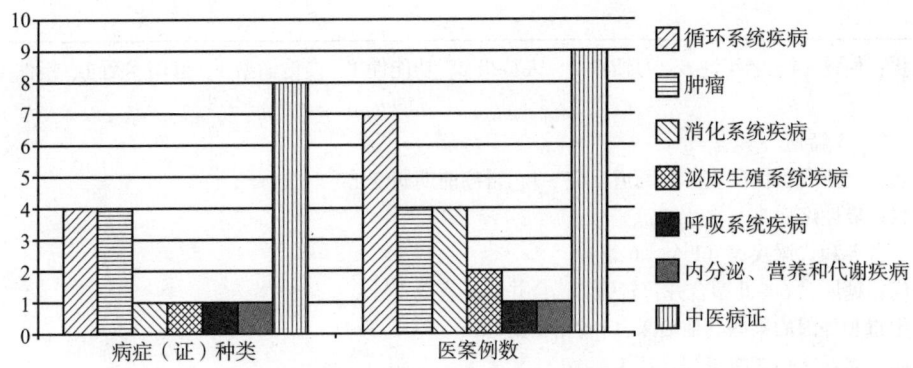

图 14-10　病症（证）种类及医案数量分布图

八、枳术汤

【原文汇要】

心下坚，大如盘，边如旋盘，水饮所作，枳术汤主之。（32）

枳术汤方

枳实七枚　白术二两

上二味，以水五升，煮取三升，分温三服，腹中软，即当散也。

【原文释义】

枳术汤主治水饮所致之"气分"病。症见心下坚，大如盘，边如旋盘。治当行气散结，健脾化湿。方中用枳实之苦泄以通心下气机；用白术强健脾运以渗泄水湿。两药相伍，枳实得白术无伤正之虞，白术得枳实无壅遏之弊，共奏结开饮散之功。

【文献概况】

设置关键词为"枳術湯""枳术汤"，检索并剔重后，得到265篇相关文献，其中CBM、CNKI、VIP、WF分别为2篇、210篇、13篇、40篇。初步分类：临床研究88篇（33.2%）、个案经验32篇（12.1%）、实验研究67篇（25.3%）、理论研究33篇（12.5%）、其他45篇（17.0%）。在个案经验文献中，枳术汤及其加减方的医案有64则。

【文献病谱】

1. 临床研究文献

共涉及6类病症（证）系统、25个病症（证）（表14-16）。

表 14-16　枳术汤临床研究文献病症（证）谱

➢ **消化系统疾病**（16个、72篇）

西医疾病：功能性消化不良17，胃炎12（胆汁反流性7、慢性2、慢性萎缩性2、慢性表浅性1），胃下垂7，肠易激综合征4（便秘型3、未特指1），脂肪肝3（高脂血症性2、未特指1），术后胃肠功能紊乱3，胃潴留2，十二指肠淤积2，贲门失弛缓2，完全性幽门梗阻1，山楂引起的胃结石1，慢性肝炎1，腹部术后肠粘连1，肠梗阻伴粘连1

西医症状：便秘 14（老年性 6、习惯性 2、未特指 2、功能性 1、慢传输型 1、肛门术后 1、慢性 1），肛门坠胀 1

➤ **肿瘤（3 个、3 篇）**
西医疾病：化疗后不良反应（胃肠道反应）1，胃癌前期病变 1
西医症状：癌性疼痛 1

➤ **内分泌、营养和代谢疾病（1 个、6 篇）**
西医疾病：糖尿病 6（Ⅱ型合并胃轻瘫 5、合并膀胱病变 1）

➤ **损伤、中毒和外因的某些其他后果（1 个、1 篇）**
西医疾病：多器官功能障碍综合征 1

➤ **循环系统疾病（1 个、1 篇）**
西医疾病：肺源性心脏病（合并低钾血症伴腹胀）1

➤ **中医病证（3 个、5 篇）**
发热 3（小儿 2、低 1），腹胀（胆囊术后）1，痞满 1

西医病症系统中，消化系统疾病在病症种类与文献数量上均居首位（图 14-11）。各系统病症中，频数位居前列（至少为 5）的病症有：功能性消化不良、胃炎、胃下垂、便秘、糖尿病。

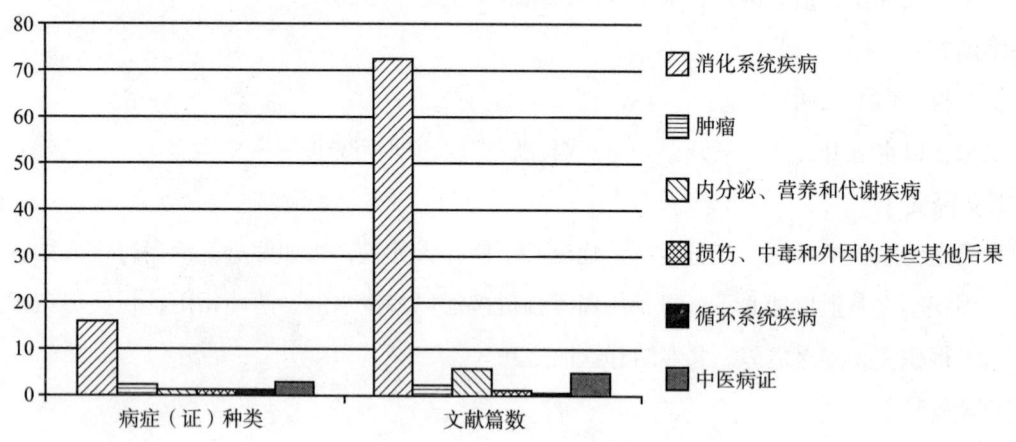

图 14-11 病症（证）种类及文献数量分布图

2. 个案经验文献

共有 8 类病症（证）系统、34 个病症（证）、64 则医案（表 14-17）。

表 14-17 枳术汤个案经验文献病症（证）谱

➤ **消化系统疾病（18 个、31 则）**
西医疾病：慢性萎缩性胃炎 2，十二指肠憩室 2，胃结石 2（合并慢性胃炎 1、未特指 1），胃下垂 2（合并慢性结肠炎 1、未特指 1），肝硬化 2，胆囊炎合并胃炎 1，慢性结肠炎 1，肝纤维化 1，泥砂样胆道结石 1，十二指肠淤积 1，食道运动障碍 1，脱肛 1，完全性幽门梗阻 1，反流性食管炎 1，克隆氏病 1
西医症状：便秘 9（未特指 6、老年性 2、习惯性 1），厌食 1
中医疾病：积滞 1

➤ **肿瘤（2 个、2 则）**
西医疾病：大肠癌（术后便秘）1，恶性肿瘤并发症（噎嗝）1

➤ **内分泌、营养和代谢疾病（1 个、1 则）**
西医疾病：高脂血症 1

> **起源于围生期的某些情况**（1个、1则）
> 西医疾病：新生儿黄疸1
> **循环系统疾病**（1个、1则）
> 西医疾病：心律失常（阵发性心动过速）1
> **眼和附器疾病**（1个、1则）
> 西医疾病：眼钝挫伤后低眼压1
> **泌尿生殖系统疾病**（1个、1则）
> 西医疾病：急性肾功能衰竭1
> **中医病证**（9个、26则）
> 痞满10（未特指4、脘腹3、胸脘2、心下1），腹胀3，痰饮3（未特指2、痰中带血1），胃脘痛3，痹证2，不寐2，食积发热1，心悸1，盗汗1

按文献病症种类和医案则数多少排序，西医病症系统中，消化系统疾病均居首位（图 14-12）。各系统病症（证）中，医案数位居前列（至少为3）的病症（证）有：便秘、痞满、腹胀、痰饮、胃脘痛。

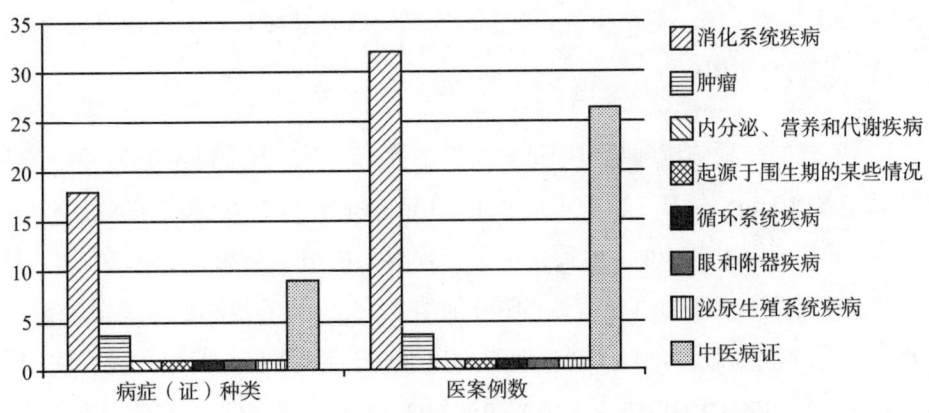

图 14-12　病症（证）种类及医案数量分布图

3. 比较研究

临床研究和个案经验文献比较，两者在文献和病症数量上，消化系统疾病均居前列，是共有的高频病症系统。在具体病症上，便秘是共有的高频病症。

【证据分级】

临床研究文献证据

截至目前，枳术汤及其加减方临床研究文献证据等级为：B级3篇、C级58篇、D级27篇。详细情况见表 14-18。

表 14-18　临床研究文献证据等级分布情况

证据等级	病症（证）
B级	胆汁反流性胃炎、功能性消化不良

证据等级	病症（证）
C 级	便秘型肠易激综合征、功能性消化不良、癌性疼痛、Ⅱ型糖尿病合并胃轻瘫、贲门失弛缓、胆囊术后腹胀、肛肠术后便秘、十二指肠淤积、胃炎（慢性、慢性浅表性、胆汁反流性、慢性萎缩性）、脂肪肝、多器官衰竭、腹部术后肠黏膜屏障功能损害、便秘（功能性、习惯性）、便秘型肠易激综合征、慢性肝炎、胃下垂、高脂血症性脂肪肝
D 级	Ⅱ型糖尿病合并胃轻瘫、术后消化不良、便秘（功能性、习惯性）、腹部术后肠粘连、山楂引起胃结石、胃下垂、胃炎（慢性、慢性萎缩性）、胃潴留、功能性消化不良、完全性幽门梗阻、脂肪肝、肺源性心脏病合并低钾血症引起腹胀、小儿发热、胃癌前期病变

【证据示例】

1. 消化系统疾病

（1）功能性消化不良

B 级证据 2 篇，C 级证据 13 篇，D 级证据 2 篇。

> 加味枳术汤合多潘立酮、雷尼替丁对照多潘立酮、雷尼替丁治疗功能性消化不良在临床总有效率方面有一定优势（B）

谷名成等[1]实施的一项临床随机对照试验，样本量 152 例。其中试验组 77 例，对照组 75 例。对照组选用多潘立酮 10mg，每日 3 次；雷尼替丁 0.15g，每日 2 次。试验组在对照组基础上，加自拟加味枳术汤：枳实、白术各 30g，木香、川芎、香附、白芍、柴胡各 15g，槟榔、厚朴各 12g，甘草 10g。加减：疼痛明显加元胡 15g，恶心呕吐加半夏 15g，烧心泛酸加海螵蛸 25g，气虚乏力加党参 25g。水煎，分 3 次温服，每日 1 剂。两组均以 20 天为 1 疗程。两组比较，临床总有效率相对危险度（RR）1.23，95%CI（1.07～1.40），P=0.003，有统计学意义（疗效标准：临床治愈：上腹胀痛、早饱、嗳气、恶心等上腹不适症状全部消失；有效：上述症状有明显改善；无效：上述症状改善不明显或服药期症状好转，停药后症状又复发者）。

> 加味枳术汤对照多潘立酮、雷尼替丁治疗功能性消化不良在临床总有效率方面有一定优势（B）

刘春生等[2]实施的一项临床随机对照试验，样本量 132 例。其中试验组 72 例，对照组 60 例。中药治疗组使用加味枳术汤：白术 15g，枳实 12g，白茯苓 12g，吴茱萸 3g，黄连 3g，炒莱菔子 20g，炒玄胡 12g。肝郁加青皮、佛手片；湿盛加厚朴、佩兰；偏热加重黄连用量；偏寒加干姜、甘松；失眠加合欢皮。水煎服，每日 1 剂，分 3 次服，1 月为 1 疗程。西药对照组使用多潘立酮 10mg，每日 3 次，饭后服用，疗程 1 个月。治疗前一周及治疗期间禁止应用其他胃动力药以及具有解痉、止吐、抑酸、止痛等作用可能会影响本研究结果的药物。两组比较，临床总有效率相对危险度（RR）1.29，95%CI（1.09～1.52），P=0.002，有统计学意义［症状积分标准：0 分无症状；1 分症状轻微或偶发；2 分症状持续或反复发作，但不影响工作；3 分症状较重，持续或频繁出现，影响工作。症状总积分 = （治疗前总积分—治疗后总积分）/ 治疗前积分 ×100%。显效：治疗后症状总积分较治疗前下降≥ 76%；有效：治疗后症状总积分较治疗前下降 51% ～ 75%；好转：治疗后症状总积分较治疗前下降 26% ～ 50%；无效：治疗前后症状总积分改变＜ 25%〕。

（2）胆汁反流性胃炎

B 级证据 1 篇，C 级证据 6 篇。

> 枳术汤和四逆散对照多潘立酮治疗胆汁反流性胃炎在临床总有效率方面有一定优势（C）

李建松[3]实施的一项临床随机对照试验，样本量 156 例。其中试验组 95 例，对照组 61 例。试验组予四逆散合枳术汤煎剂 150mL，每日 2 次口服；对照组予多潘立酮 10mg，每日 3 次口服，疗程 1 个月。两组比较，临床总有效率相对危险度（RR）1.16，95%CI（1.03 ～ 1.30），P=0.01，有统计学意义（疗效标准：治愈：自觉症状消失，X 线钡餐透视或胃镜检查胆汁反流消失，胃黏膜炎症消失或明显减轻。显效：临床主要症状消失，次要症状基本消失，胃镜或 X 线钡餐检查胆汁反流消失。有效：自觉症状好转，X 线钡餐或胃镜检查胆汁反流明显减少。无效：自觉症状及上述检查无明显改善）。

（3）老年性便秘

C 级证据 2 篇，D 级证据 4 篇。

> 枳术汤加味重用白术治疗老年性便秘有一定疗效（D）

高洪寿[4]实施的一项临床病例观察，样本量 68 例。所有病例均予枳术汤：白术 90 ～ 160g，枳实 12 ～ 18g。津血不足加当归、首乌、元参；气虚加党参、黄芪；阳虚加附子、肉苁蓉等。每日 1 剂，水煎服，30 天为 1 个疗程。服药期间停用其他通便药。治疗结果及疗效标准：治疗后每日排便 1 次，便量增多，便软成条，排便爽快，每次排便时间缩短，维持时间达 3 个月以上者为痊愈，共 34 例，占 50.0%；维持疗效不足 3 个月者为显效，共 17 例，占 25.0%；有不同程度改善，排便时间缩短，便形较前为软，或兼排便爽快，每日排便时间较前缩短者为有效，共 12 例，占 17.6%；症状无明显改善或停药 3 天后便结如前者为无效，共 5 例，占 7.4%。

【证据荟萃】

※ Ⅰ级

枳术汤及其加减方主要治疗消化系统疾病，如功能性消化不良等。

※ Ⅱ级

枳术汤及其加减方主要治疗消化系统疾病，如胆汁反流性胃炎等。

※ Ⅲ级

枳术汤及其加减方可以用于治疗消化系统疾病，如老年性便秘等。

《金匮要略》原文用枳术汤治疗脾虚气滞，脾运失司，水湿痞结心下所致的病证，其主要临床表现为上腹部胀满或疼痛等。功能性消化不良、胆汁反流性胃炎、老年性便秘等高频病症在某阶段的病机及临床表现可与之相符。临床研究和个案经验文献均支持消化系统疾病是其高频率、高级别证据分布的病症系统。功能性消化不良已有 2 项 B 级证据，至少 2 项 C 级证据；胆汁反流性胃炎已有 1 项 B 级证据，至少 2 项 C 级证据；老年性便秘已有至少 2 项 C 级证据。

※ Ⅰ级

加味枳术汤合多潘立酮、雷尼替丁对照多潘立酮、雷尼替丁治疗功能性消化不良在临床总有效率方面有一定优势。

加味枳术汤对照多潘立酮、雷尼替丁治疗功能性消化不良在临床总有效率方面有一定优势。

※ Ⅱ级

枳术汤和四逆散对照多潘立酮治疗胆汁反流性胃炎在临床总有效率方面有一定优势。

※ Ⅲ级

枳术汤加味重用白术治疗老年性便秘有一定疗效。

【参考文献】

［1］谷名成，杨贵祥.中西医结合治疗功能性消化不良 77 例［J］.四川中医，2004，22（01）：32–33.

［2］刘春生，刘宗银.加味枳术汤治疗功能性消化不良 72 例［J］.四川中医，2005，23（01）：50–51.

［3］李建松.四逆散合枳术汤治疗胆汁反流性胃炎 95 例［J］.中国中医药科技，2008，15（06）：483–484.

［4］高洪寿.枳术汤治疗老年习惯性便秘的临床观察［J］.中国中西医结合急救杂志，1997，4（04）：173.

第十五章

章

黄疸病方

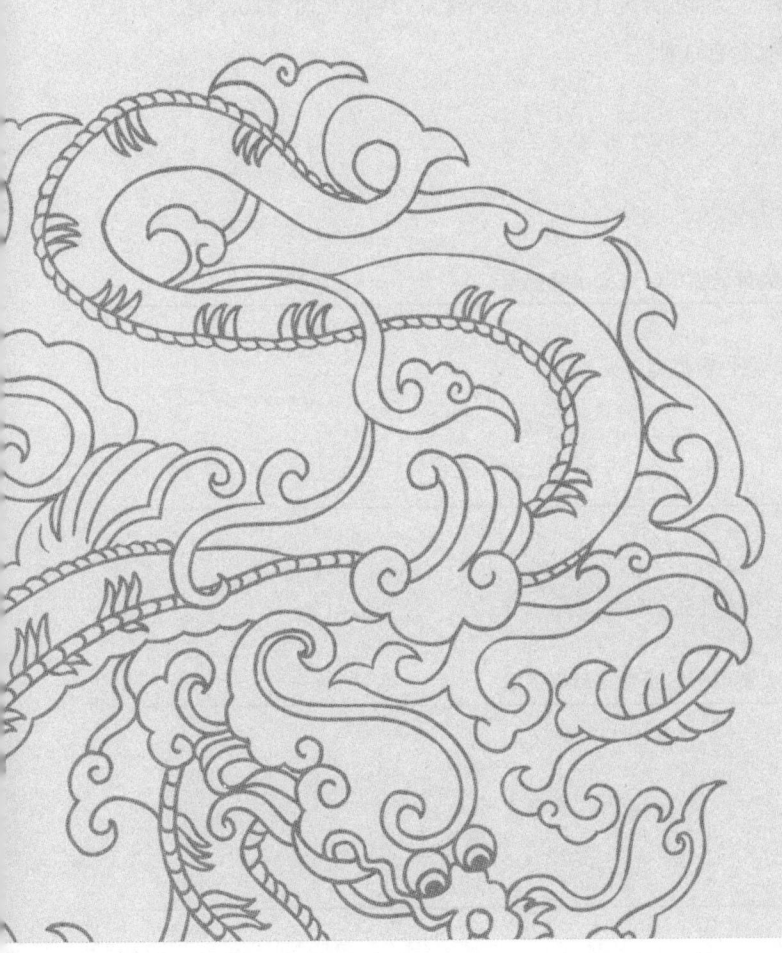

一、栀子大黄汤

【原文汇要】

酒黄疸，心中懊憹，或热痛，栀子大黄汤主之。（15）

栀子大黄汤方

栀子十四枚　大黄一两　枳实五枚　豉一升

上四味，以水六升，煮取二升，分温三服。

【原文释义】

栀子大黄汤主治热盛之酒黄疸。症见心中懊恼，或热痛。治当清热除烦。方中用栀子苦寒，开结泄热；少佐大黄一两，入气入血，伍栀子清在里之"瘀热"；重用豆豉一升，辛散宣透，与栀子相伍以宣开木火之郁结；用枳实五枚，伍以上三药开泄气分结滞。

【文献概况】

设置关键词为"栀子大黄湯""栀子大黄汤"，检索并剔重后，得到36篇相关文献，其中CBM、CNKI、VIP、WF分别为0篇、25篇、3篇、8篇。初步分类：临床研究5篇（13.9%）、个案经验3篇（8.3%）、实验研究8篇（22.2%）、理论研究14篇（38.8%）、其他6篇（16.7%）。在个案经验文献中，栀子大黄汤及其加减方的医案有3则。

【文献病谱】

1.临床研究文献

共涉及2类病症系统、5个病症（表15-1）。

表15-1　栀子大黄汤临床研究文献病症谱

➢ **消化系统疾病（4个、4篇）**
　西医疾病：急性胰腺炎1，复发性口腔溃疡1，急性黄疸型肝炎1
　西医症状：便秘1
➢ **循环系统疾病（1个、1篇）**
　西医疾病：冠心病（心绞痛）1

2.个案经验文献

共有2类病症系统、3个病症、3则医案（表15-2）。

表15-2　栀子大黄汤个案经验文献病症谱

➢ **消化系统疾病（2个、2则）**
　西医疾病：胆囊炎1
　西医症状：黄疸（脂肪肝酒精肝）1
➢ **循环系统疾病（1个、1则）**
　西医疾病：心力衰竭1

3. 比较研究

临床研究和个案经验文献比较，消化系统疾病和循环系统疾病是共有病症系统。

【证据分级】

临床研究文献证据

截至目前，栀子大黄汤及其加减方临床研究文献证据等级为：C级4篇、D级1篇。详细情况见表15-3。

表15-3　临床研究文献证据等级分布情况

证据等级	病症（证）
C级	急性胰腺炎、急性黄疸性肝炎、便秘、冠心病（心绞痛）
D级	复发性口腔溃疡

【证据示例】

1. 消化系统疾病

（1）急性胰腺炎

C级证据1篇。

> 栀子大黄汤加减联合西医常规疗法对照单纯西医常规疗法治疗急性胰腺炎在临床总有效率方面尚未见疗效优势（C）

王炜[1]实施的一项临床随机对照试验，样本量为61例。试验组31例，对照组30例。对照组常规给予禁食，胃肠减压，补液、纠正水、电解质紊乱、酸碱平衡失调，抑制胃酸分泌（西咪替丁0.4g静脉滴注，每日2次），抗胰腺外分泌治疗（奥曲肽0.1mg，皮下注射，每日3次；或5-氟尿嘧啶500mg加入5%葡萄糖注射液500mL中静脉滴注，每日1次），静脉预防性给予广谱抗生素。试验组给予与对照组同样的上述治疗，另予复方栀子大黄汤治疗。药物组成：栀子10g，生大黄l5～30g，丹参10g，绿萼梅6g。水煎15min，取药液200mL，每日分2次口服或经胃管注入，并暂停行胃肠减压2h。重症病人可每日服2剂，呕吐严重者可行保留灌肠或直肠内滴注。两组比较，临床总有效率相对危险度（RR）1.18，95% CI（0.94～1.48），P=0.16，无统计学意义［疗效标准：参照田雨霖《急性胰腺炎的诊治问题》（实用外科杂志，1992，12（12）：620～622）制定。显效：3日内腹痛消失，血、尿淀粉酶恢复正常；有效：4～7日内腹痛消失，血、尿淀粉酶恢复正常；无效：经治疗无效而中转手术或有严重并发症，甚至死亡］。

（2）急性黄疸性肝炎

C级证据1篇。

> 栀子大黄汤加减联合静脉滴注、口服保肝药对照单纯静脉滴注、口服保肝药治疗急性黄疸型肝炎尚未见明显疗效优势（C）

刘通英等[2]实施的一项临床对照试验，样本量为90例。试验组、对照组各45例。试验组在静脉滴注及口服保肝药基础上，每日加服栀子大黄汤1剂，1剂分早晚两次温水冲服，疗程2周。临床上分为湿热型和血瘀型。湿热型：基本方加龙胆草20g、茵陈蒿60g。血瘀型：基本方加赤芍30g、丹参20g。对照组不给予栀子大黄汤。两组比较，治疗2周后TBil值变化加权均数差（WMD）0.42，95% CI（0.00～0.84），P=0.05，无统计学意义。

【证据荟萃】

※ Ⅲ级

栀子大黄汤及其加减方可以用于治疗消化系统疾病，如急性胰腺炎、急性黄疸性肝炎等。

《金匮要略》原文以本方治疗酒疸之热盛，积于中焦，上扰于心。临床表现为心中懊憹，或心中痛热等。高频病症急性胰腺炎、急性黄疸性肝炎等在某阶段的病机及临床表现可与之相符。临床研究和个案经验文献均支持消化系统疾病是其高频率、高级别证据分布的病症系统。其中急性胰腺炎、急性黄疸性肝炎已分别有1项C级证据。

※ Ⅲ级

栀子大黄汤加减联合西医常规疗法对照单纯西医常规疗法治疗急性胰腺炎在临床总有效率方面尚未见疗效优势。

栀子大黄汤加减联合静脉滴注、口服保肝药对照单纯静脉滴注、口服保肝药治疗急性黄疸型肝炎尚未见明显疗效优势。

【参考文献】

［1］王炜. 复方栀子大黄汤治疗急性胰腺炎临床研究［J］. 河北中医，2001，23（04）：252-253.

［2］刘通英，张统水. 栀子大黄汤加减治疗黄疸45例［J］. 中国中医药现代远程教育，2009，7（07）：90.

二、硝石矾石散

【原文汇要】

黄家日晡所发热，而反恶寒，此为女劳得之。膀胱急，少腹满，身尽黄，额上黑，足下热，因作黑疸。其腹胀如水状，大便必黑，时溏，此女劳之病，非水也。腹满者难治。硝石矾石散主之。（14）

硝石矾石散方

硝石　矾石（烧）等分

上二味，为散，以大麦粥汁和服方寸匕，日三服，病随大小便去，小便正黄，大便正黑，是候也。

【原文释义】

硝石矾石散主治女劳疸转变为黑疸兼有瘀血湿热之证。症见女劳疸，日晡所发热，而反恶寒；继见膀胱急，少腹满，身尽黄，额上黑，足下热。治当消瘀化湿。方中用硝石（火硝），辛、苦、微咸，入血分，活血消瘀；矾石入气分，化湿利水；大麦粥汁和服，以养胃气。

【文献概况】

设置关键词为"硝石礬石散""硝石矾石散"，检索并剔重后，得到 211 篇相关文献，其中 CBM、CNKI、VIP、WF 分别为 0 篇、206 篇、3 篇、2 篇。初步分类：临床研究 10 篇（4.7%）、个案经验 18 篇（8.5%）、实验研究 5 篇（2.4%）、理论研究 126 篇（59.7%）、其他 52 篇（24.6%）。在个案经验文献中，硝石矾石散及其加减方的医案有 25 则。

【文献病谱】

1. 临床研究文献

共涉及 5 类病症系统、7 个病症（表 15-4）。

表 15-4 硝石矾石散临床研究文献病症谱

> **消化系统疾病**（3 个、6 篇）
> 西医疾病：胆结石 3，肝炎 2（胆汁淤积型 1、急性非病毒性 1）
> 西医症状：黄疸 1
> **血液及造血器官疾病和某些涉及免疫机制的疾患**（1 个、1 篇）
> 西医疾病：缺铁性贫血 1
> **肿瘤**（1 个、1 篇）
> 西医疾病：多发性癌症 1
> **内分泌、营养和代谢疾病**（1 个、1 篇）
> 西医疾病：原发性高脂血症 1
> **某些传染病和寄生虫病**（1 个、1 篇）
> 西医疾病：病毒性淤胆型肝炎 1

西医病症系统中，消化系统疾病在病症种类与文献数量上均居首位（图 15-1）。各病症系统中，频数位居前列（至少为 2）的病症有：胆结石、肝炎。

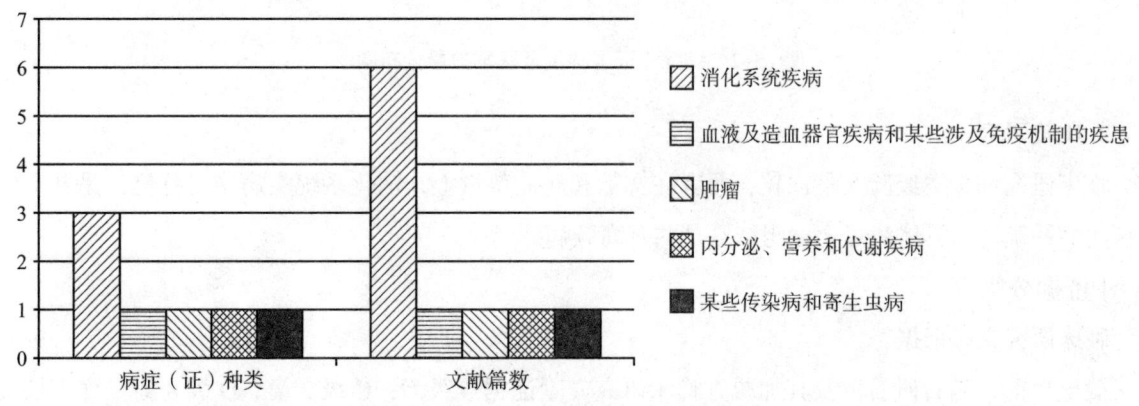

图 15-1 病症（证）种类及文献数量分布图

2. 个案经验文献

共有 5 类病症（证）系统、10 个病症（证）、25 则医案（表 15-5）。

表 15-5 硝石矾石散个案经验文献病症（证）谱

> **消化系统疾病**（5 个、13 则）
  西医疾病：胆结石 5，肝硬化 2（结节性 1、未特指 1），肝炎（合并肝硬化）1
  西医症状：黄疸 4（阴黄 2、黑疸 1、未特指 1），胆绞痛 1
> **某些传染病和寄生虫病**（2 个、6 则）
  西医疾病：病毒性肝炎 5（急性 2、乙型合并尿路感染 2、乙型 1），血吸虫病合并黄疸 1
> **泌尿生殖系统疾病**（1 个、4 则）
  西医疾病：泌尿系结石 4（肾 2、输尿管 2）
> **血液及造血器官疾病和某些涉及免疫机制的疾患**（1 个、1 则）
  西医疾病：真性红细胞增多症 1
> **中医病证**（1 个、1 则）
  流痰 1

按文献病症种类和医案则数多少排序，西医病症系统中，消化系统疾病均居首位（图 15-2）。各系统病症中，医案数位居前列（至少为 4）的病症有：胆结石、黄疸、病毒性肝炎、泌尿系结石。

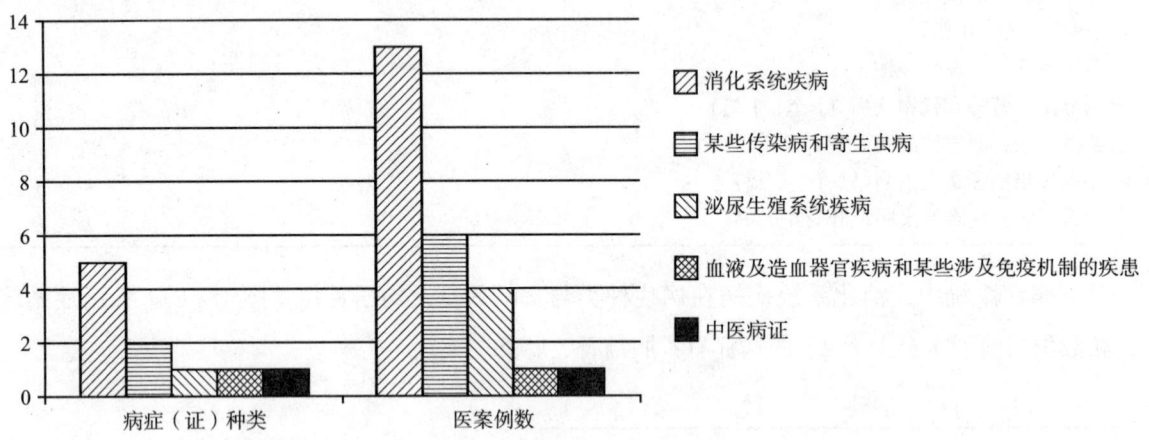

图 15-2 病症（证）种类及医案数量分布图

3. 比较研究

临床研究和个案经验文献比较，两者在文献和病症数量上，消化系统疾病均居首位，是共有的高频病症系统。在具体病症上，胆结石是共有高频病症。

【证据分级】

临床研究文献证据

截至目前，硝石矾石散及其加减方临床研究文献证据等级为：C 级 2 篇、D 级 8 篇。详细情况见表 15-6。

表 15-6 临床研究文献证据等级分布情况

证据等级	病症（证）
C 级	高脂血症（原发性）、肝炎（病毒性淤胆型）
D 级	肝炎（淤胆型、急性非病毒性）、胆结石、黄疸、缺铁性贫血、多发性癌症

【证据示例】

1. 消化系统疾病

（1）胆结石

D 级证据 3 篇。

中药汤剂冲服硝石矾石散治疗胆结石有一定疗效（D）

李长春[1]实施的一项临床病例观察，样本量为 128 例。基本方：硝石、矾石各 1g，研为极细末以汤剂冲服。肝胆湿热型药用柴胡 6g，金钱草、海金沙、茵陈各 30g，大黄、木香、黄芩各 10g，枳壳、白芍各 15g；肝气郁结型药用柴胡 6g，枳壳、白芍各 15g，鸡内金、香附各 10g，金钱草、海金沙各 30g。水煎内服，日 1 剂。治愈（经治疗后症状消失，B 超检查结石征象完全消失者）64 例；有效（症状消失，B 超检查提示结石影明显缩小或淘洗大便有结石排出者）45 例；无效（症状及体征无明显改善，B 超检查无变化者）19 例。有效率为 85%。

【证据荟萃】

※ Ⅲ级

硝石矾石散及其加减方主要治疗消化系统疾病，如胆结石等。

《金匮要略》原文中以本方治疗女劳疸转变为黑疸兼有瘀血湿热。其临床表现可见日哺不发热而反恶寒，膀胱急，少腹满，大便必黑，时溏。高频病症胆结石在某阶段的病机及临床表现可与之相符。临床研究和个案经验文献均支持消化系统疾病是其高频率、高级别证据分布的病症系统。胆结石已有 3 项 D 级证据。

※ Ⅲ级

中药汤剂冲服硝石矾石散治疗胆结石有一定疗效。

【参考文献】

［1］李长春. 硝石矾石散治疗肝胆结石 128 例［J］. 湖北中医杂志，1996，18（02）：42-43.

三、大黄硝石汤

【原文汇要】

黄疸腹满，小便不利而赤，自汗出，此为表和里实，当下之，宜大黄硝石汤。（19）

大黄硝石汤方

大黄　黄柏　硝石各四两　栀子十五枚

上四味，以水六升，煮取二升，去滓，内硝，更煮取一升，顿服。

【原文释义】

大黄硝石汤主治"表和"热盛里实之黄疸。症见腹满，小便不利而赤，自汗出。治当攻下通腹泄热。本方用大黄四两，入气入血，伍栀子、黄柏可直清血分瘀热；伍硝石入血分，活血消瘀；大黄用至四两而"顿服"，足能清热通便，从阳明谷道泄邪，不失为治黄之峻剂。

【文献概况】

设置关键词为"大黄硝石湯""大黄硝石汤",检索并剔重后,得到 52 篇相关文献,其中 CBM、CNKI、VIP、WF 分别为 6 篇、32 篇、5 篇、9 篇。初步分类:临床研究 0 篇（0.0%）、个案经验 2 篇（3.8%）、实验研究 15 篇（28.8%）、理论研究 34 篇（65.4%）、其他 1 篇（1.9%）。在个案经验文献中,大黄硝石汤及其加减方的医案有 3 则。

【文献病谱】

1. 临床研究文献

尚未发现以本方为主要干预因素的临床研究。

2. 个案经验文献

共有 1 类病症系统、2 个病症、3 则医案（表 15-7）。

表 15-7 大黄硝石汤个案经验文献病症谱

➤ 消化系统疾病（2 个、3 则）
  西医疾病:肝炎 2（急性黄疸型 1、重型合并早期肝硬化 1）,胆结石 1

【证据提要】

大黄硝石汤及其加减方临床研究证据匮乏,少量证据提示可以用于治疗肝炎、胆结石。

四、茵陈五苓散

【原文汇要】

黄疸病,茵陈五苓散主之。（18）

茵陈五苓散方

茵陈蒿末十分　五苓散五分方见痰饮中。

上二物和,先食饮方寸匕,日三服。

【原文释义】

茵陈五苓散主治湿重于热之黄疸。症可见如形寒发热,食欲减退,小便短少或不利,苔腻不渴等。治用五苓散化气行水;茵陈蒿清利湿热退黄。

【文献概况】

设置关键词为"茵陳五苓散""茵陈五苓散",检索并剔重后,得到 310 篇相关文献,其中 CBM、CNKI、VIP、WF 分别为 12 篇、264 篇、14 篇、20 篇。初步分类:临床研究 78 篇（25.2%）、个案经验 61 篇（19.7%）、实验研究 48 篇（15.5%）、理论研究 55 篇（17.7%）、其他 68 篇（21.9%）。在个案经验文献中,茵陈五苓散及其加减方的医案有 94 则。

【文献病谱】

1. 临床研究文献

共涉及 12 类病症（证）系统、33 个病症（证）（表 15-8）。

表 15-8　茵陈五苓散临床研究文献病症（证）谱

> **消化系统疾病**（10 个、29 篇）

　　西医疾病：肝炎 10（黄疸型 4、急性黄疸型 3、慢性 1、小儿急性黄疸型 1、慢性伴盗汗滑精 1），肝硬化伴腹水 7，肝炎后遗症 3（高胆红素血症 2、黄疸 1），小儿胆汁淤积综合征 1，肝内外胆管多发性结石围手术期 1，肝衰竭 1，肝纤维化 1，脂肪肝 1

　　西医症状：黄疸 3（梗阻性 1、心源性 1、未特指 1），胆道术后综合征（胆囊术后肝功能损害）1。

> **内分泌、营养和代谢疾病**（6 个、14 篇）

　　西医疾病：高脂血症 8（未特指 7、原发性 1），糖尿病（合并高脂血症）1，高尿酸血症 1，代谢综合征 1

　　西医症状：糖耐量低减 2，谷丙转氨酶升高 1

> **某些传染病和寄生虫病**（4 个、12 篇）

　　西医疾病：病毒性肝炎 9（乙肝 5、急性黄疸型 1、急性重型 1、甲型急性黄疸型 1、合并高胆红素血症 1），输血后肝炎 1，真菌性角膜溃疡 1

　　西医症状：带状疱疹后遗神经痛 1

> **泌尿生殖系统疾病**（3 个、4 篇）

　　西医疾病：慢性肾功能衰竭 2（合并高脂血症 1、未特指 1），前列腺炎 1

　　西医症状：鞘膜积液 1

> **起源于围生期的某些情况**（1 个、6 篇）

　　西医疾病：新生儿黄疸 6

> **肌肉骨骼系统和结缔组织疾病**（1 个、3 篇）

　　西医疾病：急性痛风性关节炎 3

> **皮肤和皮下组织疾病**（1 个、2 篇）

　　西医疾病：湿疹 2

> **妊娠、分娩和产褥期**（1 个、2 篇）

　　西医疾病：妊娠期诸症 2（急性黄疸型肝炎 1、胆汁淤积症 1）

> **损伤、中毒和外因的某些其他后果**（1 个、1 篇）

　　西医疾病：药物不良反应（抗结核药物所致药物性肝损害）1

> **循环系统疾病**（1 个、1 篇）

　　西医疾病：高血压病 1

> **肿瘤**（1 个、1 篇）

　　西医疾病：肝癌（腹水）1

> **中医病证**（3 个、3 篇）

　　往来寒热 1，盗汗 1，眩晕 1

　　西医病症系统中，消化系统疾病在病症种类与文献数量上均居首位（图 15-3）。各系统病症中，频数位居前列（至少为 5）的病症有：肝炎、肝硬化伴腹水、高脂血症、病毒性肝炎、新生儿黄疸。

2. 个案经验文献

　　共有 12 类病症（证）系统、28 个病症（证）、94 则医案（表 15-9）。

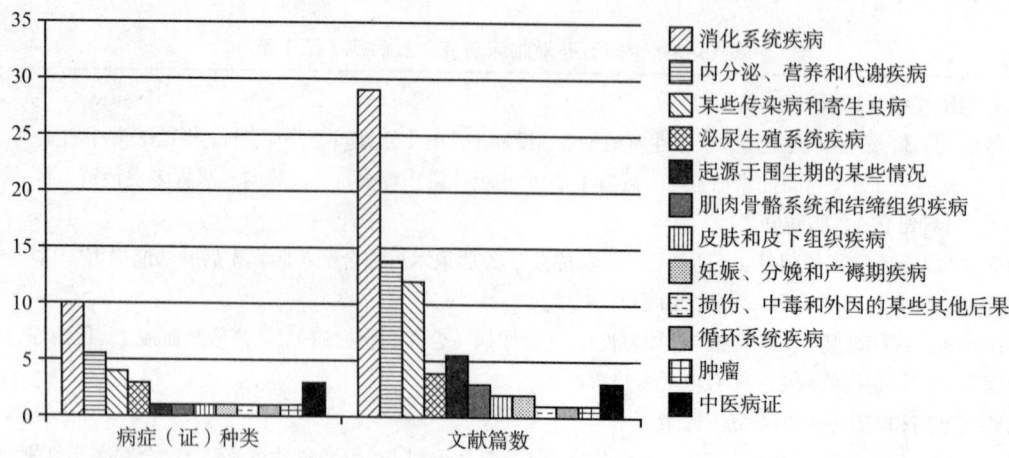

图 15-3 病症（证）种类及文献数量分布图

表 15-9 茵陈五苓散个案经验文献病症（证）谱

➤ **消化系统疾病（9 个、31 则）**

西医疾病：肝炎 8（急性黄疸型 3、自身免疫性 1、亚急性重症 1、慢性重症 1、急性黄疸型合并肾盂肾炎 1、急性黄疸型重型合并肝昏迷 1），肝硬化 6（伴腹水 3、原发性胆汁性 1、伴腹水合并肝昏迷 1、未特指 1），脂肪肝 2，慢性胆囊炎 1，肝脓肿伴黄疸 1，肝肾综合征 1，慢性肥厚型胃炎 1

西医症状：黄疸 10（阳黄 5、未特指 4、异位妊娠术后 1）

中医症状：流涎 1

➤ **内分泌、营养和代谢疾病（3 个、3 则）**

西医疾病：甲亢合并低血钾症 1，糖尿病性植物神经紊乱 1，糖尿病性肾病 1

➤ **某些传染病和寄生虫病（2 个、32 则）**

西医疾病：病毒性肝炎 30（乙肝相关性肾炎 8、乙肝 8、急性黄疸型 3、丙型 2、急性黄疸型乙肝 2、急性乙肝 2、未特指 2、慢性活动型乙肝 1、慢性活动性乙肝伴肝脾肿大 1、乙肝伴痤疮 1），钩虫病 2

➤ **肿瘤（2 个、10 则）**

西医疾病：原发性肝癌（伴黄疸）1

西医症状：甲胎蛋白阳性 9

➤ **泌尿生殖系统疾病（2 个、2 则）**

西医疾病：泌尿系感染（尿道）1

西医症状：肾移植后诸症（肝损害）1

➤ **起源于围生期的某些情况（1 个、6 则）**

西医疾病：新生儿黄疸 6

➤ **血液及造血器官疾病和某些涉及免疫机制的疾患（1 个、2 则）**

西医疾病：贫血 2（自身免疫性溶血性 1、再生障碍性伴高热 1）

➤ **妊娠、分娩和产褥期（1 个、1 则）**

西医疾病：妊娠期重症肝炎 1

➤ **皮肤和皮下组织疾病（1 个、1 则）**

中医症状：手足心黄 1

➤ **神经系统疾病（1 个、1 则）**

西医疾病：多发性神经炎 1

➤ **损伤、中毒和外因的某些其他后果（1 个、1 则）**

西医疾病：药物不良反应（药物性肝损害）1

➤ **中医病证（4 个、4 则）**

高热 1，汗证 1，水肿 1，眩晕 1

按文献病症种类和医案则数多少排序，西医病症系统中，消化系统疾病均居首位（图 15-4）。各系统病症中，医案数位居前列（至少为 5）的病症有：肝炎、肝硬化、黄疸、病毒性肝炎、甲胎蛋白阳性、新生儿黄疸。

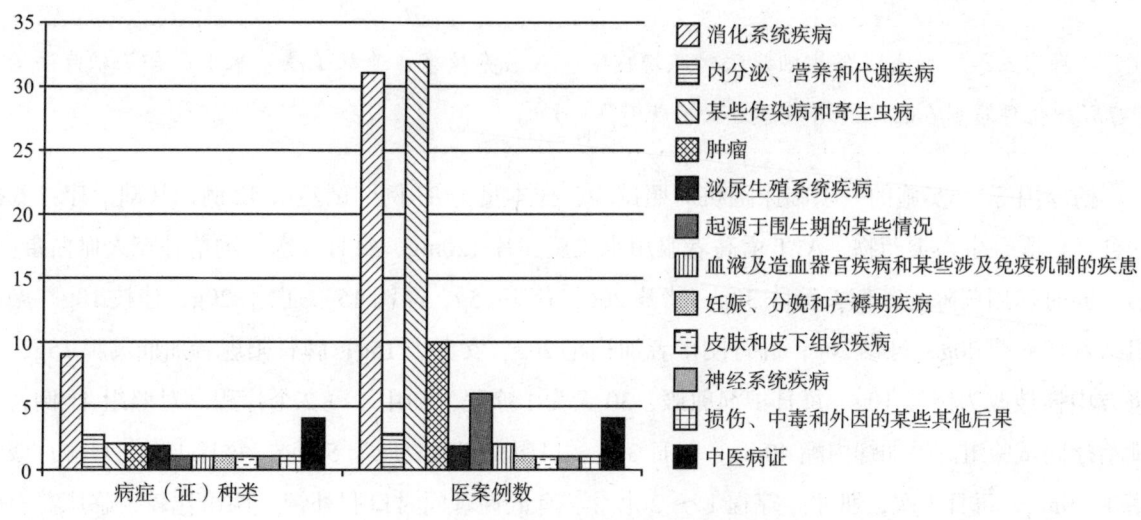

图 15-4 病症（证）种类及医案数量分布图

3. 比较研究

临床研究和个案经验文献比较，两者在文献和病症数量上，消化系统疾病均居首位，是共有的高频病症系统。在具体病症上，肝硬化伴腹水、黄疸型肝炎、黄疸、病毒性肝炎等是共有的高频病症。

【证据分级】

临床研究文献证据

截至目前，茵陈五苓散及其加减方临床研究文献证据等级为：B 级 1 篇、C 级 43 篇、D 级 34 篇。详细情况见表 15-10。

表 15-10 临床研究文献证据等级分布情况

证据等级	病症（证）
B 级	湿疹
C 级	慢性肾功能衰竭合并高脂血症、病毒性肝炎（慢性乙肝、乙肝）、带状疱疹后遗神经痛、代谢综合征、肝炎后遗高胆红素血症、高尿酸血症、高脂血症（原发性、未特指）、糖耐量低减、新生儿黄疸、肝内外胆管多发性结石围手术期、肝硬化伴腹水、梗阻性黄疸、急性黄疸型肝炎、药物不良反应（抗结核药物所致药物性肝损害）
D 级	急性痛风性关节炎、鞘膜积液、病毒性肝炎（急性黄疸型、急性重型、合并高胆红素血症）、输血后肝炎、真菌性角膜溃疡、谷丙转氨酶升高、新生儿黄疸、肝炎后遗黄疸、黄疸（心源性、未特指）、肝炎（急性黄疸型、小儿急性黄疸型、慢性伴盗汗滑精、慢性）、妊娠期诸症（晚期急性黄疸型肝炎、胆汁淤积症）、小儿胆汁淤积综合征、肝炎、高血压病、往来寒热、盗汗、眩晕

【证据示例】

1. 消化系统疾病

（1）肝硬化伴腹水

C 级证据 7 篇。

> 茵陈五苓散加减联合基础疗法对照螺内酯、双氢克尿噻、速尿（呋塞米）联合基础疗法治疗肝硬化伴腹水在临床总有效率方面有优势（C）

杨令国等[1]实施的一项临床随机对照试验，样本量为 83 例。试验组 42 例，基础治疗：低盐饮食，口服维生素类药物，ALT 增高者服用水飞蓟宾片 120mg，每日 3 次，酌情补充人血白蛋白。治疗同时加用茵陈五苓散：茵陈 30g，猪苓 20g，茯苓 15g，泽泻 15g，白术 20g，桂枝 10g。瘀血阻络者加赤芍 20g、丹参 20g；肝肾阴虚者加枸杞 20g、女贞子 15g；脾肾阳虚者加仙灵脾 15g，并将方中桂枝改为肉桂 10g。每日 1 剂煎服，30 天为 1 疗程，酌用 1～2 个疗程。对照组 41 例，基础治疗同试验组。另加螺内酯 40mg，每日 3 次，口服；双氢克尿噻 50mg，每日 1 次，口服；或呋塞米 20mg，每日 1 次，肌注。疗程 1～2 个月。有低钾者同时口服补钾。两组比较，临床总有效率相对危险度（RR）1.37，95%CI（1.08～1.75），$P=0.001$，有统计学意义（疗效标准：临床治愈：B 超显示腹水暗压消失，白蛋白恢复至 35g/L 以上，白 / 球蛋白比值恢复正常范围，ALT 及 TBiL 异常者恢复正常，临床症状消失；好转：B 超示腹水暗压减少 50% 以上，ALT 及 TBil 异常者恢复或接近正常，白蛋白有所回升，白 / 球蛋白比值有所增高，临床症状明显好转；无效：腹水未见减轻，其他症状及肝功无改善或恶化）。

2. 内分泌、营养和代谢疾病

（1）高脂血症（未特指）

C 级证据 6 篇，D 级证据 1 篇。

> 茵陈五苓散加味对照烟酸肌醇片治疗高脂血症在临床总有效率方面有优势（C）

康兴霞[2]实施的一项临床随机对照试验，样本量为 60 例。试验组、对照组各 30 例。试验组使用茵陈五苓散加味：茵陈 30g，泽泻、猪苓各 9g，桂枝 6g，白术、山楂各 10g，茯苓、丹参各 15g。每日 1 剂，水煎 2 次分服。对照组使用烟酸肌醇片，每次 0.4g，每日 3 次。两组在治疗期间均停用其他有关降脂药物，以 4 周为 1 疗程。1 疗程后两组比较，临床总有效率相对危险度（RR）1.37，95%CI（1.01～1.86），$P=0.04$，有统计学意义（疗效标准：显效为 TCH 下降 ≥ 20%，或 TG 下降 ≥ 40%。有效为 TCH 下降 10%～19%，或 TG 下降 20%～39%。无效为未达到有效标准）。

3. 起源于围生期的某些情况

（1）新生儿黄疸

C 级证据 2 篇，D 级证据 4 篇。

> 茵陈五苓散加减联合常规综合疗法、蓝光照射对照单纯常规综合疗法、蓝光照射治疗新生儿黄疸在改善血清总胆红素方面有优势（C）

许艳等[3]实施的一项临床随机对照试验，样本量为46例。试验组、对照组各23例。对照组采用常规综合治疗方案，包括保暖防止低体温、氧疗纠正低氧血症、抗感染、维持水电解质及酸碱平衡、补充维生素 K$_1$、输注白蛋白、使用肝酶诱导剂等。根据光疗指征给予蓝光照射治疗，治疗时将患儿双眼、肛门及会阴等部位以黑色布罩妥善遮盖，将其余部位裸露照射，所采用仪器为 wi9818 型蓝光温箱，单面照管距离为 35cm，照射 8h，间隔 16h 后继续照射，照射期间注意翻身，连续照射 5 日。试验组在此基础上给予茵陈五苓散口服，方药组成：茵陈 10g、泽泻 5g、茯苓 5g、白术 5g、猪苓 5g。水煎，浓缩至 60mL，1 剂 / 日，分 3 次口服，连续服用 5 日。两组比较，血清总胆红素每日下降水平加权均数差（WMD）22.41，95%CI（11.12 ～ 33.70），P=0.0001；血清总胆红素下降至 205μmol/L 所需时间加权均数差（WMD）–1.41，95%CI（–1.92 ～ –0.90），P < 0.00001，均有统计学意义（疗效标准：痊愈指皮肤黏膜及巩膜黄染消退，血清总胆红素检查正常。有效指皮肤黏膜及巩膜黄染部分消退，血清总胆红素下降但尚未降至正常水平。无效指皮肤黏膜及巩膜黄染没有消退，血清总胆红素下降不明显。总有效 = 痊愈 + 有效）。

【证据荟萃】

※ Ⅱ级

茵陈五苓散及其加减方主要治疗消化系统疾病、内分泌、营养和代谢疾病和起源于围生期的某些情况，如肝硬化伴腹水、高脂血症（未特指）、新生儿黄疸等。

《金匮要略》原文中以本方治疗湿重于热的黄疸，其临床主要表现为全身面目皆黄，黄色鲜明，小便不利，食欲不振等。肝硬化伴腹水、高脂血症（未特指）、新生儿黄疸等高频病症在某阶段的病机及临床表现可与之相符。临床研究和个案经验文献均支持消化系统疾病是其高频率、高级别证据分布的病症系统。肝硬化伴腹水、高脂血症（未特指）、新生儿黄疸均已有至少 2 项 C 级证据。

※ Ⅱ级

茵陈五苓散加减联合基础疗法对照螺内酯、双氢克尿噻、呋塞米联合基础疗法治疗肝硬化伴腹水在临床总有效率方面有优势。

茵陈五苓散加味对照烟酸肌醇片治疗高脂血症在临床总有效率方面有优势。

茵陈五苓散加减联合常规综合疗法、蓝光照射对照单纯常规综合疗法、蓝光照射治疗新生儿黄疸在改善血清总胆红素方面有优势。

【参考文献】

[1]杨令国，闵建荣，刘蕾.茵陈五苓散加味治疗肝硬化腹水 42 例［J］.实用中医内科杂志，2001，15（1）：37.

[2]康兴霞.茵陈五苓散加味治疗高脂血症 30 例 – 附西药烟酸肌醇片治疗 30 例对照［J］.浙江中医杂志，2000（1）：15.

[3]许艳，杨爱红，程露等.茵陈五苓散联合蓝光治疗新生儿黄疸 23 例效果观察［J］.齐鲁护理杂志，2013，

19（5）：123-124.

五、猪膏发煎

【原文汇要】

诸黄，猪膏发煎主之。（17）

胃气下泄，阴吹而正喧，此谷气之实也，膏发煎导之。（22）

猪膏发煎方

猪膏半斤　乱发如鸡子大三枚

上二味，和膏中煎之，发消药成，分再服，病从小便出。

【原文释义】

猪膏发煎主治黄疸瘀热内结，伤阴化燥，皮色黄而晦暗。治用猪膏发煎，方中用猪膏即猪脂炼之凝油，甘、微寒，"通小便，除五疸水肿""破冷结，散宿血""利血脉"；乱发消瘀利水道，二药同用，消瘀润燥，利水退黄。阴吹由于谷气实，大便燥结，胃气下泄者，可用本方。

【文献概况】

设置关键词为"豬膏發煎""豬膏发煎""膏發煎""膏发煎"，检索并剔重后，得到91篇相关文献，其中CBM、CNKI、VIP、WF分别为1篇、87篇、2篇、1篇。初步分类：临床研究0篇（0.0%）、个案经验15篇（16.5%）、实验研究2篇（2.2%）、理论研究42篇（46.1%）、其他32篇（35.2%）。在个案经验文献中，猪膏发煎及其加减方的医案有15则。

【文献病谱】

1. 临床研究文献

尚没有以本方为主要干预因素的临床研究。

2. 个案经验文献

共有5类病症系统、9个病症、15则医案（表15-11）。

表15-11　猪膏发煎个案经验文献病症谱

➤ **泌尿生殖系统疾病**（3个、8则）
西医疾病：直肠阴道瘘2，慢性前列腺炎1
中医疾病：阴吹5

➤ **皮肤和皮下组织疾病**（2个、3则）
西医疾病：银屑病1
西医症状：脱发2

➤ **消化系统疾病**（2个、2则）
西医疾病：肝炎（黄疸型）1
西医症状：便血1

➤ **循环系统疾病**（1个、1则）
西医疾病：脑卒中后遗症（偏瘫）1

➤ **妊娠、分娩和产褥期**（1个、1则）
西医疾病：人工流产后诸症（腹满）1

按文献病症种类和医案则数多少排序，西医病症系统中，泌尿生殖系统疾病均居首位（图 15-5）。各系统病症中，医案数位居前列（至少为 2）的病症有：阴吹、脱发、直肠阴道瘘。

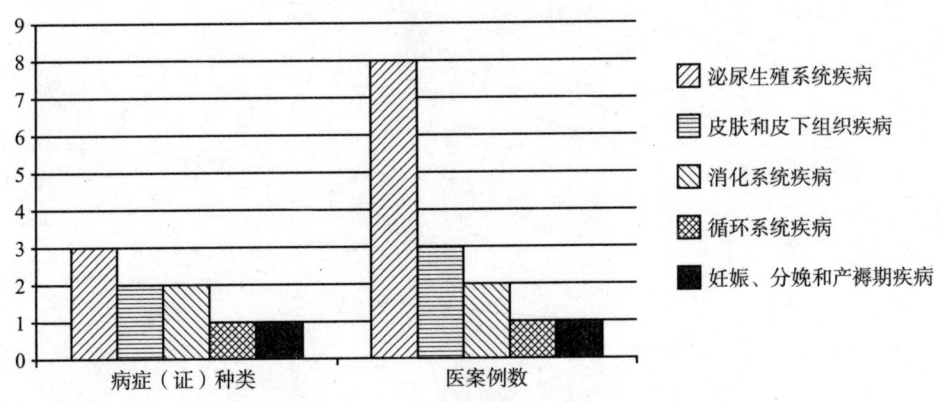

图 15-5　病症（证）种类及医案数量分布图

【证据提要】

猪膏发煎及其加减方临床证据匮乏，少量证据提示可以用于治疗阴吹、脱发、直肠阴道瘘等。

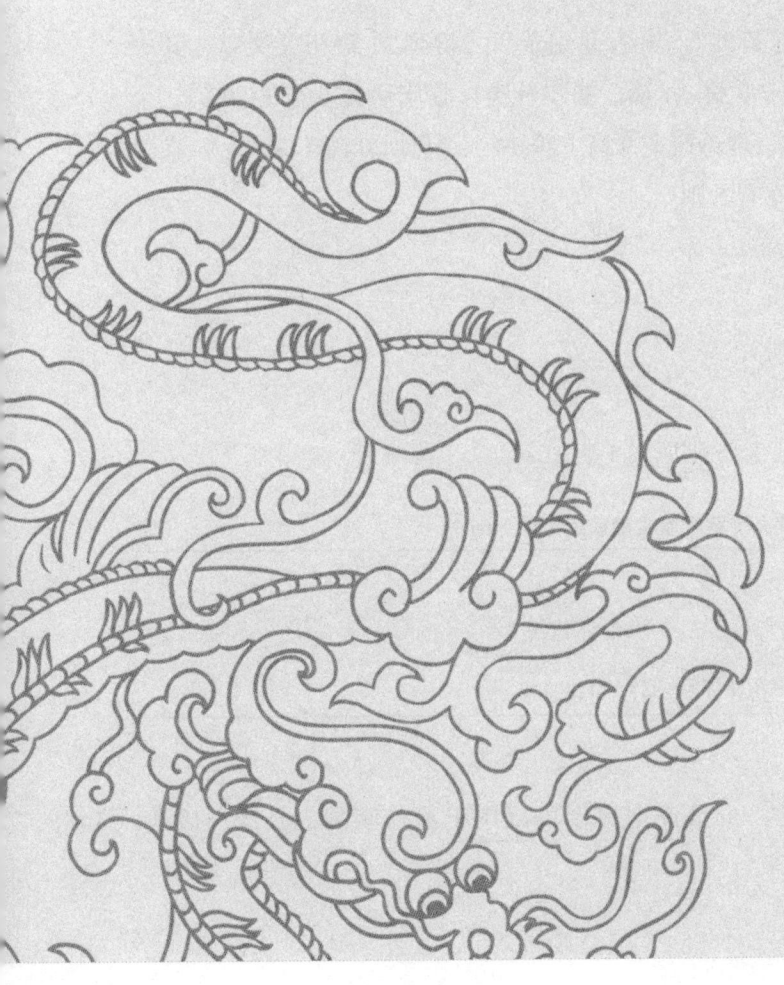

第十六章

惊悸吐衄下血胸满瘀血病方

一、半夏麻黄丸

【原文汇要】

心下悸者，半夏麻黄丸主之。（13）

半夏麻黄丸方

半夏　麻黄等分

上二味，末之，炼蜜和丸小豆大，饮服三丸，日三服。

【原文释义】

半夏麻黄丸主治水饮致悸。症见心悸，可伴如胸脘满闷，咳唾清水涎沫，舌苔白滑。治当通阳降逆定悸。方中用半夏辛温化痰降气，以散心下气机之阻结；用麻黄辛温宣散，振奋少阴阳气，以宣开上焦气机之壅遏；以半夏、麻黄皆辛温有伤津耗血之虞，故用蜜和丸，以蜜既能润燥，又可缓药力之猛峻，收效从容。

【文献概况】

设置关键词为"半夏麻黄丸""半夏麻黄丸"，检索并剔重后，得到 31 篇相关文献，其中 CBM、CNKI、VIP、WF 分别为 1 篇、27 篇、2 篇、1 篇。初步分类：临床研究 0 篇（0.0%）、个案经验 2 篇（6.5%）、实验研究 0 篇（0.0%）、理论研究 9 篇（29.0%）、其他 20 篇（64.5%）。在个案经验文献中，半夏麻黄丸及其加减方的医案有 5 则。

【文献病谱】

1.临床研究文献

尚未发现以本方为主要干预因素的临床研究。

2.个案经验文献

共有 2 类病症（证）系统、4 个病症（证）、5 则医案（表 16-1）。

表 16-1　半夏麻黄丸个案经验文献病症（证）谱

➤ **呼吸系统疾病（1 个、1 则）**
　西医症状：咳喘 1
➤ **中医病证（3 个、4 则）**
　心悸 2（水饮凌心 1、饮停心下 1），痞满 1，胸闷（风寒袭肺）1

【证据提要】

半夏麻黄丸及其加减方临床证据匮乏，少量证据提示可以用于治疗咳喘、心悸、痞满、胸闷。

二、柏叶汤

【原文汇要】

吐血不止者，柏叶汤主之。（14）

柏叶汤方

柏叶　干姜各三两　艾三把

上三味，以水五升，取马通汁一升，合煮取一升，分温再服。

【原文释义】

柏叶汤主治虚寒吐血。症见吐血日久时吐时止，时多时少，持续不止。治当温中止血。方中用柏叶止血，以其清肃而降，能制血之上逆；用干姜、艾叶以摄血归经；合马通汁，引血下行，潜阳止血。

【文献概况】

设置关键词为"柏葉湯""柏叶汤"，检索并剔重后，得到 282 篇相关文献，其中 CBM、CNKI、VIP、WF 分别为 2 篇、112 篇、7 篇、161 篇。初步分类：临床研究 9 篇（3.2%）、个案经验 16 篇（5.7%）、实验研究 24 篇（8.5%）、理论研究 77 篇（27.3%）、其他 156 篇（55.3%）。在个案经验文献中，柏叶汤及其加减方的医案有 17 则。

【文献病谱】

1. 临床研究文献

共涉及 4 类病症系统、9 个病症（表 16-2）。

表 16-2　柏叶汤临床研究文献病症谱

➢ **泌尿生殖系统疾病（4 个、4 篇）**
　西医疾病：放置宫内节育器引起的慢性子宫内膜炎 1，慢性肾功能衰竭 1
　西医症状：子宫出血 1
　中医疾病：崩漏 1
➢ **皮肤和皮下组织疾病（3 个、3 篇）**
　西医疾病：汗疱疹 1，斑秃 1
　西医症状：脱发 1
➢ **血液及造血器官疾病和某些涉及免疫机制的疾患（1 个、1 篇）**
　西医疾病：血小板减少性紫癜 1
➢ **循环系统疾病（1 个、1 篇）**
　西医疾病：淤积性皮炎 1

在西医病症系统中，泌尿生殖系统疾病、皮下和皮下组织疾病是高频病症系统（图 16-1）。

2. 个案经验文献

共有 6 类病症（证）系统、9 个病症（证）、17 则医案（表 16-3）。

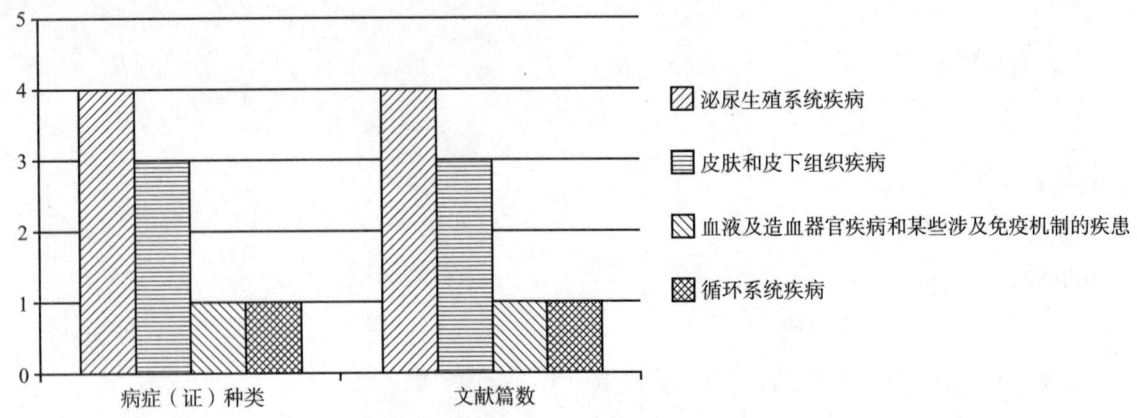

图 16-1　病症（证）种类及文献数量分布图

图例：
- 泌尿生殖系统疾病
- 皮肤和皮下组织疾病
- 血液及造血器官疾病和某些涉及免疫机制的疾患
- 循环系统疾病

表 16-3　柏叶汤个案经验文献病症（证）谱

➤ **消化系统疾病**（3个、5则）

西医疾病：胃溃疡（伴胃出血）2，应激性溃疡（合并失血性休克）1

西医症状：呕血 2

➤ **血液及造血器官疾病和某些涉及免疫机制的疾患**（2个、2则）

西医疾病：过敏性紫癜 1，血小板减少性紫癜 1

➤ **呼吸系统疾病**（1个、6则）

西医症状：咯血 6

➤ **某些传染病和寄生虫病**（1个、1则）

西医疾病：足癣（合并感染）1

➤ **泌尿生殖系统疾病**（1个、1则）

中医疾病：崩漏 1

➤ **中医病证**（1个、2则）

齿衄 2

按文献病症种类和医案则数多少排序，西医病症系统中，消化系统疾病、呼吸系统疾病是高频病症系统（图 16-2）。各系统病症（证）中，医案数位居前列（至少为 2）的病症（证）有：胃溃疡、咯血、呕血、齿衄。

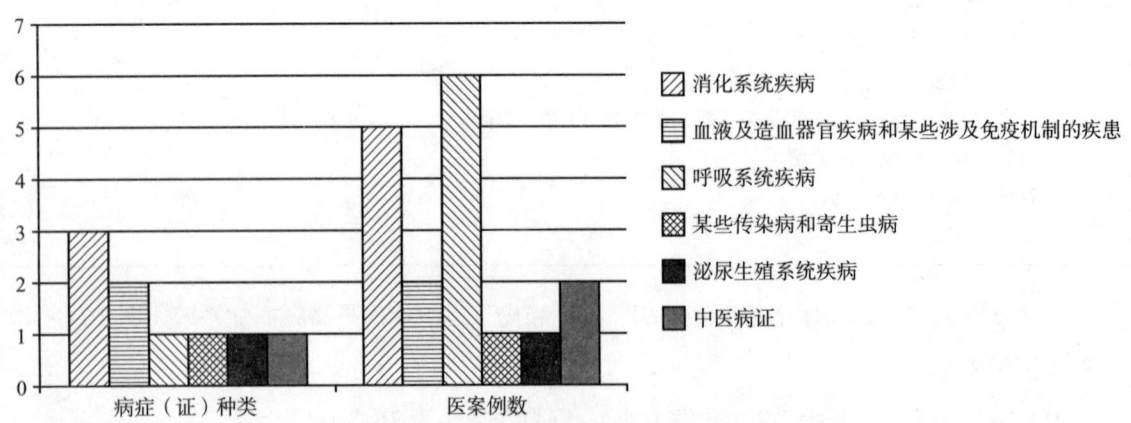

图 16-2　病症（证）种类及医案数量分布图

图例：
- 消化系统疾病
- 血液及造血器官疾病和某些涉及免疫机制的疾患
- 呼吸系统疾病
- 某些传染病和寄生虫病
- 泌尿生殖系统疾病
- 中医病证

3. 比较研究

临床研究和个案经验文献比较，两者在文献和病症数量上，泌尿生殖系统疾病是共有病症系统。

【证据分级】

临床研究文献证据

截至目前，柏叶汤及其加减方临床研究文献证据等级为：C 级 4 篇、D 级 5 篇。详细情况见表 16-4。

表 16-4　临床研究文献证据等级分布情况

证据等级	病症（证）
C 级	放置宫内节育器引起的慢性子宫内膜炎、慢性肾功能衰竭、血小板减少性紫癜、脱发
D 级	子宫出血、崩漏、汗疱疹、斑秃、瘀积性皮炎

【证据示例】

1. 泌尿生殖系统疾病

（1）子宫出血（未特指）

D 级证据 1 篇。

> 柏叶汤加减治疗子宫出血有一定优势（D）

李秀芝等[1]实施的一项病例观察，样本量为 40 例。采用柏叶汤：侧柏叶 12g，艾叶 6g，炮姜 3g。水煎服每日 1 剂。10 日为 1 疗程。随证加减：气虚者加黄芪、党参、白术；血虚者加熟地、阿胶；血热者加生地、丹皮，重用侧柏叶；胁痛及小腹胀痛者加柴胡、香附；腰痛四肢无力者加菟丝子、川断。治疗结果，痊愈 29 例，显效 8 例，无效 3 例。服药最少者 3 剂，最多者 20 剂，平均服药 11.5 剂。

【证据提要】

柏叶汤及其加减方临床证据匮乏，少量证据提示可以治疗子宫出血、崩漏、呕血、咯血。

【参考文献】

[1] 李秀芝，马力行. 柏叶汤加味治疗子宫出血 40 例临床观察 [J]. 医学理论与实践，1993，6（11）：27-28.

三、泻心汤

【原文汇要】

心气不足，吐血、衄血，泻心汤主之。（17）

妇人吐涎沫，医反下之，心下即痞，当先治其吐涎沫，小青龙汤主之。涎沫止，乃治痞，泻心汤主之。（7）

泻心汤方：亦治霍乱。

大黄二两　黄连　黄芩各一两

上三味，以水三升，煮取一升，顿服之。

【原文释义】

泻心汤主治热盛吐衄。证见吐血，衄血，心烦不安。治当直折火热。方中用大黄二两，黄连、黄芩各一两，苦寒直折，入气入血，清解血分炽盛之邪热，热清血安，则吐血、衄血可愈。

膈上素有寒饮，感受风寒，内饮外寒相搏，上逆迫肺，饮邪上泛，口中泛吐涎沫，医反下之，心下即痞，当先用小青龙汤解散风寒外邪，兼以通阳化饮，治其吐涎沫，待涎沫止，继用泻心汤主治心下痞。

【文献概况】

设置关键词为"瀉心湯""泻心汤""三黄瀉心湯""三黄泻心汤""金匮瀉心湯""金匮泻心汤"，检索并剔重后，得到2422篇相关文献，其中CBM、CNKI、VIP、WF分别为534篇、1728篇、65篇、95篇。初步分类：临床研究160篇（6.6%，缺少7篇文献未包括在其中）、个案经验181篇（7.5%，缺少1篇文献未包括在其中）、实验研究216篇（8.9%）、理论研究525篇（21.7%）、其他1340篇（55.3%）。在个案经验文献中，泻心汤及其加减方的医案有298则。

【文献病谱】

1.临床研究文献

共涉及14类病症（证）系统、54个病症（证）（表16-5）。

表16-5　泻心汤临床研究文献病症（证）谱

➤ **消化系统疾病**（16个、86篇）

西医疾病：口腔溃疡11（复发性6、小儿4、未特指1），消化性溃疡7（未特指3、伴出血2、胃1、十二指肠球部合并出血1），胃炎5（胆汁反流性1、慢性表浅性1、慢性萎缩性1、慢性糜烂性合并消化性溃疡1、急性出血性1），肝硬化2（合并上消化道出血1、伴肝肾综合征1），慢性牙周炎2，溃疡性结肠炎2，牙龈炎（青少年）1，反流性食管炎1，肛隐窝炎1，阑尾周围脓肿1，功能性消化不良1，糜烂性食管炎1，口腔炎（疱疹性）1

西医症状：消化道出血45（上44、下1），便血3，呕血2

➤ **某些传染病和寄生虫病**（7个、13篇）

西医疾病：肺结核（伴咯血）4，幽门螺杆菌感染4（未特指2、相关性胃炎1、相关性胃炎及溃疡病1），小儿急性细菌性痢疾1，手足口病1，传染性脓痂疹1，足癣1

中医疾病：丹毒1

➤ **循环系统疾病**（6个、11篇）

西医疾病：脑卒中4（合并应激性溃疡出血2、急性脑梗死1、脑梗死1），冠脉综合征（急性）2，冠心病2（合并高脂血症1、未特指1），病毒性心肌炎（小儿）1，肺源性心脏病1，痔（血栓性外痔）1

➤ **呼吸系统疾病**（6个、10篇）

西医疾病：支气管扩张（伴咯血）3，肺部感染1，溃疡性咽炎1

西医症状：咯血2，急性肺出血（肺结核、支气管扩张、肺癌、心血管疾病）1

中医疾病：小儿乳蛾2

➤ **皮肤和皮下组织疾病**（4个、20篇）

西医疾病：痤疮11（寻常型6、未特指5），湿疹7（急性3、肛门2、阴囊1、未特指1），银屑病1，结节性红斑1

> **内分泌、营养和代谢疾病（2个、2篇）**
  西医疾病：糖尿病（Ⅱ型伴胰岛素抵抗）1，高脂血症1
> **精神和行为障碍（2个、2篇）**
  西医疾病：兴奋型精神病1，女性性欲亢进1
> **肿瘤（2个、2篇）**
  西医疾病：化疗后不良反应（浅表静脉炎）1，肺癌1
> **泌尿生殖系统疾病（2个、2篇）**
  西医疾病：围绝经期综合征1
  西医症状：血精1
> **神经系统疾病（1个、2篇）**
  西医疾病：三叉神经痛2
> **损伤、中毒和外因的某些其他后果（1个、1篇）**
  西医疾病：面部烫伤1
> **肌肉骨骼系统和结缔组织疾病（1个、1篇）**
  西医疾病：急性痛风性关节炎1
> **眼和附器疾病（1个、1篇）**
  西医疾病：急性结膜炎1
> **中医病证（3个、7篇）**
  胃脘痛3（未特指2、湿热型1），血证2，鼻衄2

西医病症系统中，消化系统疾病在病症种类与文献数量上均居首位，某些传染病和寄生虫病、循环系统疾病、皮肤和皮下组织疾病亦为高频病症系统（图16-3）。各系统病症中，频数位居前列（至少为5）的病症有：口腔溃疡、消化性溃疡、胃炎、消化道出血、痤疮、湿疹。

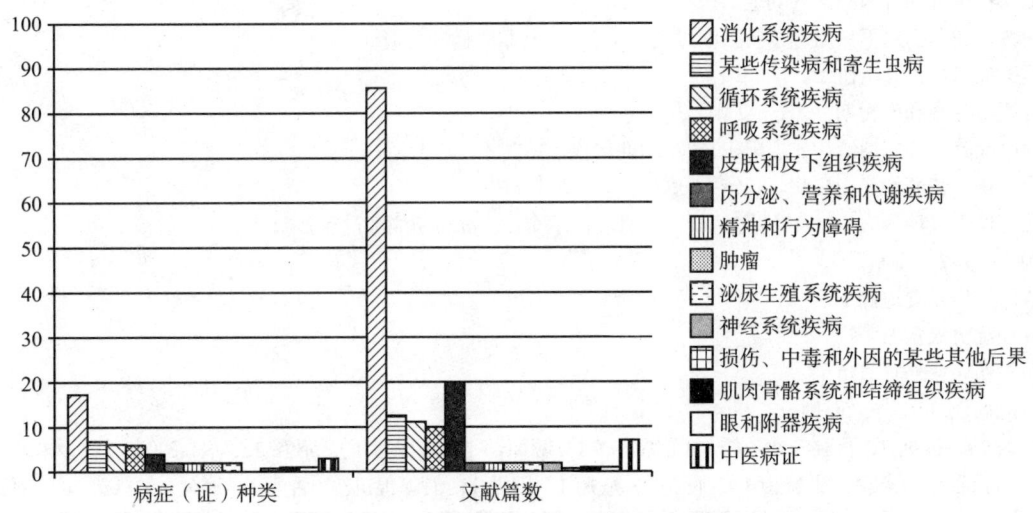

图16-3　病症（证）种类及文献数量分布图

2. 个案经验文献

共有16个病症（证）系统、111个病症（证）、298则病案（表16-6）。

表 16-6　泻心汤个案经验文献病症（证）谱

> 泌尿生殖系统疾病（9 个、10 则）
　　西医疾病：子宫内膜异位症 1，月经失调（过少）1，肾盂肾炎 1，泌尿系感染 1，慢性肾功能不全 1
　　西医症状：血尿 1
　　中医疾病：崩漏 2，经行诸症（吐衄）1，倒经 1

> 精神和行为障碍（8 个、11 则）
　　西医疾病：精神分裂症 4，胃肠神经官能症 1，焦虑症 1，精神障碍（焦虑不安）1
　　西医症状：毒瘾发作 1，健忘 1，大笑不止 1
　　中医疾病：夜啼 1

> 眼和附器疾病（8 个、8 则）
　　西医疾病：巩膜外层炎 1，急性虹膜睫状体炎 1，急性结膜炎 1，急性结合膜炎 1，中心性视网膜静脉炎 1
　　西医症状：血泪 1，眼部痛 1
　　中医疾病：天行赤眼 1

> 循环系统疾病（5 个、27 则）
　　西医疾病：高血压病 14（未特指 8、合并脑出血 3、伴鼻衄 2、伴脑血管痉挛 1），脑卒中 8（脑出血 3、蛛网膜下腔出血 3、右侧颞叶脑出血 1、未特指 1），痔 3（混合痔 1、出血性内痔 1、未特指 1），心律失常（阵发性室上速）1，风湿性心脏病（伴鼻衄）1

> 神经系统疾病（5 个、11 则）
　　西医疾病：三叉神经痛 6，肺性脑病（伴咯血）1，失衡综合征 1，血管性头痛 1
　　西医症状：感觉异常 2（舌胀 1、舌痒 1）

> 呼吸系统疾病（4 个、23 则）
　　西医疾病：支气管扩张 11（伴咯血 5、未特指 5、合并感染 1），扁桃体炎 3（急性化脓性 2、急性 1），肺炎 2（大叶性 1、未特指 1）
　　西医症状：咯血 7

> 血液及造血器官疾病和某些涉及免疫机制的疾患（4 个、8 则）
　　西医疾病：血小板减少性紫癜 4，过敏性紫癜 2，血友病（合并拔牙后出血）1，播散性血管内凝血 1

> 损伤、中毒和外因的某些其他后果（3 个、3 则）
　　西医疾病：药物不良反应（肠虫清过敏反应）1，中毒性脑病后遗症 1
　　西医症状：指肚出血 1

> 妊娠、分娩和产褥期（2 个、2 则）
　　西医症状：妊娠期诸症（恶阻）1，产褥期诸症（恶露不尽）1

> 内分泌、营养和代谢疾病（1 个、6 则）
　　西医疾病：糖尿病 6（未特指 3、合并：肾功能不全 2、胃肠功能紊乱 1）

> 肿瘤（1 个、1 则）
　　西医疾病：食道癌 1

> 耳和乳突疾病（1 个、1 则）
　　西医疾病：外耳道疖 1

> 中医病证（16 个、56 则）
　　鼻衄 24，齿衄 7，胃脘痛 4，发热 3（小儿高 1、颜面部 1、未特指 1），不寐 3，痞满 3（热痞 2、未特指 1），头痛 2，汗证 2（头汗 1、未特指 1），腹痛 1，疮疡 1，阳强 1，消谷善饥 1，舌瘤 1，磨牙 1，狐惑病 1，喉蛾 1

　　按文献病症种类和医案则数多少排序，西医病症系统中，消化系统疾病均居首位，皮肤和皮下组织疾病、某些传染病和寄生虫病、泌尿生殖系统疾病亦为高频病症系统（图 16-4）。各系统病症（证）中，医案数位居前列（至少为 10）的病症（证）有：消化性溃疡、口腔溃疡、消化道出血、高血压病、支气管扩张、鼻衄。

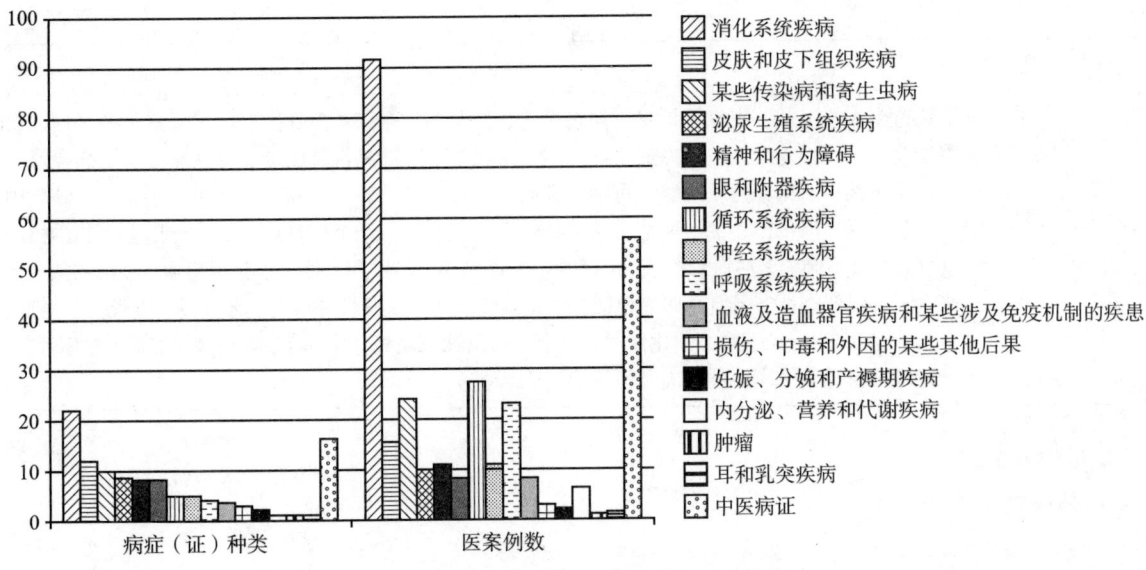

图 16-4　病症（证）种类及医案数量分布图

3. 比较研究

临床研究和个案经验文献比较，两者在文献和病症数量上，消化系统疾病均居首位，某些传染病和寄生虫病、皮肤和皮下组织疾病也是共有的高频病症系统。在具体病症上，上消化道出血、消化性溃疡、口腔溃疡是共有的高频病症。

【证据分级】

临床研究文献证据

截至目前，泻心汤及其加减方临床研究文献证据等级为：B 级 10 篇、C 级 65 篇、D 级 85 篇。详细情况见表 16-7。

表 16-7　临床研究文献证据等级分布情况

证据等级	病症（证）
B 级	痤疮（寻常型）、冠心病（合并高脂血症、未特指）、消化性溃疡（胃）、消化道出血（上消化道）、消化不良（功能性）、糖尿病（Ⅱ型糖尿病胰岛素抵抗）、食管炎（糜烂性）、肺结核（合并咯血）
C 级	消化道出血（上、下）、消化性溃疡（伴出血、未特指）、幽门螺杆菌感染（相关性胃炎、未特指）、胃炎（慢性萎缩性、慢性表浅性、慢性糜烂性、急性出血性）、口腔溃疡（复发性、未特指）、肺结核（伴咯血）、痤疮（寻常型）、便血、冠脉综合征（急性）、化疗后不良反应（浅表静脉炎）、咯血、高脂血症、反流性食管炎、肺源性心脏病、肝硬化（伴肝肾综合征）、湿疹（阴囊、肛门、未特指）、痛风性关节炎（急性）、乳蛾（未特指）、口腔炎（疱疹性）、牙龈炎（青少年）、癣（足）、兴奋型精神病、阑尾周围脓肿、痢疾（小儿急性细菌性）、乳蛾、脑卒中（合并应激性溃疡出血、急性脑梗死、脑梗死）

证据等级	病症（证）
D 级	消化道出血（上）、支气管扩张（伴咯血）、胃脘痛、湿疹（急性、肛门）、三叉神经痛、口腔溃疡（小儿、复发性）、痤疮（寻常型、未特指）、溃疡性结肠炎、鼻衄、便血、病毒性心肌炎（小儿）、传染性脓痂疹、丹毒、肺癌、胆汁反流性胃炎、呕血、乳蛾（小儿）、脑卒中（合并应激性溃疡出血）、面部烫伤、结膜炎（急性）、结节性红斑、急性肺出血（肺结核、支气管扩张、肺癌、心血管疾病）、咯血、肛隐窝炎、肝硬化（伴上消化道出血）、肺结核（伴咯血）、肺部感染、围绝经期综合征、手足口病、痔（血栓性外痔）、牙周炎（慢性）、血证、血精、性欲亢进（女性）、消化性溃疡（十二指肠球部溃疡伴出血）、银屑病、咽炎（溃疡性）、幽门螺杆菌感染（相关性胃炎及溃疡病、未特指）

【证据示例】

1. 消化系统疾病

（1）上消化道出血

B 级证据 1 篇，C 级证据 20 篇，D 级证据 23 篇。

> 三黄泻心汤联合西医基础治疗对照单纯西医基础治疗治疗非门静脉曲张上消化道出血在临床总有效率方面有优势（B）

刘秋伟[1]实施的一项临床随机对照试验，样本量为 62 例。试验组 30 例，对照组 32 例。两组均按照《急性非静脉曲张性上消化道出血诊治指南》采取基础治疗措施。试验组在基础治疗上加用中药治疗，三黄泻心汤：生大黄 60g，黄芩 30g，黄连 30g。水煎 100mL，冷服或胃管注入，3 次 / 日。大便隐血 3 次阴性即停药。两组对症处理相同，入院后均给予禁食，24 ~ 48h 后或呕血得到控制后给予流质饮食，补液、纠正水、电解质紊乱和营养支持疗法，观察期间停用其他止血药，对于血红蛋白 < 60g/L 或病情危急者适当输血。24h 出血量 > 1500mL 且有进行性出血指征者，转入内镜下止血或外科手术治疗。两组均 7 日为 1 个疗程。治疗结果：两组临床总有效率相对危险度（RR）1.30，95%CI（1.02 ~ 1.65），P=0.03，有统计学意义［疗效标准参照中华人民共和国卫生部（1993）《中药新药治疗吐血、黑便（上消化道出血）的临床研究指导原则》及全国血证急症研究协作组和全国中医内科学会血证组制定的《吐血、黑便疗效判定标准》。显效：1 周内呕血或便血停止，连续 3 日大便隐血试验阴性，出血伴随症状有所改善。有效：1 周内出血减少，大便隐血试验由强阳性转为（++），伴随症状略有改善。无效：1 周内出血不止或加重，重度出血经治疗 24h 后无好转甚至加重，伴随症状无改善甚至加重］。

2. 某些传染病和寄生虫病

（1）肺结核伴咯血

B 级证据 1 篇，C 级证据 2 篇，D 级证据 1 篇。

> 泻心汤配合西医基础治疗对照酚磺乙胺、氨甲苯酸静脉滴注治疗肺结核伴咯血在临床总有效率方面有优势（B）

石轶群等[2]实施的一项临床随机对照试验，样本量为58例。试验组30例，对照组28例。两组均予基础治疗：常规抗结核、西药镇静镇咳，有感染者抗感染，加强排痰、心理护理。试验组在基础治疗基础上，予泻心汤开水泡服。方法：将大黄15g、黄芩5g、黄连5g用刚开的沸水100mL浸泡10min后1次服用。对照组：加用酚磺乙胺0.4g、氨甲苯酸0.4g静脉滴注。以上治疗均在咯血发生时立即使用，并观察疗效。治疗结果：两组临床总有效率相对危险度（RR）1.29，95%CI（1.03～1.61），P=0.03，有统计学意义（疗效标准：①观察止血的临床疗效，参照《中药新药临床研究指导原则》制定标准。完全缓解：2h内咯血停止，1周内未再咯血，咯血伴随症状基本消失；好转：2h内咯血基本控制，偶见痰中带血，咯血伴随的主要症状基本消失；无效：2h内咯血量无好转，咯血伴随的主要症状无改善，需用其他药物治疗。②观察2组止血的起效时间及止血疗效维持时间。③观察治疗组各证型的止血疗效。④观察治疗组咯血制止后治疗1.5个月各型肺结核病理变化情况）。

3. 皮肤和皮下组织疾病

（1）痤疮（寻常型）

B级证据2篇，C级证据2篇，D级证据2篇。

> 泻心汤联合甘草锌颗粒对照罗红霉素治疗寻常型痤疮在临床总有效率方面有优势（B）

任永振[3]实施的一项临床随机对照试验，样本量为180例。试验组98例，对照组82例。试验组予泻心汤：大黄9g，黄连5g，黄芩6g。1剂/日，水煎分2次服；甘草锌颗粒5g/次，3次/日，口服。对照组予罗红霉素胶囊0.3g，1次/日，口服。两组均于临睡前局部外搽0.1%阿达帕林凝胶治疗。4周为1疗程，治疗1个疗程后统计疗效。治疗结果：两组临床总有效率相对危险度（RR）1.15，95%CI（1.04～1.27），P=0.006，有统计学意义（疗效标准：痊愈：皮损完全消失，少数残留色素沉着斑，无新发皮疹；显效：皮损消退＞60%，新发皮疹少于5个；好转：皮损消退≥20%，但≤60%，新发皮疹少于10个；无效：皮损消退＜20%或无明显变化甚至加重者）。

【证据荟萃】

※ Ⅰ级

泻心汤及其加减方主要治疗皮肤和皮下组织疾病，如寻常型痤疮等。

※ Ⅱ级

泻心汤及其加减方主要治疗消化系统疾病、某些传染病和寄生虫病，如上消化道出血、肺结核伴咯血等。

《金匮要略》原文中以本方治疗心火亢盛，迫血妄行所致的吐血、衄血，其临床主要表现为吐血、衄血，血量大而鲜红、烦躁便秘等。上消化道出血、肺结核伴咯血、寻常性痤疮等高频病症在某阶段的病机及临床表现可与之相符。临床研究和个案经验文献均支持消化系统疾病是其高频率、高级别证据分布的病症系统。上消化道出血已有1项B级证据，至少2项C级证据；肺结核伴咯血已有1项B级证据；寻常性痤疮已有2项B级证据。

※ Ⅰ级

泻心汤联合甘草锌颗粒对照罗红霉素治疗寻常型痤疮在临床总有效率方面有优势。

※ Ⅱ级

三黄泻心汤联合西医基础治疗对照单纯西医基础治疗治疗非门静脉曲张上消化道出血在临床总有效率方面有优势。

泻心汤配合西医基础治疗对照酚磺乙胺、氨甲苯酸静脉滴注治疗肺结核伴咯血在临床总有效率方面有优势。

【参考文献】

[1]刘秋伟.三黄泻心汤治疗非门静脉曲张上消化道出血临床观察[J].深圳中西医结合杂志,2011,21(05):298-299.

[2]石轶群,张国民.泻心汤治疗肺结核咯血疗效观察[J].中国中医药信息杂志,2008,15(11):77-78.

[3]任永振.中西医结合治疗寻常型痤疮98例临床观察[J].国医论坛,2013,28(05):39.

四、黄土汤

【原文汇要】

下血,先便后血,此远血也,黄土汤主之。(15)

黄土汤方:亦主吐血、衄血。

甘草 干地黄 白术 附子(炮) 阿胶 黄芩各三两 灶中黄土半斤

上七味,以水八升,煮取三升,分温二服。

【原文释义】

黄土汤主治虚寒便血。症见大便出血,血出于便后。治当温中摄血止血。方中灶中黄土,又名伏龙肝,功能温中涩肠止血;白术、甘草,健脾补中;炮附子温阳散寒,助中阳以摄血;干地黄、阿胶,滋阴养血以止血;血伤则木火易炽,佐用黄芩以清之,以防止术附之温燥辛散动血。

【文献概况】

设置关键词为"黄土湯""黄土汤",检索并剔重后,得到362篇相关文献,其中CBM、CNKI、VIP、WF分别为118篇、189篇、41篇、14篇。初步分类:临床研究53篇(14.6%)、个案经验76篇(21.0%)、实验研究9篇(2.5%)、理论研究147篇(40.6%)、其他77篇(21.3%)。在个案经验文献中,黄土汤及其加减方的医案有134则。

【文献病谱】

1.临床研究文献

共涉及9类病症(证)系统、17个病症(证)(表16-8)。

表16-8　黄土汤临床研究文献病症（证）谱

> **消化系统疾病（6个、36篇）**
> 西医疾病：消化性溃疡15（伴出血10、未特指4、十二指肠球部1），慢性溃疡性结肠炎2，胃切除后亚急性脊髓合并变性1，复发性口腔溃疡1
> 西医症状：消化道出血16（上14、未特指2），便血1
> **循环系统疾病（3个、5篇）**
> 西医疾病：痔3（伴出血2、术后内痔出血1），食管下段静脉曲张破裂出血1，脑卒中（脑梗死）1
> **泌尿生殖系统疾病（2个、5篇）**
> 西医疾病：非感染性精囊炎1
> 中医疾病：崩漏4
> **某些传染病和寄生虫病（1个、1篇）**
> 西医疾病：小儿细菌性痢疾1
> **内分泌、营养和代谢疾病（1个、1篇）**
> 西医疾病：糖尿病性腹泻1
> **妊娠、分娩和产褥期（1个、1篇）**
> 西医疾病：先兆流产1
> **血液及造血器官疾病和某些涉及免疫机制的疾患（1个、1篇）**
> 西医疾病：紫癜1
> **肿瘤（1个、1篇）**
> 西医疾病：大肠癌1
> **中医病证（1个、2篇）**
> 顽固性鼻衄2

　　西医病症系统中，消化系统疾病在病症种类与文献数量上均居首位（图16-5）。各系统病症中，频数位居前列（至少为3）的病症有：消化性溃疡、消化道出血、痔、崩漏。

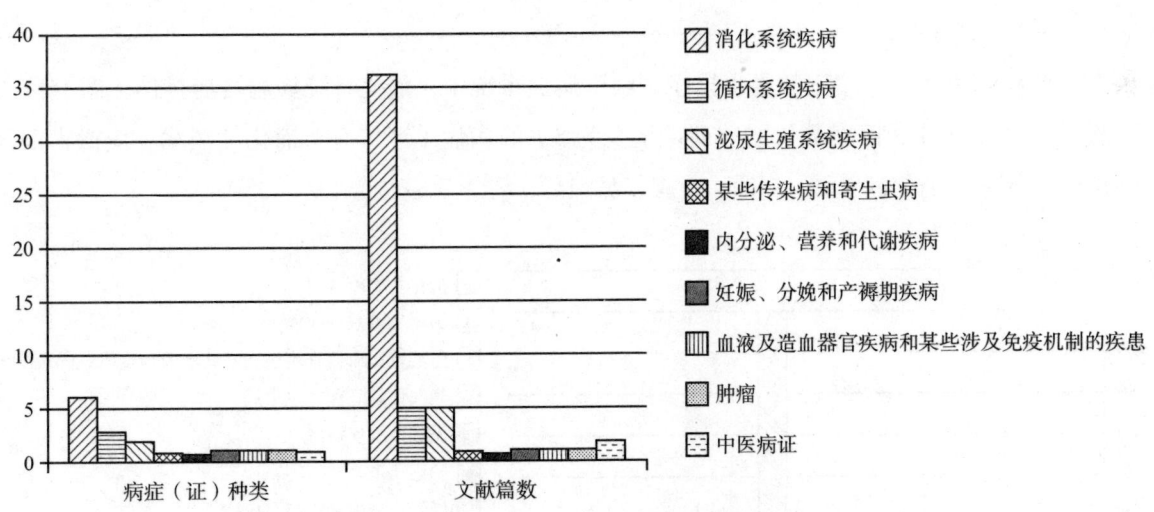

图16-5　病症（证）种类及文献数量分布图

2. 个案经验文献

　　共有9类病症（证）系统、40个病症（证）、134则医案（表16-9）。

表 16-9 黄土汤个案经验文献病症（证）谱

➤ **消化系统疾病**（13 个、70 则）

西医疾病：消化性溃疡 9（胃溃疡伴出血 3、十二指肠球部溃疡伴便血 2、未特指 2、伴出血休克 1、十二指肠 1），应激性溃疡（伴便血）7，溃疡性结肠炎 4，肠炎 3（慢性结肠 2、慢性直肠 1），胃炎 3（慢性浅表性伴出血 1、慢性萎缩性伴便血 1、慢性 1），肝硬化（合并食道静脉曲张出血）2，克隆氏病 1

西医症状：便血 20（未特指 19、便脓血 1），消化道出血 14（上 8、下 3、上消化道合并胃穿孔 1、急性 1、合并休克 1），腹泻 3（慢性 2、未特指 1），呕吐 2（顽固性 1、未特指 1）

中医症状：吐涎 1，纳呆 1

➤ **泌尿生殖系统疾病**（10 个、20 则）

西医疾病：功能性子宫出血 2，围绝经期综合征（功能障碍性子宫出血）1，痛经 1

西医症状：血尿 3，白带异常 1，性交引起的症状（出血）1，阴道出血（小儿）1，子宫出血 1

中医疾病：崩漏 7，经行诸症 2（月经疹 1、腹痛 1）

➤ **血液及造血器官疾病和某些涉及免疫机制的疾患**（4 个、12 则）

西医疾病：紫癜 8（未特指 4、血小板减少性 3、特发性血小板减少性 1），过敏性紫癜 2，血友病（伴臀部巨大血肿）1，中度缺铁性贫血 1

➤ **某些传染病和寄生虫病**（3 个、6 则）

西医疾病：急性坏死性肠炎 4，溃疡性肠结核合并贫血营养不良性水肿 1，空洞型肺结核咯血 1

➤ **循环系统疾病**（3 个、6 则）

西医疾病：痔 4（伴便血 2、混合痔 1、未特指 1），高血压病（伴鼻衄）1，失血性休克（便血引起）1

➤ **肿瘤**（3 个、4 则）

西医疾病：食道癌 2（术后呕吐 1、伴呕血 1），膀胱癌（伴血尿）1，胃癌（伴出血）1

➤ **妊娠、分娩和产褥期**（2 个、4 则）

西医疾病：产褥期诸症（呕吐）2，先兆流产 2

➤ **呼吸系统疾病**（1 个、1 则）

西医症状：咯血 1

➤ **中医病证**（1 个、11 则）

鼻衄 11

按文献病症种类和医案则数多少排序，西医病症系统中，消化系统疾病均居首位（图 16-6）。各系统病症（证）中，医案数位居前列（至少为 5）的病症（证）有：消化性溃疡、应激性溃疡（伴便血）、便血、消化道出血、崩漏、紫癜、鼻衄。

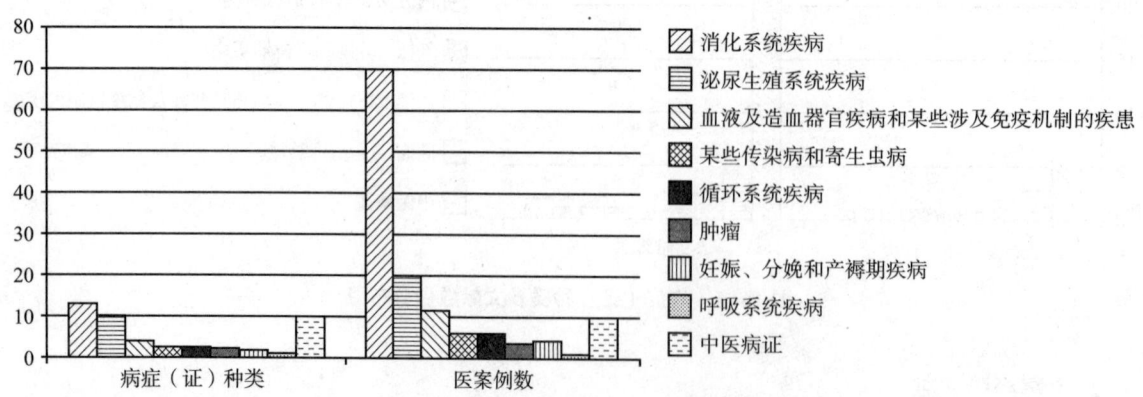

图 16-6 病症（证）种类及医案数量分布图

3. 比较研究

临床研究和个案经验文献比较，两者在文献和病症数量上，消化系统疾病均居前列，是共有的高频病症系统。在具体病症上，消化性溃疡、消化道出血、崩漏等是共有高频病症。

【证据分级】

临床研究文献证据

截至目前，黄土汤及其加减方临床研究文献证据等级为：B 级 2 篇、C 级 19 篇、D 级 32 篇。详细情况见表 16-10。

表 16-10　临床研究文献证据等级分布情况

证据等级	病症（证）
B 级	消化性溃疡（伴出血）、口腔溃疡（复发性）
C 级	消化性溃疡（伴出血、未特指）、消化道出血（上）、食管下段静脉曲张破裂出血、脑卒中（脑梗死）、非感染性精囊炎、慢性溃疡性结肠炎、鼻衄（顽固性）
D 级	崩漏、便血、鼻衄（顽固性）、大肠癌、慢性溃疡性结肠炎、糖尿病性腹泻、胃切除后亚急性脊髓合并变性、痢疾（小儿细菌性）、先兆流产、消化道出血（上、未特指）、消化性溃疡（十二指肠球部、伴出血）、痔（伴出血、术后内痔出血）、紫癜

【证据示例】

1. 消化系统疾病

（1）消化性溃疡伴出血

B 级证据 1 篇，C 级证据 8 篇，D 级证据 1 篇。

> 黄土汤加减对照泮托拉唑治疗消化性溃疡伴出血在临床治愈率方面有优势（B）

张强等[1]实施的一项临床随机对照试验，样本量为 120 例。试验组 80 例，对照组 40 例。试验组采用口服中药治疗，基本方：白及 100 g，伏龙肝 120g（另包），大黄 25g，黑姜 10g，柴胡 10g，白芍 20g（醋炒），炙甘草 10g，砂仁 10g（后下），木香 10g，红参 10g，白术 15g（炒），茯苓 10g，白头翁 10g，马齿苋 30g，煅瓦楞子 30g（先煎）。呕吐者加法半夏 10g、陈皮 10g；腹痛甚者加延胡索 20g（醋炒）、白屈菜 10g；胃脘嘈杂加吴茱萸 5g、黄连 10g。每日 1 剂。先将伏龙肝加适量水浸 24h，将部分澄清之水先熬大黄、白及、黑姜，先武火后文火熬至如米汤样，取汁，再加清水熬制，两次混合共取汁 150～200mL 分 3～5 次冷服；余药用伏龙肝浸水煎两次取汁 250～300mL 分 2～3 次服下，连用 5～7 日。对照组予泮托拉唑 40mg 加入 0.9% 氯化钠注射液 250mL 静滴，约 30min 滴完，每日 1 次，连用 5～7 日。两组均给予必要的补液、输血及维持水电解质平衡。两组比较，临床治愈率相对危险度（RR）1.45，95%CI（1.06～2.00），P=0.02，有统计学意义（疗效标准：参照《中医病证诊断疗效标准》制定。临床痊愈：用药后活动性出血在 24h 内停止。有效：活动性出血停止时间 ≥ 24h，≤ 72h。无效：用药超过 72h 仍有活动性出血）。

（2）上消化道出血

C 级证据 3 篇，D 级证据 11 篇。

黄土汤加减配合常规西药对照单纯常规西药治疗上消化道出血在临床总有效率方面有优势（C）

陈久红[2]实施的一项临床随机对照试验，样本量为30例。试验组、对照组各15例。对照组予硫糖铝混悬液口服，每次1g，每日4次；奥美拉唑注射液40mg加入9.0g/L氯化钠注射液100mL静滴，每日1次；酚磺乙胺2.0g；氨甲环酸0.25g；VitK₁20mg加入50mL/L葡萄糖溶液500mL静滴，每日1次。试验组在上述基础上加用黄土汤加减：灶心土（布包、先煎）30g，白术、白及各12g，炙附子、阿胶（烊化冲服）、三七各9g，乌贼骨15g，甘草6g。每日1剂，煎成300mL，每次100mL温凉服，每天3次。两组均7日为1个疗程。两组比较，临床总有效率相对危险度（RR）1.48，95%CI（1.02～2.13），P=0.04，有统计学意义［疗效标准：参照《中医病症诊断疗效标准》拟订。痊愈：症状、体征消除，食欲恢复正常，1周内吐血或便血停止，大便隐血连续3次转阴。好转：症状、体征改善，1周内出血量减少，大便隐血试验由强阳性转为（+）或（++），伴随症状有改善。未愈：症状、体征无变化，或反加重，1周内出血及伴随症状无改善］。

2. 泌尿生殖系统疾病

（1）崩漏

D级证据4篇。

黄土汤加减治疗崩漏有一定疗效（D）

瞿忠灿[3]实施的一项临床病例观察，样本量为21例。治疗方法：灶心土30～60g（包煎），附子10g（开水先煎），炙甘草、熟地、炒白术、阿胶（另炖）。胃纳差者用阿胶珠、炒黄芩各10g，红参10g（切片另炖）。药煎好后合汤内服，1日1剂，分温3服。加减法：阳虚寒重者加肉桂、炮姜；肝郁气滞者加柴胡、香附、郁金、延胡；兼瘀血者加焦楂、炒蒲黄、五灵脂。一般以血止后，病情好转，改服相应的丸药调理善后。服药期间禁食酸冷。治疗结果：21例患者中，有18例治愈，占85.7%，血止，腹痛消失，余症消退。无效3例，占14.3%，服药7剂流血未止，改服它剂，或改用其他方法治疗。

【证据荟萃】

※ Ⅱ级

黄土汤及其加减方主要治疗消化系统疾病，如消化性溃疡伴出血、上消化道出血等。

※ Ⅲ级

黄土汤及其加减方可以用于治疗某些泌尿生殖系统疾病，如崩漏等。

《金匮要略》原文中以本方治疗虚寒便血，其临床表现主要为大便出血，先便后血。消化性溃疡伴出血、崩漏等高频病症在某阶段的病机及临床表现可与之相符。临床研究和个案经验文献均支持消化系统疾病是其高频率、高级别证据分布的病症系统。消化性溃疡伴出血已有一项B级证据，至少2项C级证据；上消化道出血已有2项C级证据；崩漏已有4项D级证据。

※ Ⅱ级

黄土汤加减对照泮托拉唑治疗消化性溃疡伴出血在临床治愈率方面有优势。

黄土汤加减配合常规西药对照单纯常规西药治疗上消化道出血在临床总有效率方面有优势。

※ Ⅲ级

黄土汤加减治疗崩漏有一定疗效。

【参考文献】

［1］张强，张艺，张凡鲜.白及大黄黄土汤治疗老年消化性溃疡出血80例临床观察［J］.中国中医急症，2008，17（3）：309-310.

［2］陈久红.黄土汤加味配合西药治疗上消化道出血疗效观察［J］.安徽中医学院学报，2005，24（5）：16-17.

［3］瞿忠灿.黄土汤加味治疗脾阳虚崩漏［J］.云南中医杂志，1988，9（4）：37.

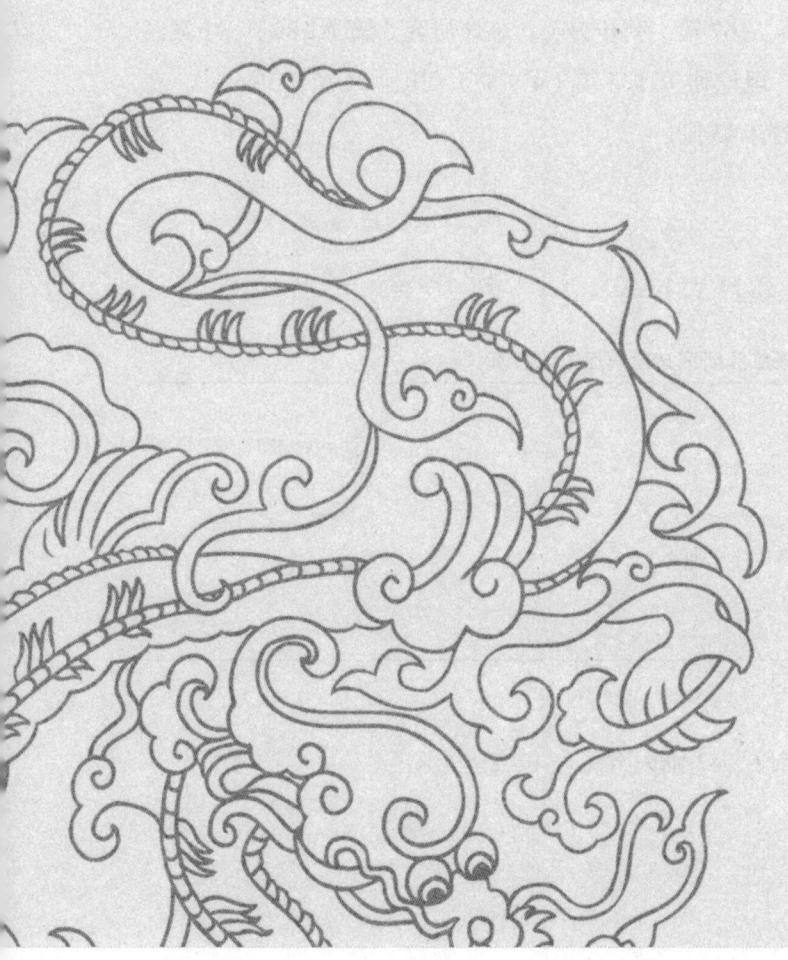

第十七章

呕吐哕下利病方

一、大半夏汤

【原文汇要】

胃反呕吐者，大半夏汤主之。《千金》云：治胃反不受食，食入即吐。《外台》云：治呕，心下痞硬者。（16）

大半夏汤方

半夏二升（洗完用） 人参三两 白蜜一升

上三味，以水一斗二升，和蜜扬之二百四十遍，煮药取二升半，温服一升，余分再服。

【原文释义】

大半夏汤主治虚寒型的胃反呕吐。症见朝食暮吐，暮食朝吐，心下痞硬，大便如羊屎。治当和胃降逆，补虚润燥。方中重用半夏二升开结降逆；人参补益中焦气阴；白蜜补中润燥，且有防止大剂半夏辛温耗津之弊。

【文献概况】

设置关键词为"大半夏湯""大半夏汤"，检索并剔重后，得到 281 篇相关文献，其中 CBM、CNKI、VIP、WF 分别为 11 篇、87 篇、16 篇、167 篇。初步分类：临床研究 5 篇（1.8%）、个案经验 29 篇（10.3%）、实验研究 27 篇（9.6%）、理论研究 134 篇（47.7%）、其他 86 篇（30.6%）。在个案经验文献中，大半夏汤及其加减方的医案有 43 则。

【文献病谱】

1. 临床研究文献

共涉及 3 类病症（证）系统、5 个病症（证）（表 17-1）。

表 17-1 大半夏汤临床研究文献病症（证）谱

➤ **消化系统疾病（2 个、2 篇）**
西医疾病：反流性食管炎（胆囊术后）1
西医症状：便秘（痰秘）1
➤ **肿瘤（2 个、2 篇）**
西医疾病：化疗后不良反应（消化道）1，胃癌（伴出血）1
➤ **中医病证（1 个、1 篇）**
顽固性不寐 1

2. 个案经验文献

共有 6 类病症（证）系统、15 个病症（证）、43 则医案（表 17-2）。

表 17-2　大半夏汤个案经验文献病症（证）谱

> **消化系统疾病**（6 个、21 则）

西医疾病：贲门失弛缓 5，消化性溃疡 3（十二指肠壶腹部 1、十二指肠球部 1、十二指肠球部伴幽门不全梗阻 1），幽门梗阻（伴呕吐）2，胃痉挛（伴呕吐）1，广泛性胃息肉 1

西医症状：呕吐 9（神经性 4、未特指 4、顽固性 1）

> **肿瘤**（3 个、7 则）

西医疾病：食道癌 3（伴贲门梗阻 1、食管癌术后综合征 1、未特指 1），胃癌（胃溃疡恶变伴呕吐）2，贲门癌 2

> **妊娠、分娩和产褥期**（1 个、5 则）

西医疾病：妊娠期诸症 5（恶阻 4、呕吐 1）

> **精神和行为障碍**（1 个、2 则）

西医疾病：胃神经官能症 2

> **呼吸系统疾病**（1 个、1 则）

西医疾病：气管切开术后气道阻塞 1

> **中医病证**（3 个、7 则）

噎膈 5，关格 1，胃反 1

　　按文献病症种类和医案则数多少排序，西医病症系统中，消化系统疾病均居首位（图 17-1）。各系统病症（证）中，医案数位居前列（至少为 5）的病症（证）有：贲门失弛缓、呕吐、妊娠期诸症、噎膈。

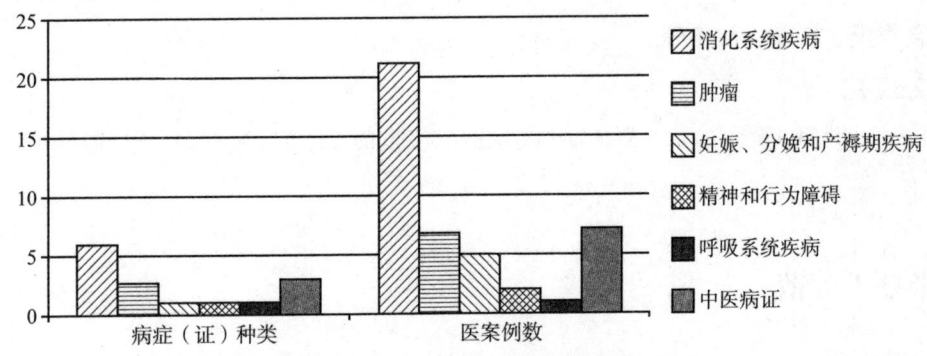

图 17-1　病症（证）种类及医案数量分布图

3. 比较研究

　　临床研究和个案经验文献比较，两者在文献和病症数量上，消化系统疾病均居前列，是共有的病症系统。

【证据分级】

临床研究文献证据

　　截至目前，大半夏汤及其加减方临床研究文献证据等级为：D 级 5 篇。详细情况见表 17-3。

表 17-3　临床研究文献证据等级分布情况

证据等级	病症（证）
D 级	不寐（顽固性）、化疗后不良反应（消化道）、反流性食管炎（胆囊术后）、胃癌（合并出血）、便秘（痰秘）

【证据示例】

1.肿瘤

（1）化疗后不良反应

D 级证据 1 篇。

> 大半夏汤加味治疗化疗后不良反应有一定疗效（D）

邓永启等[1]实施的一项临床病例观察，样本量为 43 例。方药组成：姜半夏、人参各 12g，苏叶 10g，黄连、生姜各 6g，白蜜 30mL。上 5 味加水 300mL，煎取 200mL，装入保温瓶中，喝时加入蜂蜜，摇匀频服，每次 30～50mL，每日 1 剂。预防应从接受化疗之日起开始服药至化疗结束后 2 周。显效（胃肠道反应已出现者服药数剂，恶心呕吐症状消失，饮食量增加。有明显食欲感，全身乏力等症状明显改善；或接受化疗开始服药，胃肠道症状不出现或出现轻微症状者）35 例。有效（服药数剂，恶心呕吐症状减轻，有食欲但饮食量不多，全身乏力等症状轻微改善；或接受化疗开始服药，胃肠道反应仍出现，但症状轻微，需配合西药镇吐剂者）5 例。无效（服药数剂，临床症状无改善或症状继续出现）3 例。总有效率 93％。

【证据提要】

大半夏汤及其加减方临床研究证据匮乏，少量证据提示可以用于顽固性不寐、化疗后不良反应、反流性食管炎、胃癌、便秘等。

【参考文献】

[1]邓永启，刘洪明，徐秀华.大半夏汤加味防治化疗药引起的胃肠道反应 43 例［J］.四川中医，1997，15（9）：24.

二、半夏干姜散

【原文汇要】

干呕，吐逆，吐涎沫，半夏干姜散主之。（20）

半夏干姜散方

半夏　干姜各等分

上二味，杵为散，取方寸匕，浆水一升半，煎取七合，顿服之。

【原文释义】

半夏干姜散主治中阳不足，寒饮内盛之呕逆。症见"干呕"无物，或挟食挟饮而"吐逆"，或因中寒饮逆而"吐涎沫"。方中用干姜辛热，振奋中阳以温阳散寒；用半夏辛温下气蠲饮，以降逆止呕。二药"杵为散"顿服，药力渐生而持续；更用浆水煮散服，以浆水内含谷气，调中开胃，酸而性降，有助半夏干姜之安胃。

【文献概况】

设置关键词为"半夏乾薑散""半夏干姜散"，检索并剔重后，共得 125 篇文献，其中 CBM、

CNKI、VIP、WF 分别得到 0 篇、125 篇、0 篇、0 篇。初步分类：临床研究为 0 篇（0.0%）、个案研究为 8 篇（6.4%）、实验研究为 1 篇（0.8%）、理论研究为 93 篇（74.4%）、其他 23 篇（18.4%）。在个案经验文献中，半夏干姜散及其加减方的医案有 9 则。

【文献病谱】

1. 临床研究文献

尚未发现以本方为主要干预因素的临床研究。

2. 个案经验文献

共有 2 个病症系统、4 个病症、9 则医案（表 17-4）。

表 17-4 半夏干姜散个案经验文献病症谱

> **消化系统疾病**（3 个、8 则）
> 西医症状：呕吐 6，舌肿 1
> 中医症状：口涎增多症 1
> **妊娠、分娩和产褥期疾病**（1 个、1 则）
> 西医疾病：妊娠恶阻 1

【证据提要】

半夏干姜散及其加减方临床证据匮乏，少量证据提示可以用于治疗呕吐、舌肿、口涎增多症、妊娠恶阻。

三、大黄甘草汤

【原文汇要】

食已即吐者，大黄甘草汤主之。《外台》方，又治吐水。（17）

大黄甘草汤方

大黄四两　甘草一两

上二味，以水三升，煮取一升，分温再服。

【原文释义】

大黄甘草汤主治胃肠实热之呕吐。症见食已即吐，腹胀便秘等。实热壅阻胃肠，腑气不通，在下则肠失传导而便秘，在上则胃气不降，火性急迫上冲，故见食已即吐。治当泄热去实，通腑降气。方中大黄涤荡胃肠实热，推陈出新；甘草缓急和胃，安中益气，使攻下而不伤胃。

【文献概况】

设置关键词为"大黄甘草湯""大黄甘草汤"，检索并剔重后，得到 203 篇相关文献，其中 CBM、CNKI、VIP、WF 分别为 24 篇、131 篇、43 篇、5 篇。初步分类：临床研究 28 篇（13.8%）、个案经验 61 篇（30.0%）、实验研究 17 篇（8.4%）、理论研究 72 篇（35.5%）、其他 25 篇（12.3%）。在个案经验文献中，大黄甘草汤及其加减方的医案有 123 则。

【文献病谱】

1. 临床研究文献

共涉及 9 类病症系统、20 个病症（表 17-5）。

表 17-5　大黄甘草汤临床研究文献病症谱

➢ **消化系统疾病**（6 个、11 篇）
　西医疾病：肠梗阻 2（粘连性 1、老年性 1），小儿急性肠炎 1，术后肠麻痹 1
　西医症状：呕吐 4，膈肌痉挛（术后）2，小儿厌食 1
➢ **泌尿生殖系统疾病**（3 个、4 篇）
　西医疾病：慢性肾功能衰竭 2，慢性肾功能不全 1，急性肾盂肾炎 1
➢ **某些传染病和寄生虫病**（3 个、3 篇）
　西医疾病：流行性出血热 1，流行性腮腺炎伴呕吐 1，脓毒败血症合并胃肠功能障碍 1
➢ **损伤、中毒和外因的某些其他后果**（2 个、3 篇）
　西医疾病：药物不良反应 2（抗精神病药物引起的便秘 1、抗肿瘤药物引起的肾损害 1），有机磷农药中毒后遗症 1
➢ **内分泌、营养和代谢疾病**（2 个、2 篇）
　西医疾病：高脂血症 1，糖尿病合并胃轻瘫 1
➢ **皮肤和皮下组织疾病**（1 个、2 篇）
　西医疾病：脓疱疮 2
➢ **呼吸系统疾病**（1 个、1 篇）
　西医疾病：小儿化脓性扁桃体炎 1
➢ **血液及造血器官疾病和某些涉及免疫机制的疾患**（1 个、1 篇）
　西医疾病：全身性炎症反应综合征合并胃肠功能紊乱 1
➢ **眼和附器疾病**（1 个、1 篇）
　西医疾病：复发性睑腺炎 1

西医病症系统中，消化系统疾病在病症种类与文献数量上均居首位。（图 17-2）各系统病症中，频数位居前列（频数至少为 2）的病症有：肠梗阻、呕吐、膈肌痉挛（术后）、药物不良反应、慢性肾功能衰竭、脓疱疮等。

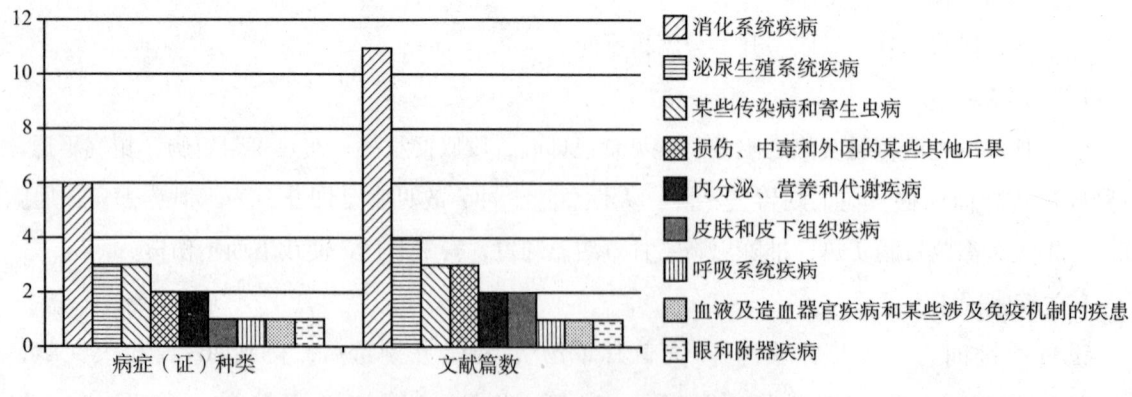

图 17-2　病症（证）种类及文献数量分布图

2. 个案经验文献

共有 17 类病症（证）系统、64 个病症（证）、123 则医案（表 17-6）。

表 17-6　大黄甘草汤个案经验文献病症（证）谱

> **消化系统疾病（21 个、69 则）**
>
> 西医疾病：口腔溃疡 7（未特指 6、小儿 1），胃炎 6（急性 3、慢性 1、慢性表浅性 1、伴呕吐 1），胆囊炎 3（慢性 1、急性 1、伴积液 1），肠梗阻 2（不完全性 1、粘连性 1），阑尾炎 2（慢性急性发作 1、伴呕吐 1），急性牙周炎 2，贲门炎 1，胆结石 1，急性黄疸型肝炎伴呕吐 1，十二指肠淤积 1，食道裂孔疝 1，胃肠张力减弱症 1，幽门梗阻 1
>
> 西医症状：呕吐 25（未特指 17、神经性 5、顽固性 1、小儿 1、合并腹泻 1），膈肌痉挛 5（未特指 4、顽固性 1），便秘 2（小儿 1、未特指 1），小儿腹泻 2，牙痛 2，厌食 2（小儿 1、未特指 1），黄疸 1，幽门痉挛 1

> **起源于围生期的某些情况（8 个、9 则）**
>
> 西医疾病：新生儿不全性肠梗阻 1，新生儿肺炎 1，新生儿口疮 1，新生儿脐部感染 1
>
> 西医症状：新生儿黄疸 2，新生儿便秘 1，新生儿不吮乳 1，新生儿腹胀 1

> **皮肤和皮下组织疾病（7 个、9 则）**
>
> 西医疾病：湿疹 2（手足汗疱疹 1、亚急性 1），寻常型银屑病 2，寻常型痤疮 1，接触性皮炎 1，酒渣鼻 1，多发性皮肤疖肿 1，结节性痒疹 1

> **某些传染病和寄生虫病（5 个、6 则）**
>
> 西医疾病：痢疾 2（中毒性 1、未特指 1），胆道蛔虫病 1，肺结核伴咯血 1，脓毒败血症 1，鹅口疮 1

> **呼吸系统疾病（3 个、3 则）**
>
> 西医疾病：哮喘 1，支气管扩张伴咯血 1
>
> 西医症状：咳喘 1

> **泌尿生殖系统疾病（3 个、3 则）**
>
> 西医疾病：急性前列腺炎 1，小儿原发性肾病综合征 1，肾功能不全呕吐 1

> **先天性畸形、变形和染色体异常（2 个、4 则）**
>
> 西医疾病：先天性贲门扩张症 2，先天性巨结肠 2

> **耳和乳突疾病（2 个、3 则）**
>
> 西医疾病：耳源性眩晕 2，美尼尔氏综合征 1

> **循环系统疾病（2 个、2 则）**
>
> 西医疾病：动脉硬化性肠系膜上动脉闭塞 1，脑卒中 1

> **妊娠、分娩和产褥期（1 个、3 则）**
>
> 西医疾病：妊娠恶阻 3

> **神经系统疾病（1 个、2 则）**
>
> 西医疾病：神经性头痛 2

> **损伤、中毒和外因的某些其他后果（1 个、1 则）**
>
> 西医疾病：毒蛇咬伤 1

> **精神和行为障碍（1 个、1 则）**
>
> 中医疾病：夜啼 1

> **血液及造血器官疾病和某些涉及免疫机制的疾患（1 个、1 则）**
>
> 西医疾病：过敏性紫癜 1

> **眼和附器疾病（1 个、1 则）**
>
> 西医症状：眼部痛 1

> **肿瘤（1 个、1 则）**
>
> 西医疾病：急性粒细胞性白血病 1

> **中医病证（4 个、5 则）**
>
> 鼻衄 2，不寐 1，小儿高热 1，胁痛 1

按文献病症种类和医案则数多少排序，西医病症系统中，消化系统疾病均居首位（图 17-3）。各系统病症中，医案数位居前列（至少为 5）的病症有：口腔溃疡、胃炎、呕吐、膈肌痉挛。

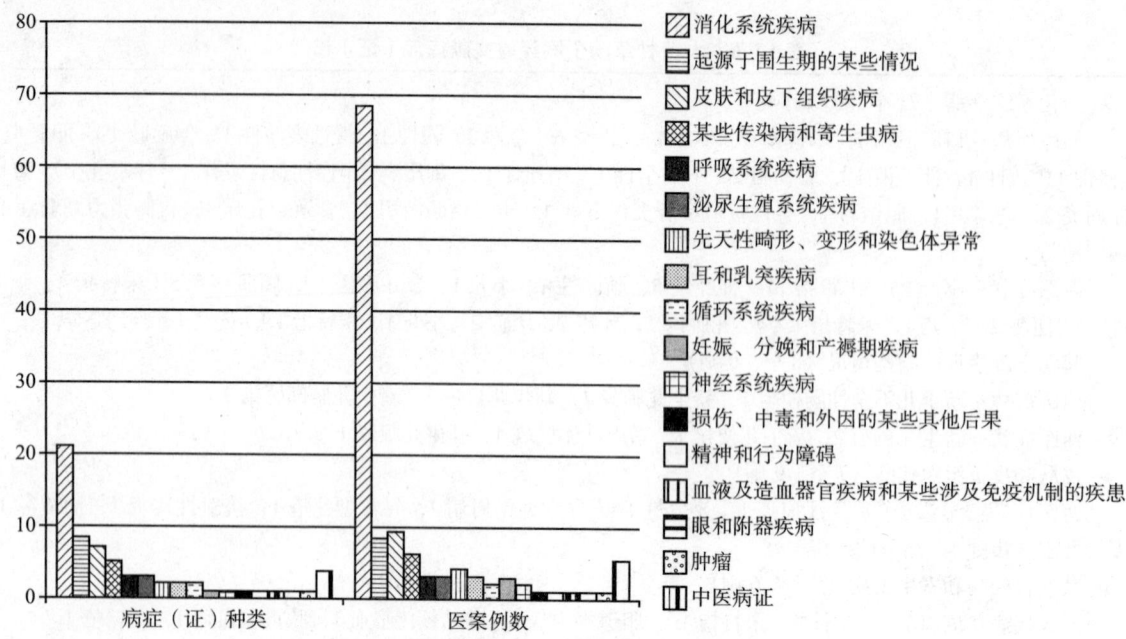

图 17-3 病症（证）种类及医案数量分布图

3. 比较研究

临床研究和个案经验文献比较，两者在文献和病症数量上，消化系统疾病均居前列，是共有的高频病症系统。在具体病症上，呕吐是共有高频病症。

【证据分级】

临床研究文献证据

截至目前，大黄甘草汤及其加减方临床研究文献证据等级为：C 级 9 篇、D 级 19 篇。详细情况见表 17-7。

表 17-7 临床研究文献证据等级分布情况

证据等级	病症（证）
C 级	流行性出血热、脓毒败血症合并胃肠功能障碍、脓疱疮、全身性炎症反应综合征合并胃肠功能紊乱、慢性肾功能衰竭、术后肠麻痹、糖尿病合并胃轻瘫
D 级	肠梗阻（老年性、粘连性）、小儿急性肠炎、膈肌痉挛（术后）、高脂血症、小儿化脓性扁桃体炎、流行性腮腺炎伴呕吐、复发性睑腺炎、有机磷农药中毒后遗症、呕吐、慢性肾功能不全、急性肾盂肾炎、小儿厌食、药物不良反应（抗精神病药物引起的便秘、抗肿瘤药物引起的肾损害）

【证据示例】

1. 泌尿生殖系统疾病

（1）慢性肾功能衰竭

C 级证据 2 篇。

大黄甘草汤加减联合西药对照单纯西医常规治疗慢性肾功能衰竭在临床有效率方面有优势（C）

谢红等[1]实施的一项临床对照试验，样本量为157例。试验组72例，对照组85例。试验组：低蛋白饮食（LPD）：25～30g/d，热卡1000～1500Kcal/d。在配合氨基酸治疗时，蛋白摄入量限制在20g左右，并与40%葡萄糖100mL串联使用。氨复命：每100mL含氨基酸总量（NEAA）为9.12g，其中必需氨基酸（EAA）含量为6.92g，250mL每日或隔日静滴1次。中药大黄甘草汤：大黄12g（后下），黄连12g，连翘12g，白茅根30g，甘草6g。每日1剂。大便以3次/日为度。对照组：以利尿、纠酸、补液、调整电解质紊乱等内科治疗为主。两组均以14天为1疗程，疗程前后作血常规、24小时尿蛋白定量、血尿素氮（BUN）、血肌酐（Cr）检查，并行血、尿电解质测定。两组比较，临床有效率相对危险度（RR）2.49，95%CI（1.80～3.43），$P < 0.00001$，有统计学意义（疗效标准：显效：症状明显改善，BUN下降大于20mg/dl和/或血清白蛋白增加0.5g/dl以上者。有效：症状改善，BUN有所下降和/或血清白蛋白有所增加，危重病人能维持生命亦属有效。无效：用药1疗程后症状无改善或恶化，氮质血症及蛋白无改善者）。

2.消化系统疾病

（1）呕吐

D级证据4篇。

大黄甘草汤加减治疗呕吐有一定疗效（D）

王尧[2]实施的一项临床病例观察，样本量为86例。86例患者中医辨证分型：邪犯胃脘9例，食浊停积14例，痰饮内阻7例，肝胃不和12例，脾胃虚弱16例，阴津亏虚20例，未辨型8例。以大黄甘草汤加减：大黄6～30g，甘草6～20g，佩兰6～15g。若腑实明显加芒硝3～20g；邪犯胃脘酌选藿香、紫苏、半夏、陈皮；食浊中阻佐陈皮、楂曲；夹痰饮加茯苓、白术、陈皮；肝胃不和加柴胡、生麦芽、黄芩；脾虚者选用党参、白术、山药；阴津亏损加西洋参、麦冬、五味子；痞满甚酌用黄连、厚朴；腹痛加木香、杭芍。煎法：冷水泡三味药10～20分钟，上火煮5～10分钟，滤汁备用。泡法：上3味药，注入开水500mL左右，加盖保温10～20分钟，并捣拌大黄成糜取汁备用，若加用芒硝、木香、黄连亦可采用此法，而加其他药物则采用煎法。治疗结果，显效：服药后24小时内呕吐止，能进少量饮食，计56例。有效：48小时内呕吐缓解或基本停止，能进少量饮食，病情稳定好转，计23例。无效：2日后呕吐仍不能控制，改用他法治疗，计7例。其中1剂止吐36例，2剂止吐24例，3剂止吐15例，4剂止吐4例，总有效率为91.86%。

【证据荟萃】

※Ⅱ级

大黄甘草汤及其加减方可以治疗泌尿生殖系统疾病，如慢性肾功能衰竭等。

※Ⅲ级

大黄甘草汤及其加减方可以治疗消化系统疾病，如呕吐等。

《金匮要略》原文中以本方治疗胃肠实热所致呕吐，其临床主要表现为食入即吐。慢性肾功能衰竭、呕吐等高频病症在某阶段的病机及临床表现可与之相符。临床研究和个案经验文献均支持消化系统疾病是其高频率分布的病症系统。慢性肾功能衰竭已有2项C级证据；呕吐已有至少2项D

级证据。

※ Ⅱ级

大黄甘草汤加减联合西药对照单纯西医常规治疗慢性肾功能衰竭在临床有效率方面有优势。

※ Ⅲ级

大黄甘草汤加减治疗呕吐有一定疗效。

【参考文献】

［1］谢红，王可信，李力.非透析疗法治疗慢性肾功能衰竭72例疗效观察［J］.福建医药杂志，1990，12（4）：47.

［2］王尧.大黄甘草汤治疗急重呕吐86例［J］.辽宁中医杂志，1991，5：28-29.

四、文蛤汤

【原文汇要】

吐后，渴欲得水而贪饮者，文蛤汤主之；兼主微风，脉紧，头痛。（19）

文蛤汤方

文蛤五两　麻黄三两　甘草三两　生姜三两　石膏五两　杏仁五十枚　大枣十二枚

上七味，以水六升，煮取二升，温服一升，汗出即愈。

【原文释义】

文蛤汤主治吐后贪饮之证。"吐后，渴欲得水"，属正常现象。但如"贪饮"，则为病理变化。上焦水热互结，吐后水去热留，热则消水，故而贪饮。治用文蛤汤发散祛邪，清热止渴。方中文蛤，咸寒润下，配石膏以清热生津止渴；麻黄、杏仁宣肺发汗，姜草枣调和营卫并安中。

【文献概况】

设置关键词为"文蛤湯""文蛤汤"，检索并剔重后，得到40篇相关文献，其中CBM、CNKI、VIP、WF分别为0篇、39篇、1篇、0篇。初步分类：临床研究2篇（5.0%）、个案经验1篇（2.5%）、实验研究0篇（0%）、理论研究22篇（55.0%）、其他15篇（37.5%）。在个案经验文献中，文蛤汤及其加减方的医案有2则。

【文献病谱】

1.临床研究文献

共涉及2类病症（证）系统、2个病症（证）（表17-8）。

表17-8　文蛤汤临床研究文献病症（证）谱

➢ **内分泌、营养和代谢疾病**（1个、1篇）
　西医疾病：Ⅱ型糖尿病1
➢ **中医病证**（1个、1篇）
　顽固性头痛1

2. 个案经验文献

共有 1 类病症系统、1 个病症、2 则医案（表 17-9）。

表 17-9 文蛤汤个案经验文献病症谱

➢ **内分泌、营养和代谢疾病（1 个、2 则）**
　西医疾病：糖尿病 2

3. 比较研究

临床研究和个案经验文献比较，内分泌、营养和代谢疾病是共有病症系统。

【证据分级】

临床研究文献证据

截至目前，文蛤汤及其加减方临床研究文献证据等级为：B 级 1 篇、D 级 1 篇。详细情况见表17-10。

表 17-10 临床研究文献证据等级分布情况

证据等级	病症（证）
B 级	Ⅱ型糖尿病
D 级	头痛（顽固性）

【证据示例】

1. 内分泌、营养和代谢疾病

（1）Ⅱ型糖尿病

B 级证据 1 篇。

> 文蛤汤加减对照津力达口服液治疗Ⅱ型糖尿病在临床总有效率方面尚未见明显疗效优势（B）

段忠成等[1]实施的一项临床随机对照试验，样本量为 125 例。试验组 61 例，对照组 64 例。试验组在患者原治疗不变的基础上，加服文蛤汤煎剂，方药主要有文蛤、生石膏、生地黄、五倍子、蛤蚧、五味子。2 次 / 日，4 周为 1 个周期，连续观察使用 3 个周期。对照组在原治疗不变的基础上，加用津力达口服液治疗，周期同试验组。两组比较，临床总有效率相对危险度（RR）1.32，95%CI（1.00 ~ 1.73），P=0.05，无统计学意义（疗效标准：参考 SFDA《中药新药临床研究指导原则》）。①显效：症状体征明显改善积分减少 ≥ 70%；空腹血糖及餐后 2h 血糖下降至正常范围，或空腹血糖及餐后 2h 血糖值下降超过治疗前的 40%，HbAlc 值下降至 6.2% 以下，或下降超过治疗前的 30%。②有效：症状体征均有好转积分减少 ≥ 30%；空腹血糖及餐后 2h 血糖下降超过治疗前的 20%，但未达到显效标准，HbAlc 值下降超过治疗前的 10%，但未达到显效标准。③无效：空腹血糖及餐后 2h 血糖无下降，或下降未达到有效标准，HbAlc 值无下降，或下降未达到有效标准）。

【证据提要】

文蛤汤及其加减方临床证据匮乏，少量证据提示可以用于治疗糖尿病、顽固性头痛等。

【参考文献】

[1] 段忠诚，李兴广.文蛤汤化裁治疗"消渴"的临床研究 [J].中国中医基础医学杂志，2011，17（12）：1352-1353.

五、茯苓泽泻汤

【原文汇要】

胃反，吐而渴欲饮水者，茯苓泽泻汤主之。（18）

茯苓泽泻汤方：《外台》云：治消渴脉绝，胃反吐食之。有小麦一升。

茯苓半斤　泽泻四两　甘草二两　桂枝二两　白术三两　生姜四两

上六味，以水一斗，煮取三升，内泽泻、再煮取二升半，温服八合，日三服。

【原文释义】

茯苓泽泻汤主治饮阻气逆胃反。症见吐而渴欲饮水。治当健脾利水，化气散饮。方中用泽泻、茯苓，利水渗湿，去三焦已停之饮；用白术伍茯苓强脾之运化，行三焦滞留之水湿，运津液以四布；用桂枝通阳化气；用甘草伍苓术以复中焦因"胃反"之伤；用生姜和胃降逆散饮。

【文献概况】

设置关键词为"茯苓澤瀉湯""茯苓泽泻汤"，检索并剔重后，得到286篇相关文献，其中CBM、CNKI、VIP、WF分别为20篇、5篇、1篇、260篇。初步分类：临床研究6篇（2.1%）、个案经验4篇（1.4%）、实验研究10篇（3.5%）、理论研究20篇（7.0%）、其他246篇（86.0%）。在个案经验文献中，茯苓泽泻汤及其加减方的医案有5则。

【文献病谱】

1.临床研究文献

共涉及4类病症系统、6个病症（表17-11）。

表17-11　茯苓泽泻汤临床研究文献病症谱

> **循环系统疾病（2个、2篇）**
> 西医疾病：慢性原发性低血压1，淤积性皮炎1
> **内分泌、营养和代谢疾病（2个、2篇）**
> 西医疾病：糖尿病合并胃轻瘫1，高脂血症1
> **神经系统疾病（1个、1篇）**
> 西医疾病：椎基底动脉供血不足1
> **耳和乳突疾病（1个、1篇）**
> 西医疾病：美尼尔氏综合征1

西医病症系统中，循环系统、内分泌、营养和代谢疾病为高频病症系统（图17-4）。

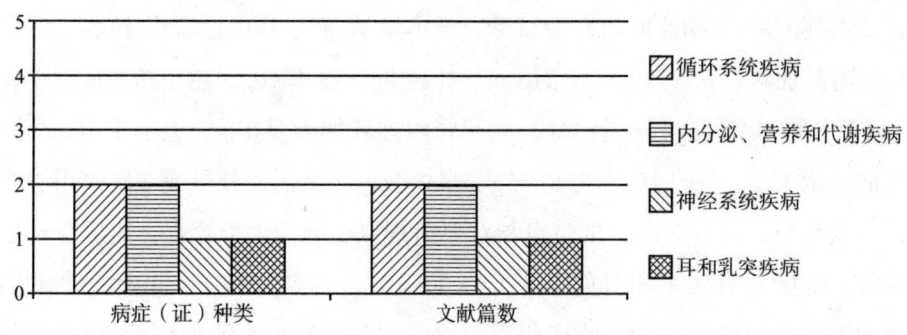

图 17-4 病症（证）种类及文献数量分布图

2. 个案经验文献

共有 3 类病症（证）系统、5 个病症（证）、5 则医案（表 17-12）。

表 17-12 茯苓泽泻汤个案经验文献病症（证）谱

> **消化系统疾病（3 个、3 则）**
> 西医疾病：慢性胃炎 1，胃下垂 1
> 西医症状：呕吐 1
> **妊娠、分娩和产褥期（1 个、1 则）**
> 西医疾病：妊娠期诸症（恶阻）1
> **中医病证（1 个、1 则）**
> 眩晕 1

3. 比较研究

临床研究和个案经验文献比较，尚无共有病症系统。

【证据分级】

临床研究文献证据

截至目前，茯苓泽泻汤及其加减方临床研究文献证据等级为：C 级 3 篇、D 级 3 篇。详细情况见表 17-13。

表 17-13 临床研究文献证据等级分布情况

证据等级	病症（证）
C 级	糖尿病合并胃轻瘫、高脂血症、美尼尔氏综合征
D 级	慢性原发性低血压、椎基底动脉供血不足、瘀积性皮炎

【证据示例】

1. 内分泌、营养和代谢疾病

（1）高脂血症

C 级证据 1 篇。

> 茯苓泽泻汤加减对照血脂康治疗高脂血症在临床总有效率方面有一定优势（C）

展照双等[1]实施的一项临床随机对照试验，样本量96例。其中试验组49例，对照组47例。试验组用茯苓泽泻汤加味：茯苓30g，泽泻15g，桂枝9g，白术10g，生山楂30g，甘草6g，生姜3片。兼痰瘀内阻者加红花10g、丹参15g；兼脾肾阳虚者加干姜10g、炮附子10g、淫羊藿10g；兼肝气郁滞者加柴胡15g、当归10g、白芍15g。水煎服，日1剂，分早晚2次服用。对照组口服血脂康胶囊，每次0.6g，每日2次。试验组与对照组均以3周为1个疗程，连服2个疗程后判定疗效。两组比较，临床总有效率相对危险度（RR）1.19，95%CI（1.01～1.41），P=0.04，有统计学意义（疗效标准：参照《中药新药临床研究指导原则》中治疗高脂血症疗效判定标准。显效：治疗后血脂检测达到以下任何1项者，即TC下降≥20%，或TG下降≥40%，或HDL-C上升≥0.26mmol/L，或HDL-C/LDL-C≥20%。有效：治疗后血脂检测达到以下任何1项者，即TC下降≥10%但<20%，TG下降≥20%但<40%，HDL-C上升≥0.140mmol/L但<0.26mmol/L，或HDL-C/LDL-C下降≥10%但<20%。无效：治疗后血脂检测无明显改善或改善达不到有效标准者）。

2. 耳和乳突疾病

（1）美尼尔氏综合征

C级证据1篇。

> 茯苓泽泻汤加减对照晕痛定胶囊联合盐酸地芬尼多片治疗美尼尔氏综合征在临床总有效率方面有一定优势（C）

吴建华[2]实施的一项临床随机对照试验，样本量122例。其中试验组66例，对照组56例。试验组以茯苓泽泻汤加减：茯苓30g，泽泻、白术、桂枝、川芎、菊花各15g，天麻、甘草、生姜各10g。水煎服，1剂/日，连服15日为1疗程。对照组口服晕痛定胶囊3粒/次，3次/日，盐酸地芬尼多片25mg，3次/日，连服15日为1疗程。两组比较，临床总有效率相对危险度（RR)1.27，95%CI（1.08～1.49），P=0.003。有统计学意义。

【证据荟萃】

※ Ⅲ级

茯苓泽泻汤及其加减方可以治疗内分泌、营养和代谢疾病、耳和乳突疾病，如高脂血症、美尼尔氏综合征等。

《金匮要略》原文以本方治疗饮邪内停，阻碍气机，致胃气上逆的反胃。临床表现为朝食暮吐，暮食朝吐，宿谷不化，渴欲饮水等。高脂血症、美尼尔氏综合征等高频病症在某阶段的病机及临床表现可与之相符。临床研究文献支持内分泌、营养和代谢疾病、耳和乳突疾病是其高级别证据分布的病症系统。高脂血症、美尼尔氏综合征已分别有1项C级证据。

※ Ⅲ级

茯苓泽泻汤加减对照血脂康治疗高脂血症在临床总有效率、治愈率方面有一定优势。

茯苓泽泻汤加减对照晕痛定胶囊联合盐酸地芬尼多片治疗美尼尔氏综合征在临床总有效率方面有一定优势。

【参考文献】

[1]展照双，王加锋.茯苓泽泻汤加味治疗高脂蛋白血症49例［J］.北京中医，2004，23（01）：24-26.

[2]吴建华.仲景茯苓泽泻汤治疗梅尼埃病疗效观察［J］.中国实用乡村医生杂志，2010，17（11）：74.

六、生姜半夏汤

【原文汇要】

病人胸中似喘不喘，似呕不呕，似哕不哕，彻心中愦愦然无奈者，生姜半夏汤主之。（21）

生姜半夏汤方

半夏半升　生姜汁一升

上二味，以水三升，煮半夏取二升，内生姜汁，煮取一升半，小冷，分四服，日三夜一服。止，停后服。

【原文释义】

生姜半夏汤主治寒饮搏结胸胃。症见胸中似喘不喘，似呕不呕，似哕不哕，彻心中愦愦然无奈。治当辛温散饮，流展胸阳，畅达气机。

【文献概况】

设置关键词为"生薑半夏湯""生姜半夏汤"，检索并剔重后，得到109篇相关文献，其中CBM、CNKI、VIP、WF分别为2篇、99篇、7篇、1篇。初步分类：临床研究1篇（0.9%）、个案研究5篇（4.6%）、实验研究5篇（4.6%）、理论研究89篇（81.6%）、其他9篇（8.3%）。在个案经验文献中，生姜半夏汤及其加减方的医案有7则。

【文献病谱】

1.临床研究文献

共涉及1类病证系统、1个病证（表17-14）。

表17-14　生姜半夏汤临床研究文献病证谱

➤ 中医病证（1个、1篇）
眉棱骨痛1

2.个案经验文献

共有3类病症（证）系统、5个病症（证）、7则医案（表17-15）。

表17-15　生姜半夏汤个案经验文献病症（证）谱

➤ **消化系统疾病（3个、3则）**
西医症状：膈肌痉挛1，呕吐1，嗳气1
➤ **妊娠、分娩和产褥期（1个、1则）**
西医疾病：妊娠期诸症（恶阻）1
➤ **中医病证（1个、3则）**
眉棱骨痛3

3. 比较研究

临床研究和个案经验文献比较，中医病证是共有病证系统。在具体病证上，眉棱骨痛为共有病证。

【证据分级】

临床研究文献证据

截至目前，生姜半夏汤及其加减方临床研究文献证据等级为：D 级 1 篇。详细情况见表 17-16。

表 17-16 临床研究文献证据等级分布情况

证据等级	病症（证）
D 级	眉棱骨痛

【证据示例】

1. 中医病证

（1）眉棱骨痛

D 级证据 1 篇。

大剂量生姜半夏汤治疗眉棱骨痛有一定疗效（C）

邓朝纲[1]实施的一项临床病例观察，样本量为 108 例眉棱骨痛患者。采用生姜半夏汤治疗，药物组成：鲜生姜 30 ～ 50g，生半夏 30 ～ 60g。用沸水泡后频频服用，或用武火煎半小时后频频服用。本组年龄均在 17 ～ 65 岁，病程时间短的为 5 天，长者达 8 年之久。服药 1 ～ 3 剂愈者 59 例，4 ～ 6 剂愈者 32 例，8 剂以上愈者 17 例，其中复发者 32 例，仍按原方治愈。

【证据提要】

生姜半夏汤及其加减方临床证据匮乏，少量证据提示可以治疗眉棱骨痛、呃逆、呕吐、嗳气、妊娠恶阻等。

【参考文献】

[1] 邓朝纲. 大剂生姜半夏汤治眉棱角痛效好 [J]. 新中医，1991，05：58.

七、猪苓散

【原文汇要】

呕吐而病在膈上，后思水者，解，急与之。思水者，猪苓散主之。（13）

猪苓散方

猪苓　茯苓　白术各等分

上三味，杵为散，饮服方寸匕，日三服。

【原文释义】

猪苓散主治有形水湿痰饮停留膈上，呕吐后有形水湿痰饮得去，可因阳气乍通，津液一时不继而口渴思水，不遵"少少与饮之，令胃气和则愈"之旨，而思水纵饮，胃不消水。治当健脾利水。方中用猪苓、茯苓，淡渗利湿；白术健脾运湿，三药同用使滞留之水湿饮邪从小便下泄；药后滞留之饮得去，三焦决渎通调，脾运得健，水津可得四布，再入之饮不复滞留，而病随愈。

【文献概况】

设置关键词为"豬苓散""猪苓散"，检索并剔重后，得到 26 篇相关文献，其中 CBM、CNKI、VIP、WF 分别为 4 篇、22 篇、0 篇、0 篇。初步分类：临床研究 7 篇（26.9%）、个案经验 3 篇（11.5%）、实验研究 2 篇（7.7%）、理论研究 5 篇（19.2%）、其他 9 篇（34.6%）。在个案经验文献中，猪苓散及其加减方的医案有 3 则。

【文献病谱】

1. 临床研究文献

共涉及 3 类疾病系统、6 个病症（表 17–17）。

表 17–17 猪苓散临床研究文献病症谱

➢ **眼和附器疾病**（4个、4篇）
西医疾病：玻璃体浑浊1，视网膜静脉闭塞1，中心性浆液性视网膜病1
西医症状：玻璃体积血1
➢ **循环系统疾病**（1个、2篇）
西医疾病：高血压病2
➢ **消化系统疾病**（1个、1篇）
西医疾病：肝硬化伴腹水1

2. 个案经验文献

共有 3 类疾病系统、3 个病症、3 则医案（表 17–18）。

表 17–18 猪苓散个案经验文献病症谱

➢ **泌尿生殖系统疾病**（1个、1则）
西医疾病：慢性肾功能衰竭1
➢ **消化系统疾病**（1个、1则）
西医疾病：小儿消化不良1
➢ **妊娠、分娩和产褥期疾病**（1个、1则）
西医疾病：妊娠恶阻1

3. 比较研究

临床研究和个案经验文献比较，消化系统疾病是共有病症系统。

【证据分级】

截至目前，猪苓散及其加减方临床研究文献证据等级为：C 级 2 篇、D 级 5 篇。详细情况见表 17–19。

表 17-19　临床研究文献证据等级分布情况

证据等级	病症（证）
C 级	中心性浆液性视网膜病、玻璃体混浊
D 级	肝硬化伴腹水、高血压病、视网膜静脉闭塞、玻璃体积血

【证据示例】

1. 消化系统疾病

（1）肝硬化伴腹水

D 级证据 1 篇。

> 猪苓散加减治疗肝硬化伴腹水有一定疗效（D）

梁崇俊[1]实施的一项临床病例观察，样本量 50 例。基本方药：生白术 30～60 g，猪苓、茯苓各 12～25g。气滞湿阻加柴胡疏肝散、平胃散等以疏肝理气、除湿消满。泛吐清水加半夏、干姜；腹胀甚加木香、砂仁、地蚝蝼、大腹皮等；夹热加白茅根、车前草；湿热蕴结加黄芩、黄连、知母、大黄、板蓝根、山栀、虎杖、茵陈等清热；枳实、厚朴、陈皮、砂仁等行气导滞；脾虚水困加香砂六君子丸/汤、苡仁等补脾化湿利水；肝肾阳虚酌加附子理中汤、济生肾气汤等；便溏加芡实、莲籽、扁豆或四神汤；肝肾阴虚加入一贯煎、白茅根、冬瓜皮、葫芦瓢、车前草等养阴利水；鼻衄、齿衄加水牛角、茜草、生地等止血；肝脾大加土元、水蛭、三棱、莪术、桃仁或大黄䗪虫丸；白细胞（WBC）低，重用益气养血之黄芪、黄精、当归等；红细胞（RBC）、血小板（BPC）过低，酌加鹿角胶、阿胶、龟板、鳖甲等；腹水顽固，辅以鲜血、血浆、蛋白等；利尿剂双氢克尿噻 25～50mg、螺内酯 20～40mg 合用，3 次/日，连用 3～5 日，间隔 3～5 日。用呋塞米必加氯化钾。腹水有感染可能或征象，及早应用无碍肝肾之抗生素。腹水消失后，始以自拟复肝汤辨证化裁煎服，待病情稳定后以蜜丸巩固 0.5～1g。复肝汤：党参、黄芪、黄精、鳖甲、龟板、生地、丹参、桃仁、土元、制大黄、虎杖、郁金、白术、云苓、板蓝根、茵陈。剂量依证而异。参照《肝硬化腹水中医疗效判定标准试行草案》《肝硬化腹水关于腹水消退疗效评定标准》经 1～3 个月治疗，一级疗效 25 例，二级疗效 10 例，三级疗效 10 例，无效 5 例（以每级中 3/5 以上条件为准）。腹水消退 1 级 25 例，腹水消退 2 级 10 例，3 级 10 例。总有效率 90%。

【证据提要】

猪苓散及其加减方临床证据匮乏，少量证据提示可以治疗肝硬化伴腹水、中心性浆液性视网膜病、慢性肾功能衰竭、妊娠恶阻等。

【参考文献】

[1] 梁崇俊.猪苓散化裁治疗肝硬化腹水 50 例[J].四川中医，1995，（02）：15-16.

八、橘皮汤

【原文汇要】

干呕哕，若手足厥者，橘皮汤主之。（22）

橘皮汤方

橘皮四两　生姜半斤

上二味，以水七升，煮取三升，温服一升，下咽即愈。

【原文释义】

橘皮汤主治胃寒气逆，症见干呕，哕。若伴手足厥冷，是中阳被郁，阳气不能达于四末，治当散寒降逆，通阳和胃。方中用橘皮理气和胃；生姜散寒降逆止呕。虽仅两味寻常之品，辛通理气，寒散阳通，胃气和降，"下咽即愈"。

【文献概况】

设置关键词为"橘皮湯""橘皮汤"，检索并剔重后，得到117篇相关文献，其中CBM、CNKI、VIP、WF分别为1篇、23篇、2篇、91篇。初步分类：临床研究0篇（0%）、个案经验2篇（1.7%）、实验研究6篇（5.1%）、理论研究8篇（6.8%）、其他101篇（86.3%）。在个案经验文献中，橘皮汤及其加减方的医案有5则。

【文献病谱】

1. 临床研究文献

尚未发现以本方为主要干预因素的临床研究。

2. 个案经验文献

共有2类病症系统、2个病症、5则医案（表17-20）。

表17-20　橘皮汤个案经验文献病症谱

> **神经系统疾病（1个、4则）**
> 西医症状：膈肌痉挛（颅脑术后顽固性呃逆）4
> **妊娠、分娩和产褥期（1个、1则）**
> 西医疾病：妊娠期诸症（恶阻）1

【证据提要】

橘皮汤及其加减方临床证据匮乏，少量证据提示可以治疗颅脑术后顽固性呃逆、妊娠恶阻。

九、橘皮竹茹汤

【原文汇要】

哕逆者，橘皮竹茹汤主之。（23）

橘皮竹茹汤方

橘皮二升　竹茹二升　大枣三十个　生姜半斤　甘草五两　人参一两

上六味，以水一斗，煮取三升，温服一升，日三服。

【原文释义】

橘皮竹茹汤主治胃虚有热哕逆。临床表现虚烦不安，少气，口干，手足心热。治当补虚清热，和胃降逆。方中重用橘皮理气健胃，和中止呕；生姜降逆开胃；竹茹清热安中止呕逆；人参、甘草、大枣，补虚和中。

【文献概况】

设置关键词为"橘皮竹茹湯""橘皮竹茹汤"，检索并剔重后，得到 220 篇相关文献，其中 CBM、CNKI、VIP、WF 分别为 53 篇、113 篇、11 篇、43 篇。初步分类：临床研究 55 篇（25.0%）、个案经验 33 篇（15.0%）、实验研究 5 篇（2.3%）、理论研究 77 篇（35.0%）、其他 50 篇（22.7%）。在个案经验文献中，橘皮竹茹汤及其加减方的医案有 45 则。

【文献病谱】

1. 临床研究文献

共涉及 8 类病症（证）系统、19 个病症（证）（表 17–21）。

表 17–21　橘皮竹茹汤临床研究文献病症（证）谱

> **消化系统疾病（8 个、21 篇）**
> 西医疾病:反流性食管炎 7（未特指 6、合并呼吸并发症 1），胆汁反流性胃炎 4，胃肠功能紊乱（剖宫产术后）2，肠易激综合征 1，胃排空障碍（残胃）1，功能性消化不良 1
> 西医症状：膈肌痉挛（顽固性）3，呕吐 2（术后 1、未特指 1）

> **肿瘤（3 个、11 篇）**
> 西医疾病：化疗后不良反应 9（消化道 7、胃癌放化疗后呃逆 1、未特指 1），胃癌（术后食管反流）1
> 西医症状：癌性膈肌痉挛 1

> **泌尿生殖系统疾病（3 个、5 篇）**
> 西医疾病：肾功能衰竭 3（慢性 2、未特指 1），慢性肾功能不全 1，慢性肾盂肾炎 1

> **妊娠、分娩和产褥期（1 个、13 篇）**
> 西医疾病：妊娠期诸症（恶阻）13

> **内分泌、营养和代谢疾病（1 个、2 篇）**
> 西医疾病：糖尿病（合并胃轻瘫）2

> **损伤、中毒和外因的某些其他后果（1 个、1 篇）**
> 西医疾病：药物不良反应（抗结核药物引起胃肠反应）1

> **循环系统疾病（1 个、1 篇）**
> 西医疾病：心律失常 1

> **中医病证（1 个、1 篇）**
> 眩晕 1

西医病症系统中，消化系统疾病在病症种类与文献数量上均居首位（图 17–5）。各系统病症中，频数位居前列（至少为 5）的病症有：反流性食管炎、化疗后不良反应、妊娠期诸症。

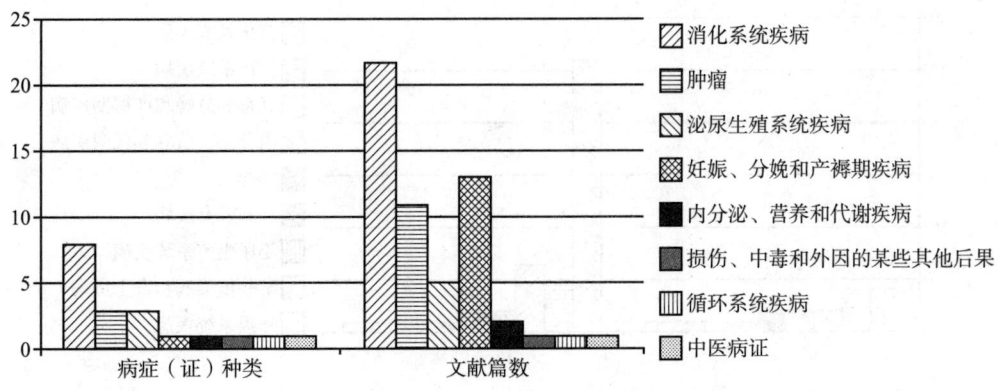

图 17-5 病症（证）种类及文献数量分布图

2. 个案经验文献

共有 9 类病症系统、18 个病症、45 则医案（表 17-22）。

表 17-22 橘皮竹茹汤个案经验文献病症谱

> **消化系统疾病**（4 个、26 则）
> 西医疾病：肝炎（重症伴顽固性呕吐）8，胆囊炎（合并胆石症顽固性呕吐）1
> 西医症状：膈肌痉挛 11（未特指 7、顽固性 2、术后 1、合并食管裂孔疝 1），呕吐 6（未特指 5、术后 1）
> **循环系统疾病**（4 个、5 则）
> 西医疾病：脑卒中后遗症（呃逆）2，心肌炎（合并心律失常呕吐）1，病毒性心肌炎 1，动脉硬化（脑）1
> **妊娠、分娩和产褥期**（2 个、6 则）
> 西医疾病：妊娠期诸症 5（恶阻 4、合并肾性高血压伴恶阻 1），产褥期诸症（中枢性呕吐）1
> **内分泌、营养和代谢疾病**（2 个、2 则）
> 西医疾病：垂体机能减退症（垂体前叶）1，高泌乳素血症 1
> **肿瘤**（2 个、2 则）
> 西医疾病：贲门癌术后诸症（呃逆）1，结肠癌 1
> **耳和乳突疾病**（1 个、1 则）
> 西医疾病：美尼尔氏综合征 1
> **泌尿生殖系统疾病**（1 个、1 则）
> 西医疾病：慢性肾功能不全 1
> **某些传染病和寄生虫病**（1 个、1 则）
> 西医疾病：百日咳 1
> **呼吸系统疾病**（1 个、1 则）
> 西医症状：咳嗽 1

按文献病症种类和医案则数多少排序，西医病症系统中，消化系统疾病均居首位（图 17-6）。各系统病症中，医案则数位居前列（至少为 5）的病症有：肝炎（重症肝炎合并顽固性呕吐）、膈肌痉挛、呕吐、妊娠期诸症。

3. 比较研究

临床研究和个案经验文献比较，两者在文献和病症数量上，消化系统疾病均居前列，是共有的高频病症系统。在具体病症上，妊娠恶阻是共有高频病症。

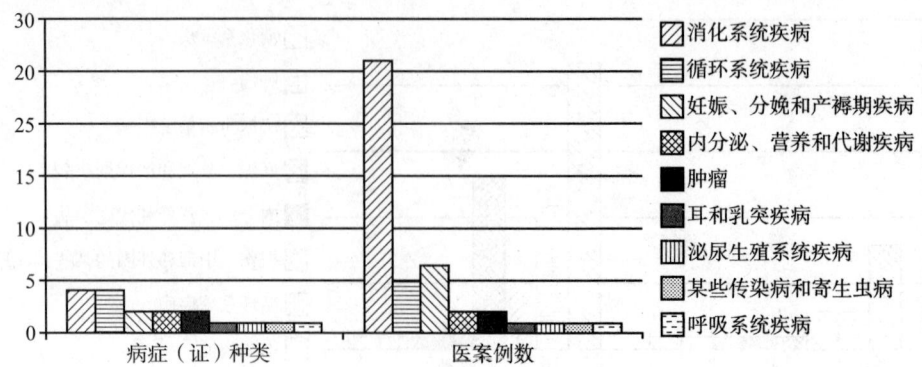

图 17-6 病症（证）种类及医案数量分布图

【证据分级】

临床研究文献证据

截至目前，橘皮竹茹汤及其加减方临床研究文献证据等级为：B 级 3 篇、C 级 31 篇、D 级 21 篇。详细情况见表 17-23。

表 17-23 临床研究文献证据等级分布情况

证据等级	病症（证）
B 级	肠易激综合征、反流性食管炎、胃肠功能紊乱（剖宫产术后）
C 级	消化不良（功能性）、胃排空障碍（残胃胃排空障碍）、胃肠功能紊乱（剖宫产术后）、胃癌（术后食管反流）、糖尿病（合并胃轻瘫）、肾盂肾炎（慢性）、肾功能衰竭（慢性）、肾功能不全（慢性）、妊娠期诸症（恶阻）、化疗后不良反应（消化道反应、未特指）、呕吐、反流性食管炎（呼吸并发症、未特指）、胆汁反流性胃炎、癌性膈肌痉挛
D 级	膈肌痉挛（顽固性）、化疗后不良反应（消化道反应、胃癌放化疗后呃逆）、呕吐（术后）、妊娠期诸症（恶阻）、肾功能衰竭、心律失常、眩晕、药物不良反应（抗结核药物所致胃肠反应）

【证据示例】

1. 消化系统疾病

（1）反流性食管炎（未特指）

B 级证据 1 篇，C 级证据 5 篇。

> 橘皮竹茹汤对照甲氧氯普胺配合西咪替丁治疗反流性食管炎在临床总有效率方面有优势（C）

白海燕等[1]实施的一项临床随机对照试验，样本量为 69 例。试验组 34 例，对照组 35 例。试验组给予橘皮竹茹汤：橘皮、竹茹各 20g，大枣 5 枚，党参、生姜各 15g，甘草 10g。水煎日服 2 次。西药组甲氧氯普胺 10mg，日 3 次口服；西咪替丁 200mg，日服 4 次。两组比较，临床总有效率相对危险度（RR）1.34，95%CI（1.03 ～ 1.76），P=0.03，有统计学意义（疗效标准：痊愈：自觉症状消失；胃镜下食道内无胆汁反流、充血、水肿消失；病理炎症有减轻，中性粒细胞浸润消失以淋巴细胞浸润为主。好转：症状明显减轻，镜下食道内无胆汁反流，仅有轻度水肿或充血；病理炎症有减轻。无效：自觉症状减轻不显著；镜下观察，食道内仍有胆汁，黏膜充血、水肿；病理炎症未减轻）。

（2）胆汁反流性胃炎

C级证据4篇。

> 橘皮竹茹汤加减对照多潘立酮治疗胆汁反流性胃炎在临床总有效率方面有优势（C）

姚春[2]实施的一项临床对照试验，样本量为110例。其中试验组80例，对照组30例。试验组应用橘皮竹茹汤加味：橘皮20g，竹茹20g，党参15g，生姜15g，柴胡12g，白芍10g，枳实10g，黄芩6g，代赭石30g，金钱草15g，郁金10g，甘草10g，大枣5枚。上方加水煎至400mL，早晚饭前半小时各服200mL，每日1剂，30天为1疗程。对照组用西药多潘立酮每次10mg，每日3次，30天为1疗程。两组比较，临床总有效率相对危险度（RR）1.31，95%CI（1.05～1.64），P=0.02，有统计学意义（疗效标准：临床治愈：临床症状消失，饮食恢复正常，胃镜复查，幽门无黄绿色胆汁反流入胃，胃黏膜附着液变清，无胆汁停滞，黏膜无充血水肿。显效：临床症状基本消失，饮食增加，胃镜下大、中量胆汁反流转为少量，或少量反流消失。有效：临床症状部分消失，胃内有中、少量胆汁停滞，胃黏膜附着液稍有黄绿色，黏膜轻度充血水肿。无效：临床症状无改善，胃镜复查均无明显变化）。

2. 妊娠、分娩和产褥期

（1）妊娠恶阻

C级证据3篇，D级证据10篇。

> 橘皮竹茹汤加减联合西医常规疗法对照单纯西医常规疗法治疗妊娠恶阻在临床总有效率方面有优势（C）

周金英[3]实施的一项临床随机对照试验，样本量为76例。试验组、对照组各38例。对照组予葡萄糖液、葡萄糖盐水静脉滴注，每天1次，输液中加入氯化钾、维生素C及维生素B_6。合并代谢性酸中毒者，根据血二氧化碳结合力测定值或血气分析结果，补充5%碳酸氢钠溶液，使每天尿量达到1000mL或以上。治疗期间定期复查血清电解质及二氧化碳结合力。症状缓解后，渐停静脉补液。试验组在对照组治疗的基础上加服加味橘皮竹茹汤：橘皮12g，竹茹12g，大枣5枚，生姜9g，甘草6g，人参3g，黄芩9g，佛手10g，浙贝10g。痰浊内聚、呕吐清涎者加藿香、制半夏、炙枇杷叶；中阳不振、气滞腹胀者加木香、砂仁、陈皮；胎动不安、腰酸见红者加杜仲、苎麻根、阿胶；气阴两亏、肠燥便秘者加麦冬、白芍、火麻仁。呕吐剧烈时易伤肾动胎，需注意配伍益气补肾、固肾安胎之剂，忌用升散泻利之品，服药时以少量徐徐温服为宜。疗程为1周。两组比较，临床总有效率相对危险度（RR）1.35，95%CI（1.06～1.70），P=0.01，有统计学意义（疗效标准：治愈：恶心呕吐停止，尿酮体转阴性，血电解质正常，恢复进食，胚胎发育良好；好转：恶心呕吐明显缓解，尿酮体转阴性，血电解质基本正常，可纳食，胚胎发育良好；无效：诸症无改善，尿酮体持续阳性，电解质紊乱未能纠正）。

3. 肿瘤

（1）化疗后不良反应（消化道反应）

C级证据5篇，D级证据2篇。

> 橘皮竹茹汤加减联合甲氧氯普胺、地塞米松对照单纯甲氧氯普胺、地塞米松治疗化疗后消化道反应在临床总有效率方面有优势（C）

游向前[4]实施的一项临床随机对照试验，样本量为196例。试验组、对照组各98例。两组均于化疗前30分钟采用甲氧氯普胺20mg肌肉注射，地塞米松5mg静脉滴注。试验组还于化疗前2天～化疗结束后2天加服加味橘皮竹茹汤：党参30g，黄芪30g，白术15g，橘皮9g，竹茹9g，枳实9g，厚朴6g，白豆蔻9g，砂仁6g，鸡内金6g，炒麦芽15g，生姜9g，大枣5枚，甘草6g。每天1剂，文火水煎2次，共450mL，每次150mL，每天3次饭前服，共服两个化疗周期。两组比较，临床总有效率相对危险度（RR）1.14，95%CI（1.22～1.61），P < 0.00001，有统计学意义（疗效标准：完全缓解：无恶心呕吐；部分缓解：每天呕吐1～2次；轻度缓解：每天呕吐3～5次；无效：每天呕吐6次以上）。

【证据荟萃】

※ Ⅱ级

橘皮竹茹汤及其加减方主要治疗消化系统疾病、妊娠、分娩和产褥期及肿瘤，如反流性食管炎、胆汁反流性胃炎、妊娠恶阻和化疗后消化道反应等。

《金匮要略》原文中以本方治疗胃虚有热呃逆，其临床主要表现为呃逆，伴有虚烦不安、少气、口干、手足心热、脉虚数等。反流性食管炎、胆汁反流性胃炎、妊娠恶阻和化疗后消化道反应等高频病症在某阶段的病机及临床表现可与之相符。临床研究和个案经验文献均支持消化系统疾病是其高频率、高级别证据分布的病症系统。反流性食管炎已有1项B级证据，至少2项C级证据；胆汁反流性胃炎、妊娠恶阻和化疗后消化道反应已分别有至少2项C级证据。

※ Ⅱ级

橘皮竹茹汤对照甲氧氯普胺配合西咪替丁治疗反流性食管炎在临床总有效率方面有优势。

橘皮竹茹汤加减对照多潘立酮治疗胆汁反流性胃炎在临床总有效率方面有优势。

橘皮竹茹汤加减联合西医常规疗法对照单纯西医常规疗法治疗妊娠恶阻在临床总有效率方面有优势。

橘皮竹茹汤加减联合甲氧氯普胺、地塞米松对照单纯甲氧氯普胺、地塞米松治疗化疗后消化道反应在临床总有效率方面有优势。

【参考文献】

[1]白海燕，庞艳梅.橘皮竹茹汤治疗反流性食道炎[J].四川中医，1997，15（1）：29-30.

[2]姚春.橘皮竹茹汤治疗胆汁返流性胃炎80例临床观察[J].陕西中医函授，2001（4）：12-13.

［3］周金英.加味橘皮竹茹汤治疗妊娠剧吐38例［J］.湖南中医杂志，2009，25（6）：68-69.

［4］游向前.中西医结合预防肿瘤化疗所致呕吐98例［J］.中国中西医结合杂志，2003，23（10）：785-786.

十、诃梨勒散

【原文汇要】

气利，诃梨勒散主之。（47）

诃梨勒散方

诃梨勒十枚（煨）

上一味，为散，粥饮和，顿服。疑非仲景方。

【原文释义】

诃梨勒散主治虚寒性肠滑气利。症见大便随矢气而出。治当敛肺涩肠，止利固脱。方中用味苦酸涩之诃梨勒，煨用以涩肠固脱，并用粥饮和服，以益肠胃健中气。

【文献概况】

设置关键词为"訶梨勒散""诃梨勒散"，检索并剔重后，得到21篇相关文献，其中CBM、CNKI、VIP、WF分别为0篇、19篇、1篇、1篇。初步分类：临床研究0篇（0%）、个案经验2篇（9.5%）、实验研究0篇（0%）、理论研究19篇（90.5%）、其他0篇（0%）。文献量较少，在个案经验文献中，诃梨勒散及其加减方的医案有4则。

【文献病谱】

1. 临床研究文献

尚没有以本方为主要干预因素的临床研究。

2. 个案经验文献

共有3类病症（证）系统、4个病症（证）、4则医案（表17-24）。

表17-24　诃黎勒散个案经验文献病症（证）谱

➢ **消化系统疾病（2个、2则）**
　　西医疾病：肠易激综合征1，溃疡性结肠炎1
➢ **某些传染病和寄生虫病（1个、1则）**
　　西医疾病：慢性细菌性痢疾1
➢ **中医病证（1个、1则）**
　　气利证1

【证据提要】

诃梨勒散及其加减方临床证据匮乏，少量证据提示可以用于治疗肠易激综合征、溃疡性结肠炎、慢性细菌性痢疾、气利证。

十一、紫参汤

【原文汇要】

下利肺痛，紫参汤主之。（46）

紫参汤方

紫参半斤　甘草三两

上二味，以水五升，先煮紫参，取二升，内甘草，煮取一升半，分温三服。疑非仲景方。

【原文释义】

紫参汤治疗下利伴腹痛。湿热浊邪，郁滞于肠胃，气机不畅，升降失常，湿热迫于下则下利；湿热浊气逆于上，壅塞胸膈，以致呼吸则胸内作痛。肺与大肠相表里，故邪气上下为患而有斯证。治当清热祛湿，行气止痛。方中紫参味苦辛寒，除心腹积聚及胃中热积而通利肠道；甘草和中调气。两药相伍，郁滞消除，气机宣畅，下利肺痛自愈。

本条注家争议较大，有人认为肺痛不知何证而存疑，有认为"肺痛"是"腹痛"之误，亦有认为肺痛即胸痛等。究竟以何种说法为是，需待进一步考证。

"紫参"载于《神农本草经》，但后世本草未载，究属何物，有待进一步研究。

【文献概况】

紫参后世争议较大，根据现有资料，已有"拳参""石见穿""重楼""丹参""桔梗"等不同认识，无法进行统一，故在文献的搜集整理时，只以"紫参汤""紫参汤"为关键词进行检索。

设置关键词为"紫参汤""紫参汤"，检索并剔重后，得到 28 篇相关文献，其中 CBM、CNKI、VIP、WF 分别为 1 篇、23 篇、4 篇、0 篇。初步分类：临床研究 0 篇（0.0%）、个案经验 0 篇（0.0%）、实验研究 1 篇（3.6%）、理论研究 2 篇（7.1%）、其他 25 篇（89.3%）。

【证据提要】

截至目前，尚未发现紫参汤及其加减方相关的临床证据。

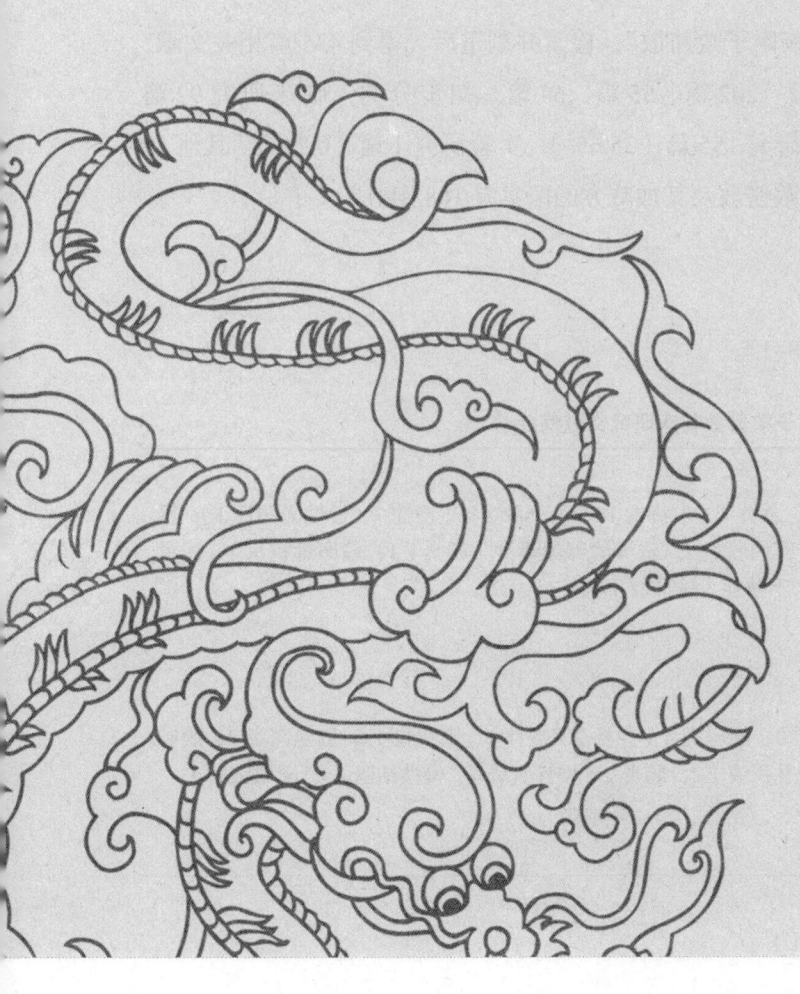

第十八章

疮痈肠痈浸淫病方

一、薏苡附子败酱散

【原文汇要】

肠痈之为病，其身甲错，腹皮急，按之濡，如肿状，腹无积聚，身无热，脉数，此为肠内有痈脓，薏苡附子败酱散主之。（3）

薏苡附子败酱散方

薏苡仁十分　附子二分　败酱五分

上三味，杵为末，取方寸匕，以水二升，煎减半，顿服。小便当下。

【原文释义】

薏苡附子败酱散主治肠痈脓已成。症见肌肤甲错，腹皮急，按之濡，如肿状，腹无积聚，身无热，脉数（洪数）。治当排脓解毒，散结消肿。方中重用薏苡仁"破毒肿"以排脓消肿，开壅利肠；败酱草苦寒，清热解毒，活瘀排脓；以久病瘀结，佐小量附子辛通阳气，辛热散结。"顿服"意在一举排其脓，消痈愈病。

【文献概况】

设置关键词为"薏苡附子败酱散""薏苡附子败酱散"，检索并剔重后，得到435篇相关文献，其中CBM、CNKI、VIP、WF分别为114篇、202篇、55篇、64篇。初步分类：临床研究92篇（21.2%）、个案经验128篇（29.4%）、理论研究155篇（35.6%）、实验研究1篇（0.2%）、其他59篇（13.6%）。在个案经验文献中，薏苡附子败酱散及其加减方的医案有168则。

【文献病谱】

1.临床研究文献

共涉及8类病症系统、34个病症（表18-1）。

表18-1　薏苡附子败酱散临床研究文献病症谱

> **泌尿生殖系统疾病**（14个、41篇）
西医疾病：盆腔炎19（慢性15、炎性包块2、急性1、未特指1），前列腺炎8（慢性7、慢性无菌性1），慢性盆腔疼痛综合征2，子宫内膜异位症1，慢性子宫内膜炎1，输卵管卵巢囊肿（卵巢）1，输卵管积水1，尿道综合征1，泌尿系感染（尿路）1，慢性附睾炎1，不孕症（输卵管不通）1
西医症状：白带异常1，盆腔积液1
中医疾病：淋证（劳淋）2
> **消化系统疾病**（10个、37篇）
西医疾病：阑尾周围脓肿11，溃疡性结肠炎10，阑尾炎4（急性2、慢性1、未特指1），肛隐窝炎2，腹腔脓肿2（阑尾切除术后1、未特指1），胆囊炎（合并积液）2，肠炎2（慢性直肠1、慢性结肠1），阑尾脓肿1
西医症状：慢性腹泻1
中医疾病：肠痈2。

> 呼吸系统疾病（4个、4篇）
西医疾病：鼻息肉1，化脓性扁桃体炎（小儿）1，慢性鼻窦炎1，哮喘1
> 某些传染病和寄生虫病（2个、2篇）
西医疾病：尖锐湿疣1，霉菌感染（肠炎）1
> 皮肤和皮下组织疾病（1个、4篇）
西医疾病：湿疹4（慢性2、小儿1、亚急性1）
> 肌肉骨骼系统和结缔组织疾病（1个、2篇）
西医疾病：肩关节周围炎2
> 妊娠、分娩和产褥期（1个、1篇）
西医疾病：异位妊娠1
> 肿瘤（1个、1篇）
西医疾病：恶性肠梗阻1

西医病症系统中，泌尿生殖系统疾病在病症种类及文献数量上均居首位，消化系统疾病亦为高频病症系统（图18-1）。各系统病症中，频数位居前列（至少为5）的病症有：盆腔炎、前列腺炎、溃疡性结肠炎、阑尾周围脓肿。

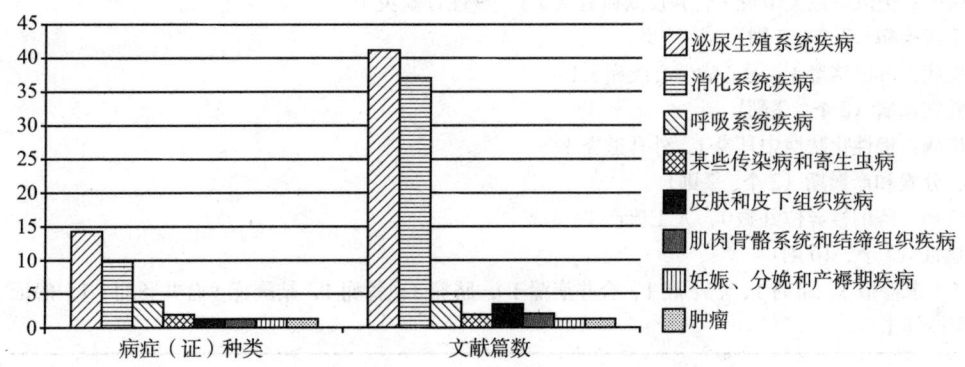

图18-1　病症（证）种类及文献数量分布图

2. 个案经验文献

共有12类病症（证）系统、78个病症（证）、168则医案（表18-2）。

表18-2　薏苡附子败酱散个案经验文献病症（证）谱

> 泌尿生殖系统疾病（21个、53则）
西医疾病：盆腔炎12（慢性9、未特指2、急性1），前列腺炎6（慢性5、未特指1），附件炎5（未特指3、慢性2），输卵管卵巢囊肿（卵巢）2，不育症2（慢性前列腺炎1、输卵管不通1），子宫内膜炎1，外阴溃疡1，痛经1，肾盂肾炎1，肾脓肿1，乳腺增生（小叶）1，乳腺瘘1，前列腺增生1，盆腔脓肿1，泌尿系感染（尿道）1，精囊炎1，附睾炎1
西医症状：白带异常11（过多4、未特指4、湿热带下2、过多合并阴痒1）
中医疾病：尿浊1，经行诸症（哮喘）1，淋证（劳淋）1
> 消化系统疾病（18个、55则）
西医疾病：阑尾炎11（急性化脓性3、慢性3、未特指3、急性单纯性2），克隆氏病10，溃疡性结肠炎5，慢性结肠炎3，肝脓肿3（慢性多发性1、细菌性1、未特指1），肝囊肿3，阑尾周围脓肿2，阑尾脓肿2，口腔溃疡2（复发性1、未特指1），十二指肠淤积1，局限性腹膜炎1，多发性胸腹腔脓肿1，急性化脓性胆管炎1，唇周溃疡1，急性胰腺炎1

西医症状：腹泻 3，口臭 1

中医疾病：肠痈 4（未特指 3、慢性 1）

➤ **某些传染病和寄生虫病（7 个、10 则）**

西医疾病：痢疾 2（休息 1、细菌性 1），疥疮 1，结核性胸膜炎 1，肺结核 1，带状疱疹 1，霉菌感染（肠炎）1

中医疾病：丹毒 3

➤ **呼吸系统疾病（6 个、6 则）**

西医疾病：慢性鼻窦炎 1，支气管胸膜瘘 1，肺脓肿 1

西医症状：咳嗽 1，胸腔积液 1

中医疾病：肺痈 1

➤ **皮肤和皮下组织疾病（4 个、11 则）**

西医疾病：湿疹 6（未特指 5、慢性 1），痤疮 3，大疱性类天疱疮 1，皮下脓肿 1

➤ **肿瘤（4 个、4 则）**

西医疾病：直肠癌（术后腹痛）1，食道癌 1，乙状结肠癌 1，听神经瘤术后脑室腹腔引流排异反应 1

➤ **损伤、中毒和外因的某些其他后果（3 个、5 则）**

西医疾病：术后不愈合 3，骨折（骨盆环单处）1

西医症状：上腹部脓疡 1

➤ **肌肉骨骼系统和结缔组织疾病（2 个、2 则）**

西医疾病：类风湿性关节炎（合并皮肤血管炎）1，慢性骨髓炎 1

➤ **循环系统疾病（2 个、2 则）**

西医疾病：淋巴结瘘 1，冠心病（心绞痛）1

➤ **耳和乳突疾病（2 个、2 则）**

西医疾病：慢性化脓性中耳炎 1，外耳道炎 1

➤ **妊娠、分娩和产褥期（2 个、2 则）**

西医疾病：陈旧性异位妊娠 1，人工流产 1

➤ **中医病证（7 个、16 则）**

腹痛 8（未特指 5、脐周 1、右下腹 1、合并崩漏 1），脐痛 3，骨痛 1，结胸证（合并肠痈）1，痹证（寒）1，奔豚 1，梅核气 1

按文献病症种类和医案则数多少排序，西医病症系统中，泌尿生殖系统疾病在病症种类上居首位，消化系统疾病在医案数量上居首位（图 18-2）。各系统病症中，医案数位居前列（至少为 10）的病症有：盆腔炎、白带异常、阑尾炎、克隆氏病。

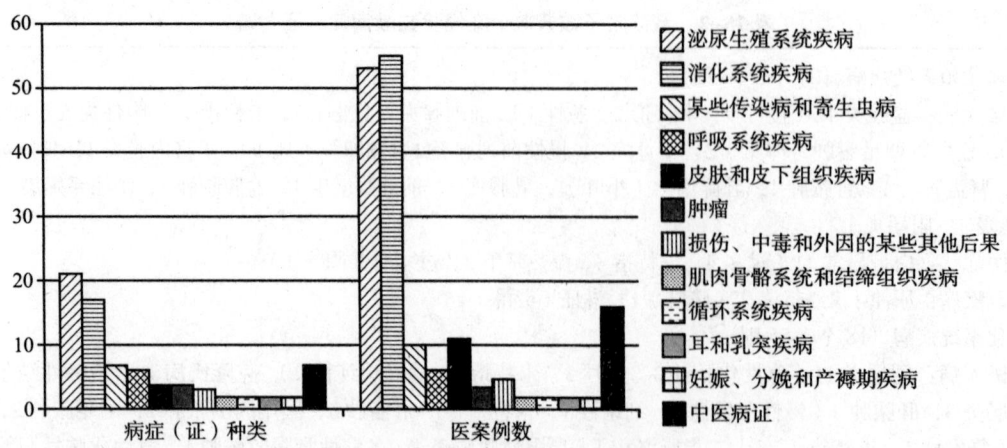

图 18-2 病症（证）种类及医案数量分布图

3. 比较研究

临床研究和个案经验文献比较，两者在文献和病症数量上，泌尿生殖系统疾病和消化系统疾病均居前列，是共有的高频病症系统。在具体病症上，盆腔炎是共有高频病症。

【证据分级】

临床研究文献证据

截至目前，薏苡附子败酱散及其加减方临床研究文献证据等级为：B 级 3 篇、C 级 29 篇、D 级 60 篇。详细情况见表 18-3。

表 18-3　临床研究文献证据等级分布情况

证据等级	病症（证）
B 级	溃疡性结肠炎、子宫内膜炎（慢性）、附睾炎（慢性）
C 级	子宫内膜异位症、哮喘、湿疹（慢性）、前列腺炎（慢性）、盆腔炎（急性、慢性）、盆腔疼痛综合征（慢性）、泌尿系感染（尿路）、阑尾周围脓肿、尖锐湿疣、肛隐窝炎、恶性肠梗阻、溃疡性结肠炎
D 级	直肠炎（慢性）、异位妊娠、输卵管卵巢囊肿（卵巢囊肿）、输卵管积水、湿疹（亚急性、小儿、慢性）、前列腺炎（慢性无菌性、慢性）、盆腔炎（炎性包块、慢性、未特指）、盆腔疼痛综合征（慢性）、盆腔积液、尿道综合征、霉菌感染（肠炎）、淋证（劳淋）、阑尾周围脓肿、阑尾炎（急性、慢性、未特指）、阑尾脓肿、肩关节周围炎、化脓性扁桃体炎（小儿）、腹泻（慢性）、腹腔脓肿（阑尾切除术后、未特指）、胆囊炎（慢性胆囊炎合并积液）、肠痈、肠炎（慢性结肠）、溃疡性结肠炎、不孕症（输卵管不通）、鼻息肉、鼻窦炎（慢性）、白带异常

【证据示例】

1. 消化系统疾病

（1）阑尾周围脓肿

C 级证据 4 篇，D 级证据 7 篇。

> 薏苡附子败酱散配合外敷大蒜芒硝及西医常规对照单纯西医常规治疗阑尾周围脓肿在临床总有效率方面有优势（C）

任东林等[1]实施的一项临床随机对照试验，样本量为 172 例。试验组 95 例，对照组 77 例。对照组采用静脉点摘抗生素为主，并给予禁食，营养支持及纠正酸碱失衡及电解质紊乱，抗生素的选用原则是对革兰氏阴性杆菌及厌氧菌有抑菌和杀菌作用的药物，本组首选氨苄西林 6g/d，均分为两组输入。试验组，在静脉点滴抗生素的同时，结合中医治疗，内服薏苡附子败酱散（薏苡仁 30g、附子 6g、败酱草 15g），脓肿局部外敷大蒜芒硝，具体方法如下：大蒜去皮 250g，加芒硝 250g，捣烂混匀成糊状，用 3 ～ 4 层凡士林纱布包裹成 6cm×6cm 大小的药饼，外敷于脓肿区域，1 日更换 1 次，外敷时以患者略感局部皮肤有轻微烧灼样感觉为宜，如烧灼感十分明显应移开药饼，用清水清洗局部皮肤，并适当增加凡士林纱布以防蒜汁芒硝直接烧伤皮肤，外敷至脓肿完全消散为宜。两组比较，临床有效率相对危险度（RR）2.60，95%CI（1.78 ～ 3.78），$P < 0.00001$，有

统计学意义。

（2）溃疡性结肠炎

B 级证据 1 篇，C 级证据 4 篇，D 级证据 5 篇。

> 薏苡附子败酱散加味配合云南白药灌肠对照氨苄西林、柳氮磺胺吡啶治疗溃疡性结肠炎在临床总有效率方面有优势（C）

张星耀等[2]实施的一项临床随机对照试验，样本量为 79 例。试验组 48 例，对照组 31 例。试验组以自拟解毒消痈汤口服，配合云南白药保留灌肠治疗。解毒消痈汤药物组成：败酱草 30g，薏苡仁 20g，制附子 6g，木香 3g，黄连 6g，当归 10g，白芍 10g，生甘草 3g。每日 1 剂，水煎服。湿热重者加白头翁 15g；食欲不振、舌苔白厚腻者加苍术、川朴各 10g；面白无华，神疲乏力，脉沉细者加生黄芪 20g。保留灌肠：以云南白药散剂 1 瓶，用生理盐水制成药液 100mL，温度以 38℃为宜，每日 1 次，于晚上排空大便后保留灌肠，保留时间至少 1 小时。2 周为 1 个疗程，4 个疗程后统计疗效。对照组口服氨苄西林胶囊 0.5g，每日 4 次。柳氮磺胺吡啶 2g、地塞米松 10mg，加入温生理盐水 100mL 保留灌肠，每晚 1 次，方法及疗程同上。两组比较，临床总有效率相对危险度（RR）1.45，95%CI（1.13～1.85），$P < 0.00001$，有统计学意义（疗效标准：临床治愈：临床症状消失，大便常规检查正常，纤维肠镜检查肠黏膜病变恢复正常，1 年内未复发。显效：临床症状基本消失，大便常规检查正常，肠镜检查肠黏膜溃疡面消失，仅有轻度炎症。好转：临床症状明显改善，大便常规检查红、白细胞高倍镜视野下可有 3～5 个，纤维肠镜检查肠黏膜病变好转，溃疡面缩小。无效：临床症状和体征、大便常规、纤维肠镜检查无改变或加重）。

2. 泌尿生殖系统疾病

慢性盆腔炎

C 级证据 5 篇，D 级证据 10 篇。

> 薏苡附子败酱散加减配合西药腹腔灌注对照单纯西药腹腔灌注治疗慢性盆腔炎在临床总有效率方面有优势（C）

贺玉芳[3]实施的一项临床随机对照试验，样本量为 196 例。试验组 98 例，对照组 98 例。试验组：庆大霉素 16U 单位、地塞米松 20mg，加入替硝唑 200mL（每瓶 100mL）腹腔灌注。中药选用薏苡附子败酱散加减：附子 6g，薏仁、鱼腥草各 20g，生蒲黄、五灵脂各 10g，元胡 9g，败酱草 30g。疼痛固定，舌质暗红有瘀斑酌情加桃仁、桂枝等，7～14d 为 1 疗程。灌注取患者餐后，治疗在月经周期的任何时候都可以进行。对照组单纯用上述方法腹腔灌注。两组比较，临床有效率相对危险度（RR）1.18，95%CI（1.06～1.30），P=0.002，有统计学意义（疗效标准：治愈：临床症状消失，盆腔器官无压痛，腹腔炎性渗出液吸收，或包块消失，半年内无复发。好转：临床症状减轻 3 个月无加重。腹腔炎性渗出液基本消失，包块缩小或消散。无效：临床症状仍存在，盆腔器官压痛无减轻，B 超检查体征同治疗前）。

【证据荟萃】

※ Ⅱ级

薏苡附子败酱散及其加减方主要治疗消化和泌尿生殖系统疾病，如阑尾周围脓肿、溃疡性结肠炎、慢性盆腔炎等。

《金匮要略》原文中以本方治疗肠痈已成脓者，病机为邪毒化脓、热毒内结。临床主要表现为肌肤甲错，腹皮急紧，按之濡，如肿状，腹无积聚，身无热，脉数（洪数）等。阑尾周围脓肿、溃疡性结肠炎、慢性盆腔炎等高频病症在某阶段的病机及临床表现可与之相符。临床研究和个案经验文献均支持消化系统疾病和泌尿生殖系统疾病是其高频率、高级别证据分布的病症系统。阑尾周围脓肿、溃疡性结肠炎、慢性盆腔炎均已有至少2项C级证据。

※ Ⅱ级

薏苡附子败酱散配合外敷大蒜芒硝及西医常规对照单纯西医常规治疗阑尾周围脓肿在临床总有效率方面有优势。

薏苡附子败酱散加味配合云南白药灌肠对照氨苄西林、柳氮磺胺吡啶治疗溃疡性结肠炎在临床总有效率方面有优势。

薏苡附子败酱散加减配合西药腹腔灌注对照单纯西药腹腔灌注治疗慢性盆腔炎在临床总有效率方面有优势。

【参考文献】

［1］任东林，范小华，罗湛滨等.中西结合治疗阑尾周围脓肿95例［J］.世界华人消化杂志，1998，6（6）：545-546.

［2］张星耀，谢宗立.解毒消痈汤配合灌肠治疗慢性溃疡性结肠炎48例［J］.中国民间疗法，2001，9（1）：31.

［3］贺玉芳.中西医结合治疗慢性盆腔炎98例［J］.陕西中医，2005，26（10）：1001.

二、大黄牡丹汤

【原文汇要】

肠痈者，少腹肿痞，按之即痛如淋，小便自调，时时发热，自汗出，复恶寒，其脉迟紧者，脓未成，可下之，当有血。脉洪数者，脓已成，不可下也，大黄牡丹汤主之。（4）

大黄牡丹汤方

大黄四两　牡丹一两　桃仁五十个　瓜子半升　芒硝三合

上五味，以水六升，煮取一升，去滓，内芒硝，再煎沸，顿服之，有脓当下，如无脓，当下血。

【原文释义】

大黄牡丹汤主治肠痈尚未成脓。症见瘀热阻滞经脉，营血不畅的"少腹肿痞，按之即痛如淋，小便自调"，正邪交争的"时时发热"，热蒸营血，迫津外泄的"自汗出"，和热毒壅遏营卫的"复恶寒"，及热伏血瘀的"脉迟紧"治"可下之"。方中用大黄苦寒入气入血，伍芒硝以清肠中结聚之毒热，借阳明谷道下泄荡除；用丹皮桃仁凉血化瘀；用瓜子排脓消痈。

【文献概况】

设置关键词为"大黄牡丹湯""大黄牡丹汤""大黄牡丹皮湯""大黄牡丹皮汤"，检索并剔重后，得到 993 篇相关文献，其中 CBM、CNKI、VIP、WF 分别为 191 篇、633 篇、146 篇、23 篇。初步分类：临床研究 267 篇（26.9%）、个案经验 151 篇（15.2%）、实验研究 38 篇（3.8%）、理论研究 318 篇（32.0%）、其他 219 篇（22.1%）。在个案经验文献中，大黄牡丹汤及其加减方的医案有 250 则。

【文献病谱】

1. 临床研究文献

共涉及 13 类病症（证）系统、59 个病症（证）（表 18-4）。

表 18-4　大黄牡丹汤临床研究文献病症（证）谱

> **消化系统疾病（22 个、182 篇）**

西医疾病：阑尾炎 70（急性 38、未特指 15、急性化脓性 3、化脓性 3、急性单纯性 2、慢性 2、单纯性 2、急性合并弥漫性腹膜炎 1、老年化脓性 1、合并腹膜炎 1、老年性 1、急性坏疽性 1），阑尾周围脓肿 50，阑尾脓肿 16，胰腺炎 6（急性 4、急性水肿型 1、急性重症 1），肠梗阻 4（粘连性 2、术后 2），胆囊炎 3（急性 2、未特指 1），胆囊术后诸症 2，胰腺假囊肿 2，肠炎 2（慢性结肠 1、增生性结肠 1），肛肠术后综合征（肛瘘术后伤口愈合）2，胆结石 2（胆囊术后 1、未特指 1），溃疡性结肠炎 2，腹腔脓肿 1，结肠脾曲综合征 1，阑尾穿孔合并腹膜炎 1，消化性溃疡 1，重型肝炎 1，肛隐窝炎 1，疝（嵌顿疝无张力疝修补术术后）1

西医症状：顽固性膈肌痉挛 1，阑尾包块 1

中医疾病：肠痈 12

> **泌尿生殖系统疾病（10 个、46 篇）**

西医疾病：盆腔炎 32（慢性 14、未特指 11、急性 6、盆腔炎性包块 1），前列腺炎 4（慢性 3、慢性无菌性 1），盆腔脓肿 3，附件炎性包块 1，急性前庭大腺炎 1，泌尿系结石 1，盆腔疼痛综合征 1，急性膀胱炎 1，慢性输卵管炎 1，术后盆腔感染 1

> **循环系统疾病（5 个、11 篇）**

西医疾病：痔 6（嵌顿性内痔 3、未特指 2、混合 1），毒血症 2，急性出血性脑卒中 1，脑卒中后遗褥疮 1，上肢深静脉血栓形成 1

> **损伤、中毒和外因的某些其他后果（5 个、6 篇）**

西医疾病：外伤后诸症 2（全身炎症反应综合征 1、血肿 1），肠粘连（腹部术后）1，脑外伤后诸症 1，术后感染（阑尾切除术后）1，腰椎骨折后腹胀腹痛 1

> **呼吸系统疾病（3 个、3 篇）**

西医疾病：小儿化脓性扁桃体炎 1，慢性化脓性鼻窦炎 1，感冒伴咳嗽 1

> **某些传染病和寄生虫病（3 个、3 篇）**

西医疾病：急性坏死性肠炎 1，肾病综合征出血热少尿期 1，全身炎症反应综合征 1

> **肿瘤（3 个、3 篇）**

西医疾病：急性白血病伴回盲肠综合征 1，子宫肌瘤 1，卵巢癌切除术后胃肠功能紊乱 1

> **血液及造血器官疾病和某些涉及免疫机制的疾患（2 个、3 篇）**

西医疾病：过敏性紫癜 2（合并神经系统损害 1、未特指 1），再生障碍性贫血 1

> **皮肤和皮下组织疾病（2 个、2 篇）**

西医疾病：皮肤疖肿 1，髂窝脓肿 1

➢ **精神和行为障碍**（1个、3篇）
西医疾病：胃肠神经官能症3（阑尾切除术后2、腹部术后1）
➢ **肌肉骨骼系统和结缔组织疾病**（1个、2篇）
西医疾病：腰椎间盘突出症2
➢ **妊娠、分娩和产褥期**（1个、1篇）
西医疾病：人工流产后恶露不尽1
➢ **中医病证**（1个、2篇）
腹胀（术后）2

　　西医病症系统中，消化系统疾病在病症种类与文献数量上均居首位（图18-3）。各系统病症中，频数位居前列（至少为10）的病症有：阑尾炎、阑尾周围脓肿、阑尾脓肿、肠痈、盆腔炎。

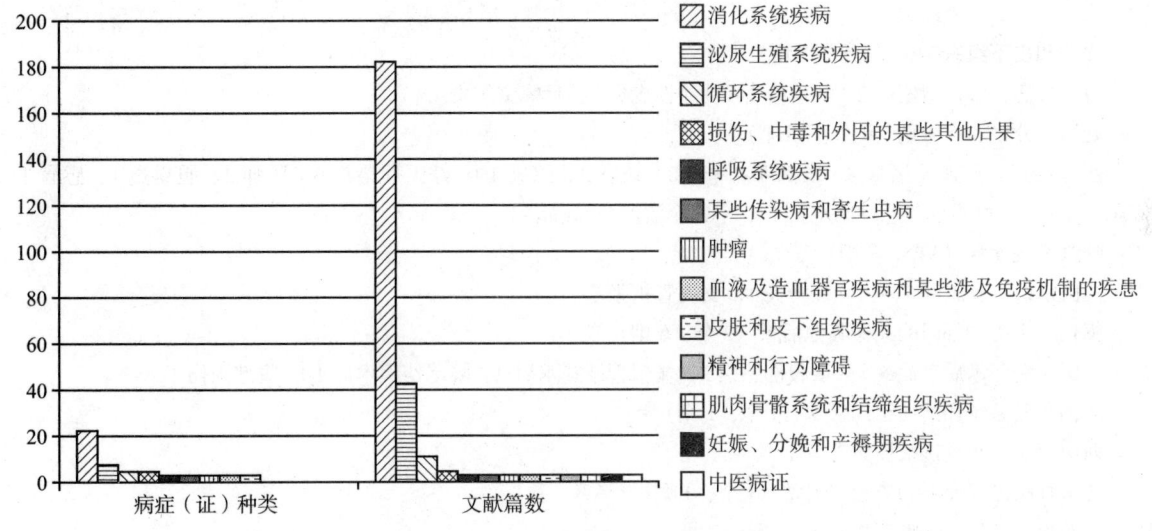

图18-3　病症（证）种类及文献数量分布图

2.个案经验文献

　　共有13类病症（证）系统、84个病症（证）、250则医案（表18-5）。

表18-5　大黄牡丹汤个案经验文献病症（证）谱

➢ **消化系统疾病**（27个、124则）
西医疾病：阑尾炎55（急性33、急性化脓性5、慢性4、未特指4、慢性急性发作2、单纯性1、合并卵巢囊肿1、急性合并：局限性腹膜炎2、阑尾周围脓肿1、急性化脓性合并：肠穿孔1、右输尿管结石1），肠梗阻9（伴粘连4、机械性1、不完全性1、术后1、胃穿孔术后1、未特指1），胰腺炎7（急性5、急性轻型1、急性重症1），胆囊炎6（急性5、未特指1），阑尾周围脓肿4，腹膜炎4（局限性1、化脓性合并败血症1、急性化脓性阑尾炎术后1、合并阑尾穿孔1），肝炎3（慢性1、急性黄疸型1、合并慢性阑尾炎1），肝脓肿3（慢性多发性2、细菌性1），溃疡性结肠炎2，胆结石2（胆总管1、合并急性胆囊炎1），肝囊肿2，肛裂2，复发性口腔溃疡2，肛周脓肿2，肠穿孔（合并弥漫性腹膜炎）1，肠间隙脓肿1，反流性胃炎合并食管炎1，肠炎（急性发作）1，克隆氏病1，阑尾脓肿1，术后肠粘连1，食管下段脓肿1
西医症状：呕血2，腹泻合并腹痛1，顽固性膈肌痉挛合并呕吐1
中医疾病：肠痈8（未特指7、慢性1），胃痛1

➢ **泌尿生殖系统疾病（24个、57则）**

西医疾病：盆腔炎17（急性7、慢性4、未特指4、慢性急性发作1、急性合并化脓性宫颈炎1），不孕症6（输卵管阻塞3、未特指3），卵巢囊肿4，子宫内膜炎3（急性2、未特指1），痛经3，盆腔脓肿2，肾周脓肿2，急性附件炎1，急性睾丸炎1，输尿管结石1，尿道狭窄1，前列腺炎1，前列腺增生1，肾脓肿1，输卵管炎1，子宫内膜异位症（卵巢巧克力囊肿）1，子宫体炎（剖宫产术后）1

西医症状：白带异常2，闭经1，盆腔包块1

中医疾病：血尿2，崩漏2，经行瘾疹1，阴疮1

➢ **某些传染病和寄生虫病（6个、14则）**

西医疾病：血吸虫病合并阑尾炎8，痢疾1，麻疹1，霉菌性阴道炎1，带状疱疹1

中医疾病：丹毒2

➢ **循环系统疾病（5个、6则）**

西医疾病：高血压病2（伴眩晕1、未特指1），脑卒中1，下肢深静脉血栓形成1，血栓性外痔1，颅内血肿1

➢ **皮肤和皮下组织疾病（4个、5则）**

西医疾病：寻常型痤疮2，荨麻疹1，神经性皮炎1，足蜂窝织炎1

➢ **妊娠、分娩和产褥期（3个、15则）**

西医疾病：产褥期诸症8（发热3、高热2、缺乳2、感染1），妊娠期诸症6（肠痈2、胆囊炎1、感冒1、阑尾炎1、中期妊娠合并急性阑尾炎1），不完全流产合并感染1

➢ **呼吸系统疾病（3个、9则）**

西医疾病：肺脓肿7，大叶性肺炎1，支气管扩张1

➢ **损伤、中毒和外因的某些其他后果（2个、6则）**

西医疾病：术后诸症5（重度腹部感染2、输精管结扎术后2、阑尾切除术后1），腹部内伤1

➢ **肌肉骨骼系统和结缔组织疾病（1个、1则）**

西医疾病：头皮过敏性脉管炎1

➢ **先天性畸形、变形和染色体异常（1个、1则）**

西医疾病：先天性幽门狭窄1

➢ **眼和附器疾病（1个、1则）**

西医症状：眼部痛1

➢ **肿瘤（1个、1则）**

西医疾病：子宫肌瘤1

➢ **中医病证（6个、10则）**

腹痛4，脏躁2，不寐1，脐痈1，癥瘕1，阳强1

按文献病症种类和医案则数多少排序，西医病症系统中，消化系统疾病均居首位（图18-4）。各系统病症中，医案数位居前列（至少为7）的病症有：阑尾炎、胰腺炎、肠痈、盆腔炎、血吸虫病合并阑尾炎、产褥期诸症、肺脓肿。

3. 比较研究

临床研究和个案经验文献比较，两者在文献和病症数量上，消化系统疾病均居首位，是共有的高频病症系统。在具体病症上，阑尾炎、肠痈、盆腔炎等是共有高频病症。

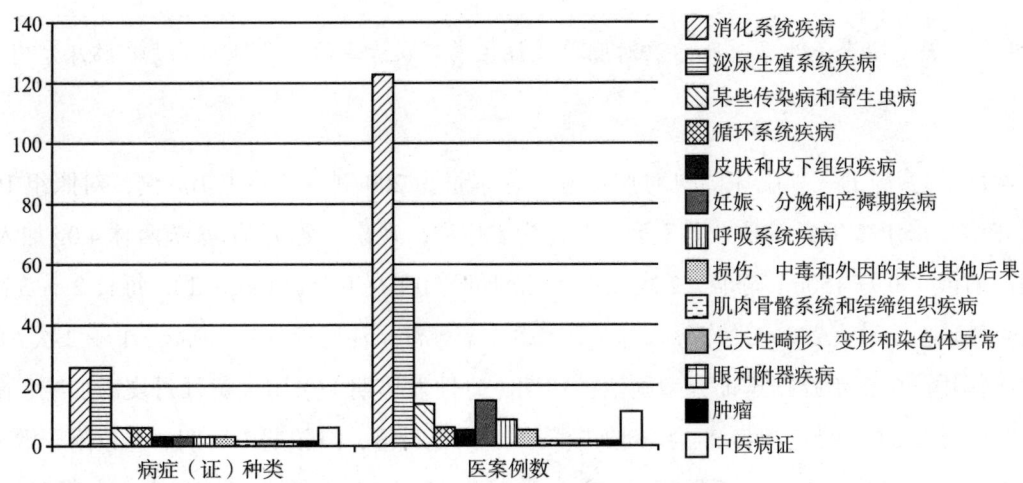

图 18-4 病症（证）种类及医案数量分布图

【证据分级】

临床研究文献证据

截至目前，大黄牡丹汤及其加减方临床研究文献证据等级为：B 级 4 篇、C 级 88 篇、D 级 175 篇。详细情况见表 18-6。

表 18-6 临床研究文献证据等级分布情况

证据等级	病症（证）
B 级	胆囊切除术后并发症、卵巢癌切除术后胃肠功能紊乱、嵌顿疝无张力疝修补术后、急性重症胰腺炎
C 级	阑尾切除术后肠功能恢复、阑尾炎、急性前庭大腺炎、腹部术后肠功能恢复、慢性化脓性鼻窦炎、盆腔炎（脓肿、急性、慢性、未特指）、慢性前列腺炎、外伤后全身炎症反应综合征、胆囊术后诸症、阑尾脓肿、急性阑尾炎术后残余感染、阑尾炎（单纯性、急性、急性化脓性、慢性、阑尾周围脓肿）、胰腺假囊肿、胰腺炎（急性、急性水肿性）、重型肝炎、全身炎症反应综合征、毒血症、急性出血性脑卒中、脑卒中后遗褥疮、嵌顿性内痔
D 级	小儿化脓性扁桃体炎、腰椎间盘突出症、附件炎性包块、泌尿系结石、盆腔脓肿、盆腔疼痛综合征、盆腔炎（急性、慢性、炎性包块、未特指）、慢性前列腺炎、慢性无菌性前列腺炎、急性坏死性肠炎、肾病综合征出血热少尿期、皮肤疖肿、髂窝脓肿、人工流产后恶露不尽、腹部术后（肠粘连、腹胀、盆腔感染）、脑外伤后诸症、外伤后血肿、腰椎骨折后腹胀痛、胆结石、胆囊术后结石、急性胆囊炎、胆囊炎、腹腔脓肿、结肠脾曲综合征、结肠炎（慢性、增生性）、阑尾穿孔合并腹膜炎、阑尾炎（单纯性、急性、老年化脓性、老年性、急性单纯性、急性化脓性、合并：腹膜炎、阑尾脓肿、弥漫性腹膜炎）、溃疡性结肠炎、消化性溃疡、胰腺假囊肿、急性胰腺炎、顽固性膈肌痉挛、阑尾包块、肠痈、过敏性紫癜（合并神经系统损害、未特指）、再生障碍性贫血、痔（混合、嵌顿性、未特指）、急性白血病伴回盲肠综合征

【证据示例】

1. 消化系统疾病

（1）急性阑尾炎

C 级证据 13 篇，D 级证据 25 篇。

> 大黄牡丹汤配合抗生素三联疗法对照单纯抗生素三联疗法治疗急性阑尾炎在临床总有效率方面有优势（C）

靳素萍[1] 实施的一项临床随机对照试验，样本量为 200 例。试验组 100 例，对照组 100 例。西医保守治疗采用抗生素三联方案（治疗 7 日为 1 疗程，观察疗效）。①氨苄西林 4.0g 加入 0.9% 氯化钠注射液 100～150mL 静滴，2 次 /d；小儿剂量为 0.1～0.15g/（kg·d），每日 2～3 次。②甲硝唑或替硝唑注射液 250mL 静滴，1 次 / 日。③左氧氟沙星注射液 0.2～0.4g，1～2 次 / 日，仅限于成人使用。中医治疗据辨证分型施治：初期（急性发作期）采用大黄牡丹皮汤加减；酿脓期（进展期）采用大黄牡丹皮汤合红藤煎剂加败酱草、天花粉等；溃脓期（后期）薏苡附子败酱散合参附汤加减。中药基本方为：红藤 15～20g，败酱草 15～30g，丹皮 20～40g，赤芍 10～20g，桃仁 10～20g，元胡 10～20g，大黄 5～10g（后下），芒硝 3～9g（冲服）。每日 1 剂，水煎早晚各 1 次温服，每次 200mL。加减：大热大渴加石膏、知母、天花粉；恶心呕吐加竹茹、黄芩；热毒盛加银花、连翘、蒲公英、紫花地丁清热解毒；腹胀甚加厚朴、枳实、青皮、大腹皮行气除胀；腹痛甚加木香、川楝子行气止痛；瘀血甚加乳香、没药、山甲、紫草活血化瘀；脓毒甚加薏苡仁、冬瓜仁清热排脓。连服上方 3 剂后观察疗效，有效则据病情变化加减，巩固疗效，直至痊愈。两组比较，临床总有效率相对危险度（RR）1.12，95%CI（1.02～1.23），P=0.02，有统计学意义［疗效标准：痊愈：腹痛消失，右下腹无压痛及反跳痛，化验血常规正常，B 超检查无异常发现。显效：腹痛基本消失，右下腹压痛明显减轻，包块明显减小，化验血常规白细胞（WBC）总数及中性粒细胞均明显下降，B 超检查右下腹包块明显缩小。好转：腹痛减轻，右下腹压痛减轻，包块缩小，化验血常规 WBC 总数及中性粒细胞均较发病初期下降，B 超检查右下腹包块缩小。无效：腹痛无明显减轻，右下腹包块无明显缩小、压痛及反跳痛持续存在，化验血常规 WBC 总数及中性粒细胞较发病初期无下降，甚至更高，B 超检查右下腹包块无明显变化］。

（2）阑尾周围脓肿

C 级证据 20 篇，D 级证据 30 篇。

> 大黄牡丹汤加减配合中药外敷及西药对照单纯西药治疗阑尾周围脓肿在临床总有效率方面有优势（C）

管小猛等[2] 实施的一项临床随机对照试验，样本量为 109 例。试验组 57 例，对照组 52 例。对照组应用头孢哌酮钠 4～6g（过敏者用左氧氟沙星 0.2g）、丁胺卡那 0.4g、甲硝唑 1.0g 静滴，1 次 / 日，7 日为 1 疗程，< 14 岁者按成人量的 1/2 给药。同时给予卧床休息、半卧位、进流质饮食及对症支持治疗。试验组在对照组治疗的基础上给大黄牡丹汤：大黄 12g，芒硝 8g，牡丹皮 9g，桃仁 12g，冬瓜皮 30g，金银花 30g，川楝子 12g，黄芩、黄连各 12g，栀子 9g，蒲公英 30g。气滞加青皮、乌药，血瘀加红藤、丹参，湿重加藿香、佩兰、薏苡仁，呕吐不食加姜半夏，高热加生地黄、玄参、天花粉、生石膏，小便不利加车前子，包块质硬者加山甲、皂角刺。1 剂 / 日，水煎后分 2 次早晚温服。另用中药局部外敷：大黄 150g，芒硝 150g，黄连、黄柏各 30g，冰片 20g。食

醋调成糊状局部热敷，2 次 / 日，每次 40min。两组比较，临床总有效率相对危险度（RR）1.17，95%CI（1.02 ～ 1.33），P=0.02，有统计学意义（疗效标准：显效：按压腹部无疼痛，B 超检查提示脓肿吸收。有效：按压腹部轻度疼痛，B 超检查脓肿明显缩小。无效：腹部有压痛，可触及包块或未触及包块，B 超检查脓肿无缩小或吸收不明显）。

2. 泌尿生殖系统疾病

（1）慢性盆腔炎

C 级证据 6 篇，D 级证据 8 篇。

> 大黄牡丹汤加减灌肠对照左氧氟沙星联合甲硝唑静滴治疗慢性盆腔炎在临床总有效率方面有优势（C）

郝德芳[3]实施的一项临床随机对照试验，样本量为 106 例。试验组 53 例，对照组 53 例。试验组：采用口服中药大黄牡丹皮汤泄热破瘀、散结消肿。大黄牡丹皮汤：冬瓜子 30g，大黄 18g，桃仁 12g，牡丹皮、芒硝各 9g。水煎服，每日 1 剂。如口服中药困难或口服效果不佳者，可采用透脓散加减灌肠：黄芪、皂角刺、蚤休各 30g，鸡血藤 20g，当归、川芎、三棱各 12g，山甲 9g，银花 2g。无包块或月经量过多者去山甲、三棱，加丹参 15g；炒蒲黄 10g；白带量多或带中夹血者加黄柏、败酱草 20g；腰酸腰痛加杜仲 12g，续断 10g。水煎 2 次，将药液浓缩至 100 ～ 150mL。诺氟沙星 0.4mg，或甲硝唑注射液（0.5g/100mL）30 ～ 50mL，温度 36.5℃～ 37.5℃。患者取卧位，将灌肠导管由肛门插入 15 ～ 20cm，用注射器缓慢注入药液，侧卧位保持 20 ～ 30min，每日 1 次。同时，口服诺氟沙星、甲硝唑或氨苄西林等。对照组：采用对致病菌敏感的抗生素，如：诺氟沙星、青霉素、甲硝唑等。对青霉素过敏者改用阿奇霉素等。两组比较，临床有效率相对危险度（RR）1.24，95%CI（1.07 ～ 1.45），P=0.006，有统计学意义（疗效标准：根据《中药新药临床研究指导原则》拟定。痊愈：症状体检及妇科检查恢复正常、B 超提示子宫、附件正常，炎性包块、盆腔积液消失，增粗增厚的输卵管变细，子宫底回声消失。有效：症状消失或明显减轻，妇科检查明显改善，B 超显示炎性包块缩小，增厚的附件变薄，盆腔积液减少或趋向消失。无效：主要临床症状及体征无变化，B 超显示包块、积液无变化）。

【证据荟萃】

※ Ⅱ级

大黄牡丹汤及其加减方主要治疗消化系统疾病和泌尿生殖系统疾病，如急性阑尾炎、阑尾周围脓肿、慢性盆腔炎等。

《金匮要略》原文中以本方治疗热毒内聚，营血瘀滞，腑气不通的少腹肿痞，拘急拒按的肠痈未成脓者。急性阑尾炎、阑尾周围脓肿、慢性盆腔炎等高频病症在某阶段的病机及临床表现可与之相符。临床研究和个案经验文献均支持消化系统疾病是其高频率、高级别证据分布的病症系统。急性阑尾炎、阑尾周围脓肿、慢性盆腔炎均已有至少 2 项 C 级证据。

※ Ⅱ级

大黄牡丹汤配合抗生素三联疗法对照单纯抗生素三联疗法治疗急性阑尾炎在临床总有效率方面

有优势。

大黄牡丹汤加减配合中药外敷及西药对照单纯西药治疗阑尾周围脓肿在临床总有效率方面有优势。

大黄牡丹汤加减灌肠对照左氧氟沙星联合甲硝唑静滴治疗慢性盆腔炎在临床总有效率方面有优势。

【参考文献】

［1］靳素萍.中西医结合治疗急性阑尾炎100例［J］.中国医药指南，2008，12（6）：332-333.

［2］管小猛，洪亮.中西医结合治疗阑尾周围脓肿57例疗效观察［J］.山东医药，2006，46（3）：26.

［3］郝德芳.中西医结合治疗慢性盆腔炎53例疗效观察［J］.山西中医，2008，24（5）：29.

三、王不留行散

【原文汇要】

病金疮，王不留行散主之。（6）

王不留行散方

王不留行十分（八月八日采） 蒴藋细叶十分（七月七日采） 桑东南根（白皮）十分（三月三日采） 甘草十八分 川椒三分（除目及闭口者，去汗） 黄芩二分 干姜二分 芍药二分 厚朴二分

上九味，桑根皮以上三味，烧灰存性，勿令灰过，各别杵筛，合治之为散，服方寸匕。小疮即粉之，大疮但服之，产后亦可服。如风寒，桑东根勿取之。前三物，皆阴干百日。

【原文释义】

王不留行散主治被金属利器所伤之金疮。症可见出血，停留之瘀血。方中用王不留行止金疮出血，且能散瘀；佐用蒴藋细叶通利气血；桑东南根白皮，补合金疮，续绝通脉。三味阴干烧灰存性，取黑能止血之意。黄芩、芍药清热和营；川椒、干姜，辛散通阳；少佐厚朴利气，甘草调和诸药而解毒。小疮可直接外敷，大疮但内服之，产后出血亦可服之。

【文献概况】

设置关键词为"王不留行散"，检索并剔重后，得到92篇相关文献，其中CBM、CNKI、VIP、WF分别为2篇、89篇、1篇、0篇。初步分类：临床研究4篇（4.3%）、个案经验8篇（8.7%）、实验研究1篇（1.1%）、理论研究76篇（82.6%）、其他3篇（3.3%）。在个案经验文献中，王不留行散及其加减方的医案有7则。

【文献病谱】

1.临床研究文献

共涉及3类病症系统、4个病症（表18-7）。

表 18-7　王不留行散临床研究文献病症谱

> **损伤、中毒和外因的某些其他后果（2个、2篇）**
> 西医疾病：眼球穿通伤术后视力减退1，术后刀口愈合困难（肛瘘术后）1
> **某些传染病和寄生虫病（1个、1篇）**
> 西医疾病：带状疱疹1
> **内分泌、营养和代谢疾病（1个、1篇）**
> 西医疾病：糖尿病合并肢端坏疽1

2. 个案经验文献

共有3类病症（证）系统、6个病症（证）、7则医案（表18-8）。

表 18-8　王不留行散个案经验文献病症（证）谱

> **损伤、中毒和外因的某些其他后果（3个、4则）**
> 西医疾病：伤口不愈合2，动物咬伤1，足关节扭挫伤1
> **妊娠、分娩和产褥期（2个、2则）**
> 西医疾病：不完全性人工流产1，人工流产后诸症（宫内胎物残留）1
> **中医病证（1个、1则）**
> 疮痈1

3. 比较研究

临床研究和个案经验文献比较，两者在文献和病症数量上，损伤、中毒和外因的某些其他后果是共有病症系统。

【证据分级】

临床研究文献证据

截至目前，王不留行散及其加减方临床研究文献证据等级为：C级2篇、D级2篇。详细情况见表18-9。

表 18-9　临床研究文献证据等级分布情况

证据等级	病症（证）
C级	肛瘘术后创口愈合困难、糖尿病合并肢端坏疽
D级	带状疱疹、眼球穿通伤术后

【证据示例】

1. 损伤、中毒和外因的某些其他后果

（1）肛瘘术后创口愈合困难

C级证据1篇。

> 凡士林纱条包裹王不留行散粉剂填塞创面对照单纯凡士林填塞创面治疗肛瘘术后创口愈合困难在临床有总效率方面有疗效优势（C）

李可[1]实施的一项临床随机对照试验，样本量为100例。试验组、对照组各50例。试验组采用凡士林纱条包裹王不留行散粉剂填塞创口。王不留行散：王不留行 3g，蒴藋细叶 3g，桑白皮 3g，生甘草 6g，川椒 0.9g，黄芩 0.6g，干姜 0.6g，芍药 0.6g，厚朴 0.6g。对照组采用凡士林填塞创面。10 天为 1 个疗程。两组比较，临床总有效率相对危险度（RR）1.43，95%CI（1.12，1.81），P=0.004，有统计学意义［疗效标准参照《中药（新药）临床研究指导原则》中的有关标准拟定。临床治愈：临床症状、体征消失或基本消失，症状积分较治疗前减少≥ 95%。显效：临床症状、体征明显改善，症状积分较治疗前减少≥ 70%，但 < 95%。有效：临床症状、体征明显改善，症状积分较治疗前减少≥ 30%，但 < 70%。无效：治疗后症状积分较治疗前减少 < 30%］。

【证据荟萃】

※ Ⅲ级

王不留行散及其加减方可以治疗损伤、中毒和外因的某些其他后果，如肛瘘术后创口愈合困难等。

《金匮要略》原文中以本方治疗金属利器所伤之金疮。其主要临床表现为伤口出血，停留瘀血，久不愈合等。高频病症肛瘘术后创口愈合困难在某阶段的病机及临床表现可与之相符。临床研究和个案经验文献均支持损伤、中毒和外因的某些其他后果是其较高频率、高级别证据分布的病症系统。肛瘘术后创口愈合困难已有 1 项 C 级证据。

※ Ⅲ级

凡士林纱条包裹王不留行散粉剂填塞创面对照单纯凡士林填塞创面治疗肛瘘术后创口愈合困难在临床有总效率方面有疗效优势。

【参考文献】

［1］李可. 王不留行散促进肛瘘术后创口愈合研究［D］. 成都中医药大学，2012.

四、排脓散

【原文汇要】

排脓散方

枳实十六枚　芍药六分　桔梗二分

上三味，杵为散，取鸡子黄一枚，以药散与鸡黄相等，揉和令相得，饮和服之，日一服。

【原文释义】

排脓散功能破滞行气，和营去瘀，排脓补虚。方中用枳实破滞行气，芍药和营除血痹，二药合用，可化瘀行滞，排脓去腐，用治肠道积滞，大便带脓血，肠内痈脓；桔梗为排脓要药，伍枳芍同用，可加强排脓作用；鸡子黄补土，补气血之虚，以防枳芍破泄伤正。

【文献概况】

设置关键词为"排膿散""排脓散"，检索并剔重后，得到 66 篇相关文献，其中 CBM、CNKI、VIP、WF 分别为 3 篇、9 篇、1 篇、53 篇。初步分类：临床研究 3 篇（4.5%）、个案经验 2 篇（3.0%）、实验研究 2 篇（3.0%）、理论研究 2 篇（3.0%）、其他 57 篇（86.5%）。在个案经验文献中，排脓散及其加减方的医案仅有 2 则。

【文献病谱】

1. 临床研究文献

共涉及 1 类系统、1 个病症（表 18-10）。

表 18-10　排脓散临床研究文献病症谱

➤ 泌尿生殖系统疾病（1 个、3 篇）
西医疾病：乳腺炎 3（急性 1、肉芽肿性 1、乳汁淤积性 1）

2. 个案经验文献

共有 2 类系统、2 个病症、2 则医案（表 18-11）。

表 18-11　排脓散个案经验文献病症谱

➤ 呼吸系统疾病（1 个、1 则）
西医疾病：慢性副鼻窦炎 1
➤ 泌尿生殖系统疾病（1 个、1 则）
西医疾病：慢性盆腔炎 1

3. 比较研究

临床研究和个案经验文献比较，泌尿生殖系统疾病是共有病症系统。

【证据分级】

临床研究文献证据

截至目前，排脓散及其加减方临床研究文献证据等级为：D 级 3 篇。详细情况见表 18-12。

表 18-12　临床研究文献证据等级分布情况

证据等级	病症（证）
D 级	乳腺炎（急性、肉芽肿性、乳汁淤积性）

【证据提要】

排脓散及其加减方临床证据匮乏，少量证据提示可以用于治疗乳腺炎、慢性副鼻窦炎、慢性盆腔炎。

五、排脓汤

【原文汇要】

排脓汤方

甘草二两　桔梗三两　生姜一两　大枣十枚

上四味，以水三升，煮取一升，温服五合，日再服。

【原文释义】

排脓汤功能排脓。方用甘草、桔梗（即肺痈篇中之桔梗汤），清热解毒排脓；生姜大枣振奋中焦营卫，有助疮疡愈合。

【文献概况】

设置关键词为"排膿湯""排脓汤"，检索并剔重后，得到158篇相关文献，其中CBM、CNKI、VIP、WF分别为6篇、23篇、9篇、120篇。初步分类：临床研究15篇（9.5%）、个案经验3篇（1.9%）、实验研究1篇（0.6%）、理论研究2篇（1.3%）、其他137篇（86.7%）。在个案经验文献中，排脓汤及其加减方的医案有3则。

【文献病谱】

1. 临床研究文献

共涉及4类病症系统、9个病症（表18-13）。

表 18-13 排脓汤临床研究文献病症谱

> **呼吸系统疾病（4个、8篇）**
> 西医疾病：鼻窦炎4（未特指2、慢性1、慢性化脓性上颌窦1），脓胸2，化脓性扁桃体炎1
> 中医疾病：鼻渊1
> **消化系统疾病（3个、3篇）**
> 西医疾病：溃疡性结肠炎1，阑尾脓肿1，阑尾周围脓肿1
> **泌尿生殖系统疾病（1个、3篇）**
> 西医疾病：乳腺炎3（急性1、化脓性1、未特指1）
> **肿瘤（1个、1篇）**
> 西医疾病：肺癌1

西医病症系统中，呼吸系统疾病在病症种类与文献数量上均居首位（图18-6）。各系统病症中，频数位居前列（至少为3）的病症有：鼻窦炎、乳腺炎。

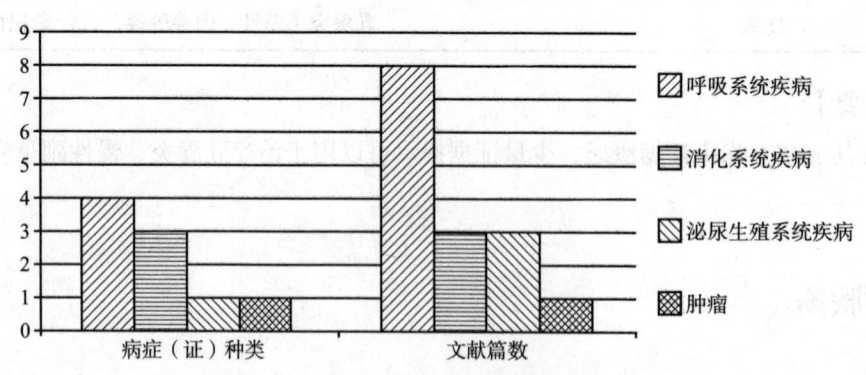

图 18-6 病症（证）种类及文献数量分布图

2. 个案经验文献

共有2类病症系统、2个病症、3则医案（表18-14）。

表 18-14 排脓汤个案经验文献病症谱

> **泌尿生殖系统疾病**（1 个、2 则）
  西医疾病：慢性盆腔炎 2
> **呼吸系统疾病**（1 个、1 则）
  西医疾病：慢性鼻窦炎 1

3. 比较研究

临床研究和个案经验文献比较，两者在文献和病症数量上，呼吸系统疾病是共有的高频病症系统。在具体病症上，鼻窦炎是共有病症。

【证据分级】

临床研究文献证据

截至目前，排脓汤及其加减方临床研究文献证据等级为：C 级 11 篇、D 级 4 篇。详细情况见表 18-15。

表 18-15 临床研究文献证据等级分布情况

证据等级	病症（证）
C 级	乳腺炎（化脓性）、脓胸、阑尾周围脓肿、阑尾脓肿、肺癌、溃疡性结肠炎、鼻渊、鼻窦炎（慢性、未特指）
D 级	乳腺炎（急性、未特指）、化脓性扁桃体炎、鼻窦炎（慢性化脓性上颌窦）

【证据示例】

1. 呼吸系统疾病

（1）慢性鼻窦炎

C 级证据 1 篇。

> 排脓汤加减联合西医综合疗法对照单纯西医综合疗法治疗慢性鼻窦炎在临床总有效率方面有优势（C）

王渝等[1]实施的一项临床随机对照试验，样本量为 48 例。其中试验组、对照组各 24 例。试验组先用 0.5% 甲硝唑注射液穿刺冲洗上颌窦，再灌注鱼腥草注射液，继予清窦排脓汤内服：黄芩、浙贝母、五味子、苍耳子各 12g，桔梗 15g，金银花叶、甘草各 10g。1 剂 /d，分 2 次服用；局部用 0.02% 呋喃西林、麻黄素滴鼻，以收缩肿胀的黏膜及鼻甲组织而改善引流，利于脓涕的排出。对照组初诊行上颌窦穿刺、引流，外用药与试验组相同，适当给予抗感染治疗，但不服中药汤剂。两组疗程均为 3 周。两组比较，临床总有效率相对危险度（RR）137.96，95%CI（134.18～141.74），$P < 0.0001$，有统计学意义（疗效标准：痊愈：脓涕、鼻塞、头昏痛消失，鼻黏膜、鼻甲组织肿胀明显消退，中道及嗅裂未见积脓，各鼻窦区无压痛、叩痛。X 线检查正常征象。显效：脓涕、头昏痛消失，时有轻微鼻塞，鼻黏膜、鼻甲肿胀明显消退，中道及嗅裂处无明显积脓，鼻底及下鼻道有少许分泌物存在，鼻窦区无压痛、叩痛阴性。X 线检查无明显异常。有效：脓涕明显减少，鼻塞仍有，

鼻黏膜、鼻甲组织肿胀改善，嗅裂及中道前端有少许积脓，鼻底及下鼻道仍有积脓存在，鼻窦区压痛、叩痛时有时无。X 线检查有轻微密度增高影。无效：症状未见改善，X 线检查仍有密度增高影等改变）。

【证据荟萃】

※ Ⅲ级

排脓汤及其加减方可以用于呼吸系统疾病，如慢性鼻窦炎等。

《金匮要略》原文中以本方排脓。其临床主要适应症多伴有化脓倾向疾病。慢性鼻窦炎在某阶段的病机及临床表现可与之相符。临床研究和个案经验文献均支持呼吸系统疾病是其高级别证据分布的病症系统。慢性鼻窦炎已有 1 项 C 级证据。

※ Ⅲ级

排脓汤加减联合西医综合疗法对照单纯西医综合疗法治疗慢性鼻窦炎在临床总有效率方面有优势。

【参考文献】

[1] 王渝，邓可斌. 内外结合治疗慢性鼻窦炎 [J]. 湖北中医杂志，2000，22（6）：15.

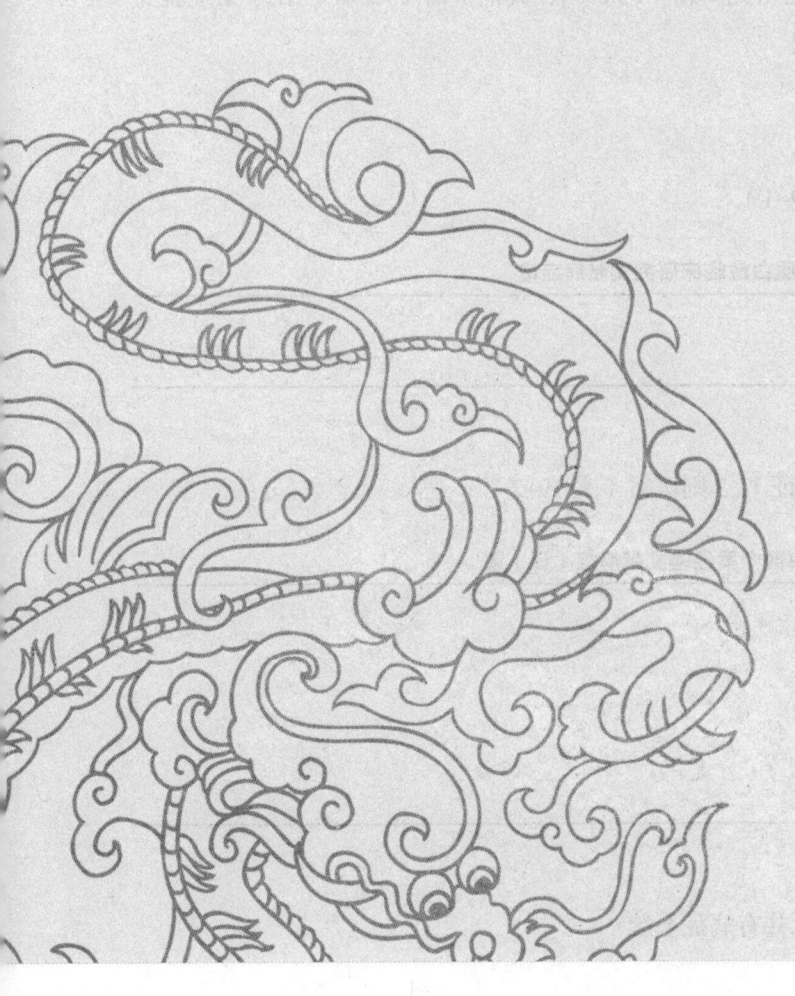

第十九章　跌蹶手指臂肿转筋阴狐疝蛔虫病方

一、鸡屎白散

【原文汇要】

转筋之为病，其人臂脚直，脉上下行，微弦。转筋入腹者，鸡屎白散主之。（3）

鸡屎白散方

鸡屎白

上一味为散，取方寸匕，以水六合，和，温服。

【原文释义】

鸡屎白散主治筋脉拘急，痛引少腹。症见其人臂脚直，脉上下行，微弦，转筋入腹。治用一味鸡屎白，息风止痉，通络舒筋。《神农本草经》谓鸡屎白："主转筋，利小便。"

【文献概况】

设置关键词为"雞屎白散""鸡屎白散"，检索并剔重后，得到13篇相关文献，其中CBM、CNKI、VIP、WF分别为0篇、10篇、0篇、3篇。初步分类：临床研究1篇（7.7%）、个案经验2篇（15.4%）、实验研究2篇（15.4%）、理论研究7篇（53.8%）、其他1篇（7.7%）。在个案经验文献中，鸡屎白散及其加减方的医案共有3则。

【文献病谱】

1. 临床研究文献

共涉及1类病症系统、1个病症（表19-1）。

表19-1 鸡屎白散临床研究文献病症谱

➢ 肌肉骨骼系统和结缔组织疾病（1个、1篇）
西医症状：腓肠肌痉挛（老年性）1

2. 个案经验文献

共有3类病症（证）系统、3个病症（证）、3则医案（表19-2）。

表19-2 鸡屎白散个案经验文献病症（证）谱

➢ 消化系统疾病（1个、1则）
西医疾病：胃肠功能紊乱1
➢ 泌尿生殖系统疾病（1个、1则）
西医疾病：小儿肾病综合征1
➢ 中医病证（1个、1则）
疳积（合并足胫挛急）1

3. 比较研究

临床研究和个案经验文献均较少，尚无共有病症系统。

【证据分级】

临床研究文献证据

截至目前，鸡屎白散及其加减方临床研究文献证据等级为：D级1篇。详细情况见表19-3。

表19-3 临床研究文献证据等级分布情况

证据等级	病症（证）
D级	腓肠肌痉挛（老年性）

【证据示例】

1.肌肉骨骼和结缔组织系统

（1）老年性腓肠肌痉挛

D级证据篇。

> 鸡屎白散加味治疗老年性抽筋有一定疗效（D）

陈军梅等[1]实施的一项临床病例观察，样本量为86例。取鸡笼内陈年鸡粪（色白者为佳）适量，置瓦上焙黄，研末，每服1g，每日早晚各1次，加生姜、红糖煲水冲服。治疗结果：86例患者中，7天治愈20例，10天治愈26例，15天治愈10例。显效者22例，好转者8例，总有效率100%（疗效标准：治愈：临床症状完全消失，半年内无复发。显效：临床症状缓解，半年内偶有发作，但时间短暂，症状轻微。好转：临床症状减轻不影响日常生活和工作）。

【证据提要】

鸡屎白散及其加减方临床证据匮乏，少量证据提示可以用于治疗老年性腓肠肌痉挛、胃肠功能紊乱、疳积等。

【参考文献】

[1]陈军梅，刘世恩.鸡屎白散治疗老年抽筋症86例[J].四川中医，2007，25（5）：58.

二、蜘蛛散

【原文汇要】

阴狐疝气者，偏有大小，时时上下，蜘蛛散主之。（4）

蜘蛛散方

蜘蛛十四枚（熬焦） 桂枝半两

上二味为散，取八分一匕，饮和服，日再服，蜜丸亦可。

【原文释义】

蜘蛛散主治阴狐疝气。症见阴囊偏大偏小，时上时下，发作无时。治当流利气机，温通气血，解散厥阴寒凝。方中用蜘蛛（用黑蜘蛛，去头足。花蜘蛛有毒不宜入药），能入厥阴通阳、散寒、破结利气；用桂枝辛温辛通厥阴阳气，流利气机。

【文献概况】

设置关键词为"蜘蛛散",检索并剔重后,得到 44 篇相关文献,其中 CBM、CNKI、VIP、WF 分别为 2 篇、39 篇、3 篇、0 篇。初步分类:临床研究 3 篇(6.8%)、个案经验 8 篇(18.2%)、实验研究 0 篇(0%)、理论研究 21 篇(47.7%)、其他 12 篇(27.3%)。在个案经验文献中,蜘蛛散及其加减方的医案有 12 则。

【文献病谱】

1. 临床研究文献

共涉及 3 类病症系统、3 个病症(表 19-4)。

表 19-4 蜘蛛散临床研究文献病症谱

> 消化系统疾病(1 个、1 篇)
  西医疾病:小儿腹股沟斜疝 1
> 泌尿生殖系统疾病(1 个、1 篇)
  西医疾病:鞘膜积液 1
> 皮肤和皮下组织疾病(1 个、1 篇)
  中医疾病:狐臭 1

2. 个案经验文献

共有 3 类病症(证)系统、4 个病症(证)、12 则医案(表 19-5)。

表 19-5 蜘蛛散个案经验文献(证)谱

> 泌尿生殖系统疾病(2 个、2 则)
  西医疾病:鞘膜积液 1
  西医症状:射精困难 1
> 消化系统疾病(1 个、7 则)
  西医疾病:阴囊疝 7
> 中医病证(1 个、3 则)
  狐疝 3

3. 比较研究

临床研究和个案经验文献比较,泌尿生殖系统疾病和消化系统疾病是共有病症系统。

【证据分级】

临床研究文献证据

截至目前,蜘蛛散及其加减方临床研究文献证据等级为:D 级 3 篇。详细情况见表 19-6。

表 19-6 临床研究文献证据等级分布情况

证据等级	病症(证)
D 级	小儿腹股沟斜疝、鞘膜积液、狐臭

【证据示例】

1. 消化系统疾病

（1）小儿腹股沟斜疝

D级证据1篇。

> 蜘蛛散治疗小儿腹股沟斜疝有一定疗效优势（D）

袁宇华[1]实施的一项临床病例观察，样本量为55例。蜘蛛散：黑色大蜘蛛（去头足、焙干）10g，桂枝尖20g。共研粉末，过筛，瓶装密封备用。每次每千克体重0.25g，早晚各服1次，白开水冲服，亦可拌在奶粉或稀饭中服，连服3周为1疗程。治疗结果痊愈52例，好转1例，无效2例，有效率为96.4%。本组有效的53例中，1例在服药9天后病块即消失，1例因中途出现反复，但坚持用本方治疗，服药达4个月才获痊愈，其他51例均在服药2～4周症状消失（疗效标准：痊愈：少腹及阴囊部的可复性椭圆形柔软肿物全部消失，行立或咳嗽时不再继续出现。好转：肿物明显减小，发作次数减少。无效：服药后依然如故，或变化不明显）。

【证据提要】

蜘蛛散及其加减方临床证据匮乏，少量证据提示可以用于治疗小儿腹股沟斜疝、狐疝、鞘膜积液、狐臭、射精困难、阴囊疝。

【参考文献】

[1]袁宇华.蜘蛛散治疗小儿腹股沟斜疝——附55例临床小结[J].湖南中医杂志，1986，（2）：22-23.

三、甘草粉蜜汤

【原文汇要】

蛔虫之为病，令人吐涎，心痛，发作有时，毒药不止，甘草粉蜜汤主之。（6）

甘草粉蜜汤方

甘草二两 粉一两 蜜四两

上三味，以水三升，先煮甘草，取二升，去滓，内粉蜜，搅令和，煎如薄粥，温服一升，差即止。

【原文释义】

甘草粉蜜汤主治蛔虫病。症见口吐清涎，上腹部疼痛，发作有时，毒药不止。治可安蛔缓痛，后议杀虫，方中用甘草解毒和中，缓急止痛；用白蜜滋燥缓急；用米粉养护胃气。

【文献概况】

设置关键词为"甘草粉蜜汤""甘草粉蜜汤"，检索并剔重后，得到18篇相关文献，其中CBM、CNKI、VIP、WF分别为1篇、15篇、1篇、1篇。初步分类：临床研究3篇（16.7%）、个案经验3篇（16.7%）、实验研究2篇（11.1%）、理论研究7篇（38.8%）、其他3篇（16.7%）。在个案经验文献中，甘草粉蜜汤及其加减方的医案有10则。

1. 临床研究文献

共涉及 3 类病症（证）系统、3 个病症（证）（表 19-7）。

表 19-7 甘草粉蜜汤临床研究文献病症（证）谱

> 消化系统疾病（1 个、1 篇）
西医疾病：肠梗阻 1
> 血液及造血器官疾病和某些涉及免疫机制的疾患（1 个、1 篇）
西医疾病：白细胞减少症 1
> 中医病证（1 个、1 篇）
腹痛（蛔虫性）1

2. 个案经验文献

共有 2 类病症（证）系统、2 个病症（证）、10 则医案（表 19-8）。

表 19-8 甘草粉蜜汤个案经验文献病症（证）谱

> 某些传染病和寄生虫病（1 个、9 则）
西医疾病：胆道蛔虫病 9
> 中医病证（1 个、1 则）
腹痛（蛔虫性）1

3. 比较研究

临床研究和个案经验文献比较，中医病证是共有病证系统。

【证据分级】

临床研究文献证据

截至目前，甘草粉蜜汤及其加减方临床研究文献证据等级为：C 级 1 篇、D 级 2 篇。详细情况见表 19-9。

表 19-9 临床研究文献证据等级分布情况

证据等级	病症（证）
C 级	白细胞减少症
D 级	肠梗阻、蛔虫性腹痛

【证据示例】

1. 血液及造血器官疾病和某些涉及免疫机制的疾患

（1）白细胞减少症

C 级证据 1 篇。

　　甘草粉蜜汤配合黄芪注射液对照鲨肝醇片治疗白细胞减少症在临床总有效率方面有优势（C）

杨娟芳[1] 实施的一项临床随机对照试验，样本量为 60 例。试验组 30 例，对照组 30 例。试验

组：①甘草粉蜜汤：甘草 30g，白蜜 30g，米粉适量。制法：取甘草 30g，加水 600mL，煮沸后文火煎煮 30 分钟，取汁 300mL；放白蜜 30g、米粉适量，搅拌成糊状。服法：每日 1 剂，分 2 次口服。②黄芪注射液 40mL 加入 5% 葡萄糖或生理盐水 250mL 静脉滴注，每日 1 次。对照组：口服鲨肝醇片 50mg，每日 3 次。两组均以 60 天为 1 个疗程。两组比较，临床总有效率相对危险度（RR）1.80，95%CI（1.23 ～ 2.62），P=0.002，有统计学意义（疗效标准：显效：临床症状基本消失。好转：临床症状减轻。无效：临床症状无明显改善）。

【证据荟萃】

※ Ⅲ级

甘草粉蜜汤及其加减方可以治疗血液及造血器官疾病和某些涉及免疫机制的疾患，如白细胞减少症等。

《金匮要略》原文中以本方治疗蛔虫病。证见口吐清涎，上腹部疼痛，发作有时，毒药不止等。高频病症白细胞减少症在某阶段的病机及临床表现可与之相符。临床研究文献支持血液及造血器官疾病和某些涉及免疫机制的疾病是其高级别证据分布的病症系统。白细胞减少症已有 1 项 C 级证据。

※ Ⅲ级

甘草粉蜜汤配合黄芪注射液对照鲨肝醇片治疗白细胞减少症在临床总有效率方面有优势。

【参考文献】

[1] 杨娟芳. 甘草粉蜜汤合黄芪注射液治疗白细胞减少症 30 例临床观察 [J]. 上海中医药杂志, 2007, 41 (6): 16-17.

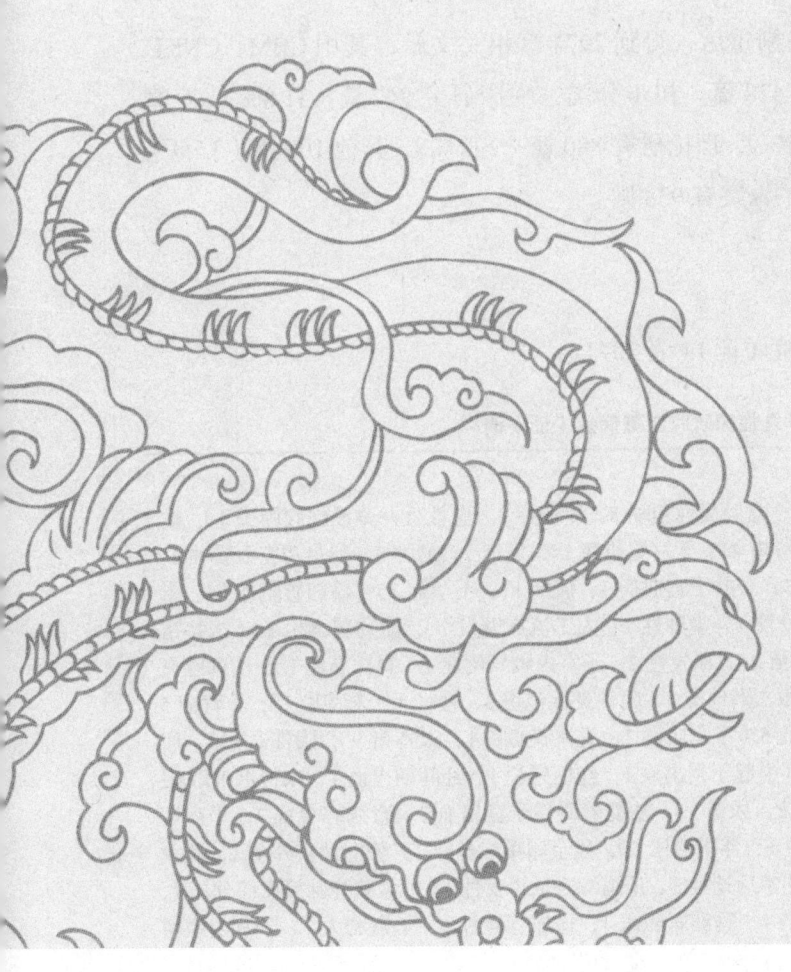

第二十章

妇人妊娠病方

一、桂枝茯苓丸

【原文汇要】

妇人宿有癥病,经断未及三月,而得漏下不止,胎动在脐上者,为癥痼害。妊娠六月动者,前三月经水利时,胎也。下血者,后断三月,衃也。所以血不止者,其癥不去故也,当下其癥,桂枝茯苓丸主之。(2)

桂枝茯苓丸方

桂枝 茯苓 牡丹(去心) 桃仁(去皮尖、熬) 芍药各等分

上五味,末之,炼蜜和丸,如兔屎大,每日食前服一丸。不知,加至三丸。

【原文释义】

桂枝茯苓丸主治癥病漏下。妇人宿有癥病,经断未及三月,而得漏下不止。治当通阳化瘀"下其癥"。方中用桂枝通阳行滞,芍药"除血痹"散结和阴,两药合用,疏通营卫,流畅血行;用丹皮、桃仁,活血化瘀;用茯苓利因瘀滞所留之水。炼蜜和丸,缓其药性。

【文献概况】

设置关键词为"桂枝茯苓丸",检索并剔重后,得到2974篇相关文献,其中CBM、CNKI、VIP、WF分别为791篇、1649篇、106篇、428篇。初步分类:临床研究947篇(31.8%)、个案经验845篇(28.4%)、实验研究194篇(6.5%)、理论研究880篇(29.6%)、其他108篇(3.7%)。在个案经验文献中,桂枝茯苓丸及其加减方的医案有938则。

【文献病谱】

1.临床研究文献

共涉及17类病症(证)系统、111个病症(证)(表20-1)。

表20-1 桂枝茯苓丸临床研究文献病症(证)谱

➤ 泌尿生殖系统疾病(44个、513篇)

西医疾病:盆腔炎128(慢性107、未特指10、盆腔炎性包块8、后遗症2、急性合并弥漫性腹膜炎1),输卵管卵巢囊肿(卵巢)82,子宫内膜异位症72(未特指41、子宫腺肌病17、痛经7、囊肿4、卵巢巧克力囊肿2、不孕1),乳腺增生45(未特指34、小叶4、囊性3、合并子宫肌瘤3、痛经1),不孕症35(输卵管阻塞24、未特指5、排卵功能障碍2、慢性盆腔炎引起1、免疫性1、囊肿性1、人工流产继发1),前列腺增生26(未特指22、伴癃闭2、老年性1、良性1),痛经25(未特指21、原发性2、子宫内膜异位症1、膜样痛经1),前列腺炎11(慢性9、Ⅲ型1、未特指1),盆腔充血综合征9,附件炎5(附件炎性包块3、慢性1、未特指1),不育症5(精索静脉曲张3、精液不液化2),围绝经期综合征5(子宫肌瘤3、子宫腺肌病1、未特指1),附件囊肿4,卵泡未破裂黄素化综合征4,月经失调4(放置节育环引起子宫出血1、经期延长1、经间期出血1、未特指1),附睾炎3(慢性2、急性1),泌尿系结石3(输尿管2、尿道1),功能障碍性子宫出血3,肾病综合征3,子宫发育不良2,慢性肾功能衰竭2,肾小球肾炎2(慢性1、伴蛋白尿1),残余卵巢综合征1,陈旧性宫外孕1,儿童单纯性乳房早发育1,绝育术后遗症1,输卵管粘连术后遗症1,尿道综合征(女性)1,盆腔静脉瘀血综合征1,盆腔疼痛综合征(慢性)1,盆腔粘连1,乳房硬结1,输卵管积水1,输尿管囊肿1,子宫肥大1,子宫内膜增生1,子宫直肠窝积液1

西医症状:盆腔包块 8(未特指 5、良性 1、囊性 1、慢性盆腔炎性包块 1),盆腔积液 3,血精 2,前列腺痛 1,闭经 1,乳房肿块(良性)1

中医疾病: 崩漏 4

> **消化系统疾病（14个、20篇）**

西医疾病: 肝硬化 6(伴腹水 4、未特指 2),肝囊肿 2,肠梗阻(术后)1,慢性溃疡性结肠炎 1,反流性食管炎 1,腹腔粘连 1,肝脓肿 1,慢性肝炎 1,单纯性阑尾炎 1,阑尾周围脓肿 1,慢性糜烂性胃炎 1,脂肪肝 1,肠粘连(腹部术后)1

西医症状: 口干 1

> **循环系统疾病（11个、41篇）**

西医疾病: 脑卒中 12(脑梗死 5、腔隙性脑梗死 2、多发陈旧性腔隙性脑梗塞 1、脑出血 1、无症状性脑梗死 1、脑梗死合并糖尿病 1、蛛网膜下腔出血 1),冠心病 11(不稳定性心绞痛 3、心绞痛 3、无症状性心肌缺血 3、稳定性心绞痛 1、未特指 1),肺源性心脏病 4(急性发作期 3、合并心力衰竭 1),深静脉血栓形成 3(上肢 2、未特指 1),动脉硬化 2(动脉粥样硬化 1、闭塞性 1),慢性心力衰竭 2,血管炎(皮肤变应性结节性)2,心律失常(房颤)2,脑卒中后遗症(偏瘫)1,慢性心功能不全 1,急性冠脉综合征(非 ST 段抬高)1

> **肿瘤（7个、207篇）**

西医疾病: 子宫肌瘤 197(未特指 190、围绝经期 4、早期 2、腹腔镜下子宫肌壁间肌瘤剥除术后 1),卵巢癌 4(晚期 2、未特指 2),宫颈癌术后综合征(癃闭)2,肝癌(中晚期原发性)1,甲状腺腺瘤 1,子宫癌 1,盆腔良性肿瘤 1

> **内分泌、营养和代谢疾病（7个、26篇）**

西医疾病: 多囊卵巢综合征 13(未特指 9、伴胰岛素抵抗 2、非肥胖 1、合并不孕 1),高脂血症 5,糖尿病 3(合并:下肢动脉硬化症 2、肾功能不全 1),糖尿病性周围神经病变 2,高脂血症 1,单纯性甲状腺肿 1,慢性淋巴细胞性甲状腺炎 1

> **妊娠、分娩和产褥期（4个、97篇）**

西医疾病: 人工流产 48(未特指 40、不完全流产 5、药物流产 3),异位妊娠 23(未特指 17、输卵管妊娠 2、陈旧性 1、非破裂型输卵管妊娠 1、非休克型 1、卵巢子宫内膜异位症囊肿 1),人工流产后诸症 21(药流后阴道出血 17、药物流产后胚膜残留 1、恶露不尽 1、吸宫术后组织物残留 1、腰痛 1),产褥期诸症 5(恶露不尽 2、发热 1、胎盘植入合并出血 1、癃闭 1)

> **肌肉骨骼系统和结缔组织疾病（4个、4篇）**

西医疾病: 肩关节周围炎 1,神经根型颈椎病 1,骨质疏松(绝经后)1

西医症状: 颈肩腰腿痛 1

> **血液及造血器官疾病和某些涉及免疫机制的疾患（3个、3篇）**

西医疾病: 变应性血管炎 1,过敏性紫癜 1,紫癜性肾炎 1

> **皮肤和皮下组织疾病（2个、8篇）**

西医疾病: 黄褐斑 5,痤疮 3(生育期 1、中年 1、未特指 1)

> **呼吸系统疾病（2个、3篇）**

西医疾病: 支气管哮喘 2(缓解期 1、未特指 1),过敏性鼻炎 1

> **先天性畸形、变形和染色体异常（2个、2篇）**

西医疾病: 多囊肝 1,神经纤维瘤 1

> **眼和附器疾病（2个、2篇）**

西医疾病: 复发性虹膜睫状体炎 1,视网膜中央静脉闭塞 1

> **精神和行为障碍（1个、2篇）**

西医疾病: 慢性精神分裂症 2

> **神经系统疾病（1个、2篇）**

西医疾病: 偏头痛 2

> **损伤、中毒和外因的某些其他后果（1个、1篇）**

中医疾病: 伤筋 1

> **某些传染病和寄生虫病（1个、1篇）**

西医疾病: 带状疱疹后遗神经痛 1

> **中医病证（5个、15篇）**

症瘕 7(未特指 5、石瘕 1、妇科 1),腹痛 3(下腹痛 1、腹部术后 1、子宫全切术后 1),血证 3,眩晕 1,瘀血证 1

西医病症系统中，泌尿生殖系统在病症种类与文献数量上均居首位，肿瘤亦为高频病症系统（图 20-1）。各系统病症中，频数位居前列（至少为 30）的病症有：盆腔炎、输卵管卵巢囊肿、子宫内膜异位症、乳腺增生、不孕症、子宫肌瘤、人工流产。

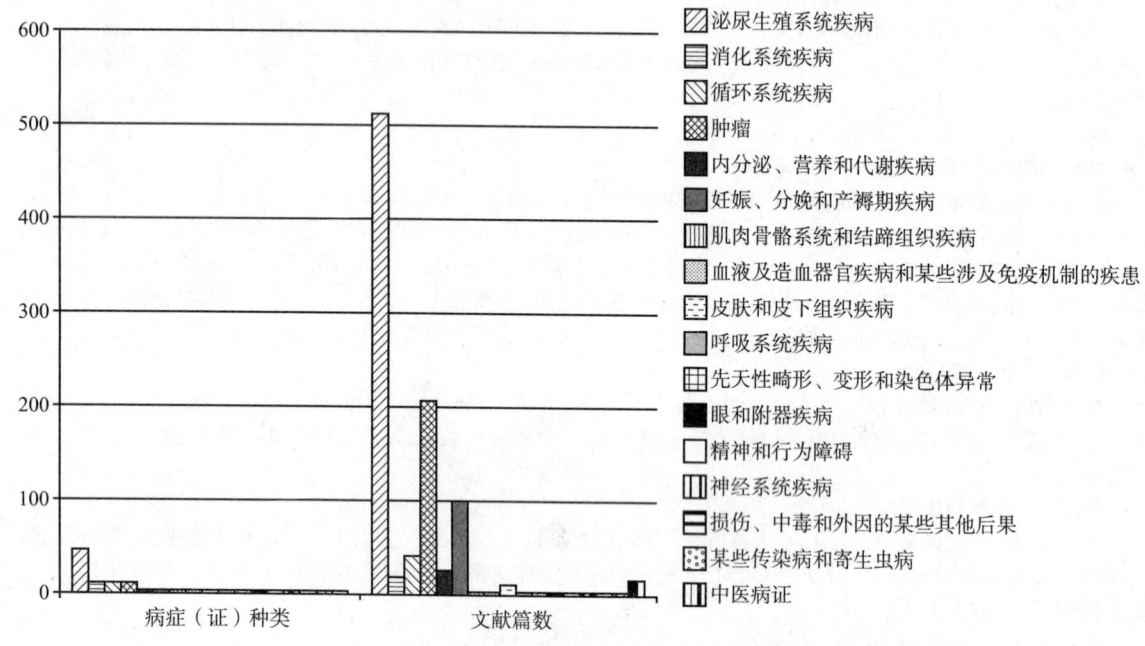

图 20-1　病症（证）种类及文献数量分布图

2. 个案经验文献

共有 18 类病症（证）系统、204 个病症（证）、938 则医案（表 20-2）。

表 20-2　桂枝茯苓丸个案经验文献病症（证）谱

➤ **泌尿生殖系统疾病**（57 个、442 则）

西医疾病：输卵管卵巢囊肿 63（卵巢 61、合并：附件炎 1、盆腔积液 1），不孕症 46（输卵管不通 18、未特指 16、子宫内膜异位症引起 2、慢性盆腔炎引起 2、原发性 2、继发性 2、输卵管积水引起 1、输卵管炎合并积水引起 1、卵巢囊肿引起 1、慢性输卵管炎引起 1），痛经 40（未特指 38、膜样痛经 2），盆腔炎 38（慢性 25、未特指 8、炎性包块 2、急性 1、后遗症 1、合并盆腔充血综合征 1），子宫内膜异位症 30（未特指 21、卵巢巧克力样囊肿 5、子宫腺肌病 4），前列腺增生 25（未特指 18、老年性 2、伴癃闭 2、合并：尿路感染 2、高血压病 1），乳腺增生 21（未特指 13、乳房囊性 5、小叶 3），月经失调 18（未特指 6、经期延长 2、后期 2、稀发 2、过多 1、如水 1、先期 1、周期紊乱 1、放置节育环引起子宫出血 1、合并痛经 1），慢性前列腺炎 12，附件炎 11（炎性包块 6、未特指 3、慢性 2），输卵管积水 9，不育症 9（精索静脉曲张 3、精液不液化 2、精子缺乏 2、免疫性 1、未特指 1），盆腔充血综合征 8，功能性子宫出血 7（未特指 6、青春期无排卵型 1），泌尿系结石 6（输尿管 5、膀胱 1），子宫内膜增生 5，附睾炎 4（未特指 3、合并精索静脉曲张 1），围绝经期综合征 4（未特指 3、伴面部色素沉着 1），乳腺炎 3（未特指 2、慢性 1），经前期综合征 3（带状疱疹 1、泄泻 1、未特指 1），慢性肾功能衰竭 3，慢性肾小球肾炎 3，肾囊肿 2，输卵管炎 1，子宫外膜炎 1，附睾结核 1，附件增厚 1，慢性宫颈炎 1，慢性盆腔疼痛综合征 1，鞘膜积液（睾丸结核）1，慢性肾盂肾炎 1，习惯性流产 1，老年性阴道炎 1，子宫内膜炎 1，子宫直肠窝积液 1，功能障碍性子宫出血 1

西医症状：闭经 13（未特指 12、继发性 1），白带异常 3（过多 2、清稀 1），不射精 2，睾丸疼痛 2，盆腔包块 2，盆腔积液 2，乳糜尿 1，肾盂积水 1，尿频 1，尿痛 1，遗尿 1，阴茎血肿 1

中医疾病：崩漏 12，经行诸症 6（水肿 4、经期延长 1、乳房胀痛 1），癃闭 5（未特指 3、输卵管结扎术后 2），倒经 1，滑精 1，遗精 1，尿浊 1，阴吹 1，阴茎痰核 1

➤ **消化系统疾病（24个、49则）**

西医疾病：肠梗阻8（术后6、粘连性2），慢性阑尾炎6，肝硬化5（未特指2、伴：腹水2、水肿1），肠粘连4（阑尾切除术后3、绝育术后局限性1），慢性非溃疡性结肠炎2，肝囊肿2（合并慢性胆囊炎1、未特指1），阑尾周围脓肿2（复发性1、合并慢性盆腔炎1），胃炎2（慢性萎缩性合并胃体息肉1、萎缩糜烂性1），慢性溃疡性结肠炎1，肠痉挛1，慢性胆囊炎1，反流性食管炎（伴腿冷1）1，肝血管瘤病1，慢性肝炎1，肝肿大合并顽固性腹水1，班替氏综合征1，十二指肠溃疡合并疤痕性幽门梗阻1，胰腺囊肿1，非酒精性脂肪肝1

西医症状：胃痛3，便秘1，便血1，腹泻1，呕吐1

➤ **循环系统疾病（18个、52则）**

西医疾病：冠心病12（心绞痛3、未特指3、心肌缺血2、心肌梗死1、合并：阵发性室上速与室早1、房颤1、房早1），深静脉血栓形成6（下肢5、合并静脉炎1），脉管炎5（未特指2、血栓闭塞性1、血栓性浅静脉1、浅静脉血栓闭塞性脉管炎1），肺源性心脏病4（合并心力衰竭2、急性发作期2），高血压病3，心律失常3（房颤1、室早1、右束支传导阻滞1），脑卒中3（未特指2、脑梗死1），下肢静脉曲张2，心力衰竭1，混合痔1，脑卒中后遗症2，肺栓塞2，风湿性心脏病合并房颤1，高血压性心脏病1，红斑性肢痛症1，脑动脉供血不足1，心肌炎1，脑动脉硬化1

➤ **呼吸系统疾病（13个、23则）**

西医疾病：哮喘6（支气管3、未特指3），慢性鼻窦炎2，支气管炎2（慢性1、合并阻塞性肺气肿1），慢性鼻炎1，感冒（伴咳嗽）1，声带息肉（双侧）1，胸膜炎（合并包裹性胸腔积液）1，慢性咽炎1

西医症状：胸腔积液2，胸痛2，咳喘2，咳嗽1

中医疾病：慢喉喑1

➤ **皮肤和皮下组织疾病（13个、31则）**

西医疾病：黄褐斑14，银屑病3，湿疹2，结节性红斑2，皮肤疖肿2（多发性1、臀部多发性1），痒疹1，髂窝脓肿1，面部青斑1，下肢溃疡1，荨麻疹1，痤疮1，多形性红斑1，寒冷性红斑1

➤ **肿瘤（11个、114则）**

西医疾病：子宫肌瘤91（未特指74、多发性3、子宫黏膜下3、浆膜下肌瘤3、肌壁间3、子宫体1、子宫肌腺瘤合并子宫内膜异位症1、早期1、合并：崩漏1、附件炎1），盆腔囊肿6，卵巢癌6（切除术后2、未特指2、浆液腺癌1、胚窦瘤伴子宫瘤样变1），肺癌术后综合征2，原发性肝癌2，血管瘤2（脐部1、先天性颈前1），垂体微腺瘤合并闭经溢乳综合征1，多脏囊肿1，乳腺浸润性导管癌1，非霍奇金淋巴瘤1，骶尾前畸胎瘤1

➤ **妊娠、分娩和产褥期（10个、84则）**

西医疾病：异位妊娠32（未特指18、陈旧性9、输卵管妊娠破裂2、卵巢1、卵巢子宫内膜异位症囊肿1、输卵管1），产褥期诸症18（恶露不尽7、癃闭5、发热2、身痛1、胎盘植入合并出血1、子宫复旧不良1、腹痛1），人工流产后诸症15（恶露不尽10、腹痛2、药物流产不全1、盆腔炎1、阴道出血1），妊娠期诸症5（出血3、高血压2），死胎4，胎盘残留3，不完全流产1，先兆流产1

中医疾病：滑胎3，胎动不安2（合并出血1、未特指1）

➤ **肌肉骨骼系统和结缔组织疾病（10个、12则）**

西医疾病：风湿病2，坐骨神经痛2，腰椎间盘突出症1，老年性骨质疏松1，关节韧带损伤1，肩关节周围炎1，类风湿性关节炎1，腰椎软骨异常改变1

西医症状：膝关节积液1，腰痛1

➤ **内分泌、营养和代谢疾病（9个、23则）**

西医疾病：多囊卵巢综合征7，高催乳素血症4，糖尿病性肾病3，肥胖2，甲状腺肿2，糖尿病2（Ⅱ型1、未特指1），甲状腺腺瘤1，卵巢过度刺激综合征1，肢端肥大症1

➤ **某些传染病和寄生虫病（6个、8则）**

西医疾病：病毒性肝炎（乙肝）3，传染性单核细胞增多症1，带状疱疹1，多发性寻常疣1，结核性胸膜炎（合并包裹性胸腔积液）1，盆腔结核（合并异位妊娠）1

➤ **神经系统疾病（5个、10则）**

西医疾病：头痛5（血管性2、血管神经性2、神经性1），癫痫2，植物神经功能紊乱1，三叉神经痛1

西医症状：四肢麻木1

➤ **眼和附器疾病（3个、5则）**

西医疾病：中心性浆液性视网膜病3，葡萄膜炎1，霰粒肿1

➤ **精神和行为障碍（3个、5则）**

西医疾病：阳痿3，抑郁症1

中医疾病：狂证 1
➤ 血液及造血器官疾病和某些涉及免疫机制的疾患（3 个、4 则）
　西医疾病：过敏性紫癜 2，原发性血小板减少症 1，贫血 1
➤ 先天性畸形、变形和染色体异常（2 个、7 则）
　西医疾病：多囊肝 4（未特指 3、合并多囊肾 1），多囊肾 3（未特指 2、合并肾功能损害 1）
➤ 损伤、中毒和外因的某些其他后果（1 个、9 则）
　西医疾病：外伤后诸症 9（头痛 3、膀胱瘀血 2、肠瘀血 2、伤口感染 1、睾丸疼痛 1）
➤ 耳和乳突疾病（1 个、1 则）
　西医疾病：美尼尔氏综合征 1
➤ 中医病证（15 个、59 则）
　腹痛 20（放置宫内节育环后 12、结扎术后痛性结节 2、脐腹 2、未特指 2、输卵管结扎术后 1、阑尾切除术后 1），癥瘕 6，腹部包块 5（巨大囊性肿块合并腹水 1、下腹 1、右下腹 1、少腹 1、未特指 1），不寐 5（合并健忘 2、未特指 2、妇人 1），发热 5（低 2、瘀血 1、午后低 1、未特指 1），头痛 4（未特指 3、合并眩晕 1），痹证 3（臂 1、痛 1、未特指 1），眩晕 3，水肿 2，下肢肿痛 1，风疹 1，肾劳 1，疳积 1，胁痛 1，心悸 1

　　按文献病症种类和医案则数多少排序，西医病症系统中，泌尿生殖系统疾病均居首位，肿瘤亦为高频病症系统（图 20-2）。各系统病症中，医案数位居前列（至少为 30）的病症有：输卵管卵巢囊肿、不孕症、痛经、盆腔炎、子宫内膜异位症、子宫肌瘤、异位妊娠。

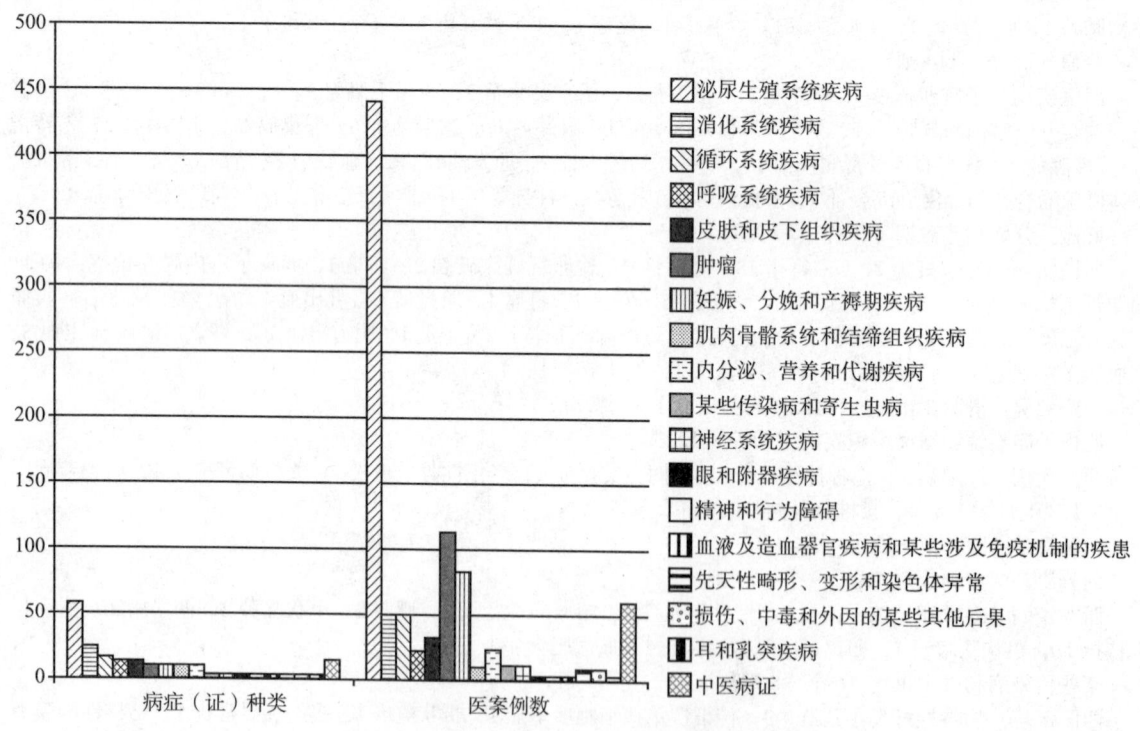

图 20-2　病症（证）种类及医案数量分布图

3. 比较研究

　　临床研究和个案经验文献比较，两者在文献和病症数量上，泌尿生殖系统疾病、肿瘤均居前列，是共有的高频病症系统。在具体病症上，盆腔炎、输卵管卵巢囊肿、子宫内膜异位症、不孕症、子宫肌瘤等是共有高频病症。

【证据分级】

临床研究文献证据

截至目前，桂枝茯苓丸及其加减方临床研究文献证据等级为：A级2篇、B级48篇、C级502篇、D级395篇。详细情况见表20-3。

表20-3　临床研究文献证据等级分布情况

证据等级	病症（证）
A级	慢性盆腔炎、子宫肌瘤
B级	精神分裂症（慢性）、不孕症（输卵管阻塞）、陈旧性宫外孕、附睾炎（慢性）、盆腔充血综合征、盆腔炎、前列腺炎（Ⅲ型）、乳腺增生、输卵管卵巢囊肿、围绝经期综合征（合并子宫肌瘤）、子宫内膜异位症、带状疱疹后遗症（神经痛）、多囊卵巢综合征、人工流产、急性冠脉综合征（非ST段抬高）、冠心病（心绞痛）、脑卒中（脑梗死）、心功能不全（慢性）、心律失常（房颤）、瘀血证、子宫肌瘤
C级	过敏性鼻炎、哮喘（缓解期）、骨质疏松（绝经后）、颈肩腰腿痛、精神分裂症（慢性）、不育症（精索静脉曲张）、不孕症（慢性盆腔炎引起、输卵管阻塞）、儿童单纯性乳房早发育、附睾炎、附件囊肿、绝育术后遗症、泌尿系结石、盆腔充血综合征、盆腔炎、前列腺炎（慢性）、前列腺增生、乳腺增生（合并子宫肌瘤、囊性、未特指、小叶增生）、肾病综合征、肾功能衰竭（慢性）、输卵管卵巢囊肿（卵巢囊肿）、痛经、围绝经期综合征、未破裂卵泡黄素化综合征、月经失调、子宫内膜异位症（卵巢巧克力囊肿、囊肿、子宫腺肌病、未特指）、盆腔包块、盆腔积液、前列腺痛、血精、多囊卵巢综合征、高脂血症、糖尿病（合并下肢动脉硬化症）、糖尿病性周围神经病变、痤疮、黄褐斑、不完全流产、产褥期诸症（恶露不尽、胎盘植入）、人工流产、人工流产后诸症（药流后阴道出血）、异位妊娠（非破裂型输卵管妊娠、输卵管妊娠、未特指）、偏头痛、反流性食管炎、肝硬化（伴腹水）、胃炎（慢性糜烂性）、过敏性紫癜、紫癜性肾炎、动脉硬化（闭塞性）、肺源性心脏病（合并心力衰竭、急性发作期）、冠心病（心绞痛、心肌缺血、稳定型心绞痛、不稳定性心绞痛）、心力衰竭、脑卒中（脑出血、脑梗死、腔隙性脑梗死）、深静脉血栓形成（上肢）、复发性虹膜睫状体炎、眩晕、癥瘕、宫颈癌术后综合征（癃闭）、卵巢癌、子宫肌瘤
D级	哮喘（支气管）、肩关节周围炎、颈椎病（神经根型）、输卵管粘连术后遗症、不育症（精索静脉曲张）、不孕症（免疫性、囊肿性、排卵功能障碍、人工流产褥期继发、输卵管阻塞）、残余卵巢综合征、附件囊肿、附件炎（炎性包块）、功能障碍性子宫出血、卵泡未破裂黄素化综合征、尿道综合征（女性）、盆腔充血综合征、盆腔静脉瘀血综合征（绝育术后）、盆腔疼痛综合征（慢性）、盆腔炎（急性合并弥漫性腹膜炎、慢性、炎性包块、未特指）、盆腔粘连、前列腺炎（慢性）、前列腺增生（癃闭、良性、未特指）、乳房硬结、乳腺增生（小叶增生、未特指）、肾病综合征、肾功能衰竭（慢性）、肾小球肾炎、输卵管积水、输卵管卵巢囊肿（卵巢囊肿）、痛经、围绝经期综合征、月经失调（经期延长）、子宫发育不良、子宫肥大、子宫内膜异位症（子宫腺肌病、未特指）、子宫内膜增生、子宫直肠窝积液、闭经、盆腔包块、乳房肿块（良性）、血精、崩漏、月经失调（经间期出血）、多囊卵巢综合征、高脂血症、甲状腺肿（单纯性）、慢性淋巴细胞性甲状腺炎、糖尿病（合并肾病肾功能不全）、糖尿病性周围神经病变、黄褐斑、不完全流产、产褥期诸症（发热、癃闭）、人工流产、人工流产后诸症（恶露不尽、吸宫术后组织物残留、腰痛、药流后阴道出血）、异位妊娠、肠粘连（腹部术后）、伤筋、多囊肝、神经纤维瘤、肠梗阻（术后）、慢性溃疡性结肠炎、腹腔粘连、肝囊肿、肝脓肿、肝炎（慢性）、肝硬化（伴腹水）、阑尾炎（单纯性）、阑尾周围脓肿、脂肪肝、口干、变应性血管炎、动脉硬化（主动脉粥样硬化）、脑卒中（多发陈旧性腔隙性脑梗死、脑梗死）、脑卒中后遗症（偏瘫）、皮肤变应性结节性血管炎、深静脉血栓形成、视网膜静脉闭塞（视网膜中央静脉闭塞）、腹痛、石瘕、血证、癥瘕、肝癌（中晚期原发性）、甲状腺瘤、卵巢癌（晚期）、子宫癌、子宫肌瘤（围绝经期、腹腔镜下子宫肌壁间肌瘤剥除术后、早期、未特指）、盆腔良性肿瘤

【证据示例】

1. 泌尿生殖系统疾病

（1）慢性盆腔炎

A 级证据 1 篇，B 级证据 3 篇，C 级证据 62 篇，D 级证据 41 篇。

> 有限的证据表明：桂枝茯苓丸加减对照西药治疗慢性盆腔炎在临床总有效率与治愈率方面有优势（A）

吴丰儒[1]实施的一项临床随机对照试验的系统评价。检索中国生物医学文献数据库（CBM，1979～2012）、中国知网（CNKI，1979～2012）、维普数据库（VIP，1989～2012）和万方医药数字化期刊群（WF，1998～2012）所有检索时间均截至 2012 年 12 月 30 日。共纳入 24 项研究，均为单中心随机对照试验，样本量为 3545 例。试验组为桂枝茯苓丸加减及其相关制剂，对照组为常规西药。Meta 分析结果显示：桂枝茯苓丸（胶囊）对照西药，临床总有效率相对危险度（RR）1.28，95%CI（1.18～1.40），P＜0.00001；临床治愈率相对危险度（RR）1.95，95%CI（1.53～2.48），P＜0.00001，差异均有统计学意义。

> 桂枝茯苓丸加味对照妇乐冲剂治疗慢性盆腔炎在临床总有效率与治愈率方面有一定优势（B）

张倩华[2]实施的一项临床随机对照试验，样本量为 80 例。试验组、对照组各 40 例。试验组方药：桂枝 10g，茯苓 15g，桃仁 10g，赤芍 15g，丹皮 15g，大黄 10g，芒硝 6g，黄柏 10g，甘草 6g。伴炎性包块者加莪术、乳香、没药；输卵管不通者加路路通、王不留行、荔枝核；腹痛者加三七、全瓜蒌；白带量多加苍、白术。每日 1 剂，500mL 水煎煮 30 分钟，取汁 200mL，共煎煮 2 次，早晚分服，经行第五天开始服用。对照组使用妇乐冲剂（每袋 6g）。妇乐冲剂：大黄、赤芍、牡丹皮、银藤、大血藤、大青叶、蒲公英、延胡索、川楝子、甘草等。每次 2 袋，每日 3 次。两组药物均经期停服，月经干净后第 2 天开始服药，连服 20 天，连用 2 个月经周期。两组比较，临床总有效率相对危险度（RR）1.29，95%CI（1.02～1.61），P=0.03；临床治愈率相对危险度（RR）2.71，95%CI（1.29～5.73），P=0.009，均有统计学意义（疗效标准：参照《中药新药临床研究指导原则（试行）》。痊愈：治疗后下腹疼痛及腰骶酸胀疼痛等症消失，盆腔检查和理化检查正常。局部体征消失，证候积分值减少≥95%；显效：治疗后下腹疼痛及腰骶酸胀疼痛等症消失，盆腔检查和理化检查明显好转。局部体征积分较治疗前降低≥2/3，盆腔包块较治疗前缩小≥2/3，证候积分值减少≥75%，＜95%。有效：治疗后下腹疼痛及腰骶酸胀疼痛等症减轻，盆腔检查和理化检查有所改善。局部体征积分较治疗前降低≥1/3，＜2/3，盆腔包块较治疗前缩小≥1/3，＜2/3，证候积分值减少≥30%，＜70%。无效：治疗后下腹疼痛及腰骶酸胀疼痛等症无减轻或有加重，盆腔检查和理化检查较治疗前无改善或有加重。局部体征积分较治疗前积分降低＜1/3，盆腔包块较治疗前缩小＜1/3，证候积分值减少＜30%）。

（2）子宫内膜异位症（未特指）

B级证据4篇，C级证据28篇，D级证据9篇。

> 桂枝茯苓胶囊对照米非司酮治疗子宫内膜异位症在改善CA125及CA19-9水平方面有一定优势（B）

霍香云[3]实施的一项临床随机对照试验，样本量86例。试验组、对照组各43例。试验组采用桂枝茯苓胶囊，每粒0.31g，每日3次，1次3粒，口服。对照组给予米非司酮1/3片（25mg/片）口服。疗程均为3个月。两组比较，CA125加权均数差（WMD）-22.27，95%CI（-29.49～-15.05），P＜0.00001；CA19-9加权均数差（WMD）-23.38，95%CI（-36.80～-9.96），P=0.0006，均有统计学意义（疗效标准：痛经、非经期下腹痛和性交痛三者中任一项减轻或消失为症状缓解，子宫直肠窝结节明显缩小或消失或结节触痛明显减轻或消失，或子宫活动受限明显改善或消失，或卵巢子宫内膜异位症囊肿最大平面面积缩小1/5以上为体征缓解）。

（3）输卵管卵巢囊肿（卵巢囊肿）

B级证据1篇，C级证据27篇，D级证据54篇。

> 桂枝茯苓汤加减联合青霉素钠、甲硝唑对照单纯青霉素钠、甲硝唑治疗卵巢囊肿在临床总有效率方面有一定优势（B）

顾建珍[4]实施的一项临床随机对照试验，样本量80例。试验组、对照组各40例。对照组采用西医治疗，即青霉素钠160万U/支，800万U加入250mL0.9%氯化钠溶液，静滴；甲硝唑注射液200mL静脉滴注，1次/日，共2周。试验组在对照组基础上采用桂枝茯苓汤加减：茯苓9g，桂枝、白芍、牡丹皮、桃仁各12g。出血过多加墨旱莲15g、生地黄30g、阿胶10g；月经异常加川芎10g、熟地黄20g、艾叶10g；囊肿较大加夏枯草30g、生牡蛎30g、穿山甲15g；冲任失调加益母草15g、威灵仙15g；腰酸痛加桑寄生30g、杜仲15g。水煎服，2次口服，1剂/日，以21日为1疗程。两组比较，临床总有效率相对危险度（RR）1.30，95%CI（1.01～1.66），P=0.04，有统计学意义（疗效标准：痊愈：临床症状和体征消失，B超检查囊肿消失。显效：临床症状和体征明显改善，B超检查囊肿缩小60%以上。有效：临床症状和体征改善，B超检查囊肿缩小20%以上。无效：临床症状和体征无改善，B超检查囊肿未见缩小。总有效=痊愈+显效+有效）。

2. 肿瘤

（1）子宫肌瘤

A级证据1篇，B级证据13篇，C级证据112篇，D级证据71篇。

> 有限的证据表明：桂枝茯苓胶囊配合米非司酮对照单纯米非司酮治疗子宫肌瘤在减小肌瘤体积与降低雌二醇方面有优势（A）

蒋志滨等[5]实施的一项临床随机对照试验的系统评价。检索中国生物医学文献数据库（CBM，1979～2012）、中国知网（CNKI，1979～2012）、维普数据库（VIP，1989～2012）和万方医药数字化期刊群（WF，1998～2012），所有检索均截至 2012 年 1 月 30 日。共纳入 10 个临床随机对照实验，样本量为 1036 例。Meta 分析结果显示，桂枝茯苓胶囊加米非司酮治疗后肌瘤体积小于米非司酮，加权均数差（WMD）–1.08，95%CI（–1.26～–0.90），雌二醇加权均数差（WMD）–6.26，95%CI（–11.21～–1.30），均有统计学意义。

> 桂枝茯苓丸加减合米非司酮对照单纯米非司酮治疗子宫肌瘤在减少肌瘤体积与降低 6 个月复发率方面有一定优势（B）

刘彦[6]实施的一项临床随机对照试验，样本量 60 例。试验组、对照组各 30 例。对照组患者从月经周期第 1 天开始，每晚睡前口服米非司酮 12.5mg，连服 3 个月。试验组患者在对照组治疗基础上，非经期时以行气活血、消癥散结为原则，应用桂枝茯苓丸辨证加减治疗，桂枝茯苓丸加减：桂枝 15g，茯苓 20g，丹皮 15g，桃仁 10g，赤芍 15g，当归 10g，白术 10g，柴胡 10g，三棱 10g，莪术 10g，香附 10g，生牡蛎 30g。辨证加减：气虚血瘀者加党参 20g，黄芪 20g；寒凝血瘀者加吴茱萸 5g；热结血瘀者加黄芩 10g，酒大黄 10g；腹坠胀疼痛者加延胡索 10g、乌药 10g。水煎，每日 1 剂，分 2 次服用。两组患者均治疗 3 个月为 1 个疗程，1 个疗程后观察结果。两组比较，肌瘤平均体积加权均数差（WMD）–16.39，95%CI（–19.16～–13.62），P < 0.00001；6 个月复发率相对危险度（RR）0.43，95%CI（0.19～0.96），P=0.04，均有统计学意义［肌瘤体积计算公式：肌瘤体积（cm^3）=0.523×A×B×C（A、B、C 分别代表肌瘤的三维径线半径）。对于多发性子宫肌瘤则计算最大肌瘤的体积作为代表性结果］。

【证据荟萃】

※ Ⅰ级

桂枝茯苓丸及其加减方主要治疗泌尿生殖系统疾病和肿瘤，如慢性盆腔炎、子宫内膜异位症（未特指）、子宫肌瘤等。

※ Ⅱ级

桂枝茯苓丸及其加减方主要治疗泌尿生殖系统疾病，如输卵管卵巢囊肿（卵巢囊肿）等。

《金匮要略》原文中以本方治疗瘀血内阻或寒痰凝滞所致的癥病漏下，其临床主要表现为小腹胀满疼痛，或有癥块、停经数月后漏下不止、舌质紫暗等。慢性盆腔炎、子宫内膜异位症（未特指）、子宫肌瘤、输卵管卵巢囊肿（卵巢囊肿）等高频病症在某阶段的病机及临床表现可与之相符。临床研究和个案经验文献均支持泌尿生殖系统疾病和肿瘤是其高频率、高级别证据分布的病症系统。慢性盆腔炎、子宫肌瘤均已有 1 项 A 级证据，至少 3 项 B 级证据；子宫内膜异位症（未特指）已有至少 4 项 B 级证据；输卵管卵巢囊肿（卵巢囊肿）已有 1 项 B 级证据，至少 2 项 C 级证据。

※ Ⅰ级

有限的证据表明：桂枝茯苓丸加减对照西药治疗慢性盆腔炎在临床总有效率与治愈率方面有

优势。

桂枝茯苓丸加味对照妇乐冲剂治疗慢性盆腔炎在临床总有效率与治愈率方面有一定优势。

桂枝茯苓胶囊对照米非司酮治疗子宫内膜异位症在改善 CA125 及 CA19-9 水平方面有一定优势。

有限的证据表明：桂枝茯苓胶囊配合米非司酮对照单纯米非司酮治疗子宫肌瘤在缩小肌瘤体积与降低雌二醇方面有优势。

桂枝茯苓丸加减合米非司酮对照单纯米非司酮治疗子宫肌瘤在减少肌瘤体积与降低 6 个月复发率方面有一定优势。

※ Ⅱ级

桂枝茯苓汤加减联合青霉素钠、甲硝唑对照单纯青霉素钠、甲硝唑治疗卵巢囊肿在临床总有效率方面有一定优势。

【参考文献】

［1］吴丰儒.解毒化瘀类方剂治疗慢性盆腔炎疗效的系统评价与 Meta 分析研究［D］.广州：广州中医药大学，2013.

［2］张倩华.桂枝茯苓丸加减治疗慢性盆腔炎（瘀热互结证）的临床研究［D］.广州：广州中医药大学，2009.

［3］霍香云.桂枝茯苓胶囊治疗子宫内膜异位症临床观察及对 CA125 及 CA19-9 影响［J］.中医药导报，2008，14（8）：54-55.

［4］顾建珍.中西医结合治疗卵巢囊肿的疗效观察［J］.临床和实验医学杂志，2012，11（8）：620-621.

［5］蒋志滨，于蓓蓓，华浩明，等.桂枝茯苓胶囊联合米非司酮治疗子宫肌瘤疗效的 Meta 分析［J］.中成药，2013，35（1）：36-40，67.

［6］刘彦.米非司酮联合中药治疗子宫肌瘤 30 例疗效观察［J］.世界中西医结合杂志，2009，4（04）：268-270.

二、干姜人参半夏丸

【原文汇要】

妊娠呕吐不止，干姜人参半夏丸主之。（6）

干姜人参半夏丸方

干姜　人参各一两　半夏二两

上三味，末之，以生姜汁糊为丸，如梧子大，饮服十丸，日三服。

【原文释义】

干姜人参半夏丸主治妊娠恶阻。症见呕吐不止。治当温中散寒，化饮降逆。

方中干姜辛而大热，温阳散寒；人参扶正补虚；半夏、生姜汁，蠲饮降逆，和胃止呕。

【文献概况】

设置关键词为"乾薑人参半夏丸""干姜人参半夏丸"，检索并剔重后，得到 68 篇相关文献，其中 CBM、CNKI、VIP、WF 分别为 1 篇、66 篇、0 篇、1 篇。初步分类：临床研究 1 篇（1.5%）、个案经验7篇（10.3%）、实验研究0篇（0%）、理论研究42篇（61.8%）、其他18篇（26.5%）。在个案经验文献中，干姜人参半夏丸及其加减方的医案有13则。

【文献病谱】

1. 临床研究文献

共涉及1类病症系统、1个病症（表20-4）。

表20-4 干姜人参半夏丸临床研究文献病症谱

➢ 妊娠、分娩和产褥期（1个、1篇）
西医疾病：妊娠恶阻1

2. 个案经验文献

共涉及3类病症（证）系统、5个病症（证）、13则医案（表20-5）。

表20-5 干姜人参半夏丸个案经验文献病症（证）谱

➢ 消化系统疾病（2个、4则）
西医疾病：消化性溃疡合并幽门梗阻1
西医症状：呕吐3
➢ 妊娠、分娩和产褥期（1个、5则）
西医疾病：妊娠恶阻5
➢ 中医病证（2个、4则）
痞满2，腹痛2

3. 比较研究

临床研究与个案经验文献比较，妊娠、分娩和产褥期是共有病症系统。在具体病症上，妊娠恶阻是共有病症。

【证据分级】

临床研究文献证据

截至目前，干姜人参半夏丸及其加减方临床研究文献证据等级为：D级1篇。详细情况见表20-6。

表20-6 临床研究文献证据等级分布情况

证据等级	病症（证）
D级	妊娠恶阻

【证据示例】

1. 妊娠、分娩和产褥期

（1）妊娠恶阻

D级证据1篇。

干姜人参半夏丸合桂枝汤治疗妊娠恶阻有一定疗效（D）

范建红等[1]实施的一项临床病例观察，样本量为48例。采用干姜人参半夏丸合桂枝汤：党参、半夏、桂枝、白芍、干姜各10g，甘草5g，大枣2枚。恶寒者加重桂枝量，改干姜为生姜；气虚者加西洋参；厌食纳差加焦三仙。每天1剂，水煎服，7天为1个疗程。治疗结果：临床治愈43例（服药3～10剂）占89.6%；有效3例，占6.3%；无效2例（服中药后呕吐加重停药）占4.2%。总有效率95.8%（疗效标准：临床治愈：饮食恢复正常，恶心呕吐消失。有效：饮食增加，恶心呕吐改善但仍未能完全停止。无效：饮食、恶心无明显改善）。

【证据提要】

干姜人参半夏丸及其加减方临床研究证据匮乏，少量证据提示可以用于治疗妊娠恶阻等。

【参考文献】

［1］范建红，王小军.干姜人参半夏丸合桂枝汤治疗妊娠恶阻48例［J］.中国民间疗法，2013，21（3）：40-41.

三、当归芍药散

【原文汇要】

妇人怀妊，腹中疠痛，当归芍药散主之。（5）

妇人腹中诸疾痛，当归芍药散主之。（17）

当归芍药散方

当归三两　芍药一斤　茯苓四两　白术四两　泽泻半斤　芎䓖半斤（一作三两）

上六味，杵为散，取方寸匕，酒和，日三服。

【原文释义】

当归芍药散主治妊娠腹痛及妇人腹中诸疾痛，主要表现为肝脾不和所致的各种腹痛，治当养血调肝，渗湿健脾。方中重用芍药敛养肝血，缓急止痛；当归助芍药补养肝血；芎䓖行血中之滞气；泽泻利湿浊，白术、茯苓健脾除湿。

【文献概况】

设置关键词为"當歸芍藥散""当归芍药散"，检索并剔重后，得到1933篇相关文献，其中CBM、CNKI、VIP、WF分别为60篇、1381篇、358篇、134篇。初步分类：临床研究258篇（13.3%）、个案经验513篇（26.5%）、实验研究274篇（14.2%）、理论研究498篇（25.8%）、其他390篇（20.2%）。在个案经验文献中，当归芍药散及其加减方的医案有1031则。

【文献病谱】

1.临床研究文献

共涉及16类病症（证）系统、76个病症（证）（表20-7）。

表 20-7　当归芍药散临床研究文献病症（证）谱

➢ **泌尿生殖系统疾病（27 个、128 篇）**

西医疾病：盆腔炎 47（慢性 42、炎性包块 2、未特指 2、合并宫颈糜烂 1），痛经 18（未特指 10、原发性 6、膜样 1、青春期 1），输卵管卵巢囊肿 9（卵巢囊肿 8、未特指 1），不孕症 7（未特指 5、输卵管不通 1、排卵功能障碍 1），泌尿系结石 5（未特指 3、肾 1、尿道结石合并肾绞痛 1），肾小球肾炎 4（慢性合并高血压病 2、慢性 1、伴水肿 1），月经失调 4（未特指 2、先期 1、先后不定期 1），经前期综合征 3（未特指 2、水肿 1），宫颈炎 3（肥大型 2、慢性 1），前列腺炎 3（慢性 2、慢性无菌性 1），功能性子宫出血 2（青春期 1、未特指 1），输卵管积水 2，附件炎 2，慢性肾功能衰竭 2，肾病综合征 2，前列腺增生 2，慢性盆腔疼痛综合征 1，绝育术后遗症 1，子宫内膜异位症 1，习惯性流产（母亲胎儿 ABO 血型不合）1，围绝经期综合征（伴水肿）1，乳腺增生 1，不育症 1

西医症状：肾盂积水 2，子宫出血 2（子宫上环术中 1、放置节育环引起 1），性交引起的症状（疼痛）1，阴道出血 1

➢ **消化系统疾病（10 个、21 篇）**

西医疾病：溃疡性结肠炎 4，脂肪肝 4（未特指 3、非酒精性 1），肠易激综合征 3（腹泻型 2、未特指 1），肝硬化（伴腹水）2，自发性腹膜炎 2，慢性萎缩性胃炎 2，慢性阑尾炎 1，功能性消化不良 1，消化性溃疡 1

西医症状：腹泻 1

➢ **循环系统疾病（6 个、8 篇）**

西医疾病：脑卒中（脑梗死）2，高血压病 2，动脑脉硬化 1，冠心病（心绞痛）1，上肢深静脉血栓形成 1，柏-查氏综合征 1

➢ **神经系统疾病（5 个、20 篇）**

西医疾病：老年性痴呆 12，头痛 4（血管神经性 2、血管性 2），偏头痛 2，植物神经功能紊乱 1，椎基底动脉供血不足 1

➢ **内分泌、营养和代谢疾病（5 个、9 篇）**

西医疾病：高泌乳素血症 3，糖尿病性肾病 2，高脂血症 2，弥漫性甲状腺肿 1，多囊卵巢综合征 1

➢ **妊娠、分娩和产褥期（4 个、30 篇）**

西医疾病：妊娠期诸症 13（腹痛 4、高血压 4、坐骨神经痛 4、急性病毒性肝炎 1），胎位不正 10（未特指 8、胎儿臀位 2），先兆流产 6（未特指 5、晚期 1），人工流产后诸症（恶露不尽）1

➢ **某些传染病和寄生虫病（3 个、5 篇）**

西医疾病：艾滋病 3（合并：糖尿病肾病 1、肝功能损害 1、慢性盆腔炎 1），霉菌感染（念珠菌性阴道炎）1，病毒性肝炎（乙肝伴腹水）1

➢ **精神和行为障碍（2 个、6 篇）**

西医疾病：血管性痴呆 5，抑郁症 1

➢ **肌肉骨骼系统和结缔组织疾病（2 个、2 篇）**

西医疾病：腰椎间盘突出症（急性期）1，颈椎病（颈性眩晕）1

➢ **肿瘤（2 个、2 篇）**

西医疾病：乳腺癌术后诸症（上臂水肿）1，子宫肌瘤 1

➢ **眼和附器疾病（2 个、2 篇）**

西医疾病：视神经萎缩 1，中心性浆液性视网膜病 1

➢ **皮肤和皮下组织疾病（1 个、3 篇）**

西医疾病：黄褐斑 3

➢ **耳和乳突疾病（1 个、3 篇）**

西医疾病：美尼尔氏综合征 3

➢ **血液及造血器官疾病和某些涉及免疫机制的疾患（1 个、2 篇）**

西医疾病：过敏性紫癜 2

➢ **损伤、中毒和外因的某些其他后果（1 个、2 篇）**

西医疾病：药物不良反应 2（利妥特灵引起 1、促性腺激素释放激素引起的围绝经期症状 1）。

➢ **中医病证（4 个、15 篇）**

水肿 7（特发性 6、未特指 1），眩晕 4（未特指 3、血虚 1），腹痛 3（放置宫内节育环后 1、输卵管结扎术后 1、少腹 1），不寐 1

西医病症系统中，泌尿生殖系统疾病在病症种类与文献数量上均居首位（图20-3）。各系统病症中，频数位居前列（至少为10）的病症有：盆腔炎、痛经、妊娠期诸症、胎位不正、老年性痴呆。

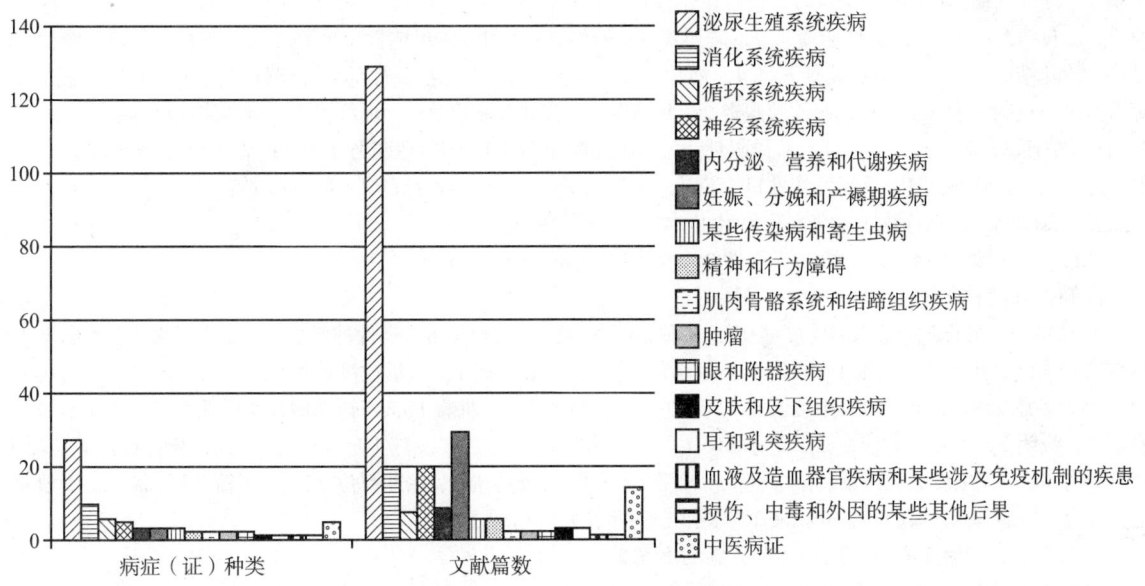

图 20-3 病症（证）种类及文献数量分布图

图例：
- 泌尿生殖系统疾病
- 消化系统疾病
- 循环系统疾病
- 神经系统疾病
- 内分泌、营养和代谢疾病
- 妊娠、分娩和产褥期疾病
- 某些传染病和寄生虫病
- 精神和行为障碍
- 肌肉骨骼系统和结缔组织疾病
- 肿瘤
- 眼和附器疾病
- 皮肤和皮下组织疾病
- 耳和乳突疾病
- 血液及造血器官疾病和某些涉及免疫机制的疾患
- 损伤、中毒和外因的某些其他后果
- 中医病证

2. 个案经验文献

共有17类病症（证）系统、213个病症（证）、1031则医案（表20-8）。

表 20-8 当归芍药散个案经验文献病症（证）谱

> **泌尿生殖系统疾病**（60个、415则）

西医疾病：痛经56（未特指51、原发性2、伴腹内瘕块2、月经后1），盆腔炎51（慢性28、未特指18、炎性包块3、急性2），肾小球肾炎30（慢性18、慢性肾病型2、慢性肾功能不全失代偿期1、系膜增生性1、慢性普通型1、合并：水肿4、蛋白尿2、闭经1），月经失调27（后期7、过多5、延长4、未特指4、稀少3、先期2、闭经1、周期紊乱1），不孕症20（未特指10、输卵管不通2、清宫术后继发1、排卵功能障碍1、输卵管炎引起1、输卵管炎合并积水引起1、输卵管积水引起1、子宫内膜腺体分泌不足1、子宫后倾伴发育不良1、慢性附件炎引起1），附件炎18（慢性11、未特指7），泌尿系结石16（输尿管9、肾4、未特指2、膀胱1），输卵管卵巢囊肿11（卵巢囊肿10、输卵管囊肿1），肾病综合征10（未特指6、期膜性肾病1、伴下肢血栓形成1、合并：左肾被膜下积液1、急性上呼吸道感染1），围绝经期综合征9（未特指6、合并：水肿2、面部色素沉着1），输卵管积水6，习惯性流产6，前列腺增生6（未特指5、合并梗阻性肾病1），盆腔充血综合征5，子宫内膜异位症5（未特指4、内在性1），子宫内膜炎5（未特指3、慢性2），经前期综合征5（水肿2、唾液腺综合征1、头痛1、未特指1），宫颈糜烂5（未特指3、合并：慢性宫颈炎1、附件炎性包块1），不育症4（未特指2、精子畸形1、精索静脉曲张1），前列腺炎4（慢性3、未特指1），子宫脱垂4，功能性子宫出血3，肾盂肾炎3（急性1、合并肾积水1、未特指1），乳腺增生3（未特指2、小叶增生1），IgA肾病2，肾囊肿2，泌尿系感染（尿道）2，附件囊肿2，慢性宫颈炎2，阴道炎2（老年性1、霉菌1），肾功能衰竭2（慢性1、尿毒症期1），子宫旁假性囊肿1，多发性子宫内膜息肉1，乙型肝炎病毒相关性肾炎1，输卵管炎1，肾下垂1，慢性肾功能不全1，急性膀胱炎1，尿道综合征1，卵巢黄体囊肿1，绝术后遗症1，睾丸炎1，附睾炎（合并睾丸鞘膜积液）1

西医症状：白带异常16（过多10、清稀5、放置节育环术后赤带1），闭经11（未特指8、合并：水肿2、肥胖1），输卵管肿胀2，盆腔积液2，盆腔包块1，排卵期子宫出血1，阴道出血1，阴部疼痛1，血尿（运动性）1，性交引起的症状（腹痛）1

中医疾病：经行诸症21（水肿11、头痛2、腹痛2、腹泻2、乳房胀痛1、浮肿1、腹痛伴乳癖1、发热1），崩漏14，经后腹痛1，淋证1，癃闭1，水疝1，阴吹1

➢ **消化系统疾病**（29个、106则）

西医疾病：肝硬化（伴腹水）14，胃炎12（慢性萎缩性3、慢性2、慢性合并胃下垂2、慢性萎缩性合并胃下垂2、慢性萎缩性伴胃上皮化生1、慢性糜烂性伴胆汁反流1、慢性表浅性1），肝炎8（慢性迁延性4、慢性2、急性1、自身免疫性1），慢性胆囊炎7，阑尾炎7（慢性5、急性1、单纯性1），肠炎6（慢性结肠3、慢性1、结肠1、升结肠1），术后胃肠功能紊乱4，消化性溃疡3（胃2、十二指肠球部合并慢性表浅性胃炎1），肠易激综合征3，直肠术后综合征2，慢性胰腺炎2，脂肪肝2（合并高脂血症1、未特指1），溃疡性结肠炎2，胃下垂2，食管粘连2，肠粘连2（绝育术后局限性1、阑尾切除术后1），胰腺假囊肿1，胃扩张（合并胃下垂）1，脱肛1，慢性缺血性肠病1，反复发作性口腔炎1，回盲部炎症1，过敏性结肠1，肝炎后遗症（高胆红素血症）1，腹膜炎后肠粘连1，粘连性不完全性肠梗阻1

西医症状：腹泻14（未特指12、慢性2），习惯性便秘3，便血1

➢ **妊娠、分娩和产褥期**（11个、163则）

西医疾病：妊娠期诸症109（腹痛49、水肿16、恶阻7、高血压6、坐骨神经痛6、羊水过多5、阑尾炎4、耳源性眩晕1、出血1、腹胀1、腹泻1、黄疸1、肾炎1、中毒症1、卵巢过度刺激综合征1、淋证1、痢疾1、急性泌尿系感染1、瘙痒症1、小腹剧痛1、子肿1、子痫1、子宫肌瘤1），产褥期诸症17（腹痛5、恶露不尽3、身痛2、癃闭1、便秘合并出血1、乳房挛痛1、乳汁过少1、子痫1、发热1），先兆流产10，异位妊娠6（未特指3、输卵管2、中度卵巢过度刺激综合征1），胎位不正5（未特指3、胎儿臀位2），人工流产后诸症5（不孕1、恶露不尽1、腹痛1、盆腔炎合并积液1、水肿1），胎儿发育迟缓1

中医疾病：滑胎3，子痫3，子悬2，胎动不安2

➢ **循环系统疾病**（11个、28则）

西医疾病：高血压病7（未特指4、合并冠心病1、肾实质性1、肾病1），冠心病4（未特指2、不稳定性心绞痛1、合并心律失常1），肺源性心脏病（合并心力衰竭）3，脉管炎3（下肢静脉血栓闭塞性1、下肢静脉炎1、血栓闭塞性1），脑卒中3（脑梗死2、完全性失语1），风湿性关节炎2（伴股骨头坏死1、未特指1），心律失常2（过早搏动1、合并心力衰竭1），红斑性肢痛症1，高血压性心脏病1，风湿性心脏病（合并心力衰竭）1，病毒性心肌炎1

➢ **肿瘤**（11个、22则）

西医疾病：子宫肌瘤10（未特指8、早期1、宫颈1），甲状腺腺瘤3（囊性变1、良性1、未特指1），肾脏肿瘤1，肾癌术后癃闭1，乳腺癌术后诸症1，卵巢肿瘤术后综合征1，宫颈癌（低分化鳞癌术后疼痛）1，喉癌（术后水肿）1，血管瘤（肝脏）1，肝癌（伴腹水）1，直肠癌（术后吻合口炎）1

➢ **神经系统疾病**（10个、27则）

西医疾病：头痛10（血管神经性5、血管性3、神经性2），老年性痴呆7（未特指6、梗塞性1），椎基底动脉供血不足2，舞蹈症2（老年偏身1、半侧1），三叉神经痛1，急性丘脑性痴呆1，面神经炎1，腹腔神经丛痛1，额颞叶痴呆1

西医症状：感觉异常（少腹下坠感）1

➢ **肌肉骨骼系统和结缔组织疾病**（10个、15则）

西医疾病：痛风4，干燥综合征2，坐骨神经痛2，腰椎间盘突出症1，系统性红斑狼疮1，强直性脊柱炎1，类风湿性关节炎1，肌筋膜炎（项肩肌）1

西医症状：腰痛1，肩关节痛1

➢ **内分泌、营养和代谢疾病**（8个、13则）

西医疾病：糖尿病性肾病4（未特指3、合并冠心病1），卟啉症2，甲亢2，高脂血症1，多囊卵巢综合征1，糖尿病（合并脑梗死、颈椎病）1，桥本氏病1，亚急性甲状腺炎1

➢ **某些传染病和寄生虫病**（8个、12则）

西医疾病：霉菌感染4（阴道炎3、阴道炎合并盆腔炎1），病毒性肝炎2（乙肝1、慢性丙肝伴腹水1），淋病（淋病后综合征）1，结核性胸膜炎（伴积液）1，结核性腹膜炎1，胆道蛔虫病1，钩虫病（继发贫血）1，带状疱疹1

➢ **精神和行为障碍**（8个、11则）

西医疾病：血管性痴呆2，性功能障碍2（阳萎1、阳萎合并遗精1），抑郁症（卵巢囊肿术后）1，周期性精神病1，心脏神经官能症1，神经衰弱1，癔症性精神障碍1

西医症状：嗜睡 2

> **皮肤和皮下组织疾病（7 个、23 则）**

西医疾病：黄褐斑 10，银屑病 4，痤疮 3，荨麻疹 2（寒冷性 1、慢性 1），脂溢性脱发 2，湿疹（坠积性）1，瘙痒症（外阴）1

> **呼吸系统疾病（7 个、9 则）**

西医疾病：慢性咽炎 2，哮喘 2（咳嗽变异性 1、支气管 1），声带肥厚 1，过敏性鼻炎 1，慢性肺脓肿 1

西医症状：咳喘 1

中医疾病：鼻窒 1

> **损伤、中毒和外因的某些其他后果（6 个、10 则）**

西医疾病：脑外伤后诸症 3（眩晕 2、未特指 1），外伤后诸症 2（睾丸疼痛 1、水肿 1），桡神经损伤（不完全性）2，药物不良反应（关木通引起急性肾衰竭）1，胸部损伤（软组织闭合性挫伤）1，急性氨中毒 1

> **眼和附器疾病（4 个、8 则）**

西医疾病：青光眼 3（术后前房积血 2、急性闭角性 1），视网膜静脉闭塞（中央静脉闭塞）2，中心性浆液性视网膜病 2，玻璃体混浊 1

> **耳和乳突疾病（3 个、11 则）**

西医疾病：美尼尔氏综合征 7，耳源性眩晕 3，神经性耳鸣 1

> **血液及造血器官疾病和某些涉及免疫机制的疾患（2 个、2 则）**

西医疾病：原发性血小板减少性紫癜 1，过敏性紫癜 1

> **中医病证（18 个、156 则）**

水肿 51（特发性 28、未特指 19、功能性 2、血管神经性 1、下肢 1），腹痛 48（未特指 14、放置宫内节育环后 10、少腹 8、阑尾切除术后 4、结扎术后 2、刮宫术后 1、脐周 1、脐腹 1、卵巢囊肿术后 1、缩阳腹痛 1、输卵管结扎术后 1、肾切除后 1、发作性 1、顽固性 1、寒积 1），眩晕 19（未特指 18、顽固性 1），头痛 11（未特指 7、顽固性 4），胞阻 3，不寐 3，痿证 3，胃脘痛 3（未特指 2、合并出血 1），胁痛 2，癥瘕 2（输卵管结扎术后 1、未特指 1），发热 2（低 1、未特指 1），痹证 2（着 1、血虚 1），腹胀 2（子宫摘除手术术后 1、未特指 1），心悸 1，痰饮病（头晕）1，脐湿 1，梅核气 1，烦躁 1

　　按文献病症种类和医案则数多少排序，西医病症系统中，泌尿生殖系统疾病均居首位，消化系统疾病与妊娠、分娩和产褥期亦为高频病症系统（图 20-4）。各系统病症（证）中，医案数位居前列（至少为 30）的病症（证）有：痛经、盆腔炎、肾小球肾炎、妊娠期诸症、水肿、腹痛。

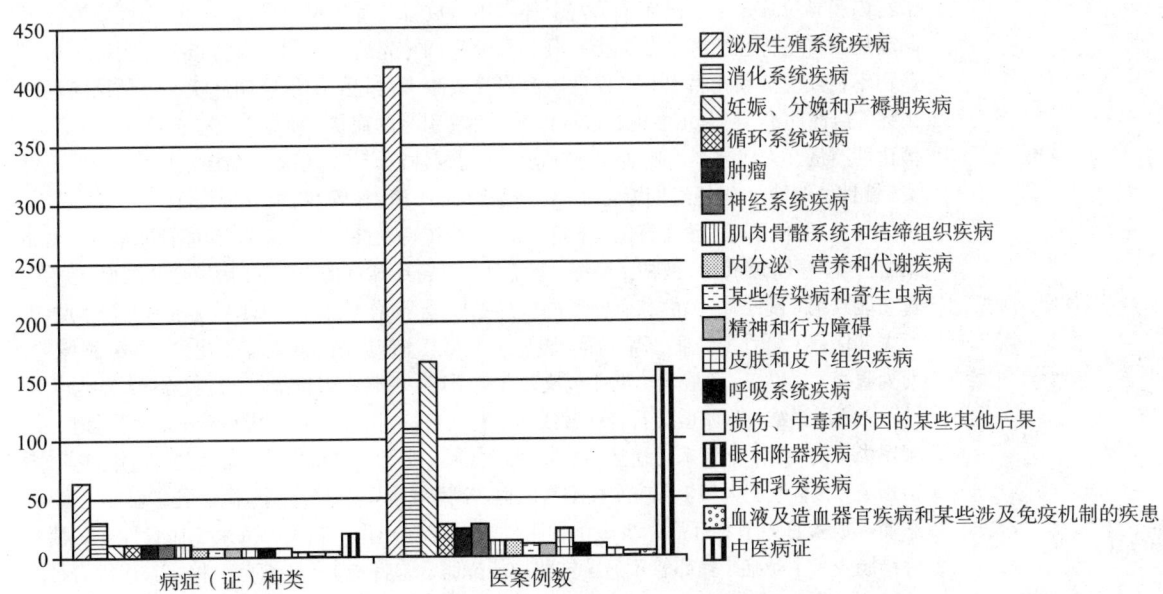

图 20-4　病症（证）种类及医案数量分布图

3. 比较研究

临床研究和个案经验文献比较，两者在文献和病症数量上，泌尿生殖系统疾病均居首位，是共有的高频病症系统。在具体病症上，痛经、盆腔炎、妊娠期诸症等是共有高频病症。

【证据分级】

临床研究文献证据

截至目前，当归芍药散及其加减方临床研究文献证据等级为：A 级 1 篇、B 级 10 篇、C 级 91 篇、D 级 156 篇。详细情况见表 20-9。

表 20-9　临床研究文献证据等级分布情况

证据等级	病症（证）
A 级	盆腔炎性疾病
B 级	子宫肌瘤、痛经、糖尿病性肾病、肾功能衰竭（慢性）、盆腔炎（慢性）、脑卒中（脑梗死合并风痰瘀阻证）、肝硬化（伴腹水）、肠易激综合征（腹泻型）、艾滋病（合并糖尿病肾病）
C 级	椎基底动脉供血不足、脂肪肝（非酒精性、未特指）、月经失调（先期）、抑郁症、消化不良（功能性）、胃炎（慢性萎缩性）、头痛（血管神经性）、痛经（原发性、青春期、未特指）、糖尿病性肾病、胎位不正、输卵管卵巢囊肿（卵巢囊肿、未特指）、肾小球肾炎（慢性合并高血压病、伴水肿）、肾病综合征、妊娠期诸症（急性病毒性肝炎、高血压）、前列腺增生、前列腺炎（慢性无菌性、慢性）、偏头痛、盆腔炎（慢性）、脑卒中（脑梗死）、泌尿系结石、美尼尔氏综合征、霉菌感染（复发性念珠菌性阴道炎）、老年性痴呆、颈椎病（颈性眩晕）、经前期综合征、甲状腺肿（弥漫性）、宫颈炎（肥大型）、功能性子宫出血（青春期）、高血压病、高泌乳素血症、肝硬化（伴腹水）、腹痛（输卵管结扎术后）、腹膜炎（自发性）、附件炎、多囊卵巢综合征、痴呆（血管性）、肠易激综合征（腹泻型、未特指）、溃疡性结肠炎、不孕症、不寐、病毒性肝炎（乙肝腹水）
D 级	子宫内膜异位症、子宫出血（子宫上环术中、放置节育环引起子宫）、中心性浆液性视网膜病、自主神经功能紊乱、脂肪肝、月经失调（先后不定期、未特指）、阴道出血、药物不良反应（利托君引起、促性腺激素释放激素引起的围绝经期症状）、腰椎间盘突出症（急性期）、眩晕（血虚、未特指）、性交引起的症状（疼痛）、冠心病（心绞痛）、消化性溃疡、先兆流产（晚期、未特指）、习惯性流产（母亲胎儿 ABO 血型不合）、胃炎（慢性萎缩性）、围绝经期综合征（合并水肿）、头痛（血管性、血管神经性）、痛经（膜样、未特指）、胎位不正（胎儿臀位、未特指）、水肿（特发性、未特指）、输卵管卵巢囊肿（卵巢囊肿）、输卵管积水、视神经萎缩、肾盂积水、肾小球肾炎（慢性、慢性合并高血压病）、肾功能衰竭（慢性）、深静脉血栓形成（上肢）、乳腺增生、乳腺癌术后诸症（上臂水肿）、妊娠期诸症（坐骨神经痛、高血压、腹痛）、人工流产后诸症（恶露不尽）、前列腺增生、前列腺炎（慢性）、盆腔炎（炎性包块、宫颈糜烂、慢性、未特指）、盆腔疼痛综合征（慢性）、泌尿系结石（尿道结石合并肾绞痛、肾、未特指）、美尼尔氏综合征、老年性痴呆、阑尾炎（慢性）、绝育术后遗症、经前期综合征（水肿、未特指）、黄褐斑、过敏性紫癜、宫颈炎（慢性、肥大型）、功能性子宫出血、高脂血症、高血压病、高泌乳素血症、腹泻、腹痛（放置宫内节育环后、少腹）、附件炎、动脉硬化（脑）、痴呆（血管性）、溃疡性结肠炎、不孕症（输卵管不通、排卵功能障碍、未特指）、不育症、柏-查氏综合征、艾滋病（合并肝功能损害、合并慢性盆腔炎）

【证据示例】

1. 泌尿生殖系统疾病

（1）痛经（未特指）

B 级证据 2 篇，C 级证据 4 篇，D 级证据 4 篇。

> 当归芍药散对照元胡止痛冲剂治疗痛经在临床总有效率方面有一定优势（B）

刘格等[1]实施的一项临床随机对照试验，样本量为 58 例。试验组 30 例，对照组 28 例。试验组服用当归芍药散汤剂：当归 9g，芍药 18g，茯苓 12g，白术 12g，泽泻 12g，川芎 9g。对照组每次月经前 1 周口服元胡止痛冲剂，每日 1 剂，连用 3 个月。两组比较，临床总有效率相对危险度（RR）1.40，95%CI（1.04 ～ 1.89），P=0.03，有统计学意义（疗效标准：治愈：腹痛及其他症状消失，连续 3 个月经周期未见复发，疼痛程度恢复 0 分。显效：腹痛减轻，其余症状好转，疼痛程度为治疗后积分降低到治疗前积分的 2/3 以下，不服止痛药能坚持工作。无效：腹痛及其他症状无改变者）。

（2）慢性盆腔炎

B 级证据 1 篇，C 级证据 18 篇，D 级证据 23 篇。

> 当归芍药散加减对照左氧氟沙星联合甲硝唑治疗慢性盆腔炎在临床总有效率方面有优势（C）

戴璐等[2]实施的一项临床随机对照试验，样本量为 80 例。试验组、对照组各 40 例。试验组用当归芍药散加减：当归 9g，白芍 18g，川芎 9g，泽泻 12g，茯苓 12g，白术 9 g。加减：带下多者加黄柏 9g、薏苡仁 20 g、砂仁 9g、牛膝 9g；血瘀明显者加桃仁 9g、红花 9g、赤芍 9g、土鳖虫 9g；气虚明显者加黄芪 15g、党参 15g、五味子 9g；疼痛甚者加延胡索 15g、香附 9g；寒证明显者加肉桂 9g、吴茱萸 9g、干姜 15g；瘀而化热者加败酱草 15g、牡丹皮 9g、红藤 9g。日 1 剂，水煎 2 次，口服，早晚各服 1 剂。对照组口服左氧氟沙星，每次 2 片，日 2 次；甲硝唑，每次 2 片，日 3 次。两组均治疗 1 个月后观察疗效。服药期间忌辛辣厚味，避免情志刺激、感冒、禁房事。两组比较，临床总有效率相对危险度（RR）1.50，95%CI（1.14 ～ 1.97），P=0.004，有统计学意义（疗效标准：参照《中药新药临床研究指导原则》中盆腔炎的疗效标准制定。痊愈：治疗后下腹疼痛及腰骶胀痛等症状消失，妇科检查及理化检查正常，症状、体征积分和减少≥95%，停药 1 月内未复发。显效：治疗后下腹疼痛及腰骶胀痛等症状消失或明显减轻，妇科检查及理化检查明显改善，症状、体征积分和减少≥70% 但＜95%。有效：治疗后下腹疼痛及腰骶胀痛等症状减轻，妇科检查及理化检查有所改善，症状、体征积分和减少≥30% 但＜70%。无效：治疗后下腹疼痛及腰骶胀痛等症状无减轻，妇科检查及理化检查无改善，症状、体征积分和减少＜30%）。

2. 神经系统疾病

（1）老年性痴呆

C 级证据 8 篇，D 级证据 4 篇。

> 当归芍药散对照维生素 E 治疗老年性痴呆在提高智力与日常生活能力方面有一定优势（C）

高德义等[3]实施的一项临床随机对照试验，样本量36例。试验组24例，对照组12例。试验组口服当归芍药散：当归、芍药各9g，川芎6g，泽泻、白术、茯苓各12g。用法：1剂/天，分煎2次，温服。3个月为1个疗程，共2个疗程。对照组口服维生素E50mg，3次/天。合并高血压、糖尿病可继续服用原来药物。在观察期间停用其他亲智能及神经递质药，扩血管药和抗自由基药。两组比较，简易智力状态（MMSE量表）评分加权均数差（WMD）-2.3，95%CI（-2.53～-2.07），P < 0.00001；日常生活能力（AIM量表）评分加权均数差（WMD）-11.1，95%CI（-11.54～-10.66），P < 0.00001，均有统计学意义。

【证据荟萃】

※ Ⅰ级

当归芍药散及其加减方主要治疗泌尿生殖系统疾病，如痛经（未特指）等。

※ Ⅱ级

当归芍药散及其加减方可以用于治疗泌尿生殖系统疾病和神经系统疾病，如慢性盆腔炎、老年性痴呆等。

《金匮要略》原文中以本方治疗妇人妊娠肝脾失调所致的腹痛以及各种妇人腹中急痛。其临床主要表现为腹中急痛、面色无华、浮肿、小便不利等。痛经（未特指）、慢性盆腔炎等高频病症在某阶段的病机及临床表现可与之相符；本方对老年性痴呆亦有较好的疗效。临床研究和个案经验文献均支持泌尿生殖系统疾病是其高频率、高级别证据分布的病症系统。痛经（未特指）已有2项B级证据；慢性盆腔炎、老年性痴呆已分别有至少2项C级证据。

※ Ⅰ级

当归芍药散对照元胡止痛冲剂治疗痛经在临床总有效率方面有一定优势。

※ Ⅱ级

当归芍药散加减对照左氧氟沙星联合甲硝唑治疗慢性盆腔炎在临床总有效率方面有优势。

当归芍药散对照维生素E治疗老年性痴呆在提高智力与日常生活能力方面有一定优势。

【参考文献】

[1] 刘格，王薇华，孙静.当归芍药散治疗气血亏虚型痛经的临床研究 [J].中国临床医生，2012，40（9）：59-60.

[2] 戴璐.张思超.当归芍药散治疗慢性盆腔炎40例 [J].山东中医药大学学报，2011，35（1）：49-50.

[3] 高德义，黄贾生，何宏文.当归芍药散治疗老年性痴呆36例临床研究 [J].中国全科医学，2004，7（11）：782-783.

四、胶艾汤

【原文汇要】

师曰：妇人有漏下者，有半产后因续下血都不绝者，有妊娠下血者。假令妊娠腹中痛，为胞阻，胶艾汤主之。（4）

芎归胶艾汤方：一方加干姜一两。胡洽治妇人胞动无干姜。

芎藭 阿胶 甘草各二两 艾叶 当归各三两 芍药四两 干地黄四两

上七味，以水五升，清酒三升，合煮，取三升，去滓，内胶，令消尽，温服一升，日三服。不差，更作。

【原文释义】

胶艾汤主治冲任虚损妇人漏下。经水淋漓漏下，有半产后因续下血都不绝者，有妊娠腹痛下血是为胞阻。治当养血止血，固经安胎，调补冲任。方中阿胶补血止血；艾叶温经止血；干地黄、芍药、当归、芎藭，养血和血；甘草调和诸药；清酒助行药力。

【文献概况】

设置关键词为"芎歸膠艾湯""芎归胶艾汤""膠艾湯""胶艾汤"，检索并剔重后，得到111篇相关文献，其中CBM、CNKI、VIP、WF分别为0篇、87篇、6篇、18篇。初步分类：临床研究27篇（24.3%）、个案经验11篇（10.0%）、实验研究13篇（11.7%）、理论研究37篇（33.3%）、其他23篇（20.7%）。在个案经验文献中，胶艾汤及其加减方的医案有20则。

【文献病谱】

1. 临床研究文献

共涉及2类病症系统、7个病症（表20-10）。

表20-10 胶艾汤临床研究文献病症谱

➢ **泌尿生殖系统疾病（4个、24篇）**
　西医疾病：功能性子宫出血17（未特指7、功能障碍性3、青春期3、围绝经期2、围排卵期2），月经失调3（宫内节育器避孕引起不规律阴道出血2、黄体功能不全1），特发性镜下血尿1
　中医疾病：崩漏3
➢ **妊娠、分娩和产褥期（3个、3篇）**
　西医疾病：产褥期诸症（恶露不尽）1，胎位不正1，先兆流产1

---

2. 个案经验文献

共有4类病症系统、11个病症、20则医案（表20-11）。

表20-11 胶艾汤个案经验文献病症谱

➢ **泌尿生殖系统疾病（5个、12则）**
　西医疾病：月经失调4（经期延长1、月经过多1、月经后期合并经量过多与痛经1、经间期出血1），功能性子宫出血4，特发性肾出血1
　西医症状：阴道出血2（合并腹痛1、未特指1）
　中医疾病：崩漏1
➢ **妊娠、分娩和产褥期（4个、6则）**
　西医疾病：先兆流产2，不完全流产2，产褥期诸症（恶露不尽）1
　中医疾病：胎动不安1
➢ **血液及造血器官疾病和某些涉及免疫机制的疾患（1个、1则）**
　西医疾病：血小板减少性紫癜1
➢ **肿瘤（1个、1则）**
　西医疾病：白血病1

　　按文献病症种类和医案则数多少排序，西医病症系统中，泌尿生殖系统疾病均居首位（图20-5）。各系统病症中，医案数位居前列（至少为4）的病症有：月经失调、功能性子宫出血。

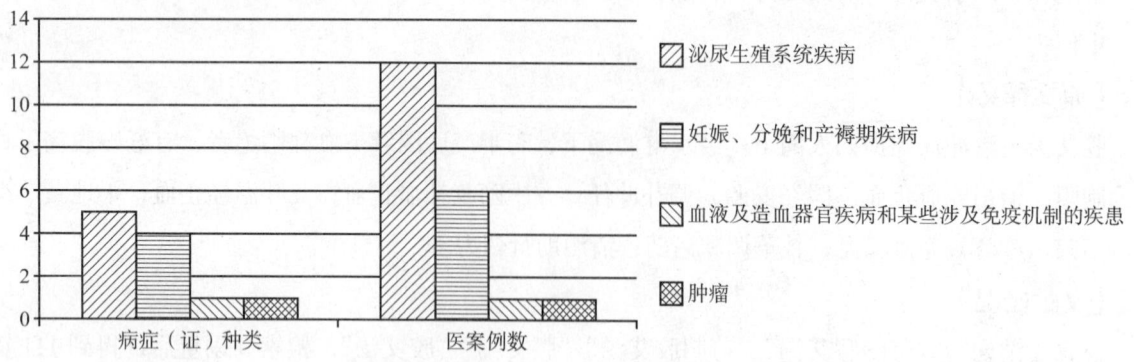

图20-5　病症（证）种类及医案数量分布图

3. 比较研究

　　临床研究和个案经验文献比较，两者在文献和病症数量上，泌尿生殖系统疾病均居前列，是共有的高频病症系统。在具体病症上，月经失调、功能性子宫出血等是共有高频病症。

【证据分级】

临床研究文献证据

　　截至目前，胶艾汤及其加减方临床研究文献证据等级为：B级1篇、C级19篇、D级7篇。详细情况见表20-12。

表20-12　临床研究文献证据等级分布情况

证据等级	病症（证）
B级	功能性子宫出血（青春期）
C级	功能性子宫出血、特发性镜下血尿、崩漏、围绝经期功能障碍性子宫出血、绝育术后诸症（宫内节育器避孕引起不规律阴道出血）、月经失调（黄体功能不全）
D级	胎位不正

【证据示例】

1. 泌尿生殖系统疾病

（1）功能性子宫出血

B级证据1篇，C级证据14篇，D级证据2篇。

> 胶艾汤加味对照倍美力和甲羟孕酮治疗青春期功能性子宫出血在总有效率方面有优势（B）

　　刘春香等[1]实施的一项临床随机对照试验，样本量71例。其中试验组36例，对照组35例。治疗方法：试验组以胶艾汤为基本方：阿胶15g，艾叶炭20g，当归12g，芍药15g，川芎6g，熟地20g，甘草6g。按中医辨证分型进行加减：有血热者加黄芩、丹皮、改熟地为生地；气血亏虚，气不摄血者加人参、黄芪；肾阴亏虚者加二至丸；血瘀者加失笑散；血止后去艾叶炭，每日1剂水煎，分两次服用，1 个月为 1 个疗程。对照组用倍美力 1.25g，口服，每 8h1 次，3 日后改为每日 0.625g，维持 20 日，最后 7 日加用甲羟孕酮 10mg，口服，每日 1 次。两组比较：临床总有效率相对危险度（RR）1.55，95%CI（1.19 ～ 2.01），P=0.001，有统计学意义（疗效标准：参照国家中医药管理局发布的《中医病证诊断疗效标准》拟定。治愈：连续 3 个月以上月经周期、经量、持续时间恢复正常。显效：月经周期接近正常，血量较前减少 1/2，经血时间持续在 10 天以内。有效：月经周期较治疗前好转，血量减少 1/3，经血持续时间在 15 天以内。无效：治疗后月经周期、血量、持续时间与治疗前无变化）。

【证据荟萃】

※ Ⅱ级

胶艾汤及其加减方主要治疗泌尿生殖系统疾病，如功能性子宫出血等。

《金匮要略》原文中以本方治疗冲任脉虚三种下血之证。其主要临床表现为漏下不止、腹中痛等。高频病症功能性子宫出血在某阶段的病机及临床表现可与之相符。临床研究和个案经验文献均支持泌尿生殖系统疾病是其高频率、高级别证据分布的病症系统。功能性子宫出血已有 1 项 B 级证据，至少 2 项 C 级证据。

※ Ⅱ级

胶艾汤加味对照倍美力和甲羟孕酮治疗青春期功能性子宫出血在总有效率方面有优势。

【参考文献】

［1］刘春香，黄群.胶艾汤加减治疗青春期功能性子宫出血 36 例临床观察 ［J］.赣南医学院学报,2009,（2）:239-240.

五、当归贝母苦参丸

【原文汇要】

妊娠小便难，饮食如故，当归贝母苦参丸主之。(7)

当归贝母苦参丸方：男子加滑石半两

当归 贝母 苦参各四两

上三味，末之，炼蜜丸如小豆大，饮服三丸，加至十丸。

【原文释义】

当归贝母苦参丸主治妊娠血虚热郁小便难。症见妊娠小便不利，饮食如故。治当养血开郁，清热除湿。方中用当归养肝血以养胎气；用贝母清热开郁下气，以复肺之通调，利三焦决渎；用苦参清热燥湿而能通淋涩。

【文献概况】

设置关键词为"當歸貝母苦參丸""当归贝母苦参丸""歸母苦參丸""归母苦参丸"，检索并剔重后，得到 136 篇相关文献，其中 CBM、CNKI、VIP、WF 分别为 1 篇、122 篇、3 篇、10 篇。初步分类：临床研究 25 篇（18.4%）、个案经验 57 篇（41.9%）、实验研究 2 篇（1.5%）、理论研究 35 篇（25.7%）、其他 17 篇（12.5%）。在个案经验文献中，当归贝母苦参丸及其加减方的医案有 109 则。

【文献病谱】

1. 临床研究文献

共涉及 6 类病症（证）系统、13 个病症（证）（表 20-13）。

表 20-13　当归贝母苦参丸临床研究文献病症（证）谱

> **泌尿生殖系统疾病（8 个、19 篇）**
> 西医疾病：前列腺炎 7（慢性 6、慢性无菌性 1），前列腺增生 4（未特指 3、良性 1），尿道综合征 2，膀胱炎 1，慢性盆腔疼痛综合征 1，急性肾小球肾炎 1
> 西医症状：蛋白尿 1
> 中医疾病：癃闭 2
> **妊娠、分娩和产褥期（1 个、2 篇）**
> 西医疾病：产褥期诸症（癃闭）2
> **消化系统疾病（1 个、1 篇）**
> 西医症状：习惯性便秘 1
> **呼吸系统疾病（1 个、1 篇）**
> 中医疾病：肺胀 1
> **皮肤和皮下组织疾病（1 个、1 篇）**
> 西医疾病：湿疹（阴囊）1
> **中医病证（1 个、1 篇）**
> 胃脘痛 1

西医病症系统中，泌尿生殖系统疾病在病症种类与文献数量上均居首位（图 20-6）。各系统病症中，频数位居前列（至少为 3）的病症有：前列腺炎、前列腺增生。

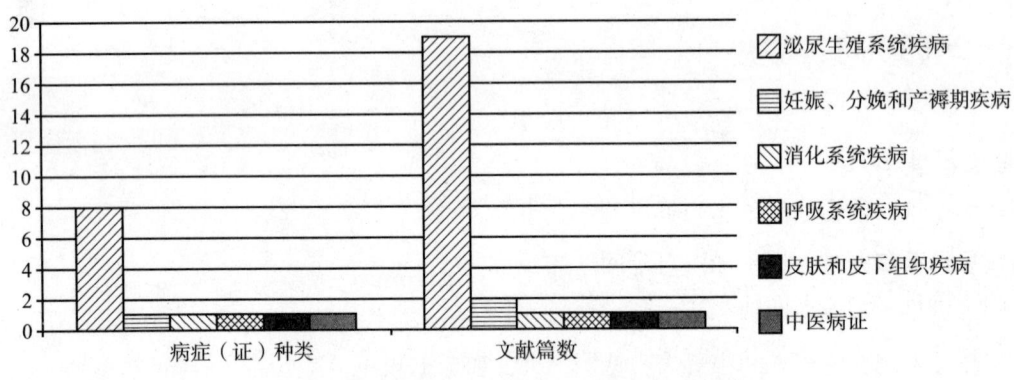

图 20-6　病症（证）种类及文献数量分布图

2. 个案经验文献

共有 12 类病症（证）系统、48 个病症（证）、109 则医案（表 20-14）。

表 20-14　当归贝母苦参丸个案经验文献病症（证）谱

> **泌尿生殖系统疾病（16 个、60 则）**
> 西医疾病：前列腺炎 9（慢性 6、未特指 3），泌尿系感染 9（急性尿道炎 3、尿道感染 3、再发性尿道感染 2、尿道感染合并膀胱炎 1），前列腺增生 8，肾盂肾炎 7（急性 4、慢性 2、未特指 1），泌尿系结石 3（肾 2、输尿管 1），子宫内膜炎 3（急性 2、未特指 1），盆腔炎 2（慢性 1、急性 1），膀胱炎 1，附睾炎（附睾 - 精索炎）1，阴道炎 1
> 西医症状：尿频 4（未特指 2、夜尿 1、心因性 1），闭经 1，白带异常（过多）1

中医疾病：淋证 5（未特指 3、热 1、血 1），癃闭 4（未特指 3、急性 1），崩漏 1

➤ **消化系统疾病（8 个、10 则）**

西医疾病：溃疡性结肠炎 2，复发性口腔溃疡 2，肠炎 1，胃炎 1，直肠脓肿 1

西医症状：慢性腹泻 1，习惯性便秘 1，胃痛 1

➤ **肿瘤（6 个、6 则）**

西医疾病：乙状结肠癌（中期）1，外阴癌术后外阴瘙痒 1，前列腺癌 1，膀胱癌（伴血尿）1，宫颈癌术后综合征（尿道口疼痛）1，宫颈癌 1

➤ **某些传染病和寄生虫病（5 个、6 则）**

西医疾病：痢疾 2（血痢 1、未特指 1），带状疱疹 1，病毒性肝炎（乙肝）1，肺结核（纤维空洞型伴便秘）1，淋病（伴黄带）1

➤ **妊娠、分娩和产褥期（2 个、5 则）**

西医疾病：妊娠期诸症 3（便秘 2、癃闭 1），产褥期诸症（癃闭）2

➤ **呼吸系统疾病（2 个、5 则）**

西医疾病：咽喉炎（鼻咽喉）1

西医症状：咳嗽 4

➤ **循环系统疾病（2 个、4 则）**

西医疾病：心律失常 3（心动过速合并频发室早 1、频发室早 1、未特指 1），风湿性心脏病（合并房颤）1

➤ **精神和行为障碍（1 个、1 则）**

西医疾病：性功能障碍（阳痿）1

➤ **内分泌、营养和代谢疾病（1 个、1 则）**

西医疾病：糖尿病（伴便秘）1

➤ **皮肤和皮下组织病（1 个、1 则）**

中医疾病：颈痈 1

➤ **眼和附器疾病（1 个、1 则）**

西医疾病：睑腺炎 1

➤ **中医病证（3 个、9 则）**

心悸 4，水肿 4，发热 1

按文献病症种类和医案则数多少排序，西医病症系统中，泌尿生殖系统疾病均居首位（图 20-7）。各系统病症中，医案数位居前列（至少为 5）的病症有：前列腺炎、泌尿道感染、前列腺增生、肾盂肾炎、淋证。

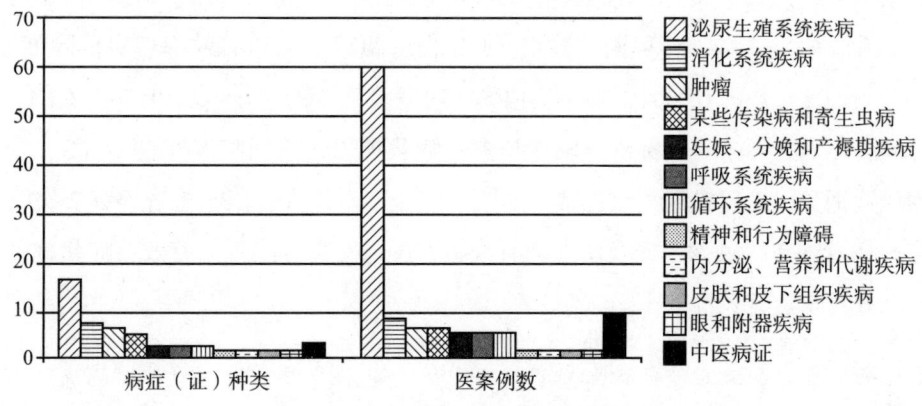

图 20-7　病症（证）种类及医案数量分布图

3. 比较研究

临床研究和个案经验文献比较，两者在文献和病症数量上，泌尿生殖系统均居首位，是共有的高频病症系统。在具体病症上，前列腺炎、前列腺增生的是共有高频病症。

【证据分级】

临床研究文献证据

截至目前，当归贝母苦参丸及其加减方的临床防治性文献证据等级为：B级1篇、C级5篇、D级19篇。详细情况见表20-15。

表20-15 临床研究文献证据等级分布情况

证据等级	病症（证）
B级	前列腺炎（慢性）
C级	癃闭、前列腺炎（慢性无菌性、慢性）
D级	胃脘痛、湿疹（阴囊）、肾小球肾炎（急性）、前列腺增生（良性、未特指）、前列腺炎（慢性）、盆腔疼痛综合征（慢性）、膀胱炎、尿道综合征、癃闭、肺胀、蛋白尿、产褥期诸症（癃闭）、便秘（习惯性）

【证据示例】

1. 泌尿生殖系统疾病

（1）慢性前列腺炎

B级证据1篇，C级证据3篇，D级证据2篇。

> 前列消液（当归贝母苦参丸加味）对照前列康治疗慢性前列腺炎在临床总有效率与治愈率方面有优势（C）

赵章华等[1]实施的一项样本量为204例的临床随机对照试验。试验组156例，使用前列消液：冬葵子、云苓、当归、浙贝母、苦参、楮实子、白花蛇舌草等。依药物主要活性成分，提取制成流浸膏。每次40～60mL，每日3次，病情重者加倍，20日为1疗程，治疗2～3个疗程。重症、合并前列腺肥大者同时给予前列消液30mL肛内灌注，每日1次。对照组48例，使用前列康片，每次3片，每日3次，疗程同试验组。1疗程后两组临床总有效率相对危险度（RR）1.76，95%CI（1.34～2.32），P＜0.0001；临床治愈率相对危险度（RR）18.41，95%CI（1.15～295.85），P=0.04，均有统计学意义［疗效标准：临床痊愈：症状消失，前列腺液检查（EPS）连续2次以上正常，肛诊压痛消失，B超检查大致正常。显效：症状基本消失，EPS检查连续2次以上白细胞值减少1/2或＜15个/HP，触诊压痛及质地均有改善，B超检查有改善。有效：症状减轻，EPS检查较前改善。无效：未达有效标准］。

> 当归贝母苦参丸加味对照复方新诺明、左氧氟沙星治疗慢性前列腺炎在临床总有效率与治愈率方面有优势（C）

郭本传[2]实施的一项样本量为170例的临床随机对照试验。试验组、对照组各85例，使用当归贝母苦参汤加味：当归10g，浙贝母10g，苦参15g，滑石30g，王不留行10g。加减：热重于湿者加败酱草、蒲公英各 15g；湿重于热者加小茴香、藿香各 10g；兼瘀者加丹参 15g；肾虚者加巴戟天 15g；气虚者加党参 20g。每日 1 剂，水煎分早晚 2 次服，1 个月为 1 疗程。对照组使用复方新诺明 0.96g、左氧氟沙星 0.2g。每天 2 次餐后服用，并嘱多饮水。两组均以 1 个月为 1 疗程。1 疗程后两组比较，临床总有效率相对危险（RR）1.36，95%CI（1.16 ～ 1.59），P=0.0001；临床治愈率相对危险（RR）1.77，95%CI（1.29 ～ 2.45），P=0.0005，均有统计学意义［疗效标准参照《慢性前列腺炎中西医结合诊疗指南（试行版）》，并结合临床实际拟订。治愈：症状、体征消失，实验室与病原学检查有关指标转阴，辅助检查基本正常。好转：症状、体征减轻，实验室与病原学检查有关指标好转，辅助检查无明显改变。无效：症状、体征无明显改善，实验室、病原学、辅助检查无改变］。

（2）前列腺增生（未特指）

D 级证据 3 篇。

当归贝母苦参丸加味治疗前列腺增生有一定疗效（D）

褚洪飞[3] 实施的一项临床病例观察，样本量为 31 例。使用当归贝母苦参丸加味：当归、浙贝母、泽兰叶各 10g，苦参 15g，石菖蒲 5g，昆布、海藻、益母草各 20g。尿频涩痛加蒲公英、六一散；腰膝酸软加杜仲、牛膝；咽干舌红加生地、丹皮；咳嗽、喘息加桑白皮、桔梗；少气倦怠加黄芪、党参；畏寒肢冷加制附子、肉桂；小便滴沥不畅加穿山甲、王不留行。上药加水 1000mL，水煎为 500mL，日 1 剂，早晚分服，15 天为 1 疗程，2 个疗程后统计疗效（疗效标准：显效：排尿通畅有力，尿次恢复正常，残余尿量少于 50mL，前列腺质地变软。有效：排尿通畅，尿次减少，残余尿量小于 200mL，前列腺质地无变化。无效：症状无改善，残余尿量仍大于 200mL）。

2. 妊娠、分娩和产褥期

（1）产褥期诸症（癃闭）

D 级证据 2 篇。

当归贝母苦参丸加味治疗产褥期诸症（癃闭）有一定疗效（D）

王珏[4] 实施的一项临床病例观察，样本量为 76 例。使用当归贝母苦参丸加味：当归 10g、象贝 10g、苦参 15g、黄柏 6g、滑石 15g、车前子 15g、益母草 15g、生蒲黄 6g、马齿苋 30g、肉桂 3g。日 1 剂，水煎服。结果 2 剂后恢复自主排尿 19 例，3 剂后恢复自主排尿者 40 例，5 剂后恢复自主排尿者 11 例，6 剂后恢复自主排尿者 6 例。总有效率 100%。

【证据荟萃】

※ Ⅱ级

当归贝母苦参丸及其加减方主要治疗泌尿生殖系统疾病，如慢性前列腺炎等。

※ Ⅲ级

当归贝母苦参丸及其加减方可以用于某些泌尿生殖系统疾病和妊娠、分娩和产褥期，如前列腺增生、产褥期诸症（癃闭）等。

《金匮要略》原文中以本方治疗妊娠期小便困难，其临床主要表现为小便短少或涩痛、尿道灼热等。慢性前列腺炎、前列腺增生、产褥期诸症（癃闭）等高频病症都存在小便不利的症状，与子淋的病机和临床表现相似，病虽不同，证同而治同。临床研究和个案经验文献均支持泌尿生殖系统疾病是其高频率、高级别证据分布的病症系统。慢性前列腺炎已有 1 项 B 级证据，2 项 C 级证据；前列腺增生、产褥期诸症（癃闭）已有 2 项 D 级证据。

※ Ⅱ级

前列消液（当归贝母苦参丸加味）对照前列康治疗慢性前列腺炎在临床总有效率与治愈率方面有优势。

当归贝母苦参丸加味对照复方新诺明、左氧氟沙星治疗慢性前列腺炎在临床总有效率与治愈率方面有优势。

※ Ⅲ级

当归贝母苦参丸加味治疗前列腺增生有一定疗效。

当归贝母苦参丸加味治疗产褥期癃闭有一定疗效。

【参考文献】

[1] 赵章华，曹鸿云，华琼，等.前列消液治疗慢性前列腺炎 156 例 [J].中国中医药信息杂志，2002，9（2）：56.

[2] 郭本传.当归贝母苦参丸方加味治疗慢性前列腺炎 85 例 [J].国医论坛，2008，23（6）：7-8.

[3] 褚洪飞.当归贝母苦参丸治疗前列腺增生症 31 例 [J].实用中医药杂志，2002，18（11）：14.

[4] 王珏.当归贝母苦参加味治疗产后尿潴留 76 例 [J].中国中医药科技，2002，9（4）：218.

六、葵子茯苓散

【原文汇要】

妊娠有水气，身重，小便不利，洒淅恶寒，起即头眩，葵子茯苓散主之。（8）

葵子茯苓散方

葵子一斤　茯苓三两

上二味，杵为散，饮服方寸匕，日三服。小便利则愈。

【原文释义】

葵子茯苓散主治妊娠有水气。症见身重，小便不利，洒淅恶寒，起即头眩。治当利水通窍，渗湿通阳。方中用葵子滑利通窍；茯苓淡渗利水。药后滞留于体内之水湿，从小便得泄，三焦决渎复归通调，则诸证自愈，故方后有"小便利则愈"之语。

【文献概况】

设置关键词为"葵子茯苓散"，检索并剔重后，得到 32 篇相关文献，其中 CBM、CNKI、VIP、WF 分别为 0 篇、30 篇、0 篇、2 篇。初步分类：临床研究 3 篇（9.4%）、个案经验 3 篇（9.4%）、实验研究 2 篇（6.3%）、理论研究 23 篇（71.9%）、其他 1 篇（3.1%）。在个案经验文献中，葵子茯苓散及其加减方的医案有 5 则。

【文献病谱】

1. 临床研究文献

共涉及 1 类病症系统、3 个病症（表 20-16）。

表 20-16　葵子茯苓散临床研究文献病症谱

> **泌尿生殖系统疾病**（3 个、3 篇）
> 西医疾病：泌尿系结石 1，肾小球肾炎 1，慢性前列腺炎 1

2. 个案经验文献

共有 3 类病症（证）系统、4 个病症（证）、5 则医案（表 20-17）。

表 20-17　葵子茯苓散个案经验文献病症（证）谱

> **妊娠、分娩和产褥期**（2 个、2 则）
> 西医疾病：产褥期诸症（缺乳）1，胎盘滞留 1
> **泌尿生殖系统疾病**（1 个、1 则）
> 中医疾病：癃闭 1
> **中医病证**（1 个、2 则）
> 水肿 2

3. 比较研究

临床研究和个案经验文献比较，泌尿生殖系统疾病是共有病症系统。

【证据分级】

临床研究文献证据

截至目前，葵子茯苓散及其加减方临床研究文献证据等级为：C 级 1 篇、D 级 2 篇。详细情况见表 20-18。

表 20-18　临床研究文献证据等级分布情况

证据等级	病症（证）
C 级	前列腺炎（慢性）
D 级	泌尿系结石、肾小球肾炎

【证据示例】

1. 泌尿生殖系统疾病

（1）慢性前列腺炎

C 级证据 1 篇。

前列消液（葵子茯苓散加味）对照前列康治疗慢性前列腺炎在临床有效率方面有优势（C）

赵章华等[1]实施的一项临床随机对照试验，样本量为 204 例。试验组 156 例，对照组 48 例。试验组用前列消液：冬葵子、云苓、当归、浙贝母、苦参、楮实子、白花蛇舌草等。依药物主要活性成分，提取制成流浸膏。每次 40～60mL，每日 3 次，病情重者加倍，20 日为 1 疗程，治疗 2～3 个疗程。重症、合并前列腺肥大者同时给予前列消液 30mL 肛内灌注，每日 1 次。对照组：前列康片，每次 3 片，每日 3 次，疗程同试验组。两组比较，临床有效率相对危险度（RR）1.76，95%CI（1.43～2.32），P＜0.0001，有统计学意义［疗效标准：临床痊愈：症状消失，前列腺液检查（EPS）连续 2 次以上正常，肛诊压痛消失，B 超检查大致正常。显效：症状基本消失，EPS 检查连续 2 次以上白细胞值减少 1/2 或＜15 个 /HP，触诊压痛及质地均有改善，B 超检查有改善。有效：症状减轻，EPS 检查较前改善。无效：未达有效标准者］。

【证据荟萃】

※ Ⅲ级

葵子茯苓散及其加减方可以用于治疗泌尿生殖系统疾病，如慢性前列腺炎等。

《金匮要略》原文以本方治疗妊娠有水气。临床表现为身重，小便不利，洒淅恶寒，起即头眩等。高频病症慢性前列腺炎在某阶段的病机及临床表现可与之相符。临床研究文献支持泌尿生殖系统疾病是其高级别证据分布的病症系统。慢性前列腺炎已有 1 项 C 级证据。

※ Ⅲ级

前列消液（葵子茯苓散加味）对照前列康治疗慢性前列腺炎在临床有效率方面有优势。

【参考文献】

[1] 赵章华，曹鸿云，华琼等 . 前列消液治疗慢性前列腺炎 156 例［J］. 中国中医药信息杂志，2002，9（02）：56.

七、当归散

【原文汇要】

妇人妊娠，宜常服当归散主之。（9）

当归散方

当归　黄芩　芍药　芎䓖各一斤　白术半斤

上五味，杵为散，酒饮服方寸匕，日再服。妊娠常服即易产，胎无苦疾。产后百病悉主之。

【原文释义】

当归散为妊娠宜常用方药。体健妇人妊娠，一般不须服药。若血虚湿热胎动不安，应调养肝脾，清其湿热，养血安胎。方中用当归、芍药，补养肝血，伍芎䓖则补而不滞；白术健脾除湿，黄芩坚阴清热。五药合用，共护胎元。

【文献概况】

设置关键词为"當歸散""当归散"，检索并剔重后，得到 241 篇相关文献，其中 CBM、CNKI、VIP、WF 分别为 2 篇、222 篇、6 篇、11 篇。初步分类：临床研究 12 篇（5.0%）、个案经验 8 篇（3.3%）、实验研究 34 篇（14.1%）、理论研究 103 篇（42.7%）、其他 84 篇（34.9%）。在个案经验文献中，当归散及其加减方的医案有 13 则。

【文献病谱】

1. 临床研究文献

共涉及 6 类病症系统、10 个病症（表 20-19）。

表 20-19　当归散临床研究文献病症谱

➢ **泌尿生殖系统疾病**（3个、4篇）
  西医疾病：习惯性流产 2，盆腔炎 1
  中医疾病：崩漏 1
➢ **妊娠、分娩和产褥期**（3个、3篇）
  西医疾病：妊娠期诸症（疟疾）1，先兆流产 1
  中医疾病：胎动不安 1
➢ **某些传染病和寄生虫病**（1个、2篇）
  西医疾病：浅层点状角膜炎 2
➢ **内分泌、营养和代谢疾病**（1个、1篇）
  西医疾病：甲亢 1
➢ **损伤、中毒和外因的某些其他后果**（1个、1篇）
  西医疾病：桡骨远端骨折 1
➢ **起源于围生期的某些情况**（1个、1篇）
  西医疾病：新生儿溶血症 1

西医病症系统中，泌尿生殖系统疾病在病症种类与文献数量上均居首位，妊娠、分娩和产褥期亦为高频病症系统（图 20-8）。

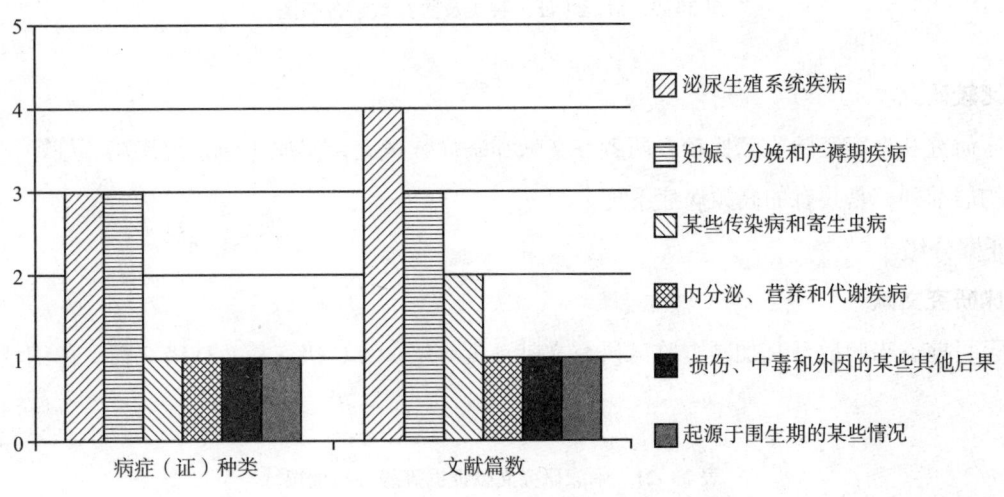

图 20-8　病症（证）种类及文献数量分布图

2. 个案经验文献

共有 6 类病症系统、10 个病症、13 则医案（表 20-20）。

表 20-20　当归散个案经验文献病症谱

> **皮肤和皮下组织疾病（3 个、3 则）**
　西医疾病：黄褐斑 1，传染性湿疹样皮炎 1，瘙痒症（外阴）1
> **妊娠、分娩和产褥期（2 个、4 则）**
　西医疾病：妊娠期诸症 3（疟疾 1、腹痛 1、瘙痒症 1），先兆流产 1
> **泌尿生殖系统疾病（2 个、3 则）**
　西医疾病：习惯性流产 2
　中医疾病：经行诸症（瘾疹）1
> **某些传染病和寄生虫病（1 个、1 则）**
　西医疾病：带状疱疹 1
> **消化系统疾病（1 个、1 则）**
　西医疾病：溃疡性结肠炎 1
> **血液及造血器官疾病和某些涉及免疫机制的疾患（1 个、1 则）**
　西医疾病：关节型过敏性紫癜 1

　　按文献病症种类和医案则数多少排序，西医病症系统中，皮肤和皮下组织疾病在病症种类上居首位，妊娠、分娩和产褥期在医案数量上居首位（图 20-9）。

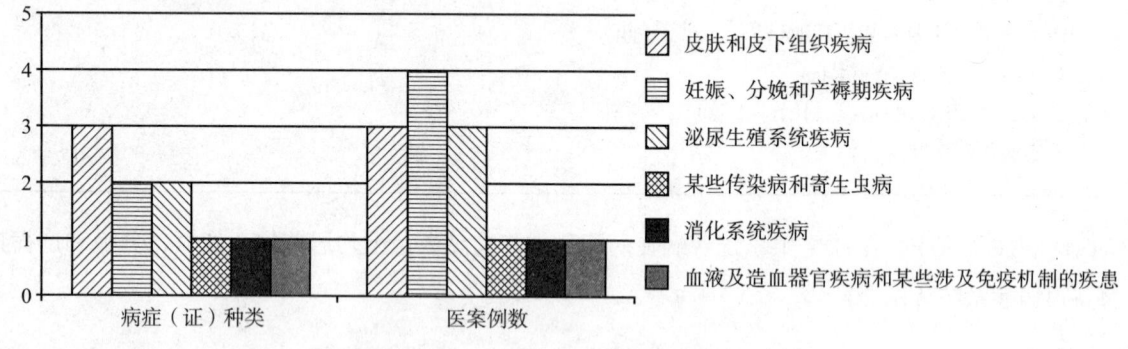

图 20-9　病症（证）种类及医案数量分布图

3. 比较研究

　　临床研究和个案经验文献比较，两者在文献和病症数量上，泌尿生殖系统疾病和妊娠、分娩和产褥期均居前列，是共有的高频病症系统。

【证据分级】

临床研究文献

　　截至目前，当归散及其加减方临床研究文献证据等级为：C 级 5 篇、D 级 7 篇。详细情况见表 20-21。

表 20-21　临床研究文献证据等级分布情况

证据等级	病症（证）
C 级	点状角膜炎（浅层）、甲亢、盆腔炎、胎动不安、骨折（桡骨远端）
D 级	崩漏、点状角膜炎（浅层）、习惯性流产、先兆流产、新生儿溶血症、妊娠期诸症（疟疾）

【证据示例】

1. 妊娠、分娩和产褥期

（1）胎动不安

C 级证据 1 篇。

> 加味当归散对照黄体酮、维生素 E 治疗胎动不安在临床总有效率方面有一定疗效优势（C）

黎清婵等[1]实施的一项临床随机对照试验，样本量为 90 例。其中试验组 60 例，对照组 30 例。试验组：采用加味当归散：当归 12g，芍药 12g，黄芩 12g，白术 10g，川芎 12g，菟丝子 12g，杜仲 12g。畏寒肢冷，腰腹冷痛者加巴戟天 10g；小腹下坠甚者加黄芪 15g；脾肾不足，出现腹胀矢气、大便偏溏者加苏梗 5g、煨木香 3g；心烦不得眠者加钩藤 15g、炒枣仁 6g、茯神 10g。每日 1 剂，水煎分 2 次口服。7 天为 1 个疗程。对照组肌注黄体酮 10 ～ 20mg，每天 1 次；口服维生素 E100mg，每天 1 次。均于阴道出血停止后 1 周停药。两组比较，临床总有效率相对危险度（RR）1.45，95%CI（1.09 ～ 1.92），P=0.01，有统计学意义（疗效标准：参照《最新国内外疾病诊疗标准》拟定。有效：凡经治疗后阴道出血停止，症状消失，HCG 值在同期妊娠正常值范围内，多普勒诊断仪测得胎心或 B 超检得活胎，或已分娩，为临床保胎有效。无效：症状加剧，阴道出血不止或加量，HCG 连续 2 次测定低于同期妊娠正常值下限，B 超未测得胎心、胎动，不能继续妊娠者为临床保胎无效）。

【证据荟萃】

※ Ⅲ级

当归散及其加减方可以用于治疗妊娠、分娩和产褥期，如胎动不安等。

《金匮要略》原文中即以本方养胎，用于血虚湿热之胎动不安。高频病症胎动不安在某阶段的病机及临床表现可与之相符。临床研究文献支持妊娠、分娩和产褥期是其高级别证据分布的病症系统。胎动不安已有 1 项 C 级证据。

※ Ⅲ级

加味当归散对照黄体酮、维生素 E 治疗胎动不安在临床总有效率方面有一定疗效优势。

【参考文献】

[1] 黎清婵，朱勤芬. 加味当归散治疗胎动不安 60 例疗效观察 [J]. 湖南中医杂志，2004，20（04）：33-34.

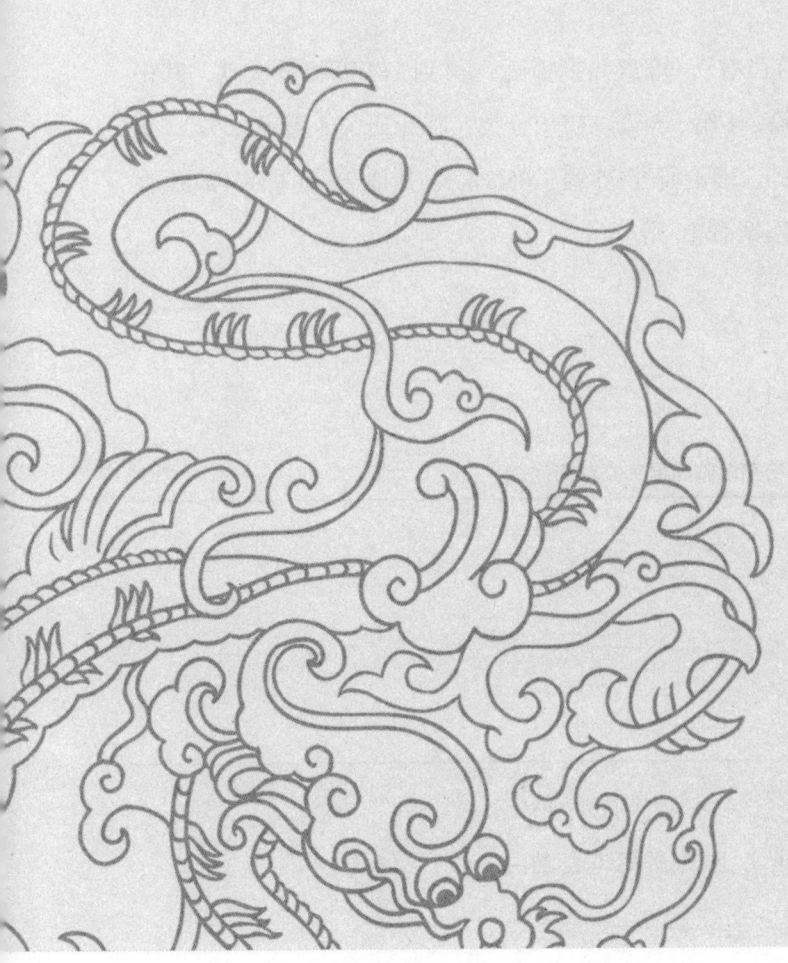

第二十一章

妇人产后病方

一、枳实芍药散

【原文汇要】

产后腹痛，烦满不得卧，枳实芍药散主之。（5）

枳实芍药散方

枳实（烧令黑，勿太过） 芍药等分

上二味，杵为散，服方寸匕，日三服，并主痈脓，以麦粥下之。

【原文释义】

枳实芍药散主治产后恶露未尽，血郁气滞腹痛。证见腹痛，烦满不得卧。方中用枳实苦辛微寒，理气散结，炒黑入血，以行血中之气；芍药和血止痛；用大麦粥送服可和胃安中，以防枳芍耗气伤中。

本方与前排脓散相比，少桔梗，以麦粥易鸡子黄，亦有散结排脓之功，故"并主痈脓"。

【文献概况】

设置关键词为"枳實芍藥散""枳实芍药散"，检索并剔重后，得到114篇相关文献，其中CBM、CNKI、VIP、WF分别为1篇、107篇、1篇、5篇。初步分类：临床研究3篇（2.6%）、个案经验10篇（8.8%）、实验研究5篇（4.4%）、理论研究75篇（65.8%）、其他21篇（18.4%）。在个案经验文献中，枳实芍药散及其加减方的医案有16则。

【文献病谱】

1. 临床研究文献

共涉及3类病症系统、3个病症（表21-1）。

表 21-1 枳实芍药散临床研究文献病症谱

> **泌尿生殖系统疾病**（1个、1篇）
> 西医疾病：急性盆腔炎1
> **循环系统疾病**（1个、1篇）
> 西医疾病：脑梗死后遗偏瘫1
> **某些传染病和寄生虫病**（1个、1篇）
> 西医疾病：带状疱疹1

2. 个案经验文献

共有4类病症（证）系统、7个病症（证）、16则医案（表21-2）。

表 21-2　枳实芍药散个案经验文献病症（证）谱

➤ **消化系统疾病**（3 个、4 则）
　西医疾病：肠易激综合征（腹痛）2，急性胆囊炎 1
　西医症状：膈肌痉挛 1
➤ **妊娠、分娩和产褥期**（1 个、2 则）
　西医疾病：产褥期诸症（腹痛）2
➤ **泌尿生殖系统疾病**（1 个、1 则）
　西医疾病：泌尿系结石（输尿管结石）1
➤ **中医病症**（2 个、9 则）
　不寐 7，腹痛 2

　　按文献病症种类和医案则数多少排序，西医病症系统中，消化系统疾病均居首位（图 21-1）。各系统病症（证）中，医案数位居前列（至少为 3）的病症（证）有：不寐。

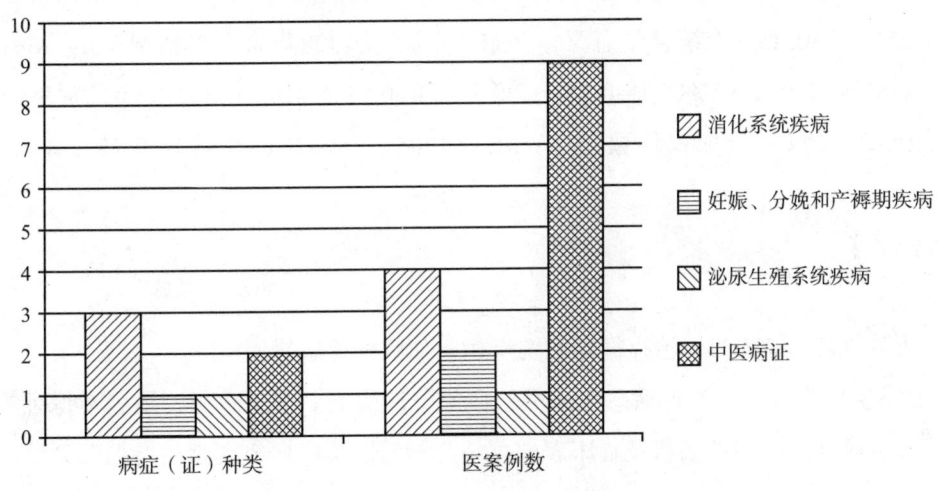

图 21-1　病症（证）种类及医案数量分布图

3. 比较研究

临床研究和个案经验文献比较，泌尿生殖系统疾病是共有病症系统。

【**证据分级**】

临床研究文献证据

截至目前，枳实芍药散及其加减方临床研究文献证据等级为：C 级 2 篇、D 级 1 篇。详细情况见表 21-3。

表 21-3　临床研究文献证据等级分布情况

证据等级	病症（证）
C 级	急性盆腔炎、脑梗死后遗偏瘫
D 级	带状疱疹

【证据示例】

1. 循环系统疾病

（1）脑梗死后遗偏瘫

C级证据1篇。

> 枳实芍药散合现代康复医学训练对照单纯现代康复医学训练治疗脑梗死后遗偏瘫在改善上肢运动功能障碍方面有一定优势（C）

金熙哲[1]实施的一项临床随机对照试验，样本量为27例。其中试验组18例，对照组9例。试验组采用枳实芍药散结合现代康复医学训练治疗。枳实芍药散：枳实、芍药各100g，等份研末装胶囊，1次6粒，日3次，口服。对照组单纯采用现代康复医学训练。两组比较，上肢运动功能障碍改善情况Fulg-Meyer积分加权均数差（WMD）2.07,95%CI（1.07～3.06）,P<0.0001，有统计学意义。下肢运动功能障碍改善情况Fulg-Meyer积分加权均数差（WMD）0.82，95%CI（-0.02～1.65），P=0.05，无统计学意义。下肢共同运动功能障碍改善情况Fulg-Meyer积分加权均数差（WMD）0.05，95%CI（-0.75～0.85），P=0.91，无统计学意义。日常生活能力改善程度BarthelADL指数积分加权均数差（WMD）0.05，95%CI（-0.85～0.75），P=0.90，无统计学意义。

【证据荟萃】

※ Ⅲ级

枳实芍药散及其加减方可以治疗循环系统疾病，如脑梗死后遗偏瘫等。

《金匮要略》原文以本方治产后恶露未尽，血郁气滞腹痛。证见腹痛，烦满不得卧等。高频病症脑梗死后遗偏瘫在某阶段的病机及临床表现可与之相符。临床研究文献支持循环系统疾病是其高频率、高级别证据分布的病症系统。脑梗死后遗偏瘫已有1项C级证据。

※ Ⅲ级

枳实芍药散合现代康复医学训练对照单纯现代康复医学训练治疗脑梗死后遗偏瘫在改善上肢运动功能障碍方面有一定优势。

【参考文献】

[1]金熙哲.枳实芍药散结合康复训练治疗中风后偏瘫痉挛的研究［D］.北京：北京中医药大学，2005.

二、下瘀血汤

【原文汇要】

师曰：产妇腹痛，法当以枳实芍药散，假令不愈者，此为腹中有干血着脐下，宜下瘀血汤主之。亦主经水不利。（6）

下瘀血汤方

大黄二两　桃仁二十枚　䗪虫二十枚（熬，去足）

上三味，末之，炼蜜合为四丸，以酒一升，煎一丸，取八合，顿服之。新血下如豚肝。

【原文释义】

下瘀血汤主治瘀血内结腹痛。症见产后腹痛服枳实芍药散不愈者。可见少腹刺痛拒按，痛处固定不移，按之有块，舌紫暗或有瘀点瘀斑，脉沉涩。治当破血攻瘀。方中用大黄荡逐瘀血；桃仁润燥活血化瘀；用䗪虫破结通络逐瘀。三药相伍，攻除"着脐下"之"干血"，而收"新血下如豚肝"之效。至于本方"炼蜜合为四丸"是意在缓攻。用酒煎是意在速行，且减大黄苦寒之性。

【文献概况】

设置关键词为"下瘀血湯""下瘀血汤"，检索并剔重后，得到236篇相关文献，其中CBM、CNKI、VIP、WF分别为20篇、206篇、10篇、0篇。初步分类：临床研究40篇（16.9%）、个案经验50篇（21.2%）、实验研究67篇（28.4%）、理论研究61篇（25.9%）、其他18篇（7.6%）。在个案经验文献中，下瘀血汤及其加减方的医案有82则。

【文献病谱】

1. 临床研究文献

共涉及8类病症系统、23个病症（表21-4）。

表21-4　下瘀血汤临床研究文献病症谱

➤ **泌尿生殖系统疾病（6个、11篇）**
　西医疾病：盆腔炎4（慢性3、急性1），子宫内膜异位症3（未特指2、子宫腺肌病1），盆腔充血综合征1，输卵管卵巢囊肿（卵巢）1，慢性肾小球肾炎1，前列腺增生1

➤ **循环系统疾病（6个、8篇）**
　西医疾病：冠心病（心绞痛）3，肝小静脉闭塞1，脑卒中后遗肩手综合征1，高血压病（伴肾损害）1，硬膜外血肿1，肺源性心脏病（合并心力衰竭）1

➤ **消化系统疾病（3个、11篇）**
　西医疾病：肝硬化9（伴腹水6、未特指2、蛋白异常1），复发性阑尾脓肿1，慢性萎缩性胃炎1。

➤ **肿瘤（3个、3篇）**
　西医疾病：晚期肝癌1，子宫肌瘤1
　西医症状：癌性肠梗阻1

➤ **妊娠、分娩和产褥期（2个、2篇）**
　西医疾病：产褥期诸症（复旧）1，人工流产后诸症（恶露不尽）1

➤ **某些传染病和寄生虫病（1个、3篇）**
　西医疾病：病毒性肝炎3（乙型2、乙肝合并肾损伤1）

➤ **肌肉骨骼系统和结缔组织疾病（1个、1篇）**
　西医疾病：骨质增生1

➤ **内分泌、营养和代谢疾病（1个、1篇）**
　西医疾病：糖尿病（合并肾病）1

西医病症系统中，泌尿生殖系统疾病、循环系统疾病和消化系统疾病在病症种类与文献数量上均居前（图21-2）。各系统病症中，频数位居前列（至少为3）的病症有：盆腔炎、子宫内膜异位症、冠心病、肝硬化、病毒性肝炎。

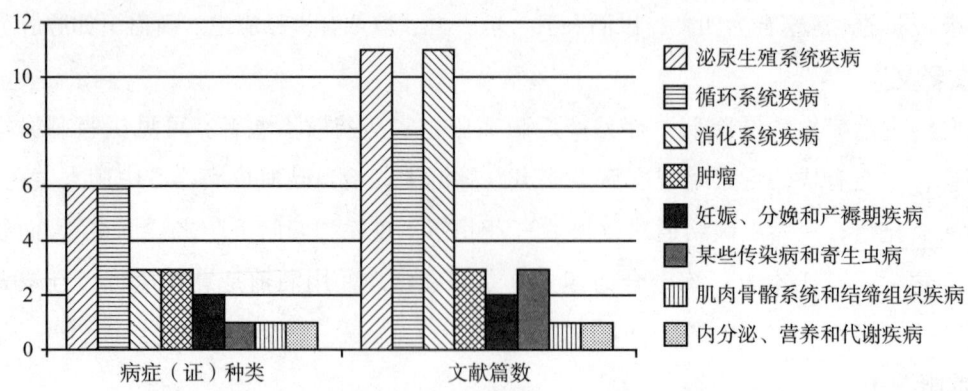

图 21-2 病症（证）种类及文献数量分布图

2. 个案经验文献

共有 11 类病症（证）系统、46 个病症（证）、82 则医案（表 21-5）。

表 21-5 下瘀血汤个案经验文献病症（证）谱

➤ **泌尿生殖系统疾病**（13 个、18 则）

西医疾病：功能性子宫出血 2，慢性前列腺炎 2，月经失调（后期）1，卵巢囊肿 1，痛经 1，慢性肾功能不全 1，慢性盆腔炎 1，泌尿系感染 1，附件炎 1，不孕症 1

西医症状：血尿 3，闭经 2

中医疾病：崩漏 1

➤ **消化系统疾病**（11 个、32 则）

西医疾病：肝硬化 18（未特指 10、早期 4、伴腹水 4），肝炎 4（慢性 3、急性重症 1），消化性溃疡 2（胃溃疡伴出血 1、伴胃痛 1），慢性萎缩性胃炎 1，肝纤维化 1，肝内胆汁淤积（胆囊术后）1，术后肠粘连 1

西医症状：便血 1，腹泻（五更泻）1，顽固性膈肌痉挛 1，黄疸 1

➤ **妊娠、分娩和产褥期**（5 个、7 则）

西医疾病：产褥期诸症（腹痛）2，异位妊娠 2，人工流产 1，死胎 1，胎盘残留 1

➤ **循环系统疾病**（4 个、7 则）

西医疾病：深静脉血栓形成（下肢）3，脑卒中后遗症 2，脑卒中 1，冠心病 1

➤ **肿瘤**（4 个、6 则）

西医疾病：子宫肌瘤 2，原发性肝癌 2，慢性粒细胞白血病 1，消化道肿瘤 1

➤ **肌肉骨骼系统和结缔组织疾病**（3 个、4 则）

西医疾病：骨性关节炎 2，坐骨神经痛 1，腰间盘突出症 1

➤ **精神和行为障碍**（2 个、2 则）

西医疾病：感染性精神病 1

中医疾病：癫狂（狂证）1

➤ **某些传染病和寄生虫病**（1 个、3 则）

西医疾病：狂犬病 3

➤ **损伤、中毒和外因的某些其他后果**（1 个、1 则）

西医疾病：脑震荡后遗症 1

➤ **先天性畸形、变形和染色体异常**（1 个、1 则）

西医疾病：生殖器畸形合并不完全流产 1

➤ **中医病证**（1 个、1 则）

癥瘕 1

按文献病症种类和医案则数多少排序，西医病症系统中，泌尿生殖系统疾病和消化系统疾病在病症种类与医案数量上均居前（图21-3）。各系统病症中，医案数位居前列（至少为5）的病症有：肝硬化。

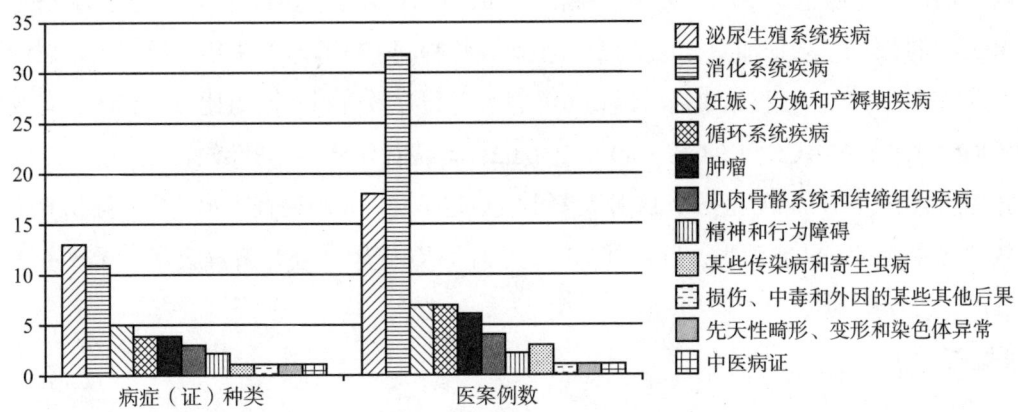

图 21-3　病症（证）种类及医案数量分布图

3. 比较研究

临床研究和个案经验文献比较，两者在文献和病症数量上，泌尿生殖系统疾病和消化系统疾病均居前列，是共有的高频病症系统。在具体病症上，肝硬化是共有的高频病症。

【证据分级】

临床研究文献证据

截至目前，下瘀血汤及其加减方临床研究文献证据等级为：B级3篇、C级16篇、D级21篇。详细情况见表21-6。

表 21-6　临床研究文献证据等级分布情况

证据等级	病症（证）
B 级	冠心病（心绞痛）、慢性萎缩性胃炎、产褥期诸症
C 级	子宫内膜异位症、糖尿病肾病、肝硬化伴腹水、慢性盆腔炎、慢性肾小球肾炎、盆腔充血综合征、脑卒中后遗症（肩手综合征）、冠心病（心绞痛）、高血压伴肾损害、晚期肝癌、肺源性心脏病（合并心力衰竭）、病毒性肝炎（乙肝合并肾损伤）、癌性肠梗阻
D 级	肝小静脉闭塞、肝硬化（蛋白异常）、乙型病毒性肝炎、肝硬化（伴腹水、未特指）、骨质增生、阑尾周围脓肿、慢性盆腔炎、前列腺增生、人工流产后诸症（恶露不尽）、卵巢囊肿、硬膜外血肿、子宫肌瘤、子宫内膜异位症

【证据示例】

1. 消化系统疾病

（1）肝硬化伴腹水

C级证据2篇，D级证据4篇。

> 下瘀血汤加味配合西药对照单纯西药治疗肝硬化伴腹水在临床总有效率方面有优势（C）

吴瑟夫[1]实施的一项临床随机对照试验，样本量为 65 例。试验组 35 例，对照组 30 例。对照组按常规行西药治疗，口服利尿剂，但不用呋塞米等强利尿剂，可静脉滴注新鲜血浆，并口服 Cap12.5～25mg，3 次/日，以 75mg/d 为限，疗程 30 日，有效者继续第 2 疗程，总共不超过 60 日。试验组西药治疗同对照组，中药：大黄、桃仁各 9g，丹参 30g，赤芍、郁金、鳖甲各 15g，黄芪、白术各 30g，当归 15g。随证加减，1 剂/日，煎服，疗程同上。腹水消失后，以当归补血汤为主方继续服 1 月，巩固疗效。疗程结束后，随访 6 个月，并行疗效分析。两组比较，临床总有效率相对危险度（RR）1.37，95%CI（1.04～1.80），P=0.02，有统计学意义（疗效标准：显效：自觉症状消失，肝功能 ALT，SB，A/G 正常，脾肿大缩小或稳定不变，B 超检查腹水消失，随访 6 个月无复发。有效：自觉症状好转或消失，肝功能 ALT，SB，A/G 好转，查有微量腹水。无效：达不到上述标准者）。

【证据荟萃】

※ Ⅱ级

下瘀血汤及其加减方主要治疗消化系统疾病，如肝硬化伴腹水等。

《金匮要略》原文中以本方治疗产后瘀血内结腹痛，其临床主要表现为少腹刺痛拒按，痛处固定，舌紫暗，脉沉涩。高频病症肝硬化伴腹水虽无明显上述症状，但其瘀血的病机及在某阶段的临床表现可与之相符。临床研究和个案经验文献均支持消化系统疾病是其高频率分布的病症系统。肝硬化伴腹水已有 2 项 C 级证据。

※ Ⅱ级

下瘀血汤加味配合西药对照单纯西药治疗肝硬化伴腹水在临床总有效率方面有优势。

【参考文献】

[1] 吴瑟夫. 中西医结合治疗肝硬变腹水 35 例 [J]. 新消化病学杂志，1997，5（1）：68.

三、竹叶汤

【原文汇要】

产后中风发热，面正赤，喘而头痛，竹叶汤主之。（9）

竹叶汤方

竹叶一把 葛根三两 防风 桔梗 桂枝 人参 甘草各一两 附子一枚（炮） 大枣十五枚 生姜五两

上十味，以水一斗，煮取二升半，分温三服，温覆使汗出。颈项强，用大附子一枚，破之如豆大，前药扬去沫，呕者加半夏半升洗。

【原文释义】

竹叶汤主治产后中风兼阳虚。症见发热，面正赤，喘而头痛。治当扶正祛邪，表里兼顾。方中竹叶甘淡轻清为君，辅以葛根、桂枝、防风、桔梗，疏风解表，人参、附子温阳益气，甘草、生姜、大枣调和营卫。服后"温覆使汗出"，风阳郁热随从汗解。

【文献概况】

设置关键词为"竹葉湯""竹叶汤",检索并剔重后,得到203篇相关文献,其中CBM、CNKI、VIP、WF分别为1篇、45篇、154篇、3篇。初步分类:临床研究0篇(0.0%)、个案经验6篇(2.9%)、实验研究2篇(1%)、理论研究14篇(6.9%)、其他181篇(89.2%)。在个案经验文献中,竹叶汤及其加减方的医案有12则。

【文献病谱】

1.临床研究文献

尚没有以本方为主要干预因素的临床研究。

2.个案经验文献

共有5类病症(证)系统、8个病症(证)、12则医案(表21-7)。

表21-7 竹叶汤个案经验文献病症(证)谱

➤ **妊娠、分娩和产褥期(3个、7则)**
西医疾病:产褥期诸症(发热)5,妊娠期诸症(发热)1,人工流产后诸症(发热)1
➤ **泌尿生殖系统疾病(2个、2则)**
西医疾病:子宫切除术后诸症(发热)1
西医症状:白带异常1
➤ **循环系统疾病(1个、1则)**
西医疾病:风湿性关节炎1
➤ **某些传染病和寄生虫病(1个、1则)**
西医疾病:肺结核1
➤ **中医病证(1个、1则)**
发热1

按文献病症种类和医案则数多少排序,西医病症系统中,妊娠、分娩和产褥期疾病均居首位(图21-4)。各系统病症中,医案数位居前列(至少为3)的病症有:产褥期诸症(发热)。

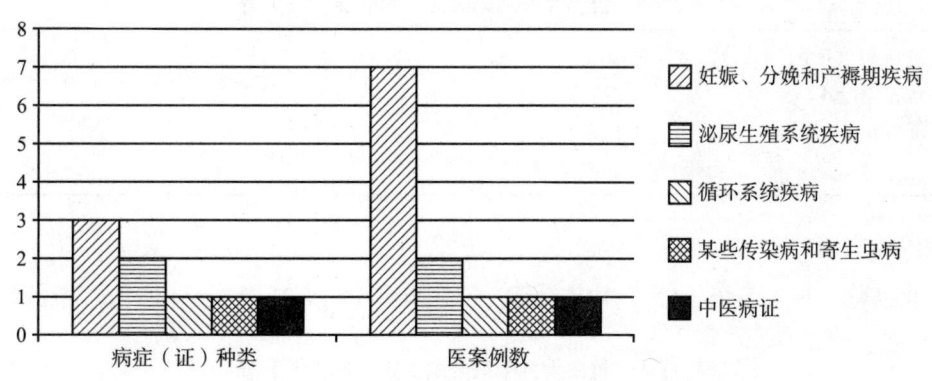

图21-4 病症(证)种类及医案数量分布图

【证据提要】

竹叶汤及其加减方临床证据匮乏,少量证据提示可以用于治疗产后发热、妊娠期发热、子宫切除术后发热、白带异常、发热等。

四、竹皮大丸

【原文汇要】

妇人乳中虚，烦乱呕逆，安中益气，竹皮大丸主之。（10）

竹皮大丸方

生竹茹二分　石膏二分　桂枝一分　甘草七分　白薇一分

上五味，末之，枣肉和丸，弹子大，以饮服一丸，日三夜一服。有热者，倍白薇；烦喘者，加柏实一分。

【原文释义】

竹皮大丸主治妇人产后"乳中虚"。症见心中烦乱，呕逆。治当清热降逆，安中益气。方中生竹茹甘微寒，清虚热，止呕逆；石膏辛甘寒，清热除烦；白薇苦咸寒，善清阴分虚热；桂枝虽辛温，但量甚少，以防清热之药伤阳，又能与甘味药合用以扶阳建中，助竹茹降逆止呕；甘草、大枣安中，补益脾胃，以气旺则津血自生。热甚者，倍白薇；烦喘者，加柏子仁。

【文献概况】

设置关键词为"竹皮大丸"，检索并剔重后，得到52篇相关文献，其中CBM、CNKI、VIP、WF分别为0篇、49篇、1篇、2篇。初步分类：临床研究2篇（3.8%）、个案经验19篇（36.6%）、实验研究0篇（0.0%）、理论研究27篇（51.9%）、其他4篇（7.7%）。在个案经验文献中，竹皮大丸及其加减方的医案有23则。

【文献病谱】

1. 临床研究文献

共涉及2类病症（证）系统、2个病症（证）（表21-8）。

表21-8　竹皮大丸临床研究文献病症（证）谱

> **消化系统疾病（1个、1篇）**
> 西医症状：呕吐1
> **中医病证（1个、1篇）**
> 不寐1

2. 个案经验文献

共有5类病症（证）系统、12个病症（证）、23则医案（表21-9）。

表21-9　竹皮大丸个案经验文献病症（证）谱

> **泌尿生殖系统疾病（3个、9则）**
> 西医疾病：围绝经期综合征3，不育症3（精液不液化1、精子活力低下1、未特指1）
> 中医疾病：经行诸症（心烦）3
> **精神和行为障碍（2个、4则）**
> 西医疾病：性功能障碍3（阳痿2、早泄1），癔症1

➢ **妊娠，分娩和产褥期**（1个、3则）

西医疾病：产褥期诸症3（发热1、呕吐1、乳虚1）

➢ **消化系统疾病**（1个、1则）

西医症状：膈肌痉挛1

➢ **中医病证**（5个、6则）

不寐2，鼻衄1，阳强1，脏躁1，烦躁1

按文献病症种类和医案则数多少排序，西医病症系统中，泌尿生殖系统疾病均居首位（图21-5）。中医病证亦为高频病证系统。各系统病症中，医案数位居前列（至少为3）的病症有：围绝经期综合征、不育症、经行诸症、性功能障碍、产褥期诸症。

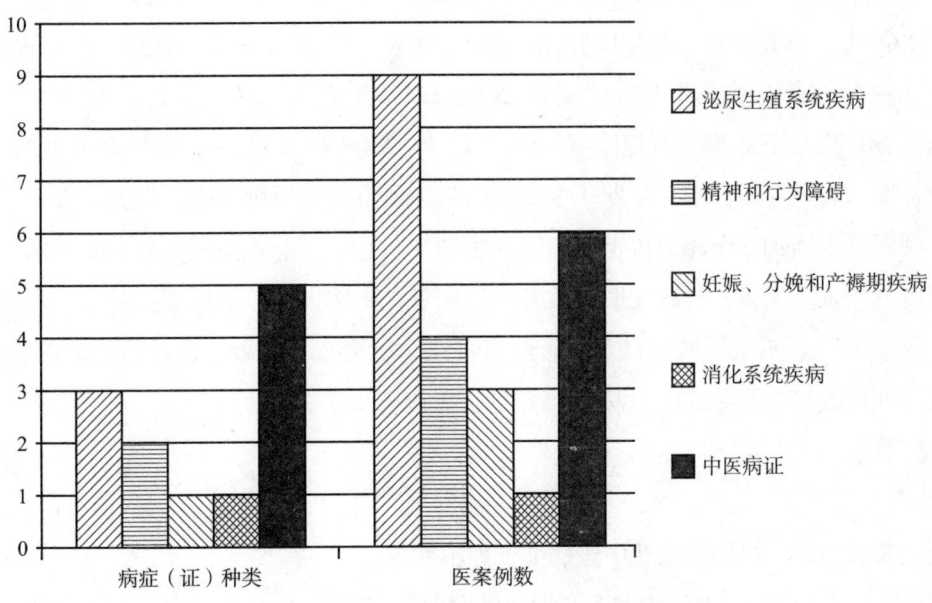

图 21-5 病症（证）种类及医案数量分布图

3. 比较研究

临床研究和个案经验文献比较，中医病证是共有高频病证系统。

【**证据分级**】

临床研究文献证据

截至目前，竹皮大丸及其加减方临床研究文献证据等级为：C级1篇、D级1篇。详细情况见表21-10。

表 21-10 临床研究文献证据等级分布情况

证据等级	病症（证）
C级	不寐
D级	呕吐

【证据示例】

1. 中医病证

（1）不寐

C 级证据 1 篇。

> 竹皮温胆汤对照温胆汤治疗不寐在临床总有效率、中医证候总有效率方面有一定优势（C）

吴积海等[1]实施的一项临床随机对照试验，样本量为 60 例。试验组、对照组各 30 例。试验组使用竹皮温胆汤。竹皮温胆汤：竹茹 24g，半夏 12g，白薇 12g，石膏 12g，茯苓 9g，陈皮 18g，枳实 12g，甘草 12g，生姜 6g，大枣 4 枚，柏子仁 12g，桂枝 6g。每日 1 剂，水煎取汁约 450mL，分早、中、晚睡前温服。疗程 10 天。对照组予温胆汤（《三因极一病证方论》）。处方：半夏 12g，陈皮 18g，甘草 6g，枳实 12g，竹茹 12g，生姜 6g，茯苓 9g，大枣 2 枚。煎服法及疗程同试验组。两组比较，失眠疗效总有效率相对危险度（RR）1.32，95%CI（1.05 ～ 1.65），P=0.02，有统计学意义；中医证候疗效总有效率相对危险度（RR）1.45，95%CI（1.12 ～ 1.88），P=0.005，有统计学意义（疗效标准：失眠疗效标准：参照《中药新药临床研究指导原则》中的有关标准。显效：症状明显好转，睡眠时间增加 3 个小时以上，睡眠深度增加。有效：症状减轻，睡眠时间增加 3 小时以内，睡眠深度有改善。无效：失眠无明显改善或反加重。中医证候疗效标准：对于痰热内扰所致胸闷心烦，泛恶，嗳气，头重目眩，口苦，舌红苔黄腻，脉滑数。显效：治疗后证候改善 2/3 以上。有效：治疗后证候改善 1/3 ～ 2/3。无效：治疗后证候改善少于 1/3）。

【证据荟萃】

※ Ⅲ级

竹皮大丸及其加减方可用于某些中医病证，如不寐等。

《金匮要略》原文中以本方治疗妇人产后"乳中虚"。证见心中烦乱，呕逆等。高频病症不寐的某些证型的病机及临床表现可与之相符。临床研究文献支持中医病证是其高级别证据分布的病证系统。不寐已有 1 项 C 级证据。

※ Ⅲ级

竹皮温胆汤对照温胆汤治疗不寐在临床总有效率、中医证候总有效率方面有一定优势。

【参考文献】

［1］吴积海，冯群法 . 竹皮温胆汤治疗失眠痰热内扰证 30 例观察［J］. 中国医药指南，2006（11）：76-77.

五、白头翁加甘草阿胶汤

【原文汇要】

产后下利虚极，白头翁加甘草阿胶汤主之。（11）

白头翁加甘草阿胶汤方

白头翁　甘草　阿胶各二两　秦皮　黄连　柏皮各三两

上六味，以水七升，煮取二升半，内胶，令消尽，分温三服。

【原文释义】

白头翁加甘草阿胶汤主治产后热利伤阴。症见发热，口渴，腹痛，里急后重，肛门灼热，下利脓血黏液。治当用白头翁汤清热止利，养血和中。以病在产后，而加阿胶养血益阴，甘草补虚和中，并缓白头翁汤清利湿热，使全方清热不伤阴，养阴不恋邪。

【文献概况】

设置关键词为"白頭翁加甘草阿膠湯""白头翁加甘草阿胶汤"，检索并剔重后，得到 46 篇相关文献，其中 CBM、CNKI、VIP、WF 分别为 0 篇、45 篇、1 篇、0 篇。初步分类：临床研究 5 篇（10.9%）、个案经验 10 篇（21.7%）、实验研究 1 篇（2.2%）、理论研究 24 篇（52.2%）、其他 6 篇（13.0%）。在个案经验文献中，白头翁加甘草阿胶汤及其加减方的医案有 12 则。

【文献病谱】

1. 临床研究文献

共涉及 3 类病症系统、5 个病症（表 21-11）。

表 21-11　白头翁加甘草阿胶汤临床研究文献病症谱

➢ **消化系统疾病（3 个、3 篇）**
　西医疾病：放射性直肠炎 1，溃疡性结肠炎 1
　西医症状：慢性肠源性腹泻 1
➢ **某些传染病和寄生虫病（1 个、1 篇）**
　西医疾病：小儿细菌性痢疾 1
➢ **肿瘤（1 个、1 篇）**
　西医疾病：放疗后不良反应（宫颈癌放疗后）1

2. 个案经验文献

共有 5 类病症系统、7 个病症、12 则医案（表 21-12）。

表 21-12　白头翁加甘草阿胶汤个案经验文献病症谱

➢ **消化系统疾病（2 个、4 则）**
　西医疾病：溃疡性结肠炎 3
　西医症状：便血（下利脓血）1
➢ **妊娠、分娩和产褥期（2 个、4 则）**
　西医疾病：产褥期诸症 3（下利脓血 2、下利 1），人工流产后诸症（痢疾）1
➢ **肿瘤（1 个、2 则）**
　西医疾病：放疗后不良反应 2（下利脓血 1、下利脓血合并低热 1）
➢ **泌尿生殖系统疾病（1 个、1 则）**
　西医疾病：子宫内膜异位症（卵巢巧克力样囊肿）1
➢ **某些传染病和寄生虫病（1 个、1 则）**
　西医疾病：肠伤寒 1

按文献病症种类和医案则数多少排序，消化系统疾病、妊娠、分娩和产褥期均居首位（图 21-6）。各系统病症中，医案数位居前列（至少为 3）的病症有：溃疡性结肠炎、产褥期诸症。

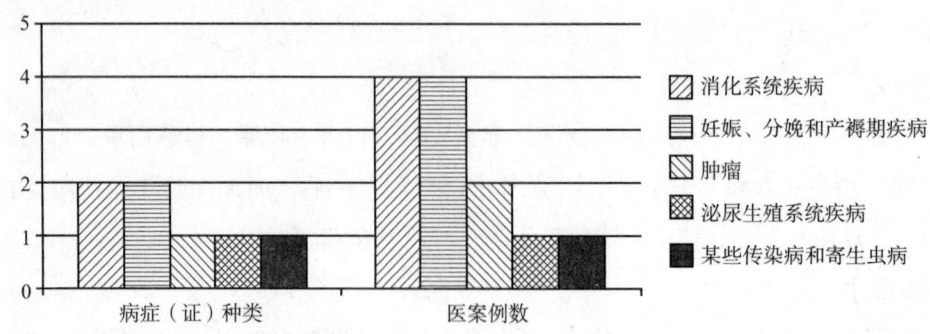

图 21-6　病症（证）种类及医案数量分布图

3. 比较研究

临床研究和个案经验文献比较，两者在文献和病症数量上，消化系统疾病均居首位，是共有的高频病症系统。

【证据分级】

临床研究文献证据

截至目前，白头翁加甘草阿胶汤及其加减方临床研究文献证据等级为：C 级 2 篇、D 级 3 篇。详细情况见表 21-13。

表 21-13　临床研究文献证据等级分布情况

证据等级	病症（证）
C 级	溃疡性结肠炎、小儿细菌性痢疾
D 级	放疗后不良反应（宫颈癌放疗后）、放射性直肠炎、慢性肠源性腹泻

【证据示例】

1. 某些传染病和寄生虫病

（1）小儿细菌性痢疾

C 级证据 1 篇。

> 白头翁加甘草阿胶汤合金双歧对照金双歧合头孢噻肟钠治疗小儿细菌性痢疾在临床治愈率方面有一定优势（C）

崔法新[1]实施的一项临床随机对照试验，样本量为 110 例。试验组、对照组各 55 例。试验组应用中药白头翁加甘草阿胶汤：白头翁 15g，秦皮、葛根各 12g，黄芪 10g，黄连、阿胶（烊化）、甘草各 6g。水煎服，2～6 月每天 1/4 剂，7 月～2 岁每天 1/3 剂，3～5 岁每天 1/2 剂，6～15 岁每天 1 剂。口服金双歧（双歧杆菌、乳杆菌、嗜热链球菌三联活菌片），每次 1～3 片，每天 3 次。对照组在应用头孢噻肟钠，100～150mg·kg^{-1}·d^{-1}，分 2 次静脉滴注。7 天为 1 疗程，加服金双歧（剂量、方法、疗程同试验组）。两组比较，临床总有效率相对危险度（RR）1.04，95%CI（0.98～1.10），P=0.24，无统计学意义；临床治愈率相对危险度（RR）1.13，95%CI（1.01～1.25），

P=0.03，有统计学意义［疗效标准：参照《中国腹泻病诊断与治疗方案（试行）》中的疗效标准。治愈：每天大便次数≤3次，镜检红细胞、脓细胞均为0/HP，体温正常。有效：每天大便次数较治疗前减少1/2以上，镜检红细胞0～3个/HP、脓细胞<5个/HP，体温正常。无效：每天大便次数未见明显减少，镜检红细胞、脓细胞未见明显减少或仍伴有发热］。

2. 消化系统疾病

（1）溃疡性结肠炎

C级证据1篇。

白头翁加甘草阿胶汤加味对照柳氮磺胺吡啶治疗溃疡性结肠炎在临床治愈率方面有一定优势（C）

牛治君等[2]实施的一项临床随机对照试验，样本量为42例。试验组23例，对照组19例。试验组使用白头翁加甘草阿胶汤加味：白头翁10g，秦皮15g，黄连15g，黄柏15g，阿胶15g，甘草10g，党参15g，乌梅30g，当归9g，干姜3g，肉桂3g，白芍24g，桔梗12g，煨诃子9g。水煎服，每日1剂，2次分服。对照组服柳氮磺胺吡啶1g，日服4次，泼尼松10mg，每日3次，腹痛明显者加服解痉止痛药。两组比较，临床总有效率相对危险度（RR）1.12，95%CI（0.94～1.33），P=0.21，无统计学意义；临床治愈率相对危险度（RR）2.01，95%CI（1.06～3.79），P=0.03，有统计学意义（疗效标准：参照1992年9月中国中西医结合学会消化系统疾病专业委员会制定的《慢性非特异性溃疡性结肠炎中西医结合诊断辨证和疗效标准》）。

【证据荟萃】

※ Ⅲ级

白头翁加甘草阿胶汤及其加减方可以治疗某些传染病和寄生虫病、消化系统疾病，如小儿细菌性痢疾、溃疡性结肠炎等。

《金匮要略》原文中以本方治疗产后热利伤阴，其主要临床表现为发热、腹痛、里急后重、下利脓血、口渴喜饮、脉细数等。小儿细菌性痢疾、溃疡性结肠炎等高频病症在某阶段的病机及临床表现可与之相符。小儿细菌性痢疾、溃疡性结肠炎均已有1项C级证据。

※ Ⅲ级

白头翁加甘草阿胶汤合金双歧对照金双歧合头孢噻肟钠治疗小儿细菌性痢疾在临床治愈率方面有一定优势。

白头翁加甘草阿胶汤加味对照柳氮磺胺吡啶治疗溃疡性结肠炎在临床治愈率方面有一定优势。

【参考文献】

［1］崔法新.中药加微生态制剂（金双歧）治疗对抗生素无效小儿细菌性痢疾55例疗效观察［J］.新中医，2005，37（2）：19-20.

［2］牛治君，姚歌中，牛文潮，等.慢性非特异性溃疡性结肠炎（阴血亏虚型）23例疗效观察［J］.北京中医，1996（05）：25-26.

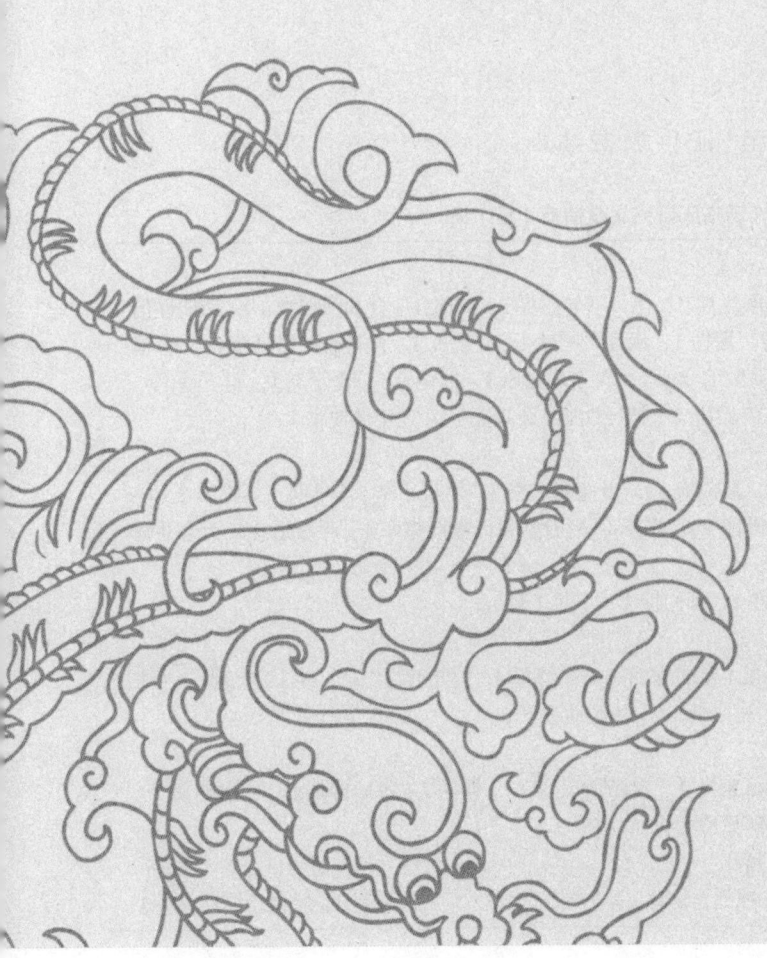

第二十二章

妇人杂病方

一、半夏厚朴汤

【原文汇要】

妇人咽中如有炙脔，半夏厚朴汤主之。(5)

半夏厚朴汤方:《千金》作胸满，心下坚，咽中帖帖，如有炙肉，吐之不出，吞之不下。

半夏一升　厚朴三两　茯苓四两　生姜五两　干苏叶二两

上五味，以水七升，煮取四升，分温四服，日三夜一服。

【原文释义】

半夏厚朴汤主治痰凝气滞咽中（后世称"梅核气"）。症见自觉咽中有物梗塞，咯之不出，吞之不下，或伴胸闷叹息。治当解郁化痰，顺气降逆。方中用半夏、厚朴、生姜，辛以散结，苦以降逆；用茯苓渗湿化痰；用苏叶芳香宣气解郁。

【文献概况】

设置关键词为"半夏厚樸湯""半夏厚朴汤"，检索并剔重后，得到 1235 篇相关文献，其中 CBM、CNKI、VIP、WF 分别为 190 篇、742 篇、220 篇、83 篇。初步分类：临床研究 304 篇（24.6%）、个案经验 247 篇（20.0%）、实验研究 81 篇（6.6%）、理论研究 405 篇（32.8%）、其他 198 篇（16.0%）。在个案经验文献中，半夏厚朴汤及其加减方的医案有 396 则。

【文献病谱】

1. 临床研究文献

共涉及 13 类病症（证）系统、49 个病症（证）（表 22-1）。

表 22-1　半夏厚朴汤临床研究文献病症（证）谱

> **消化系统疾病**（13 个、71 篇）

西医疾病：反流性食管炎 35（未特指 29、非糜烂性 2、伴：咽异感症 2、咳嗽 1、合并咽喉炎 1），功能性消化不良 11，胃炎 11（胆汁反流性 4、慢性表浅性 3、慢性 1、慢性萎缩性 1、胃窦炎 1、慢性合并慢性咽炎 1），消化性溃疡 3（未特指 2、食管 1），急性肠炎 1，肠易激综合征 1，食道裂孔疝 1，胃轻瘫 1，食管炎 1，胃下垂 1

西医症状：膈肌痉挛 2（顽固性 1、未特指 1），呕吐 2（神经性 1、顽固性 1），老年性便秘 1

> **呼吸系统疾病**（10 个、68 篇）

西医疾病：咽炎 49（慢性 45、慢性放射性 3、未特指 1），慢性咽喉炎 3，声带小结 2（早期），哮喘 2（咳嗽变异性 1、支气管 1），支气管炎 2（喘息型 1、慢性 1），肺炎（坠积性）1，喉肌痉挛 1，呼吸道感染（合并哮喘）1，急性会厌炎 1

西医症状：咳嗽 6（未特指 2、慢性 1、迁延性 1、顽固性 1、小儿 1）

> **精神和行为障碍**（5 个、20 篇）

西医疾病：神经官能症 7（咽 5、胃 1、未特指 1），抑郁症 6（未特指 4、轻中度 1、老年性 1），癔症 3（未特指 2、瘫痪 1），戒断综合征（海洛因依赖脱毒后稽延性）2，神经性嗳气 2

> **肿瘤**（5 个、10 篇）

西医疾病：化疗后不良反应 5（消化道反应 3、呕吐 1、胃肠道反应 1），胃癌 2（术后抑郁症 1、中晚期 1），胃癌术后诸症（抑郁症）1，乳腺癌术后诸症（抑郁障碍）1，食道癌 1

> **损伤、中毒和外因的某些其他后果**（3 个、4 篇）

西医疾病：寰枢椎半脱位 2（合并：梅核气 1、咽部异物感 1），咽喉部微波术后黏膜修复 1，腰椎压缩性骨折 1

➤ **循环系统疾病**（2个、4篇）

　　西医疾病：脑卒中后遗症（抑郁）3，肠系膜淋巴结炎1

➤ **妊娠、分娩和产褥期**（2个、3篇）

　　西医疾病：妊娠期诸症（恶阻）2，产褥期诸症（产后抑郁症）1

➤ **内分泌、营养和代谢疾病**（2个、2篇）

　　西医疾病：代谢综合征1，桥本氏病1

➤ **某些传染病和寄生虫病**（1个、4篇）

　　西医疾病：霉菌感染（食管炎）4

➤ **泌尿生殖系统疾病**（1个、2篇）

　　西医疾病：围绝经期综合征2（合并咽炎1、未特指1）

➤ **肌肉骨骼系统和结缔组织疾病**（1个、1篇）

　　西医疾病：颈椎病（合并吞咽困难）1

➤ **神经系统疾病**（1个、1篇）

　　西医疾病：血管神经性头痛1

➤ **中医病证**（3个、114篇）

　　梅核气110，郁证3，腹胀（腹部术后）1

　　西医病症系统中，消化系统疾病在病症种类与文献数量上均居首位（图22-1）。中医病证亦为高频病证系统。各系统病症（证）中，频数位居前列（至少为10）的病症（证）有：反流性食管炎、功能性消化不良、胃炎、咽炎、梅核气。

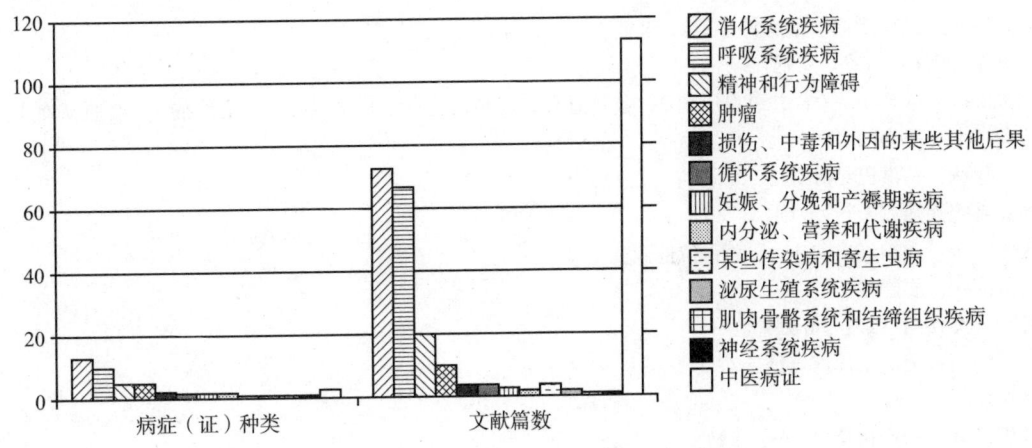

图22-1　病症（证）种类及文献数量分布图

2. 个案经验文献

　　共有17类病症（证）系统、102个病症（证）、396则医案（表22-2）。

表22-2　半夏厚朴汤个案经验文献病症（证）谱

➤ **消化系统疾病**（24个、77则）

　　西医疾病：胃炎19（慢性表浅性8、慢性3、急性1、胆汁反流性1、慢性肥厚性1、小儿1、慢性胃窦炎1、慢性表浅性合并反流性食管炎1、慢性萎缩性伴肠上皮化生1、慢性合并胃下垂1），反流性食管炎13（未特指12、顽固性1），贲门失弛缓2，急性胃肠炎2，幽门梗阻2，肝硬化1，过敏性结肠1，甲舌囊肿1，结肠脾曲综合征1，口腔溃疡（顽固性咽颚溃疡）1，食管炎1，慢性胃扭转1，胃下垂1，功能性消化不良1，幽门前区慢性表浅性溃疡1

西医症状：膈肌痉挛8（未特指7、输卵管结扎术后1），呕吐8（未特指6、干呕1、神经性1），胃痛5，腹泻3（未特指2、秋季1），便秘1，食管痉挛1

中医疾病：反胃1，胃胀1，厌食1

➢ **呼吸系统疾病**（19个、99则）

西医疾病：咽炎32（慢性30、慢性肥厚性1、慢性萎缩性1），哮喘9（未特指4、支气管3、咳嗽变异性1、合并慢性支气管炎1），支气管炎6（慢性1、慢性喘息性1、周围炎1、慢性合并：肺气肿2、哮喘1），气管炎4（喘息性3、慢性1），咽喉炎3（慢性2、慢性合并神经官能症1），声带麻痹3，感冒2，失音2，慢性鼻炎2，急性化脓性扁桃体炎1，声带白斑1，声带息肉1，声带小结（早期）1，过敏性哮喘1

西医症状：咳嗽23（未特指20、喉源性1、咽源性1、慢阻肺合并肺源性心脏病1），胸痛3，声嘶1，扁桃体肿大1

中医疾病：喉痹3

➢ **肿瘤**（10个、15则）

西医疾病：甲状腺腺瘤5，乳房纤维腺瘤2，大脑神经胶质瘤1，喉乳头状瘤1，化疗后不良反应（肝癌介入化疗术后膈肌痉挛）1，颈前血管瘤1，食道癌术后诸症（食道糜烂）1，血管瘤1，咽血管瘤1，直肠癌术后诸症1

➢ **精神和行为障碍**（8个、37则）

西医疾病：神经官能症11（胃3、胃肠3、未特指3、茎中异物感1、无意识咬唇1），癔症7（未特指4、精神障碍1、呕吐1、瘫痪1），抑郁症7，焦虑症6，精神分裂症3（未特指2、分裂情感性精神病1）

西医症状：咬牙1，嗜睡1

中医疾病：癫狂1

➢ **泌尿生殖系统疾病**（7个、10则）

西医疾病：围绝经期综合征2，男性更年期综合征1，乳腺小叶增生1，老年性阴道炎1

西医症状：闭经3

中医疾病：经行诸症（情志异常）1，淋证1

➢ **循环系统疾病**（4个、9则）

西医疾病：脑卒中3（合并高血压病2、合并冠心病及高血压病1），冠心病3（心绞痛1、心肌缺血1、未特指1），缺血性心脏病1

西医症状：颈淋巴结肿大2

➢ **神经系统疾病**（3个、3则）

西医疾病：面神经麻痹1，脊髓占位性病变1

西医症状：震颤1

➢ **耳和乳突疾病**（2个、6则）

西医疾病：美尼尔氏综合征5

西医症状：耳痒1

➢ **妊娠、分娩和产褥期**（2个、4则）

西医疾病：妊娠恶阻3

中医疾病：乳痈1

➢ **某些传染病和寄生虫病**（1个、3则）

西医疾病：病毒性肝炎3（慢性乙肝1、慢性乙型伴嗳气1、乙型合并肝硬化及膈肌痉挛1）

➢ **损伤、中毒和外因的某些其他后果**（1个、1则）

西医疾病：脑震荡后遗症1

➢ **肌肉骨骼系统和结缔组织疾病**（1个、1则）

西医疾病：环状软骨膜炎1

➢ **内分泌、营养和代谢疾病**（1个、1则）

西医疾病：甲状腺结节1

➢ **先天性畸形、变形和染色体异常**（1个、1则）

西医疾病：食管胃黏膜异位症1

> ➤ **起源于围生期的某些情况**（1个、1则）
> 　西医疾病：新生儿幽门痉挛 1
> ➤ **皮肤和皮下组织疾病**（1个、1则）
> 　西医疾病：结节性脉管炎 1
> ➤ **中医病证**（16个、127则）
> 　梅核气 76，不寐 10（未特指 6、顽固性 4），胸痹 7，奔豚 5，头痛 5，胃脘痛 5，腹痛 4（顽固性 3、合并呕吐 1），郁证 3，水肿 3（上半身 1、特发性 1、未特指 1），眩晕 2，瘿瘤 2，背寒 1，烦躁 1，胁痛（右胁）1，心悸 1，噎膈 1

　　按文献病症种类和医案则数多少排序，西医病症系统中，消化系统疾病在病症种类上居首位，呼吸系统疾病在医案数量上居首位（图 22-2）。中医病证亦为高频病证系统。各系统病症（证）中，医案数位居前列（至少为 10）的病症（证）有：胃炎、反流性食管炎、咽炎、咳嗽、神经官能症、梅核气、不寐。

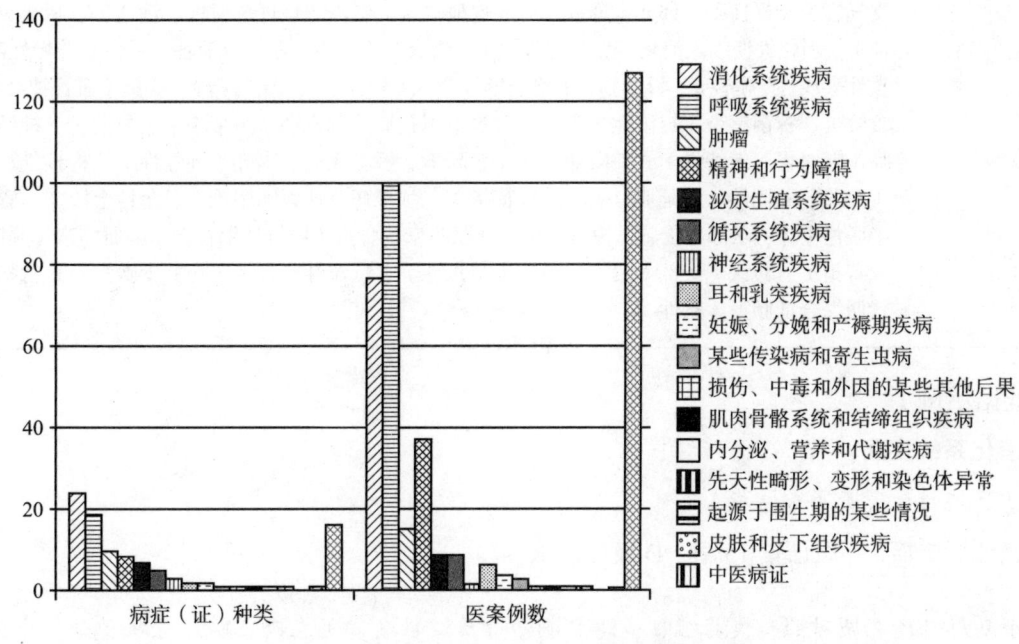

图 22-2 病症（证）种类及医案数量分布图

3. 比较研究

　　临床研究和个案经验文献比较，两者在文献和病症（证）数量上，消化系统疾病、呼吸系统疾病、中医病证均居前列，是共有的高频病症（证）系统。在具体病症（证）上，反流性食管炎、胃炎、咽炎、梅核气等是共有高频病症（证）。

【证据分级】

临床研究文献证据

　　截至目前，半夏厚朴汤及其加减方临床研究文献证据等级为：B 级 12 篇、C 级 100 篇、D 级 192 篇。详细情况见表 22-3。

表 22-3　临床研究文献证据等级分布情况

证据等级	病症（证）
B 级	咽炎（慢性）、咽喉部微波术后黏膜修复、消化性溃疡（食管）、消化不良（功能性）、梅核气、化疗后不良反应（消化道反应）、反流性食管炎（伴咽异感症、未特指）、产褥期诸症（产后抑郁症）
C 级	支气管炎（喘息型）、癔症、抑郁症（轻中度、老年性、未特指）、咽炎（慢性肥厚性、慢性）、哮喘（支气管、咳嗽变异性）、消化不良（功能性）、胃炎（慢性萎缩性、慢性表浅性、胆汁反流性）、胃轻瘫、胃癌术后诸症（抑郁症）、胃癌（中晚期）、霉菌感染（霉菌性食管炎）、神经性嗳气、神经官能症（咽）、乳腺癌术后诸症（抑郁障碍）、呕吐（顽固性）、脑卒中后遗症（抑郁）、梅核气、淋巴结炎（肠系膜）、咳嗽、戒断综合征（海洛因依赖脱毒后稽延性戒断症状）、化疗后不良反应（消化道反应、呕吐、胃肠道反应）、呼吸道感染（上呼吸道感染合并哮喘）、反流性食管炎（非糜烂性、伴咳嗽、未特指）、肠易激综合征、便秘（老年性）
D 级	支气管炎（慢性）、郁证、癔症（癔症性瘫痪）、咽炎（慢性放射性、慢性）、咽喉炎（慢性）、消化性溃疡、消化不良（功能性）、胃炎（胃窦炎、胆汁反流性、慢性合并慢性咽炎、慢性表浅性、慢性）、胃下垂、围绝经期综合征（合并咽炎、未特指）、头痛（血管神经性）、食管炎、霉菌感染（霉菌性食管炎）、食道裂孔疝、食道癌、声带小结（早期）、神经官能症（咽、胃、未特指）、妊娠期诸症（恶阻）、桥本氏病、呕吐（神经性）、梅核气、咳嗽（小儿、顽固性、迁延性、慢性、未特指）、颈椎病（伴吞咽困难）、急性会厌炎、寰枢椎半脱位（伴：咽部异物感、梅核气）、喉肌痉挛、骨折（腰椎压缩性）、膈肌痉挛（顽固性、未特指）、腹胀（腹部术后）、肺炎（坠积性）、反流性食管炎（合并咽喉炎、未特指）、代谢综合征肠炎（急性）

【证据示例】

1. 消化系统疾病

（1）反流性食管炎（未特指）

B 级证据 1 篇，C 级证据 15 篇，D 级证据 13 篇。

> 半夏厚朴汤加减对照奥美拉唑、多潘立酮治疗反流性食管炎在改善临床症状积分、中医证候总积分、胃镜结果方面均无优势（B）

张涛[1]实施的一项临床随机对照试验，样本量为 60 例。试验组、对照组各 30 例。对照组：口服奥美拉唑（商品名：奥美）20mg，早晚各 1 次；多潘立酮 10mg，早中晚各 1 次，餐前半小时服用。试验组口服加减半夏厚朴汤：半夏 9g，厚朴 12g，苏叶 9g，茯苓 6g，生姜 9g，白及 12g，枳实（炒）12g，乌贼骨 24g，浙贝母 6g，甘草 3g。每日 1 剂，水煎取汁 400mL，分早晚 2 次温服。两组均四周为 1 疗程，共治疗 2 个疗程。两组比较，治疗后临床症状积分加权均数差（WMD）-0.23，95%CI（-1.26～0.80），P=0.66；治疗后中医证候总积分加权均数差（WMD）-0.20，95%CI（-1.29～0.89），P=0.72；胃镜结果临床总有效率相对危险度（RR）1.04，95%CI（0.89～1.21），P=0.64，均无统计学意义（疗效标准：临床疗效评定标准：参照《中药新药临床研究指导原则》；

证候疗效判定标准：参照《中药新药临床研究指导原则》；胃镜评定标准：胃镜结果恢复正常为临床治愈。胃镜结果分级减少 2 级为显效；胃镜结果分级减少 1 级为有效；达不到上述有效标准者为无效）。

> 半夏厚朴汤加减对照雷贝拉唑钠肠溶胶囊、多潘立酮治疗反流性食管炎在临床总有效率方面有优势（C）

许永攀等[2]实施的一项临床随机对照试验，样本量位 114 例。试验组 58 例，对照组 56 例。对照组常规服用雷贝拉唑钠肠溶胶囊，每日晨起 20mg，空腹服用；同时服用促胃动力药多潘立酮片，10mg，口服，3 次 / 日。试验组在对照组基础上同时联合半夏厚朴汤加味：半夏 9g，厚朴 12g，茯苓 15g，苏梗 12g，干姜 5g，木香 6g，陈皮 10g，乌贼骨 20g，白术 15g，瓜蒌 12g，竹茹 9g，炙黄芪 20g，炙甘草 3g。湿热盛者，可加用蒲公英 10g、栀子 10g；疼痛甚者，可加用元胡 15g、白及 15g；阴伤者，可加用麦冬 15g、天花粉 10g。上方日 1 剂，水煎 400mL，分早晚服用。两组均 4 周为 1 疗程，共服用 2 疗程，停药 2 周后复查胃镜并评价疗效。两组比较，临床总有效率相对危险度（RR）1.23，95%CI（1.06 ～ 1.42），P=0.005，有统计学意义（疗效标准：参照《中药新药临床研究指导原则》中的有关标准拟定。临床治愈：临床症状、体征消失，胃镜检查食管炎治愈，洛杉矶分级为正常；显效：临床症状明显减轻，胃镜检查分级由 D 级转为 B 级，或由 C 级转为 A 级；有效：临床症状减轻或部分改善，胃镜检查分级由 D 级转为 C 级，或由 C 级转为 B 级，或由 B 级转为 A 级；无效：临床症状无明显改善，胃镜检查均无改善）。

（2）功能性消化不良

B 级证据 1 篇，C 级证据 9 篇，D 级证据 1 篇。

> 半夏厚朴汤加味对照多潘立酮治疗功能性消化不良在改善 HAMD 和 HAMA 评分方面有优势（B）

肖琳等[3]实施的一项临床随机对照试验，样本量为 89 例。随机分为加减半夏厚朴汤组（23 例）、多潘立酮组（22 例）、路优泰组（22 例）和多潘立酮加路优泰组（22 例）。试验组给予加减半夏厚朴汤：半夏 12g，茯苓 12g，厚朴 9g，生姜 15g，砂仁 15g，炒枳实 10g，炒鸡内金 10g，焦山楂 10g。每天 1 剂，分 3 次饭前冲服；多潘立酮组给予多潘立酮 10mg，每天 3 次，饭前口服；路优泰组给予路优泰 300mg，每天 2 次，口服；多潘立酮加路优泰组给予多潘立酮加路优泰口服，用法用量同前。治疗时间均为 4 周。各组间治疗后 HAMD 和 HAMA 评分比较：①试验组对比多潘立酮组，HAMD 评分加权均数差（WMD）–6.42，95%CI（–9.44 ～ –3.40），P < 0.0001，有统计学意义；HAMA 评分加权均数差（WMD）–5.74，95%CI（–8.30 ～ –3.18），P < 0.0001，有统计学意义。②试验组对比路优泰组，HAMD 评分加权均数差（WMD）–2.74，95%CI（–6.13 ～ –0.65），P=0.11，无统计学意义；HAMA 评分加权均数差（WMD）–109，95%CI（–3.96 ～ 1.78），P=0.46，无统计学意义。③试验组对比多潘立酮加路优泰组，HAMD 评分加权均数差（WMD）0.41，

95%CI（-2.07 ～ 2.89），P=0.75，无统计学意义；HAMA 评分加权均数差（WMD）2.09，95%CI（0.01 ～ 4.17），P=0.05，无统计学意义。

2. 呼吸系统疾病

（1）慢性咽炎

B 级证据 1 篇，C 级证据 5 篇，D 级证据 39 篇。

半夏厚朴汤加味对照冬凌草片、维生素 B₂、碘甘油涂咽部治疗慢性咽炎在临床总有效率方面有优势（B）

于兴娟[4]实施的一项临床随机对照试验，样本量为 78 例。试验组 43 例，对照组 35 例。试验组采用加味半夏厚朴汤：半夏 12g，厚朴 9g，茯苓 12g，赤芍 12g，桃仁 9g，香附 12g，郁金 9g，川贝 12g，瓜蒌 9g，生姜 3 片。每日 1 剂，先用凉水将药浸泡 1h，用武火煎开，改文火煎煮 20min，将药液滤出，再加水复煎，将 2 次煎液混在一起，分多次缓慢温服药液。7 剂为 1 个疗程，服药 2 个疗程。若喉间无痰而音哑者加木蝴蝶 9g、藏青果 12g；咽干较甚、苔干少津者加玄参 12g、麦冬 12g；易恶心、呃逆者加佛手 12g；咽痒甚者加蝉蜕 9g；咽部不适，咳嗽痰黏者，加杏仁 12g、紫菀 9g、款冬花 9g；大便干燥者加郁李仁 9g；纳呆者加木香 9g、砂仁 6g。对照组：口服冬凌草片，每次 5 片，分早中晚 3 次服用；维生素 B₂ 每次 10mg，3 次 / 日；2% 碘甘油涂咽部，3 次 / 日，7 天为 1 个疗程，2 个疗程观察疗效。两组比较，临床总有效率相对危险度（RR）1.24，95%CI（1.02 ～ 1.50），P=0.03，有统计学意义（疗效标准：按《中医病证诊断疗效标准》拟定。治愈：咽痛、干痒、异物感等自觉症状均消失，检查发现咽部黏膜充血水肿明显消失，咽后壁肿大淋巴滤泡恢复正常，黏膜分泌物基本消失；好转：大部自觉症状消失，只有咽部轻微异物感，检查发现咽部黏膜充血明显减轻，咽后壁有少数肿大淋巴滤泡，有少量黏液；无效：诸症与检查结果和治疗前比较无变化）。

3. 中医病证

（1）梅核气

B 级证据 2 篇，C 级证据 29 篇，D 级证据 79 篇。

半夏厚朴汤加减对照慢严舒柠颗粒治疗梅核气在改善抑郁和焦虑 SCL-90 评分方面有优势（B）

卜平等[5]实施的一项临床随机对照试验，样本量为 95 例。试验组 46 例，对照组 49 例。试验组给予半夏厚朴汤加味：半夏 30g，佛手 15g，厚朴 15g，茯苓 30g，生姜 15g，紫苏叶 15g 等。每次 1 袋，每日 3 次。对照组给予慢严舒柠，每袋 5g，每次 5g，每日 3 次。两组均以连续用药 1 周为 1 个疗程，3 个疗程后观察疗效。两组比较，临床总有效率相对危险度（RR）1.09，95%CI（0.94 ～ 1.27），P=0.26，无统计学意义；抑郁和焦虑 SCL-90 评分改善情况：抑郁状态改善加权均数差（WMD）-0.24，95%CI（-0.47 ～ -0.01），P=0.04，有统计学意义；焦虑状态改善加权均数差（WMD）-0.32，95%CI（-0.51 ～ -0.13），P=0.0008，有统计学意义（疗效标准：参照《中华人民共和国中医药行业标准·中医病证诊断疗效标准》，疗效判定标准分 4 级：治愈：咽部异物感等症状消除，随访 1 年内无复发。显效：咽部异物感等症状消除，随访半年内无复发。好转：咽部异物感等症状减轻。无效：咽部异物感无明显变化）。

【证据荟萃】

※ Ⅰ级

半夏厚朴汤及其加减方主要治疗某些中医病证，如梅核气等。

※ Ⅱ级

半夏厚朴汤及其加减方主要治疗消化系统疾病和呼吸系统疾病，如反流性食管炎（未特指）、功能性消化不良、慢性咽炎等。

《金匮要略》原文中以本方治疗痰凝气滞于咽之梅核气，其临床主要表现为咽中堵塞感，吐之不出，吞之不下等。反流性食管炎（未特指）、功能性消化不良、慢性咽炎等高频病症在某阶段的病机及临床表现可与之相符。梅核气的某些证型与本方证相符。临床研究和个案经验文献均支持消化系统疾病、呼吸系统疾病、中医病证是其高频率、高级别证据分布的病症（证）系统。梅核气已有至少 2 项 B 级证据；反流性食管炎（未特指）、功能性消化不良、慢性咽炎均已有 1 项 B 级证据，至少 2 项 C 级证据。

※ Ⅰ级

半夏厚朴汤加减对照慢严舒柠颗粒治疗梅核气在改善抑郁和焦虑 SCL-90 评分方面有优势。

※ Ⅱ级

半夏厚朴汤加减对照奥美拉唑、多潘立酮治疗反流性食管炎在改善临床症状积分、中医证候总积分、胃镜结果方面均无优势。

半夏厚朴汤加减对照雷贝拉唑钠肠溶胶囊、多潘立酮治疗反流性食管炎在临床总有效率方面有优势。

半夏厚朴汤加味对照多潘立酮治疗功能性消化不良在改善 HAMD 和 HAMA 评分方面有优势。

半夏厚朴汤加味对照冬凌草片、维生素 B_2、碘甘油涂咽部治疗慢性咽炎在临床总有效率方面有优势。

【参考文献】

［1］张涛. 加减半夏厚朴汤治疗气滞痰阻型反流性食管炎的临床研究［J］. 山东中医药大学，2010.

［2］许永攀，支江平，田正良. 半夏厚朴汤加味联合西药治疗胃食管反流病 58 例［J］. 现代中医药，2011，31（3）：13-14.

［3］肖琳，李岩. 加减半夏厚朴汤治疗伴心理因素功能性消化不良随机对照研究［J］. 中国中西医结合杂志，2013，33（3）：298-302.

［4］于兴娟. 加味半夏厚朴汤治疗慢性咽炎 43 例疗效观察［J］. 辽宁中医杂志，2010，37（5）：870-871.

［5］卜平，陈齐鸣，朱海杭，等. 半夏厚朴汤加味治疗癔球症 46 例临床观察［J］. 中医杂志，2009，50（4）：314-317.

二、甘麦大枣汤

【原文汇要】

妇人脏躁，喜悲伤欲哭，像如神灵所作，数欠伸，甘麦大枣汤主之。（6）

甘草小麦大枣汤方

甘草三两　小麦一升　大枣十枚

上三味，以水六升，煮取三升，温分三服。亦补脾气。

【原文释义】

甘麦大枣汤主治脏阴不足，虚热躁扰的脏躁。症见无故喜悲伤欲哭，像如神灵所作，数欠伸，或伴神疲乏力，情绪易于波动。治当补益心脾，宁心安神。方中用小麦养心安神；甘草、大枣，甘润调中而缓急。

【文献概况】

设置关键词为"甘麥大棗湯""甘麦大枣汤""甘草小麥大棗湯""甘草小麦大枣汤"，检索并剔重后，得到1868篇相关文献，其中CBM、CNKI、VIP、WF分别为215篇、1179篇、287篇、187篇。初步分类：临床研究342篇（18.3%）、个案经验404篇（21.6%）、实验研究59篇（3.2%）、理论研究722篇（38.7%）、其他341篇（18.3%）。在个案经验文献中，甘麦大枣汤及其加减方的医案有644则。

【文献病谱】

1. 临床研究文献

共涉及14类病症（证）系统、70个病症（证）（表22-4）。

表22-4　甘麦大枣汤临床研究文献病症（证）谱

> **精神和行为障碍**（21个、108篇）

西医疾病：抑郁症32（未特指22、失眠3、老年性2、抑郁性神经症2、轻中度1、躯体疾病引起1、隐匿性1），癔症14（未特指6、失音3、瘫痪2、集体性癔症发作1、神经障碍1、流行性1），多动症9，精神分裂症8，神经官能症8，神经衰弱6，焦虑症5（未特指3、心脏介入术后2），慢性疲劳综合征4，竞技综合征3（考试紧张综合征2、考试焦虑1），精神障碍3（一过性1、气功引起1、未特指1），注意缺陷多动障碍3，戒断综合征2（焦虑1、脱毒后睡眠障碍1），心血管性神经症1，多动秽语综合征1，小儿梦游1，小儿夜惊症1，阳痿1，学习障碍1

西医症状：癫狂3，儿童恐怖症状1

中医疾病：谵妄1（髋关节术后）

> **泌尿生殖系统疾病**（8个、90篇）

西医疾病：围绝经期综合征80（未特指62、潮热汗出2、抑郁2、肛门坠胀1、双向情感障碍1、下肢烘热1、心律失常1、亚健康1、合并：不寐6、咽炎1、心悸1、高血压1），男性更年期综合征2，尿频2（心因性1、未特指1），经前期综合征1，男性慢性盆腔疼痛综合征1，慢性肾盂肾炎1

西医症状：继发性闭经1

中医疾病：经行情志异常2

> **循环系统疾病**（8个、29篇）

西医疾病：脑卒中后遗症15（抑郁症13、精神抑郁1、焦虑抑郁1），冠心病3（心肌梗死1、合并抑郁1、未特指1），高血压病3（未特指2、老年顽固性1），病毒性心肌炎2，肺源性心脏病2（代偿期1、缓解期心律失常1），心律失常2（P-R期缩短1、室上速1），病毒性心肌炎后遗症1，脑卒中（脑血栓形成合并抑郁症）1

➢ **神经系统疾病**（5个、9篇）

西医疾病：神经症3，紧张性头痛2，癫痫2，小儿睡眠障碍1，帕金森氏病1

➢ **肿瘤**（5个、7篇）

西医疾病：恶性肿瘤合并抑郁症3，急性白血病1，乳腺癌内分泌治疗不良反应1，乳腺癌（抑郁症）1，癌症（情志抑郁）1

➢ **消化系统疾病**（4个、16篇）

西医病病：肠易激综合征7（未特指6、腹泻型1），功能性消化不良4，肝炎后综合征1。

西医症状：便秘4（老年性2、功能性1、习惯性1）

➢ **内分泌、营养和代谢疾病**（4个、4篇）

西医疾病：甲亢1，佝偻病1，糖尿病1，亚健康状态1

➢ **皮肤和皮下组织疾病**（2个、5篇）

西医疾病：瘙痒症4（老年性3、未特指1），黄褐斑1

➢ **损伤、中毒和外因的某些其他后果**（2个、2篇）

西医疾病：额叶受伤后精神异常1，有机磷农药中毒后遗神经症1

➢ **血液及造血器官疾病和某些涉及免疫机制的疾患**（2个、2篇）

西医疾病：原发性血小板减少性紫癜1，紫癜性肾炎1

➢ **妊娠、分娩和产褥期**（1个、6篇）

西医疾病：产褥期抑郁症6

➢ **肌肉骨骼系统和结缔组织疾病**（1个、1篇）

西医疾病：纤维肌痛综合征1

➢ **耳和乳突疾病**（1个、1篇）

西医疾病：美尼尔氏综合征1

➢ **中医病证**（6个、62篇）

不寐30（未特指21、顽固性7、原发性1、青春期1），脏躁22（未特指21、外伤后1），郁证6，汗证2（小儿盗1、自1），梅核气1，发热（妇科术后）1

　　西医病症系统中，精神和行为障碍在病症种类与文献数量上均居首位（图22-3）。中医病证亦为高频病证系统。各系统病症（证）中，频数位居前列（至少为5）的病症（证）有：癔症、抑郁症、多动症、精神分裂症、神经官能症、神经衰弱、焦虑症、围绝经期综合征、脑卒中后遗症、肠易激综合征、脏躁、不寐、郁证、产褥期抑郁证。

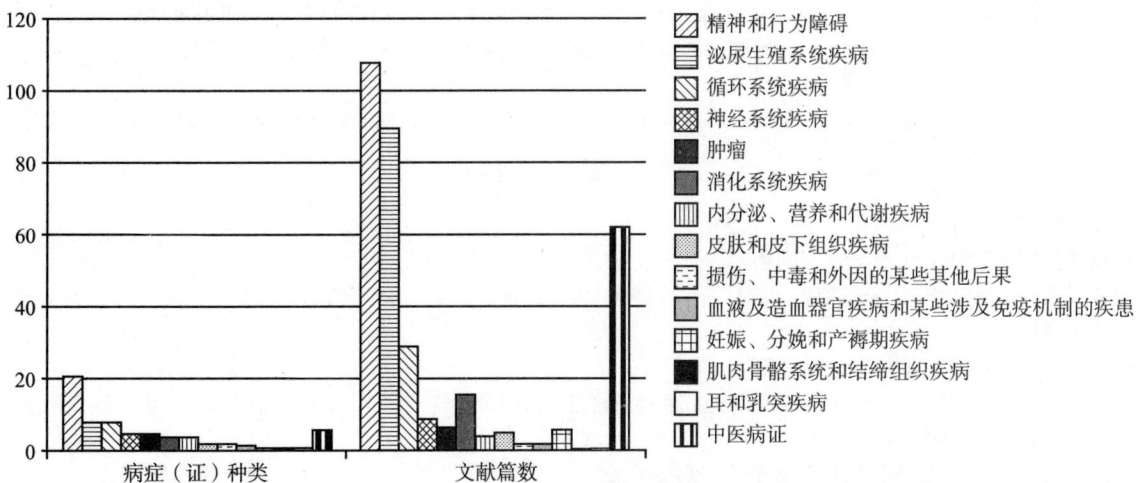

图22-3　病症（证）种类及文献数量分布图

2. 个案经验文献

共有 17 类病症（证）系统、150 个病症（证）、644 则医案（表 22-5）。

表 22-5　甘麦大枣汤个案经验文献病症（证）谱

➢ **精神和行为障碍**（29 个、188 则）

西医疾病：神经官能症 27（未特指 16、心脏 3、呵欠频发 1、欠伸不寐 1、气息欲绝 1、笑型 1、心悸 1、坐如泥像 1、心血管性 1、胃合并表浅性胃炎 1），精神分裂症 23（未特指 19、青春型 2、症状性 1、后遗头痛 1），抑郁症 20（未特指 19、精神分裂 1），癔症 17（未特指 11、瘫痪 2、失音 1、痉挛发作 1、小儿 1、肢体功能障碍 1），梦游 13，多动症 12，精神障碍 10（引产术后精神异常 2、全身不适 2、未特指 2、经期 1、多疑 1、嚎叫哭泣症 1、应激障碍 1），神经衰弱 6，多动秽语综合征 5（未特指 3、多发性 2），抑郁性神经症 4，焦虑症 2，性功能障碍 2（阳萎伴早泄 1、阳痿 1），躁狂型精神病 2（伴崩漏 1，合并震颤麻痹 1），戒断综合征（腹痛合并腹泻）1，惊恐障碍 1，竞技综合征 1，慢性疲劳综合征 1，神经性肠绞痛 1，血管性痴呆 1，夜惊症 1，阵发性摇头不止 1，周期性精神病 1

西医症状：抽搐 4（局部 1、全身性 1、强直性 1、未特指 1），恐怖症状 4，精神恍惚 1，小儿入夜神志异常 1

中医疾病：癫狂 13（癫证 5、未特指 4、狂证 3、发笑 1），夜啼 4

中医症状：小儿情绪性惊厥 9

➢ **泌尿生殖系统疾病**（18 个、120 则）

西医疾病：围绝经期综合征 72（未特指 68、焦虑 1、子宫肌瘤术后 1、合并：晕厥 1、慢性结肠炎 1），不孕症 4，月经失调 4（经闭 2、月经稀发 1、前后期不定期 1），尿道综合征 3（未特指 2、急性 1），乳腺增生 3（未特指 2、囊性 1），功能性子宫出血 3（未特指 2、伴精神抑郁症 1），经前期综合征 2（梅核气 1、抑郁症 1），不育症 1，女性结扎后综合征 1，痛经 1

西医症状：闭经 8，小儿遗尿 3，小儿尿频 1，性交引起呃逆 1

中医疾病：经行诸症 7（情志异常 5、经前紧张综合征 1、乳房胀痛 1），遗精 3，阴吹 2，崩漏 1

➢ **消化系统疾病**（11 个、19 则）

西医疾病：胃炎 2（慢性 1、慢性胃窦炎 1），慢性肠炎伴小肠功能亢进 1，肠易激综合征 1，慢性肝炎伴多囊卵巢 1，小肠假性梗阻 1，肝硬化（胆汁性）1

西医症状：便秘 6（未特指 5、习惯性 1），腹泻 2（顽固型 1、未特指 1），口苦 2，舌痛 1，便血 1

➢ **神经系统疾病**（10 个、39 则）

西医疾病：癫痫 14（未特指 12、继发性 1、腹型 1），植物神经功能紊乱 14（未特指 12、低热 1、自汗 1），面肌痉挛 4，球麻痹 1，舞蹈症 1，紧张性头痛 1，不安腿综合征 1，嗅觉障碍 1

西医症状：震颤 1，感觉异常（左肩胛麻木）1

➢ **循环系统疾病**（9 个、33 则）

西医疾病：心律失常 14（频发性房性过早搏动 4、窦性心动过速 2、未特指 2、房性过早搏动 1、窦性心律失常伴房性早博 1、频发交界性期前收缩 1、频发性单源性室性过早搏动 1、频发性室早 1、心动过速伴房颤 1），冠心病 7（未特指 5、心绞痛 2），病毒性心肌炎后遗症 3（房早 1、心悸 1、未特指 1），心肌炎 3（病毒性 2、未特指 1），脑卒中 2，缺血性心脏病 1，充血性心肌病 1，肺源性心脏病合并心力衰竭 1，风湿性舞蹈病 1

➢ **呼吸系统疾病**（9 个、13 则）

西医疾病：慢性咽炎 3，哮喘 1，慢性咽喉炎 1，慢性支气管炎 1，慢性阻塞性肺疾病（急性发作）1，鼻后滴漏综合征 1，感冒 1

西医症状：咳嗽 2

中医疾病：失音 2

➢ **皮肤和皮下组织疾病**（6 个、8 则）

西医疾病：荨麻疹 3（未特指 2、慢性 1），神经性皮炎 1，褐黄斑 1，瘙痒症 1，结节性痒疹 1

西医症状：皮肤疼痛 1

➢ **某些传染病和寄生虫病**（6 个、7 则）

西医疾病：乙脑后期精神异常 2，带状疱疹后遗神经痛 1，感染性舞蹈病 1，结核性脑膜炎 1，小儿蛲虫病 1

中医疾病：感染后脾虚 1

➢ **肌肉骨骼系统和结缔组织疾病**（5 个、6 则）

西医疾病：腓肠肌痉挛 2，皮肌炎 1，骨筋膜综合征 1

続表

西医症状：下肢痉挛 1，背痛 1

➤ **内分泌、营养和代谢疾病（4 个、15 则）**

西医疾病：甲亢 12（老年性 8、未特指 2、汗出 1、失眠 1），甲状腺机能减退 1，糖尿病合并晚发性精神分裂症 1，亚健康状态 1

➤ **损伤、中毒和外因的某些其他后果（3 个、6 则）**

西医疾病：脑外伤后诸症 3，药物不良反应 2（固定性红斑 1、过敏性皮炎 1），农药中毒 1

➤ **耳和乳突疾病（3 个、4 则）**

西医疾病：耳鸣耳聋眩晕综合征 2，耳源性眩晕 1，美尼尔氏综合征 1

➤ **妊娠、分娩和产褥期（2 个、18 则）**

西医疾病：产褥期诸症 10（抑郁症 3、便秘 1、不寐 1、盗汗 1、精神分裂症 1、缺乳 1、乳汁不下 1、脏躁 1），妊娠期诸症 8（恶阻 3、便秘 2、精神异常 1、脏躁 1、失眠 1）

➤ **眼和附器疾病（2 个、2 则）**

西医疾病：泪溢 1

中医症状：羞明 1

➤ **肿瘤（2 个、2 则）**

西医疾病：子宫肌瘤切除术后围绝经期综合征 1，乳腺癌术后 1

➤ **血液及造血器官疾病和某些涉及免疫机制的疾患（1 个、1 则）**

西医疾病：过敏性紫癜 1

➤ **中医病证（30 个、163 则）**

脏躁 50（未特指 44、笑不休 2、男性 2、肠癖 1、伴阴吹 1），不寐 44（未特指 38、顽固性 5、合并头痛 1），汗证 20（盗 5、自 5、未特指 4、多 2、漏 1、心 1、自汗伴身痛 1、多汗伴异味 1），梅核气 5，发热 4（未特指 2、功能性低 1、低 1），胸痹 3，胃脘痛 3，郁证 3，阳强 3，心悸 3（未特指 2、合并眩晕 1），晕厥 2，头痛 2，胁痛 2，梦交 2，胸闷 2，奔豚 1，梦哭 1，气厥 1，惊悸 1，痉证 1，怔忡 1，百合病 1，唇风 1，背寒 1，多梦 1，水肿 1，烦躁 1，厥证（寒厥）1，脾虚证 1，痿证 1

按文献病症种类和医案则数多少排序，西医病症系统中，精神和行为障碍均居首位（图 22-4）。泌尿生殖系统疾病和中医病证亦为高频病症（证）系统。各系统病症（证）中，医案数位居前列（至少为 20）的病症（证）有：神经官能症、精神分裂症、抑郁症、围绝经期综合征、脏躁、不寐、汗证。

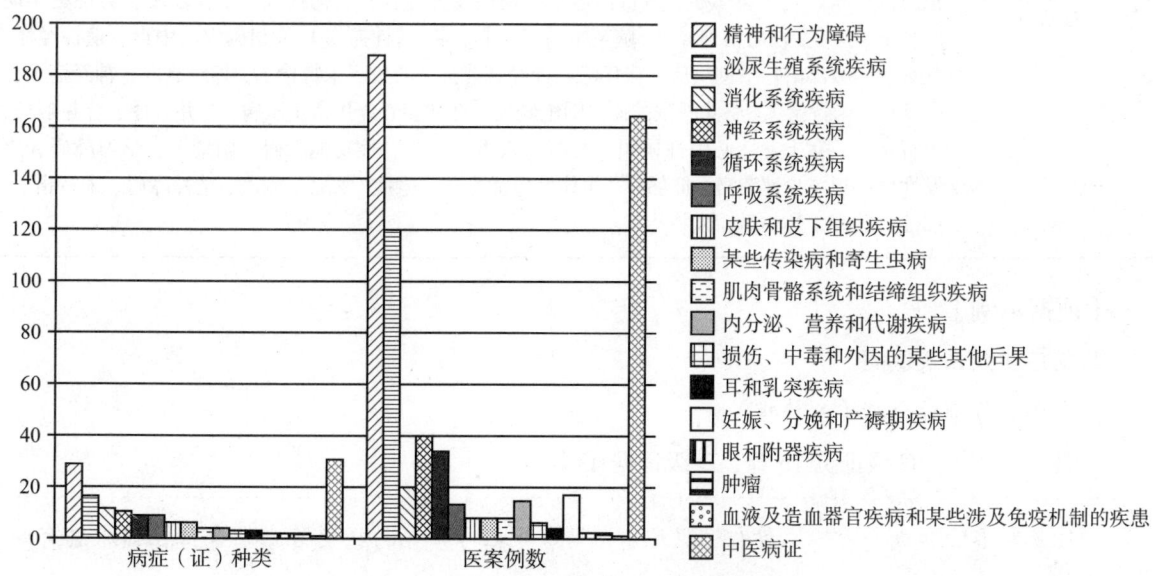

图 22-4　病症（证）种类及医案数量分布图

3. 比较研究

临床研究和个案经验文献比较，两者在文献和病症数量上，精神和行为障碍、泌尿生殖系统疾病、中医病证均居前列，是共有的高频病症（证）系统。在具体病症（证）上，围绝经期综合征、神经官能症、精神分裂症、抑郁症、脏躁、不寐等是共有高频病症（证）。

【证据分级】

临床研究文献证据

截至目前，甘麦大枣汤及其加减方临床研究文献证据等级为：B 级 13 篇、C 级 105 篇、D 级 224 篇。详细情况见表 22-6。

表 22-6　临床研究文献证据等级分布情况

证据等级	病症（证）
B 级	高血压病、脑卒中后遗抑郁症、围绝经期综合征（伴不寐、未特指）、产褥期诸症（抑郁症）、慢性疲劳综合征、帕金森氏病、肾盂肾炎（慢性）
C 级	不寐、肠易激综合征（腹泻型、未特指）、多动症、恶性肿瘤合并抑郁症、肺源性心脏病缓解期心律失常、冠心病（心肌梗死、介入治疗术后抑郁症）、甲亢、戒断综合征（焦虑）、紧张性头痛、经前期综合征、精神分裂症、竞技综合征（高考前紧张综合征、考试焦虑）、酒精依赖、脑卒中后遗抑郁症、男性慢性盆腔疼痛综合征、顽固性功能性消化不良、围绝经期综合征（未特指，合并：抑郁症、不寐）、纤维肌痛综合征、功能性消化不良、P-R 期缩短、心血管性神经症、抑郁性神经症、抑郁症、自杀未遂后抑郁、躯体疾病伴发引起抑郁状态、癔症、脏躁
D 级	急性白血病、继发性闭经、便秘（功能性、老年性、习惯性）、病毒性心肌炎、病毒性心肌炎后遗症、不寐（顽固性、原发性、未特指）、产褥期抑郁症、肠易激综合征、癫狂、多动秽语综合征、多动症、恶性肿瘤合并抑郁症、肺源性心脏病（代偿期）、妇科术后发热、佝偻病、冠心病、小儿盗汗、自汗、焦虑症、戒断综合征（脱毒后睡眠障碍）、紧张性头痛、经行情志异常、精神分裂症、气功引起精神障碍、精神障碍、竞技综合征（考试紧张综合征）、儿童恐怖症状、老年瘙痒症、流行性癔症、慢性疲劳综合征、梅核气、小儿梦游、男性更年期综合征、额叶受伤后精神异常、脑卒中后遗（抑郁症、精神抑郁）、有机磷农药中毒后遗神经症、乳腺癌内分泌治疗不良反应、瘙痒症、神经官能症（心脏、未特指）、神经衰弱、神经症（心血管性、未特指）、小儿睡眠障碍、围绝经期（抑郁症、合并高血压病、合并心悸、合并咽炎、未特指）、室上速、心因性尿频、心脏介入术后焦虑、性功能障碍（阳痿）、学习障碍、原发性血小板减少性紫癜、抑郁症、集体性癔症发作、癔症（失音、瘫痪、精神障碍、未特指）、郁证、脏躁（外伤后、未特指）

【证据示例】

1. 泌尿生殖系统疾病

（1）围绝经期综合征（未特指）

B 级证据 3 篇，C 级证据 16 篇，D 级证据 43 篇。

> 　　甘麦大枣汤加减合六味地黄丸对照尼尔雌醇、甲羟孕酮治疗围绝经期综合征在临床总有效率方面无优势，在改善某些中医症状积分方面有优势（B）

黄健[1]实施的一项临床随机对照试验，样本量为70例。试验组、对照组各35例。试验组采用六味地黄丸合甘麦大枣汤。六味地黄丸合甘麦大枣汤：熟地黄15g，山茱萸6g，山药15g，泽泻10g，牡丹皮10g，茯苓15g，浮小麦30g，炙甘草10g，大枣6枚。随症加减：潮热加地骨皮12g；烦躁加小春花10g；失眠加夜交藤15g、柏子仁15g、远志4g。每天1剂，水煎2次，早晚各服1次，3个月为1个疗程。对照组给予尼尔雌醇疗法，每次1mg，每周服用1次，共服3个月。用药第3个月第16日开始口服甲羟孕酮，每次4mg，每天2次，连续14日。第1个疗程结束后如有撤退性出血，出血第5日继续第2个疗程治疗，方法同前，3个月为1个疗程。两组比较，临床总有效率相对危险度（RR）1.07，95%CI（0.90～1.26），P=0.45，无统计学意义；中医症状积分，潮热汗出加权均数差（WMD）–0.30，95%CI（–0.56～–0.04），P=0.02，有统计学意义；烦躁易怒加权均数差（WMD）0.06，95%CI（–0.11～0.23），P=0.48，无统计学意义；抑郁焦虑加权均数差（WMD）–0.55，95%CI（–0.96～–0.14），P=0.009，有统计学意义；心悸失眠加权均数差（WMD）–0.26，95%CI（–0.61～0.09），P=0.14，无统计学意义；耳鸣腰酸加权均数差（WMD）–0.31，95%CI（–0.66～0.04），P=0.09，无统计学意义（疗效标准：参照《中药新药临床研究指导原则》中围绝经期综合征疗效标准制定。痊愈：临床症状消失，3～6月未发作。显效：临床症状部分消失。有效：临床症状部分消失，3～6月复发。无效：临床症状无改善）。

> 甘麦大枣汤加减合百合地黄汤对照二至丸治疗围绝经期综合征在临床总有效率方面有优势（B）

侯德俊[2]实施的一项临床随机对照试验，样本量为80例。试验组、对照组各40例。试验组采用百合地黄汤合甘麦大枣汤治疗。百合地黄汤合甘麦大枣汤：生地黄20g，百合15g，甘草10g，浮小麦30g，大枣10枚。服法：以上方药水煎服400mL，每日1剂，分2次口服。若肝郁气滞、胸闷胁痛者加入郁金10g、川楝子6g；肝火偏盛、烦躁易怒加黄连5g、栀子10g；肝肾阴虚、肝阳偏亢、眩晕头痛加珍珠母30g（先煎）、菊花15g；阴虚血少、肝风内动、肌肉抽搐、皮肤感觉异常者加入钩藤15g、白蒺藜10g；心火偏旺、上扰神明、心悸失眠加夜交藤15g；阴虚火旺烘热汗出较甚者加入龟板20g；肾气不足、冲任不固、月经愆期、经量少、经色暗或有瘀块者加益母草15g、泽兰10g、牛膝15g。对照组服用二至丸：女贞子20g、旱莲草15g。两组药物均为连续服用21天为1疗程，两疗程间休息7天，2个疗程后总结疗效。两组比较，临床总有效率相对危险度（RR）1.29，95%CI（1.02～1.61），P=0.03，有统计学意义。

2. 循环系统疾病

（1）脑卒中后遗症（抑郁）

B级证据1篇，C级证据9篇，D级证据3篇。

> 甘麦大枣汤加减对照脑血管病常规疗法治疗脑卒中后遗症（抑郁）在抗抑郁疗效、神经功能疗效临床总有效率方面有优势（B）

孟红旗等[3]实施的一项临床随机对照试验，样本量为98例。随机分为三组，甘麦大枣汤组34例、黛力新组32例、对照组32例。甘麦大枣汤组，药用：甘草9g，小麦15g，大枣5枚。痰盛加胆南星、全瓜蒌等；肝气郁结加柴胡、枳壳、陈皮；脾肾阳虚加肉桂、附子、山茱萸、肉苁蓉；血瘀加红花、桃仁；心脾两虚加党参、白术、茯苓、合欢皮；以上药物每日1次，分2次煎服。黛力新组：给予丹麦灵北公司生产的黛力新1片/天，晨服。对照组，脑血管病常规治疗。试验组与对照组比较，抗抑郁疗效临床总有效率（RR）1.76，95%CI（1.22～2.55），P=0.002，有统计学意义；神经功能疗效临床总有效率（RR）1.72，95%CI（1.22～2.42），P=0.002，有统计学意义［疗效标准：抑郁症状疗效、神经功能疗效标准：根据评分的减分率评定疗效。减分率=（治疗前总分－治疗后总分）/治疗前总分×100%］。

3. 中医病证

（1）不寐

C级证据4篇，D级证据26篇。

> 甘麦大枣汤加减配合维生素B_{12}穴位注射对照谷维素、七叶神安片治疗不寐在临床总有效率方面无优势（C）

雷胜龙[4]实施的一项临床随机对照试验，样本量为120例。试验组、对照组各60例。试验组采用水针注射每次抽取5%葡萄糖4mL和维生素B_{12}1000μg注射到下列穴位：安眠（双）、足三里（双）、内关（双）、三阴交（双）、心俞（双），每次选取3～5穴，交替使用，每穴注药1～1.5mL，每日1次，10次1个疗程。口服中药，主方为甘麦大枣汤：甘草10g，小麦15g，大枣6～15枚。结合患者兼症加减治疗：肝郁化火加胆草、黄芩各10g；痰热内扰加法夏15g、陈皮10g、竹茹15g；阴虚火旺加熟地15g、黄连15g、肉桂2g；心胆气虚加龙骨15g、远志15g。1剂/日，煎2次，取汁共500mL，早晚分服，饭前服。对照组口服谷维素10mg，3次/日；七叶神安片2片，3次/日。以上二组均治疗10天为1个疗程，2个疗程统计疗效，疗程间休息2天。两组比较，临床总有效率（RR）1.29，95%CI（1.11～1.50），P=0.001，有统计学意义（疗效标准：临床痊愈：睡眠时间恢复正常或夜间睡眠时间在6h以上，睡眠深沉。显效：睡眠明显好转，睡眠时间增加3h以上，睡眠深度增加。有效：症状减轻、睡眠时间较前增加不足3h。无效：睡眠无改善或加重者）。

（2）脏躁

C级证据1篇，D级证据21篇。

> 百合龙牡安神汤（甘麦大枣汤加味）对照脑乐静治疗脏躁在临床总有效率方面有优势（C）

石学波等[5]实施的一项临床随机对照试验，样本量为280例。试验组200例，对照组80例。试验组用自拟基本方：百合50g，生龙骨30g，生牡蛎30g，炒枣仁30g，合欢皮30g，丹参20g，陈皮12g，郁金12g，茯苓15g，浮小麦30g，甘草30g，大枣30g。水煎服，1剂/日，10日为1个疗程。加减：眩晕者加珍珠母30g、天麻10g；心悸者加磁石30g、琥珀（冲）2g；恶心呕吐者加半夏10g、竹茹10g；胸闷心烦者加枳壳10g、栀子10g；颈项强急者加葛根30g。对照组口服脑乐静。每次 30mL，3 次 / 日，10 日为 1 疗程。两组比较，临床总有效率相对危险度（RR）1.40，95%CI（1.17 ～ 1.67），P=0.0002，有统计学意义（疗效标准：参照国家中医药管理局颁布的《中医病症诊断疗效标准》制定。症状消失，停药 3 个月未复发，为痊愈。主证消失，伴随症状及体征明显改善，为有效。主证及伴随症状改善不明显，为无效）。

【证据荟萃】

※ Ⅰ级

甘麦大枣汤及其加减方主要治疗泌尿生殖系统疾病，如围绝经期综合征（未特指）等。

※ Ⅱ级

甘麦大枣汤及其加减方主要治疗循环系统疾病和某些中医病证，如脑卒中后遗症（抑郁）、不寐等。

※ Ⅲ级

甘麦大枣汤及其加减方可以治疗某些中医病证，如脏躁等。

《金匮要略》原文中以本方治疗妇人脏躁。其临床主要表现为精神失常，无故情绪波动，可伴有失眠等。围绝经期综合征（未特指）、脑卒中后遗症（抑郁）等高频病症在某阶段的病机及临床表现可与之相符。不寐、脏躁等中医病证的某些证型与之相符。临床研究和个案经验文献均支持泌尿生殖系统疾病、循环系统疾病和中医病证是其高频率、高级别证据分布的病症（证）系统。围绝经期综合征（未特指）已有至少 2 项 B 级证据；脑卒中后遗症（抑郁）已有 1 项 B 级证据，有至少 2 项 C 级证据；不寐已有至少 2 项 C 级证据；脏躁已有一项 C 级证据。

※ Ⅰ级

甘麦大枣汤加减合六味地黄丸对照尼尔雌醇、甲羟孕酮治疗围绝经期综合征在临床总有效率方面无优势，在改善某些中医症状积分方面有优势。

甘麦大枣汤加减合百合地黄汤对照二至丸治疗围绝经期综合征在临床总有效率方面有优势。

※ Ⅱ级

甘麦大枣汤加减对照脑血管病常规疗法治疗脑卒中后遗症（抑郁）在抗抑郁疗效、神经功能疗效临床总有效率方面有优势。

甘麦大枣汤加减配合维生素 B_{12} 穴位注射对照谷维素、七叶神安片治疗不寐在临床总有效率方面无优势。

※ Ⅲ级

百合龙牡安神汤（甘麦大枣汤加味）对照脑乐静治疗脏躁在临床总有效率方面有优势。

【参考文献】

［1］黄健.六味地黄丸合甘麦大枣汤对 35 例围绝经期综合征患者生殖内分泌功能的调节［J］.福建中医药，2008，39（5）：1-2.

［2］侯德俊.百合地黄汤合甘麦大枣汤治疗肝肾阴虚型更年期综合征的临床研究［J］.广州中医药大学，2010.

［3］孟红旗，锁建军，全亚萍.甘麦大枣汤加味治疗脑卒中后抑郁症疗效观察［J］.辽宁中医杂志，2008，35（3）：384-385.

［4］雷胜龙．针药结合治疗失眠症120例［J］．中国中医药现代远程教育，2010，8（17）：42-43.

［5］石学波，赵锦强，宫运红．百合龙牡安神汤治疗脏躁280例［J］．时珍国医国药，2000，11（8）：728-729.

三、温经汤

【原文汇要】

问曰：妇人年五十所，病下利数十日不止，暮即发热，少腹里急，腹满，手掌烦热，唇口干燥，何也？师曰：此病属带下。何以故？曾经半产，瘀血在少腹不去。何以知之？其证唇口干燥，故知之。当以温经汤主之。（9）

温经汤方

吴茱萸三两　当归　芎䓖　芍药　人参　桂枝　阿胶　牡丹（去心）　生姜　甘草各二两　半夏半升　麦门冬一升（去心）

上十二味，以水一斗，煮取三升，分温三服。亦主妇人少腹寒，久不受胎，兼取崩中去血，或月水来过多，及至期不来。

【原文释义】

温经汤主治妇人年五十所，冲任虚寒夹有瘀血之病崩漏。症见下血数十日不止，暮即发热，少腹里急，腹满，手掌烦热，唇口干燥。以病缘曾经半产，瘀血在少腹不去，治当温补冲任，养血消瘀，扶正祛邪。方中用吴茱萸、桂枝、生姜，温经散寒，通利血脉；阿胶、当归、川芎、芍药、丹皮，活血去瘀，养血调经；麦冬养阴润燥而清虚热；人参、甘草、半夏，补中益气，降逆和胃。

【文献概况】

设置关键词为"温經湯""温经汤"，检索并剔重后，得到940篇相关文献，其中CBM、CNKI、VIP、WF分别为167篇、488篇、196篇、89篇。初步分类：临床研究168篇（17.9%）、个案经验177篇（18.8%）、实验研究65篇（6.9%）、理论研究360篇（38.3%）、其他170篇（18.1%）。在个案经验文献中，温经汤及其加减方的医案有358则。

【文献病谱】

1. 临床研究文献

共涉及9类病症（证）系统、38个病症（证）（表22-7）。

表22-7　温经汤临床研究文献病症（证）谱

➤ **泌尿生殖系统疾病（18个、144篇）**

西医疾病：痛经70（未特指40、原发性25、青春期3、膜样1、合并崩漏1），不孕症24（未特指17、继发性2、输卵管阻塞2、辅助体外受精－胚胎移植1、高原不孕症1、排卵功能障碍1），月经失调15（未特指9、后期5、过少1），功能性子宫出血9（未特指4、无排卵3、青春期1、围绝经期1），子宫内膜异位症4（未特指3、痛经1），围绝经期综合征3，慢性盆腔炎3，子宫内膜增生2，乳腺增生2，慢性无菌性前列腺炎1，子宫发育不良1，阴道炎1，盆腔充血综合征1，经前期综合征1，宫颈糜烂1，不育症（精索静脉曲张）1

西医症状：继发性闭经 2

中医疾病：崩漏 3

➢ **妊娠、分娩和产褥期（4个、5篇）**

西医疾病：人工流产后诸症（药流后阴道出血）2，产褥期诸症（腹痛）1，人工流产（药物流产）1，先兆流产 1

➢ **肌肉骨骼系统和结缔组织疾病（4个、4篇）**

西医疾病：颈椎病 1，骨关节炎（膝）1，类风湿性关节炎 1

西医症状：腰痛 1

➢ **肿瘤（2个、4篇）**

西医疾病：化疗后不良反应 3（奥沙利铂致外周神经损伤 2、外周神经损伤 1），子宫肌瘤 1

➢ **内分泌、营养和代谢疾病（2个、3篇）**

西医疾病：多囊卵巢综合征 2（伴胰岛素抵抗 1、未特指 1），糖尿病性周围神经病变 1

➢ **循环系统疾病（2个、2篇）**

西医疾病：冠心病 1，雷诺氏综合征 1

➢ **消化系统疾病（1个、1篇）**

西医疾病：慢性阑尾炎 1

➢ **皮肤和皮下组织疾病（1个、1篇）**

西医疾病：荨麻疹 1

➢ **中医病证（4个、4篇）**

肾虚 1，痹证（寒）1，不寐 1，胃脘痛 1

西医病症系统中，泌尿生殖系统疾病在病症种类与文献数量上均居首位（图 22-5）。各系统病症中，频数位居前列（至少为 9）的病症有：痛经、不孕症、月经失调、功能性子宫出血。

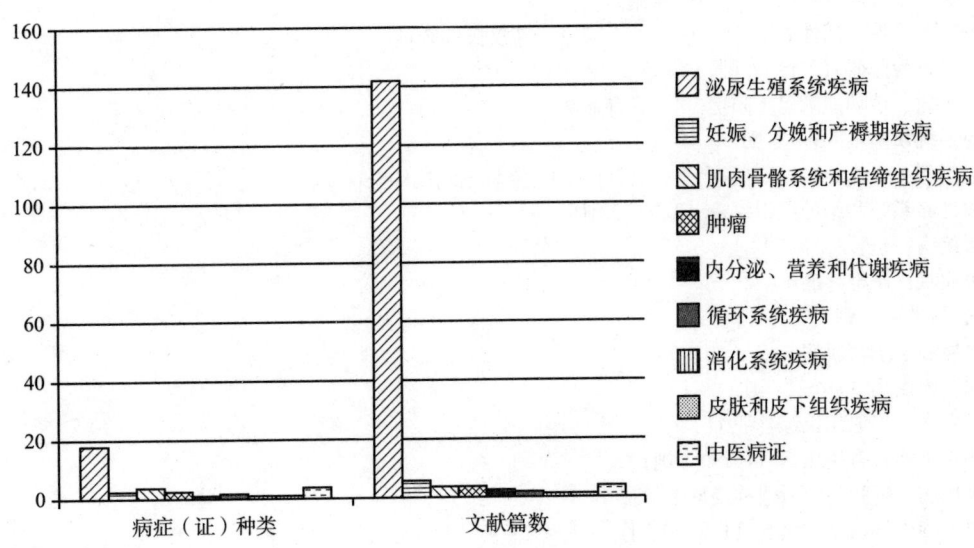

图 22-5　病症（证）种类及文献数量分布图

2. 个案经验文献

共有 16 类病症（证）系统、81 个病症（证）、358 则医案（表 22-8）。

表 22-8　温经汤个案经验文献病症（证）谱

➢ **泌尿生殖系统疾病（28 个、257 则）**

　　西医疾病：痛经 61（未特指 50、膜样 4、原发性 2、伴头痛 2、继发性 1、顽固性 1、经行阴痛连乳 1），不孕症 37（未特指 34、继发性 2、原发性 1），月经失调 24（未特指 8、后期 4、伴痛经 3、先期 2、过多 1、先后不定期 1、经间期出血 1、稀少 1、闭经 1、经期延长 1、放置宫内节育器引起月经过多 1），功能性子宫出血 14（未特指 13、经间期出血 1），围绝经期综合征 13（合并月经失调 5、未特指 4、阴道出血 3、功能障碍性子宫出血 1），子宫发育不良 10，子宫内膜异位症 6（未特指 3、子宫腺肌病 2、卵巢巧克力样囊肿 1），慢性盆腔炎 3，习惯性流产 3，肾小球肾炎 2（慢性 1、血尿 1），输卵管卵巢囊肿（卵巢）2，阴道炎 2（输卵管结扎术后非特异性 1、未特指 1），不育症 2（精索静脉曲张 1、未特指 1），子宫切除术后诸症（心悸昏厥）1，肾绞痛 1，囊性乳腺增生 1，慢性前列腺炎 1，卵巢功能早衰 1，宫颈糜烂 1，睾丸炎 1，附件炎 1

　　西医疾病：闭经 19（未特指 17、继发性 2），白带异常 3，阴道出血（老年性）1，乳房胀痛 1

　　中医疾病：崩漏 38，经行诸症 7（哮喘 4、腰痛 1、口疮 1、咳嗽 1），遗精 1

➢ **消化系统疾病（8 个、10 则）**

　　西医疾病：胃炎 2（慢性表浅性 1、萎缩糜烂性活动期 1），十二指肠溃疡 1，肠易激综合征（便秘型）1，慢性结肠炎 1

　　西医症状：胃痛 2，口渴 1，黄疸 1，神经性膈肌痉挛 1

➢ **循环系统疾病（6 个、13 则）**

　　西医疾病：雷诺氏综合征 5，冠心病 4（未特指 2、心肌梗死 1、稳定型心绞痛 1），血栓闭塞性脉管炎 1，腹壁血肿（输卵管结扎术后）1，肺源性心脏病（伴水肿）1，闭塞性动脉硬化 1

➢ **皮肤和皮下组织疾病（6 个、8 则）**

　　西医疾病：黄褐斑 2，脓疱疮（手掌）2，进行性手掌角化症 1，顽固性荨麻疹 1，雀斑 1，银屑病 1

➢ **妊娠、分娩和产褥期（5 个、14 则）**

　　西医疾病：产褥期诸症 7（腹痛 2、风湿性关节炎 1、乳汁过少 1、腰痛 1、身痛 1、发热 1），异位妊娠 2（陈旧性 1、破裂 1），先兆流产 2，人工流产后诸症（腹胀作呕）1

　　中医疾病：胎动不安 2

➢ **呼吸系统疾病（4 个、6 则）**

　　西医疾病：感冒 2（经间期 1、未特指 1），慢性咽炎 2

　　西医症状：咳嗽 1，胸痛 1

➢ **内分泌、营养和代谢疾病（3 个、4 则）**

　　西医疾病：糖尿病性周围神经病变 2，甲亢 1，席汉氏综合征 1

➢ **精神和行为障碍（2 个、6 则）**

　　西医疾病：性功能障碍（阳痿）4，异食症 2

➢ **神经系统疾病（2 个、3 则）**

　　西医疾病：头痛 2（血管神经性 1、血管性 1），格林巴利氏综合征 1

➢ **肌肉骨骼系统和结缔组织疾病（2 个、2 则）**

　　西医疾病：坐骨神经痛 1

　　西医症状：尾椎疼痛 1

➢ **肿瘤（1 个、6 则）**

　　西医疾病：子宫肌瘤 6

➢ **耳和乳突疾病（1 个、1 则）**

　　西医疾病：美尼尔氏综合征 1

➢ **某些传染病和寄生虫病（1 个、1 则）**

　　西医疾病：带状疱疹后遗神经痛 1

➢ **起源于围生期的某些情况（1 个、1 则）**

　　西医疾病：新生儿硬皮病 1

➢ **血液及造血器官疾病和某些涉及免疫机制的疾患（1 个、1 则）**

　　西医疾病：血小板减少性紫癜 1

➢ **中医病证（10 个、25 则）**

　　头痛 6，腹痛 5，胃脘痛 3，痹证 2，心悸 2，发热 2，不寐 2，胁痛 1，寒疝 1，腹胀（剖腹产术后）1

按文献病症种类和医案则数多少排序，西医病症系统中，泌尿生殖系统疾病均居首位（图22-6）。各系统病症中，医案数位居前列（至少为10）的病症有：痛经、不孕症、月经失调、功能性子宫出血、围绝经期综合征、子宫发育不良、闭经、崩漏。

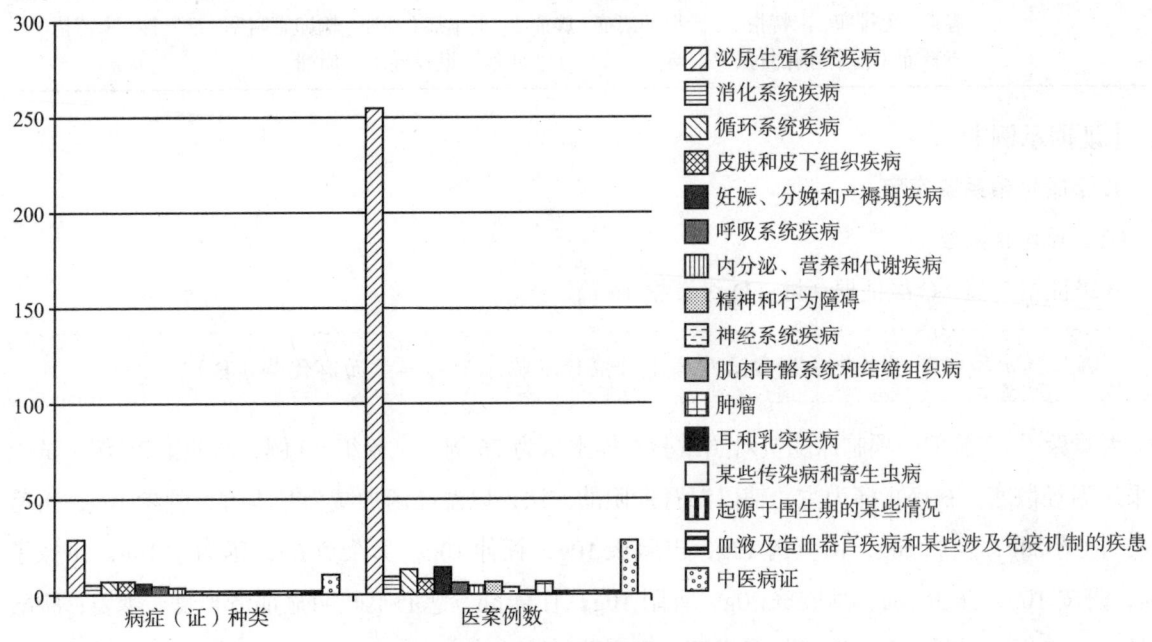

图 22-6　病症（证）种类及医案数量分布图

3. 比较研究

临床研究和个案经验文献比较，两者在文献和病症数量上，泌尿生殖系统疾病均居前列，是共有的高频病症系统。在具体病症上，痛经、月经不调、不孕症、功能性子宫出血等是共有高频病症。

【证据分级】

临床研究文献证据

截至目前，温经汤及其加减方临床研究文献证据等级为：B 级 9 篇、C 级 52 篇、D 级 107 篇。详细情况见表 22-9。

表 22-9　临床研究文献证据等级分布情况

证据等级	病症（证）
B 级	子宫内膜增生、月经失调（后期）、痛经（原发性、未特指）、功能性子宫出血（无排卵）、不孕症（辅助体外受精－胚胎移植）
C 级	子宫内膜异位症（痛经、未特指）、月经失调（后期、未特指）、先兆流产（未特指）、胃脘痛、围绝经期综合征、痛经（原发性、青春期、未特指）、糖尿病性周围神经病变、肾虚证、人工流产（药物）、盆腔充血综合征、类风湿性关节炎、化疗后不良反应（奥沙利铂致外周神经损伤、外周神经损伤）、骨性关节炎（膝关节）、宫颈糜烂、功能性子宫出血（无排卵、围绝经期功血）、多囊卵巢综合征（伴胰岛素抵抗、未特指）、不孕症（排卵功能障碍、继发性）、不寐

D级	子宫肌瘤、子宫发育不良、月经失调（后期、过少、未特指）、阴道炎、腰痛、荨麻疹、围绝经期综合征、痛经（原发性、青春期、膜样、合并崩漏、未特指）、乳腺增生、人工流产后诸症（药物流产后阴道出血时间延长、药流后阴道出血）、前列腺炎（慢性无菌性）、盆腔炎（慢性）、雷诺氏综合征、阑尾炎（慢性）、颈椎病、经前期综合征、冠心病、功能障碍性子宫出血（青春期、无排卵、未特指）、产褥期诸症（腹痛）、不孕症（高原、输卵管阻塞、继发性、未特指）、不育症（精索静脉曲张）、痹证（寒痹）、闭经（继发性）、崩漏

【证据示例】

1. 泌尿生殖系统疾病

（1）原发性痛经

B级证据2篇，C级证据7篇，D级证据16篇。

温经汤加减对照吲哚美辛胶囊治疗原发性痛经在临床治愈率方面有优势（B）

温景荣[1]实施的一项临床随机对照试验，样本量为76例。试验组40例，对照组36例。试验组采用温经散寒，祛瘀止痛为主，辅以温肾助阳的方法，以温经汤加减为基本方：党参10g，川芎10g，白芍20g，当归10g，山萸肉12g，巴戟天10g，杜仲10g，吴茱萸6g，延胡索10g，川楝子10g，丹皮10g，蒲黄10g，阿胶珠10g，香附10g，甘草6g。恶心呕吐明显加清半夏、生姜；腰酸加杜仲、狗脊、川断；血瘀明显加炙没药、五灵脂（去党参）、血竭、皂刺、丹参；兼气滞加九香虫、乌药、郁金；手足不温，面色苍白加炮姜、艾叶、小茴香；手足乏力，头晕加首乌、鸡血藤；经前乳胀加柴胡、橘叶、炒山甲。日1剂，水煎服，经前7天服药，连服2个月经周期，为1疗程。对照组：采用口服吲哚美辛胶囊治疗，每次25mg，每日1次，饭后服。经前2天开始服药，服至本次痛经消失为止，连服2个月经周期为1疗程。两组比较，临床治愈率相对危险度（RR）3.96，95%CI（1.68～9.36），P=0.002，有统计学意义（疗效标准：痊愈：服药后积分恢复至0分，腹痛及其他症状消失停药3个月经周期未复发者。显效：治疗后积分降低至治疗前积分的1/2以下腹痛明显减轻，其余症状好转，不服止痛药能坚持工作。有效：治疗后积分降低至治疗前积分的1/2～3/4，腹痛减轻，其余症状好转，服止痛药能坚持工作。无效：腹痛及其症状无改变者）。

（2）痛经（未特指）

B级证据2篇，C级证据11篇，D级证据27篇。

温经汤配合隔姜灸对照布洛芬缓释胶囊治疗寒凝血瘀型痛经在临床总有效率方面有优势（B）

俞仑青等[2]实施的一项临床随机对照试验，样本量为120例。试验组62例，对照组58例。试验组经前10日口服温经汤：吴茱萸45g，当归、芍药、川芎、人参、桂枝、阿胶、牡丹皮、生姜、甘草、麦冬各30g，半夏15g。加水适量，煎取约500mL，每日分3次口服。同时给予隔姜灸：用鲜生姜片（直径3cm、厚0.2～0.3cm），用针扎数孔。患者取仰卧位，取穴神阙、关元、三阴交、合谷穴，将姜片贴于穴位上，三壮小艾炷置于姜片上后点燃灸，以局部皮肤潮红湿润为度。经前3～5日开始治疗，1个月经周期为1个疗程，共治疗3个疗程。对照组经期当日服用布洛芬缓释胶囊

200mg，2次/日，饭后服用，痛止即停用。两组比较，临床治愈率相对危险度（RR）1.70，95%CI（1.33～2.16），P＜0.0001，有统计学意义（疗效标准：按照症状积分结合VAS变化评定。痊愈：服药后痛经症状积分为0分，腹痛及其他症状消失，停药3个周期未复发，VAS评分改善＞75.0%。显效：治疗后痛经症状积分降至治疗前的1/2以下，腹痛等症状明显减轻，不服止痛药能坚持工作，VAS评分改善50.0%～75.0%。有效：治疗后痛经症状积分下降1/2～3/4，症状好转，服止痛药能坚持工作，VAS评分改善25.0%～50.0%。无效：腹痛及其他症状无改变，VAS评分改善＜25.0%）。

（3）月经不调（未特指）

C级证据6篇，D级证据3篇。

> **温经汤加减对照少腹逐瘀丸治疗月经不调在临床总有效率方面有疗效优势（C）**

江志扬[3]实施的一项临床随机对照试验，样本量为80例。试验组、对照组各40例。试验组以温经汤加减：吴茱萸9g，当归20g，白芍18g，阿胶、麦冬各15g，牡丹皮、桂枝、生姜、甘草、半夏各10g。气虚者加党参15g、黄芪20g；气滞者加木香、陈皮各10g；寒凝重者改桂枝为肉桂10g，加附子5g；肾虚者加桑寄生、续断各15g。每天1剂，水煎分2～3次服。对照组口服少腹逐瘀丸，每天3次，每次1丸。2组均服用3个月经周期。两组比较，临床总有效率相对危险度（RR）1.57，95%CI（1.13～2.18），P=0.007，有统计学意义［疗效标准：参照《中药新药临床研究指导原则》。痊愈：月经周期、经量及经期恢复正常，其他症状消失；月经周期恢复至（28±7）天。显效：月经周期、经量及经期较治疗前改善，其他症状较治疗前减轻。无效：月经周期、经量及经期无改善］。

（4）不孕症（未特指）

D级证据17篇。

> **温经汤加减治疗不孕症有一定疗效（D）**

范长青等[4]实施的一项临床病例观察，样本量为36例。使用温经汤：吴茱萸9g，麦门冬12g，川芎、半夏、白芍、党参、桂枝、丹皮、炙甘草各6g，阿胶11g（烊化）、生姜5片。加减：肾阳虚者去麦门冬、丹皮，加淫羊藿、巴戟天、补骨脂、紫石英；肾阴虚者，桂枝、吴茱萸减量，加二至丸、熟地、何首乌；下焦虚寒较重者减麦门冬、丹皮，桂枝易肉桂，生姜易干姜；肝郁气滞者，去党参、阿胶、桂枝，加香附、郁金、佛手、柴胡。用法：月经第5天开始服药，每日1剂，水煎分早晚服，连用10天为1疗程。治疗结果：痊愈29例，占80.5%；有效4例，占11.1%；无效3例，占8.4%。总有效率91.6%（痊愈：治疗后1年内临床症状、体征消失，妊娠者。有效：治疗后1年内症状、体征消失，而未达妊娠者。无效：治疗前后无变化）。

【证据荟萃】

※ Ⅰ级

温经汤及其加减方主要治疗泌尿生殖系统疾病，如痛经（原发性、未特指）等。

※ Ⅱ级

温经汤及其加减方主要治疗泌尿生殖系统疾病，如月经不调等。

※ Ⅲ级

温经汤及其加减方可以治疗某些泌尿生殖系统疾病，如不孕症等。

《金匮要略》原文中以本方治疗妇人冲任虚寒夹有瘀血而致崩漏，其临床主要表现为经水不止，少腹里急，腹满，手掌烦热，唇口干燥等。痛经（原发性、未特指）、月经不调、不孕症等高频病症在某阶段的病机及临床表现可与之相符。临床研究和个案经验文献均支持泌尿生殖系统疾病是其高频率、高级别证据分布的病症系统。原发性痛经、痛经（未特指）已分别有2项B级证据；月经不调已有至少2项C级证据；不孕症已有至少2项D级证据。

※ Ⅰ级

温经汤加减对照吲哚美辛胶囊治疗原发性痛经在临床治愈率方面有优势。

温经汤配合隔姜灸对照布洛芬缓释胶囊治疗寒凝血瘀型痛经在临床总有效率方面有优势。

※ Ⅱ级

温经汤加减对照少腹逐瘀丸治疗月经不调在临床总有效率方面有疗效优势。

※ Ⅲ级

温经汤加减治疗不孕症有一定疗效。

【参考文献】

[1] 温景荣.温经汤加减治疗阳虚寒凝血瘀型原发性痛经临床观察[J].中国天津，2003.

[2] 俞仑青，沈寅琛，王冬梅.温经汤配合隔姜灸治疗寒凝血瘀型痛经62例临床观察[J].广西医学，2012，34（7）：956-957.

[3] 江志扬.温经汤加减治疗月经不调肾虚血瘀型临床观察[J].新中医，2010，42（10）：57-58.

[4] 范长青，范美霞.温经汤治疗胞宫虚寒不孕36例[J].实用中医药杂志，2000，16（5）：16-17.

四、土瓜根散

【原文汇要】

带下经水不利，少腹满痛，经一月再见者，土瓜根散主之。（10）

土瓜根散方：阴㿗肿亦主之。

土瓜根　芍药　桂枝　䗪虫各三分

上四味，杵为散，酒服方寸匕，日三服。

【原文释义】

土瓜根散主治于因瘀血之月经不调。症见经行不畅，少腹满痛，或一月两行，常可见月经量少，色黑有块，舌质紫暗，脉涩。治当行血祛瘀。方中用土瓜根苦寒，清热行瘀；用芍药和阴止痛；桂枝温经行血；䗪虫破血通瘀。"酒服"意在速行药力，以助通阳之力。

【文献概况】

设置关键词为"土瓜根散"，检索并剔重后，得到67篇文献，其中CBM、CNKI、VIP、WF分别得到0篇、62篇、1篇、4篇。初步分类：临床研究0篇（0%）、个案经验1篇（1.5%）、实验研究 0 篇（0%）、理论研究 48 篇（71.6%）、其他 18 篇（26.9%）。在个案经验文献中，土瓜根散及其加减方的医案有 1 则。

【文献病谱】

1. 临床研究文献

尚未发现以本方为主要干预因素的临床研究。

2. 个案经验文献

共有 1 类病症系统、1 个病症、1 则医案（表 22-10）。

表 22-10　土瓜根散个案经验文献病症谱

> **泌尿生殖系统疾病**（1 个、1 则）
> 中医疾病：崩漏 1

【证据提要】

土瓜根散及其加减方临床证据匮乏，少量证据提示可以用于治疗崩漏。

五、大黄甘遂汤

【原文汇要】

妇人少腹满如敦状，小便微难而不渴，生后者，此为水与血并结在血室也，大黄甘遂汤主之。（13）

大黄甘遂汤方

大黄四两　甘遂二两　阿胶二两

上三味，以水三升，煮取一升，顿服之，其血当下。

【原文释义】

大黄甘遂汤主治水血互结血室。症见于产后，少腹满如敦状，小便微难而不渴。治当破血逐水，方中用大黄破血攻瘀，甘遂逐水，伍阿胶养血扶正，以防大黄、甘遂之峻下伤正。

【文献概况】

设置关键词为"大黄甘遂湯""大黄甘遂汤"，检索并剔重后，得到 81 篇相关文献，其中 CBM、CNKI、VIP、WF 分别为 3 篇、74 篇、0 篇、4 篇。初步分类：临床研究 4 篇（4.9%）、个案经验 17 篇（21.0%）、实验研究 4 篇（4.9%）、理论研究 32 篇（39.5%）、其他 24 篇（29.6%）。在个案经验文献中，大黄甘遂汤及其加减方的医案有 26 则。

【文献病谱】

1. 临床研究文献

共涉及 2 类病症系统、4 个病症（表 22-11）。

表 22-11　大黄甘遂汤临床研究文献病症谱

➤ 泌尿生殖系统（2个、2篇）
　　西医疾病：前列腺炎1，附睾淤积症1
➤ 消化系统疾病（2个、2篇）
　　西医疾病：肛肠术后综合征（环状混合痔）1，粘连性肠梗阻1

2. 个案经验文献

共有9类病症系统、15个病症、26则医案（表22-12）。

表 22-12　大黄甘遂汤个案经验文献病症谱

➤ 泌尿生殖系统疾病（3个、8则）
　　西医疾病：前列腺增生4（未特指3、伴癃闭1），附睾淤积症3，前列腺炎1
➤ 消化系统疾病（3个、5则）
　　西医疾病：肝硬化伴腹水3，胃黏膜脱垂1
　　中医疾病：肠痈1
➤ 妊娠、分娩和产褥期（2个、4则）
　　西医疾病：产褥期诸症3（癃闭1、情志异常1、胎盘残留1），人工流产后诸症（宫内胎物残留）1
➤ 精神和行为障碍（2个、4则）
　　西医疾病：精神分裂症3，抑郁症1
➤ 某些传染病和寄生虫病（1个、1则）
　　西医疾病：淋病1
➤ 损伤、中毒和外因的某些其他后果（1个、1则）
　　西医疾病：外伤后诸症（跌打胸痛）1
➤ 循环系统疾病（1个、1则）
　　西医疾病：血栓性静脉炎1
➤ 耳和乳突疾病（1个、1则）
　　西医疾病：美尼尔氏综合征1
➤ 肿瘤（1个、1则）
　　西医疾病：中晚期食道癌1

　　按文献病症种类和医案则数多少排序，西医病症系统中，泌尿生殖系统疾病和消化系统疾病均居前（图22-7）。各系统病症中，医案数位居前列（至少为3）的病症有：前列腺增生、附睾淤积症、肝硬化伴腹水、精神分裂症。

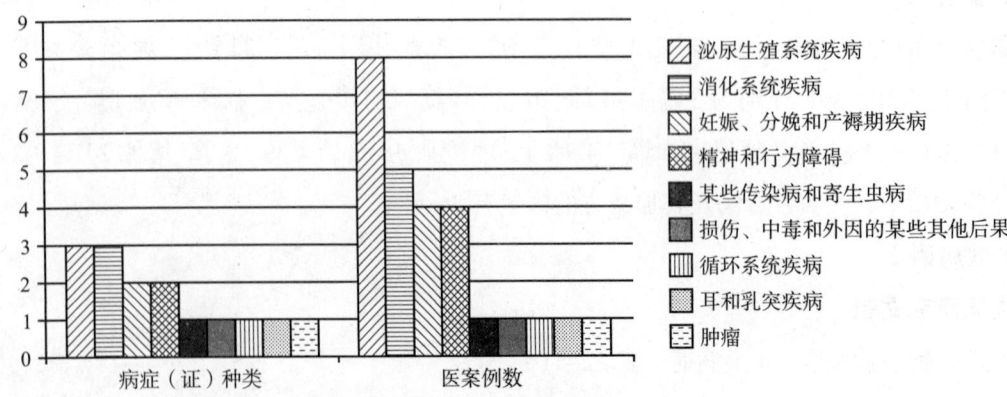

图 22-7　病症（证）种类及医案数量分布图

3. 比较研究

临床研究和个案经验文献比较，两者在文献和病症数量上，泌尿生殖系统疾病均居前列，是共有的高频病症系统。在具体病症上，附睾淤积症、前列腺炎等是共有病症。

【证据分级】

临床研究文献证据

截至目前，大黄甘遂汤及其加减方临床研究文献证据等级为：C 级 1 篇、D 级 3 篇。详细情况见表 22-13。

表 22-13　临床研究文献证据等级分布情况

证据等级	病症（证）
C 级	肛肠术后综合征（环状混合痔）
D 级	附睾淤积症、前列腺炎、肠梗阻（粘连性）

【证据示例】

1. 泌尿生殖系统疾病

（1）附睾淤积症

D 级证据 1 篇。

> 大黄甘遂汤加减治疗附睾淤积症有一定疗效（D）

王广见等[1]实施的一项临床病例观察，样本量为 17 例。治疗方法采用大黄 10 ～ 15g（酒洗），甘遂末 3 ～ 5g（冲服），阿胶 15 ～ 18g（烊化）。胀痛明显者加橘核仁、小茴香；刺痛抽痛者加生蒲黄、五灵脂、丹参；性欲亢进者加知母、黄柏、龙胆草；性欲减退者加仙灵脾、蛇床子、仙茅；腰痛者加牛膝、狗脊、续断；伴发热恶寒、小便淋漓涩痛、阴部窘迫、血象增高，前列腺高倍视野白细胞 15 个以上者加柴胡、双花、双丁、地丁、车前、木通、薏苡仁。每日 2 剂，内服、熏洗各 1 剂。治疗结果：痊愈（自觉症状消失，附睾指检肿痛消失）15 例。好转（自觉症状缓解，附睾指检轻度压痛，肿块减小）2 例。无效 0 例。临床总有效率为 100%。

【证据提要】

大黄甘遂汤及其加减方临床证据匮乏，少量证据提示可以用于治疗粘连性肠梗阻、附睾淤积症、前列腺增生、肝硬化伴腹水、精神分裂症、肛肠术后综合征等。

【参考文献】

[1] 王广见. 大黄甘遂汤加味治疗附睾淤积症 [J]. 四川中医，1993（10）：38.

六、矾石丸

【原文汇要】

妇人经水闭不利，脏坚癖不止，中有干血，下白物，矾石丸主之。（15）

矾石丸方

矾石三分（烧） 杏仁一分

上二味，末之，炼蜜和丸，枣核大，内脏中，剧者再内之。

【原文释义】

矾石丸主治胞宫宿瘀坚凝成癖不散，湿热带下。症见经水不畅，或经闭不行，带下白物。用矾石丸外用止带。方中用矾石，咸以软坚、寒以清热、涩以收敛；用杏仁利气化湿。两药炼蜜和丸，纳入阴中，以收止带之功。

【文献概况】

设置关键词为"礜石丸""矾石丸"，检索并剔重后，得到 50 篇相关文献，其中 CBM、CNKI、VIP、WF 分别为 0 篇、48 篇、1 篇、1 篇。初步分类并剔重：临床研究 1 篇（2%）、个案经验 0 篇（0.0%）、实验研究 0 篇（0.0%）、理论研究 37 篇（74%）、其他 12 篇（24%）。

【文献病谱】

1. 临床研究文献

共涉及 1 类病症系统、1 个病症（表 22-14）。

表 22-14 矾石丸临床研究文献病症谱

➤ 泌尿生殖系统（1 个、1 篇）
西医症状：白带异常 1

2. 个案经验文献

尚未发现有关本方的个案文献报道。

【证据分级】

临床研究文献证据

截至目前，矾石丸及其加减方临床研究文献证据等级为：D 级 1 篇。详细情况见表 22-15。

表 22-15 临床研究文献证据等级分布情况

证据等级	病症（证）
D 级	白带异常

【证据示例】

1. 泌尿生殖系统疾病

（1）白带异常

D 级证据 1 篇。

> 矾石丸治疗白带异常有一定疗效（D）

毕明义等[1]实施的一项临床病例观察，样本量为 208 例，使用矾石丸。组成：枯矾 12g，生杏仁 6g。将杏仁去皮，捣为极细末，然后与枯矾末混合均匀，再加适量蜂蜜调匀（以调和成中药丸的软硬为度），做成小丸如枣核大，外用一层绢布包裹，棉线束住，并保留一线头长约 12cm，每晚用 1 丸，放阴道内深约 10～12cm，将线头留于外阴部，次晨取出。轻者连用 3 天，重者连用 7 天，休息 3 天再放，最多不超过 21 天。用药期间禁房事。若阴道分泌物很多者，可去掉绢布，直接将丸药放入阴道内。结果：痊愈 181 例，好转 15 例，无效 12 例，总有效率为 94.2%（疗效标准：治愈：阴道分泌物正常，其他症状消失，半年内未复发。好转：分泌物明显减少，其他症状亦明显减轻，半年内病情稳定。无效：分泌物及症状未见改善）。

【证据提要】

矾石丸及其加减方临床证据匮乏，少量证据提示可以用于治疗白带异常。

【参考文献】

［1］毕明义，赵迎春，陈洪荣 . 矾石丸治疗带下病 208 例［J］. 山东中医杂志，1994，（02）：68-69.

七、蛇床子散

【原文汇要】

蛇床子散方，温阴中坐药。（20）

蛇床子散方

蛇床子仁

上一味，末之，以白粉少许，和令相得，如枣大，绵裹内之，自然温。

【原文释义】

蛇床子散外治寒湿带下及阴冷。症见带下，腰部重坠，阴中瘙痒，阴中觉冷。用蛇床子散直温受邪之处，以逐阴中寒湿，并能杀虫除痒。

【文献概况】

设置关键词为"蛇床子散"，检索并剔重后，得到 169 篇相关文献，其中 CBM、CNKI、VIP、WF 分别为 5 篇、148 篇、5 篇、11 篇。初步分类：临床研究 77 篇（45.6%）、个案经验 11 篇（6.5%）、实验研究 2 篇（1.2%）、理论研究 18 篇（10.7%）、其他 61 篇（36.1%）。在个案经验文献中，蛇床子散及其加减方的医案有 19 则。

【文献病谱】

1. 临床研究文献

共涉及 3 类病症系统、13 个病症（表 22-16）。

表 22-16 蛇床子散临床研究文献病症谱

➤ **泌尿生殖系统疾病**（6 个、33 篇）

西医疾病：阴道炎 23（未特指 16、老年性 6、婴幼儿 1），不孕症（女性抗精子抗体阳性）1，宫颈糜烂 1，急性盆腔炎 1，外阴硬化性苔癣 1

西医症状：白带异常 6（未特指 5、增多 1）

> ➢ 某些传染病和寄生虫病（4个、24篇）
>
> 西医疾病：霉菌感染 20（假丝酵母菌性阴道炎 5、滴虫性阴道炎 4、滴虫性合并霉菌性阴道炎 4、念珠菌性阴道炎 3、生殖器复发性念珠菌病 2、霉菌性阴道炎 1、真菌性阴道炎 1），带状疱疹 2（合并面瘫 1、未特指 1），梅毒 1，癣（手足）1
>
> ➢ 皮肤和皮下组织疾病（3个、20篇）
>
> 西医疾病：瘙痒症 15（未特指 11、外阴 4），湿疹 4（未特指 2、渗出性 1、外耳部 1），慢性荨麻疹 1

2. 个案经验文献

共有 5 类病症系统、13 个病症、19 则医案（表 22-17）。

表 22-17 蛇床子散个案经验文献病症谱

> ➢ 皮肤和皮下组织疾病（7个、13则）
>
> 西医疾病：瘙痒症 6（外阴瘙痒 4、未特指 2），湿疹 2，慢性荨麻疹 1，银屑病 1，日光性皮炎 1，急性外阴蜂窝织炎 1，痤疮 1
>
> ➢ 损伤、中毒和外因的某些其他后果（2个、2则）
>
> 西医疾病：过敏性药疹 1
>
> 中医疾病：漆疮 1
>
> ➢ 某些传染病和寄生虫病（2个、2则）
>
> 西医疾病：滴虫性阴道炎 1，带状疱疹 1
>
> ➢ 精神和行为障碍（1个、1则）
>
> 西医疾病：性功能障碍（阳痿）1
>
> ➢ 泌尿生殖系统疾病（1个、1则）
>
> 中医疾病：阴疮 1

按文献病症种类和医案则数多少排序，西医病症系统中，皮肤和皮下组织疾病均居首位（图 22-8）。各系统病症中，医案数位居前列（至少为 3）的病症有：瘙痒症。

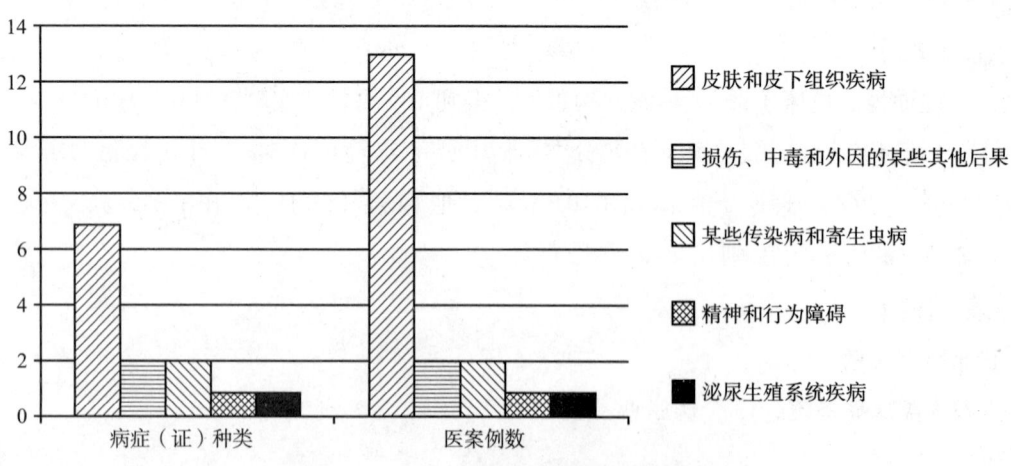

图中图例：
- 皮肤和皮下组织疾病
- 损伤、中毒和外因的某些其他后果
- 某些传染病和寄生虫病
- 精神和行为障碍
- 泌尿生殖系统疾病

横坐标：病症（证）种类、医案例数

图 22-8 病症（证）种类及医案数量分布图

3. 比较研究

临床研究和个案经验文献比较，两者在文献和病症数量上，生殖泌尿系统疾病、某些传染病和寄生虫病、皮肤和皮下组织疾病是共有病症系统。

【证据分级】

临床研究文献证据

截至目前，蛇床子散及其加减方临床研究文献证据等级为：C 级 31 篇、D 级 46 篇。详细情况见表 22-18。

表 22-18　临床研究文献证据等级分布情况

证据等级	病症（证）
C 级	不孕症(女性抗精子抗体阳性)、宫颈糜烂、外阴硬化性苔藓、阴道炎、霉菌感染(滴虫性阴道炎、假丝酵母菌性阴道炎、生殖器念珠菌感染、真菌性阴道炎)、白带异常、带状疱疹(合并面瘫)、癣(手足)、瘙痒症(外阴、未特指)、湿疹(渗出性)
D 级	盆腔炎（急性）、阴道炎（老年性、未特指、婴幼儿）、霉菌感染（滴虫性阴道炎、滴虫性合并霉菌性阴道炎、假丝酵母菌性阴道炎）、白带异常（增多、未特指）、带状疱疹、梅毒、霉菌感染（生殖器念珠菌感染）、瘙痒症（外阴、未特指）、湿疹（外耳部、未特指）、荨麻疹（慢性）

【证据示例】

1. 泌尿生殖系统疾病

（1）阴道炎

C 级证据 4 篇，D 级证据 12 篇。

> 蛇床子散加味坐浴对照醋酸氯己定栓治疗阴道炎在临床总有效率方面有优势（C）

芦红[1]实施的一项临床随机对照试验，样本量为 367 例。试验组 185 例，对照组 182 例。试验组予蛇床子散加味煎汤熏洗外阴，坐浴 10 ～ 30 分钟，每日一剂，早晚各一次，10 天为一个疗程。方用：苦参 25g、百部 25g、蛇床子 30g、川椒 10g、黄柏 15g、银花 15g。对照组予醋酸氯己定栓 80mg，1 枚纳阴道内，10 天为 1 疗程。两组比较，临床总有效率相对危险度（RR）1.29，95%CI（1.16 ～ 1.44），$P < 0.00001$，有统计学意义（疗效标准：治愈：治疗 1 ～ 2 疗程之后，瘙痒症状消失，白带恢复正常，妇科检查外阴炎症消失，阴道黏膜无充血，阴道分泌物涂片镜检 3 次阴性。好转：治疗 1 ～ 2 疗程之后，瘙痒症状明显减轻，白带减少，阴道分泌物涂片镜检 3 次阴性。无效：阴道分泌物涂片镜检 3 次阳性）。

2. 皮肤和皮下组织疾病

（1）瘙痒症

C 级证据 3 篇，D 级证据 8 篇。

> 蛇床子散加味外洗联合西医基础治疗对照西医基础措施治疗瘙痒症在临床总有效率方面有优势（C）

陈芬[2]实施的一项临床随机对照试验，样本量为 152 例。试验组、对照组各 76 例。治疗方法：对照组给予西医基础治疗。试验组在对照组基础上给予蛇床子散加减方外洗治疗，蛇床子散加减方：蛇床子 30g，百部 30g，苦参 35g，徐长卿 15g，黄柏 20g，荆芥 20g。上方 1 天 1 剂，加水煎煮，去渣取药汁约 1000mL，先熏蒸 10min，然后坐浴 30min，每天 1 次，7 日为 1 疗程，2 个疗程后进行临床疗效评定。用药期间忌鱼腥辛辣之物，忌房事，遇月经期停用。两组比较，临床总有效率相对危险度（RR）1.18，95%CI（1.04～1.35），P=0.01，有统计学意义（疗效标准：痒痛均止，带下消失，白带涂片连续 3 次转阴，随访半年无复发为临床治愈。带下减少，白带涂片连续 3 次转阴为好转。治疗前后无变化者为无效）。

【证据荟萃】

※ Ⅱ级

蛇床子散及其加减方主要治疗皮肤和皮下组织疾病、泌尿生殖系统疾病，如瘙痒症、阴道炎等。《金匮要略》原文中以本方治疗寒湿带下阴冷。其主要临床表现为带下多，腰部重坠，阴中瘙痒，自觉阴中冷等。瘙痒症、阴道炎等高频病症在某阶段的病机及临床表现可与之相符。临床研究和个案经验文献均支持泌尿生殖系统疾病、皮肤和皮下组织疾病是其高频率、高级别证据分布的病症系统。瘙痒症、阴道炎均已有至少 2 项 C 级证据。

※ Ⅱ级

蛇床子散加味外洗联合西医基础治疗对照西医基础措施治疗瘙痒症在临床总有效率方面有优势。
蛇床子散加味坐浴对照醋酸氯己定栓治疗阴道炎在临床总有效率方面有优势。

【参考文献】

［1］芦红. 蛇床子散加味熏洗治疗阴道炎 367 例临床分析［J］. 井冈山医专学报，1996，3（2）：32-33.

［2］陈芬. 蛇床子散加减在阴痒治疗中的护理体会［J］. 中医外治杂志，2013，22（2）：48-49.

八、红蓝花酒

【原文汇要】

妇人六十二种风，及腹中血气刺痛，红蓝花酒主之。（16）

红蓝花酒方：疑非仲景方

红蓝花一两

上一味，以酒一大升，煎减半，顿服一半。未止，再服。

【原文释义】

红蓝花酒主治经产之后，气血多虚，邪气易袭，与血相搏，血凝气滞，症见腹中刺痛。治用红蓝花酒温通气血，方中用红花，功专行血活血，酒性辛热通阳以助运行，药后气通血畅，风散血和，"妇人六十二种风，及腹中血气刺痛"可愈。

【文献概况】

设置关键词为"红蓝花酒""红蓝花酒""红花酒""红花酒"，检索并剔重后，得到 333 篇相关文献，其中 CBM、CNKI、VIP、WF 分别为 31 篇、125 篇、24 篇、153 篇。初步分类：临床研究 75 篇（22.5%）、个案经验 8 篇（2.4%）、实验研究 10 篇（3.0%）、理论研究 34 篇（10.2%）、其他 206 篇（61.9%）。在个案经验文献中，红蓝花酒及其加减方的医案有 25 则。

【文献病谱】

1. 临床研究文献

共涉及 10 类病症（证）系统、23 个病症（证）（表 22-19）。

表 22-19 红蓝花酒临床研究文献病症（证）谱

➤ 损伤、中毒和外因的某些其他后果（6 个、6 篇）
　西医疾病：药物不良反应（静脉补钾致局部疼痛）1，软组织挫伤 1，腰部扭伤（急慢性）1，烧伤 1，关节扭伤 1，冻疮 1

➤ 循环系统疾病（3 个、21 篇）
　西医疾病：静脉炎 19（药物性 8、未特指 8、化疗后 2、刺激性 1），心律失常（心动过缓）1，脑卒中 1

➤ 皮肤和皮下组织疾病（3 个、17 篇）
　西医疾病：褥疮 15，局限性硬皮病 1，寻常型银屑病 1

➤ 泌尿生殖系统疾病（2 个、3 篇）
　西医疾病：痛经 2，急性乳腺炎 1

➤ 肿瘤（2 个、2 篇）
　西医疾病：乳腺癌术后诸症（皮瓣坏死）1，化疗后不良反应（静脉化疗刺激作用）1

➤ 内分泌、营养和代谢疾病（1 个、2 篇）
　西医疾病：糖尿病（合并下肢溃疡）2

➤ 妊娠、分娩和产褥期（1 个、1 篇）
　西医症状：分娩后会阴瘀肿 1

➤ 起源于围生期的某些情况（1 个、1 篇）
　西医疾病：新生儿脐部感染 1

➤ 肌肉骨骼系统和结缔组织疾病（1 个、1 篇）
　西医症状：腰痛 1

➤ 中医病证（3 个、21 篇）
　疮疡 17（压力性 16、足部 1），瘀斑（静脉穿刺致）2，输液渗漏性水肿 2

西医病症系统中，损伤、中毒和外因的某些其他后果在病症种类上居首位，循环系统疾病在文献数量上居首位（图 22-9）。皮肤和皮下组织疾病和中医病证亦为高频病症（证）系统。各系统病症（证）中，频数位居前列（至少为 5）的病症（证）有：静脉炎、褥疮、疮疡。

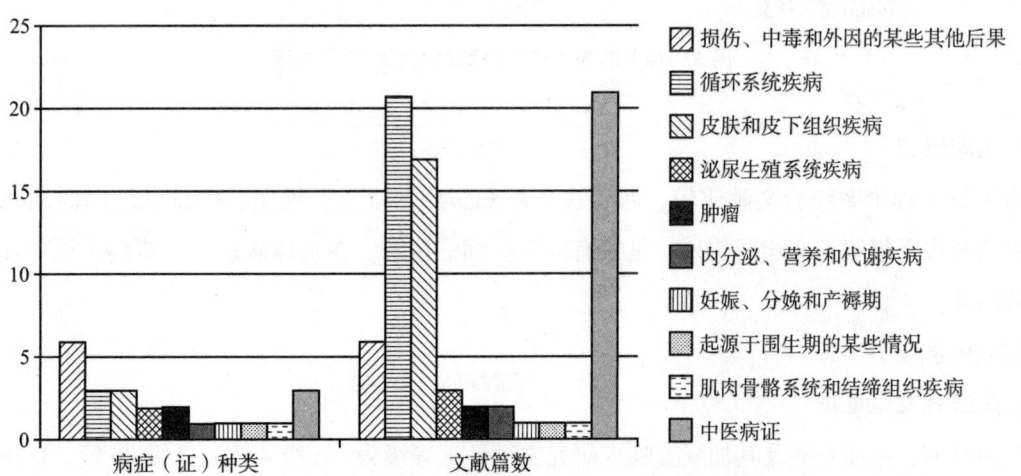

图例：
- 损伤、中毒和外因的某些其他后果
- 循环系统疾病
- 皮肤和皮下组织疾病
- 泌尿生殖系统疾病
- 肿瘤
- 内分泌、营养和代谢疾病
- 妊娠、分娩和产褥期
- 起源于围生期的某些情况
- 肌肉骨骼系统和结缔组织疾病
- 中医病证

图 22-9 病症（证）种类及文献数量分布图

2. 个案经验文献

共有 5 类病症（证）系统、7 个病症（证）、25 则医案（表 22–20）。

表 22–20　红蓝花酒个案经验文献病症（证）谱

➤ 损伤、中毒和外因的某些其他后果（2 个、10 则）
　西医疾病：术后不愈合 8，毒物中毒 2（氯氮平中毒 1、氯丙嗪中毒 1）
➤ 皮肤和皮下组织疾病（1 个、2 则）
　西医疾病：荨麻疹 2
➤ 妊娠、分娩和产褥期（1 个、1 则）
　西医疾病：产褥期诸症（恶露不尽）1
➤ 肌肉骨骼系统和结缔组织疾病（1 个、1 则）
　西医疾病：骨性关节炎 1
➤ 中医病证（2 个、11 则）
　疮疡（压力性）9，水肿（术后）2

按文献病症种类与医案则数多少排序，西医病症系统中，损伤、中毒和外因的某些其他后果均居首位（图 22–10）。中医病证亦为高频病证系统。各系统病症（证）中，医案数位居前列（至少为 3）的病症（证）有：术后不愈合、疮疡（压力性）。

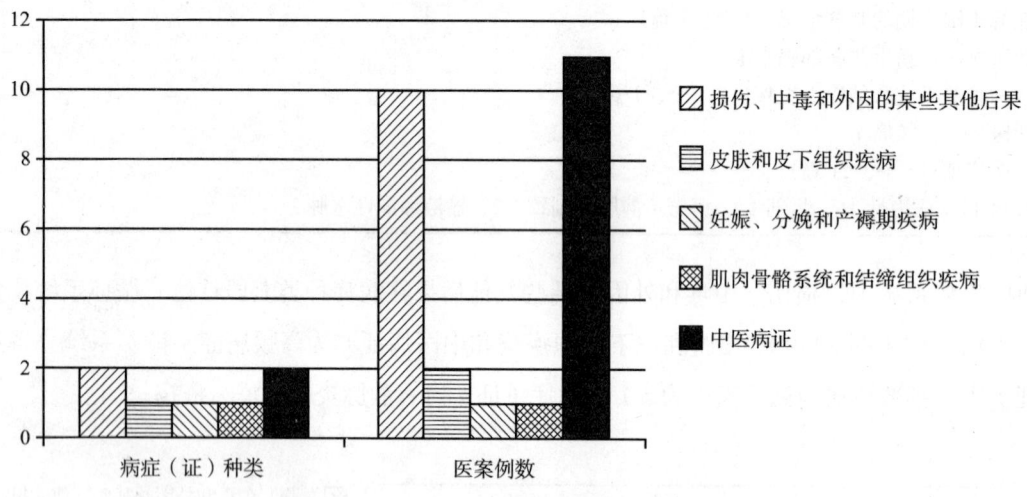

图 22–10　病症（证）种类与医案数量分布图

3. 比较研究

临床研究和个案经验文献比较，两者在文献和病症数量上，损伤、中毒和外因的某些其他后果、皮肤和皮下组织疾病均居前列，是共有的高频病症系统。在具体病证上，疮疡（压力性）是共有高频病证。

【证据分级】

临床研究文献证据

截至目前，红蓝花酒及其加减方临床研究文献证据等级为：B 级 4 篇、C 级 46 篇、D 级 25 篇。详细情况见表 22–21。

表 22-21　临床研究文献证据等级分布情况

证据等级	病症（证）
B 级	痛经、疮疡（压力性）、药物不良反应（静脉补钾致局部疼痛）、静脉炎
C 级	痛经、瘀斑（静脉穿刺致）、银屑病（寻常型）、新生儿脐部感染、糖尿病（合并下肢溃疡）、水肿（输液渗漏性）、烧伤、褥疮、乳腺癌术后诸症（皮瓣坏死）、脑卒中、静脉炎（药物性、化疗后、刺激性、未特指）、化疗后不良反应（静脉化疗刺激作用）、疮疡（压力性）
D 级	静脉炎（药物性、化疗后）、疮疡（压力性、足部）、腰痛、腰部扭伤（急慢性）、心律失常（心动过缓）、软组织挫伤、褥疮、乳腺炎（急性）、局限性硬皮病、会阴瘀肿、关节扭伤、冻疮

【证据示例】

1. 循环系统疾病

（1）静脉炎

B 级证据 1 篇，C 级证据 7 篇。

> 红蓝花酒局部湿敷对照硫酸镁湿敷预防透析后静脉炎在临床总有效率方面有优势（B）

李青春等[1]实施的一项临床随机对照试验，样本量为 60 例。分为 A 组（硫酸镁湿敷组）、B 组（喜疗妥外擦组）和 C 组（红花酒精湿敷组），每组各 20 例。A 组于透析后 24h 用 50% 硫酸镁湿敷 30min，水温为 40～50℃，2 次·d^{-1}。B 组每次透析后 24h 将 40～50℃的热毛巾敷在内瘘的穿刺部位上，每次热敷 30min，2 次·d^{-1}，每次热敷后用喜疗妥软膏，涂擦穿刺部位，每次 2g，涂擦后沿动静脉内瘘的走向轻轻按摩 5min。C 组用 75% 的乙醇 100mL 加入红花 50g，浸泡 1 周后备用。将浸泡好的 50% 红花酒精于透析后 24h 局部湿敷在穿刺部位 30min，水温为 40～50℃，2 次·d^{-1}。AC 两组比较，静脉炎发生率（RR）0.10，95%CI（0.01～0.71），P=0.02，有统计学意义［疗效标准：静脉炎，无：输液部位无红、肿、热、痛及不适感觉。Ⅰ级：穿刺点疼痛红和（或）肿，静脉无条索状改变，未触及硬结。Ⅱ级：穿刺点疼痛红和（或）肿，静脉有条索状改变，未触及硬结。Ⅲ级：穿刺点疼痛红和（或）肿，静脉有条索状改变，可触及硬结］。

2. 皮肤和皮下组织疾病

（1）褥疮

C 级证据 5 篇，D 级证据 10 篇。

> 红蓝花酒按摩对照单纯酒精按摩治疗褥疮在临床治愈率方面有优势（C）

郭珂清[2]实施的一项临床随机对照试验，样本量为 100 例。试验组、对照组各 50 例。试验组用红花 50g 浸泡于 500mL75% 酒精中 48h 以上，然后涂抹褥疮面，用手掌的大、小鱼际作按摩，每次 3min，每日 3～5 次。对照组以 75% 酒精涂抹褥疮面，按摩方法、时间同观察组。两组比较，临床痊愈率相对危险度（RR）1.95，95%CI（1.35～2.82），P=0.0004，有统计学意义（疗效标准：

痊愈：局部红肿消失，无疼痛、麻木感觉。有效：局部红肿面积缩小，疼痛减轻、无麻木感觉）。

3. 中医病证

（1）疮疡（压力性）

B级证据1篇，C级证据12篇，D级证据3篇。

> 红蓝花酒联合祛腐止痛膏、六一散对照常规换药法治疗老年压疮在临床总有效率方面未见明显疗效优势（B）

邱燕飞[3]实施的一项临床随机对照试验，样本量为38例。其中试验组20例，对照组18例。对照组：采用常规换药法，换药30天。试验组先用0.5%碘伏棉球消毒，清除坏死组织，对发黑发臭创口用过氧化氢和生理盐水冲洗，取适量祛腐止痛膏涂于纱布上填塞创口，Ⅲ期压疮创面湿润，局部直接用祛腐止痛膏纱布覆盖，外用无菌纱布覆盖，换药30天。对骨突部位为防再次发生压疮，用红花酒精（配制方法：在500mL50%酒精中加入红花50g、浸泡1周后备用）按摩，每日3次，每次10分钟。在潮湿的环境下，患者压疮的危险会增加5倍，所以对大小便失禁患者肛周及尾骶部为预防发生压疮伴发湿疹，用本院特制的六一散（滑石、甘草组成）外涂，保持干燥。综合治理：老年患者皮下脂肪减少、萎缩，表皮细胞减少和再生缓慢，使皮肤变薄，对冷、热、痛等感觉反应迟钝，另外老年意识障碍患者皮肤经常受大小便刺激，更易发生压疮，因此应做到定时清洁、定时翻身，勤更换，保持床单整洁、干燥、平整，避免对创面的不良刺激。皮肤状况班班交接，加强护理，解除局部压迫。翻身时避免拖、拉、推，以减少摩擦力及剪切力对皮肤的再损伤。增加营养摄入，特别是提高优质蛋白的比例，如牛奶、鸡蛋、瘦肉等。了解患者全身情况，不能忽视全身潜在疾病，如对低蛋白血症患者使用氨基酸、白蛋白静滴，糖尿病患者积极控制血糖。两组比较，临床总有效率（RR）1.20, 95%CI（0.96～1.50），P=0.12，无统计学意义（疗效标准：治愈：创面愈合无渗液。显效：创面渗出减少，肉芽组织新鲜，生长良好。无效：创面无变化或扩大，渗出液无减少或增多。加重：原创面加深或扩大，渗出液增多；或其他部位再发压疮）。

【证据荟萃】

※ Ⅱ级

红蓝花酒及其加减方主要治疗循环系统疾病、皮肤和皮下组织疾病和某些中医病证，如静脉炎、褥疮、疮疡（压力性）等。

《金匮要略》原文中以本方治疗风血相搏，血凝气滞之证。其主要临床表现为"腹中血气刺痛"等。静脉炎、褥疮、疮疡（压力性）等高频病症（证）在某阶段的病机及临床表现可与之相符。临床研究和个案经验文献均支持循环系统疾病、皮肤和皮下组织疾病和某些中医病证是其高频率、高级别证据分布的病症（证）系统。静脉炎已有1项B级证据，至少2项C级证据；褥疮、疮疡（压力性）均已有至少2项C级证据。

※ Ⅱ级

红蓝花酒局部湿敷对照硫酸镁湿敷预防透析后静脉炎在临床总有效率方面有优势。

红蓝花酒按摩对照单纯酒精按摩治疗褥疮在临床痊愈率方面有优势。

红蓝花酒联合祛腐止痛膏、六一散对照常规换药法治疗老年压疮在临床总有效率方面未见明显疗效优势。

【参考文献】

[1]李青春，蒋琼，杜宁.3种不同保护动静脉内瘘血管方法的研究［J］.南昌大学学报（医学版），2010，50（11）：46-48.

[2]郭珂清.红花酒精湿敷按摩用于Ⅰ期褥疮患者的效果观察［J］.中外医学研究，2010，8（11）：180-181.

[3]邱燕飞.祛腐止痛膏联用红花酒精在老年压疮患者治疗中的应用［J］.中国中医药科技，2013，20（1）：101-102.

九、狼牙汤

【原文汇要】

少阴脉滑而数者，阴中即生疮，阴中蚀疮烂者，狼牙汤洗之。（21）

狼牙汤方

狼牙三两

上一味，以水四升，煮取半升，以绵缠筋如茧，浸汤沥阴中，日四遍。

【原文释义】

狼牙汤主治湿热注阴中，腐蚀糜烂生疮，症见阴中糜烂痒痛，伴带浊淋漓，少阴脉滑而数。治用狼牙汤外洗，清热燥湿，杀虫止痒。方中用狼牙苦寒，《本经》言其"能治邪气热气、疥瘙、恶疮、疡痔，去白虫"，可参。

【文献概况】

设置关键词为"狼牙湯""狼牙汤"，检索并剔重后，得到43篇相关文献，其中CBM、CNKI、VIP、WF分别为0篇、37篇、3篇、3篇。初步分类：临床研究5篇（11.6%）、个案经验0篇（0.0%）、实验研究0篇（0.0%）、理论研究18篇（41.9%）、其他20篇（46.5%）。

【文献病谱】

1.临床研究文献

共涉及2类病症系统、3个病症（表22-22）。

表22-22 狼牙汤临床研究文献病症谱

> **泌尿生殖系统疾病（2个、3篇）**
> 西医疾病：外阴白斑1
> 西医症状：白带异常2
> **某些传染病和寄生虫病（1个、2篇）**
> 西医疾病：滴虫性阴道炎2

2. 个案经验文献

尚未发现有关本方的个案经验文献。

【证据分级】

临床研究文献证据

截至目前，狼牙汤及其加减方临床研究文献证据等级为：B级2篇、C级2篇、D级1篇。详细情况见表22-23。

表22-23　临床研究文献证据等级分布情况

证据等级	病症（证）
B级	滴虫性阴道炎
C级	带下病（白带异常）
D级	外阴白斑

【证据示例】

1. 某些传染病和寄生虫病

（1）滴虫性阴道炎

B级证据2篇。

狼牙汤对照甲硝唑治疗滴虫性阴道炎在临床总有效率、滴虫转阴率方面有一定优势（B）

赵云芳等[1]实施的一项临床随机对照试验，样本量为165例。其中试验组100例，对照组65例。试验组用狼牙汤，先用消毒干棉球将白带擦干净，然后把狼牙汤1支（5mL）灌入阴道，再用特制带线消毒干棉球塞入阴道，保留8小时，每日1次。对照组用甲硝唑，每次2片（0.4g），每晚睡前塞入阴道，每日1次。两组比较：临床总有效率相对危险度（RR）1.72，95%CI（1.43～2.08），P < 0.00001，有统计学意义；滴虫转阴率相对危险度（RR）1.23，95%CI（1.03～1.46），P=0.02，有统计学意义（疗效标准：治愈：临床症状消失，妇科检查及白带化验均正常。显效：临床症状消失，妇科检查及白带化验有一项仍为阳性。好转：临床症状有改善，妇科检查及白带化验无明显改善。无效：临床症状、妇科检查及白带化验均无明显改善）。

2. 泌尿生殖系统疾病

（1）白带异常

C级证据2篇。

狼牙汤对照氯己定栓治疗白带异常在临床总有效率方面有一定优势（C）

刘茂林等[2]实施的一项临床随机对照试验，样本量为86例。其中试验组54例，对照组32例。试验组用狼牙汤，先用消毒干棉球将白带擦干净，然后再用狼牙汤浸泡过的带线消毒棉球塞入阴道，保留12h，每日1次。对照组选用氯己定栓，每次1枚塞入阴道，保留12h，每日1次。两组均用药7天。两组比较：临床总有效率相对危险度（RR）1.41，95%CI（1.09～1.83），P=0.001，

有统计学意义（疗效标准：治愈：临床症状消失，妇科检查及白带化验均正常。显效：临床症状消失，妇科检查及白带化验有一项仍为阳性。好转：临床症状有改善，妇科检查及白带化验无明显改善。无效：临床症状、妇科检查及白带化验均无明显改善）。

【证据荟萃】

※Ⅰ级

狼牙汤及其加减方主要治疗某些传染病和寄生虫病，如滴虫性阴道炎等。

※Ⅱ级

狼牙汤及其加减方主要治疗泌尿生殖系统疾病，如白带异常等。

《金匮要略》原文中以本方治疗湿热下注阴中，腐蚀糜烂生疮，证见阴中糜烂痒痛，伴带浊淋漓，少阴脉滑而数。滴虫性阴道炎、白带异常等高频病症在某阶段的病机及临床表现可与之相符。临床研究文献支持某些传染病和寄生虫病，泌尿生殖系统疾病是其高频率、高级别证据分布的病症系统。滴虫性阴道炎已有 2 项 B 级证据；白带异常已有 2 项 C 级证据。

※Ⅰ级

狼牙汤对照甲硝唑治疗滴虫性阴道炎在临床总有效率、滴虫转阴率方面有一定优势。

※Ⅱ级

狼牙汤对照氯己定栓治疗白带异常在临床总有效率方面有一定优势。

【参考文献】

［1］赵云芳，刘茂林.狼牙汤治疗滴虫性阴道炎 100 例临床观察［J］.北京中医学院学报，1992，15（5）：50-51.

［2］刘茂林，赵云芳，冀春茹等.狼牙汤治疗妇人带下病 54 例［J］.中华中医药杂志，1990，5（01）：42-43.

十、小儿疳虫蚀齿方

【原文汇要】

小儿疳虫蚀齿方疑非仲景方（23）

雄黄　葶苈

上二味，末之，取腊月猪脂镕，以槐枝绵裹头四五枚，点药烙之。

【原文释义】

小儿疳虫蚀齿方主治小儿疳热生虫，牙龈糜烂，或牙齿蛀蚀之口齿疾患。方中雄黄、葶苈、猪脂、槐枝，均有行气活血，消肿杀虫之功；另油脂初溶，本方外用乘热烙其局部以杀虫、蚀虫。

【文献概况】

设置关键词为"小兒疳蟲蝕齒方""小儿疳虫蚀齿方""蝕齒方""蚀齿方"，检索并剔重后，共得到 4 篇文献，全部来自 CNKI，且均为理论研究。

【证据提要】

尚未检索出小儿疳虫蚀齿方及其加减方相关的临床证据。

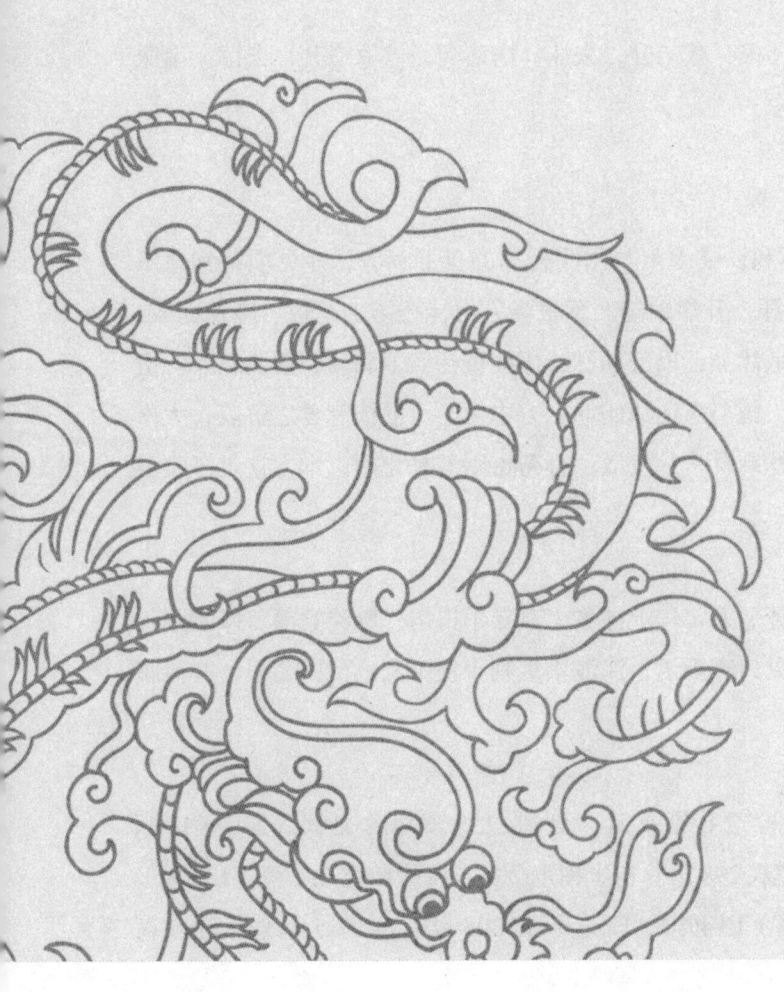

第二十三章

《伤寒论》与《金匮要略》共有方

一、葛根汤

【原文汇要】

《伤寒论》

太阳病，项背强几几，无汗恶风，葛根汤主之。（31）

太阳与阳明合病者，必自下利，葛根汤主之。（32）

葛根汤方

葛根四两　麻黄三两（去节）　桂枝二两（去皮）　生姜三两（切）　甘草二两（炙）　芍药二两　大枣十二枚（擘）

上七味，以水一斗，先煮麻黄、葛根，减二升，去白沫，内诸药，煮取三升，去滓，温服一升。覆取微似汗，余如桂枝法将息及禁忌。

《金匮要略》

太阳病，无汗而小便反少，气上冲胸，口噤不得语，欲作刚痉，葛根汤主之。（12）

葛根汤方

葛根四两　麻黄三两（去节）　桂枝三两（去皮）　芍药二两　甘草二两（炙）　生姜三两　大枣十二枚

上七味，咬咀，以水七升，先煮麻黄、葛根，减二升，去沫，内诸药，煮取三升，去滓，温服一升。覆取微似汗，余如桂枝汤法将息及禁忌。

【原文释义】

《伤寒论》

葛根汤方主治太阳伤寒表实证兼经输不利，或太阳与阳明合病的自下利者；症见项背拘急不舒、发热恶寒、无汗、下利；治法：辛温发汗，升津输经。葛根汤方由桂枝汤加葛根、麻黄而成。方中葛根甘平为主药，鼓舞阳明清气上行布散津液，以舒筋脉；伍桂枝汤实卫和营，解肌发表；伍麻黄以开毛窍之闭塞。葛根伍桂麻可解外邪，伍芍药运津濡筋。方中生姜可助桂麻葛之解表，大枣甘缓益阴，炙甘草甘平补中，调和诸药；合桂麻葛辛甘发散，合芍枣则酸甘化阴。本方立足于实卫和营，解肌发表基础上，兼升津舒筋。

《金匮要略》

葛根汤主治太阳病欲作刚痉者。症见无汗恶寒，气上冲胸，口噤不得语，脉浮紧等。寒闭则气乱而上冲，故可见气上冲胸；筋脉痉挛则可见口噤不语；津液不足则小便不利。治以葛根汤开泄腠理，发汗除邪，滋养津液，舒缓筋脉。

【文献概况】

设置关键词为"葛根汤""葛根汤"，检索并剔重后，得到2138篇相关文献，其中CBM、CNKI、VIP、WF分别为147篇、1114篇、579篇、298篇。初步剔重分类：临床研究295篇（13.8%）、个案经验167篇（7.8%）、实验研究223篇（10.4%）、理论研究306篇（14.3%）、其他1147篇

（53.7%）。在个案经验文献中，葛根汤及其加减方的医案有 350 则。

【文献病谱】

1. 临床研究文献

共涉及 14 类病症（证）系统、51 个病症（证）（表 23-1）。

表 23-1　葛根汤临床研究文献病症（证）谱

➤ **肌肉骨骼系统和结缔组织疾病（16 个、205 篇）**

西医疾病：颈椎病 163（未特指 74、神经根型 41、椎动脉型 18、颈型 10、颈源性头痛 8、颈性眩晕 5、颈肩综合征 3、寰椎半脱位 3、合并吞咽困难 1），肩关节周围炎 17，颈椎间盘突出症 3，流行性肌张力障碍症状群 3，肌筋膜炎 3（背肌筋膜炎 2、项背肌筋膜炎 1），颈椎半脱位 2，颈椎间盘脱出 2，纤维肌痛综合征 2，斜颈 2，腰肌劳损 2，颞颌关节综合征 1，强直性脊柱炎 1，局限性硬皮病 1，坐骨神经痛 1

西医症状：背痛（颈肩背痛）1，跌打伤 1

➤ **眼和附器疾病（5 个、8 篇）**

西医疾病：视网膜静脉闭塞 3，睑腺炎 2，结膜炎（春季）1，视网膜中央静脉血栓 1

西医症状：眼部痛 1

➤ **神经系统疾病（4 个、20 篇）**

西医疾病：面神经麻痹 10（周围性 5、未特指 5），头痛 6（紧张性 3、枕神经痛 3），椎基底动脉供血不足 3（未特指 2、伴眩晕 1），梨状肌综合征 1

➤ **呼吸系统疾病（4 个、19 篇）**

西医疾病：感冒 7（未特指 5、伴发热 1、合并头痛 1），上呼吸道感染 6，鼻窦炎 5（慢性 2、急性额窦炎 2、未特指 1），流行性感冒（甲型 H1N1 流感）1

➤ **消化系统疾病（4 个、10 篇）**

西医疾病：慢性胆囊炎 1，酒精性肝炎伴黄疸 1

西医症状：腹泻 6（秋季 3、未特指 2、小儿 1），牙痛 2

➤ **损伤、中毒和外因的某些其他后果（4 个、6 篇）**

西医疾病：药物不良反应（灭吐灵负作用）2，脑外伤后诸症（眩晕）1，软组织挫伤 1

中医疾病：落枕 2

➤ **循环系统疾病（3 个、7 篇）**

西医疾病：脑卒中 4（蛛网膜下腔出血 3、脑梗死合并肢体麻木 1），脑卒中后遗症 2（抑郁 1、肢体麻木 1），冠心病（心绞痛）1

➤ **皮肤和皮下组织疾病（2 个、6 篇）**

西医疾病：荨麻疹 4（未特指 3、小儿 1），汗疱疹 2

➤ **某些传染病和寄生虫病（2 个、3 篇）**

西医疾病：流行性腮腺炎 2，病毒性肠炎 1

➤ **耳和乳突疾病（2 个、2 篇）**

西医疾病：美尼尔氏综合征 1

西医症状：突发性耳聋 1

➤ **泌尿生殖系统疾病（1 个、4 篇）**

西医疾病：急性乳腺炎 4

➤ **内分泌、营养和代谢疾病（1 个、1 篇）**

西医疾病：肥胖 1

➤ **精神和行为障碍（1 个、1 篇）**

西医症状：眨眼症 1

➤ **中医病证（2 个、3 篇）**

痹证 2，发热（小儿）1

西医病症系统中，肌肉骨骼系统和结缔组织疾病在病症种类与文献数量上均居首位（图23-1）。各系统病症中，频数位居前列（至少为10）的病症有：颈椎病、肩关节周围炎、面神经麻痹。

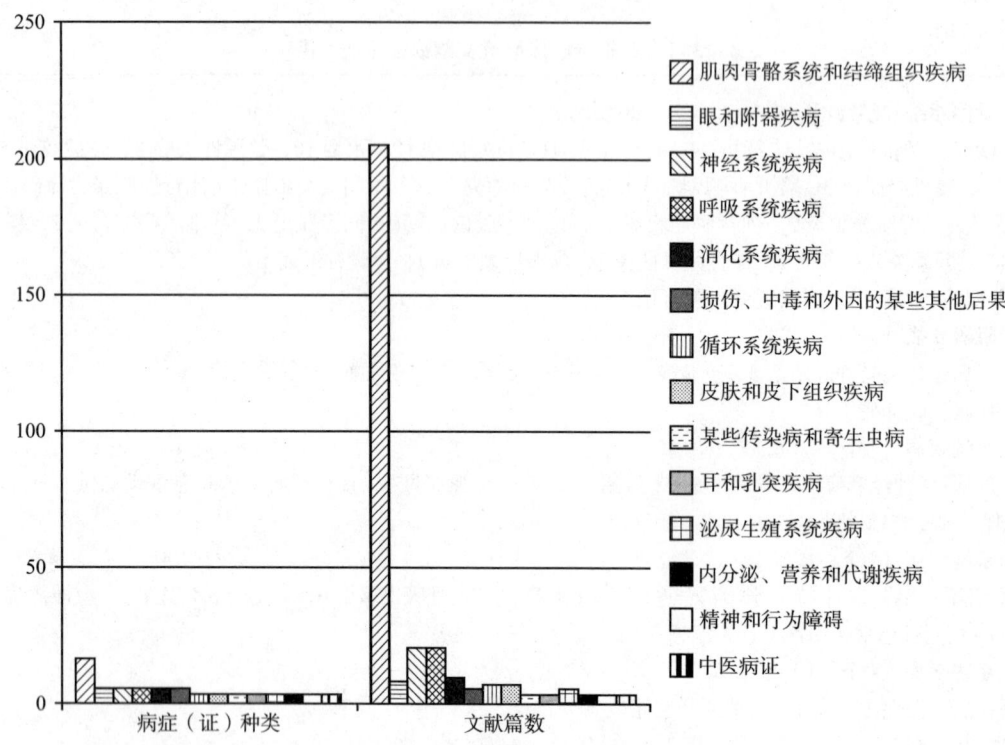

图23-1 病症（证）种类及文献数量分布图

图例：
- 肌肉骨骼系统和结缔组织疾病
- 眼和附器疾病
- 神经系统疾病
- 呼吸系统疾病
- 消化系统疾病
- 损伤、中毒和外因的某些其他后果
- 循环系统疾病
- 皮肤和皮下组织疾病
- 某些传染病和寄生虫病
- 耳和乳突疾病
- 泌尿生殖系统疾病
- 内分泌、营养和代谢疾病
- 精神和行为障碍
- 中医病证

2. 个案经验文献

共有15类病症（证）系统、99个病症（证）、350则医案（表23-2）。

表23-2 葛根汤个案经验文献病症（证）谱

➢ **肌肉骨骼系统和结缔组织疾病**（21个、86则）

西医疾病：颈椎病31（未特指22、颈肩综合征4、交感型2、颈心综合征1、颈椎错位1、椎动脉型1），肩关节周围炎9，局限性硬皮病7，腰椎间盘突出症3，斜颈2，风湿性坐骨神经痛2，背肌筋膜炎2，骨质增生2（颈椎1、未特指1），膝关节炎（左膝关节滑囊炎）1，强直性脊柱炎1，颞颌关节综合征1，咀嚼肌痉挛1，颈肌劳损1，骨质疏松1

西医症状：身痛5（未特指3、脊柱痛1、周身关节痛楚1），跌打伤4，背痛3（肩背疼痛2、未特指1），腰痛3，下肢疼痛2，腓肠肌痉挛1

中医症状：项强4

➢ **神经系统疾病**（15个、63则）

西医疾病：面神经麻痹18，痉挛性斜颈15，头痛5（神经性2、血管性2、血管神经性1），面肌痉挛4，Meige综合征4，椎基底动脉供血不足3，枕大神经痛2，脑膜炎2，三叉神经痛2，腓总神经痛1，梨状肌综合征1，重症肌无力1，三叉神经麻痹1，面神经炎1

西医症状：感觉异常3（嗅觉失常2、半身麻木1）

> 呼吸系统疾病（8个、31则）

西医疾病：感冒13（伴发热5、未特指5、小儿合并腹泻1、合并：精神障碍1、消化不良1），鼻窦炎6（慢性2、急性额窦炎2、未特指2），慢性鼻炎4，哮喘（心源性）2，老年间质性肺炎合并感染发热1西医症状：咳嗽2

中医症状：鼻渊2，失音1

> 皮肤和皮下组织疾病（7个、24则）

西医疾病：荨麻疹13（未特指11、慢性2），瘙痒症4（全身2、未特指2），痤疮3，湿疹1，脓疱疮1，疣1，多发性脓肿（眼皮）1

> 循环系统疾病（7个、23则）

西医疾病：低血压8（原发性6、伴眩晕2），冠心病5（心绞痛3、未特指2），脑卒中4（脑出血2、脑梗死1、未特指1），心肌缺血2，高血压病2（高血压危象1、未特指1），心律失常（心动过缓）1，脑血栓先兆1

> 某些传染病和寄生虫病（6个、7则）

西医疾病：病毒性脑炎2，流行性腮腺炎1，麻疹1，水痘1，痢疾1，麻风病1

> 消化系统疾病（3个、16则）

西医疾病：肠炎3（慢性2、急性1）

西医症状：腹泻11（未特指7、秋季2、急性1、水土不服1），食管痉挛2

> 泌尿生殖系统疾病（3个、6则）

西医疾病：急性乳腺炎2，原发性痛经1

西医症状：遗尿3

> 耳和乳突疾病（3个、5则）

西医疾病：美尼尔氏综合征1

西医症状：耳痛3，耳暴聋1

> 眼和附器疾病（3个、4则）

西医疾病：眼睑下垂2，眼皮脓肿1，急性结膜炎1

> 损伤、中毒和外因的某些其他后果（3个、4则）

西医疾病：脑外伤后诸症（脑震荡后遗症）1，腰部扭伤1

中医病症：落枕2

> 精神和行为障碍（1个、2则）

西医疾病：神经衰弱2

> 内分泌、营养和代谢疾病（1个、1则）

西医疾病：高脂血症1

> 肿瘤（1个、1则）

西医疾病：肺癌1

> 中医病证（17个、77则）

头痛16（未特指12、巅顶1、后头1、前额1、枕区1），发热13（未特指6、高2、夏季2、反复1、背1、伴汗出1），眩晕12，痹证10（未特指5、寒1、皮1、湿1、行1、颈1），痉证8（未特指5、刚痉3），鼻衄5，腹痛3，颈部多汗1，黄水疮1，前额发凉1，胃脘痛1，风寒夹食滞1，口眼㖞斜1，湿疮1，太阳阳明合病1，太阳伤寒1，三阳合病1

按文献病症种类和医案则数多少排序，西医病症系统中，肌肉骨骼系统和结缔组织疾病均居首位（图23-2）。中医病证亦为高频病证系统。各系统病症（证）中，医案数位居前列（至少为10）的病症（证）有：颈椎病、面神经麻痹、痉挛性斜颈、感冒、荨麻疹、腹泻、头痛、发热、眩晕、痹证。

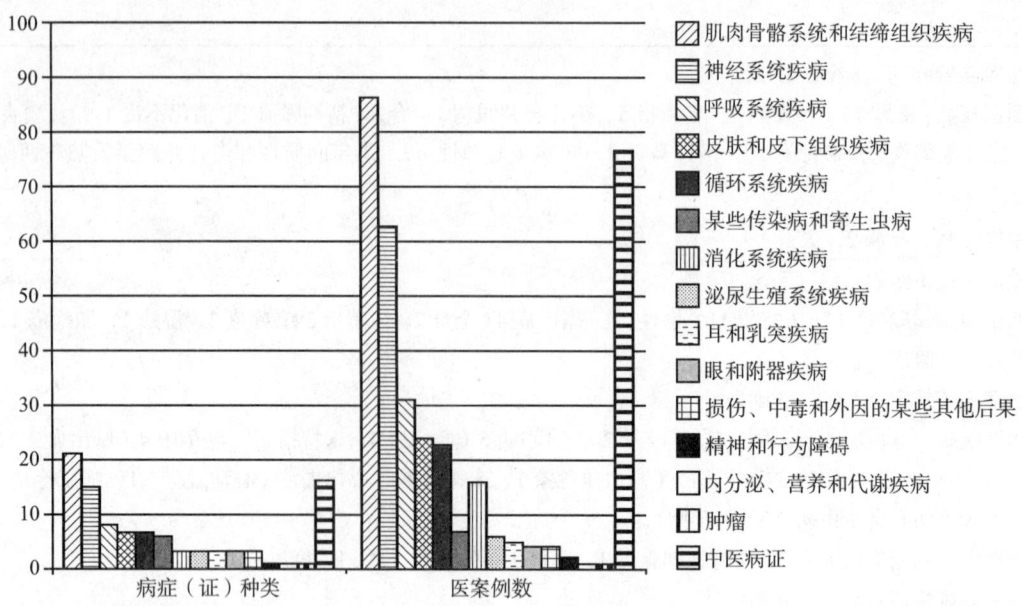

图 23-2　病症（证）种类及医案数量分布图

3. 比较研究

临床研究和个案经验比较，两者在文献和病症数量上，肌肉骨骼系统和结缔组织疾病均居前列，是共有的高频病症系统。在具体病症上，颈椎病是共有高频病症。

【证据分级】

临床研究文献证据

截至目前，葛根汤及其加减方临床研究文献证据等级为：B 级 19 篇、C 级 87 篇、D 级 189 篇。详细情况见表 23-3。

表 23-3　临床研究文献证据等级分布情况

证据等级	病症（证）
B 级	腹泻、感冒、呼吸道感染（上呼吸道）、颈椎病（颈型、颈源性头痛、神经根型、椎动脉型、合并眩晕）、头痛（紧张性）、视网膜静脉闭塞
C 级	鼻窦炎（慢性）、胆囊炎（慢性）、肝炎（酒精性合并黄疸）、寰枢椎半脱位、肌筋膜炎（背肌）、颈椎病（神经根型、椎动脉型、颈性眩晕、颈源性头痛、未特指）、流行性感冒（甲型 H1N1 流感）、脑卒中（蛛网膜下腔出血）、脑卒中后遗症（脑梗死后肢体麻木）、腰肌劳损、椎基底动脉供血不足（伴眩晕）、耳聋（突发性）、腹泻（小儿、未特指）、美尼尔氏综合征、面神经麻痹（周围性）、脑卒中后遗症（抑郁）、纤维肌痛综合征、颈椎间盘突出症、呼吸道感染（上）
D 级	背痛（颈肩）、鼻窦炎（急性额窦炎、未特指）、痹证、病毒性肠炎、跌打伤、发热（小儿）、腹泻（秋季）、感冒（伴发热、合并头痛）、冠心病（心绞痛）、肩关节周围炎、结膜炎（春季）、颈椎间盘突出症、颈椎半脱位、颈椎病（椎动脉型、神经根型、颈型、寰椎半脱位、颈肩综合征、合并：头痛、吞咽困难）、颈椎间盘脱出、流行性肌张力障碍症状群、流行性腮腺炎、落枕、睑腺炎、面神经麻痹、脑外伤后诸症（眩晕）、颞颌关节综合征、强直性脊柱炎、乳腺炎（急性）、软组织挫伤、湿疹（汗疱疹）、头痛（枕神经痛）、项背肌筋膜炎、斜颈、荨麻疹（未特指、小儿）、牙痛、眼部痛、药物不良反应（甲氧氯普胺作用）、硬皮病（局限性）、椎基底动脉供血不足、坐骨神经痛、肥胖、视网膜中央静脉血栓、梨状肌综合征

【证据示例】

1. 肌肉骨骼系统和结缔组织疾病

（1）颈椎病（神经根型）

B级证据4篇，C级证据13篇，D级证据24篇。

> 葛根汤加减配合手法治疗对照牵引治疗配合美洛昔康干预神经根型颈椎病在减轻疼痛方面有优势（B）

唐汉武等[1]实施的一项临床随机对照试验，样本量为86例。试验组、对照组各43例。试验组采用葛根汤辨证加减配合手法治疗。葛根汤加减：葛根20g，桂枝10g，炒白芍30g，麻黄9g，炙甘草6g，生姜9g，大枣12g。寒湿痹阻者加独活15g、防风9g、细辛6g；气滞血瘀者加鸡血藤12g、川芎9g、丹参10g；气血亏虚者加当归12g、黄芪15g、炒白术12g；肝肾不足者加怀牛膝10g、炒杜仲12g、制狗脊10g；疼痛严重者可加地龙10g、全虫3g，以搜风驱邪、活血通络。水煎服，每日1剂，早晚两次分服，2周为1疗程。对照组采用牵引治疗配合美洛昔康胶囊75mg，口服，每天2次。疼痛视觉模拟量表（VAS）加权均数差（WMD）-1.17，95%CI（-1.78 ～ -0.56），P=0.0002，有统计学意义。

（2）颈椎病（椎动脉型）

B级证据2篇，C级证据7篇，D级证据9篇。

> 葛根汤加减对照颈复康冲剂干预椎动脉型颈椎病在改善基底动脉血流速度方面有优势（B）

马俊亮[2]实施的一项临床随机对照试验，样本量为60例。试验组、对照组各30例。试验组采用主方葛根汤治疗。葛根汤：葛根12g，芍药6g，生姜6g，炙甘草6g，大枣12枚，桂枝6g，麻黄9g。煎汤，每天1剂，分早晚服，连服10剂为1疗程。停服3天后可服第2个疗程。对照组：颈复康冲剂，每包10g，每次2包，1日2次，温开水送服。疗程均为1个月，观察期间患者用于治疗其心、脑血管疾病的基础药物维持其剂量和用法不变，但禁服阿司匹林、双嘧达莫、尼莫地平或银杏叶片、丹参片等抗凝及扩血管药物。于四周末停药并复查其观察指标。基底动脉血流速度加权均数差（WMD）4.57，95%CI（1.16 ～ 7.98），P=0.009，有统计学意义。

（3）颈椎病（未特指）

C级证据18篇，D级证据56篇。

> 葛根汤加减配合牵引对照丁咯地尔、尼莫地平干预颈椎病在临床总有效率方面有优势（C）

金钢宇[3]实施的一项临床随机对照试验，样本量为90例。试验组、对照组各45例。试验组采用中医综合治疗：首先患者在辨证施治基础上用葛根汤加减。偏风寒者加防风、荆芥；偏风湿者加羌活；肝肾两亏、气血不足加桑寄生、续断、杜仲、当归、熟地、鸡血藤；寒湿重加独活、制川乌；气滞血瘀加川芎、丹参、蜈蚣。水煎服。其次采用颈椎牵引，采用颈颌带布托牵引，牵引重量 2 ～ 7kg，开始较轻，逐渐加重，每次 30 分钟，每次 1 ～ 3 次，开始时间较短，逐渐加长时间，同时根据患者耐受度调整牵引重量和时间，均采用垫颈枕卧位进行牵引。对照组采用西药治疗：丁咯地尔针 250mL 静脉滴注，每天 1 次；口服尼莫地平片，每次 20mg，每天 3 次；有呕吐或头痛者，均给予对症处理；治疗 20 天为 1 个疗程。临床总有效率相对危险度（RR）1.26，95%CI（1.06 ～ 1.51），P=0.01，有统计学意义（疗效标准：参照 1984 年全国颈椎病专题座谈会提出的《颈椎病诊断标准》。痊愈：症状、体征完全消除，功能恢复正常。显效：症状消除，但仍有部分体征。有效：主要症状消失，还留有次要症状。无效：症状、体征同治疗前无任何差异）。

【证据荟萃】

※ Ⅰ级

葛根汤及其加减方主要治疗肌肉骨骼系统和结缔组织疾病，如颈椎病（神经根型、椎动脉型）等。

※ Ⅱ级

葛根汤及其加减方主要治疗肌肉骨骼系统和结缔组织疾病，如颈椎病（未特指）等。

《伤寒论》原文中以本方治太阳伤寒表实证兼经输不利，或太阳与阳明合病的自下利者。《金匮要略》中以本方治太阳病欲作刚痉者。证见，项背拘急不舒、发热恶寒、无汗、下利、小便不利、气上冲胸、口噤不语、脉浮紧等。高频病症各类型颈椎病的基本病机及临床表现可与之相符。临床研究和个案经验文献均支持肌肉骨骼系统和结缔组织疾病是其高频率、高级别证据分布的病症系统。颈椎病（神经根型）、颈椎病（椎动脉型）已分别有 2 项 B 级证据；颈椎病（未特指）已有至少 2 项 C 级证据。

※ Ⅰ级

葛根汤加减配合手法治疗对照牵引治疗配合美洛昔康干预神经根型颈椎病在减轻疼痛方面有优势。

葛根汤加减对照颈复康冲剂干预椎动脉型颈椎病在改善基底动脉血流速度方面有优势。

※ Ⅱ级

葛根汤加减配合牵引对照丁咯地尔、尼莫地平干预颈椎病在临床总有效率方面有优势。

【参考文献】

［1］唐汉武，孙丽，黄承军，等.手法配合中药内服治疗神经根型颈椎病的临床观察［J］.颈腰痛杂志，2013，34（5）：173-174.

［2］马俊亮.葛根汤加减治疗椎动脉型颈椎病的临床研究［D］.长春中医药大学中国，2009.

［3］金钢宇.中医综合疗法治疗颈椎病的临床治疗分析［J］.中国中医药导报，2008，5（27）：73.

二、大承气汤

【原文汇要】

《伤寒论》

伤寒若吐若下后不解，不大便五六日，上至十余日，日晡所发潮热，不恶寒，独语如见鬼状。若剧者，发则不识人，循衣摸床，惕而不安，微喘直视，脉弦者生，涩者死。微者，但发热谵语者，大承气汤主之。若一服利，则止后服。（212）

阳明病，谵语有潮热，反不能食者，胃中必有燥屎五六枚也；若能食者，但硬耳，宜大承气汤下之。（215）

汗出谵语者，以有燥屎在胃中，此为风也。须下者，过经乃可下之。下之若早，语言必乱，以表虚里实故也。下之愈，宜大承气汤。（217）

二阳并病，太阳证罢，但发潮热，手足漐漐汗出，大便难而谵语者，下之则愈，宜大承气汤。（220）

阳明病，下之，心中懊憹而烦，胃中有燥屎者，可攻。腹微满，初头硬，后必溏，不可攻之。若有燥屎者，宜大承气汤。（238）

大下后，六七日不大便，烦不解，腹满痛者，此有燥屎也。所以然者，本有宿食故也，宜大承气汤。（241）

病人小便不利，大便乍难乍易，时有微热，喘冒不能卧者，有燥屎也，宜大承气汤。（242）

伤寒六七日，目中不了了，睛不和，无表里证，大便难，身微热者，此为实也，急下之，宜大承气汤。（252）

阳明病，发热汗多者，急下之，宜大承气汤。（253）

发汗不解，腹满痛者，急下之，宜大承气汤。（254）

腹满不减，减不足言，当下之，宜大承气汤。（255）

少阴病，得之二三日，口燥咽干者，急下之，宜大承气汤。（320）

少阴病，自利清水，色纯青，心下必痛，口干燥者，可下之，宜大承气汤。（321）

少阴病，六七日，腹胀不大便者，急下之，宜大承气汤。（322）

大承气汤方

大黄四两（酒洗）　厚朴半斤（炙，去皮）　枳实五枚（炙）　芒硝三合

上四味，以水一斗，先煮二物，取五升，去滓，内大黄，更煮取二升，去滓，内芒硝，更上微火一两沸，分温再服，得下余勿服。

《金匮要略》

痉为病，胸满口噤，卧不着席，脚挛急，必齘齿，可与大承气汤。（13）

腹满不减，减不足言，当须下之，宜大承气汤。（13）

问曰：人病有宿食，何以别之？师曰：寸口脉浮而大，按之反涩，尺中亦微而涩，故知有宿食，大承气汤主之。（21）

脉数而滑者，实也，此有宿食，下之愈，宜大承气汤。（22）

下利不饮食者，有宿食也，当下之，宜大承气汤。（23）

下利三部脉皆平，按之心下坚者，急下之，宜大承气汤。（37）

下利脉迟而滑者，实也，利未欲止，急下之，宜大承气汤。（38）

下利脉反滑者，当有所去，下乃愈，宜大承气汤。（39）

下利已差，至其年月日时复发者，以病不尽故也，当下之，宜大承气汤。（40）

病解能食，七八日更发热者，此为胃实，大承气汤主之。（3）

产后七八日，无太阳证，少腹坚痛，此恶露不尽，不大便，烦躁发热，切脉微实，再倍发热，日晡时烦躁者，不食，食则谵语，至夜即愈，宜大承气汤主之。热在里，结在膀胱也。（7）

大承气汤方

大黄四两（酒洗） 厚朴半斤（炙，去皮） 枳实五枚（炙） 芒硝三合

上四味，以水一斗，先煮二物，取五升；去滓，内大黄，煮取二升；去滓，内芒硝，更上火微一二沸，分温再服，得下止服。

【原文释义】

《伤寒论》

大承气汤主治太阳病误治，致津伤邪从燥化而转属阳明；或阳明腑实，燥屎内结，热与燥屎并重者；或邪热过盛，灼伤肾阴；或素体阴虚，感邪后伤阴化燥迅速。燥热灼津，真阴将竭者。证见，潮热，谵语，大便秘结，腹胀满绕脐痛，拒按，手足漐漐汗出，脉沉实有力。重者不识人，循衣摸床，惕而不安，微喘直视。治法：攻下热实，荡涤燥屎。方中大黄苦寒，攻积导滞，荡涤肠胃，推陈致新，泻热去实。芒硝咸寒辛苦，润燥软坚，泻热导滞。枳实辛而微寒，理气消痞。厚朴苦辛而温，利气消满。四味相合，共成攻下实热、荡涤燥结之峻剂。

《金匮要略》

大承气汤主治感受外邪，表邪不解入里化热，里热壅滞者；亦治宿食停于下脘之证；亦治下利实证、愈而复发之证；亦治郁冒病解转为胃实之证；亦治产后瘀血内阻兼阳明里实之证。以上诸证，虽表现不一，但病机均为热盛里实，燥屎内结。故均以大承气汤攻下热实，荡涤燥屎。方解同上。

【文献概况】

设置关键词为"大承氣湯""大承气汤"，检索并剔重后，得到4896篇相关文献，其中CBM、CNKI、VIP、WF分别为283篇、3859篇、358篇、396篇。初步分类：临床研究1481篇（30.2%，8篇文献未包括其中）、个案经验611篇（12.5%，11篇文献未包括其中）、实验研究781篇（16.0%）、理论研究352篇（7.2%）、其他1671篇（34.1%）。在个案经验文献中，大承气汤及其加减方的医案有1051则。

【文献病谱】

1. 临床研究文献

共涉及 16 类病症（证）系统、127 个病症（证）（表 23-4）。

表 23-4　大承气汤临床研究文献病症（证）谱

> **消化系统疾病**（52 个、1218 篇）

西医疾病：肠梗阻 500（粘连性 199、未特指 100、炎性 81、急性 32、术后早期炎性 31、不完全性 14、粘连性不全肠梗阻合并限局性腹膜炎 6、急性结肠 5、机械性 4、恶性 3、老年性 3、非绞窄性 2、粪嵌塞 2、小肠 2、麻痹性 2、大肠 1、动力性 1、非机械性 1、高位 1、急性不全性 1、急性单纯性 1、脊柱骨折后 1、假性 1、低位性 1、精神病患者 1、老年急性 1、弥漫性腹膜炎术后 1、胆石性 1、植物粪石性 1），胰腺炎 296（急性 141、急性重症 78、重症 22、急性胆源性 11、急性水肿型 6、急性合并肠麻痹 6、未特指 6、急性出血坏死性 3、急性坏死性 2、梗阻型胆源性 2、高脂血症性急性 2、胆石性 1、急性化脓性 1、重症高脂血症性 1、伴血脂异常 1、急性重症合并：麻痹性 7、腹腔间隔室综合征 2、胃肠功能紊乱 2、腹腔高压综合征 1、肠麻痹 1），胃肠功能紊乱 162（术后 105、未特指 26、腹部术后 21、阑尾切除术后 3、肠功能紊乱 2、上消化道术后 2、腹膜炎术后 1、剖宫产术后 1、小儿 1），肠麻痹 29（未特指 17、术后 9、伴肝脏疾病 1、骨折后 1、脊柱损伤 1），阑尾炎 20（单纯性 8、未特指 4、急性 3、化脓性 1、急性化脓性 1、急性合并弥漫性腹膜炎 1、穿孔合并急性腹膜炎 1、老年急性 1），胃轻瘫 17（未特指 15、术后 1、胃大部分切除术后 1），肝硬化 11（伴：腹水 7、上消化道出血 2、合并：细菌性腹膜炎 1、不全肠梗阻 1），肝炎 10（重症 5、慢性重症 2、急性非病毒性 1、慢性合并肠胀气 1、慢性伴腹胀 1），急性胆囊炎 9，肠粘连 8（腹部术后 3、术后 3、急腹症术后 1、未特指 1），急腹症 7，胆结石 6（未特指 2、胆总管 1、老年性合并胆囊炎 1、合并：胆道感染 1、胆囊炎 1），腹膜炎 6（急性化脓性 3、弥漫性 2、细菌性 1），肝性脑病 6（未特指 5、合并肝硬化 1），消化性溃疡 5（应激性 3、胃及十二指肠 1、未特指 1），胆道感染 4，胃结石 4（胃柿石 2、未特指 2），胆管炎 4（急性化脓性 3、急性化脓性梗阻性 1），腹腔间隔室综合征 4，肝衰竭 3（亚急性 2、未特指 1），胃排空障碍 3，肠胀气 3，肠瘘 3，肛肠术后综合征 2，阑尾周围脓肿 2，功能性消化不良 2，胰腺瘘 2，残胃无张力 2，肠炎 2，结肠脾曲综合征 2，肠套叠 1，肠易激综合征 1，胆囊息肉 1，急性坏死性胰腺炎术后综合征 1，局限性小肠外膜包绕症 1，复发性口腔溃疡 1，阑尾脓肿 1，慢性缺血性肠病 1，上消化道穿孔 1，胃下垂 1，肠道菌群失调 1，肠镜检查前肠道准备 1，肝肾综合征 1

西医症状：便秘 41（骨折后 14、未特指 9、术后 3、癌性 2、功能性 2、脊髓损伤 2、精神病患者 2、脑死亡 1、老年性 1、慢性 1、习惯性 1、小儿 1、小儿习惯性 1、痔疮术后 1），胆道术后综合征 14（胆囊切除术后 9、胆道动力障碍 1、胆囊切除术后综合征 1、急性胆囊炎术后 1、经内镜逆行性胰胆管造影术（ERCP）术后并发症 1、未特指 1），腹腔感染 9（术后 5、未特指 4），内括约肌痉挛 2，胆肠吻合术后遗症 1，腹内高压 1，膈肌痉挛 1，黄疸（阻塞性）1，结肠术后诸症 1

> **损伤、中毒和外因的某些其他后果**（14 个、70 篇）

西医疾病：毒物中毒 34（有机磷农药 27、未特指 3、铅 2、有害气体中毒后精神障碍 1、有机磷农药中毒后遗神经症 1），外伤后诸症 7（便秘 4、不全截瘫 1、肺损伤 1、腹胀 1），多器官功能障碍综合征 7，骨折 7（胸腰椎骨折合并腹胀便秘 2、腰椎骨折后腹胀腹痛 2、胸腰椎骨折 1、骨折后腹胀 1、未特指 1），脑外伤后诸症 3（胃肠功能衰竭 1、脑震荡 1、未特指 1），颅脑损伤 3（未特指 2、重型颅脑损伤急性期便秘 1），结肠镜检术前 2，慢性铅中毒 1，烧伤 1，十二指肠损伤 1，术后机体应激反应 1，药物不良反应（镇静类药物中毒）1，腹腔镜肝段切除术前 1，中暑 1

> **某些传染病和寄生虫病**（12 个、30 篇）

西医疾病：脓毒败血症 12，蛔虫病 3（合并肠梗阻 2、肠蛔虫 1），病毒性肝炎（乙肝）2，毒血症（肠源性内毒素血症）2，流行性出血热 2（合并急性肾功能衰竭 1、未特指 1），流行性乙型脑炎 2，破伤风 2，感染性休克 1，坏死性肠炎 1，不完全性蛔虫性肠梗阻 1，结核性腹膜炎 1，细菌感染 1

➢ **肿瘤**（10 个、43 篇）

西医疾病：肠癌 12（合并急性肠梗阻 3、大肠 3、大肠癌术后肠梗阻 2、直肠癌术后 2、术后便秘 1、未特指 1），癌性肠梗阻 11，食道癌 6（术后胃肠功能紊乱 5、术后综合征 1），胃癌 5（术后胃瘫 3、术后胃肠功能紊乱 2），肝癌 3（合并肝性脑病 2、合并阻塞性肺炎 1），胃癌术后诸症（胃肠功能紊乱）2，肿瘤 1，多发性骨髓瘤 1，化疗后不良反应（消化道反应）1

西医症状：癌性便秘 1

➢ **泌尿生殖系统疾病**（9 个、18 篇）

西医疾病：肾功能衰竭 4（慢性 3、未特指 1），泌尿系结石 4（未特指 3、肾及输尿管 1），尿毒症 2，子宫切除术后诸症 2，急性盆腔炎 2，盆腔脓肿 1，肾病综合征 1，肾绞痛 1，肾小球肾炎 1

➢ **循环系统疾病**（5 个、32 篇）

西医疾病：脑卒中 23（脑出血 8、未特指 4、脑梗死 2、大面积脑血栓形成 1、混合型 1、急性高血压脑出血伴意识障碍 1、急性脑梗死 1、急性期 1、脑出血合并肠梗阻 1、脑卒中急性期脑水肿 1、阳闭 1、蛛网膜下腔出血 1），肺源性心脏病 4（急性发作期 2、合并心力衰竭 1、未特指 1），脑卒中后遗症 3（便秘 2、狂证 1），急性肠系膜静脉血栓形成 1，急性脑衰竭（合并肠功能衰竭）1

➢ **呼吸系统疾病**（5 个、21 篇）

西医疾病：慢性阻塞性肺疾病 9（急性加重期 4、未特指 3、急性发作 2），呼吸窘迫综合征 5，哮喘 3（支气管 2、支气管急性发作期 1），大叶性肺炎 2，呼吸衰竭 2

➢ **精神和行为障碍**（2 个、6 篇）

西医疾病：躁狂型精神病 3

中医疾病：癫狂（狂证）3

➢ **内分泌、营养和代谢疾病**（2 个、5 篇）

西医疾病：糖尿病 4（合并胃轻瘫 3、未特指 1），高钠血症 1

➢ **神经系统疾病**（2 个、5 篇）

西医疾病：肺性脑病 4，格林巴利氏综合征 1

➢ **妊娠、分娩和产褥期**（2 个、4 篇）

西医疾病：产褥期诸症 3（剖宫产术后假性肠梗阻 1、剖宫产术后胃肠功能紊乱 1、腹痛 1），异位妊娠术后遗症 1

➢ **肌肉骨骼系统和结缔组织疾病**（2 个、2 篇）

西医疾病：痛风性关节炎 1，腰椎间盘突出症 1

➢ **皮肤和皮下组织疾病**（1 个、2 篇）

西医疾病：湿疹 2（急性 1、未特指 1）

➢ **起源于围生期的某些情况**（1 个、1 篇）

西医疾病：新生儿中毒性肠麻痹 1

➢ **先天性畸形、变形和染色体异常**（1 个、1 篇）

西医疾病：先天性小肠闭锁 1

➢ **中医病证**（7 个、23 篇）

腹胀 15（未特指 9、术后 4、胆囊切除术后 2），发热 2（积滞 1、术后 1），腹痛 2（结肠镜术后 1、未特指 1），臌胀 1，热结旁流 1，少尿 1，小儿肺系热证 1

西医病症系统中，消化系统疾病在病症种类与文献数量上均居首位（图 23-3）。各系统病症中，频数位居前列（至少为 30）的病症有：肠梗阻、胰腺炎、便秘、毒物中毒、胃肠功能紊乱。

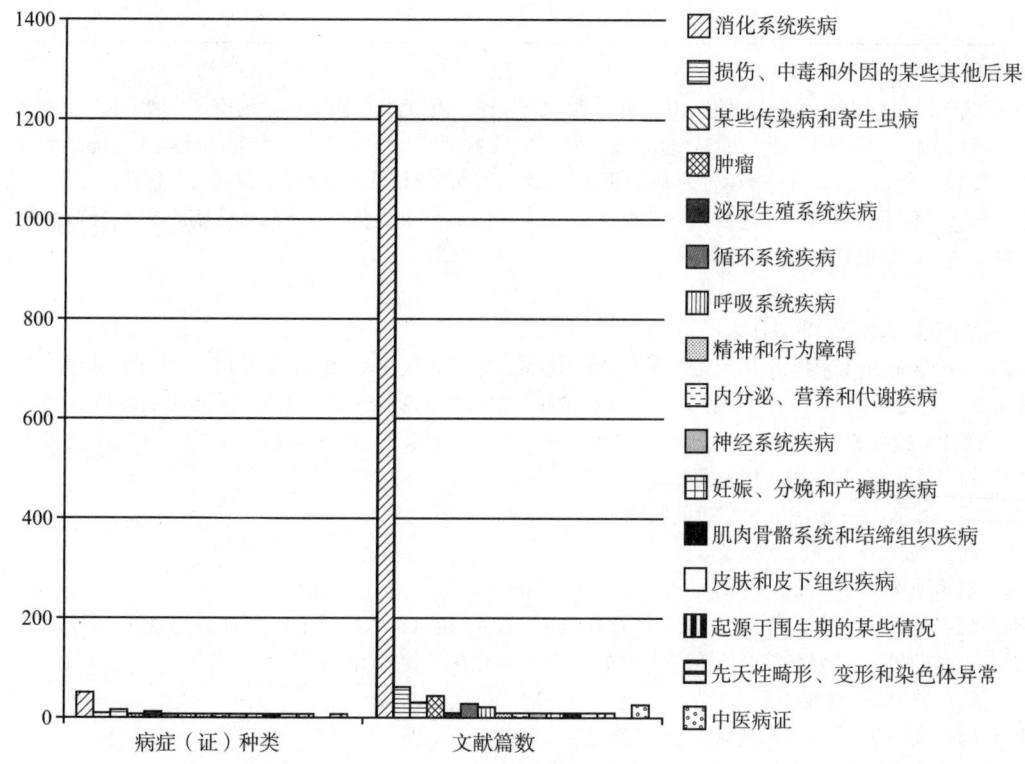

图 23-3 病症（证）种类及文献数量分布图

2. 个案经验文献

共涉及 17 类病症（证）系统、205 个病症（证）、1051 则医案（表 23-5）。

表 23-5 大承气汤个案经验文献病症（证）谱

➤ **消化系统疾病**（48 个、508 则）

西医疾病：肠梗阻 221（未特指 40、急性 31、不完全性 30、粘连性 16、结肠假性 15、术后早期炎性 15、麻痹性 10、急性绞窄性小肠 9、肠道假性 8、结石性 8、鱼骨导致 6、伴粘连 5、老年不完全合并帕金森综合征 4、小肠 4、机械性 3、慢性粘连性 3、急性单纯性 2、剖腹产术后假性 2、蛔虫性 2、低位小肠 1、急性机械性低位小肠 1、妊娠中期合并 1、柿石性 1、术后 1、术后粘连性 1、完全性 1、胃黑枣石症伴幽门不全 1），胰腺炎 37（急性 32、急性坏死性 2、慢性急性发作 1、重症 1、重症合并腹腔间隔室综合征 1），胃结石 29（胃柿石 19、未特指 10），胃肠功能紊乱 26（术后 25、未特指 1），阑尾炎 13（急性 7、单纯性 3、未特指 2、化脓性 1），胆囊炎 13（急性 5、慢性 4、化脓性 2、未特指 2），胆结石 8（合并胆囊炎 4、未特指 2、黄疸 1、感染 1），局限性小肠外膜包绕症 7，阑尾周围脓肿 7，肠麻痹 7（术后 4、未特指 2、中毒性 1），肠炎 6（急性 2、暴发性 1、胆汁淤积型 1、急性黄疸型 1、小儿急性肠炎并Ⅲ度脱水 1），肝性脑病（合并肾衰）5，胆管炎 5（梗阻性化脓性 3、急性化脓性 2），急性胃扩张 4，消化性溃疡 4（十二指肠球部伴出血 2、伴穿孔 2），胃炎 3（胆汁反流性 1、慢性萎缩性 1、急性 1），肝硬化（伴腹水）3，肝脾曲结肠综合征 2，弥漫性腹膜炎 2（急性 1、未特指 1），肠扭转 2，肝昏迷 2，肠套叠 1，胆总管囊肿 1，黑斑息肉病并肠套叠 1，急腹症 1，口腔炎 1，急性化脓性阑尾穿孔 1，舌下囊肿 1，食道裂孔疝 1，急性胃肠炎 1，胃窦后壁组织局限性增生 1，胃下垂 1，功能性消化不良 1，急性化脓性牙周炎 1，肠系膜扭转 1，肠脓肿 1

西医症状：便秘 41（未特指 25、热结阳明 3、术后 3、功能性 2、习惯性 2、心梗后 2、老年性 1、痔疮术后 1、伴:腹胀 1、腹痛 1），膈肌痉挛 15（未特指 10、顽固性 5），腹泻 10（未特指 8、慢性 1、顽固性 1），黄疸 7（季节性 2、未特指 2、肝细胞性 1、合并肝炎 1、急性 1），呕吐 3，牙痛 3，胃痛 2，消化道出血（上）2，胆绞痛 1，腹水 1，便血 1

中医疾病：肠痈 1

➢ 某些传染病和寄生虫病（20个、66则）

西医疾病：蛔虫病18（合并肠梗阻10、胆道7、小儿1），流行性出血热11，痢疾7（未特指4、细菌性2、慢性1），破伤风6（未特指3、新生儿2、合并肠麻痹1），带状疱疹3（未特指2、合并肠梗阻1），病毒性脑炎2，肠伤寒2，结核性腹膜炎2（合并不完全性肠梗阻1、未特指1），流行性腮腺炎2，麻疹2，急性出血性坏死性肠炎2，扁平疣1，病毒性肝炎（亚急性重症乙肝）1，肺结核1，感染性休克1，结核性脑膜炎1，流行性乙型脑炎1，食物中毒1，新生儿感染性气肿1

中医疾病：丹毒1

➢ 呼吸系统疾病（15个、88则）

西医疾病：哮喘26（未特指16、支气管6、顽固性1、急性支气管1、急性发作1、小儿1），肺炎17（未特指8、小儿3、支气管2、大叶性1、肺炎双球菌所致1、中毒性1、重症1），支气管炎5（喘息性2、慢性继发感染1、慢性合并肺气肿1、急性1），急性扁桃体炎5，支气管扩张3，感冒（伴高热）2，自发性气胸2，鼻窦炎（急性上颌窦炎）1，肺脓肿（恢复期）1

西医症状：咳嗽12（未特指11、夜间咳嗽1），咳喘3，咽痛2

中医疾病：喉痹5，乳蛾2，失音2

➢ 泌尿生殖系统疾病（15个、34则）

西医疾病：急性肾功能衰竭8，泌尿系结石6（输尿管4、肾1、未特指1），泌尿系感染2，急性睾丸炎1，尿毒症1，急性乳腺炎1，肾病综合征1，肾绞痛1，前列腺增生（伴癃闭）1

西医症状：尿频2，遗尿1

中医疾病：癃闭7，石淋1，乳衄1

➢ 神经系统疾病（11个、25则）

西医疾病：不全截瘫5，癫痫5（未特指3、子痫2），肺性脑病5，化脓性脑膜炎2，散发性脑炎2，马尾综合征1，偏头痛1，神经性头痛1，性神经兴奋症1，胰性脑病1

西医症状：感觉异常（幻听合并幻视）1

➢ 损伤、中毒和外因的某些其他后果（11个、24则）

西医疾病：毒物中毒6（甲胺磷2、氯丙嗪安坦急性中毒后肠麻痹1、吞金1、氨茶碱1、有机磷1），多器官功能障碍综合征4，骨折4（耻骨上下支1、第1腰椎椎体压缩性骨折后便秘1、腰椎骨折腹膜后血肿1、未特指1），铅中毒（合并急性腹痛）3，跌伤昏迷1，颅脑损伤（重症）1，脑外伤后诸症（脑震荡后颅内压增高）1，药物不良反应（庆大霉素所致急性肾功能衰竭）1，足踝扭伤1，骨折后诸症（便秘）1，胃肠功能障碍（创伤后）1

➢ 循环系统疾病（10个、68则）

西医疾病：脑卒中41（脑出血20、未特指10、蛛网膜下腔出血3、脑干损伤2、脑梗死3、合并昏迷1、闭证1、急性脑血管病1），冠心病8（心肌梗死3、心肌梗死伴顽固呃逆2、心肌梗死合并心律不齐2、心绞痛1），高血压病6（未特指4、高血压危象2），肺源性心脏病（合并心力衰竭）4，慢性心力衰竭2，脉管炎2（大动脉炎1、血栓性静脉炎1），风湿性心脏病（合并心力衰竭）1，肺动脉栓塞1，心律失常（心律不齐）1

西医症状：淋巴结肿大2

➢ 肌肉骨骼系统和结缔组织疾病（10个、12则）

西医疾病：颈椎病2（脊髓型急性期1、未特指1），肩关节周围炎2，骨质增生（跟骨）1，化脓性关节炎（髋关节）1，类风湿性关节炎（合并间质性肺炎）1，膝关节滑膜炎1，跌打伤（陈旧性）1

西医症状：身痛1，尾椎疼痛1，腰痛1

➢ 肿瘤（9个、10则）

西医疾病：胰腺癌2，癌症术后便秘1，化疗后不良反应（长春新碱化疗引起的周围神经毒性反应）1，结肠癌术后急性胃扩张1，结肠癌1，黏液瘤1，胃癌（贲门区溃疡型）1，癌性肠梗阻1

西医症状：癌性发热1

➢ 精神和行为障碍（7个、32则）

西医疾病：精神分裂症14，精神障碍5（狂躁型4、未特指1），癔症2（术后1、癔症性痉挛1），躁狂型抑郁症1，躁狂型精神病1

西医症状：抽搐4

中医疾病：癫狂5（未特指3、狂证2）

➤ **眼和附器疾病**（5个、5则）

西医疾病：角膜溃疡1，青光眼1，失明1，中心性浆液性视网膜病1

西医症状：目赤1

➤ **耳和乳突疾病**（4个、5则）

西医疾病：美尼尔氏综合征2，神经性耳鸣1，乳突炎1

西医症状：突发性耳聋1

➤ **内分泌、营养和代谢疾病**（3个、16则）

西医疾病：皮质醇增多症14，肝血卟啉病1，单纯性肥胖1

➤ **妊娠、分娩和产褥期**（3个、13则）

西医疾病：产褥期诸症10（恶露不尽4、回乳2、腹痛1、发热1、腹胀1、癃闭1），妊娠期诸症2（肠梗阻1、胰腺炎1），异位妊娠（输卵管妊娠破裂）1

➤ **皮肤和皮下组织疾病**（3个、8则）

西医疾病：荨麻疹5（胃肠型2、未特指2、腹型1），剥脱性皮炎2，瘙痒症1

➤ **血液及造血器官疾病和某些涉及免疫机制的疾患**（1个、3则）

西医疾病：过敏性紫癜3

➤ **中医病证**（30个、134则）

发热29（高13、未特指9、低2、高热神昏1、术后1、潮1、小儿1、合并昏迷1），头痛20（未特指16、阳明2、肝阳上亢1、顽固性1），热结旁流16，腹痛14，厥证7（未特指4、肢2、热1），眩晕5，胁痛5，鼻衄5，腹胀5（术后3、未特指2），痉证3，汗证3（半头多1、盗1、自1），不寐2（顽固性1、未特指1），风温2，臌胀2，积聚1，不食面食证1，蛔厥1，噤口痢1，里实假寒证1，痞满（胃）1，脐突如球1，锁口疔1，天行赤眼1，痿证1，胃脘痛1，胸痹1，阳明温病1真热假寒证1，急喉风1，晕厥1

　　按文献病症种类和医案则数多少排序，西医病症系统中，消化系统疾病均居首位（图23-4）。中医病证亦为高频病症系统。各系统病症中，医案数位居前列（至少为30）的病症有：肠梗阻、胰腺炎、便秘、脑卒中。

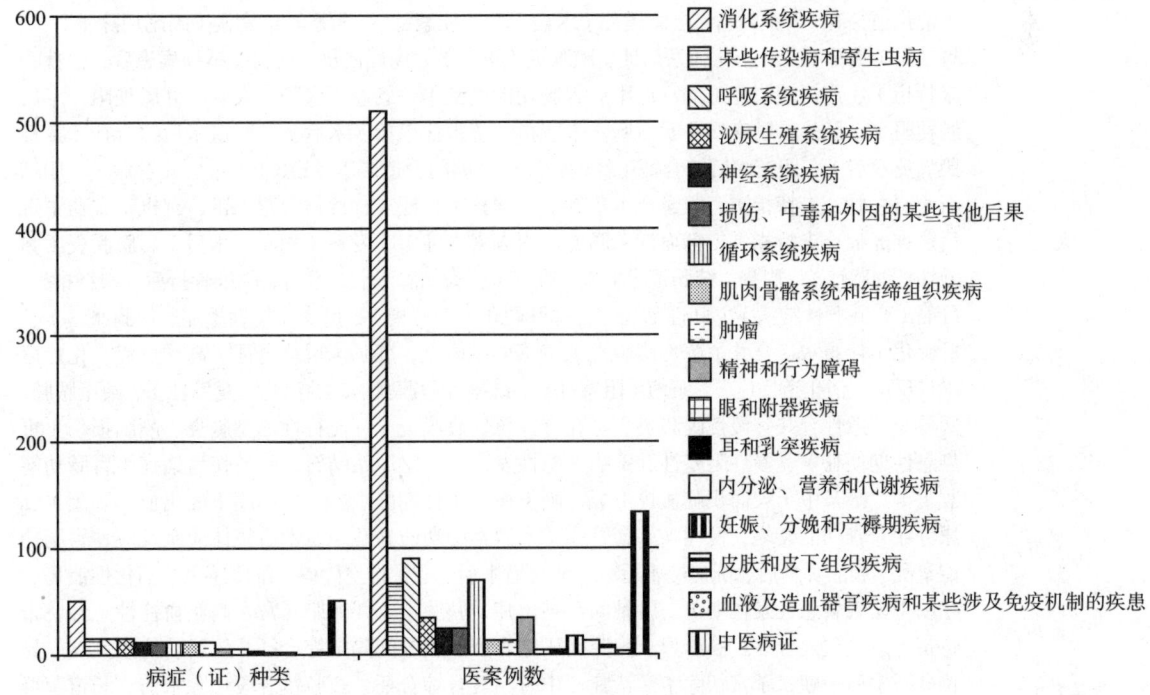

图23-4　病症（证）种类及医案数量分布图

3. 比较研究

临床研究和个案经验文献比较，两者在文献和病症数量上，消化系统疾病均居首位，是共有的高频病症系统。在具体病症上，肠梗阻、胰腺炎、便秘是共有的高频病症。

【证据分级】

临床研究文献证据

截至目前，大承气汤及其加减方临床研究文献证据等级为：A 级 1 篇、B 级 84 篇、C 级 747 篇、D 级 649 篇。详细情况见表 23-6。

表 23-6　临床研究文献证据等级分布情况

证据等级	病症（证）
A 级	肠梗阻（粘连性）
B 级	肠癌（合并急性肠梗阻）、肠梗阻（粘连性、炎性、粘连性不全合并限局性腹膜炎、未特指）、毒物中毒（有害气体中毒后精神障碍、有机磷农药中毒）、肺源性心脏病（急性发作期）、腹膜炎（急性化脓性）、腹内高压、腹腔间隔室综合征、呼吸窘迫综合征、呼吸衰竭、阑尾炎（急性）、慢性阻塞性肺疾病（急性加重期）、脑卒中（急性脑梗死、脑出血合并肠梗阻、脑梗死）、脓毒败血症、食道癌（术后综合征）、胃癌术后诸症（胃肠功能紊乱）、胃肠功能紊乱（术后、小儿、未特指）、胃轻瘫、消化不良（功能性）、胰腺炎（急性、急性胆源性、急性水肿型、急性胰腺炎合并肠麻痹、急性重症、急性重症合并麻痹性肠梗阻）、直肠癌（术后）
C 级	癌性肠梗阻、便秘（骨折后）、肠梗阻（急性不全性、老年性、粘连性、不完全性、急性、假性、术后早期炎性、粪石性肠梗阻）、肠麻痹（伴肝脏疾病）、肠粘连（腹部术后）、胆道术后综合征（胆囊切除术后）、腹腔感染、肝炎（急性非病毒性、慢性伴腹胀、重症）、急腹症、脑卒中、破伤风、糖尿病（合并胃轻瘫）、胃肠功能紊乱（腹部术后）、消化性溃疡（应激性）、肠炎（结肠）、胆肠吻合术后遗症、胆道术后综合征、多器官功能障碍综合征、肺性脑病、肝衰竭（亚急性、未特指）、骨折（胸腰椎骨折合并腹胀便秘）、鼓胀、蛔虫病（合并肠梗阻）、阑尾炎（单纯性、未特指）、慢性阻塞性肺疾病、脑卒中（急性高血压脑出血伴意识障碍）、上消化道穿孔、肾病综合征、食道癌（术后胃肠功能紊乱）、胃肠功能紊乱（阑尾切除术后）、胃结石（胃柿石）、小儿肺系热证、胰腺炎（重症）、癌性便秘、便秘（精神病患者、慢性、未特指）、产褥期诸症（剖宫产术后胃肠功能紊乱）、肠癌（大肠、大肠合并肠梗阻、术后肠梗阻）、肠瘘、肠麻痹（术后肠、未特指、急腹症术后、术后）、胆道术后综合征（急性胆囊炎术后）、胆道术后综合征（经内镜逆行性胰胆管造影术（ERCP）术后并发症）、胆结石（胆总管、未特指）、胆囊炎（急性）、癫狂（狂证）、毒物中毒（铅、有机磷农药中毒后遗神经症、未特指）、毒血症（肠源性内毒素血症）、发热（积滞、术后）、腹膜炎（弥漫性、细菌性）、腹痛（结肠镜术后）、腹胀（胆囊切除术后、术后、腰椎骨折后、未特指）、肝癌（合并肝性脑病）、肝性脑病（合并肝硬化、未特指）、肝炎（慢性重症、伴肠胀气）、肝硬化（伴腹水、合并细菌性腹膜炎）、感染性休克、肛肠术后综合征、高钠血症、化疗后不良反应（消化道反应）、黄疸（阻塞性）、结核性腹膜炎、口腔溃疡（复发性）、阑尾脓肿、阑尾炎（急性合并弥漫性腹膜炎、穿孔合并急性腹膜炎）、流行性乙型脑炎、颅脑损伤（重型急性期便秘）、慢性阻塞性肺疾病（急性发作）、泌尿系结石、脑外伤后诸症（胃肠功能衰竭）、脑卒中（大面积脑血栓形成、脑出血、急性期脑水肿、蛛网膜下腔出血、阳闭）、尿毒症、肾功能衰竭（慢性）、食管癌（术后胃肠功能紊乱）、术后机体应激反应、胃肠功能紊乱（腹膜炎术后、剖宫产术后、上消化道术后）、胃排空障碍、细菌感染、消化性溃疡、哮喘（支气管急性发作期）、腰椎间盘突出症、胰腺炎（伴血脂异常、高脂血症性急性、未特指、急性重症合并：肠麻痹、腹腔高压综合征、腹腔间隔室综合征、胃肠功能紊乱）、异位妊娠术后遗症、子宫切除术后诸症、中暑、肝肾综合征、腹腔镜肝段切除术前、肠道菌群失调、肠镜检查前肠道准备

证据等级	病症（证）
D 级	便秘（功能性、脊髓损伤、老年性、习惯性、小儿、小儿习惯性、痔疮术后）、病毒性肝炎（乙肝）、残胃无张力、产褥期诸症（剖宫产术后假性肠梗阻）、肠癌、肠梗阻（大肠、动力性、非机械性、非绞窄性、粪嵌塞、高位、机械性、急性单纯性、脊柱骨折后、精神病患者、老年人急性、慢性粘连性、弥漫性腹膜炎术后、小肠）、肠麻痹（骨折后、脊柱损伤、术后）、肠套叠、肠易激综合征、肠粘连、肠胀气、大肠癌术后便秘、胆道感染、胆道术后综合征（胆道动力障碍）、胆管炎（急性化脓性、急性化脓性梗阻性）、胆结石（合并：胆道感染、胆囊炎）、胆结石（老年性合并胆囊炎）、胆囊息肉、多发性骨髓瘤、肺癌（合并阻塞性肺炎）、肺源性心脏病（合并心力衰竭）、肺炎（大叶性）、腹痛、腹胀（骨折后）、肝脾曲结肠综合征（结肠脾曲综合征）、肝硬化（合并：不全肠梗阻、上消化道出血）、格林巴利氏综合征、膈肌痉挛、骨折（胸腰椎骨折）、坏死性肠炎、蛔虫病（肠）、蛔虫性肠梗阻（不完全性）、急性肠系膜静脉血栓形成、急性坏死性胰腺炎术后综合征、急性脑衰竭（伴肠功能衰竭）、结肠术后诸症、局限性小肠外膜包绕症、阑尾炎化脓性、急性化、老年人急性）、流行性出血热（合并急性肾功能衰竭）、流行性出血热、颅脑损伤、慢性铅中毒、慢性缺血性肠病、泌尿系结石（肾及输尿管）、脑外伤后诸症、脑卒中（混合型、急性期）、脑卒中后遗症（便秘、狂证）、内括约肌痉挛、盆腔脓肿、盆腔炎（急性）、铅中毒、热结旁流、烧伤、少尿、肾功能衰竭、肾绞痛、肾小球肾炎、湿疹（急性、未特指）、十二指肠损伤、糖尿病、痛风性关节炎、外伤后诸症（不全截瘫、肺损伤、腹胀）、胃癌（合并术后胃瘫、术后胃肠功能紊乱、术后胃瘫）、胃肠功能紊乱（肠）、胃结石、胃轻瘫（术后、胃大部分切除术后）、胃下垂、先天性小肠闭锁、哮喘（支气管）、新生儿中毒性肠麻痹、药物不良反应（镇静类药物中毒）、胰腺瘘、胰腺炎（胆石性、梗阻型胆源性、急性出血坏死性）、躁狂型精神病、脑外伤后诸症（脑震荡）、产褥期诸症（腹痛）

【证据示例】

1. 消化系统疾病

（1）肠梗阻（粘连性）

B 级证据 6 篇，C 级证据 91 篇，D 级证据 102 篇。

大承气汤保留灌肠配合针刺、中药外敷及西医常规对照西医常规治疗干预粘连性肠梗阻在减少腹痛时间方面有优势（B）

李君豪等[1]实施的一项临床随机对照试验，样本量为 51 例。试验组 26 例，对照组 25 例。对照组采用西医基础治疗：常规禁食、有效胃肠减压、抗感染、补液，维持水、电解质、酸碱平衡，肠外营养支持等治疗。试验组在西医基础治疗上加用中医外治综合疗法。①复方大承气汤灌肠：大黄（后下）、枳实、芒硝（冲）、赤芍、枳壳各 15g，厚朴、炒莱菔子各 30g，桃仁 9g。上药除芒硝外加水 1500mL，文火煎至 600mL，过滤取汁加入芒硝。待温度适宜后，保留灌肠，每天 1次。②电针双侧足三里，每次 30min，每天 2 次。③中药外敷：采用双柏散 100g，温水 100mL 调制成糊状，制作为直径 15cm 的圆饼状，外敷患者腹部（以患者疼痛最明显处为中心），每天 2 次，每次 6h。2 组治疗 1 周后评价疗效。两组比较，腹痛缓解时间加权均数差（WMD）–2.52，95%CI（–3.44 ～ –1.60），P < 0.00001，有统计学意义。

（2）肠梗阻（未特指）

B 级证据 3 篇，C 级证据 34 篇，D 级证据 63 篇。

> 复方大承气汤胃管灌注及保留灌肠配合西医常规对照单纯西医常规治疗肠梗阻在减少治愈时间方面有优势（B）

沈建庆[2]实施的一项临床随机对照试验，样本量为 56 例。其中试验组 29 例，对照组 27 例。两组病人均持续胃肠减压，维持水电解质平衡，使用肾上腺皮质激素和生长抑素，腹部理疗，静脉营养，联合抗生素应用等。试验组在此基础上加用复方大承气汤：党参、黄芪、白术、火麻仁各 30g，赤芍、木香、金银花、桃仁、枳实、芒硝（冲）各 10g，大黄（后下）、厚朴、陈皮、丹皮各 8g，附子、肉桂各 15g。加水 800mL，浸泡 30min，文火煎熬，浓缩至 200～250mL，待药液温度降至 35～40℃，取 1/2 量作胃管内注入并夹闭 30min；另 1/2 用于保留灌肠。两组比较，治愈平均时间均数标准差（WMD）−1.80，95%CI（−3.23～−0.37），P=0.01，有统计学意义（治愈标准：体温正常，腹痛、腹胀消失，肛门恢复排气排便，血常规正常，腹部无压痛，X 线片未见液气平面，进半流质饮食无不适，停用抗生素 2 天以上）。

（3）急性胰腺炎

B 级证据 11 篇，C 级证据 85 篇，D 级证据 45 篇。

> 大承气汤空肠灌注配合西医常规对照单纯西医常规治疗急性胰腺炎在临床总有效率方面有优势（B）

俞勇等[3]实施的一项临床随机对照试验，样本量为 80 例。其中试验组 44 例，对照组 36 例。两组均采用禁食、持续胃肠减压、全胃肠外静脉营养、静脉滴注抗生素控制感染、调节水电解质及酸碱平衡、抗酸、抑制胰酶分泌及降解胰酶等治疗措施。试验组在留置鼻胃管的同时留置鼻腔肠管，急性轻症病人入院当日开始中药灌注，急性重症病人在循环稳定后（HR < 120/min，BP > 90/60mmHg），即开始中药灌注（开始中药灌注距发病时间 2～6 天，平均 3.2 天）。中药方剂为大承气汤：重用大黄（后下）30g、芒硝 10g、枳实 15g、厚朴 15g。浓煎 200mL，每次 100mL 空肠管滴入，1 日 2 次。两组比较：临床总有效率相对危险度（RR）1.17，95%CI（1.01～1.37），P=0.04，有统计学意义（疗效标准：参照 1995 年中药新药治疗 AP 的临床研究指导原则制定。临床治愈：3 天内症状、体征缓解，7 天内消失，血、尿淀粉酶恢复正常。显效：7 天内症状、体征显著好转，14 天内消失，血、尿淀粉酶恢复正常。有效：7 天内症状、体征减轻，14 天内消失，血、尿淀粉酶恢复或有下降趋势。无效：7 天内症状、体征未减轻或恶化，血、尿淀粉酶未降低）。

（4）急性重症胰腺炎

B 级证据 8 篇，C 级证据 56 篇，D 级证据 14 篇。

> 大承气汤胃管注入并保留灌肠配合前列腺素 E_1 及西医常规治疗对照单纯西医常规治疗干预急性重症胰腺炎在改善相关指标方面有优势（B）

杨海发[4]实施的一项临床随机对照试验，样本量为106例。其中试验组52例，对照组54例。对照组单纯给予内科综合治疗，禁食，止痛，重症监护，上鼻胃管持续行胃肠减压，静脉补液维持水、电解质平衡；给予静脉营养。试验组在对照组治疗的基础上，早期给予前列腺素 E_1，商品名凯时，$20\mu g/d$，加入5%氯化钠溶液250mL中静脉滴注，连续给药7日，同时给予中药大承气汤治疗。大承气汤：柴胡、黄芩、白芍、生大黄（后下）、枳实、厚朴、玄明粉各10g，1剂/日，水煎，取汤药30～90mL，经鼻胃管注入，夹管2h，2次/日。视患者的腹泻情况调整汤药用量。取汤药200mL进行保留灌肠，2～3次/日，疗程7～14日。两组比较：腹痛持续时间加权均数差（WMD）–1.93，95%CI（–3.00～–0.86），P=0.0004；肠鸣音减弱或消失时间加权均数差（WMD）–1.53，95%CI（–2.12～–0.94），$P < 0.00001$；胃肠减压时间加权均数差（WMD）–5.55，95%CI（–6.39～–4.71），$P < 0.00001$；高淀粉酶血症时间加权均数差（WMD）–1.76，95%CI（–2.20～–1.32），$P < 0.00001$；高脂肪酶血症时间加权均数差（WMD）–3.85，95%CI（–4.57～–3.13），$P < 0.00001$，均有统计学意义（疗效标准：①病愈：10日内同时达到症状及体征消失，且实验室指标恢复正常。②显效：10日内症状及体征进步2个或2个以上等级，或实验室指标有75%以上恢复正常。③有效：10日内症状及体征进步至少一个等级，实验室指标有50%以上恢复正常。④无效：10日内症状及体征无改变或恶化死亡。有效＝痊愈＋显效＋有效）。

（5）术后胃肠功能紊乱

B级证据5篇，C级证据71篇，D级证据29篇。

复方承气汤保留灌肠配合西医常规对照单纯西医常规治疗术后胃肠功能紊乱在促进肠鸣恢复、促进肛门主动排气方面有优势（B）

吴望明等[5]实施的一项临床随机对照试验，样本量为60例。试验组、对照组各30例。对照组术后予抗感染、输液支持等西医常规治疗。试验组在对照组处理基础上，6小时后开始，每隔12小时给予复方承气汤200mL保留灌肠。复方承气汤：生大黄、芒硝、厚朴、莱菔子、桃仁、甘草各10g。浓煎，其中大黄后下，芒硝最后冲兑入煎液中。以拔除麻醉导管开始记录观察时间。记录两组病人肛门主动排气、排便时间。两组比较：肠鸣恢复时间均数标准差（WMD）–4.10，95%CI（–5.69～–2.51），$P < 0.00001$；肛门主动排气时间均数标准差（WMD）–44.30，95%CI（–46.32～–42.28），$P < 0.00001$，均有统计学意义。

【证据荟萃】

※Ⅰ级

大承气汤及其加减方主要治疗消化系统疾病，如肠梗阻（粘连性）、肠梗阻（未特指）、急性胰腺炎、急性重症胰腺炎、术后胃肠功能紊乱等。

《伤寒论》原文中以本方治疗热与糟粕相结形成燥屎，热与燥屎并重的病证；《金匮要略》原文中以本方主治感受外邪，表邪不解入里化热，里热壅滞者；宿食停于下脘之证；下利实证、愈而复发之证；郁冒病解转为胃实之证；产后瘀血内阻兼阳明里实之证。其临床主要表现为潮热，谵语，大便秘结，腹胀满绕脐痛，拒按，心下坚痛，下利等。大承气汤所治之证以胃肠的实性表现为主。

肠梗阻（粘连性）、肠梗阻（未特指）、急性胰腺炎、急性重症胰腺炎、术后胃肠功能紊乱等高频病症在某阶段的病机及临床表现可与之相符。临床研究和个案经验文献均支持消化系统疾病是其高频率、高级别证据分布的病症系统。肠梗阻伴粘连、肠梗阻（未特指）、急性胰腺炎、急性重症胰腺炎、术后胃肠功能紊乱均已有至少 2 项 B 级证据。

※ Ⅰ级

大承气汤保留灌肠配合针刺、中药外敷及西医常规对照西医常规治疗干预粘连性肠梗阻在减少腹痛时间方面有优势。

复方大承气汤胃管灌注及保留灌肠配合西医常规对照单纯西医常规治疗肠梗阻在减少治愈时间方面有优势。

大承气汤空肠灌注配合西医常规对照单纯西医常规治疗急性胰腺炎在临床总有效率方面有优势。

大承气汤胃管注入并保留灌肠配合前列腺素 E_1 及西医常规治疗对照单纯西医常规治疗干预急性重症胰腺炎在改善相关指标方面有优势。

复方承气汤保留灌肠配合西医常规对照单纯西医常规治疗术后胃肠功能紊乱在促进肠鸣恢复、促进肛门主动排气方面有优势。

【参考文献】

［1］李君豪，王百林，徐峰，等.中医外治综合疗法辅助治疗粘连性肠梗阻临床观察［J］.新中医，2012，44（8）：83-85.

［2］沈建庆.复方大承气汤治疗术后早期炎性肠梗阻［J］.浙江中西医结合杂志，2005，15（10）：607-608.

［3］俞勇，张立，蔡乾荣，等.大承气汤空肠管灌注治疗急性胰腺炎疗效观察［J］.浙江中医杂志，2006，41（8）：480-482.

［4］杨海发.前列腺素 E_1 联合大承气汤治疗急性重症胰腺炎的临床观察［J］.中国临床实用医学,2010,4（5）：147-148.

［5］吴望明，谢新波.复方承气汤促进肾手术后肠功能恢复30例疗效观察［J］.湖南中医药导报，2003，41（04）：480-482.

三、桂枝附子汤

【原文汇要】

《伤寒论》

伤寒八九日，风湿相搏，身体疼烦，不能自转侧，不呕，不渴，脉浮虚而涩者，桂枝附子汤主之。（174）

桂枝附子汤方

桂枝四两（去皮） 生姜二两（切） 附子三枚（炮，去皮，破） 甘草二两（炙） 大枣十二枚（擘）

上五味，以水六升，煮取二升，去滓，分温三服。

《金匮要略》

伤寒八九日，风湿相搏，身体疼烦，不能自转侧，不呕，不渴，脉浮虚而涩者，桂枝附子汤主之。（23）

桂枝附子汤方

桂枝四两（去皮） 生姜三两（切） 附子三枚（炮去，皮，破八片） 甘草二两（炙） 大枣十二枚（擘）

上五味，以水六升，煮取二升，去滓，分温三服。

【原文释义】

《伤寒论》

桂枝附子汤主治风寒夹湿侵犯肌肉筋脉，且阳气虚者。症见身体痛烦，不能自转侧，脉浮虚而涩等。方中附子助阳化湿止痛，为治风湿痹之要药；桂枝通阳化气利水，为治水湿内停之要药；姜、草、枣调和营卫，振奋中焦化源，补益正气，使内湿、外湿皆消。若大便坚，小便自利，说明湿在表，而里无湿。故减原方之桂枝加白术合附子以去表之湿痹。

《金匮要略》

桂枝附子汤主治风湿在表兼表阳虚之证。证见，身体痛烦，不能自转侧，脉浮虚而涩等。治当温经助阳，祛风化湿。方解同上。

【文献概况】

设置关键词为"桂枝附子湯""桂枝附子汤"，检索并剔重后，得到186篇相关文献，其中CBM、CNKI、VIP、WF分别为3篇、160篇、9篇、14篇。初步分类：临床研究29篇（15.6%）、个案经验25篇（13.4%）、实验研究11篇（6.0%）、理论研究80篇（43.0%）、其他41篇（22.0%）。在个案经验文献中，桂枝附子汤及其加减方的医案有30则。

【文献病谱】

1. 临床研究文献

共涉及5类病症（证）系统、12个病症（证）（表23-7）。

表23-7 桂枝附子汤临床研究文献病症（证）谱

➤ 肌肉骨骼系统和结缔组织疾病（6个、18篇）
　西医疾病：类风湿性关节炎11，颈椎病3（混合型2、神经根型1），痛风性关节炎1，腰椎间盘突出症（合并坐骨神经痛）1，骨性关节炎1，坐骨神经痛1
➤ 循环系统疾病（3个、8篇）
　西医疾病：心律失常4（窦性心动过缓1、病窦综合征1、窦性心动过缓合并血压异常1、未特指1），风湿性关节炎3，雷诺氏综合征1
➤ 皮肤和皮下组织疾病（1个、1篇）
　西医疾病：皮肤疖肿（臀部）1
➤ 妊娠、分娩和产褥期（1个、1篇）
　西医疾病：产褥期诸症（身痛）1
➤ 中医病证（1个、1篇）
　痹证1

西医病症系统中，肌肉骨骼系统和结缔组织疾病在病症种类与文献数量上均居首位（图23-5）。各系统病症中，频数位居前列（至少为3）的病症有：类风湿性关节炎、颈椎病、心律失常、风湿性关节炎。

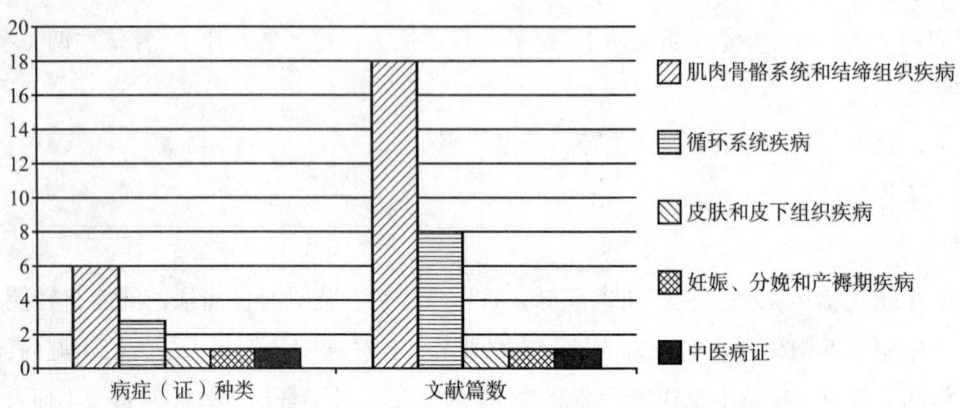

图 23-5 病症（证）种类及文献数量分布图

2. 个案经验文献

共有 10 类病症（证）系统、22 个病症（证）、30 则医案（表 23-8）。

表 23-8 桂枝附子汤个案经验文献病症（证）谱

➤ **循环系统疾病**（5 个、7 则）
西医疾病：风湿性关节炎 2，心律失常 2（心动过缓 1、病窦综合征 1），低血压 1，脑卒中 1，心肌炎 1

➤ **肌肉骨骼系统和结缔组织疾病**（3 个、9 则）
西医疾病：类风湿性关节炎 7，腰椎骨质增生 1，退行性骨性关节炎 1

➤ **呼吸系统疾病**（3 个、3 则）
西医疾病：喉炎 1，支气管炎 1
西医症状：咳喘 1

➤ **消化系统疾病**（3 个、3 则）
西医疾病：肠梗阻 1，急性胃肠炎 1
西医症状：腹泻 1

➤ **神经系统疾病**（2 个、2 则）
西医疾病：多发性神经炎 1，不安腿综合征 1

➤ **损伤、中毒和外因的某些其他后果**（1 个、1 则）
西医疾病：外伤后肢体疼痛 1

➤ **妊娠、分娩和产褥期**（1 个、1 则）
西医疾病：妊娠期诸症（恶阻）1

➤ **内分泌、营养和代谢疾病**（1 个、1 则）
西医疾病：甲状腺机能减退 1

➤ **泌尿生殖系统疾病**（1 个、1 则）
西医症状：尿痛 1

➤ **中医病证**（2 个、2 则）
痹证 1，心悸 1

按文献病症种类和医案则数多少排序，西医病症系统中，循环系统疾病在病症种类上居首位，肌肉骨骼系统和结缔组织疾病在医案数量上居首位（图23-6）。各系统病症中，医案数位居前列（至少为2）的病症有：风湿性关节炎、心律失常、类风湿性关节炎。

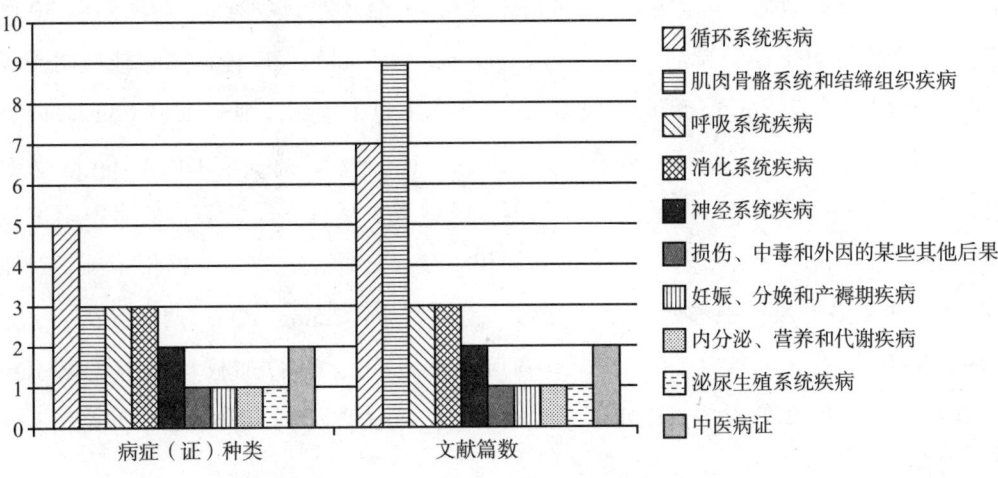

图 23-6 病症（证）种类及医案数量分布图

3. 比较研究

临床研究和个案经验文献比较，两者在文献和病症数量上，肌肉骨骼系统和结缔组织疾病、循环系统疾病均居前列，是共有的高频病症系统。在具体病症上，类风湿性关节炎是共有的高频病症。

【证据分级】

临床研究文献证据

截至目前，桂枝附子汤及其加减方临床研究文献证据等级为：B级2篇、C级10篇、D级17篇。详细情况见表23-9。

表 23-9 临床研究文献证据等级分布情况

证据等级	病症（证）
B级	腰椎间盘突出症（合并坐骨神经痛）、类风湿性关节炎
C级	类风湿性关节炎、颈椎病（神经根型）、痛风性关节炎、风湿性关节炎、心律失常（窦性心动过缓合并血压异常）
D级	类风湿性关节炎、风湿性关节炎、颈椎病（混合型）、心律失常（病窦综合征、窦性心动过缓、未特指）、坐骨神经痛、皮肤疖肿（臀部）、雷诺氏综合征、骨性关节炎、产褥期诸症（身痛）、痹证

【证据示例】

1. 肌肉骨骼系统和结缔组织疾病

（1）类风湿性关节炎

B级证据1篇，C级证据6篇，D级证据4篇。

桂枝附子汤加味对照别嘌醇联合美洛昔康治疗类风湿性关节炎在改善血脂指标方面有一定优势（B）

朱丽臻[1]实施的一项样本量为60例的临床随机对照试验。试验组、对照组各30例，其中试验组口服加味桂枝附子汤颗粒剂，日1剂，水冲服。以两周为1疗程。加味桂枝附子汤：桂枝2包（12g），制附子1包（6g），麻黄1包（5g），苍术1包（10g），细辛1包（3g），白芥子1包（10g），胆南星1包（3g），土茯苓1包（15g），姜黄1包（6g），豨莶草1包（10g），炙甘草1包（3g），大枣1包（10g）。风寒湿偏重则加淫羊藿、巴戟天、泽泻、泽兰等，痰瘀痹阻偏重则加萆薢、僵蚕、地龙、穿山甲等，肝肾亏虚偏重则加川牛膝、杜仲、桑寄生、枸杞子等。对照组患者均口服嘌醇和美洛昔康。别嘌醇：0.1g，Bid，美洛昔康：7.5mg，Qd。两组比较，血脂TG加权均数差（WMD）−0.40，95%CI（−0.66～−0.14），P=0.002；CHO加权均数差（WMD）−1.01，95%CI（−1.83～−0.19），P=0.02；HDL−C加权均数差（WMD）0.36，95%CI（0.13～0.59），P=0.002，均有统计学意义。

桂枝附子汤加味对照益赛普治疗类风湿性关节炎在改善关节疼痛方面有一定优势（C）

邱联群等[2]实施的一项临床随机对照试验，样本量为60例，试验组、对照组各30例。对照组：益赛普25mg，每周2次（隔3天）；第3个月改为25mg，每周1次，皮下注射。试验组在对照组治疗基础上加用桂枝附子汤。桂枝附子汤：桂枝18g，制附子12g，炙甘草6g，生姜9g，大枣10g。以上中药对应颗粒剂：桂枝3包、制附子2包、甘草2包、生姜3包、大枣1包。每日1剂，温水冲服。若上肢痛者加威灵仙1包（10g）、桑枝2包（30g）；若下肢痛者加川牛膝2包（20g）、木瓜1包（10g）；若疼痛呈游走性，怕风怕冷者加炙麻黄1包（5g）、防风1包（10g）；若肿胀者加茯苓1包（10g）、薏苡仁2包（30g）、防己1包（10g）；若有僵硬感加全蝎3包（9g）、僵蚕1包（10g）。治疗3个月后，两组比较，临床总有效率相对危险度（RR）1.08，95%CI（0.91～1.28），P=0.39，无统计学意义。两组关节疼痛加权均数差（WMD）−12.40，95%CI（−14.55～−10.25），P＜0.00001；有统计学意义。

【证据荟萃】

※ Ⅱ级

桂枝附子汤及其加减方主要治疗肌肉骨骼系统和结缔组织疾病，如类风湿性关节炎等。

《伤寒论》与《金匮要略》原文中均以本方治疗风寒夹湿侵犯肌肉筋脉，且阳气虚弱者。证见，身体痛烦，不能自转侧，脉浮虚而涩等。高频病症类风湿性关节炎在某阶段的病机及临床表现可与之相符。临床研究和个案经验文献均支持肌肉骨骼系统和结缔组织疾病是其高频率、高级别证据分布的病症系统。类风湿性关节炎有1项B级证据，至少2项C级证据。

※ Ⅱ级

桂枝附子汤加味对照别嘌醇联合美洛昔康治疗类风湿性关节炎在改善血脂指标方面有一定优势。

桂枝附子汤加味对照益赛普治疗类风湿性关节炎在改善关节疼痛方面有一定优势。

【参考文献】

［1］朱丽臻.加味桂枝附子汤治疗慢性痛风性关节炎的临床及实验研究［D］.广州中医药大学，2009.

［2］邱联群，高伟，杨阳等.桂枝附子汤加味联合生物制剂治疗寒湿阻络型RA的疗效观察［J］.全国第十届中西医结合风湿病学术会议论文汇编，2012.

四、去桂加白术汤

【原文汇要】

《伤寒论》

伤寒八九日，风湿相搏，身体疼烦，不能自转侧，不呕，不渴，脉浮虚而涩者，桂枝附子汤主之。若其人大便坚，小便自利者，去桂加白术汤主之。（174）

去桂加白术汤方

附子三枚（炮，去皮，破） 白术四两 生姜三两（切） 甘草二两（炙） 大枣十二枚（擘）

上五味，以水六升，煮取二升，去滓，分温三服。初一服，其人身如痹，半日许复服之，三服都尽，其人如冒状，勿怪，此以附子、术，并走皮内，逐水气未得除，故使之耳。法当加桂四两，此本一方二法，以大便硬，小便自利，去桂也；以大便不硬，小便不利，当加桂。附子三枚恐多也，虚弱家及产妇，宜减服之。

《金匮要略》

伤寒八九日，风湿相搏，身体疼烦，不能自转侧，不呕不渴，脉浮虚而涩者，桂枝附子汤主之；若大便坚，小便自利者，去桂加白术汤主之。（23）

白术附子汤方

白术二两 附子一枚半（炮，去皮） 甘草一两（炙） 生姜一两半（切） 大枣六枚

上五味，以水三升，煮取一升，去滓，分温三服。一服觉身痹，半日许再服，三服都尽，其人如冒状，勿怪，即是术、附并走皮中，逐水气，未得除故耳。

【原文释义】

《伤寒论》

去桂加白术汤亦治"伤寒八九日，风湿相搏，身体痛烦，不能自转侧，不呕不渴，脉浮虚而涩者"；见症伴"大便坚，小便自利"。方中用炮附子辛热温通，无处不到；白术健脾燥湿，以气机流通则湿邪易化，湿去则余邪孤而易解，故用两药相伍，偏走肌肉关节，通阳运湿，以逐留着之风寒湿邪；生姜大枣甘草，辛甘发散，鼓舞营卫，助正达邪。且生姜辛温可助附子之通，大枣益液可防辛燥伤阴之弊，甘草甘缓，可缓本方之力，以利于因湿性之黏滞而难于骤化。

本方与桂枝附子汤相比，以"风湿相搏"，未累三焦决渎，故不用桂附相伍之重在流畅三焦气机，而用白术运湿布津，即用术附相伍，从容以逐肌肉关节留着之风寒湿邪。

本方煎服法后附言"一服觉身痹，半日许再服，三服都尽，其人如冒状"，乃系服药后反应，属于瞑眩现象，即"药不瞑眩、厥疾弗瘳"之意，故言"勿怪"。

《金匮要略》

白术附子汤治风湿在表兼表阳虚之证。余释同上。

【文献概况】

设置关键词为"白術附子湯""白术附子汤""去桂加白術湯""去桂加白术汤""桂枝附子去桂加白術湯""桂枝附子去桂加白术汤"，检索并剔重后，得到219篇相关文献，其中CBM、CNKI、VIP、WF分别为0篇、205篇、5篇、9篇。初步分类：临床研究3篇（1.4%）、个案经验14篇（6.4%）、实验研究7篇（3.2%）、理论研究184篇（84.0%）、其他11篇（5.0%）。在个案经验文献中，去桂加白术汤及其加减方的医案有14则。

【文献病谱】

1. 临床研究文献

共涉及3类病症系统、3个病症（表23-10）。

表23-10 去桂加白术汤临床研究文献病症谱

> 肌肉骨骼系统和结缔组织疾病（1个、1篇）
> 西医疾病：类风湿性关节炎1
> 消化系统疾病（1个、1篇）
> 西医疾病：老年性便秘1
> 肿瘤（1个、1篇）
> 西医疾病：乳腺癌伴骨转移1

2. 个案经验文献

共有6类病症（证）系统、12个病症（证）、14则医案（表23-11）。

表23-11 去桂加白术汤个案经验文献病症（证）谱

> 肌肉骨骼系统和结缔组织疾病（5个、6则）
> 西医疾病：骨性关节炎2，类风湿性关节炎1，颈椎病1，肩关节周围炎1，肌筋膜炎1
> 循环系统疾病（2个、3则）
> 西医疾病：风湿性关节炎2，急性风湿热1
> 泌尿生殖系统疾病（1个、1则）
> 西医疾病：肾萎缩1
> 妊娠、分娩和产褥期疾病（1个、1则）
> 西医疾病：妊娠期诸症（恶阻）1
> 损伤、中毒和外因的某些其他后果（1个、1则）
> 西医疾病：外伤后诸症（膝关节外伤后创伤性膝关节慢性滑膜炎）1
> 中医病证（2个、2则）
> 水肿1，痹证1

按文献病症种类和医案则数多少排序，西医病症系统中，肌肉骨骼系统和结缔组织疾病均居首位（图 23-7）。各系统病症中，医案数位居前列（至少为 2）的病症有：骨性关节炎、风湿性关节炎。

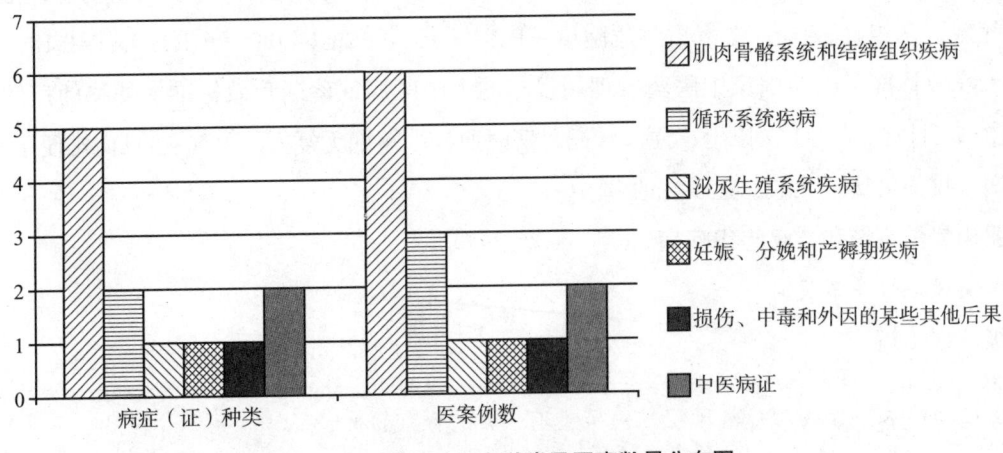

图 23-7 病症（证）种类及医案数量分布图

3. 比较研究

临床研究和个案经验文献比较，两者在文献和病证数量上，肌肉骨骼系统和结缔组织疾病是共有的高频病症系统。

【证据分级】

临床研究文献证据

截至目前，去桂加白术汤及其加减方临床研究文献证据等级为：B 级 1 篇、C 级 1 篇、D 级 1 篇。详细情况见表 23-12。

表 23-12 临床研究文献证据等级分布情况

证据等级	病症（证）
B 级	乳腺癌（骨转移）
C 级	便秘（老年性）
D 级	类风湿性关节炎

【证据示例】

1. 消化系统疾病

（1）便秘（老年性）

C 级证据 1 篇。

> 去桂加白术汤联合穴位注射对照果导片治疗老年性便秘在临床总有效率上无明显优势（C）

朱初良等[1]实施的一项临床随机对照试验，样本量为 84 例。试验组、对照组各 42 例。试验组采用白术附子汤联合穴位注射治疗。①白术附子汤组成：制附子 10g（先煎）、白术 6g、生姜 4.5g、炙甘草 3g、大枣 6 枚。②穴位注射。取穴：双侧大肠腧或足三里穴。药物：黄芪注射液。操作：备一次性 5mL 注射器，抽取黄芪注射液 2mL，放置备用；穴位常规消毒后，进针适当深度，提插得气后回抽无血，再缓慢注入药液，每穴 1mL。出针后用无菌干棉球按压针孔，以防出血。大肠腧和足三里交替进行，隔日 1 次。对照组采用果导片每次 0.1g，每日 2 次。两组均连续治疗 4 周后观察疗效。两组比较，治愈率相对危险度（RR）1.11，95%CI（0.95 ～ 1.31），P=0.18，无统计学意义（疗效标准：参照国家中医药管理局发布的《中医病证诊断疗效标准》便秘的疗效评定标准。治愈：2 日以内排便 1 次以上，便质转润，解时通畅，短期无复发。好转：3 日内排便 1 次以上，便质转润，排便欠畅。无效：症状无改善）。

2. 肌肉骨骼系统和结缔组织疾病

（1）类风湿性关节炎

D 级证据 1 篇。

> 去桂加白术汤加减治疗类风湿性关节炎有一定疗效（D）

刘锦龙等[2]实施的一项临床病例观察，样本量 87 例。制附子 15g（先煎 30 分钟），炒白术 20g，生姜 10g，大枣 12 枚，甘草 6g，桂枝 12g，黄芪 20g。水煎服，加水 600mL，熬 3 次成 300mL，每日 2 次，15 天为 1 疗程，平均约 2 ～ 3 个疗程。治疗结果：缓解 12 例，占 13.8%；显效 43 例，占 49.4%；好转 29 例，占 33.3%；无效 3 例，占 3.4%。总有效率 96.6%。

【证据提要】

去桂加白术汤及其加减方临床证据匮乏，少量证据提示可以用于治疗老年性便秘、类风湿性关节炎、乳腺癌合并骨转移、风湿性关节炎、骨性关节炎、痹证等。

【参考文献】

［1］朱初良，宁庆云.白术附子汤联合穴位注射治疗阳虚型老年性功能性便秘 42 例临床观察［J］.中医中药，2013，3（10）：97-98.

［2］刘锦龙，贾秀华.白术附子汤加味治疗风湿痹证 87 例［J］.中华实用中西医杂志，2007，20（7）：566.

五、甘草附子汤

【原文汇要】

《伤寒论》

风湿相搏，骨节疼烦，掣痛不得屈伸，近之则痛剧，汗出短气，小便不利，恶风不欲去衣，或身微肿者，甘草附子汤主之。（175）

甘草附子汤方

甘草二两（炙）　白术二两　附子二枚（炮，去皮，破）　桂枝四两（去皮）

上四味，以水六升，煮取三升，去滓。温服一升，日三服。

《金匮要略》

风湿相搏，骨节疼烦，掣痛不得屈伸，近之则痛剧，汗出短气，小便不利，恶风不欲去衣，或

身微肿者，甘草附子汤主之。（24）

（方药同上）

煎服法：初服得微汗则解，能食，汗出复烦者，服五合。恐一升多者，服六七合为妙。

【原文释义】

《伤寒论》

甘草附子汤治疗风湿相搏，湿邪阻滞阳气流行，病及肌肉关节；或阳气内外皆虚的寒湿痹。症见"骨节疼烦掣痛，不得屈伸，近之则痛剧，汗出短气，小便不利，恶风不欲去衣，或身微肿者"。治当通阳祛湿，从表解邪。方中用附子桂枝同用，辛通阳气，流畅气机以外达肌表，以逐在表之邪；附子白术同用，通阳运湿，以逐留着之邪；以病系风寒湿合邪凝阻滞留关节，驱之太急，反邪不能去，故本方用甘草有甘缓药力，从容驱邪之意。

《金匮要略》释文同上。

【文献概况】

设置关键词为"甘草附子湯""甘草附子汤"，检索并剔重后，得到245篇相关文献，其中CBM、CNKI、VIP、WF分别为4篇、168篇、41篇、32篇。初步分类：临床研究13篇（5.3%）、个案经验32篇（13.1%）、实验研究50篇（20.4%）、理论研究95篇（38.8%）、其他55篇（22.4%）。在个案经验文献中，甘草附子汤及其加减方的医案有49则。

【文献病谱】

1.临床研究文献

共涉及3类病症（证）系统、6个病症（证）（表23-13）。

表23-13 甘草附子汤临床研究文献病症（证）谱

➢ 肌肉骨骼系统和结缔组织疾病（4个、9篇）
西医疾病：膝关节炎5，类风湿性关节炎2，强直性脊柱炎1，坐骨神经痛1
➢ 循环系统疾病（1个、1篇）
西医疾病：风湿性关节炎1
➢ 中医病证（1个、3篇）
痹证3（未特指2、风寒湿1）

2.个案经验文献

共有11类病症（证）系统、31个病症（证）、49则医案（表23-14）。

表23-14 甘草附子汤个案经验文献病症（证）谱

➢ 循环系统疾病（5个、14则）
西医疾病：风湿性关节炎10，血栓闭塞性脉管炎1，冠心病1，高血压病1，肺源性心脏病1
➢ 肌肉骨骼系统和结缔组织疾病（5个、7则）
西医疾病：类风湿性关节炎2（脊柱炎1、未特指1），腰椎间盘突出症2，风湿性肩关节周围炎1，膝关节炎1
西医症状：关节痛（全身）1
➢ 泌尿生殖系统疾病（4个、4则）
西医疾病：肾病综合征1，慢性肾小球肾炎1，泌尿系结石（肾）1，不孕症1

续表

> **消化系统疾病**（3 个、4 则）
  西医疾病：胃下垂合并胃及十二指肠溃疡 1
  西医症状：便血 2，呕吐合并腹泻 1
> **呼吸系统疾病**（2 个、2 则）
  西医症状：支气管哮喘 1，过敏性鼻炎 1
> **妊娠、分娩和产褥期**（2 个、2 则）
  中医疾病：妊娠期诸症（恶阻）1，产褥期诸症（发痉）1
> **神经系统疾病**（1 个、2 则）
  西医症状：感觉异常 2（皮肤局部麻木 1、手麻 1）
> **血液及造血器官疾病和某些涉及免疫机制的疾患**（1 个、1 则）
  西医疾病：嗜酸粒细胞增多 1
> **某些传染病和寄生虫病**（1 个、1 则）
  西医疾病：蛔虫病（蛔厥）1
> **肿瘤**（1 个、1 则）
  西医疾病：恶性组织细胞病 1
> **中医病证**（6 个、11 则）
  痹证 5（风寒湿 3、骨 1、合并发热 1），汗证 2（自 1、多 1），发热（长期低）1，头痛 1，气厥 1，水肿（特发性）1

按文献病症种类和医案则数多少排序，西医病症系统中，循环系统疾病均居首位（图 23-8）。各系统病症（证）中，医案数位居前列（至少为 2）的病症（证）有：风湿性关节炎、腰痛、类风湿性关节炎、腰椎间盘突出症、感觉异常、便血、痹证、汗证。

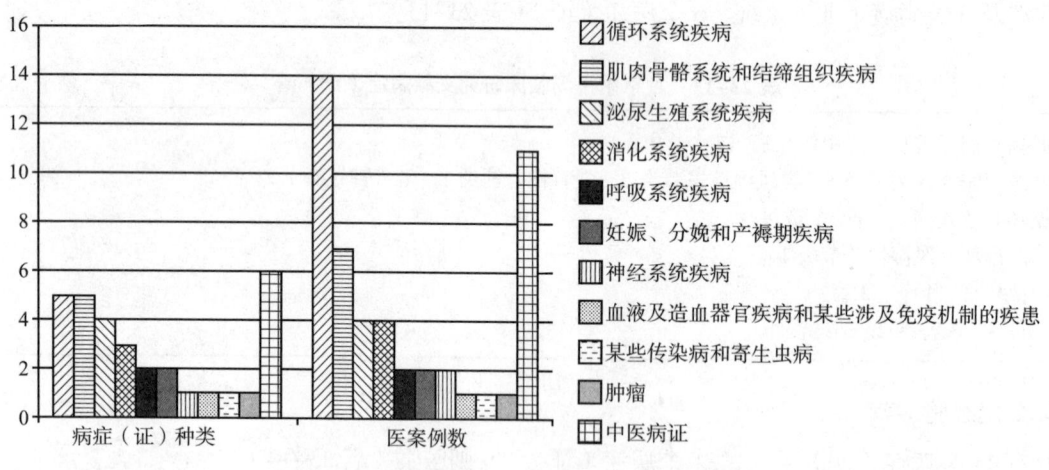

图 23-8　病症（证）种类及医案数量分布图

3. 比较研究

临床研究和个案经验文献比较，两者在文献和病症数量上，肌肉骨骼系统和结缔组织疾病均居前列，是共有的高频病症系统。在具体病症（证）上，类风湿性关节炎、痹证等是共有高频病症（证）。

【证据分级】

临床研究文献证据

截至目前，甘草附子汤及其加减方临床研究文献证据等级为：C 级 7 篇、D 级 6 篇。详细情况见表 23-15。

表 23-15 临床研究文献证据等级分布情况

证据等级	病症（证）
C 级	膝关节骨性关节炎伴关节积液、类风湿性关节炎、风湿性关节炎、强直性脊柱炎
D 级	类风湿性关节炎、坐骨神经痛、踝关节炎、痹证

【证据示例】

1. 肌肉骨骼系统和结缔组织疾病

（1）类风湿性关节炎

C 级证据 1 篇，D 级证据 1 篇。

> 甘草附子汤加减对照甲氨蝶呤治疗类风湿性关节炎在临床总有效率方面有一定疗效优势（C）

曹江山等[1] 实施的一项临床随机对照试验。样本量为 68 例。试验组、对照组各 34 例。其中试验组予甘草附子汤治疗。甘草附子汤：熟附子 20～30g，生甘草 12g，桂枝 12g，白术 30g。汗出气短者，加防己 12g、黄芪 40g。恶风喜温者，加红参 10g、白芍 30g。加水至 1000mL，煎取 600mL，1 剂 / 日，分 3 次温服，3 个月为 1 个疗程。对照组予甲氨蝶呤（MTX），肌肉注射，每次 15 mg，1 次 / 周，3 个月为 1 个疗程。2 个疗程后两组临床总有效率相对危险度（RR）1.47，95%CI（1.05～2.06），P=0.02，有统计学意义［疗效标准：参照《中药新药临床研究指导原则》拟定，临床改善：以下 6 项符合 4 项或以上，①晨僵时间 < 15 min；②关节无疼痛；③关节无压痛；④关节无肿胀；⑤无乏力；⑥魏氏法 ESR，男 < 20mm/h、女 30mm/h。显效：以下 6 项符合 4 项或以上，①晨僵时间；②关节疼痛和压痛数；③关节肿胀数；④双手握力；⑤ ESR 和 C- 反应蛋白，5 项各项进步 50%，ESR、C- 反应蛋白按（治疗前值－治疗后值）/（治疗前值－正常值）计算；⑥ RF 滴度下降两个稀释度或以上。有效：以上 6 项有 3 项符合。无效：以上 6 项符合者 < 3 项］。

2. 中医病证

（1）痹证

D 级证据 3 篇。

> 甘草附子汤加减治疗痹证有一定疗效（D）

于虹等[2] 实施的一项临床病例观察，样本量为 66 例。采用甘草附子汤加减治疗，组成：附子、白术、桂枝、甘草各 10g。风盛则配麻黄加术汤；湿盛加薏米 20g、木瓜 15g；寒盛加重附子 10～20g、肉桂 10g；气血不足加党参 20g、黄芪 50g、当归 20g；肝肾亏虚加川断、桑寄生、狗脊、杜仲各 15g；上肢痛甚加羌活、姜黄、桑枝各 10g；下肢痛甚加牛膝 15g、鸡血藤 25g；关节肿胀加苍术、木瓜各 15g；有瘀滞加三七粉 5g、乳香 10g、没药 10g。日服 1 剂，15 天为 1 疗程。治疗结果及疗效标准:（根据辽宁省卫生厅 1982 年规定的风湿病治疗标准）痊愈：关节肿痛消失，活动自如，血沉、"抗 O" 降至正常 51 例。显效：关节疼痛减轻，"抗 O" 降至 500U 以下，血沉明显下降，肢体功能活动基本恢复 11 例。无效：治疗 3 个疗程，症状、功能及"抗 O"、血沉无改变 4 例。总有效率 93%，其中治愈率 72%，在 1 ～ 2 疗程之内痊愈，坐骨神经痛 2 个疗程之内痊愈 35 例，腰脱病例 1 个疗程内好转，顽痹也能在治疗 2 个疗程后缓解。

【证据荟萃】

※ Ⅲ级

甘草附子汤及其加减方可以治疗肌肉骨骼系统和结缔组织疾病，如类风湿性关节炎、痹证等。

《伤寒论》与《金匮要略》原文中均以本方治疗风湿并重，表里阳虚之痹证，其临床主要表现为骨节疼痛，汗出恶风、身肿、小便不利等。类风湿性关节炎、痹证等高频病症在某阶段的病机及临床表现可与之相符。临床研究和个案经验文献均支持肌肉骨骼系统和结缔组织疾病是其高频率、高级别证据分布的病症系统。类风湿性关节炎、痹证已分别有至少 2 项 D 级证据。

※ Ⅲ级

甘草附子汤加减对照甲氨蝶呤治疗类风湿性关节炎在临床总有效率方面有一定疗效优势。

甘草附子汤加减治疗痹证有一定疗效。

【参考文献】

[1] 曹江山，庄贺，侯王君，等.甘草附子汤治疗类风湿关节炎 34 例临床观察 [J].中医药导报，2013,19（5）：35-37.

[2] 于虹，杜惠莲.甘草附子汤加味治疗痹证 66 例 [J].辽宁中医杂志，2003，30（10）：830.

六、白虎加人参汤

【原文汇要】

《伤寒论》

服桂枝汤，大汗出后，大烦渴不解，脉洪大者，白虎加人参汤主之。（26）

伤寒若吐若下后，七八日不解，热结在里，表里俱热，时时恶风，大渴，舌上干燥而烦，欲饮水数升者，白虎加人参汤主之。（168）

伤寒无大热，口燥渴，心烦，背微恶寒者，白虎加人参汤主之。（169）

伤寒脉浮，发热无汗，其表不解，不可与白虎汤。渴欲饮水，无表证者，白虎加人参汤主之。（170）

若渴欲饮水，口干舌燥者，白虎加人参汤主之。（222）

白虎加人参汤方

知母六两　石膏一斤（碎）　甘草二两（炙）　人参二两　粳米六合

上五味，以水一斗，煮米熟汤成，去滓，温服一升，日三服。

《金匮要略》

太阳中热者，暍是也。汗出恶寒，身热而渴，白虎加人参汤主之。（26）

渴欲饮水，口干舌燥者，白虎加人参汤主之。（12）

白虎加人参汤方

知母六两　石膏一斤（碎）　甘草二两　人参三两　粳米六合

上五味，以水一斗，煮米熟汤成，去滓，温服一升，日三服。

【原文释义】

《伤寒论》

白虎加人参汤主治太阳或阳明病误治后，津伤气耗，致邪从热化，邪热深入阳明气分者。症见，大汗出，大烦渴不解，渴欲饮水，心烦，伴见时时恶风或背微恶寒，脉洪大。治法：辛寒清热，益气生津。白虎加人参汤是由白虎汤加人参而成，以白虎汤直清阳明燥热，同时加入人参益气生津。

《金匮要略》

白虎加人参汤主治伤暑热盛津伤者。症见，汗出恶寒，身热而渴，口舌干燥等表现；本证以白虎汤清热存津，加人参益气保津液。

【文献概况】

设置关键词为"白虎加人参湯""白虎加人参汤""白虎加参湯""白虎加参汤"，检索并剔重后，得到 419 篇相关文献，其中 CBM、CNKI、VIP、WF 分别为 57 篇、286 篇、18 篇、58 篇。初步分类：临床研究 37 篇（8.8%，缺少 4 篇文献未包括在其中）、个案经验 68 篇（16.2%，缺少 7 篇文献未包括在其中）、实验研究 33 篇（7.9%）、理论研究 227 篇（54.2%）、其他 54 篇（12.9%）。在个案经验文献中，白虎加人参汤及其加减方的医案有 78 则。

【文献病谱】

1. 临床研究文献

共涉及 8 类病症（证）系统、14 个病症（证）（表 23-16）。

表 23-16　白虎加人参汤临床研究文献病症（证）谱

➤ **内分泌、营养和代谢疾病（2 个、21 篇）**
西医疾病：糖尿病 20（Ⅱ型 13、未特指 5、合并视网膜病变 1、伴汗出异常 1），糖尿病性酮症酸中毒 1

➤ **某些传染病和寄生虫病（2 个、3 篇）**
西医疾病：脓毒败血症 2，小儿病毒性肠炎 1

➤ **肿瘤（2 个、3 篇）**
西医疾病：癌性发热 2，肝癌（栓塞后综合征）1

➤ **呼吸系统疾病（2 个、2 篇）**
西医疾病：肺炎（下呼吸道多重耐药菌感染）1
西医症状：扁桃体肿大 1

➤ **消化系统疾病（1 个、1 篇）**
西医疾病：口腔溃疡 1

➤ **皮肤和皮下组织疾病（1 个、1 篇）**
西医疾病：特应性皮炎 1

➤ **妊娠、分娩和产褥期（1 个、1 篇）**
西医疾病：产褥期诸症（中暑）1

➤ **中医病证（3 个、5 篇）**
发热 3（中枢性 2、顽固性 1），消谷善饥 1，汗证（自）1

西医病症系统中，内分泌、营养和代谢疾病在病症种类与文献数量上均居首位（图23-9）。各系统病症（证）中，频数位居前列（至少为3）的病症（证）有：糖尿病、发热。

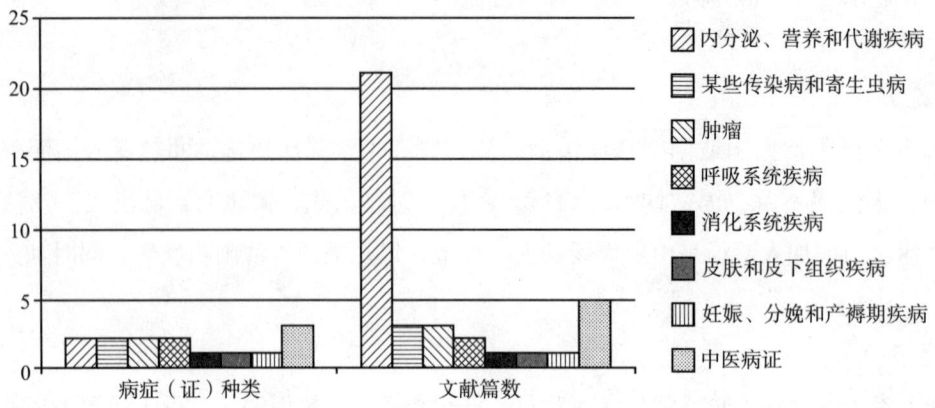

图 23-9　病症（证）种类及文献数量分布图

2. 个案经验文献

共有14类病症（证）系统、32个病症（证）、78则医案（表23-17）。

表 23-17　白虎加人参汤个案经验文献病症（证）谱

> 某些传染病和寄生虫病（5个、7则）
西医疾病：脊髓灰质炎后遗症2，流行性出血热2，肺结核（伴盗汗干咳）1，病毒性脑膜脑炎1，败血症1
> 内分泌、营养和代谢疾病（3个、12则）
西医疾病：糖尿病9（未特指7、Ⅱ型1、伴头汗1），甲状腺危象（甲亢术后）2，尿崩症1
> 呼吸系统疾病（3个、8则）
西医疾病：肺炎6（合并心力衰竭3、重症2、间质性1），上呼吸道感染1
中医疾病：肺痈1
> 皮肤和皮下组织疾病（2个、3则）
西医疾病：瘙痒症（外阴）2，痤疮1
> 肿瘤（2个、3则）
西医疾病：癌性发热2，肺癌（合并感染）1
> 精神和行为障碍（2个、2则）
西医疾病：焦虑症1，精神性烦渴1
> 泌尿生殖系统疾病（2个、2则）
西医疾病：不孕症（输卵管不通）1
中医疾病：癃闭1
> 妊娠、分娩和产褥期（1个、11则）
西医疾病：产褥期诸症11（发热6、高热4、股骨头坏死1）
> 循环系统疾病（1个、2则）
西医疾病：脑卒中2
> 肌肉骨骼系统和结缔组织疾病（1个、1则）
西医疾病：混合性结缔组织病1
> 神经系统疾病（1个、1则）
西医疾病：植物神经功能紊乱1
> 损伤、中毒和外因的某些其他后果（1个、1则）
西医疾病：中暑1

> **消化系统疾病（1个、1则）**
> 西医症状：腹泻 1
> **中医病证（7个、24则）**
> 消渴 9，发热 7（高热 5、未特指 2），阳明病 3（气分热盛 1、经府俱实证 1、郁热 1），汗证（自）2，风温 1，暑温夹湿 1，太阳病误汗证 1

　　按文献病症种类和医案则数多少排序，西医病症系统中，妊娠、分娩和产褥期、内分泌、营养和代谢疾病为高频病症系统（图 23-10）。各病症（证）系统中，中医病证在病证种类和医案则数上均居首位。各系统病症（证）中，医案数位居前列（至少为 5）的病症（证）有：糖尿病、肺炎、产褥期诸症、消渴、发热。

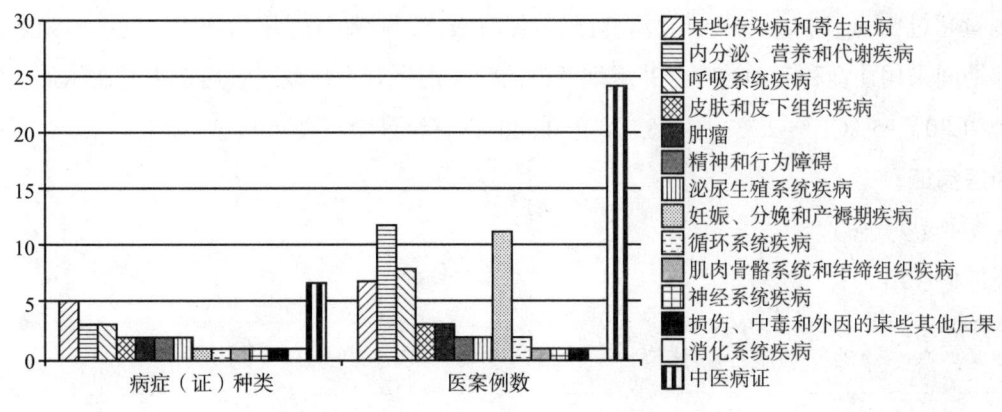

图 23-10　病症（证）种类及医案数量分布图

3. 比较研究

　　临床研究和个案经验文献比较，两者在文献和病症数量上，内分泌、营养和代谢疾病均居前列，是共有的高频病症系统。在具体病症（证）上，糖尿病、发热是共有高频病症（证）。

【证据分级】

临床研究文献证据

　　截至目前，白虎加人参汤及其加减方临床研究文献证据等级为：B 级 2 篇、C 级 17 篇、D 级 18 篇。详细情况见表 23-18。

表 23-18　临床研究文献证据等级分布情况

证据等级	病症（证）
B 级	癌性发热、糖尿病（Ⅱ型）
C 级	癌性发热、脓毒败血症、肺炎（下呼吸道多重耐药菌感染）、糖尿病（Ⅱ型、合并出汗异常、未特指）、扁桃体肿大
D 级	糖尿病（Ⅱ型、合并视网膜病变、未特指）、糖尿病性酮症酸中毒、特应性皮炎、口腔溃疡、汗证（自汗）、肝癌（栓塞后综合征）、病毒性肠炎（小儿）、消谷善饥、产褥期诸症（中暑）、发热（中枢性高热、未特指）

【证据示例】

1. 内分泌、营养和代谢疾病

（1）糖尿病（Ⅱ型）

B 级 1 篇，C 级 9 篇，D 级 3 篇。

> 白虎加人参汤配合格列吡嗪对照单用格列吡嗪干预糖尿病（Ⅱ型）在降低餐后血糖方面有优势（B）

游龙等[1]实施的一项临床随机对照试验，样本量为 80 例。其中试验组、对照组各 40 例。试验组口服白虎加人参汤：知母、石膏、人参、粳米。每袋 200mL，1 袋 / 次，2 次 / 日，温服。同时予格列吡嗪每次 5mg，1 次 / 日，早餐前 30min 口服。根据血糖水平调整用量，最大剂量 20mg/d，当每天剂量超过 15mg 时，分 3 次口服。对照组仅口服格列吡嗪片，用量和用法同试验组。两组患者在治疗期间采用饮食和运动治疗，并戒烟酒，治疗 4 周后观察疗效。餐后 2 小时血糖加权均数差（WMD）–1.80，95%CI（–2.73 ～ –0.87），P=0.0001，有统计学意义。

2. 中医病证

（1）发热

D 级证据 3 篇。

> 白虎加人参汤治疗颅脑外伤引起的中枢性高热有一定疗效（D）

宾湘义[2]实施的一项临床病例观察，样本量为 29 例。全部病例有头颅外伤史，均经 CT、X 线检查证实。伤后或术后 24 小时内体温持续在 39.0℃以上。方药：生石膏 150g（研细先煎），粳米 50g（先煎），知母 15g，人参 10g，甘草 10g。用法：1 剂 / 日，水煎 3 次取药液 450mL，分早中晚 3 次服。意识障碍者鼻饲，5 天为 1 个疗程。治疗结果：显效 21 例，有效 7 例，无效 1 例（疗效标准：①显效：服药后每日体温维持在 36.0℃～ 37.5℃之间。②有效：服药后每日体温维持在 37.6℃～ 38.5℃之间。③无效：服药后每日体温仍在 39.0℃以上）。

【证据荟萃】

※ Ⅱ级

白虎加人参汤及其加减方主要治疗内分泌、营养和代谢疾病，如Ⅱ型糖尿病等。

※ Ⅲ级

白虎加人参汤及其加减方可以治疗某些中医病证，如发热等。

《伤寒论》原文用白虎加人参汤治疗太阳或阳明病误治后，气津两伤导致的病证，证见，大汗出，大烦渴不解，渴欲饮水，伴见时时恶风或背微恶寒等；以白虎汤辛寒直清阳明燥热，加人参益气生津液。《金匮要略》原文中白虎加人参汤主治伤暑热盛津伤者。证见，汗出恶寒，身热而渴等表现；以白虎汤清热存津，加人参益气保津液。Ⅱ型糖尿病、发热等高频病症（证）在某阶段的病机及临床表现可与之相符。临床研究和个案经验文献均支持内分泌、营养和代谢疾病，中医病证是其高频率、高级别证据分布的病症系统。Ⅱ型糖尿病已有 1 项 B 级证据。

※ Ⅱ级

白虎加人参汤配合格列吡嗪对照单用格列吡嗪干预糖尿病（Ⅱ型）在降低餐后血糖方面有优势。

※ Ⅲ级

白虎加人参汤治疗颅脑外伤引起的中枢性高热有一定疗效。

【参考文献】

[1]游龙，白会玲，谷艳丽.白虎加人参汤联合降糖药治疗 2 型糖尿病疗效观察［J］.现代中西医结合杂志，2009，18（19）：2286-2287.

[2]宾湘义.白虎加人参汤治疗中枢性高热 29 例［J］.中医研究，1999，12（01）：45-46.

七、甘草泻心汤

【原文汇要】

《伤寒论》

伤寒中风，医反下之，其人下利日数十行，谷不化，腹中雷鸣，心下痞硬而满，干呕心烦不得安，医见心下痞，谓病不尽，复下之，其痞益甚，此非结热，但以胃中虚，客气上逆，故使硬也，甘草泻心汤主之。（158）

甘草泻心汤方

甘草四两（炙） 黄芩三两 干姜三两 半夏半升（洗） 大枣十二枚（擘） 黄连一两

上六味，以水一斗，煮取六升，去滓，再煎取三升，温服一升，日三服。

《金匮要略》

狐惑之为病，状如伤寒，默默欲眠，目不得闭，卧起不安，蚀于喉为惑，蚀于阴为狐，不欲饮食，恶闻食臭，其面目乍赤、乍黑、乍白。蚀于上部则声喝，甘草泻心汤主之。（10）

甘草泻心汤方

甘草四两 黄芩 人参 干姜各三两 黄连一两 大枣十二枚 半夏半升

上七味，水一斗，煮取六升，去滓，再煎，温服一升，日三服。

【原文释义】

《伤寒论》

甘草泻心汤主治太阳病误下后，邪陷心下，心下气机痞结，心包阳热不能下达而上热；脾阳虚不司升运致寒热错杂痞，兼水谷不化者。症见心下痞满而硬，心烦呕逆，肠鸣，下利频作，而见不消化食物，舌苔或白或黄多滑腻，脉濡或弦缓等。治法：寒热并投，开通心下气机，健脾和胃。本方由半夏泻心汤加重炙甘草用量而成。方中用干姜、半夏辛温，开通心下气机痞结；黄芩、黄连苦寒以清上郁之热，即辛开苦降，开通心下气机之痞结。重用炙甘草，并以之名方，取其甘温补中，健脾和胃，为方中主药；佐大枣甘温补中，扶正达邪；且炙甘草还可缓下利之迫急，伍大枣益阴液。

《金匮要略》

狐惑病是湿热化生虫毒所致，临床类似伤寒证，但伴湿热内扰的默默欲眠，目不得闭，卧起不安等症状；及湿热内蕴，胃气失和的蚀于阴为狐，不欲饮食，恶闻食臭；正邪相争的面目乍赤、乍黑、乍白；或虫毒上蚀咽喉的声音嘶哑症；或虫毒下蚀的前后二阴溃疡症等。方中生甘草为主药，配以黄芩、黄连清热解毒，干姜、半夏辛燥化湿，人参、大枣和胃扶正，共奏清热燥湿，和中解毒之毒。

【文献概况】

设置关键词为"甘草瀉心湯""甘草泻心汤"，检索并剔重后，得到855篇相关文献，其中CBM、CNKI、VIP、WF分别为0篇、783篇、24篇、48篇。初步分类：临床研究145篇（17.0%）、个案经验210篇（24.6%）、实验研究23篇（2.7%）、理论研究172篇（20.1%）、其他305篇（35.7%）。在个案经验文献中，甘草泻心汤及其加减方的医案有331则。

【文献病谱】

1.临床研究文献

共涉及11类病症（证）系统、31个病症（证）（表23-19）。

表23-19 甘草泻心汤临床研究文献病症（证）谱

➤ 消化系统疾病（14个、84篇）

西医疾病：口腔溃疡51（未特指27、复发性21、小儿3），消化性溃疡6，胃炎5（慢性3、慢性萎缩性1、未特指1），反流性食管炎4，溃疡性结肠炎4，肠炎4(慢性结肠2、伪膜性2)，肠易激综合征2，急性胃肠炎2，口腔扁平苔癣1，球菌性口炎1，倾倒综合征1，功能性消化不良1

西医症状：腹泻1，呕吐1

➤ 某些传染病和寄生虫病（6个、11篇）

西医疾病：艾滋病4（合并：口腔念珠菌病3、口腔溃疡1），带状疱疹2，幽门螺杆菌相关性胃炎2，生殖器复发性念珠菌病1，生殖器疱疹1，手足口病1

➤ 皮肤和皮下组织疾病（2个、2篇）

西医疾病：湿疹1，药物性荨麻疹1

➤ 肌肉骨骼系统和结缔组织疾病（1个、29篇）

西医疾病：白塞病29（未特指28、眼型1）

➤ 内分泌、营养和代谢疾病（1个、2篇）

西医疾病：糖尿病（合并胃轻瘫）2

➤ 肿瘤（1个、1篇）

西医疾病：化疗后不良反应（胃肠道反应）1

➤ 损伤、中毒和外因的某些其他后果（1个、1篇）

西医疾病：药物不良反应（过敏）1

➤ 呼吸系统疾病（1个、1篇）

西医疾病：小儿病毒性肺炎1

➤ 精神和行为障碍（1个、1篇）

西医疾病：胃肠神经官能症1

➤ 泌尿生殖系统疾病（1个、1篇）

西医疾病：急性盆腔炎1

➤ 中医病证（2个、12篇）

狐惑病7，不寐5（未特指3、老年性2）

西医病症系统中，消化系统疾病在病症种类与文献数量上均居首位（图23-11）。各系统病症（证）中，频数位居前列（至少为5）的病症（证）有：口腔溃疡、消化性溃疡、白塞病、狐惑病。

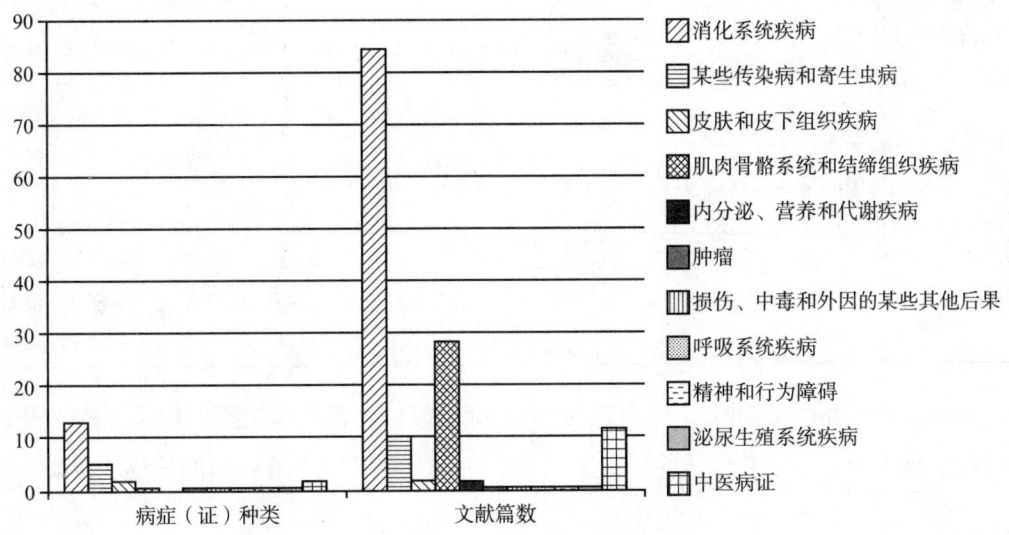

图23-11 病症（证）种类及文献数量分布图

2. 个案经验文献

共有13类病症（证）系统、47个病症（证）、331则医案（表23-20）。

表23-20 甘草泻心汤个案经验文献病症（证）谱

➤ **消化系统疾病（13个、124则）**

西医疾病：口腔溃疡66（未特指34、复发性32），胃炎15（慢性5、慢性表浅性4、慢性萎缩性3、糜烂性2、急性1），口腔扁平苔藓8（未特指5、顽固性3），肠炎3（急性重症1、慢性1、慢性结肠炎急性发作1），溃疡性结肠炎2，胃肠炎2，肠易激综合征2（腹泻型1、未特指1），胃肠功能紊乱（术后）1，肝硬化（伴腹水）1

西医症状：腹泻14（未特指9、慢性2、小儿1、秋季1、急性1），便秘6（功能性3、未特指3），呕吐3（未特指2、干呕1），胃痛1

➤ **肿瘤（5个、6则）**

西医疾病：化疗后不良反应（口腔溃疡）2，宫颈癌1，舌癌1，贲门癌（便血）1，食道癌1

➤ **皮肤和皮下组织疾病（4个、8则）**

西医疾病：湿疹3（慢性1、阴部1、未特指1），瘙痒症（外阴）2，银屑病2，扁平苔藓1

➤ **精神和行为障碍（3个、6则）**

西医疾病：神经衰弱3，胃肠神经官能症2，梦游1

➤ **泌尿生殖系统疾病（3个、5则）**

西医疾病：盆腔炎3（急性2、慢性1）

西医症状：子宫出血1，乳头瘙痒1

➤ **某些传染病和寄生虫病（3个、3则）**

西医疾病：带状疱疹后遗症（神经痛）1，疱疹1，鹅口疮1

➤ **肌肉骨骼系统和结缔组织疾病（2个、94则）**

西医疾病：白塞病89（未特指88、合并多脏器损伤1），干燥综合征5（未特指3、原发性2）

➤ **内分泌、营养和代谢疾病（2个、9则）**

西医疾病：低钾血症5，糖尿病4（伴皮肤瘙痒2、合并胃轻瘫2）

> **呼吸系统疾病**（2个、4则）
>   西医疾病：慢性咽炎 1
>   西医症状：咳嗽 3
> **循环系统疾病**（1个、3则）
>   西医疾病：心律失常 3（窦性心动过缓 1、房颤 1、室早 1）
> **妊娠、分娩和产褥期**（1个、1则）
>   西医疾病：产褥期诸症（胃肠炎）1
> **损伤、中毒和外因的某些其他后果**（1个、1则）
>   西医疾病：药物不良反应（过敏）1
> **中医病证**（7个、67则）
>   狐惑病 55，痞满 3（心下痞 1、虚痞 1、未特指 1），发热 3（高 2、未特指 1），腹胀 2，不寐 2，畏寒 1，胃脘痛 1

按文献病症种类和医案则数多少排序，西医病症系统中，消化系统疾病均居首位（图 23-12）。各系统病症（证）中，医案数位居前列（至少为 10）的病症（证）有：口腔溃疡、胃炎、白塞病、狐惑病。

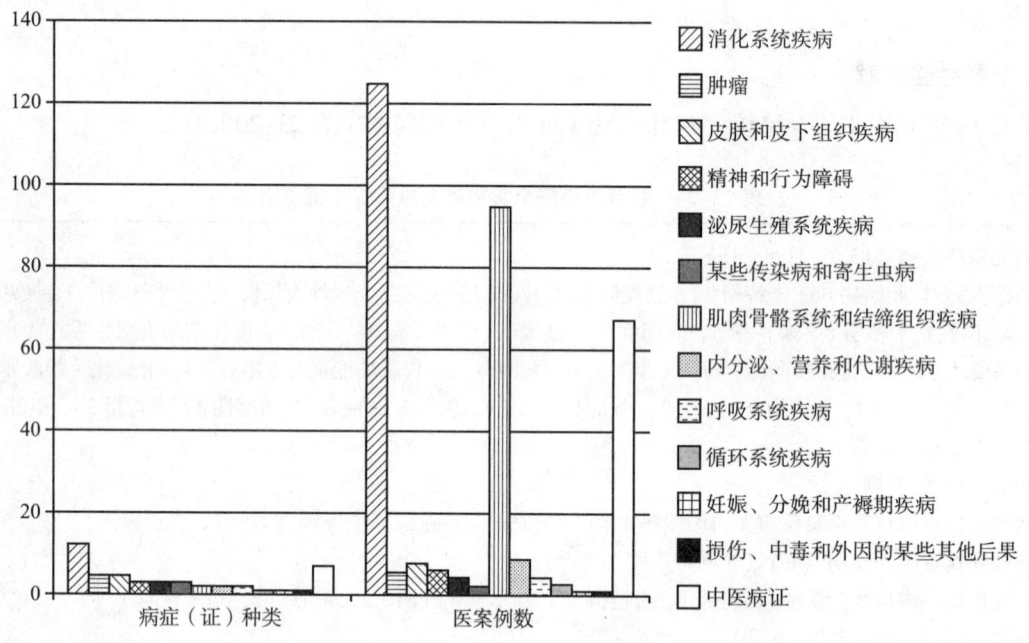

图 23-12　病症（证）种类及医案数量分布图

3. 比较研究

临床研究和个案经验文献比较，两者在文献和病症数量上，消化系统疾病、肌肉骨骼系统和结缔组织疾病均为高频病症系统。在具体病症（证）上，白塞病、狐惑病是共有病症（证）。

【证据分级】

临床研究文献证据

截至目前，甘草泻心汤及其加减方临床研究文献证据等级为：B 级 4 篇、C 级 58 篇、D 级 83 篇。详细情况见表 23-21。

表 23-21　临床研究文献证据等级分布情况

证据等级	病症（证）
B 级	不寐（老年性）、口腔溃疡、糖尿病（合并胃轻瘫）、胃炎（慢性萎缩性）
C 级	艾滋病（合并口腔念珠菌病）、白塞病、便秘（功能性）、不寐、肠炎（伪膜性）、溃疡性结肠炎、反流性食管炎、化疗后不良反应（口腔溃疡）、口腔扁平苔癣、口腔溃疡（复发性）、口炎（球菌性口炎）、霉菌感染（生殖器复发性念珠菌病）、呕吐、消化不良（功能性）、消化性溃疡、幽门螺杆菌相关性胃炎、带状疱疹、手足口病
D 级	艾滋病（伴口腔溃疡）、白塞病（眼型）、肠炎（慢性结肠）、肠易激综合征、放疗后不良反应（口腔溃疡）、肺炎（小儿病毒性）、腹泻、狐惑病、化疗后不良反应（胃肠道反应）、口腔溃疡（小儿）、盆腔炎（急性）、倾倒综合征、神经官能症（胃肠）、生殖器疱疹、湿疹、胃肠炎（急性）、胃炎（慢性）、药物不良反应（固定性红斑）、药物不良反应（过敏）

【证据示例】

1. 消化系统疾病

（1）口腔溃疡（未特指）

B 级证据 1 篇，C 级证据 11 篇，D 级证据 15 篇。

> 甘草泻心汤加减配合金霉素眼膏对照单用金霉素眼膏干预虚火灼伤型口腔溃疡在临床总有效率方面有优势（B）

陈曙光[1]实施的一项临床随机对照试验，样本量为 84 例。试验组、对照组各 42 例。对照组将金霉素眼膏调拌均匀成糊状，然后使用消毒棉棒蘸取适量糊剂均匀地涂布于口腔溃疡处，禁食 10min，3～4 次/日。试验组患者在上述治疗措施的基础上按照中医辨证理论进行治疗。其中心脾积热型 18 例：口腔黏膜溃疡如黄豆大小，数目多，疡面黄白，周围黏膜红肿明显，中央凹陷，灼热疼痛重，妨碍饮食。伴口渴口臭，溲赤便结。舌质红，苔黄，脉数有力。方用清胃散合导赤散加减：升麻 6g，黄连 10g，当归 10g，生地 15g，丹皮 10g，石膏 20g，竹叶 6g，知母 10g，生甘草 6g。虚火灼伤型：溃疡多生于舌根或舌下，数目可多可少，疡面灰白，周围微红，疼痛较轻，或此起彼伏，伴舌咽干燥，腰膝酸软。舌红少苔，脉细数。方用甘草泻心汤加减：党参 15g，黄芪 15g，白术 10g，茯苓 20g，生甘草 10g，炙甘草 10g，黄芩 10g，黄连 10g，半夏 10g，干姜 6g，肉桂 2g。两组患者均采用水煎服，每日 1 剂，早晚分服，忌食辛辣、香燥刺激之品。两周 1 疗程。临床总有效率相对危险度（RR）1.23，95%CI（1.05～1.45），P=0.01，有统计学意义（疗效标准：显效：溃疡面周围充血迅速，口腔溃疡面 3～4 日愈合，口腔黏膜充血，糜烂、出血等症状消失。好转：溃疡面周围充血明显减轻，口腔溃疡面缩小或部分消失，大部分症状消失。无效：口腔溃疡面无明显变化，症状未明显改善）。

（2）口腔溃疡（复发性）

B 级证据 1 篇，C 级证据 12 篇，D 级证据 8 篇。

甘草泻心汤加减对照口服维生素和外敷锡类散治疗复发性口腔溃疡在临床总有效率方面有优势（B）

张连东等[2]实施的一项临床随机对照试验，样本量为 103 例。其中试验组 51 例，对照组 52 例。试验组予以中药汤剂口服，甘草泻心汤：炙甘草 6g，生甘草 6g，党参 10g，黄连 6g，黄芩 9g，半夏 10g，干姜 6g，大枣 5 枚。阴虚火旺型加用阿胶 9g、麦冬 9g、生地 12g；气虚不固型加黄芪 30g、薏苡仁 30g；心胃火旺型加金银花 9g、板蓝根 9g。每日 1 剂，水煎取汁。早晚温服，7 剂为 1 个疗程，连服 4 个疗程。对照组给予口服维生素 B_{12} 片，每次 20mg，每日 3 次；维生素 C 片，每次 300mg，每日 3 次。同时加用锡类散外敷创面，每日 2～3 次，连用 28 天。临床总有效率相对危险度（RR）1.51，95%CI（1.22～1.87），P=0.0001 有统计学意义（疗效标准：痊愈：口腔溃疡终止复发 1 年以上。显效：总间歇时间延长并且总溃疡数减少。有效：总间歇时间延长或总溃疡数减少。无效：总间歇时间无改变并且总溃疡数无改变）。

2. 肌肉骨骼系统和结缔组织疾病

（1）白塞病

C 级证据 7 篇，D 级文献 22 篇。

甘草泻心汤加味对照口服泼尼松、硫唑嘌呤干预白塞病在改善血沉方面有优势（C）

林永[3]实施的一项临床随机对照试验，样本量为 60 例。其中试验组 32 例，对照组 28 例。试验组口服甘草泻心汤加味：生甘草 30g，黄芩 25g，人参 25g，干姜 25g，大枣 15g，半夏 30g。前阴溃疡者加地肤子，肛门蚀烂加炒槐角，眼部损害加密蒙花、草决明，口腔溃疡外用冰硼散，肝经湿热明显加龙胆草、黄柏、赤小豆。水煎服，1 剂 / 日，每次 200mL，2 次 / 日。同时前后阴蚀烂的用苦参汤熏洗，每日 2～3 次。对照组口服泼尼松 10mg，每日 2 次，硫唑嘌呤 100mg，每日 1 次，病情稳定后减量，每两周减 5mg，维持量为 5mg/d，均 2 个月为 1 个疗程。血沉（ESR）加权均数差（WMD）-4.00，95%CI（-7.15～-0.85），P=0.01，有统计学意义。

【证据荟萃】

※ Ⅱ级

甘草泻心汤及其加减方主要治疗消化系统疾病、肌肉骨骼系统和结缔组织疾病，如口腔溃疡（未特指、复发性）、白塞病等。

《伤寒论》原文中以本方治疗邪陷心下，心下气机痞结，心包阳热不能下达而上热，或脾阳虚不司升运所致寒热错杂痞，兼水谷不化的病证。其主要临床表现心下痞满而硬、心烦呕逆、肠鸣、下利频作等。《金匮要略》用本方治疗湿热化生虫毒所致的狐惑病，临床所见类似伤寒证，但伴湿热内扰的心烦，默默欲眠，目不得闭，卧起不安等症状；及湿热内蕴，胃气失和，或虫毒上蚀咽喉的声音嘶哑症；或虫毒下蚀的前后二阴溃疡症等。口腔溃疡（未特指、复发性）、白塞病等高频病症在某阶段的病机及临床表现可与之相符。临床研究和个案经验文献均支持消化系统疾病、肌肉骨骼系统和结缔组织疾病是其高频率、高级别证据分布的病症系统。口腔溃疡（未特指、复发性）均已有 1 项 B 级证据，至少 2 项 C 级证据；白塞病已有至少 2 项 C 级证据。

※ Ⅱ级

甘草泻心汤加减配合金霉素眼膏对照单用金霉素眼膏干预虚火灼伤型口腔溃疡在临床总有效率方面有优势。

甘草泻心汤加减对照口服维生素和外敷锡类散治疗复发性口腔溃疡在临床总有效率方面有优势。

甘草泻心汤加味对照口服泼尼松、硫唑嘌呤干预白塞病在改善血沉方面有优势。

【参考文献】

[1] 陈曙光.中药联合金霉素眼膏治疗口腔溃疡的临床研究［J］.实用中医内科杂志，2012，26（7）：60-62.

[2] 张连东，裴新军.甘草泻心汤加减治疗复发性阿弗他溃疡临床观察［J］.辽宁中医药大学学报，2012，14（5）：27-28.

[3] 林永.甘草泻心汤加味配合苦参汤外洗治疗白塞病 32 例［J］.现代中医药，2011，31（1）：21-22.

八、小建中汤

【原文汇要】

《伤寒论》

伤寒二三日，心中悸而烦者，小建中汤主之。（102）

小建中汤方

桂枝三两（去皮） 甘草二两（炙） 大枣十二枚（擘） 芍药六两 生姜二两 胶饴一升

上六味，以水七升，煮取三升，去滓，内饴，更上微火消解，温服一升，日三服。呕家不可用建中汤，以甜故也。

《金匮要略》

虚劳里急，悸，衄，腹中痛，梦失精，四肢酸疼，手足烦热，咽干口燥，小建中汤主之。（6）

男子黄，小便自利，当与虚劳小建中汤。（22）

妇人腹中痛，小建中汤主之。（18）

小建中汤方

桂枝三两（去皮） 甘草三两（炙） 大枣十二枚（擘） 芍药六两 生姜三两 胶饴一升

上六味，以水七升，煮取三升，去滓，内胶饴，更上微火消解，温服一升，日三服。呕家不可用建中汤，以甜故也。

【原文释义】

《伤寒论》

小建中汤主治中焦虚寒，气血不足，风寒外犯者；或虚劳阴阳两虚而变见诸证者。症见心中悸而烦，腹中急痛，喜温按，惊悸，衄，手足烦热，咽干口燥，或伴轻微恶寒发热等。治法：扶正治里，振奋中焦营卫化源，安内攘外。本方由桂枝汤倍用芍药加饴糖组成。方中重用饴糖甘温补中，温养脾胃；配桂枝汤之振奋中焦营卫化源，实卫和营；倍芍药使药力内趋，引全方药效发挥于里，建立中气；中气建则化源足，五脏得养，且芍药味酸不但土中泄木，合甘草又缓急止痛。故临床中有无外感均可使用。

《金匮要略》

人体阴阳是相互维系的，阳虚生寒，见腹部有挛急感，按之不硬；阴虚生热，则见"衄""手足烦热""咽干口燥"；治当调和阴阳。方中重用饴糖、甘草、大枣，甘温补胃；配姜、桂之辛温暖胃；倍芍药酸甘益胃，诸药合用，建立中气；中气建则化源足，本方酸甘化阴，辛甘化阳，阴阳双补，五脏得养，诸证可愈。

【文献概况】

设置关键词为"小建中湯""小建中汤"，检索并剔重后，得到1204篇相关文献，其中CBM、CNKI、VIP、WF分别为138篇、931篇、28篇、107篇。初步分类：临床研究122篇（10.1%，缺少1篇文献未包括在其中）、个案经验137篇（11.4%，缺少1篇文献未包括在其中）、实验研究69篇（5.7%）、理论研究445篇（37.0%）、其他431篇（35.8%）。在个案经验文献中，小建中汤及其加减方的医案有228则。

【文献病谱】

1. 临床研究文献

共涉及9类病症（证）系统、28个病症（证）（表23-22）。

表23-22　小建中汤临床研究文献病症（证）谱

> **消化系统疾病**（12个、70篇）
西医疾病：消化性溃疡26，胃炎19（慢性8、慢性萎缩性6、老年慢性1、慢性表浅性1、疣状1、慢性合并胆囊炎1、未特指1），肠易激综合征7（未特指5、腹泻型2），肠炎3（慢性2、溃疡性1），功能性消化不良2，肠痉挛（小儿）1，复发性口腔溃疡1
西医症状：便秘4（习惯性2、老年性1、婴幼儿1），腹泻3（慢性2、小儿1），胃痛2，膈肌痉挛1，呕吐1
> **循环系统疾病**（3个、6篇）
西医疾病：小儿肠系膜淋巴结炎4，低血压1，心律失常（室早）1
> **泌尿生殖系统疾病**（3个、5篇）
西医疾病：痛经1
西医症状：遗尿2，遗精2
> **精神和行为障碍**（2个、5篇）
西医疾病：抑郁症4（未特指3、老年性1），慢性疲劳综合征1
> **呼吸系统疾病**（2个、2篇）
西医疾病：呼吸道易感儿1
西医症状：慢性咳嗽1
> **某些传染病和寄生虫病**（1个、4篇）
西医疾病：病毒性肝炎（乙肝）4
> **损伤、中毒和外因的某些其他后果**（1个、1篇）
西医疾病：药物不良反应（药物性胃炎）1
> **肿瘤**（1个、1篇）
西医疾病：化疗后不良反应（胃肠道恶性肿瘤）1
> **中医病证**（3个、28篇）
腹痛15（小儿7、未特指5、上腹1、小儿反复发作性1、脾胃虚寒1），胃脘痛11（未特指9、脾胃虚寒2），不寐2

西医病症系统中，消化系统疾病在病症种类与文献数量上均居首位（图23-13）。各系统病症（证）中，频数位居前列（至少为10）的病症（证）有：消化性溃疡、胃炎、腹痛、胃脘痛。

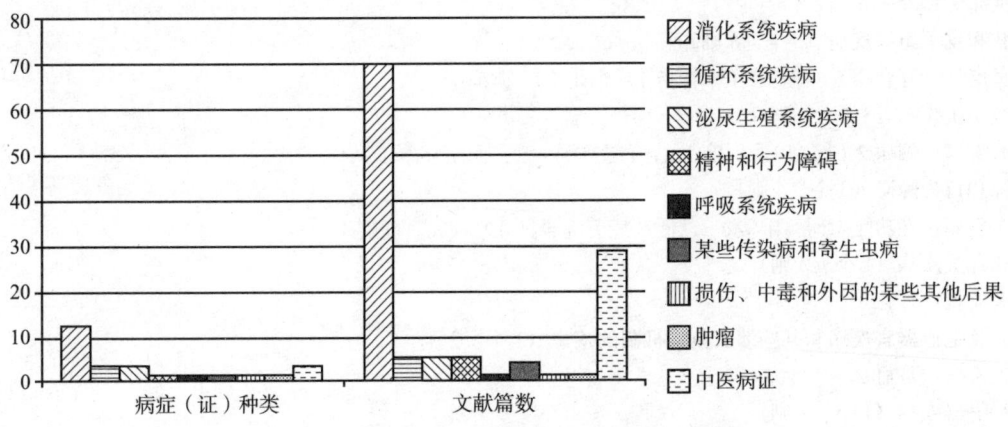

图23-13　病症（证）种类及文献数量分布图

2. 个案经验文献

共有15类病症（证）系统、92个病症（证）、228则医案（表23-23）。

表23-23　小建中汤个案经验文献病症（证）谱

> **消化系统疾病**（17个、45则）

西医疾病：消化性溃疡9（十二指肠球部4、胃2、十二指肠1、胃溃疡伴出血1、消化性溃疡痛厥1），肠梗阻3，胃炎2（慢性表浅性1、慢性1），慢性肠炎1，溃疡性结肠炎1，肠绞痛1，肠痉挛（小儿）1，肠易激综合征1，贲门失弛缓1，复发性口腔溃疡1

西医症状：胃痛11（未特指10、虚寒性1），腹泻4（慢性2、未特指2），黄疸4（阴黄2、溶血性1、未特指1），便秘2，呕吐（口吐黄水）1，呕血1，便血1

> **泌尿生殖系统疾病**（11个、26则）

西医疾病：痛经7，不育症3，月经失调2（先后不定期1、愆期伴腰腹痛1），肾功能衰竭（尿毒症）1，功能性子宫出血1

西医症状：遗尿3，尿频（夜尿频多）1，顽固性尿失禁1，遗精1，崩漏1

中医病症：经行诸症5（经后腹痛3、腹痛2）

> **某些传染病和寄生虫病**（6个、10则）

西医疾病：蛔虫病（腹痛）3，肺结核2，痢疾2，带状疱疹后遗症（神经痛）1，结核性腹膜炎1，食物中毒（田螺中毒）1

> **肿瘤**（6个、7则）

西医疾病：化疗不良反应2（右小细胞肺癌化疗1、乳癌化疗后白细胞显著减少1），白血病1，贲门癌术后诸症1，乳腺癌（左乳癌复发术后）1，松果体瘤1，子宫肌瘤1

> **呼吸系统疾病**（5个、13则）

西医疾病：感冒5（未特指3、反复发作1、体虚1），支气管肺炎1，呼吸道易感儿1。

西医症状：咳嗽5（未特指4、顽固性1），咳喘1

> **肌肉骨骼系统和结缔组织疾病**（5个、6则）

西医疾病：白塞病2，痛风1，系统性红斑狼疮1

西医症状：身痛1，关节痛（膝关节冷痛）1

> **循环系统疾病**（5个、5则）

西医疾病：脑卒中后遗症（呃逆）1，淋巴结炎（肠系膜）1，贫血性心脏病1，心肌梗死1，心肌炎1

➢ **妊娠、分娩和产褥期（3个、9则）**

西医疾病：产褥期诸症 7（腹痛 4、癫痫 1、恶露不尽 1、发热 1），人工流产后诸症（恶露不尽）1，妊娠期诸症（腹痛）1

➢ **皮肤和皮下组织疾病（3个、8则）**

西医疾病：荨麻疹 5，湿疹 2（未特指 1、小儿 1），褥疮 1

➢ **神经系统疾病（3个、4则）**

西医疾病：癫痫 2（腹型 1、胃痛 1），脊髓空洞症 1，面肌痉挛 1

➢ **精神和行为障碍（3个、4则）**

西医疾病：性功能障碍（阳痿）2，慢性疲劳综合征 1，神经官能症 1

➢ **耳和乳突疾病（1个、3则）**

西医症状：耳聋 3

➢ **血液及造血器官疾病和某些涉及免疫机制的疾患（1个、2则）**

西医疾病：贫血 2

➢ **眼和附器疾病（1个、1则）**

中医症状：羞明 1

➢ **中医病证（22个、85则）**

腹痛 32（未特指 31、放置宫内节育环后 1），胃脘痛 14（未特指 13、脾胃虚寒 1），虚劳 9，不寐 4，汗证 3（自 2、未特指 1），发热 2，脾肾两虚证 2，体质虚弱 2，消渴 2，鼻衄 2，狐疝 2，奔豚 1，乏力 1，烦躁 1，慢惊风 1，脾肾阳虚证 1，水肿（血管神经性）1，头痛 1，心悸 1，血虚证 1，营卫不和证 1，太阳病 1

按文献病症种类和医案则数多少排序，西医病症系统中，消化系统疾病均居首位（图 23-14）。中医病证亦为高频病证系统。各系统病症（证）中，医案数位居前列（至少为 9）的病症（证）有：消化性溃疡、胃痛、腹痛、胃脘痛、虚劳。

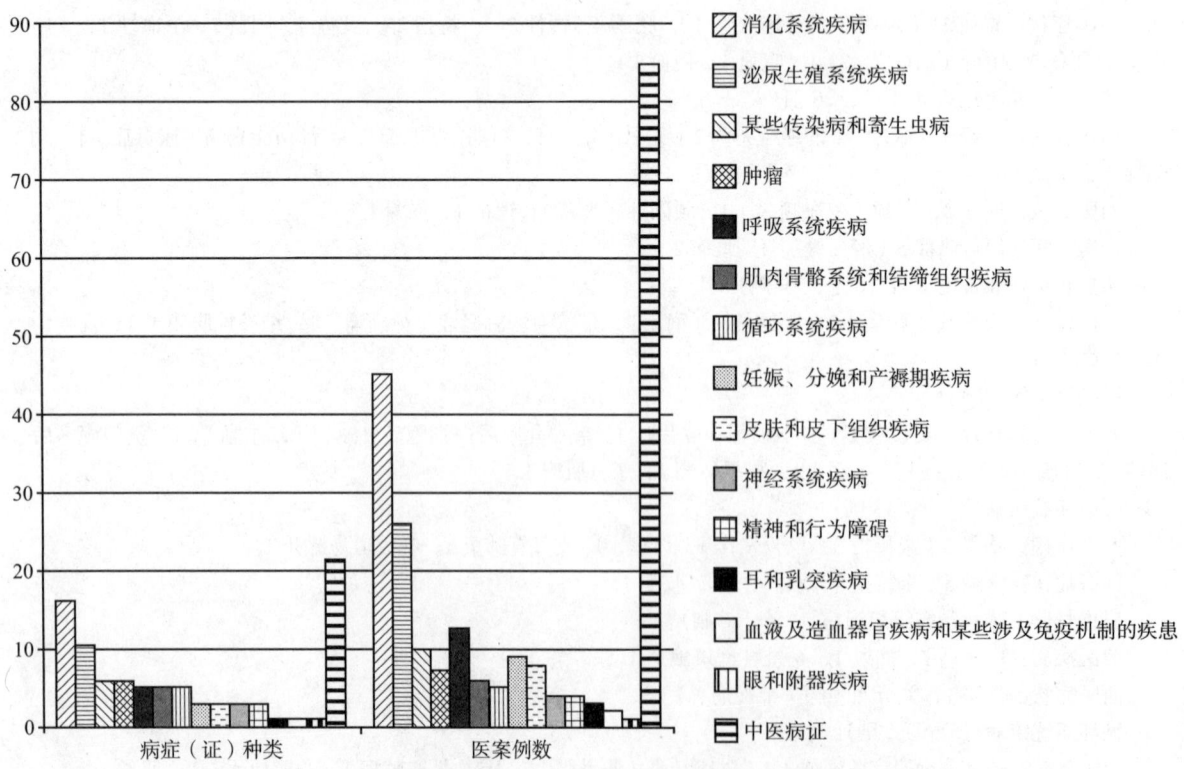

图 23-14 病症（证）种类及医案数量分布图

3. 比较研究

临床研究和个案经验文献比较，两者在文献和病症（证）数量上，消化系统疾病和中医病证是共有的高频病症（证）系统。在具体病症（证）上，消化性溃疡、腹痛、胃脘痛是共有的高频病症（证）。

【证据分级】

临床研究文献证据

截至目前，小建中汤及其加减方临床研究文献证据等级为：B 级 14 篇、C 级 38 篇、D 级 70 篇。详细情况见表 23-24。

表 23-24 临床研究文献证据等级分布情况

证据等级	病症（证）
B 级	肠易激综合征（腹泻型）、腹泻（慢性、小儿）、慢性疲劳综合征、胃炎（慢性、慢性萎缩性）、消化性溃疡
C 级	病毒性肝炎（乙肝）、不寐、肠易激综合征、腹痛（上腹、小儿、未特指）、化疗后不良反应（胃肠道恶性肿瘤化疗后不良反应）、口腔溃疡（复发性）、胃脘痛（脾胃虚寒）、小儿肠系膜淋巴结炎、药物不良反应（药物性胃炎）、消化性溃疡、消化不良（功能性）、肠炎（慢性）
D 级	便秘（老年性、习惯性、婴幼儿）、病毒性肝炎（慢性乙肝）、肠痉挛（小儿）、肠炎（溃疡性、慢性）、低血压、腹痛（小儿反复发作性、脾胃虚寒）、膈肌痉挛、呼吸道易感儿、咳嗽（慢性）、呕吐、痛经、胃痛、胃脘痛、胃炎（老年慢性、慢性表浅性、慢性合并胆囊炎、疣状、未特指）、消化不良（功能性）、心律失常（室早）、遗精、遗尿、抑郁症（老年性、未特指）、小儿肠系膜淋巴结炎

【证据示例】

1. 消化系统疾病

（1）消化性溃疡

B 级证据 6 篇，C 级证据 14 篇，D 级证据 6 篇。

> 小建中汤加减联合阿莫西林胶囊、克拉霉素分散片、奥美拉唑对照阿莫西林胶囊、克拉霉素分散片、奥美拉唑联合治疗消化性溃疡在临床总有效率方面有优势（B）

万毓华等[1]实施的一项临床随机对照试验，样本量为 74 例。试验组、对照组各 37 例。对照组患者均给予阿莫西林胶囊、克拉霉素分散片、奥美拉唑抑制胃酸、消炎、抗 Hp 治疗。观察组在对照组治疗基础上给予小建中汤辨证加减治疗，泛酸者可去饴糖，加黄连、乌贼骨、炒吴茱萸；胃脘冷痛，里寒较甚者可加理中丸；腹胀明显者可加陈皮、砂仁。治疗 4 周后，复查胃镜，观察两组患者的临床疗效。两组比较：临床总有效率相对危险度（RR）1.26，95%CI（1.01～1.57），P=0.04，有统计学意义（疗效标准：依据《中医病症诊断疗效标准》自拟疗效标准：临床痊愈：临床症状及体征完全消失，溃疡面及黏膜组织炎症完全消失；显效：临床症状及体征消失，溃疡完全消失，而黏膜组织仍有充血、水肿等炎症反应；有效：临床症状及体征有所改善，溃疡及黏膜组织炎症未完全消失，溃疡面积减少 50% 以上；无效：临床症状无缓解，溃疡面积减少 50% 以下或者无改善，甚至加重）。

（2）慢性萎缩性胃炎

B级证据2篇，C级证据3篇，D级证据1篇。

> 小建中汤合膈下逐瘀汤加减配合奥美拉唑、果胶铋对照奥美拉唑、果胶铋干预慢性萎缩性胃炎在临床总有效率方面有优势（B）

杨梅[2]实施的一项临床随机对照试验，样本量为62例。试验组、对照组各31例。对照组使用奥美拉唑肠溶胶囊，每次20mg，2次/日；果胶铋（每粒50mg），每次100mg，2次/日。HP阳性加服阿莫西林胶囊（每片0.5g），每次1g，3次/日；7日后转为阴性，停用阿莫西林，如为阳性再服7日。试验组予小建中汤合膈下逐瘀汤：桂枝、生姜各9g、大枣2枚，炙甘草6g，芍药18g，桃仁、当归各9g，五灵脂、川芎、赤芍、乌药各6g。肝胃不和加川芎10g、柴胡10g；脾胃虚弱加炒白术10g。1剂/日，水煎200mL，早晚口服，西药治疗同对照组。两组比较，临床总有效率无统计学差异，临床治愈率相对危险度（RR）1.30,95%CI（1.05～1.62），P=0.02，有统计学意义（疗效标准：采用《中药新药临床研究指导原则》中的疗效标准）。

2. 中医病证

（1）小儿腹痛

C级证据1篇，D级证据6篇。

> 小建中汤加减对照抗胆碱药物干预婴儿再发性腹痛在临床总有效率方面有优势（C）

刘文选等[3]实施的一项临床随机对照试验，样本量为42例。试验组22例，对照组20例。对照组给予抗胆碱药物，热敷腹部，必要时给予少许镇静剂。试验组口服小建中汤加减：桂枝2.0g，芍药2.0g，甘草1.5g，大枣、生姜各2.0g，党参4.0g，麦芽2.0g，厚朴2.0g。每剂加水煎10分钟留液50mL，每日1剂分5次服完，服药同时加少许红糖，以利于患儿被动接受。连服5天。并随访2个月。两组比较，临床总有效率相对危险度（RR）1.57，95%CI（1.02～2.41），P=0.04，有统计学意义（疗效标准：显效：24小时内症状完全控制，2个月内无再发。有效：24小时内症状缓解，2个月内发作次数减少。无效：24小时内症状无缓解。）

【证据荟萃】

※Ⅰ级

小建中汤及其加减方主要治疗消化系统疾病，如消化性溃疡、慢性萎缩性胃炎等。

※Ⅲ级

小建中汤及其加减方可以治疗某些中医病证，如小儿腹痛等。

《伤寒论》原文中以本方治疗中焦虚寒，气血不足，风寒外犯所致病证，其主要临床表现为心中悸而烦，腹中急痛，喜温按等。《金匮要略》以本方治虚劳及妇人腹痛及阳虚生寒的腹部有挛急感，按之不硬；阴虚生热的"衄""手足烦热""咽干口燥"等。高频病症（证）中消化性溃疡、慢性萎缩性胃炎、小儿腹痛等在某阶段的病机及临床表现可与之相符。临床研究和个案经验文献均支持消化系统疾病是其高频率、高级别证据分布的病症系统。消化性溃疡已有至少2项B级证据，慢性萎缩性胃炎已有 2 项 B 级证据；小儿腹痛已有 1 项 C 级证据。

※ I 级

小建中汤加减联合阿莫西林胶囊、克拉霉素分散片、奥美拉唑对照阿莫西林胶囊、克拉霉素分散片、奥美拉唑联合治疗消化性溃疡在临床总有效率方面有优势。

小建中汤合膈下逐瘀汤加减配合奥美拉唑、果胶铋对照奥美拉唑、果胶铋干预慢性萎缩性胃炎在临床总有效率方面有优势。

※ III 级

小建中汤加减对照抗胆碱药物干预婴儿再发性腹痛在临床总有效率方面有优势。

【参考文献】

［1］万毓华，付勇 . 小建中汤治疗脾胃虚寒型消化性溃疡的临床研究［J］. 当代医学，2013，19（34）：155-156.

［2］杨梅 . 小建中汤合膈下逐瘀汤联合西药治疗慢性萎缩性胃炎随机平行对照研究［J］. 实用中医内科杂志，2013，27（7）：127-128.

［3］刘文选，包小勇，刘小彬 . 小建中汤加减治疗婴儿再发性腹痛 22 例［J］. 中国中医药现代远程教育，2008，6（10）：1201.

九、甘草干姜汤

【原文汇要】

《伤寒论》

伤寒脉浮，自汗出，小便数，心烦，微恶寒，脚挛急，反与桂枝欲攻其表，此误也。得之便厥，咽中干，烦躁，吐逆者，作甘草干姜汤与之，以复其阳。（29）

甘草干姜汤方

甘草四两（炙） 干姜二两

上二味，以水三升，煮取一升五合，去滓，分温再服。

《金匮要略》

肺痿吐涎沫而不咳者，其人不渴，必遗尿，小便数，所以然者，以上虚不能制下故也。此为肺中冷，必眩，多涎唾，甘草干姜汤以温之。若服汤已渴者，属消渴。（5）

甘草干姜汤方

甘草四两（炙） 干姜二两（炮）

上㕮咀，以水三升，煮取一升五合，去滓，分温再服。

【原文释义】

《伤寒论》

甘草干姜汤与芍药甘草汤主治误汗致阴阳两虚者。阳虚症见：肢厥，烦躁，吐逆等。阴虚症见：脚挛急，经脉挛急等。阴阳两虚时，治分先后缓急，本证阳复则可生阴津，治则为先复其阳，后复其阴。治法：温中复阳，方中甘草补中益气，干姜温中复阳，二药同用，辛甘化阳，使中阳得复，则厥愈足温。本方炙甘草用量为干姜一倍，意在避免过用干姜辛散太过，加重阳伤程度。

《金匮要略》

甘草干姜汤治疗虚寒肺痿。证见，吐涎沫，不渴，眩晕，小便频数等。治法：温肺复气，温阳散寒。炙甘草甘温补中益气，干姜辛温温复脾肺之阳。二药辛甘和化，重在温中焦之阳以暖肺，实取培土生金之意。《伤寒论》与《金匮要略》所用干姜有别，所治之症也略有不同。干姜不炮不制，性猛而烈，用治病势较重的阳虚厥逆证；炮姜性缓，用治病势较缓的虚寒肺痿。

【文献概况】

设置关键词为"甘草乾薑湯""甘草干姜汤"，检索并剔重后，得到 206 篇相关文献，其中 CBM、CNKI、VIP、WF 分别为 154 篇、14 篇、8 篇、30 篇。初步分类：临床研究 10 篇（4.9%）、个案经验 72 篇（35.0%）、实验研究 4 篇（1.9%）、理论研究 61 篇（29.6%）、其他 59 篇（28.6%）。在个案经验文献中，甘草干姜汤及其加减方医案有 103 则。

【文献病谱】

1. 临床研究文献

共涉及 5 类病症（证）系统、6 个病症（证）（表 23-25）。

表 23-25　甘草干姜汤临床研究文献病症（证）谱

> **呼吸系统疾病**（2 个、3 篇）
　西医症状：咳嗽 2，咯血（肺癌晚期）1
> **泌尿生殖系统疾病**（1 个、4 篇）
　西医症状：遗尿 4
> **耳和乳突疾病**（1 个、1 篇）
　西医疾病：耳源性眩晕 1
> **肌肉骨骼系统和结缔组织疾病**（1 个、1 篇）
　西医症状：腰痛 1
> **中医病证**（1 个、1 篇）
　胃脘痛 1

在西医病症系统中，泌尿生殖系统疾病和呼吸系统疾病均为高频病症系统（图 23-15）。各系统病症中，频数位居前列的病症有：遗尿、咳嗽。

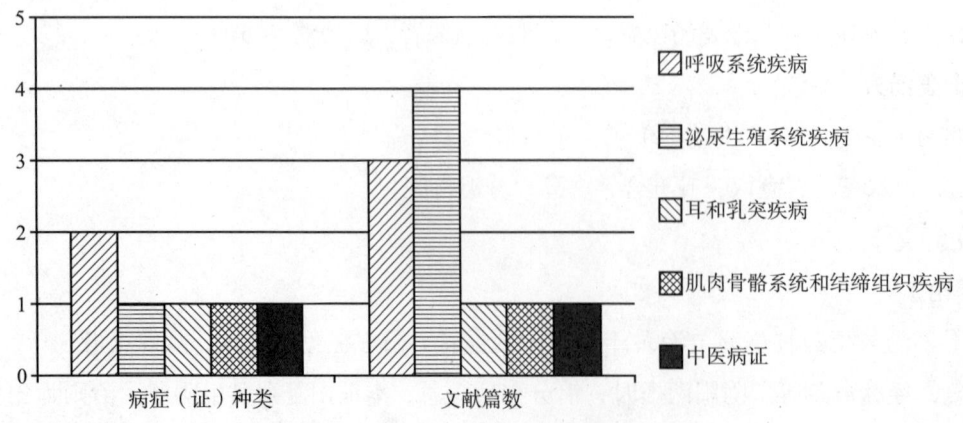

图 23-15　病症（证）种类及文献数量分布图

2. 个案经验文献

共有 9 类病症（证）系统、48 个病症（证）、103 则医案（表 23-26）。

表 23-26　甘草干姜汤个案经验文献病症（证）谱

➤ **呼吸系统疾病**（16 个、31 则）

西医疾病：花粉症 3，过敏性鼻炎 2，哮喘 2（冷哮 1、未特指 1），支气管炎 2，喘息性气管炎 1，肺脓肿 1，病毒性肺炎 1

西医症状：咯血 4，咳喘 3，咳嗽 3（未特指 2、膀胱咳 1），声嘶 1，咽痛 1。

中医疾病：肺痿 3，鼻渊 1

中医症状：多涕 2（小儿 1、未特指 1），鼻塞 1

➤ **消化系统疾病**（12 个、21 则）

西医疾病：反流性食管炎 1，口腔溃疡 1

西医症状：呕吐 3，呕血 3，便血 2，腹泻 2，口渴 1，唾液减少症 1，胃痛 1。

中医症状：多涎 4，多唾 1，嗳气 1

➤ **泌尿生殖系统疾病**（6 个、25 则）

西医疾病：功能性子宫出血 1，痛经 1

西医症状：遗尿 17（未特指 14、产后 2、小儿 1），尿频 2，阴道出血 1

中医疾病：崩漏 3

➤ **某些传染病和寄生虫病**（3 个、3 则）

西医疾病：肺结核 1，痢疾 1

中医疾病：鹅口疮 1

➤ **妊娠、分娩和产褥期**（2 个、2 则）

西医疾病：妊娠期诸症（恶阻）1，不育症（弱精症）1

➤ **皮肤和皮下组织疾病**（2 个、2 则）

西医疾病：皮疹 1，瘙痒症 1

➤ **神经系统疾病**（1 个、2 则）

西医疾病：肺性脑病 2

➤ **肿瘤**（1 个、1 则）

西医疾病：化疗后不良反应（喉癌合并肺癌术后咯血）1

➤ **中医病证**（5 个、16 则）

眩晕 8，肢厥 3，鼻衄 2，胃脘痛 2，痹证 1

按文献病症种类和医案则数多少排序，西医病症系统中，呼吸系统疾病均居首位（图 23-16）。各系统病症（证）中，医案数位居前列（至少为 5）的病症（证）有：遗尿、眩晕。

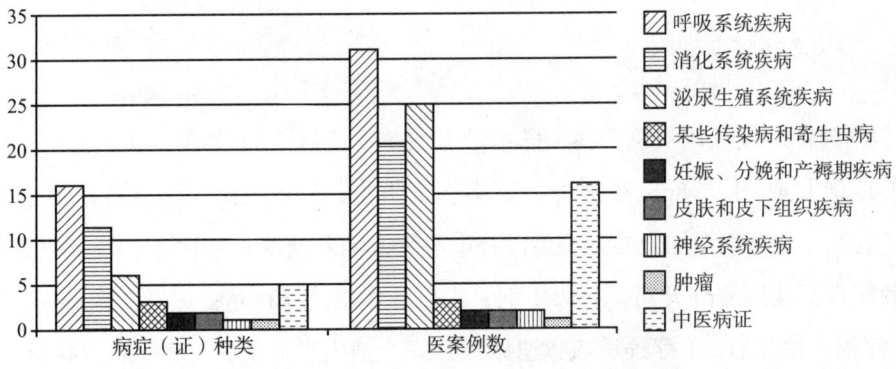

图 23-16　病症（证）种类及医案数量分布图

3. 比较研究

临床研究和个案经验文献比较，两者在文献和病症数量上，呼吸系统疾病均居首位，泌尿生殖系统疾病亦居前列，是共有的高频病症系统。在具体病症上，遗尿是共有的高频病症。

【证据分级】

临床研究文献证据

截至目前，甘草干姜汤及其加减方临床研究文献证据等级为：C级1篇、D级9篇。详细情况见表23–27。

表 23–27　临床研究文献证据等级分布情况

证据等级	病症（证）
C级	腰痛
D级	肺癌晚期咯血、咳嗽、耳源性眩晕、胃脘痛、遗尿

【证据示例】

1. 泌尿生殖系统疾病

（1）咳嗽

D级证据2篇。

> 甘草干姜汤加味治疗寒证咳嗽有一定疗效（D）

覃著平[1]实施的一项临床病例观察，样本量为30例。以甘草（炙）、干姜为主方，依照证的变化选用益气药（黄芪、党参、白术等），化痰药（川贝、半夏等），大便溏者（莲子肉、扁豆等），胃寒（附子、肉桂等）。水煎口服，每日1剂，分2次服用。治疗结果，其中显效14例（46.7%），好转15例（50.0%），无效1例（3.3%）。总有效率为96.7%（疗效标准：显效：服用1周后咳嗽、痰多等症状消失，未见胸闷气短。好转：服用1周咳嗽次数显著减少，略微有痰，轻微的胸闷气短。无效：经中医治疗后，症状未见改善，甚至更重）。

2. 泌尿生殖系统疾病

（1）遗尿

D级证据4篇。

> 甘草干姜汤加味干预咳时遗尿有一定疗效（D）

张学燕[2]实施的一项临床病例观察，样本量为16例。用甘草干姜汤加味以温肺止咳、益肾缩泉。处方：炙甘草12g，干姜8g，细辛3g，紫菀、款冬花、陈皮、山药、益智仁、菟丝子各10g。加减：若少气懒言、神疲乏力加党参、黄芪以补中益气；纳差便溏，加白术、茯苓以健脾利湿；若困寐不易醒者加石菖蒲以醒神开窍。每天1剂，先以冷水浸泡30min，煎煮2次和匀，每天温服3次，5剂为1疗程。治疗后，1疗程后咳嗽遗尿症状完全消失者8例，2疗程后症状消失者6例，3疗程后症状消失者2例。其中患病时间越长，年龄越大，治疗时间越长。待症状完全消失仍需以补气健脾益肾综合调理，以巩固疗效。曾有 4 例愈后未进一步调理巩固，感寒后而复发，再用上方加味治疗仍然有效。

【证据荟萃】

※ Ⅲ级

甘草干姜汤及其加减方可以治疗呼吸系统疾病和泌尿生殖系统疾病，如咳嗽、遗尿等。

《伤寒论》原文中以本方治疗误汗致阴阳两虚的病证，其主要临床表现肢厥，烦躁，吐逆，小便数等;《金匮要略》原文中以本方治疗虚寒肺痿。临床表现为吐涎沫，不渴，眩晕，小便频数等。咳嗽、遗尿等等高频病症在某阶段的病机及临床表现可与之相符。临床研究和个案经验文献均支持呼吸系统疾病、泌尿生殖系统疾病是其高频率分布的病症系统。咳嗽已有 2 项 D 级证据；遗尿已有 4 项 D 级证据。

※ Ⅲ级

甘草干姜汤加味治疗寒证咳嗽有一定疗效。

甘草干姜汤加味治疗咳时遗尿有一定疗效。

【参考文献】

[1] 覃著平.甘草干姜汤化裁方治疗寒症咳嗽 30 例 [J].实用中医内科杂志，2012，26（9）：24-25.

[2] 张学燕.甘草干姜汤加味治疗咳时遗尿 16 例疗效观察 [J].新中医，2011，43（12）：48.

十、桔梗汤

【原文汇要】

《伤寒论》

少阴病，二三日，咽痛者，可与甘草汤，不差，与桔梗汤。（311）

桔梗汤方

桔梗一两　甘草二两

上二味，以水三升，煮取一升，去滓，分温再服。

《金匮要略》

咳而胸满，振寒脉数，咽干不渴，时出浊唾腥臭，久久吐脓如米粥者，为肺痈，桔梗汤主之。（12）

桔梗汤方：亦治血痹

桔梗一两　甘草二两

上二味，以水三升，煮取一升，分温再服，则吐脓血也。

【原文释义】

《伤寒论》

桔梗汤治疗少阴客热咽痛证，症见咽喉疼痛微红。治法：宣肺开郁、清热解毒。本方即甘草汤加桔梗一两。方中甘草生用，清热解毒，再用桔梗宣开肺气，引药力上行，二药相伍，使药力作用于咽部。

《金匮要略》

桔梗汤治疗邪热壅肺吐脓之肺痈，证见，咳嗽胸闷，吐浊唾腥臭痰等。治法：排脓解毒。方中桔梗善宣肺去痰排脓，生甘草清热解毒。服药后可促使脓痰快速排出。

【文献概况】

设置关键词为"桔梗湯""桔梗汤"，检索并剔重后，得到393篇相关文献，其中CBM、CNKI、VIP、WF分别为0篇、354篇、10篇、29篇。初步分类：临床研究44篇（11.2%）、个案经验31篇（7.9%）、实验研究36篇（9.2%）、理论研究160篇（40.7%）、其他122篇（31.0%）。在个案经验文献中，桔梗汤及其加减方的医案有47则。

【文献病谱】

1.临床研究文献

共涉及5类病症系统、20个病症（表23-28）。

表23-28 桔梗汤临床研究文献病症谱

➢ **呼吸系统疾病（12个、34篇）**

西医疾病：咽炎11（慢性10、未特指1），支气管炎2（急性1、慢性1），肺脓肿2，急性化脓性扁桃体炎1，老年性肺炎1，小儿感冒1，过敏性鼻炎1，慢性喉炎1，急性上呼吸道感染1，慢性咽喉炎1

西医症状：咳嗽11（喉源性7、未特指2、咽源性1、顽固性1）

中医疾病：喉痹1

➢ **消化系统疾病（4个、6篇）**

西医疾病：放射性食管炎3，反流性食管炎1，肠炎1，口腔炎1

➢ **肿瘤（2个、2篇）**

西医疾病：肺癌1，纵隔肿瘤（良性）1

➢ **泌尿生殖系统疾病（1个、1篇）**

西医疾病：慢性肾小球肾炎1

➢ **损伤、中毒和外因的某些其他后果（1个、1篇）**

西医症状：药物不良反应（抗精神病药所致排尿困难）1

西医病症系统中，呼吸系统疾病在病症种类与文献数量上均居首位（图23-17）。各系统病症中，频数位居前列（至少为10）的病症有：咽炎、咳嗽。

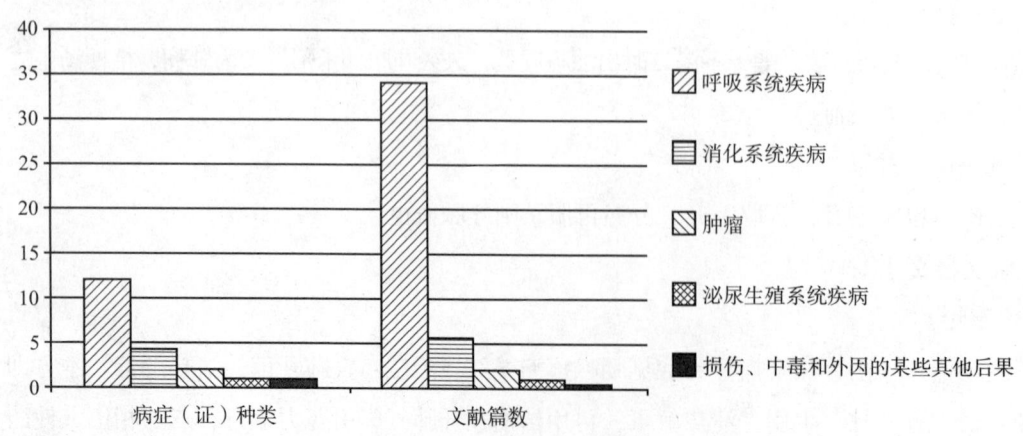

图23-17 病症（证）种类及文献数量分布图

2. 个案经验文献

共有 6 类病症系统、18 个病症、47 则医案（表 23-29）。

表 23-29 桔梗汤个案经验文献病症谱

> **呼吸系统疾病（12 个、41 则）**
> 西医疾病：肺脓肿 5（未特指 4、左下肺 1），咽炎 5（慢性 3、急性 1、慢性伴声带息肉 1），扁桃体炎 3（急性化脓性 1、化脓性 1、未特指 1），鼻窦炎 1，小儿感冒 1，声带小结 1，液气胸 1。
> 西医症状：咳嗽 5（未特指 4、肾咳 1），咽痛 4
> 中医疾病：肺痈 13，喉痹 1，失音 1
> **消化系统疾病（2 个、2 则）**
> 西医疾病：慢性阑尾炎 1
> 西医症状：便秘 1
> **内分泌、营养和代谢疾病（1 个、1 则）**
> 西医疾病：糖尿病（合并肺脓肿）1
> **某些传染病和寄生虫病（1 个、1 则）**
> 西医疾病：百日咳 1
> **内分泌、营养和代谢疾病（1 个、1 则）**
> 西医疾病：糖尿病（合并肺脓肿）1
> **循环系统疾病（1 个、1 则）**
> 西医疾病：冠心病 1

按文献病症种类和医案则数多少排序，呼吸系统疾病均居首位（图 23-18）。各系统病症中，频数位居前列（至少为 5）的病症有：肺脓肿、咽炎、咳嗽、肺痈。

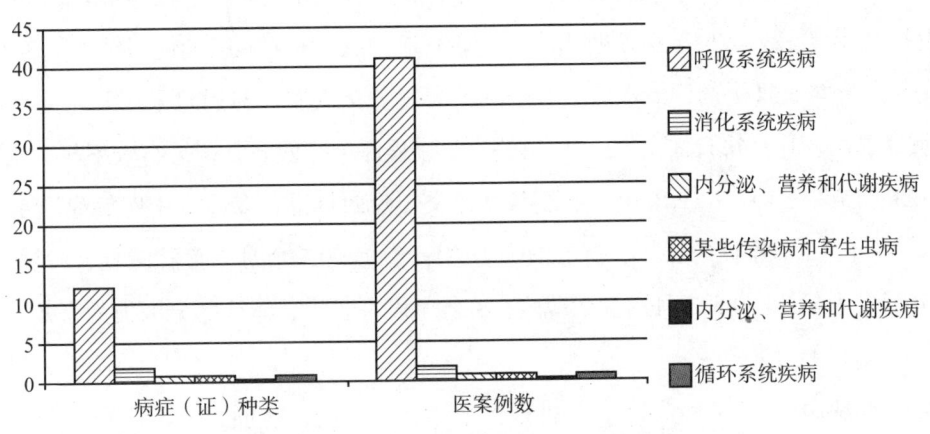

图 23-18 病症（证）种类及医案数量分布图

3. 比较研究

临床研究和个案经验文献比较，两者在文献和病症数量上，呼吸系统疾病均居首位，是共有的高频病症系统。在具体病症上，咽炎是共有高频病症。

【证据分级】

临床研究文献证据

截至目前，桔梗汤及其加减方临床研究文献证据等级为：B 级 2 篇、C 级 14 篇、D 级 28 篇。详细情况见表 23-30。

表 23-30　临床研究文献证据等级分布情况

证据等级	病症（证）
B 级	放射性食管炎、口腔炎（急性）
C 级	支气管炎（急性、慢性）、药物不良反应（抗精神病药所致排尿困难）、咽炎（慢性）、肾小球肾炎（慢性）、咳嗽（咽源性、喉源性）、呼吸道感染（急性上呼吸道）、喉痹、肺炎（老年性）、放射性食管炎
D 级	咽炎（慢性、未特指）、纵隔肿瘤（良性）、咳嗽（顽固性、喉源性、未特指）、喉炎（慢性）、过敏性鼻炎、感冒（小儿）、肺脓肿、肺癌、放射性食管炎、反流性食管炎、肠炎、扁桃体炎（急性化脓性）

【证据示例】

1. 呼吸系统疾病

（1）咽炎（慢性）

C 级证据 4 篇，D 级证据 6 篇。

> 加味桔梗汤对照万通炎康片干预慢性咽炎在临床总有效率方面有优势（C）

黄能[1]实施的一项临床随机对照试验，样本量为 62 例。其中试验组 32 例，对照组 30 例。试验组采用加味桔梗汤：玄参 15g，麦冬 12g，桔梗 12g，甘草 12g，夏枯草 10g，蝉蜕 6～9g，射干 10g，牛蒡子 10g，皂角刺 9g，芦根 12g，荆芥 6g。胸闷、咽部有阻塞感者加郁金 12g；气虚加黄芪 15g；有痰加半夏 12g；久病多痰见咽部暗红加赤芍 12g、丹皮 9g；大便干结加大黄 6～9g；咽痛重加金银花 15g。每日 1 剂，清水煎至 200mL，早晚分 2 次服。对照组采用万通炎康片口服，每次 2 片，重症每次 3 片，每日 3 次。10 天 1 疗程，3 疗程评价疗效。临床总有效率相对危险度（RR）1.38，95%CI（1.02～1.87），P=0.04，有统计学意义（疗效标准：参照《中医病症诊断疗效标准》，10 天内症状减轻，3 个疗程内症状、体征消失为临床治愈。0.5 个月内症状减轻，3 个疗程内症状、体征大部分消失为显效。0.5 个月内症状减轻，3 个疗程内症状、体征部分消失为有效。3 个月疗程内症状、体征无改善为无效）。

2. 消化系统疾病

（1）放射性食管炎

B 级证据 1 篇，C 级证据 1 篇，D 级证据 1 篇。

> 加味桔梗汤对照蒙脱石散冲剂治疗放射性食管炎在临床总有效率方面有优势（B）

周映伽等[2]实施的一项临床随机对照试验，样本量为 80 例。试验组、对照组各 40 例。试验组服用加味桔梗汤：桔梗 20g，甘草 6g，黄芪 20g，金银花 15g，麦冬 15g，生地 30g，玄参 15g，天花粉 20g，炒白术 10g。每日 1 剂，水煎成 600mL 药液分装 3 袋，从放疗第 1 天开始持续至放疗结束，每次 1 袋，每天 3 次缓慢吞服上述药液，每 8 小时 1 次，每次缓慢吞服

10～15min，使药液充分与受损黏膜表层接触，直接作用于病灶。对照组用蒙脱石散冲剂，从放疗第1天开始持续至放疗结束，每次1袋（3g），每天3次口服，方法同试验组。两组比较，临床总有效率相对危险度（RR）1.52，95%CI（1.18～1.95），P=0.001，有统计学意义（疗效标准：显效：症状完全缓解，食管镜检示黏膜充血水肿及表浅溃疡消失。有效：疼痛明显缓解，可以耐受继续治疗，食管镜检示黏膜充血水肿明显好转，表浅溃疡消失。无效：临床症状及食管镜检查无改善）。

【证据荟萃】

※ Ⅱ级

桔梗汤及其加减方主要治疗呼吸系统疾病和消化系统疾病，如咽炎（慢性）、放射性食管炎等。《伤寒论》原文中以本方治疗少阴客热咽痛证；《金匮要略》原文中以本方治疗邪热壅肺吐脓之肺痈。临床表现为咽喉疼痛微红，咳嗽胸闷，吐浊唾等。慢性咽炎、放射性食管炎等高频病症在某阶段的病机及临床表现可与之相符。临床研究和个案经验文献均支持呼吸系统疾病是其高频率、高级别证据分布的病症系统。慢性咽炎已有至少2项C级证据；放射性食管炎已有1项B级证据。

※ Ⅱ级

加味桔梗汤对照万通炎康片干预慢性咽炎在临床总有效率方面有优势。

加味桔梗汤对照蒙脱石散冲剂治疗放射性食管炎在临床总有效率方面有优势。

【参考文献】

[1] 黄能. 玄麦甘草桔梗汤治疗慢性咽炎的疗效观察 [J]. 中医药学刊, 2004, 22（08）: 1537.

[2] 周映伽, 黄杰, 沈红梅. 中药加味桔梗汤防治放射性食管炎80例临床观察 [J]. 昆明医科大学学报, 2013, 34（1）: 68-70.

十一、桂枝加桂汤

【原文汇要】

《伤寒论》

烧针令其汗，针处被寒，核起而赤者，必发奔豚。气从少腹上冲心者，灸其核上各一壮，与桂枝加桂汤更加桂二两也。（117）

桂枝加桂汤方

桂枝五两（去皮） 芍药三两 生姜三两（切） 甘草二两（炙） 大枣十二枚（擘）

上五味，以水七升，煮取三升，去滓，温服一升。本云，桂枝汤今加桂满五两。所以加桂者，以能泄奔豚气也。

《金匮要略》

发汗后，烧针令其汗，针处被寒，核起而赤者，必发奔豚，气从小腹上至心，灸其核上各一壮，与桂枝加桂汤主之。（3）

桂枝加桂汤方

桂枝五两　芍药三两　甘草二两（炙）　生姜三两　大枣十二枚

上五味，以水七升，微火煮取三升，去滓，温服一升。

【原文释义】

《伤寒论》

桂枝加桂汤主治因误火而致汗泄伤阴，阳随汗泄，心阴阳俱虚；心阳虚不能下温肾，肾水寒而摄纳无力，阴寒之气乘虚上逆者。症见阵发性气从少腹上冲心胸、心悸、核起而赤等。治法：温通心阳，平冲降逆。本方由桂枝汤重用桂枝而成，方中重用桂枝上温心阳下温肾水而平冲逆，配以甘草，更佐姜、枣辛甘合化，温通心阳，强壮君火，以镇下焦水寒之气而降冲逆，即方后注所言"能泄奔豚气"；芍药破阴结，利小便，去水气。诸药合用，共奏温通心阳，平冲降逆之功。

《金匮要略》

桂枝加桂汤主治误汗所致之奔豚。汗出多而阳气受伤，阴寒内盛，上凌心阳，以致气从少腹上冲，直至心下。治当振奋心阳，降逆平冲。方解同上。

【文献概况】

设置关键词为"桂枝加桂汤""桂枝加桂湯"，检索并剔重后，得到206篇相关文献，其中CBM、CNKI、VIP、WF分别为29篇、151篇、8篇、18篇。初步分类：临床研究10篇（4.9%）、个案经验67篇（32.5%）、实验研究11篇（5.3%）、理论研究67篇（32.5%）、其他51篇（24.8%）。在个案经验文献中，桂枝加桂汤及其加减方的医案有91则。

【文献病谱】

1. 临床研究文献

共涉及5类病症（证）系统、7个病症（证）（表23-31）。

表23-31　桂枝加桂汤临床研究文献病症（证）谱

> 循环系统疾病（2个、2篇）
　西医疾病：心律失常（房室传导阻滞）1，X综合征1
> 神经系统疾病（1个、4篇）
　西医疾病：血管神经性头痛4
> 消化系统疾病（1个、1篇）
　西医症状：顽固性膈肌痉挛1
> 内分泌系统疾病（1个、1篇）
　西医疾病：Ⅱ型糖尿病（合并胃轻瘫）1
> 中医病证（2个、2篇）
　胸口发冷1，腹痛1

西医病症系统中，循环系统疾病在病症种类上居首位，神经系统疾病在文献数量上居首位（图23-19）。

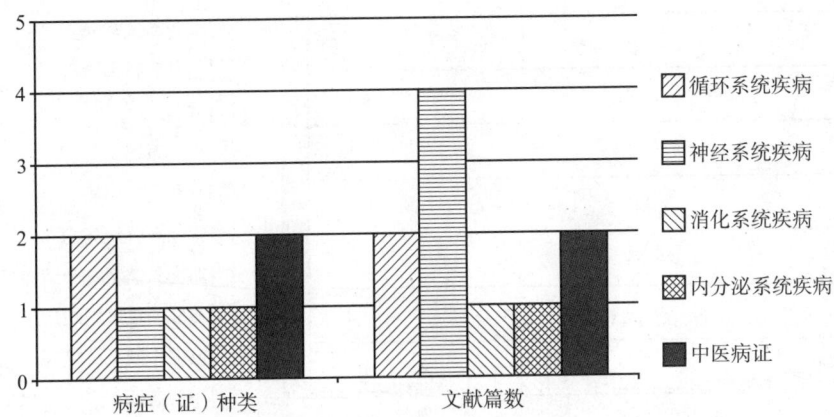

图 23-19　病症（证）种类及文献数量分布图

2. 个案经验文献

共有 10 类病症（证）系统、25 个病症（证）、91 则医案（表 23-32）。

表 23-32　桂枝加桂汤个案经验文献病症（证）谱

➢ **消化系统疾病**（6 个、8 则）
西医疾病：慢性表浅性胃炎 1，消化性溃疡 1
西医症状：顽固性膈肌痉挛 3，腹泻 1，口渴 1
中医症状：小儿多涎 1
➢ **精神和行为障碍**（3 个、6 则）
西医疾病：神经官能症 4（胃 2、合并慢性咽炎 1、未特指 1），焦虑症 1，癔症 1
➢ **肿瘤**（3 个、3 则）
西医疾病：喉癌 1，胰腺癌 1，膀胱癌 1
➢ **循环系统疾病**（2 个、2 则）
西医疾病：高血压病 1，心力衰竭 1
➢ **耳和乳突疾病**（2 个、2 则）
西医疾病：美尼尔氏综合征 1，耳鸣、耳聋、眩晕综合征 1
➢ **神经系统疾病**（2 个、2 则）
西医疾病：植物神经性癫痫 1，发作性睡眠 1
➢ **肌肉骨骼系统和结缔组织疾病**（1 个、1 则）
西医疾病：坐骨神经痛 1
➢ **皮肤和皮下组织疾病**（1 个、1 则）
西医疾病：多形性红斑 1
➢ **泌尿生殖系统疾病**（1 个、1 则）
中医疾病：经行诸症（腹痛）1
➢ **中医病证**（4 个、65 则）
奔豚 60，腹胀 2，头痛 2（顽固性 1、未特指 1），胁痛 1

　　按文献病症种类和医案则数多少排序，西医病症系统中，消化系统疾病均居首位。（图 23-20）。中医病证亦为高频病证系统。各系统病症（证）中，频数位居前列（至少为 10）的病症（证）是奔豚。

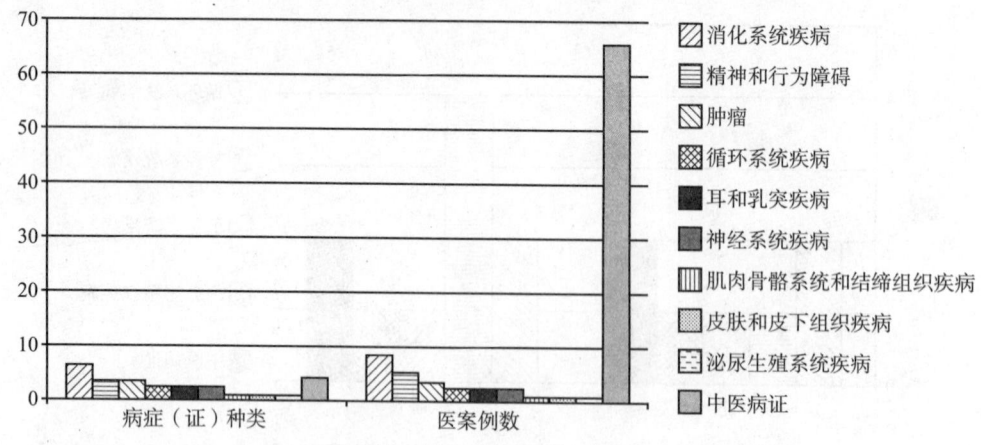

图 23-20　病症（证）种类及医案数量分布图

3. 比较研究

临床研究和个案经验文献比较，两者在文献和病症（证）数量上，中医病证均居前列，是共有的高频病证系统。

【证据分级】

临床研究文献证据

截至目前，桂枝加桂汤及其加减方临床研究文献证据等级为：C级2篇、D级8篇。详细情况见表23-33。

表 23-33　临床研究文献证据等级分布情况

证据等级	病症（证）
C 级	Ⅱ型糖尿病（合并胃轻瘫）、顽固性膈肌痉挛
D 级	血管神经性头痛、X综合征、房室传导阻滞、虚寒型腹痛、胸口发冷

【证据示例】

1. 消化系统疾病

（1）顽固性膈肌痉挛

C级证据1篇。

> 桂枝加桂汤加减对照654-2片治疗顽固性呃逆在临床总有效率方面有优势（C）

杜世华[2]实施的一项临床随机对照试验，样本量为80例。其中试验组42例，对照组38例。桂枝加桂汤加减：桂枝15g，白芍10g，代赭石30g，桃仁、三棱、莪术各10g，红花6g，炙甘草12g。中焦虚寒加吴茱萸10g、小茴香15g；脾胃蕴热加生大黄10g、生石膏30g；胃肠气滞加槟榔15g、香附20g。加水600mL，水煎30min，取汁400mL，分2次口服，每日1剂。对照组：654-2片10mg，每日3次口服。30天为1个疗程。两组比较：临床总有效率相对危险度（RR）1.31，95%CI（1.05～1.63），P=0.02，有统计学意义（疗效标准：痊愈：症状消失，随访半年未复发。好转：发作次数减少，或症状消失，随访半年复发。无效：症状无缓解）。

【证据荟萃】

※ Ⅲ级

桂枝加桂汤及其加减方可以治疗某些消化系统疾病，如顽固性膈肌痉挛等。

《金匮要略》原文中以本方治疗温针误汗后阳虚寒逆之奔豚。主要临床表现为阵发性气从少腹上冲心胸、心悸、针处核起而赤等。顽固性膈肌痉挛在某阶段的病机及临床表现可与之相符。临床研究支持消化系统疾病是其高级别证据分布的病症系统。顽固性膈肌痉挛已有 1 项 C 级证据。

※ Ⅲ级

桂枝加桂汤加减对照 654-2 片治疗顽固性呃逆在临床总有效率方面有优势。

【参考文献】

［1］杜世华 . 桂枝加桂汤加减治疗顽固性呃逆［J］. 山西中医，2007，23（1）：14.

十二、茯苓桂枝甘草大枣汤

【原文汇要】

《伤寒论》

发汗后，其人脐下悸，欲作奔豚，茯苓桂枝甘草大枣汤主之。（65）

茯苓桂枝甘草大枣汤方

茯苓半斤　甘草二两（炙）　大枣十五枚（擘）　桂枝四两（去皮）

上四味，以甘澜水一斗，先煮茯苓，减二升，内诸药，煮取三升，去滓，温服一升，日三服。作甘澜水法：取水二斗，置大盆内，以杓扬之，水上有珠子五六千颗相逐，取用之。

《金匮要略》

发汗后，脐下悸者，欲作奔豚，茯苓桂枝甘草大枣汤主之。（4）

方药及煎服法同上。

【原文释义】

《伤寒论》

茯苓桂枝甘草大枣汤治疗发汗后致心阳虚，水饮内动欲作奔豚证。症见脐下悸动不安，多伴舌淡水滑，脉沉弦等。本证病者下焦素有水饮内停，气化不利，加之发汗过多，心阳受伤，因而水饮内动，以致脐下筑筑动悸，有发生奔豚的趋势。治当通阳降逆，培土制水。方中以茯苓、桂枝为主，通阳化水以防气逆；甘草、大枣培土制水以防逆气上冲；更加以甘澜水以速诸药下行，则奔豚无由发矣。

《金匮要略》释文同上。

【文献概况】

设置关键词为"茯苓桂枝甘草大棗湯""茯苓桂枝甘草大枣汤""苓桂甘棗湯""苓桂甘枣汤""苓桂棗甘湯""苓桂甘枣汤"，检索并剔重后，得到 54 篇相关文献，其中 CBM、CNKI、VIP、

WF分别为2篇、41篇、5篇、6篇。初步分类：临床研究4篇（7.4%）、个案经验10篇（18.5%）、实验研究3篇（5.6%）、理论研究30篇（55.6%）、其他7篇（12.9%）。在个案经验文献中，茯苓桂枝甘草大枣汤及其加减方的医案有11则。

【文献病谱】

1. 临床研究文献

共涉及4类病症（证）系统、4个病症（证）（表23-34）。

表23-34　茯苓桂枝甘草大枣汤临床研究文献病症（证）谱

> 神经系统疾病（1个、1篇）
> 　西医疾病：植物神经功能紊乱1
> 精神和行为障碍（1个、1篇）
> 　西医疾病：躯体形式障碍1
> 循环系统疾病（1个、1篇）
> 　西医疾病：心律失常（室早）1
> 中医病证（1个、1篇）
> 　奔豚1

各病症（证）系统中，病症（证）种类与文献数量均相同（图23-21）。

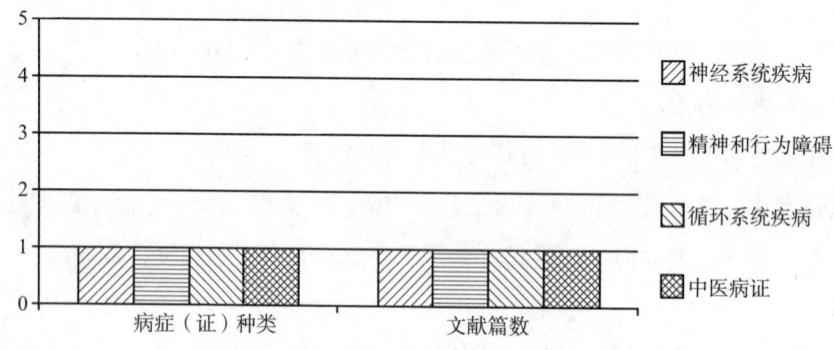

图23-21　病症（证）种类及文献数量分布图

2. 个案经验文献

共有4类病症（证）系统、8个病症（证）、11则医案（表23-35）。

表23-35　茯苓桂枝甘草大枣汤个案经验文献病症（证）谱

> 泌尿生殖系统疾病（2个、2则）
> 　西医疾病：围绝经期综合征1，慢性盆腔炎1
> 呼吸系统疾病（1个、1则）
> 　西医疾病：咽喉炎（合并神经官能症）1
> 精神和行为障碍（1个、1则）
> 　西医疾病：抑郁症1
> 中医病证（4个、7则）
> 　奔豚2，脐下悸2，心悸2，不寐1

按文献病症种类与医案则数多少排序，西医病症系统中，泌尿生殖系统疾病均居首位（图23-22）。

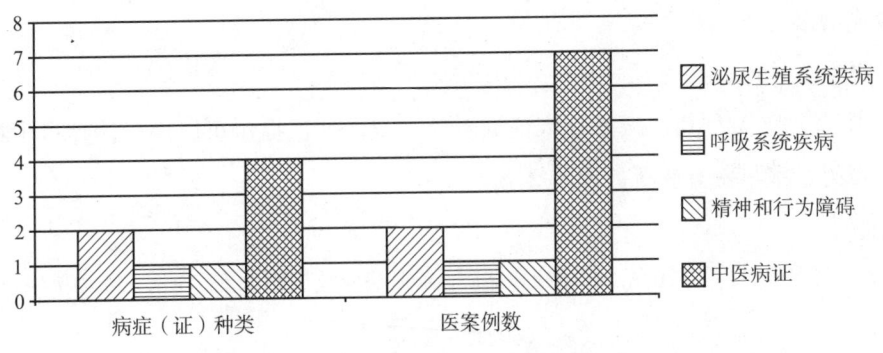

图 23-22　病症（证）种类及医案数量分布图

3. 比较研究

临床研究和个案经验文献比较，中医病证是共有病证系统。

【证据分级】

临床研究文献证据

截至目前，茯苓桂枝甘草大枣汤及其加减方临床研究文献证据等级为：C 级 1 篇、D 级 3 篇。详细情况见表 23-36。

表 23-36　临床研究文献证据等级分布情况

证据等级	病症（证）
C 级	心律失常（室早）
D 级	自主神经功能紊乱、躯体形式障碍、奔豚

【证据示例】

1. 循环系统疾病

（1）心律失常（室早）

C 级证据 1 篇。

> 茯苓桂枝甘草大枣汤对照酒石酸美托洛尔片治疗室性期前收缩在改善心悸症状与心电图方面尚未见明显疗效优势（C）

毕春和等[1]实施的一项临床随机对照试验，样本量为 85 例。试验组 45 例，对照组 40 例。对照组采用西医常规治疗：酒石酸美托洛尔片 12.5mg，每日 2 次。室性早搏增多时改为每日 3 次。试验组在对照组治疗基础上加服苓桂甘枣汤加味：茯苓 30g，桂枝 15g，炙甘草 15g，大枣 15g，白术 15g，黄芪 20g，当归 15g。每日 1 剂，水煎 2 次，每次 100mL，温服。2 组均以 1 周为 1 个疗程。两组比较，心悸症状疗效改善总有效率相对危险度（RR）1.17，95%CI（0.98 ～ 1.39），P=0.08，无统计学意义；心电图疗效总有效率相对危险度（RR）1.21，95%CI（0.99 ～ 1.49），P=0.06，无统计学意义（疗效标准：心悸疗效标准：显效：临床症状消失或基本消失。有效：心悸发作次数、程度及持续时间均明显减轻。无效：临床症状与治疗前比较未改善或加重。心电图疗效标准：显效：心电图检查室性早搏显著减少或达到室性早搏消失标准。有效：室性早搏明显减少。无效：室性早搏无减少或增多）。

【证据提要】

茯苓桂枝甘草大枣汤及其加减方临床证据匮乏，少量证据提示可以用于治疗自主神经功能紊乱、躯体形式障碍、室早、奔豚等。

【参考文献】

［1］毕春和，刘春贵.苓桂甘枣汤加味治疗非器质性心脏病室性早搏45例［J］.云南中医中药杂志，2011，32（12）：48.

十三、理中丸

【原文汇要】

《伤寒论》

霍乱，头痛发热，身疼痛，热多欲饮水者，五苓散主之；寒多不用水者，理中丸主之。（386）

大病差后，喜唾，久不了了，胸上有寒，当以丸药温之，宜理中丸。（396）

理中丸方

人参 干姜 甘草（炙） 白术各三两

上四味，捣筛，蜜和为丸，如鸡子黄许大。以沸汤数合，和一丸，研碎，温服之，日三四，夜二服。腹中未热，益至三四丸，然不及汤。汤法，以四物依两数切，用水八升，煮取三升，去滓，温服一升，日三服。若脐上筑者，肾气动也，去术，加桂四两；吐多者，去术，加生姜三两；下多者，还用术；悸者，加茯苓二两；渴欲得水者，加术，足前成四两半；腹中痛者，加人参，足前成四两半；寒者，加干姜，足前成四两半；腹满者，去术，加附子一枚。服汤后如食顷，饮热粥一升许，微自温，勿发揭衣被。

《金匮要略》

胸痹心中痞，留气结在胸，胸满，胁下逆抢心，枳实薤白桂枝汤主之；人参汤亦主之。（5）

人参汤方

人参 甘草 干姜 白术各三两

上四味，以水八升，煮取三升，温服一升，日三服。

【原文释义】

《伤寒论》

理中丸主治中焦阳虚，寒湿内阻，清气不升，浊气上逆；症见吐利频繁，发热头身疼痛不甚，不欲饮水，伴见腹中冷痛，喜温喜按，喜唾，久不了了，或中焦阳虚，肺津失布的病证。治法：温运中阳，调理脾胃。方用人参补益中气；炙甘草健脾益气，调中缓急；干姜温中散寒；白术健脾燥湿。四药合用，温运中阳，寒湿可去，则中州恢复升降之职则吐利自止；或中阳得运，肺宣肃如常而喜唾愈。

《金匮要略》

人参汤治疗脾胃虚寒，心阳虚衰，寒湿内阻之胸痹证。胸前区疼痛，胁下气逆上冲心胸，舌淡苔白，脉缓弱等。治当补气助阳。方中人参、甘草补气以助阳气运行；白术以健脾消痰浊；干姜温阳散结以消痞满。

【文献概况】

设置关键词为"人参汤""人参汤""理中汤""理中汤""理中丸"，检索并剔重后，得到3208篇相关文献，其中 CBM、CNKI、VIP、WF 分别为 0 篇、2434 篇、512 篇、262 篇。初步分类：临床研究 373 篇（11.6%）、个案经验 264 篇（8.2%）、实验研究 269 篇（8.3%）、理论研究 447 篇（13.9%）、其他 1855 篇（57.8%）。在个案经验文献中，人参汤及其加减方的医案共有 492 则。

【文献病谱】

1. 临床研究文献

共涉及 16 类病症（证）系统、100 个病症（证）（表 23–37）。

表 23–37　理中丸临床研究文献病症（证）谱

> **消化系统疾病（30 个、216 篇）**

西医疾病：溃疡性结肠炎 32，口腔溃疡 17（复发性 16、未特指 1），胃炎 17（慢性 8、慢性表浅性 6、慢性萎缩性 2、未特指 1），功能性消化不良 16，肠炎 14（慢性结肠炎 10、慢性 4），肠易激综合征 13，消化性溃疡 10（未特指 4、难治性 2、十二指肠 2、胃 2），肝硬化 7（未特指 1、伴：腹水 4、腹泻 2），反流性食管炎 6，胃下垂 4，胃肠功能紊乱 1，酒精性肝炎 1，肝坏死 1，肠绞痛 1，肠梗阻 1，胆结石 1，食道炎 1，胃轻瘫 1，腺瘤性胃息肉 1，功能性胃潴留 1

西医症状：腹泻 52（小儿 17、慢性 12、秋季 8、未特指 7、五更泻 3、顽固性 2、老年性 1、病毒性 1、久泻 1），便秘 5（未特指 3、老年性 1、功能性 1），胃痛 3，膈肌痉挛 2（顽固性 1、未特指 1），呕吐 2，上消化道出血 1

中医症状：多涎 2，多唾 1，黑苔 1，流涎 1

> **泌尿生殖系统疾病（10 个、16 篇）**

西医疾病：慢性肾小球肾炎 2，不育症（精子缺乏）2，乳腺增生 2，痛经 2，月经失调（月经过少）1，肾下垂 1，肾病综合征 1，肾功能不全 1，慢性盆腔炎 1

中医疾病：经行诸症（腹泻）3

> **呼吸系统疾病（9 个、15 篇）**

西医疾病：过敏性鼻炎 3，呼吸道感染 2，慢性支气管炎 2，肺炎 2（小儿 1、老年人 1），慢性咽炎 1，感冒 1，慢性阻塞性肺疾病（急性发作）1，哮喘 1

西医症状：咳嗽 2（未特指 1、顽固性 1）

> **循环系统疾病（7 个、25 篇）**

西医疾病：冠心病 13（心绞痛 5、稳定性心绞痛 2、未特指 2、急性心肌梗死 1、陈旧性心绞痛 1、劳力性心绞痛 1、合并左心功能不全 1），心律失常 4（过早搏动 2、窦性心动过缓 1、未特指 1），肠系膜淋巴结炎 2，脑卒中（脑梗死）2，心力衰竭 2（慢性 1、伴腹胀 1），高血压病 1

西医症状：便秘（冷秘）1

> **某些传染病和寄生虫病（7 个、17 篇）**

西医疾病：病毒性肝炎 4（乙肝 3、乙肝合并肝纤维化 1），霉菌感染（霉菌性肠炎）3，病毒性肠炎（小儿轮状病毒）3，艾滋病 2（合并糖尿病肾病 1、未特指 1），幽门螺杆菌感染 2，败血症 2（沙门氏菌 1、未特指 1），肠结核 1

> **肿瘤（7 个、15 篇）**

西医疾病：化疗后不良反应 6（消化道反应 3、呕吐 2、外周神经病变 1），肝癌 4（转移性 1、未特指 1、伴：腹水 1、腹泻 1），贲门癌术后诸症（顽固性腹泻）1，鼻咽癌（腹膜转移）1，食道癌 1，胃癌术后诸症（顽固性呃逆）1，癌症（顽固性呃逆）1

> ➤ **内分泌、营养和代谢疾病（3个、15篇）**
> 西医疾病：糖尿病 12（未特指 2、伴：腹泻 3、胰岛抵抗 1、合并：胃轻瘫 3、心脏病 1、泌尿系感染 1、无症状性心肌缺血 1），糖尿病性周围神经病变 2，单纯性肥胖 1
> ➤ **皮肤和皮下组织疾病（3个、5篇）**
> 西医疾病：荨麻疹 3（慢性 2、日光性 1），顽固性痤疮 1，寒冷性红斑 1
> ➤ **肌肉骨骼系统和结缔组织疾病（3个、4篇）**
> 西医疾病：骨质疏松 2，腰椎间盘突出症 1
> 西医症状：腰痛 1
> ➤ **血液及造血器官疾病和某些涉及免疫机制的疾患（3个、4篇）**
> 西医疾病：白细胞减少症 2，低温引起的免疫低下 1，自身免疫性溶血性贫血 1
> ➤ **妊娠、分娩和产褥期（2个、3篇）**
> 西医疾病：妊娠期诸症（恶阻）2，异位妊娠 1
> ➤ **神经系统疾病（2个、2篇）**
> 西医疾病：面神经炎 1，重症肌无力 1
> ➤ **精神和行为障碍（2个、2篇）**
> 西医疾病：慢性疲劳综合征 1，性功能障碍 1
> ➤ **损伤、中毒和外因的某些其他后果（1个、1篇）**
> 西医疾病：烧伤后创面瘢痕挛缩 1
> ➤ **起源于围生期的某些情况（1个、1篇）**
> 西医疾病：婴儿肝炎综合征 1
> ➤ **中医病证（10个、32篇）**
> 胃脘痛 15，胸痹 5，心悸 3，脾胃虚寒证 3，特发性水肿 1，阴暑 1，消渴 1，不寐 1，发热（骨科手术后非感染性）1，慢惊风 1

　　西医病症系统中，消化系统疾病在病症种类与文献数量上均居首位（图 23-23）。各系统病症（证）中，频数位居前列（至少为 10）的病症（证）有：溃疡性结肠炎、口腔溃疡、胃炎、功能性消化不良、肠炎、肠易激综合征、消化性溃疡、腹泻、冠心病、糖尿病、胃脘痛。

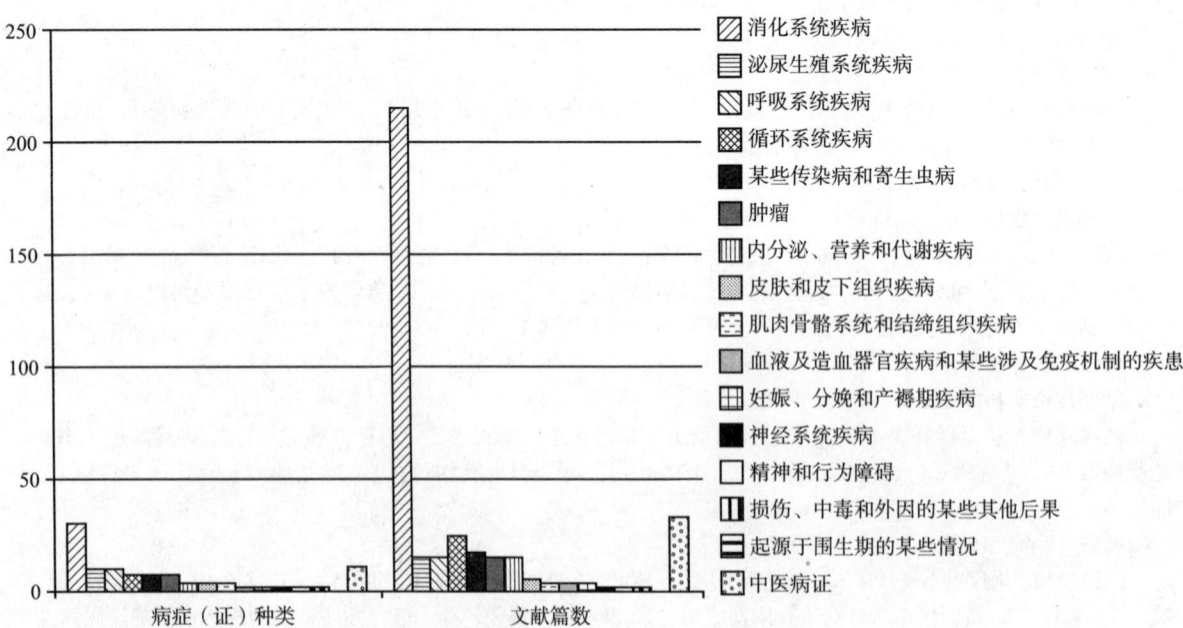

图 23-23　病症（证）种类及文献数量分布图

2. 个案经验文献

共有 17 类病症（证）系统、154 个病症（证）、492 则医案（表 23-38）。

表 23-38　理中丸个案经验文献病症（证）谱

> **消化系统疾病**（42 个、236 则）

西医疾病：口腔溃疡 22（复发性 13、未特指 7、小儿性 1、伴呕吐 1），肠炎 13（慢性结肠炎 10、急性结肠炎 1、腹泻型结肠炎 1、未特指 1），胃炎 10（慢性萎缩性 5、慢性表浅性 2、糜烂性 2、慢性 1），消化性溃疡 6（胃 3、未特指 2、十二指肠 1），贲门失弛缓 3，反流性食管炎 3，慢性溃疡性结肠炎 3，肠易激综合征 3，口腔炎 3（复发性 2、顽固性 1），阑尾炎 2（急性 1、慢性 1），胃肠道过敏症 2，胃肠功能紊乱 2，急性胃肠炎 2，肠梗阻 2（腹部术后 1、伴呕吐 1），胆结石 2，胆囊炎 2，胆汁分泌过多 1，过敏性唇炎 1，克隆氏病 1，肠痉挛 1，胃结石 1，胃扭转 1，胃下垂 1，慢性消化不良 1，急性胰腺炎 1

西医症状：腹泻 64（未特指 32、慢性 16、小儿 8、五更泻 4、合并腹痛 4），便秘 21（未特指 18、习惯性 1、慢性 1、老年性 1），膈肌痉挛 11（未特指 9、重症 2），呕吐 7（未特指 4、再发性 1、合并：腹泻 2），胃痛 7，牙痛 6，便血 3，黄疸 1，口渴 1，脾肿大 1，顽固性食欲不振 1，唾液减少症 1，消化道出血（胃）1

中医疾病：多唾 15，流涎 3，多涎 2，嗳气 2

> **泌尿生殖系统疾病**（15 个、29 则）

西医疾病：月经失调 3（月经过多 1、月经先期 1、未特指 1），肾病综合征 2，痛经 2，非产后闭经溢乳综合征 1，功能障碍性子宫出血 1，泌尿系结石（肾及输尿管）1，慢性盆腔炎 1，肾小球肾炎 1，围绝经期综合征 1

西医症状：白带异常（白带过多）4，尿频 2，血尿 1，遗尿 1

中医疾病：崩漏 7，乳癖 1

> **呼吸系统疾病**（9 个、39 则）

西医疾病：支气管炎 7（慢性 6、未特指 1），感冒 5（未特指 4、夏月感冒 1），肺炎 2，哮喘 2（支气管缓解期 1、未特指 1），过敏性鼻炎 2，慢性咽炎 1，支气管扩张 1

西医症状：咳嗽 18（未特指 9、顽固性 5、肺咳 3、小儿 1），咯血 1

> **肿瘤**（8 个、12 则）

西医疾病：食道癌术后诸症 4（低热 1、多涎 1、胃脘痛 1、未特指 1），肠癌 2（肝转移腹水 1、未特指 1），贲门癌 1，放疗后不良反应（鼻咽癌放疗后诸症）1，化疗不良反应（腹泻）1，食道癌 1，胃癌（合并上消化道出血）1，胰腺癌（胰头癌）1

> **循环系统疾病**（7 个、17 则）

西医疾病：冠心病 7（未特指 5、急性心肌梗死 1、心绞痛 1），心律失常 3（病窦综合征 1、窦性心动过缓 1、室早 1），心力衰竭 2，高血压病 2，病毒性心肌炎 1，脑卒中（脑出血）1，深静脉血栓形成（上肢）1

> **某些传染病和寄生虫病**（7 个、13 则）

西医疾病：痢疾 4（未特指 2、细菌性 1、休息痢 1），蛔虫病 3（小儿胆道 1、蛔厥 1、未特指 1），唇单纯疱疹 2，艾滋病（伴腹泻）1，病毒性肝炎（乙肝）1，肺结核 1，手癣 1

> **内分泌、营养和代谢疾病**（5 个、19 则）

西医疾病：糖尿病 14（合并胃轻瘫 7、未特指 5、伴：腹泻 1、便秘 1），甲状腺机能减退 2，甲状腺结节 1，脊髓亚急性联合变性 1，阿狄森氏病 1

> **皮肤和皮下组织疾病**（5 个、12 则）

西医疾病：湿疹 5（未特指 3、慢性 1、口周 1），荨麻疹 2（寒冷性 1、未特指 1），痤疮 2，银屑病 2，自体过敏性皮炎 1

> **神经系统疾病**（5 个、5 则）

西医疾病：癫痫 1，痉挛性斜颈 1，睡眠障碍 1，亚急性脊髓联合变性 1，周期性麻痹 1

> **耳和乳突疾病**（4 个、6 则）

西医疾病：美尼尔氏综合征 3，慢性化脓性中耳炎 1，神经性耳鸣 1，中耳炎 1

> **肌肉骨骼系统和结缔组织疾病**（4 个、5 则）

西医疾病：类风湿性关节炎 2，干燥综合征 1，局限性硬皮病 1

西医症状：腰痛 1

➢ **精神和行为障碍（4个、4则）**

　　西医疾病：精神分裂症1，神经性嗳气1

　　西医症状：嗜睡1

　　中医症状：夜啼1

➢ **损伤、中毒和外因的某些其他后果（2个、2则）**

　　西医疾病：骨折后诸症（伤肢肿胀）1，药物不良反应（抗生素相关性腹泻）1

➢ **血液及造血器官疾病和某些涉及免疫机制的疾患（1个、4则）**

　　西医疾病：紫癜4（原发性血小板减少性3、过敏性1）

➢ **妊娠、分娩和产褥期（1个、3则）**

　　西医疾病：妊娠期诸症3（间隙性颈痉挛1、恶阻1、头痛1）

➢ **起源于围生期的某些情况（1个、1则）**

　　西医疾病：新生儿红斑1

➢ **中医病证（34个、85则）**

　　胃脘痛7，腹痛6，胸痹5（合并心痛3、未特指2），发热5（高2、未特指2、小儿1），痹证5，眩晕5，头痛4，汗证4（未特指2、多1、冷1），慢惊风4，痞满3，心悸3，水肿3，噎膈3，鼻衄3，臌胀2，厥证（气）2，脾胃阳虚证2，畏寒2，太阴病2，不寐1，齿衄1，风中经络1，疳积1，过汗伤阳1，寒热错杂证1，霍乱证1，筋惕肉瞤1，惊啼1，镜面舌1，梅核气1，脾胃不和证1，消谷善饥1，消渴1，虚火上炎证1

　　按文献病症种类和医案则数多少排序，西医病症系统中，消化系统疾病均居首位（图23-24）。各系统病症中，医案频数位居前列（至少为10）的病症有：口腔溃疡、肠炎、胃炎、腹泻、便秘、膈肌痉挛、多唾、咳嗽、糖尿病。

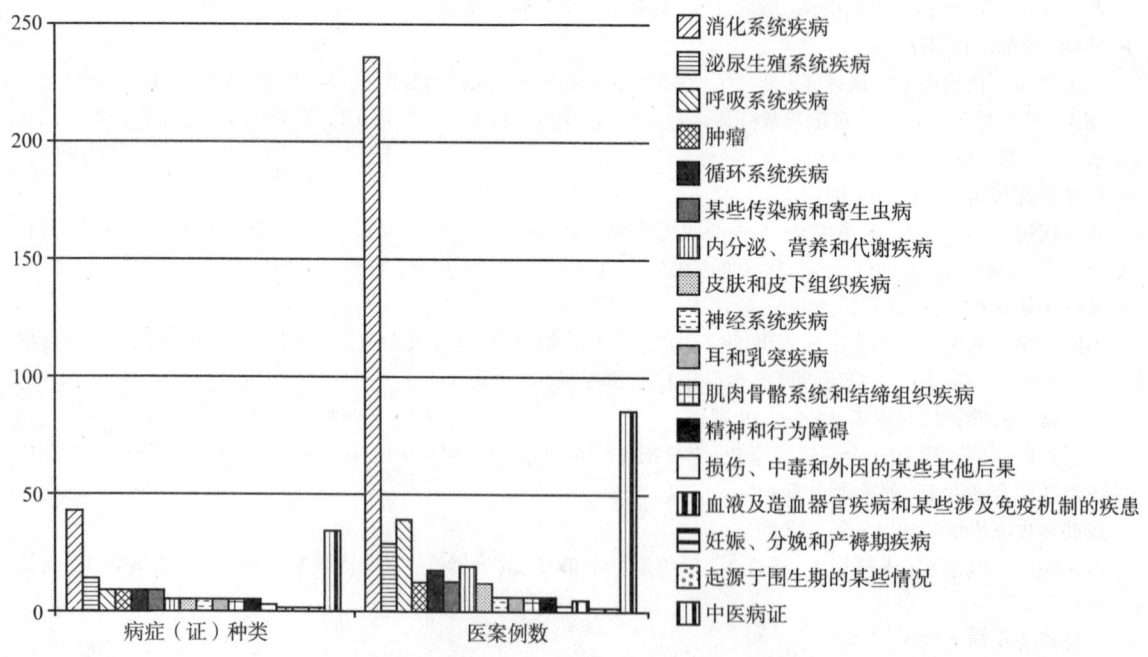

图23-24　病症（证）种类及医案数量分布图

3. 比较研究

　　临床研究和个案经验文献比较，两者在文献和病症数量上，消化系统疾病均居首位，是共有的高频病症系统。在具体病症上，肠炎、口腔溃疡、胃炎、腹泻、便秘等是共有的高频病症。

【证据分级】

临床研究文献证据

截至目前，理中丸及其加减方临床研究文献证据等级为：B 级 16 篇、C 级 178 篇、D 级 179 篇。详细情况见表 23-39。

表 23-39 临床研究文献证据等级分布情况

证据等级	病症（证）
B 级	幽门螺杆菌感染、糖尿病(伴腹泻)、溃疡性结肠炎、肠易激综合征、反流性食管炎、消化不良(功能性)、便秘、腹泻(病毒性、秋季)、脑卒中、心律失常(过早搏动)、脾胃虚寒证、胃脘痛、化疗后不良反应（乳癌化疗后迟发型恶心呕吐、消化道反应）
C 级	肺炎（老年人）、过敏性鼻炎、呼吸道感染（上呼吸道）、慢性阻塞性肺疾病、哮喘、支气管炎（慢性）、骨质疏松、腰椎间盘突出症、腰痛、性功能障碍、不育症（精子缺乏）、乳腺增生、肾功能不全（慢性）、肾小球肾炎（慢性）、经行诸症（腹泻）、败血症、病毒性肠炎（小儿轮状病毒）、病毒性肝炎（乙肝）、肠结核、霉菌感染（小儿霉菌性肠炎）、幽门螺杆菌感染、肥胖（单纯性）、糖尿病（未特指、伴：腹泻、胰岛抵抗、合并：泌尿系感染、胃轻瘫、心脏病）、糖尿病周围神经病变、荨麻疹（慢性）、乳儿肝炎综合征、重症肌无力、溃疡性结肠炎、肠炎（慢性）、肠易激综合征、胆结石（胆囊结石）、反流性食管炎、肝坏死、肝炎（酒精性）、肝硬化（伴：腹水、腹泻）、口腔溃疡（复发性）、胃肠功能紊乱、胃下垂、胃炎（慢性表浅性、慢性）、消化不良（功能性）、消化性溃疡、便秘、腹泻、呕吐、胃痛、多唾、流涎、白细胞减少症、低温引起的免疫低下、冠心病（急性心肌梗死、心绞痛、未特指）、慢性心力衰竭、淋巴结炎、脑卒中（脑梗死）、心律失常、不寐、发热（骨科手术后非感染性）、脾胃虚寒证、水肿、胃脘痛、心悸、胸痹、鼻咽癌（腹膜转移）、肝癌、化疗后不良反应（消化道反应）、癌症（顽固性呃逆）
D 级	便秘、肠梗阻（单纯性）、肠绞痛（小儿）、肠炎（结肠炎、慢性、慢性结肠炎）、溃疡性结肠炎、肠易激综合征、多涎（小儿）、反流性食管炎、腹泻（久泻、慢性、秋季、顽固性、五更泻、小儿、中老年、未特指）、肝硬化（伴腹泻）、膈肌痉挛（顽固性、未特指）、黑苔、口腔溃疡（复发性）、呕吐、食管炎、胃轻瘫（术后）、胃痛、胃息肉（腺瘤性）、胃下垂、胃炎（慢性、慢性表浅性、慢性萎缩性、未特指）、胃潴留（功能性）、消化不良（功能性）、消化道出血（上）、消化性溃疡（难治性、十二指肠、未特指）、白细胞减少症、贫血（自身免疫性溶血性）、便秘（冷秘）、高血压病、冠心病（心绞痛、合并左心功能不全、未特指）、心力衰竭伴腹胀、淋巴结炎（肠系膜）、腹泻（小儿）、慢惊风、胃脘痛、消渴、心悸、胸痹（合并心痛）、阴暑、贲门癌（术后顽固性腹泻）、肝癌（转移性、伴腹水）、食道癌、胃癌术后诸症（顽固性呃逆）

【证据示例】

1. 消化系统疾病

（1）消化不良（功能性）

B 级证据 1 篇，C 级证据 13 篇，D 级证据 2 篇。

> 加味理中汤配合参附注射液对照多潘立酮、雷尼替丁、谷维素治疗功能性消化不良在临床总有效率方面有优势（B）

伍德军[1]实施的一项临床随机对照试验，样本量为 110 例。试验组 56 例，对照组 54 例。试验组采用桂附理中汤加味：制附子9g，肉桂（另煎）6g，桂枝10g，党参20g，白术20g，干姜20g，砂仁（后下）6g，枳实10g，红枣10枚，炙甘草15g。胃有郁热者加柴胡10g。每日1剂，水煎2次，煎药液合计500mL，分多次温服，每次50～100mL。配合参附注射液静脉滴注，每次用参附注射液20～50mL加入5%葡萄糖150mL中静滴，每日1次，每疗程用药15天。对照组用多潘立酮10mg，3次/天，餐前服用；雷尼替丁150mg，2次/天；谷维素30mg，3次/天。两组疗程均为1个月，一般观察1疗程，疗程结束后观察临床疗效，随访3个月。两组病人在治疗观察期间均禁食生冷、寒凉清热之品。两组比较，临床总有效率相对危险度（RR）1.22，95%CI（1.04～1.42），P=0.01，有统计学意义［疗效标准：参照2001年中华中医药学会内科脾胃病专业委员会第13次会议通过的《功能性消化不良中医诊疗规范（草案）》]。

（2）溃疡性结肠炎

B级证据1篇，C级证据10篇，D级证据21篇。

理中汤加减对照柳氮磺胺吡啶、泼尼松治疗溃疡性结肠炎在临床总有效率方面有优势（B）

贺立成[2]实施的一项临床随机对照试验，样本量为84例。试验组48例，对照组36例。试验组用自拟健脾理中汤：党参20g，肉桂6g，白芍20g，白术10g，干姜10g，茯苓12g，木香10g，枳实10g，鸡内金15g，炙甘草10g。发作期下利脓血便见湿热之象者加黄连10g、白头翁15g，以清热燥湿；泄泻日久，中气下陷而致脱肛者加黄芪30g、升麻10g；久泻滑脱不止者加肉豆蔻10g、五味子10g。上方水煎内服，每日1剂，分2次口服，1月1疗程，服用3疗程。对照组用泼尼松片，每次10mg，日3次，服用3个月，停药前逐渐减量；柳氮磺胺吡啶，每日4～6g，分4次服用，持续用药3个月。两组比较，临床总有效率相对危险度（RR）1.53，95%CI（1.17～2.01），P=0.002，有统计学意义（疗效标准：参照1978年全国消化系统疾病学会制定的诊断标准拟定。痊愈：症状消失，大便正常，纤维结肠镜检或钡灌肠检查恢复正常，随访半年以上不复发。有效：临床症状明显减轻，纤维结肠镜检或钡灌检查示好转。无效：临床症状及纤维结肠镜检或钡灌均未见改变）。

（3）复发性口腔溃疡

C级证据3篇，D级证据13篇。

理中汤加味对照维生素B₂治疗复发性口腔溃疡在临床总有效率方面有优势（C）

黄彦德等[3]实施的一项临床随机对照试验，样本量为62例。其中试验组32例，对照组30例。试验组方用理中汤加味：干姜10g，红参10g，白术12g，炙甘草10g，黄连10g，三七4g（冲服）。水煎2次，共取汁400mL分2次口服，每日1剂，7天1个疗程。对照组：维生素B₂片，10mg，每日3次，口服7天1疗程。两组比较，临床总有效率相对危险度（RR）1.71，95%CI（1.24～2.53），P=0.001，有统计学意义（参照国家中医药管理局发布的《中医病证诊断疗效标准》。显效：口腔溃疡愈合，局部无不适感，且观察3月无复发。有效：口疮虽时有复发，但数量减少，程度减轻。无效：口疮症状及溃疡无明显变化）。

（4）慢性腹泻

C 级证据 7 篇，D 级证据 5 篇。

加味理中汤对照派拉西林和乳酸菌素治疗慢性腹泻在临床总有效率方面有优势（C）

卢峰[4]实施的一项临床随机对照试验，样本量为 66 例。其中试验组 36 例，对照组 30 例。试验组方以附子理中汤加减：附子 6g（先煎），党参 15g，炒白术 10g，干姜 5g，炙甘草 10g。若大便溏薄次数较多者加炒扁豆、石榴皮、薏苡仁、肉豆蔻；若腹痛胀满者加乌药、甘草、槟榔、焦楂；若坠胀不适，欲解未尽者加青皮、木香；若纳差疲乏无力者加黄芪、陈皮、炒二芽、山药、莲肉随机加减。上方日 1 剂，水煎温服，早晚各 1 次，一般服 2 ～ 3 天，症状减轻，5 ～ 7 天，病情稳定。对照组，选用黄藤素片，每次 2 ～ 3 片，每日 3 次，停用其他药物。两组比较，临床总有效率相对危险度（RR）1.38，95%CI（1.05 ～ 1.80），P=0.02，有统计学意义（疗效标准：治愈：症状消失，无伴随症状，大便每日 1 ～ 2 次，量正常且大便成型，大便常规无异常，半年以内无复发。显效：临床症状基本好转，大便每日次数较以前明显减少量接近正常，兼症减轻，大便常规基本正常，半年内复发 1 ～ 2 次。无效：服药期间大便次数减少，停药后复发）。

2. 中医病证

（1）胃脘痛

B 级证据 1 篇，C 级证据 3 篇，D 级证据 11 篇。

理中汤加味对照香砂养胃丸治疗胃脘痛在临床总有效率方面有优势（C）

邓伟等[5]实施的一项临床随机对照试验，样本量为 80 例。试验组、对照组各 40 例。试验组予理中汤加味：党参 15g，白术 15g，干姜 9g，炙甘草 9g，桂枝 9g，苏梗 9g，佛手 9g。分煎数份分发给符合标准的病人，日服 1 剂，饭后半小时服用，2 周为 1 个疗程。对照组：口服香砂养胃丸，8 丸 / 次，3 次 / 日，2 周为 1 个疗程。两组比较，临床总有效率相对危险度（RR）1.36，95%CI（1.04 ～ 1.79），P=0.03，有统计学意义 ［疗效标准：参照《中药（新药）临床研究指导原则》执行 ］。

【证据荟萃】

※Ⅱ级

理中丸及其加减方主要治疗消化系统疾病和某些中医病证，如消化不良（功能性）、溃疡性结肠炎、复发性口腔溃疡、慢性腹泻、胃脘痛等。

《伤寒论》原文中以理中丸治疗中焦阳虚，寒湿内阻，清气不升，浊气上逆证；其主要临床表现为吐利频繁，发热头身疼痛不甚，不欲饮水，伴见腹中冷痛，喜温喜按，喜唾等。《金匮要略》原文中以人参汤治疗脾胃虚寒，心阳虚衰的胸痹证；其临床主要表现为呕吐、腹泻、胸前区疼痛，胁下气逆上冲心胸等。消化不良（功能性）、溃疡性结肠炎、复发性口腔溃疡、慢性腹泻、胃脘痛等高频病症（证）在某阶段的病机及临床表现可与之相符。临床研究和个案经验文献均支持消化系统疾病是其高频率、高级别证据分布的病症系统。消化不良（功能性）、溃疡性结肠炎、胃脘痛均已 1 项有 B 级证据，至少 2 项 C 级证据；复发性口腔溃疡、慢性腹泻均已有至少 2 项 C 级证据。

※ Ⅱ级

加味理中汤配合参附注射液对照多潘立酮、雷尼替丁、谷维素治疗功能性消化不良在临床总有效率方面有优势。

理中汤加减对照柳氮磺胺吡啶、泼尼松治疗溃疡性结肠炎在临床总有效率方面有优势。

理中汤加味对照维生素 B_2 治疗复发性口腔溃疡在临床总有效率方面有优势。

加味理中汤对照派拉西林和乳酸菌素治疗慢性腹泻在临床总有效率方面有优势。

理中汤加味对照香砂养胃丸治疗胃脘痛在临床总有效率方面有优势。

【参考文献】

［1］伍德军.扶阳温中健脾法治疗功能性消化不良临床观察［J］.辽宁中医药大学学报，2008，10（10）：100-101.

［2］贺立成.健脾理中汤治疗溃疡性结肠炎48例［J］.湖南中医药导报，2002，8（09）：538.

［3］黄彦德，张保伟.理中汤加味治疗复发性口疮32例分析［J］.中医药学刊，2003，21（11）：1952.

［4］卢峰.附子理中汤治疗慢性泄泻36例观察［J］.中华中西医学杂志，2007，5（04）：52-53.

［5］邓伟，彭玲妹.理中汤加味治疗胃脘痛的临床研究［J］.中国中医药咨讯，2010，02（2）：83.

十四、大柴胡汤

【原文汇要】

《伤寒论》

太阳病，过经十余日，反二三下之，后四五日，柴胡证仍在者，先与小柴胡汤。呕不止，心下急，郁郁微烦者，为未解也，与大柴胡汤，下之则愈。（103）

伤寒发热，汗出不解，心中痞硬，呕吐而下利者，大柴胡汤主之。（165）

大柴胡汤方

柴胡半斤　黄芩三两　芍药三两　半夏半升（洗）　生姜五两（切）　枳实四枚（炙）　大枣十二枚（擘）

上七味，以水一斗二升，煮取六升，去滓，再煎，温服一升，日三服。一方加大黄二两。若不加，恐不为大柴胡汤。

《金匮要略》

按之心下满痛者，此为实也，当下之，宜大柴胡汤。（12）

大柴胡汤方

柴胡半斤　黄芩三两　芍药三两　半夏半升（洗）　枳实四枚（炙）　大黄二两　大枣十二枚　生姜五两

上八味，以水一斗二升，煮取六升，去滓，再煎，温服一升，日三服。

【原文释义】

《伤寒论》

大柴胡汤主治邪入少阳，深及心下，阻碍心下气机，升降失常，又因枢机不利，木火郁变，热盛内逆阳明者。症见寒热往来，胸胁苦满，郁郁微烦，呕不止，心下急或痞硬，大便干结或下利伴见小便色黄，苔黄少津，脉弦数。治法：开结决壅，疏通少阳枢机。本方为小柴胡汤减人参、甘草，加芍药、枳实而成。

方中柴胡辛微寒，通调枢机，达邪于外；半夏辛温，辛开散结；芍药苦酸微寒，缓急安中；枳实理气开结；枳芍相伍，理气开结，酸苦决壅；上四味药，共解心下气机之痞结。黄芩清泄郁闭之木火；生姜辛温，合半夏降逆止呕。黄芩、生姜、半夏相伍，亦具辛开苦降之功，亦为开通心下气机之要药。大枣味甘，合芍药以酸甘护阴。上七味合用，结开热泄，中焦升降有主，则吐利止，少阳枢机通，诸邪得解。正所谓《素问阴阳应象大论》曰"其实者，散而泻之"。本方即是该治疗大法的具体体现。

《金匮要略》

上述可见《伤寒论》原方中本无大黄，煎服法中言"右七味"，而《金匮要略》中有大黄，煎服法中言"右八味"；且原文中言"按之心下满痛者，此为实，当下之，……"说明《金匮要略》中的大柴胡汤证，兼见大便不爽或便秘故方中加大黄，笔者认为本方虽方名相同，但药物略有差别，同一证时兼大便不爽或便秘者必加大黄。

【文献概况】

设置关键词为"大柴胡湯""大柴胡汤"，检索并剔重后，得到2700篇相关文献，其中CBM、CNKI、VIP、WF分别为117篇、2283篇、97篇、203篇。初步分类：临床研究825篇（30.6%，缺少10篇文献未包括在其中）、个案经验581篇（21.5%，缺少16篇文献未包括在其中）实验研究117篇（4.3%）、理论研究257篇（9.5%）、其他920篇（34.1%）。在个案经验文献中，大柴胡汤及其加减方的医案有1102则。

【文献病谱】

1. 临床研究文献

共涉及14类病症（证）系统、100个病症（证）（表23-40）。

表23-40　大柴胡汤临床研究文献病症（证）谱

➤ **消化系统疾病（41个、689篇）**

西医疾病：胰腺炎219（急性134、急性重症34、急性水肿型30、急性胆源性10、胆源性3、急性出血坏死性2、高脂血症性急性2、急性出血性1、急性坏死性1、慢性1、未特指1），胆结石136（未特指68、肝内胆管5、胆总管3、老年性2、胆管残余2、肝胆管1、肝外胆管残余1、合并：胆囊炎50、胆道感染1、胆管炎1、胆绞痛1、急性胆管炎1），胆囊炎128（急性51、慢性46、未特指24、老年性4、慢性结石性3），胆道感染26（未特指15、急性11），胆汁反流性胃炎22，消化性溃疡20（伴穿孔13、未特指4、胃2、十二指肠球部1），脂肪肝19（未特指18、非酒精性1），胆系疾病（胆囊炎合并胆结石、胆道感染合并胰腺炎、胆道蛔虫病、胆道感染、胆总管炎、胰腺炎、胆囊癌）12，胆管炎9（急性化脓性梗阻4、急性重症3、梗阻性1、反流性1），肝炎5（胆汁淤积型2、急性黄疸型1、酒精性1、重症1），肠梗阻4（麻痹性2、伴粘连2），胃肠功能紊乱3（胆囊切除术后2、术后1），肝脓肿3（细菌性2、未特指1），胆心综合征2，功能性消化不良2，胃下垂2，急腹症（老年）2，假性胰腺囊肿2，胃结石（胃）2，反流性食管炎2（食管贲门术后1、未特指1），术后肠粘连1，中毒性肠麻痹1，肝外胆管狭窄1，胆囊积液1，胆汁淤积（伴瘙痒）1，急性腹膜炎1，肝性脑病1，复发性口腔溃疡1，口腔炎（小儿疱疹性）1，急性阑尾炎1，上消化道穿孔1，术后胃轻瘫1

西医症状：胆绞痛18，胆道术后综合征16（胆囊切除术后9、未特指5、胆管塑料内支架再阻塞1、胆管机械性狭窄1），黄疸15（阻塞性14、胆道结石术后1），胆道积气2，呕吐2（腹腔镜术后1、迟发性1），胃穿孔（老年性）1，口腔颌面部急性炎症1，腹腔感染（合并全身炎性反应综合征）1，习惯性便秘1

➤ 内分泌、营养和代谢疾病（7个、31篇）

西医疾病：高脂血症11（未特指10、无症状性1），糖尿病11（Ⅱ型3、Ⅱ型肥胖1、严重创伤应激1、未特指1、合并：高脂血症2、代谢综合征1、非酒精性脂肪肝1、高尿酸血症1），多囊卵巢综合征3，代谢综合征2，糖尿病性肾病1，糖尿病性周围神经病变1

西医症状：糖耐量异常2

➤ 某些传染病和寄生虫病（7个、22篇）

西医疾病：蛔虫病11（胆道10、小儿胆道1），病毒性肝炎3（乙肝2、未特指1），流行性腮腺炎3（小儿合并急性水肿型胰腺炎2、未特指1），痢疾（急性细菌性）2，流行性出血热（少尿期）1，甲型副伤寒1，带状疱疹后遗症（神经痛）1

➤ 呼吸系统疾病（7个、20篇）

西医疾病：感冒9（小儿伴发热5、小儿3、伴发热1），扁桃体炎4（急性化脓性2、急性2），肺炎（下呼吸道感染）2，支气管哮喘2，流行性感冒（小儿胃肠型流感）1，慢性阻塞性肺疾病1。

西医症状：咳嗽1

➤ 肿瘤（7个、11篇）

西医疾病：肝癌4（栓塞后综合征3、合并阻塞性黄疸1），胰腺癌（术后诸症）2，恶性消化道肿瘤1，膀胱癌1，化疗后不良反应（亚急性发热）1，胆管癌栓1。

西医症状：癌性发热1

➤ 泌尿生殖系统疾病（7个、9篇）

西医疾病：尿毒症（并发急性胆囊炎）2，泌尿系结石2（输尿管1、未特指1），慢性盆腔炎1，盆腔粘连1，结石症（泌尿系、胆）1

西医症状：盆腔积液（伴血肿）1

中医疾病：经行诸症（咽喉肿痛）1

➤ 循环系统疾病（4个、5篇）

西医疾病：脑卒中（合并肺部感染）2，肺源性心脏病（合并心力衰竭）1，冠心病（心绞痛）1。

西医症状：便秘（老年性）1

➤ 皮肤和皮下组织疾病（3个、3篇）

西医疾病：黄褐斑1，皮脂溢出症1，痤疮1

➤ 损伤、中毒和外因的某些其他后果（2个、3篇）

西医疾病：多器官功能障碍综合征2（胃肠功能衰竭1、未特指1），药物不良反应（复方18甲短效口服避孕滴丸毒副反应）1

➤ 耳和乳突疾病（2个、3篇）

西医疾病：美尼尔氏综合征2，耳源性眩晕1

➤ 神经系统疾病（2个、2篇）

西医疾病：睡眠呼吸暂停综合征1，血管性头痛1

➤ 妊娠、分娩和产褥期（1个、4篇）

西医疾病：妊娠期诸症（急性胰腺炎）4

➤ 肌肉骨骼系统和结缔组织疾病（1个、1篇）

西医疾病：痛风性关节炎1

➤ 中医病证（9个、22篇）

发热10（小儿6、未特指3、急性感染性1），腹痛3，腹胀2，不寐2（胃腑郁热证1、未特指1），头痛1，少阳兼里实证1，胁痛1，胃脘痛1，胆胃同病1

西医病症系统中，消化系统疾病在病症种类与文献数量上均居首位（图23-25）。各病症系统中，频数位居前列（至少为30）的病症有：胰腺炎、胆结石、胆囊炎。

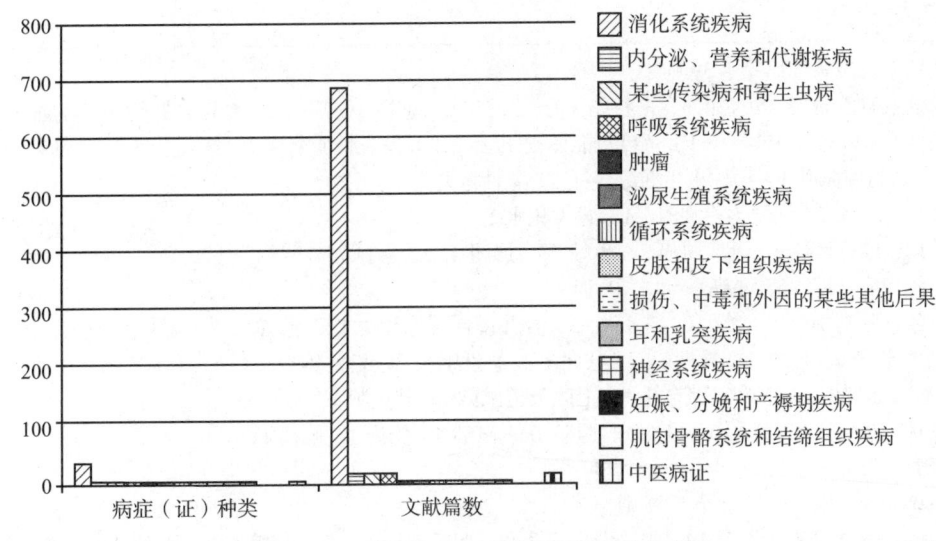

图 23-25 病症（证）种类及文献数量分布图

2. 个案经验文献

共有 16 类病症（证）系统、206 个病症（证）、1102 则医案（表 23-41）。

表 23-41 大柴胡汤个案经验文献病症（证）谱

> **消化系统疾病**（57 个、587 则）

西医疾病：胆结石 121（未特指 26、胆总管 5、肝内胆管 3、胆系多发性 2、胆道 2、伴背肩凝痛 1、合并：胆囊炎 38、急性胆囊炎 14、胆系感染 4、慢性胆囊炎 3、胆总管蛔虫症 2、急性胰腺炎 1、胆囊炎梗阻性黄疸 1、感染胆绞痛 1、慢性胰腺炎急性发作 1、感染 1、肺部感染 1、急性化脓性胆囊炎 1、阻塞性黄疸 1、慢性表浅性胃炎 1、慢性胆囊炎急性发作 1、胆绞痛 1，胆结石合并：阻塞性黄疸 7、感染 1、扩张 1、梗阻性黄疸 1），胆囊炎 103（急性 48、慢性 24、未特指 22、急性合并不全性肠梗阻 1、胆囊积气综合征 1、慢性合并：胆汁反流性胃炎 1、心血管神经症 1、全腹膜炎 1、颈椎病 1、胆汁反流性胃炎 1、胆绞痛 1、不完全性肠梗阻 1），胰腺炎 89（急性 64、未特指 10、急性重症 4、急性水肿型 4、慢性 3、肿块型 2、胆源性 1、急性继发肠梗阻 1），胃炎 29（胆汁反流性 10、慢性 8、急性 4、慢性萎缩性 3、慢性表浅性伴：胆汁反流性胃窦炎 2、伴胆汁反流 2），肠梗阻 28（不完全性 7、伴粘连 5、急性 4、未特指 4、麻痹性 3、绞窄性 1、蛔虫性 1、急性机械性 1、术后粘连性 1、高位 1），肝炎 25（急性黄疸型 12、黄疸型 6、急性非病毒性 2、毛细胆管型 1、慢性重症 1、慢性迁延性 1、慢性黄疸型 1、胆汁淤积型 1），阑尾炎 23（急性 14、未特指 4、并发周围脓肿 2、急性合并：黄疸 1、阑尾穿孔 1、慢性阑尾炎急性发作 1），胆囊切除术后综合征 12，消化性溃疡 11（胃 5、伴穿孔 2、十二指肠 2、十二指肠球部 1、胃溃疡伴出血 1），胆道感染 10（急性 3、未特指 3、急性胆道感染继发胰腺炎 2、合并胆囊积液 1、伴胆结石 1），肝囊肿 8（未特指 7、合并胆道蛔虫症 1），胆管炎 6（化脓性 4、急性 1、急性阻塞性化脓性 1），胃扭转 5，胆囊息肉 5（未特指 3、合并：慢性胆囊炎 1、感染 1），幽门梗阻 5（不完全性 3、未特指 2），口腔溃疡 4（复发性 2、未特指 2），脂肪肝 3，胆心综合征 3（未特指 2、合并室早 1），牙周炎 2（伴颌下淋巴结肿大 1、未特指 1），急性腮腺炎 2，肝硬化（伴腹水）2，亚急性肝坏死 2，多发性肝脓肿 2，反流性食管炎 2，急性肠炎 2，腹膜炎 2（弥漫性 1、未特指 1），胃下垂 1，胃轻瘫（残胃胃瘫综合征）1，胃痉挛（急性）1，胃肠功能紊乱 1，食管贲门粘膜裂伤 1，十二指肠憩室 1，倾倒综合征 1，阑尾周围脓肿 1，口腔扁平苔癣 1，急性肠系膜血管阻塞性疾病 1，肝炎后遗症（肝硬化）1，肝血管瘤病 1，腹腔脓肿 1，腹腔间隔室综合征 1，胆囊瘘 1，胆囊积液 1，肠粘连 1，肠易激综合征（便秘型）1，贲门失弛缓 1。

西医症状：黄疸 21（阻塞性 13、未特指 8），便秘 9（未特指 6、习惯性 1、伴：腹胀 1、腹痛 1），呕吐 8（未特指 7、顽固性 1），腹泻 7（未特指 6、久泻 1），膈肌痉挛 5（未特指 3、顽固性 1、腹部术后 1），胆绞痛 4，口苦 2，牙痛 2，胃痛 1，胃穿孔 1，吐酸 1

中医症状：嘈杂 1

➤ **泌尿生殖系统疾病**（18个、39则）

西医疾病：肾盂肾炎7（急性6、未特指1），盆腔炎6（急性3、慢性2、慢性合并输卵管不通1），痛经3，泌尿系结石3（输尿管2、未特指1），肾绞痛2，尿毒症2（并发急性胆囊炎1、未特指1），急性肾小球肾炎1，急性乳腺炎1，盆腔脓肿1，男性更年期综合征1，急性睾丸炎1，不孕症1

西医症状：遗尿2，尿频（伴胸闷）1，肾盂积水1

中医疾病：经行诸症3（乳胀胁痛2、鼻衄1），癃闭2，倒经1

➤ **呼吸系统疾病**（17个、54则）

西医疾病：哮喘16（支气管10、未特指5、合并慢性支气管炎1），感冒7，肺炎3（右下1、大叶性1、未特指1），支气管炎3（急性1、慢性1、喘息性1），急性咽炎2，扁桃体炎2（急性化脓性1、急性1），支气管扩张1，流行性感冒1，呼吸窘迫综合征1，上呼吸道感染1，肺气肿1，肺脓肿1

西医症状：咳嗽8（未特指6、慢性1、胆咳1），咳喘4，胸痛1，咽痛1

中医疾病：失音1

➤ **某些传染病和寄生虫病**（12个、61则）

西医疾病：蛔虫病27（胆道19、胆道蛔虫病合并：胆道感染4、急性胰腺炎2、肠梗阻2），带状疱疹9，痢疾7（休息3、急性细菌性2、湿热1、未特指1），病毒性肝炎5（急性病毒性肝炎合并黄疸2、未特指2、乙肝1），流行性出血热4（未特指2、少尿期1、合并自汗1），疟疾2，流行性结膜炎1，沙眼性角膜炎1，流行性脑脊髓膜炎1，急性淋病1

西医症状：感染性发热2，腹腔感染（胆囊切除术后）1

➤ **肿瘤**（11个、16则）

西医疾病：肝癌3（原发性1、伴高热1、未特指1），胆囊癌3（肝转移1、术后呕吐1、未特指1），结肠癌2（肝部转移1、未特指1），胰腺癌（肝转移）1，胃癌1，卵巢癌1，甲状腺腺瘤1，恶性淋巴瘤1，贲门癌（胃底贲门癌术后发热）1，急性非淋巴性白血病1

西医症状：癌性发热1

➤ **循环系统疾病**（10个、38则）

西医疾病：高血压病15（未特指11、眩晕1、肩凝1、合并冠心病1、伴鼻衄与不寐1），冠心病10（未特指4、心绞痛3、合并高血压2、心肌梗死1），脑卒中5（未特指2、脑梗死1、小脑出血1、蛛网膜下腔出血1），间歇性跛行2，静脉栓塞（左髂）1，红斑性肢痛症1，脑动脉硬化1，原发性低血压1，病毒性心肌炎（室性过早搏动二联律）1，心力衰竭1

➤ **精神和行为障碍**（8个、23则）

西医疾病：抑郁症5，精神分裂症4，神经官能症3（未特指2、不寐1），性功能障碍（阳萎）2，癔症1，神经衰弱1

西医症状：嗜睡2

中医疾病：癫狂5（未特指3、狂证2）

➤ **皮肤和皮下组织疾病**（8个、12则）

西医疾病：荨麻疹4，慢性湿疹2，银屑病（牛皮癣）1，毛囊粘蛋白病1，脂溢性皮炎1，酒渣鼻1，急性发热性嗜中性皮病1，痤疮1

➤ **内分泌、营养和代谢疾病**（7个、25则）

西医疾病：糖尿病12（未特指10、胰岛抵抗1、Ⅱ型肥胖1），高脂血症5，肥胖4（未特指3、伴盗汗1），糖尿病性周围神经病变1，糖尿病性酮症酸中毒（合并急性胰腺炎）1，多囊卵巢综合征1，代谢综合征1

➤ **肌肉骨骼系统和结缔组织疾病**（7个、15则）

西医疾病：变应性亚败血症4，混合型颈椎病3，坏死性血管炎3，坐骨神经痛1，白塞病（合并血管炎）1

西医症状：腰痛（腰腿痛）2，痉挛（咽部至胸部）1

➤ **神经系统疾病**（7个、15则）

西医疾病：三叉神经痛4，偏头痛4，癫痫2，头痛2（血管性1、血管神经性1），肺性脑病（合并胆结石）1，面神经麻痹1，散发性脑炎（伴中枢性面瘫）1

➤ **损伤、中毒和外因的某些其他后果**（5个、8则）

西医疾病：外伤后诸症4（截瘫合并泌尿系感染2、伤口感染1、外伤性胰腺血肿1），术后腹腔残余脓肿1，药物不良反应（药物性头痛）1，过敏性休克（去痛片过敏）1，中暑1

➢ **妊娠、分娩和产褥期（3个、23则）**

西医疾病：产褥期诸症13（发热12、乳溢1），妊娠期诸症8（恶阻4、急性：胰腺炎3、胆囊炎1），人工流产后诸症2（腹痛头晕心悸1、发热1）

➢ **耳和乳突疾病（3个、9则）**

西医疾病：美尼尔氏综合征4，中耳炎4（慢性化脓性2、分泌性1、急性1）

西医症状：耳聋1

➢ **眼和附器疾病（3个、4则）**

西医疾病：角膜溃疡2，溢泪1

中医疾病：火眼1

➢ **中医病证（30个、173则）**

发热54（未特指19、高15、术后8、低4、小儿子时2、左肝叶切除术后1、午后潮热1、功能性低1、高热伴胸胁痛1、不明原因1、合并腹胀1），腹痛19（未特指14、食积2、合并：下利1、发热1、寒热1），胁痛16（未特指15、合并发热1），胃脘痛13（未特指12、伴反酸1），眩晕13（未特指12、合并呕吐1），不寐6，胸痹6，头痛5，心悸5，呕烦5，痞满4，晕厥3，汗证3（未特指2、夜1），鼻衄3，胁背疼痛（胆囊切除术后）2，腹胀2，阳强伴不射精1，畏寒1，痰饮病1，肾劳1，少阳阳明并病1，奇痒证1，呕、利痞痛证1，惊风1，结胸证1，挟食伤寒1，臌胀1，乏力（伴食少）1，多食易饥1，疮疡1

按文献病症种类和医案则数多少排序，西医病症系统中，消化系统疾病均居首位（图23-26）。中医病证亦为高频病证系统。各系统病症（证）中，医案数位居前列（至少为30）的病症（证）有：胆结石、胆囊炎、胰腺炎、发热。

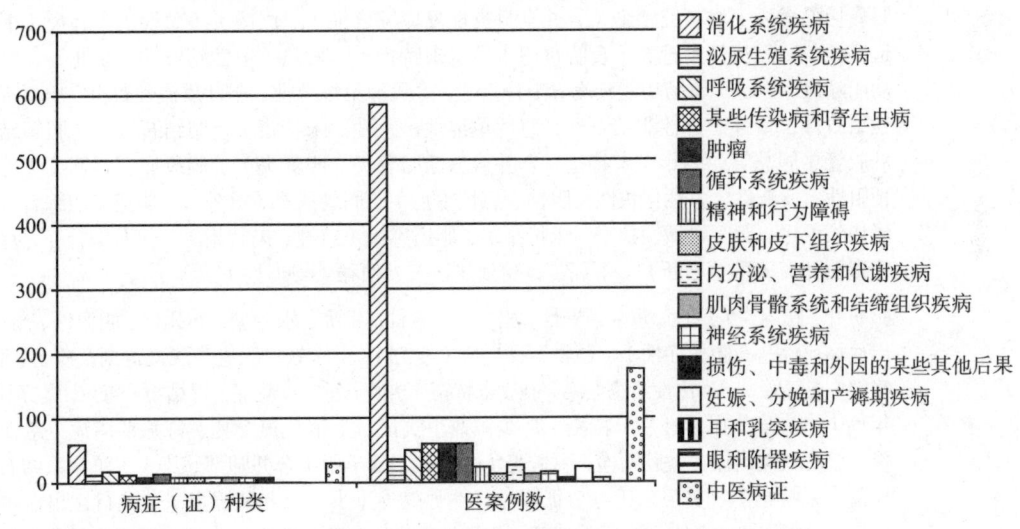

图 23-26 病症（证）种类及医案数量分布图

3. 比较研究

临床研究和个案经验文献比较，两者在文献和病症数量上，消化系统疾病均居首位，是共有的高频病症系统。在具体病症上，胰腺炎、胆囊炎、胆结石等是共有的高频病症。

【证据分级】

临床研究文献证据

截至目前，大柴胡汤及其加减方临床研究文献证据等级为：A级2篇、B级43篇、C级360篇、D级420篇。详细情况见表23-42。

表 23–42　临床研究文献证据等级分布情况

证据等级	病症（证）
A 级	胰腺炎（急性）、胆道疾病（胆囊炎、胆囊炎合并胆结石、胆道蛔虫病、胆囊术后综合征）
B 级	脂肪肝（非酒精性、未特指）、胰腺炎（急性、重症、急性重症、急性水肿型、急性胆源性、急性单纯性水肿型、胆源性）、消化不良（功能性）、胃肠功能紊乱（术后）、糖尿病性周围神经病变、糖尿病（Ⅱ型合并高脂血症）、睡眠呼吸暂停综合征、脑卒中（合并肺部感染）、痢疾（急性细菌性）、黄疸（胆道结石术后）、感冒（小儿感冒合并发热）、肝癌（栓塞后综合征）、胆汁反流性胃炎、胆囊炎（慢性、急性、慢性结石性、未特指）、胆结石（合并胆囊炎、胆总管下段结石）、胆道术后综合征（胆管塑料内支架再阻塞）、带状疱疹后遗症（神经痛）、便秘（老年性）
C 级	脂肪肝、胰腺炎（急性、重症、急性重症、急性水肿型、急性胆源性、高脂血症性急性胰腺炎、未特指）、胰腺癌（术后诸症）、消化性溃疡（胃、十二指肠球部、未特指）、消化道肿瘤（恶性未特指）、消化不良（功能性）、胃轻瘫（术后）、胃肠功能紊乱（胆囊切除术后）、痛风性关节炎、糖尿病性肾病、糖尿病（严重创伤应激、Ⅱ型肥胖、未特指、Ⅱ型糖尿病合并：非酒精性脂肪肝、高尿酸血症、代谢综合征）、糖耐量异常、伤寒（甲型副伤寒）、妊娠期诸症（急性胰腺炎）、盆腔积液（伴血肿）、膀胱癌（未特指）、呕吐（腹腔镜术后、迟发性）、尿毒症（并发急性胆囊炎）、美尼尔氏综合征、慢性阻塞性肺疾病、流行性腮腺炎（小儿流行性腮腺炎合并急性水肿型胰腺炎、未特指）、流行性感冒（小儿胃肠型）、口腔炎（小儿疱疹性）、结石症（泌尿系、胆）、假性胰腺囊肿、蛔虫病（胆道）、黄疸（阻塞性）、冠心病（心绞痛）、高脂血症、感冒（小儿合并高热）、肝炎（重症、酒精性、胆汁淤积型）、肝性脑病、肝脓肿（细菌性）、肝癌（栓塞后综合征、合并阻塞性黄疸）、腹胀（妇科术后、胆囊切除术后）、腹腔感染（合并全身性反应综合征）、腹膜炎（急性）、肺炎（下呼吸道感染）、反流性食管炎（食管贲门术后、未特指）、发热（急性感染性、小儿）、多器官功能障碍综合征（胃肠功能衰竭、未特指）、多囊卵巢综合征、胆汁反流性胃炎、胆囊炎（慢性结石性、慢性、急性非结石性、急性单纯性、急性、未特指）、胆结石（肝内胆管结石、肝胆管、胆总管、老年、未特指、合并：急性胆管炎、胆囊炎）、胆绞痛、胆管炎（急性、梗阻性、反流性、急性化脓性梗阻性、急性重症）、胆管狭窄（肝外）、胆道术后综合征（胆囊切除术后、胆管机械性狭窄、未特指）、胆道感染（急性、未特指）、代谢综合征、痤疮、病毒性肝炎（重型乙肝）、不寐（胃腑郁热证）、便秘（习惯性）
D 级	脂肪肝、胰腺炎（急性、重症、慢性、胆源性、急性：重症、水肿型、坏死性、胆源性、出血性、出血坏死性、高脂血症性）、药物不良反应（复方18甲短效口服避孕滴丸毒副反应）、胁痛、哮喘（支气管）、消化性溃疡（伴穿孔、未特指）、胃下垂、胃脘痛、胃结石（胃）、胃穿孔（老年性）、头痛（血管性、未特指）、少阳兼里实证、上消化道穿孔、妊娠期诸症（急性胰腺炎）、皮脂溢出症、盆腔粘连、盆腔炎（慢性）、脑卒中（合并肺部感染）、泌尿系结石（输尿管、未特指）、美尼尔氏综合征、流行性腮腺炎（小儿合并胰腺炎）、流行性出血热（少尿期）、阑尾炎（急性）、口腔溃疡（复发性）、口腔颌面部急性炎症、咳嗽、经行诸症（咽喉肿痛）、假性胰腺囊肿、急腹症（老年）、蛔虫病（胆道）、黄褐斑、黄疸（阻塞性）、化疗后不良反应（亚急性发热）、高脂血症（无症状性、未特指）、感冒（小儿合并高热）、肝炎（急性黄疸型、胆汁淤积型）、肝脓肿（细菌性、未特指）、腹痛（右上腹绞痛、术后、急性上腹）、肺源性心脏病（慢性合并心力衰竭）、发热（小儿子时发热、小儿高热、未特指）、耳源性眩晕、胆汁淤积（伴瘙痒）、胆汁反流性胃炎、胆心综合征、胆胃同病、胆囊炎（慢性、老年性、急性、未特指）、胆囊积液、胆结石（肝外胆管残余、肝内胆管、胆管、老年、未特指、合并：胆绞痛、胆管炎、胆囊炎、胆道感染）、胆绞痛、胆管炎（急性化脓性梗阻性、急性重症）、胆管癌栓、胆道术后综合征（胆囊切除术后、未特指）、胆道积气、胆道疾病（胆囊炎、胆囊炎合并胆结石、胆道蛔虫病、胆囊术后综合征、胆总管炎、阻塞性黄疸、胆囊癌、胆道感染）、胆道感染（急性、未特指）、肠粘连（术后）、肠麻痹（中毒性）、肠梗阻（麻痹性、伴粘连）、扁桃体炎（急性、急性化脓性）、病毒性肝炎、不寐、癌性发热

【证据示例】

1. 消化系统疾病

（1）胰腺炎

A 级证据 1 篇，B 级证据 14 篇，C 级证据 108 篇，D 级证据 96 篇。

> 有限证据提示大柴胡汤及其加减方对照西药治疗急性胰腺炎在临床总有效率方面有疗效优势（A）

徐霞[1]的一项研究，评价大柴胡汤治疗急性胰腺炎的疗效与安全性。样本量为 519 例。纳入 6 个临床随机对照试验，时间自 2000 年截止到 2009 年。质量情况：偏低。试验组为大柴胡汤及其加减方，对照组为常用西医综合治疗。Meta 分析结果显示：总有效率 OR 合并 =3.60，其 95%CI 为（1.77 ～ 7.33），未有不良反应的描述；漏斗图提示存在发表性偏倚。大柴胡汤及其加减方治疗急性胰腺炎相对单纯西医常规治疗有一定疗效，但无有力的循证医学证据支持，应进行严格的、多中心的随机双盲对照试验，以提供更具说服力的证据。

> 大柴胡汤加减配合西药常规对照单纯西药常规治疗急性水肿性胰腺炎在临床治愈率方面有优势（B）

高治军[2]实施的一项临床随机对照试验，样本量为 130 例。其中试验组 70 例，对照组 60 例。对照组给予常规保守治疗方法，包括禁食、胃肠减压、解痉及 H_2 受体阻滞剂应用，维持水电解质平衡以及抗生素控制感染等治疗，试验组在对照组治疗的基础上加用大柴胡汤加减治疗，基本方：柴胡、黄芩、枳实、大黄、半夏各 15g，白芍、红藤、连翘各 20g，大枣 5 枚，生姜 3 片。体温高者加蒲公英、生石膏各 30g；有黄疸者加茵陈、金钱草各 30g；痛甚加川楝子、延胡索各 15g；腹胀加大腹皮、炒莱菔子各 15g。水煎成 250mL，分 2 次口服或胃管内注入。每日 1 剂，7 天为 1 疗程。两组比较，临床治愈率相对危险度（RR）1.33，95%CI（1.05 ～ 1.69），P=0.02，有统计学意义（疗效标准：参照 1993 年卫生部制定的《中药新药治疗急性胰腺炎临床研究指导原则》的疗效判定标准。临床痊愈：3 天内症状、体征缓解，7 天内消失，血、尿淀粉酶恢复正常。显效：7 天之内症状、体征显著好转，血、尿淀粉酶恢复正常。有效：7 天之内症状、体征减轻，血尿淀粉酶有下降趋势。无效：7 天之内症状、体征未减轻或有恶化，血、尿淀粉酶未降低）。

（2）胆囊炎

B 级证据 6 篇，C 级证据 63 篇，D 级证据 59 篇。

> 复方大柴胡汤配合头孢曲松钠、奥硝唑对照单纯头孢曲松钠、奥硝唑治疗急性胆囊炎在临床治愈率、总有效率方面有优势（B）

陈育忠等[3]实施的一项临床随机对照试验，样本量为 64 例。试验组、对照组各 32 例。两组均嘱卧床，予以流质饮食，病情严重者予禁食和胃肠减压；头孢曲松钠注射液，1 次 1g，1 天 2 次，静脉滴注；奥硝唑 1 次 1g，1 天 1 次，静脉滴注；纠正水、电解质和酸碱平衡失调；治疗原发病及合并症。试验组予复方大柴胡汤：大黄 15g，枳实 9g，黄芩 10g，赤芍 8g，柴胡 10g，川楝子 15g，延胡索、山栀子各 9g。1 天 2 剂，水煎，分 2 次服。疗程 7 天。两组比较：5 日治愈率两组无差异，但 7 日治愈率相对危险度（RR）2.71,95%CI（1.55～3.84），P=0.006,5 日总有效率相对危险度（RR）2.09,95%CI（1.34～3.54），P=0.006,7 日总有效率相对危险度（RR）1.71,95%CI（1.21～2.41），P=0.002,有统计学意义（疗效标准：治愈：症状和体征完全消失，化验检查各项有关指标恢复正常。好转：症状基本消失或减轻，化验检查各项有关指标恢复正常或接近正常，或 B 超可见到胆囊功能有所恢复。无效：治疗后症状无明显改善，化验检查各有关项目指标无明显好转，B 超检查其所见与治疗前相近）。

> **大柴胡汤加减对照西医常规治疗慢性胆囊炎临床总有效率方面有优势（B）**

梁杰斌等[4]实施的一项临床随机对照试验，样本量为 100 例。试验组、对照组各 50 例。试验组按照中医分型对症使用中药治疗，大柴胡汤加减行清热利湿通腑。大柴胡汤加减基本方：黄芩 10g，厚朴 10g，郁金 10g，法半夏 10g，乌梅 10g，枳实 10g，大黄 15g，甘草 15g，柴胡 45g，赤芍 30g。显著高热寒战患者，加石膏 50g、金银花 15g、蒲公英 30g；显著胁痛者，加川楝子 10g、延胡索 10g；显著黄疸者，加茵陈 30g、栀子 20g；湿重于热者，加佩兰 10g。上述方剂均按照 1 剂/日，水煎服，每次 30mL，分早、晚各服 1 次，10 日为 1 疗程。对照组予常规西医治疗，使用喹酮类抗生素或者头孢菌素类与替硝唑、甲硝唑等药物联合治疗，10 日为 1 疗程。两组比较，临床总有效率相对危险度（RR）1.20,95%CI（1.03～1.39），P=0.02,有统计学意义（疗效标准：卫生部颁发的《中药新药治疗胆囊炎临床研究指导原则》为标准，制定疗效判断标准。无效：患者治疗前后症状及体征没有改善，或者恶化。好转：患者经治疗后症状消失，体征明显好转，体温正常，右上腹存在轻微压痛，B 超检查胆囊壁厚及胆囊大小状况有所好转。治愈：患者治疗前后症状及体征均全部消失，实验室检查白细胞与中性粒细胞数目恢复正常，B 超检查胆囊壁厚及胆囊大小状况基本恢复正常）。

（3）胆汁反流性胃炎

B 级证据 2 篇，C 级证据 14 篇，D 级证据 6 篇。

> **大柴胡汤加味配合多潘立酮、达喜对照单纯多潘立酮、达喜治疗胆汁反流性胃炎在临床总有效率方面有优势（B）**

罗洪亮[5]实施的一项临床随机对照试验，样本量为 100 例。试验组、对照组各 50 例。两组患者均嘱饮食清淡，忌生冷油腻和对胃有刺激的药物，不喝浓茶、酒、咖啡，避免精神紧张等。对照组口服多潘立酮片，10mg，3 次/日，饭前口服；铝碳酸镁片 0.5g，4 次/日，饭后咀嚼吞服。连续治疗 30 日为 1 个疗程。试验组在对照组基础上内服中药大柴胡汤加减：柴胡 20g，黄芩 10g，半夏 10g，生姜 10g，枳实 10g，大黄 5g（后下），白芍 15g，代赭石 20g（先煎），甘草 10g。脾胃虚弱者加党参 20g、山药 10g；脾胃虚寒者加桂枝 10g、党参 15g；肝胃不和者加佛手 10g、川楝子 5g；胃阴不足者加沙参 15g、乌梅 10g；有血瘀见证者加丹参 15g、三七 10g。水煎服，1 剂 / 日，分早晚温服。两组比较，临床总有效率相对危险度（RR）1.21，95%CI（1.02 ~ 1.44），P=0.03，有统计学意义（疗效标准：参照《中医病证诊断疗效标准》制定。治愈：临床症状消失，胃镜复查胃黏膜红润、光滑，胃液清，幽门无黄绿色液体溢出。有效：临床症状总积分较治疗前减少＞35%，胃镜复查胃黏膜充血或水肿较前改善，胃液黄绿颜色减轻，量较以前减少。无效：症状体征无改善，胃镜复查无好转迹象）。

（4）胆结石（未特指）

C 级证据 23 篇，D 级证据 45 篇。

> **大柴胡汤加味配合丙谷胺对照单纯丙谷胺干预胆结石在临床总有效率方面有优势（C）**

张建霞[6]实施的一项临床随机对照试验，样本量为 117 例。其中试验组 68 例，对照组 49 例。治疗方法：试验组采用中药大柴胡汤加味及丙谷胺治疗。大柴胡汤加味：柴胡 10g，茵陈 20g，黄芩 10g，大黄 6g，枳壳 10g，杭芍 10g，法半夏 10g，郁金 10g，金钱草 30g，鸡内金 10g，生甘草 6g。水煎服，1 剂煎 2 次，15 分钟，取汁混合后浓缩至 500mL，分 3 次口服。每次服中药 1 小时后加服丙谷胺 400mg。对照组：单服丙谷胺每次 400mg，3 次 / 日。合并感染者酌情使用抗生素。两组比较，临床总有效率相对危险度（RR）1.56，95%CI（1.024 ~ 1.96），P=0.0001，有统计学意义（疗效标准：治愈：临床症状和体征消失，粪便中有结石排出，B 超复查无结石发现，随诊 6 个月未复发。显效：症状和体征消失，粪便中有结石排出，B 超复查有部分结石，随诊 6 个月未复发。有效：症状和体征消失或减轻，粪便中仅有少量结石排出，B 超复查结石仅有轻微改变，随诊 6 个月有复发。无效：症状和体征无改变，B 超复查结石情况无改变）。

【证据荟萃】

※ I 级

大柴胡汤及其加减方主要治疗消化系统疾病，如胰腺炎、胆囊炎、胆汁反流性胃炎等病症。

※ II 级

大柴胡汤及其加减方主要治疗消化系统疾病，如胆结石（未特指）等病症。

《伤寒论》与《金匮要略》原文中均用大柴胡汤治疗邪入少阳深及心下，阻碍心下气机，升降失常，又因枢机不利，木火郁变，热盛内逆阳明所致的病证。其临床主要表现为寒热往来，胸胁苦满，郁郁微烦，呕不止，心下急或痞硬，或下利或大便干结伴见小便色黄，下利者可用《伤寒论》中之大柴胡汤；大便干结者可与《金匮要略》中之大柴胡汤，前者无大黄，而后者加大黄。胰腺炎、胆囊炎、胆结石（未特指）、胆汁反流性胃炎等高频病症在某阶段的病机及临床表现可与之相符。临床研究和个案经验文献均支持消化系统疾病是其高频率、高级别证据分布的病症系统。胰腺炎已有 1 项 A 级证据，至少 2 项 B 级证据；胆囊炎、胆汁反流性胃炎均已有至少 2 项 B 级证据；胆结石（未特指）已有至少 2 项 C 级证据。

※ Ⅰ级

有限证据提示大柴胡汤及其加减方对照西药治疗急性胰腺炎在临床总有效率方面有疗效优势。

大柴胡汤加减配合西药常规对照单纯西药常规治疗急性水肿性胰腺炎在临床治愈率方面有优势。

复方大柴胡汤配合头孢曲松钠、奥硝唑对照单纯头孢曲松钠、奥硝唑治疗急性胆囊炎在临床治愈率、总有效率方面有优势。

大柴胡汤加减对照西医常规治疗慢性胆囊炎临床总有效率方面有优势。

大柴胡汤加味配合多潘立酮、达喜对照单纯多潘立酮、达喜治疗胆汁反流性胃炎在临床总有效率方面有优势。

※ Ⅱ级

大柴胡汤加味配合丙谷胺对照单纯丙谷胺干预胆结石在临床总有效率方面有优势。

【参考文献】

［1］徐霞.大柴胡汤及其加减方治疗急性胰腺炎临床随机对照试验的 Meta 分析［J］.甘肃中医,2008,21（3）:7-10.

［2］高治军.大柴胡汤加减治疗急性水肿型胰腺炎 70 例 – 附西药常规治疗 60 例对照［J］.浙江中医杂志,2005,40（01）:25.

［3］陈育忠,许尊贤.复方大柴胡汤加减治疗老年人急性胆囊炎［J］.浙江中西医结合杂志,2008,18（02）:94-95.

［4］梁杰斌,邓铭俊.大柴胡汤加减治疗 50 例急性胆囊炎的临床疗效观察［J］.国际医药卫生导报,2013,19（15）:2304-2307.

［5］罗洪亮.中西医结合治疗原发性胆汁反流性胃炎 50 例临床观察［J］.中医药导报,2012,18（02）:60-61.

［6］张建霞.大柴胡汤加味配合丙谷胺治疗胆石症 68 例［J］.临沂医专学报,2001,23（04）:188.

十五、桂枝汤

【原文汇要】

《伤寒论》

太阳中风,阳浮而阴弱,阳浮者,热自发,阴弱者,汗自出,啬啬恶寒,淅淅恶风,翕翕发热,鼻鸣干呕者,桂枝汤主之。(12)

太阳病,头痛,发热,汗出,恶风,桂枝汤主之。(13)

太阳病,下之后,其气上冲者,可与桂枝汤,方用前法。若不上冲者,不得与之。(15)

太阳病,初服桂枝汤,反烦不解者,先刺风池、风府,却与桂枝汤则愈。(24)

服桂枝汤,大汗出,脉洪大者,与桂枝汤如前法。(25)

太阳病,外证未解,脉浮弱者,当以汗解,宜桂枝汤。(42)

太阳病,外证未解,不可下也,下之为逆,欲解外者,宜桂枝汤。(44)

太阳病，先发汗不解，而复下之，脉浮者不愈。浮为在外，而反下之，故令不愈。今脉浮，故在外，当须解外则愈，宜桂枝汤。（45）

病常自汗出者，此为荣气和，荣气和者，外不谐，以卫气不共荣气谐和故尔。以荣行脉中，卫行脉外。复发其汗，荣卫和则愈。宜桂枝汤。（53）

病人藏无他病，时发热自汗出而不愈者，此卫气不和也，先其时发汗则愈，宜桂枝汤。（54）

伤寒，不大便六七日，头痛有热者，与承气汤；其小便清者，知不在里，仍在表也，当须发汗，若头痛者，必衄，宜桂枝汤。（56）

伤寒发汗已解，半日许复烦，脉浮数者，可更发汗，宜桂枝汤。（57）

伤寒，医下之，续得下利，清谷不止，身疼痛者，急当救里，后身疼痛，清便自调者，急当救表。救里宜四逆汤，救表宜桂枝汤。（91）

太阳病，发热汗出者；此为荣弱卫强，故使汗出，欲救邪风者，宜桂枝汤。（95）

伤寒大下后，复发汗，心下痞，恶寒者，表未解也，不可攻痞，当先解表，表解乃可攻痞。解表宜桂枝汤，攻痞宜大黄黄连泻心汤。（164）

阳明病，脉迟，汗出多，微恶寒者，表未解也，可发汗，宜桂枝汤。（234）

病人烦热，汗出则解，又如疟状，日晡所发热者，属阳明也。脉实者，宜下之；脉浮虚者，宜发汗。下之，与大承气汤，发汗，宜桂枝汤。（240）

太阴病，脉浮者，可发汗，宜桂枝汤。（276）

下利腹胀满，身体疼痛者，先温其里，乃攻其表，温里宜四逆汤，攻表宜桂枝汤。（372）

吐利止，而身痛不休者，当消息和解其外，宜桂枝汤小和之。（387）

桂枝汤方

桂枝三两（去皮） 芍药三两 甘草二两（炙） 生姜三两（切） 大枣十二枚（擘）

上五味，㕮咀三味，以水七升，微火煮取三升，去滓，适寒温，服一升。服已须臾，啜热稀粥一升余，以助药力。温覆令一时许，遍身漐漐微似有汗者益佳，不可令如水流漓，病必不除。若一服汗出病差，停后服，不必尽剂。若不汗，更服依前法。又不汗，后服小促其间。半日许，令三服尽。若病重者，一日一夜服，周时观之。服一剂尽，病证犹在者，更作服。若汗不出，乃服至二、三剂。禁生冷、黏滑、肉面、五辛、酒酪、臭恶等物。

《金匮要略》

下利腹胀满，身体疼痛者，先温其里，乃攻其表。温里宜四逆汤，攻表宜桂枝汤。（36）

师曰：妇人得平脉，阴脉小弱，其人渴，不能食，无寒热，名妊娠，桂枝汤主之。方见下利中。于法六十日当有此证，设有医治逆者，却一月，加吐下者，则绝之。（1）

产后风，续之数十日不解，头微痛，恶寒，时时有热，心下闷，干呕汗出。虽久，阳旦证续在耳，可与阳旦汤。即桂枝汤，见下利中。（8）

桂枝汤方

桂枝三两（去皮） 芍药三两 甘草二两（炙） 生姜三两 大枣十二枚

上五味，㕮咀三味，以水七升，微火煮取三升，去滓，适寒温，服一升。服已须臾，啜热稀粥一升余，以助药力。温覆令一时许，遍身漐漐微似有汗者益佳，不可令如水流漓。若一服汗出病差，停后服。

【原文释义】

《伤寒论》

桂枝汤主治太阳中风表虚，或病常自汗出，或病时发热自汗出，或太阴兼表，或霍乱表未解证。症见汗出发热，恶风，头痛，脉浮缓。治法：解肌去风，调和营卫。方中桂枝辛温，宣通卫阳，解肌祛风；合甘草，辛甘发散、驱邪外出；用芍药酸苦微寒，敛阴和营，合甘草、大枣，酸甘化阴，合营于内。桂枝与芍药相伍，实卫敛营，二者等量相配，一辛一酸，一散一敛，一开一合，于解表中寓敛汗养阴之意，和营中有调卫散邪。方中生姜辛温发散，降逆止呕，助桂枝以增强宣达卫阳之功。大枣甘平，补中和胃，助芍药以和营，姜、枣合用，亦有调和营卫之功。总之本方功能重在振奋中焦化源，实卫和营，使营卫功能谐和，处于抗邪外出的最佳状态。故本方应用极为广泛，不论外感内伤，只要符合营卫不和之机，使用本方皆能取效。

《金匮要略》

下利腹胀满，为里有虚寒，脾失健运；身体疼痛，为外邪侵袭，邪滞于表。根据表里同病的治则，一般先治表，后治里，或表里同解；但对虚寒证则先救里而后治表，故先用四逆汤温里，再用桂枝汤攻表，体现了表里同病的治则精神。

妇人妊娠，诊得平和无病之脉，惟尺部略显弱象，并见口渴，呕逆，不能食等症，无外感寒热的表现，此为阴阳失调的恶阻轻证，所以用桂枝汤调阴阳，和脾胃，平冲逆。

产后中风，持续不愈，见头痛，恶寒，汗出，时发热，并兼干呕、心下闷等症，乃产后营卫皆虚，风邪外袭，正气不能驱邪外出，邪气亦不甚，故病程迁延数十日，太阳中风表证仍在，故仍用桂枝汤解表祛风，调和营卫。

【文献概况】

设置关键词为"桂枝汤""桂枝湯""陽旦湯""阳旦汤"，检索并剔重后，得到9248篇相关文献，其中CBM、CNKI、VIP、WF、分别为0篇、5902篇、1772篇、1574篇。初步分类：临床研究280篇（3.0%）、个案经验1420篇（15.4%）、实验研究611篇（6.6%）、理论研究3204篇（34.6%）、其他3733篇（40.4%）。在个案经验文献中，桂枝汤及其加减方的医案有1521则。

【文献病谱】

1. 临床研究文献

共涉及16类病症（证）系统、84个病症（证）（表23-43）。

表23-43 桂枝汤临床研究文献病症（证）谱

➢ 肌肉骨骼系统和结缔组织疾病（10个、29篇）

西医疾病：肩关节周围炎6，颈椎病5（未特指2、椎动脉型1、混合型1、交感型1），骨性关节炎5（未特指3、膝关节2），坐骨神经痛4（原发性2、未特指2），类风湿性关节炎3，腰椎间盘突出症2，骨质疏松1，骨髓炎（胫骨结节）1，腱鞘炎（桡骨茎突）1

西医症状：腰痛1

➢ **呼吸系统疾病（9个、59篇）**

西医疾病：过敏性鼻炎21，感冒14（未特指9、反复发作1、空调引起1、体虚1、伴：头痛1、发热1），呼吸道感染8（小儿上呼吸道7、迁延性1），哮喘6（急性发作2、未特指2、过敏性1、支气管性1），鼻炎3（慢性1、血管运动性1、未特指1），鼻窦炎1，小儿恢复期肺炎1

西医症状：咳嗽4（喉源性3、未特指1），小儿咳喘1

➢ **循环系统疾病（9个、15篇）**

西医疾病：冠心病4（稳定型心绞痛2、急性心肌梗死合并休克2），心律失常4（未特指2、病窦综合征1、房室传导阻滞1），病毒性心肌炎1，多发性动脉炎1，静脉曲张（下肢）1，脑卒中（伴半身汗出）1，脑卒中后遗症（肩手综合征）1，痔（嵌顿性内痔）1，心力衰竭1

➢ **泌尿生殖系统疾病（7个、22篇）**

西医疾病：围绝经期综合征10（未特指7、潮热1、自汗1、合并膝骨关节病1），痛经2，慢性肾功能衰竭2

西医症状：遗尿3（未特指2、小儿1），经行诸症3（风疹1、身痛1、头痛1），小儿神经性尿频1，遗精1

➢ **损伤、中毒和外因的某些其他后果（7个、7篇）**

西医疾病：冻疮1，中暑1，骨折（肱骨大结节）1，骨折后诸症（盗汗）1，过敏（冷空气）1，软组织挫伤1

中医疾病：落枕1

➢ **皮肤和皮下组织疾病（6个、64篇）**

西医疾病：荨麻疹52（慢性21、寒冷性19、未特指11、胆碱能性1），瘙痒症5（老年性4、冬季皮肤1），红斑3（寒冷性2、轻型多形性1），银屑病2，接触性皮炎1，皮肤表浅性溃疡1

➢ **消化系统疾病（5个、15篇）**

西医疾病：肠易激综合征5，消化性溃疡1，复发性口腔溃疡1

西医症状：小儿厌食5，便秘3（老年性2、未特指1）

➢ **精神和行为障碍（5个、5篇）**

西医疾病：多动症1，慢性疲劳综合征1，胃神经官能症1，抑郁症1，小儿癔症1

➢ **神经系统疾病（4个、10篇）**

西医疾病：面神经麻痹6（未特指5、周围性1），偏头痛2，不安腿综合征1，肋间神经痛1

➢ **某些传染病和寄生虫病（3个、3篇）**

西医疾病：小儿喘息性支原体肺炎1，复发性单疱性病毒性角膜炎1，带状疱疹后遗症（神经痛）1

➢ **妊娠、分娩和产褥期（2个、13篇）**

西医疾病：妊娠期诸症9（恶阻7、荨麻疹2），产褥期诸症4（身痛2、发热1、自汗1）

➢ **内分泌、营养和代谢疾病（2个、3篇）**

西医疾病：甲亢2，亚健康状态1

➢ **血液及造血器官疾病和某些涉及免疫机制的疾患（2个、2篇）**

西医疾病：过敏性紫癜1，白细胞减少症1

➢ **肿瘤（1个、4篇）**

西医疾病：化疗后不良反应4（卡培他滨化疗后手足综合征2、非小细胞肺癌吉非替尼治疗后肢体麻木1、手足综合征1）

➢ **耳和乳突疾病（1个、1篇）**

西医疾病：美尼尔氏综合征1

➢ **中医病证（11个、28篇）**

汗证10（未特指4、自3、鼻1、盗1、黄1），发热4（小儿3、未特指1），不寐4，痹证3（未特指2、寒1），地图舌1，腹痛（小儿再发性）1，头痛（合并眩晕）1，畏寒（中老年背部）1，胃脘痛1，虚劳1，阴暑1

　　西医病症系统中，肌肉骨骼系统和结缔组织疾病在病症种类上居首位，皮肤和皮下组织疾病在文献数量上居首位（图23-27）。中医病证亦为高频病证系统。各系统病症（证）中，频数位居前列（至少为10）的病症（证）有：过敏性鼻炎、感冒、围绝经期综合征、荨麻疹、汗证。

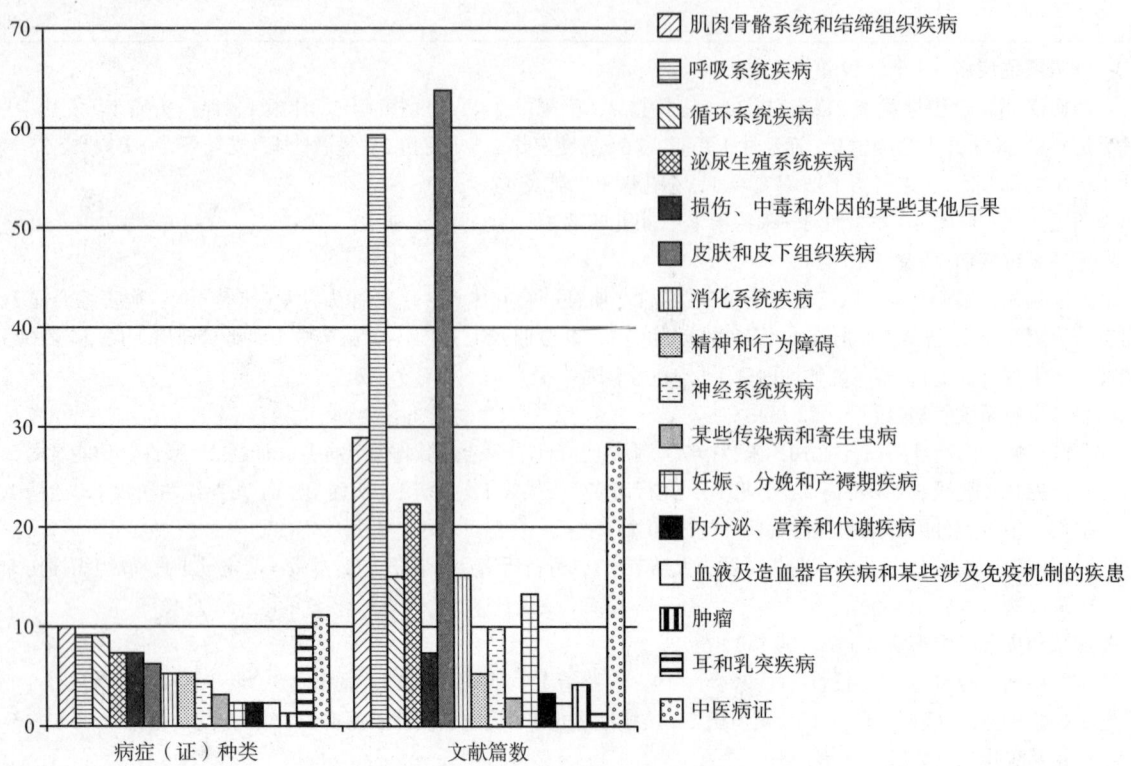

图 23-27　病症（证）种类及文献数量分布图

2. 个案经验文献

共有 18 类病症（证）系统、290 个病症（证）、1521 则医案（表 23-44）。

表 23-44　桂枝汤个案经验文献病症（证）谱

> **肌肉骨骼系统和结缔组织疾病**（30 个、81 则）

　　西医疾病：肩关节周围炎 12，颈椎病 8（未特指 4、混合型 2、颈肩综合征 1、神经根型 1），骨性关节炎 6（颈椎 4、跟骨 1、未特指 1），类风湿性关节炎 6，颈部软组织挫伤 3，腰椎间盘突出症 3，坐骨神经痛 3，风湿病 2，颈肌劳损 2，强直性脊柱炎 2，硬皮病 2，腱鞘炎（桡骨茎突）1，颞颌关节综合征 1，痛风 1，变应性亚败血症 1，背肌劳损 1，网球肘 1

　　西医症状：身痛 6（暑月 2、未特指 2、双下肢肿痛 1、发汗过多所致全身性疼痛 1），腰痛 3（腰腿痛 2、未特指 1），背痛 3，腓肠肌痉挛 2，足跟痛 2，肌肉疼痛 2，全身性多关节痛 2，股四头肌钙化 1，手指端出血 1，肩痛 1，颈背部肌肉紧张 1，阵发性痉挛 1

　　中医症状：项强 1

> **泌尿生殖系统疾病**（28 个、139 则）

　　西医疾病：围绝经期综合征 36（未特指 26、面部潮红 1、合并：奔豚 2、低热 2、月经不调 2、不寐 1、自汗 1、植物神经功能紊乱 1），痛经 14，肾小球肾炎 6（急性 2、伴水肿 2、慢性 1、未特指 1），月经失调 5（后期 2、月经疹 2、稀少 1），肾绞痛 3，经前期综合征 3（水肿 2、头痛 1），泌尿系感染 2（慢性 1、尿道 1），阴茎硬结症（小儿）2，急性肾功能衰竭 1，不育症（精液不液化）1，不孕症（合并痛经）1，功能性子宫出血 1，慢性盆腔炎 1，肾病综合征 1，乳腺炎 1，尿崩症 1，尿道综合征 1

　　西医症状：闭经 7，遗精 6，遗尿 5（小儿 4、未特指 1），尿频 3（小儿 1、小儿神经性 1、未特指 1），白带异常 3（未特指 2、过少 1），睾丸疼痛 3，阴茎冷 1，阴道前壁脱垂（膀胱膨出）1

　　中医疾病：经行诸症 22（感冒 5、荨麻疹 3、头痛 2、全身疼痛 2、腹痛 2、水肿 1、发热 1、风疹 1、经前紧张综合征 1、瘙痒 1、卫强营弱 1、营卫不和 1、自汗 1），崩漏 6，漏乳 2

➤ **呼吸系统疾病**（27个、200则）

西医疾病：感冒70（未特指33、太阳中风14、夏季2、体虚外感2、胃肠型2、小儿2、反复发作1、风寒1、表虚1、阳虚1、感冒后诸症1、感冒后自汗1、伴：发热6、腹泻无汗1、汗出1、合并肺炎1），过敏性鼻炎44，哮喘10（未特指5、支气管2、过敏性1、顽固性1、缓解期1），上呼吸道感染9，肺炎8（迁延性2、合并高热2、病毒性1、小儿肺炎恢复期1、支气管1、未特指1），慢性鼻窦炎5，支气管炎3（慢性2、急性1），鼻炎3(慢性2、未特指1），化脓性扁桃体炎2，慢性咽炎1，支气管扩张（合并感染）1，病毒性感冒1，肺气肿1，肺纤维化1，流行性感冒1，哮喘性气管炎1

西医症状：咳嗽20（未特指14、慢性2、小儿2、过敏性1、恶寒1），咳喘4（未特指3、慢性1），喷嚏2，呼吸暂停1，胸腔积液1

中医疾病：鼻衄2，鼻渊2，失音2，多涕2，鼻鸣2，喉痹1

➤ **消化系统疾病**（27个、133则）

西医疾病：胃炎14（慢性表浅性8、慢性萎缩性4、慢性1、合并慢性肠炎1），消化性溃疡9（胃3、十二指肠球部3、未特指3），肠易激综合征6，消化不良6（功能性4、慢性1、未特指1），肠炎4（慢性结肠2、慢性1、十二指肠球部炎1），胃肠炎3（急性2、小儿急性1），唇炎3（过敏性2、剥脱性1），反流性食管炎3，口腔溃疡3（复发性1、慢性1、未特指1），急性黄疸型肝炎1，溃疡性结肠炎1，胃下垂1，小儿阴囊疝1

西医症状：厌食20（小儿17、未特指3），腹泻19（未特指9、慢性3、小儿3、久泻1、五更泻1、宿食下利1、合并腹痛1），便秘14（未特指10、功能性1、老年性1、习惯性1、合并腹痛1），膈肌痉挛6，呕吐6，胃痛5，孵雏综合征1，黄疸1，口干1，弥漫性食管痉挛1，子宫切除术后遗症1

中医疾病：纳呆1，胃胀1，矢气过多1

➤ **循环系统疾病**（21个、96则）

西医疾病：心律失常25（阵发性室上速10、房颤4、频发室早4、缓慢性心律失常3、心动过速2、频发早博1、窦性心律失常1），冠心病17（心绞痛6、未特指6、心肌缺血2、合并心律失常2、心肌梗死1），病毒性心肌炎9，风湿热5，脑卒中5（未特指3、脑梗死1、伴发热多汗咳嗽1），心力衰竭4，高血压病4（未特指3、原发性1），肺源性心脏病4，风湿性关节炎3，心肌炎3（慢性1、小儿1、未特指1），低血压3，雷诺氏综合征3，脑卒中后遗症2(不寐1、未特指1），无脉症2，失血后诸症（多汗）1，风湿性心脏病1，高血压性心脏病1，静脉曲张（合并皮肤溃疡）1，淋巴结炎1，血栓性静脉炎1，毛细血管扩张1

➤ **皮肤和皮下组织疾病**（20个、192则）

西医疾病：荨麻疹122（未特指70、慢性22、寒冷型18、小儿4、过敏性3、急性2、顽固性2、人工性1），瘙痒症31（未特指20、头皮瘙痒3、顽固性3、冬季皮肤2、半侧1、无汗1、外阴1），湿疹8（未特指5、慢性3），银屑病4（未特指2、寻常型1、脓疱型1），白癜风3，结节性痒疹3，痤疮2，黄褐斑2，斑秃2，多形性红斑2，过敏性皮炎2，无汗毛1，接触性皮炎1，结节性红斑1，皮肤角化病（后天性掌跖）1

西医症状：皮肤疼痛3，皲裂（指端）1，瘢痕痛1，多发性脓肿1

中医疾病：手足心黄（手掌黄染）1

➤ **神经系统疾病**（19个、61则）

西医疾病：植物神经功能紊乱12，面神经麻痹11，头痛4（神经性3、血管神经性1），面肌痉挛3，多发性神经炎2，面神经炎2，三叉神经痛2，不安腿综合征1，动眼神经麻痹1，脊髓空洞症1，脊髓蛛网膜炎1，颅内脓肿1，面神经炎后遗症（类鳄鱼综合征）1，偏头痛1，睡眠障碍1，中枢性呕吐1，锥体外系疾病1

西医症状：感觉异常14（半身麻木3、四肢麻木3、肢端麻木3、蚁行感3、肢体麻木2），嗅觉丧失1

➤ **某些传染病和寄生虫病**（12个、14则）

西医疾病：癣2（体1、手1），痢疾2，艾滋病（伴发热）1，霉菌性败血症1，肺结核1，病毒性肝炎（慢性活动性乙肝）1，病毒性角膜炎1，传染性单核细胞增多症1，流行性乙型脑炎1，脓毒败血症1，支原体性肺炎1，疟疾（暑疟）1

➤ **精神和行为障碍**（11个、23则）

西医疾病：神经官能症7（未特指3、心血管性2、伴多汗2），梦游3，神经衰弱2，多动症2，性功能障碍（阳萎）1，戒断综合征（戒酒）1，躯体形式障碍1，抑郁症1，神经性贪食1

西医症状：嗜睡2

中医疾病：癫狂2（癫证1、狂证1）

续表

> 损伤、中毒和外因的某些其他后果（10 个、20 则）

西医疾病：冻疮 5，药物不良反应 4（低分子右旋糖酐致皮肤瘙痒症 2、药疹 2），外伤后诸症 2（颈外伤后高热无汗 1、癃闭 1），脑外伤后诸症 2（多汗 1、脑震荡 1），神经损伤（左侧桡神经）1，软组织挫伤 1，蜘蛛咬伤 1，腰部扭伤 1

西医症状：上肢神经损伤后遗症 1

中医疾病：落枕 2

> **内分泌、营养和代谢疾病（9 个、15 则）**

西医疾病：糖尿病 6（未特指 5、伴泌汗异常 1），低钾血症 2，席汉氏综合征 1，低血糖性昏迷 1，小儿佝偻病 1，甲亢 1，周期性发热 1，糖尿病性周围神经病变 1，亚健康状态 1

> **肿瘤（6 个、7 则）**

西医疾病：化疗后不良反应 2（乙状结肠癌化疗后 1、身冷 1），肺癌（鳞癌伴胸痛）1，小儿恶性淋巴瘤 1，鼻咽癌（伴发热）1，急性粒细胞性白血病 1，子宫肌瘤 1

> **妊娠、分娩和产褥期（5 个、110 则）**

西医疾病：产褥期诸症 78(感冒 10、发热 9、身痛 7、自汗 7、便秘 7、腹痛 5、汗出 5、低热 5、恶露不尽 3、高热 3、癃闭 2、乳汁过少 1、腰痛 1、漏乳 1、排尿性头痛 1、荨麻疹 1、足跟痛 1、破伤风 1、剖腹产术后高热 1、腹泻 1、多汗 1、恶风 1、不寐 1、产后抑郁症 1、大便后身冷 1、痹证 1)，妊娠期诸症 29（恶阻 25、全身疼痛 1、面瘫 1、水肿 1、子肿 1），人工流产后诸症（发热）1，乳少 1，异位妊娠（伴高热）1

> **眼和附器疾病（5 个、6 则）**

西医疾病：溢泪 1，卡他性结膜炎 1

西医症状：眼干 2，上睑下垂 1，视力模糊 1

> **耳和乳突疾病（3 个、4 则）**

西医疾病：美尼尔氏综合征 2，神经性耳聋 1，神经性耳鸣 1

> **血液及造血器官疾病和某些涉及免疫机制的疾患（2 个、14 则）**

西医疾病：紫癜 13（过敏性 7、血小板减少性 5、未特指 1），再生障碍性贫血 1

> **起源于围生期的某些情况（1 个、1 则）**

西医疾病：新生儿硬皮病 1

> **中医病证（54 个、405 则）**

汗证 140（自 41、盗 19、多 18、半身无 12、未特指 9、半身 7、漏 5、手 4、无 4、术后 2、顽固性 2、半侧面部 1、背 1、鼻 1、临厕汗出 1、头项 1、胸部 1、虚 1、血 1、运动后冷 1、合并：低热 2、身痛 2、自汗合并：盗汗 2、便秘 1、恶风 1），发热 76（未特指 20、低 13、长期低 10、高 7、小儿 4、夜间 2、阵发性 2、便后 2、午后 2、背 1、潮 1、长期高 1、定时发作 1、功能性 1、绝育术后低 1、人流术后 1、暑湿 1、太阳少阳少阴并病 1、合并：多汗 2、咳嗽 1、自汗 1、恶寒 1），不寐 28（未特指 23、顽固性 3、睡眠时相紊乱 1、合并盗汗 1），痹证 24（未特指 14、寒 4、皮 2、行 1、痛 1、尪 1、着 1），头痛 16（未特指 11、顽固性 2、慢性 2、反复发作性 1），腹痛 13(未特指 7、小儿 4、右下腹隐痛 1、急性 1)，恶寒 9，胸痹 8，虚劳 7，疮疡 6(复发性 3、颈部 1、慢性 1、未特指 1)，心悸 6，畏寒 5，胃脘痛 5，风疹 5，惊悸 4，水肿 4，奔豚 3，晕厥 3，痉证（柔痉）2，背寒 2，厥证 2（下肢厥冷 1、肢厥 1），齿冷 2，眩晕 2，营卫不和证 2，郁证 2，半身冷 1，表寒里实证 1，乏力 1，烦躁 1，风温 1，风中经络 1，顽固性腹胀 1，骨蒸皮寒 1，急喉风 1，急惊风 1，小儿惊恐 1，口眼歪斜 1，梅核气 1，脾胃不和证 1，奇痒证（全身）1，气郁证 1，手足拘挛 1，体温低 1，畏风 1，小儿啼哭时半侧面红 1，胁痛 1，心肾不交证 1，胸中冷 1，魇证 1，阳强 1，噎膈 1，阴缩 1，脏躁 1，真寒假热证 1

　　按文献病症种类和医案则数多少排序，西医病症系统中，皮肤和皮下组织疾病在病症数量上居首位，呼吸系统疾病在医案数量上居首位（图 23-28）。中医病证在病证种类和医案数量上均居首位。各系统病症（证）中，医案数位居前列（至少为 20）的病症（证）有：围绝经期综合征、经行诸症、感冒、过敏性鼻炎、咳嗽、厌食、心律失常、荨麻疹、瘙痒症、产褥期诸症、妊娠期诸症、汗证、发热、不寐、痹证。

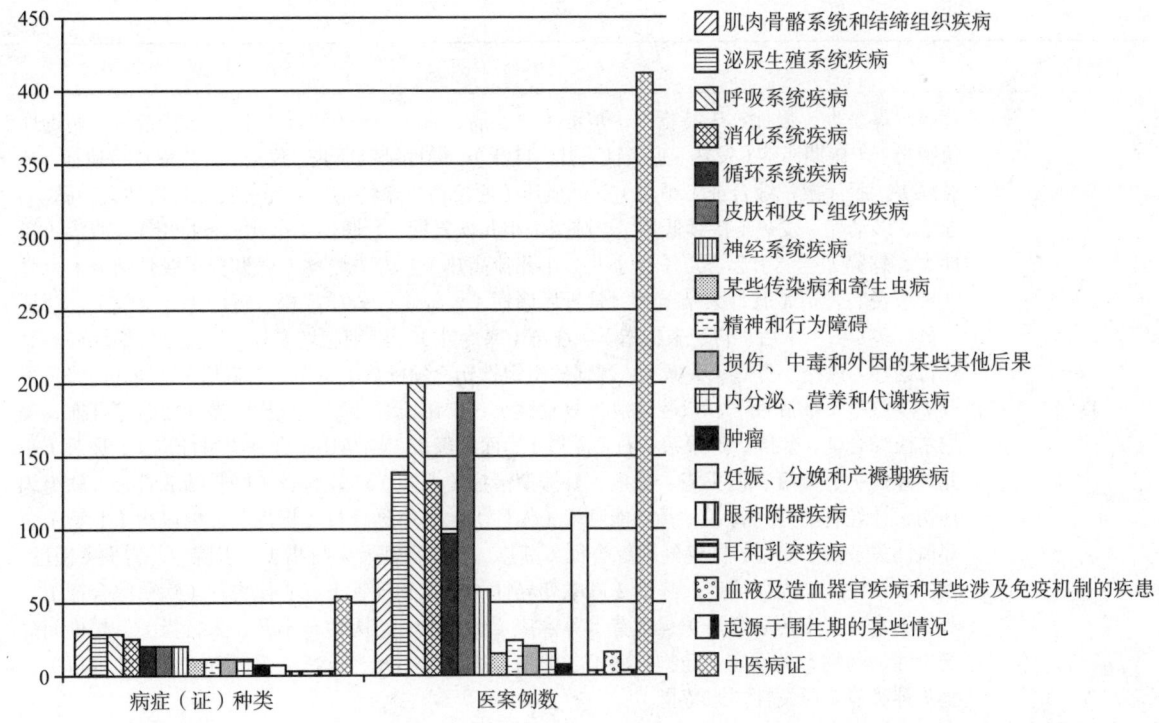

图 23-28 病症（证）种类及医案数量分布图

3. 比较研究

临床研究和个案经验文献比较，两者在文献和病症数量上，肌肉骨骼系统和结缔组织疾病、呼吸系统疾病、消化系统疾病、循环系统疾病、中医病证等均是共有的高频病症（证）系统。在具体病症（证）上，过敏性鼻炎、感冒、围绝经期综合征、荨麻疹、汗证等是共有高频病症（证）。

【证据分级】

临床研究文献

截至目前，桂枝汤及其加减方临床研究文献证据等级为：B级13篇、C级89篇、D级178篇。详细情况见表23-45。

表 23-45 临床研究文献证据等级分布情况

证据等级	病症（证）
B级	咳嗽(喉源性)、腱鞘炎(桡骨茎突)、抑郁症、围绝经期综合征(合并膝骨关节病)、荨麻疹(慢性)、肠易激综合征、脑卒中后遗症(肩手综合征)、冠心病(心肌梗死急性合并休克)、心力衰竭、不寐、化疗后不良反应(卡培他滨化疗后手足综合征、手足综合征)
C级	鼻炎（慢性、血管运动性、未特指）、感冒（反复发作、未特指、合并：头痛、发热）、呼吸道感染、哮喘、咳喘（小儿、未特指）、骨性关节炎（膝关节、未特指）、骨质疏松、颈椎病（椎动脉型）、类风湿性关节炎、腰椎间盘突出症、亚健康状态、多形性红斑（轻型）、瘙痒症（冬季、老年性）、荨麻疹（胆碱能性、寒冷、慢性、未特指）、银屑病（寻常型）、妊娠期诸症（荨麻疹）、不安腿综合征、肋间神经痛、面神经麻痹、肠易激综合征、白细胞减少症、病毒性心肌炎、冠心病（心肌梗死急性合并休克、稳定型心绞痛）、过敏性鼻炎、心律失常（病窦综合征、未特指）、痹证、不寐、发热（小儿）、汗证（术后盗汗）、阴暑、化疗后不良反应（非小细胞肺癌吉非替尼治疗后肢体麻木）

证据等级	病症（证）
D 级	背寒、鼻窦炎（慢性、未特指）、痹证（寒、痛、着）、便秘（老年性、未特指）、病毒性角膜炎、产褥期诸症（发热、感染性发热、自汗）、慢性结肠肠炎、痤疮、带状疱疹后遗症（神经痛）、胆汁淤积综合征（小儿）、低血压（原发性、未特指）、动脉炎（多发性大动脉）、冻疮、多动症、发热（持续低热）、肺炎（小儿恢复期）、腹痛（小儿、未特指）、腹泻（慢性）、感冒（空调引起、夏季、小儿、小儿伴高热）、睾丸疼痛、骨髓炎（胫骨结节）、骨性关节炎、骨折（肱骨大结节）、骨折后诸症（盗汗）、骨质疏松、过敏（冷空气）、汗证（鼻、多、黄、术后、自、未特指）、红斑（寒冷性）、红细胞增多症、甲亢、接触性皮炎、经行诸症（风疹、身痛、头痛）、颈部软组织挫伤、颈椎病（颈型、未特指）、静脉曲张（下肢）、咳嗽（喉源性）、口腔溃疡（复发性）、雷诺氏综合征、落枕、慢性疲劳综合征、美尼尔氏综合征、梦魇、泌尿系结石（尿道）、面神经炎、脑卒中（合并半身汗出）、尿频（小儿神经性）、偏瘫、偏头痛、漆疮、妊娠期诸症（恶阻）、软骨炎（胫骨结节骨）、软组织挫伤、神经官能症（胃）、肾功能衰竭（慢性）、肾小球肾炎（慢性）、糖尿病（Ⅱ型）、痛风性关节炎、痛经、围绝经期综合征（潮热、合并自汗、未特指）、胃脘痛、胃炎（慢性、慢性表浅性）、先兆流产、哮喘（咳嗽变异性、小儿支气管）、心律失常（病窦综合征）、心律失常（房室传导阻滞）、虚劳、荨麻疹（顽固性）、厌食（小儿、未特指）、腰椎间盘突出症、药物不良反应（药物过敏）、遗精、遗尿（小儿、未特指）、痔（嵌顿性内痔）、坐骨神经痛（原发性、未特指）

【证据示例】

1. 呼吸系统疾病

（1）过敏性鼻炎

C 级文献 8 篇，D 级文献 13 篇。

> 桂枝汤加味对照开瑞坦糖浆治疗过敏性鼻炎在临床显效率方面有优势（C）

吕斌等[1]实施的一项临床随机对照试验，样本量为 120 例。试验组、对照组各 60 例。试验组予桂枝汤加味：桂枝、大枣、乌梅各 6 ～ 10g，白芍、茯苓各 6 ～ 15g，蝉蜕、僵蚕各 3 ～ 10g，生姜、甘草各 3 ～ 6g。每日 1 剂，水煎 2 次，煎汁混合，分 3 次服。7 ～ 18 岁每次 150 ～ 200mL，7 岁以下 30 ～ 80mL（根据年龄酌减），连服 14 天。对照组服用开瑞坦糖浆，成人每次 10mg，1 次 / 日，连服 14 天。2 ～ 12 岁儿童：体重＞ 30kg，每次 10mg，每日 1 次；体重≤ 30kg，每次 5mg，每日 1 次；1 ～ 2 岁儿童 2.5mg，每日 1 次，连服 14 天。两组比较：临床显效率相对危险度（RR）1.75，95%CI（1.23 ～ 2.49），P=0.002，有统计学意义［疗效标准：中医证候疗效判定标准（根据 1997 年全国鼻科学学术会议修订的《中医病证（鼻鼽）诊断疗效标准》。显效：临床症状、体征明显改善，证候积分减少 50% 以上。有效：临床症状、体征均有好转，证候积分减少 31% ～ 50%。无效：临床症状、体征均无明显改善，甚或加重，证候积分减少不足 30%］。

2. 皮肤和皮下组织疾病

（1）寒冷性荨麻疹

C 级文献 10 篇，D 级文献 9 篇。

> 桂枝汤加减对照氯雷他啶、雷尼替丁治疗寒冷性荨麻疹在临床总有效率方面有优势（C）

方建亚[2]实施的一项临床随机对照试验，样本量为70例。试验组、对照组各35例。试验组予桂枝汤：桂枝10g，白芍10g，甘草6g，生姜9g，大枣15g。随症加减：恶寒发热兼表证者加麻黄、荆芥、防风；畏寒肢冷者加附子、仙茅、仙灵脾、生姜易干姜；鼻塞喷嚏自汗恶风者加玉屏风散、蝉蜕；久病气血两虚者加黄芪、当归、茯苓、白术、熟地。上药加水500mL，浸泡30min，煎15～20min，取汁200mL，每日1剂，分2次煎，混合后分2次饭后热饮。对照组：口服氯雷他啶，每次10mg，每日1次；雷尼替丁0.15g，每日2次。两组均以12天为1疗程，服药1～2疗程，观察患者治疗前后，皮肤及自觉症状改善情况。6～11周岁儿童中药量酌减，西药量减半，观察期间两组均不用其他药物。两组比较：临床总有效率相对危险度（RR）1.26,95%CI（1.04～1.52），P=0.02，有统计学意义[（疗效评标准：临床痊愈：接触冷水或冰块，即冰块试验，无风团出现，自觉无瘙痒。显效：冰块试验，无风团出现，自觉轻度瘙痒。有效；冰块试验：少量风团及轻度疹痒。无效：冰块试验：仍有风团和瘙痒（迟发性）]。

（2）慢性荨麻疹

B级证据1篇，C级文献13篇，D级文献7篇。

> 桂枝汤合四物汤加减对照西替利嗪、西咪替丁、酮替芬干预慢性荨麻疹在临床总有效率、治愈率方面有优势（C）

王樟月[3]实施的一项临床随机对照试验，样本量为98例。试验组58例，对照组40例。试验组用桂枝汤合四物汤加减：桂枝、白芍、熟地黄、当归各12g，生姜、防风、川芎各9g，甘草5g，大枣7枚，蝉蜕6g。加减：遇热风团加重者加牡丹皮、生地黄、知母各12g；遇风冷发病或加重者加麻黄6g、荆芥9g；夜间痒甚者加夜交藤30g；遇劳而发者加黄芪30g、党参20g。水煎服，每天1剂，早晚分服。对照组：西替利嗪片，每次10mg，每日1次，口服；西咪替丁片，每次0.2g，每天3次，口服；酮替芬片，每次1mg，每天2次，口服。两组比较，临床总有效率相对危险度（RR）1.03，95%CI（1.03～1.65），P=0.03，有统计学意义（疗效标准：治愈：风团退尽，无瘙痒，皮肤划痕试验阴性，半年以上无复发。有效：风团消退30%以上，或消退后复发间隔时间延长，痛痒感明显减轻。无效：风团消退不足30%，或风团及瘙痒无明显改善）。

3. 肌肉骨骼系统和结缔组织疾病

（1）肩关节周围炎

D级文献6篇。

> 桂枝汤加味治疗肩关节周围炎有一定疗效（D）

刘青[4]实施的一项临床病例观察，样本量为30例。以加味桂枝汤为基本方：桂枝、大枣、姜黄、羌活各15g，生姜、甘草各10g，白芍、桑枝各30g。痛甚者加蜈蚣2条，全虫6g；疼痛向项背或前臂、上臂放散者加海桐皮、威灵仙各15g。每日1剂，取水煎汤300mL，分3次服，每次口服100mL。治疗结果：本组30例中，痊愈（症状及体征全部消失，功能活动恢复正常）20例，占66%。显效（症状及体征明显改善，功能基本恢复正常）8例，占27%。无效（症状及体征无改善）

2例，占7%。总有效率93%。

4. 妊娠、分娩和产褥期

（1）妊娠恶阻

D级文献7篇。

> 桂枝汤加味治疗妊娠恶阻有一定疗效（D）

吴雪华[5]实施的一项临床病例观察，样本量为55例。采用桂枝汤加味：桂枝10g，白芍10g，甘草5g，生姜3片，大枣2枚。若恶寒者则重用桂枝、生姜，气虚者加西洋参6g。治疗结果：临床治愈50例（其中服药3～12剂者47例），占90.5%。有效5例，占9.5%。（疗效标准：临床治愈：饮食恢复正常，恶心呕吐消失。有效：饮食增加，恶心呕吐有改善但仍似未能停止。无效：饮食、恶心无明显改善）。

5. 泌尿生殖系统疾病

（1）围绝经期综合征（未特指）

D级文献7篇。

> 桂枝汤加味治疗围绝经期综合征（未特指）有一定疗效（D）

叶凤等[6]实施的一项临床病例观察，样本量为60例。采用桂枝汤加味：桂枝、白芍、甘草、郁金、佛手各9g，当归、生地各12g，红枣30g，生姜3g。加减：肝火偏亢，加丹皮、山栀各9g；心肾不交，加黄连3g、五味子、麦冬各9g；心脾两虚，加黄芪、党参各12g；痰湿蕴结，加白豆蔻（后下）6g、薏苡仁30g。每日1剂，水煎2次分服，28天为1疗程，疗程结束后观察疗效。治疗结果：24例治愈（临床症状消失，精神状态恢复正常），36例好转（临床症状消失2/3以上，精神状态有好转），没无效病例。

【证据荟萃】

※ Ⅱ级

桂枝汤及其加减方主要治疗呼吸系统疾病、皮肤和皮下组织疾病，如过敏性鼻炎、寒冷性荨麻疹、慢性荨麻疹等。

※ Ⅲ级

桂枝汤及其加减方可以治疗肌肉骨骼系统和结缔组织疾病、妊娠、分娩和产褥期、泌尿生殖系统疾病，如肩关节周围炎、妊娠恶阻、围绝经期综合征（未特指）等。

《伤寒论》原文中以本方治疗太阳中风表虚证，及营卫失调之证。其主要临床表现为发热、头痛、恶风寒、自汗出等;《金匮要略》原文中将本方用于妇人妊娠及产后病，其主要临床表现为头微痛，恶寒，发热，汗出，口渴，呕恶等。过敏性鼻炎、寒冷性荨麻疹、慢性荨麻疹、肩关节周围炎、妊娠恶阻、围绝经期综合征（未特指）等高频病症在某阶段的病机及临床表现可与之相符。临床和个案经验文献均支持呼吸系统疾病、皮肤和皮下组织疾病、肌肉骨骼系统和结缔组织疾病、妊娠、分娩和产褥期、泌尿生殖系统疾病是其高频率、高级别证据分布的病症系统。过敏性鼻炎、寒冷性荨麻疹均已有至少 2 项 C 级证据；慢性荨麻疹已有 1 项 B 级证据，至少 2 项 C 级证据；肩关节周围炎、妊娠恶阻、围绝经期综合征（未特指）均已有至少 2 项 D 级证据。

※ Ⅱ级

桂枝汤加味对照开瑞坦糖浆治疗过敏性鼻炎在临床显效率方面有优势。

桂枝汤加减对照氯雷他啶、雷尼替丁治疗寒冷性荨麻疹在临床总有效率方面有优势。

桂枝汤合四物汤加减对照西替利嗪、西咪替丁、酮替芬干预慢性荨麻疹在临床总有效率、治愈率方面有优势。

※ Ⅲ级

桂枝汤加味治疗肩关节周围炎有一定疗效。

桂枝汤加味治疗妊娠恶阻有一定疗效。

桂枝汤加味治疗围绝经期综合征（未特指）有一定疗效。

【参考文献】

［1］吕斌，常克，王海俊. 调和营卫法治疗过敏性鼻炎 60 例疗效观察［J］. 山西中医，2011，27（3）：10-11.

［2］方建亚. 桂枝汤加味治疗寒冷性荨麻疹 35 例临床观察［J］. 浙江中医药大学学报，2007，31（1）：98，100.

［3］王樟月. 中西医结合治疗慢性荨麻疹 58 例疗效观察［J］. 浙江中医杂志，2007，42（2）：90.

［4］刘青. 加味桂枝汤治疗肩周炎 30 例［J］. 四川中医，1994，（6）：46-47.

［5］吴雪华. 桂枝汤加味治疗妊娠恶阻 55 例［J］. 吉林中医药，2003，23（6）：32.

［6］叶凤，杨海华. 桂枝汤加味治疗更年期综合征 60 例［J］. 浙江中医杂志，1999：477.

十六、瓜蒂散

【原文汇要】

《伤寒论》

病如桂枝证，头不痛，项不强，寸脉微浮，胸中痞硬，气上冲喉咽，不得息者，此为胸有寒也。当吐之，宜瓜蒂散。（166）

病人手足厥冷，脉乍紧者，邪结在胸中，心下满而烦，饥不能食者，病在胸中，当须吐之，宜瓜蒂散。（355）

瓜蒂散方

瓜蒂一分（熬黄）　赤小豆一分

上二味，各别捣筛，为散已，合治之，取一钱匕，以香豉一合，用热汤七合，煮作稀糜，去滓，取汁和散，温顿服之。不吐者，少少加，得快吐乃止。诸亡血虚家，不可与瓜蒂散。

《金匮要略》

宿食在上脘，当吐之，宜瓜蒂散。（24）

瓜蒂散方

瓜蒂一分（熬黄）　赤小豆一分（煮）

上二味，杵为散，以香豉七合煮取汁，和散一钱匕，温服之，不吐者少加之，以快吐为度而止。亡血及虚者不可与之。

【原文释义】

《伤寒论》

瓜蒂散主治痰饮阻滞胸膈，痰阻气逆，欲从上解；或痰食阻于胸中，阳不能外达。症见胸脘痞塞胀满，气上冲咽喉，呼吸急促，泛泛欲吐复不能吐等。治法：因势利导，涌吐痰食。方中瓜蒂味极苦，性升而催吐；赤小豆味苦酸，功能利水消肿，两药合用，有酸苦涌泻之功。香豉轻清宣泄，载药上行，有助涌吐之力，三药共成涌吐之峻剂。本方煎服法为：①将瓜蒂和赤小豆两味，分别捣细和匀，每服一钱匕（约 1.5～3g），用淡豆豉一合煎汤送服。②用后药力不足，不吐者，少少加量，以吐为度。③得畅快呕吐后，立即停药，以防过量伤正。④使用注意，本方力猛，凡年老体弱、孕妇、产后、有出血倾向者均宜慎或禁用之。

《金匮要略》

瓜蒂散主治宿食初停上脘，有上越之势，症见胸脘痞闷、温温欲吐，嗳腐、脉紧等。治法因势利导，催吐。以瓜蒂涌吐实邪；赤小豆行水解毒；豆豉开郁结和胃气，并载药上行。本方治实邪停留在胃脘者。

【文献概况】

设置关键词为"瓜蒂散"，检索并剔重后，得到 177 篇相关文献，其中 CBM、CNKI、VIP、WF 分别为 0 篇，157 篇、4 篇、16 篇。初步分类：临床研究 10 篇（5.7%）、个案经验 14 篇（7.9%）、实验研究 5 篇（2.8%）、理论研究 128 篇（72.3%）、其他 20 篇（11.3%）。在个案经验文献中，瓜蒂散及其加减方的医案有 21 则。

【文献病谱】

1. 临床研究文献

共涉及 6 类病症（证）系统、7 个病症（证）（表 23-46）。

表 23-46　瓜蒂散临床研究文献病症（证）谱

> 精神和行为障碍（2 个、4 篇）
　西医疾病：戒断综合征（焦虑）3
　中医疾病：癫狂 1
> 内分泌、营养和代谢疾病（1 个、2 篇）
　西医疾病：高胆红素血症 2
> 某些传染病和寄生虫病（1 个、1 篇）
　西医疾病：病毒性肝炎（乙肝）1
> 消化系统疾病（1 个、1 篇）
　西医疾病：肝炎 1
> 损伤、中毒和外因的某些其他后果（1 个、1 篇）
　西医疾病：毒物中毒 1
> 中医病证（1 个、1 篇）
　眩晕（痰浊型）1

西医病症系统中，精神和行为障碍在病症种类与文献数量上均居首位（图 23-29）。各系统病症中，频数位居前列（至少为 2）的病症有：戒断综合征、高胆红素血症。

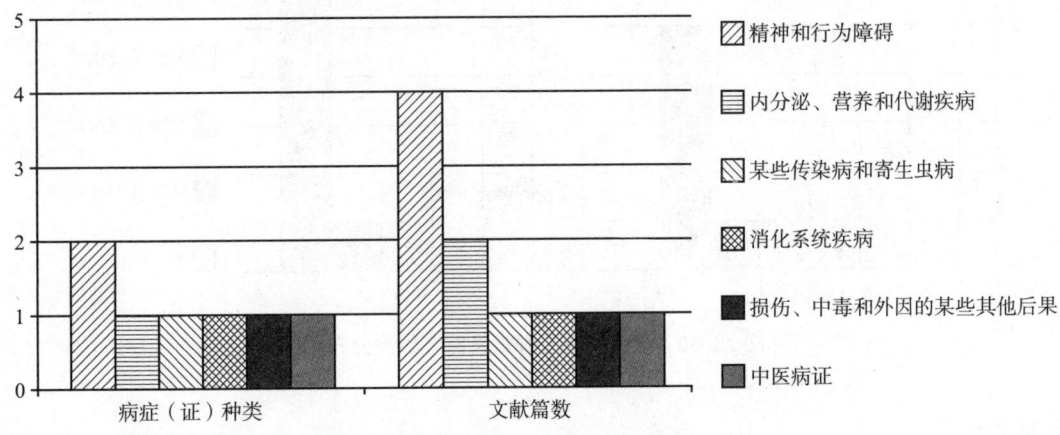

图 23-29　病症（证）种类及文献数量分布图

2. 个案经验文献

共有 6 类病症（证）系统、16 个病症（证）、21 则医案（表 23-47）。

表 23-47　瓜蒂散个案经验文献病症（证）谱

> **精神和行为障碍**（4 个、7 则）
> 西医疾病：抑郁症 2，神经官能症 1，周期性精神病 1
> 中医疾病：癫狂 3（癫证 2、狂证 1）
> **消化系统疾病**（3 个、4 则）
> 西医疾病：肝炎 2
> 西医症状：黄疸 1，消化道出血 1
> **神经系统疾病**（2 个、2 则）
> 西医疾病：癫痫 1
> 西医症状：嗅觉丧失 1
> **呼吸系统疾病**（1 个、1 则）
> 西医疾病：哮喘 1
> **耳和乳突疾病**（1 个、1 则）
> 西医疾病：耳源性眩晕 1
> **中医病证**（5 个、6 则）
> 头痛 2，类中风 1，梅核气 1，痰饮病 1，晕厥 1

按文献病症种类和医案则数多少排序，西医病症系统中，精神和行为障碍均居首位（图 23-30）。中医病证亦为高频病证系统。各系统病症（证）中，医案数位居前列（至少为 2）的病症（证）有：抑郁症、癫狂、肝炎、头痛。

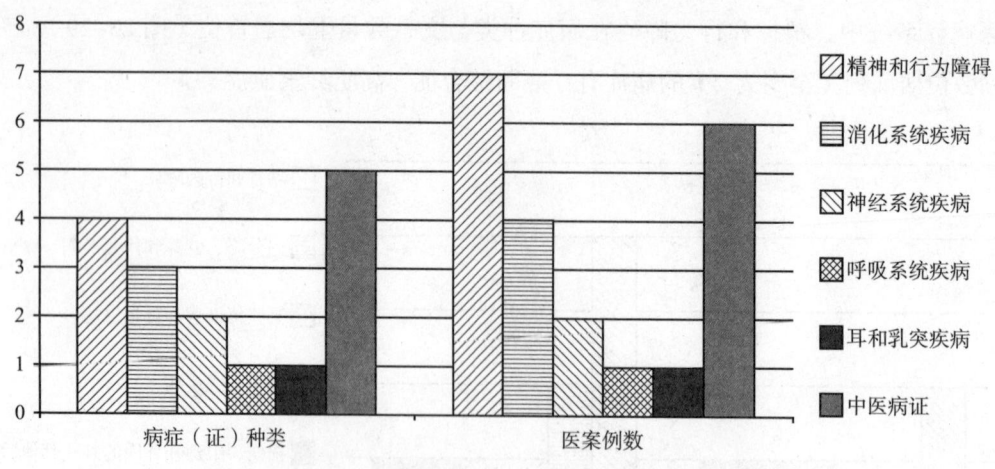

图 23-30　病症（证）种类及医案数量分布图

3. 比较研究

临床研究和个案经验文献比较，两者在文献和病症数量上，精神和行为障碍均居首位，是共有的高频病症系统。

【证据分级】

临床研究文献证据

截至目前，瓜蒂散及其加减方临床研究文献证据等级为：B 级 2 篇、C 级 6 篇、D 级 2 篇。详细情况见表 23-48。

表 23-48　临床研究文献证据等级分布情况

证据等级	病症（证）
B 级	毒物中毒、戒断综合征（焦虑）
C 级	病毒性肝炎（乙肝）、肝炎、戒断综合征（焦虑）、高胆红素血症、眩晕（痰浊型）
D 级	癫狂、戒断综合征（焦虑）

【证据示例】

1. 精神和行为障碍

（1）戒断综合征（焦虑）

B 级证据 1 篇，C 级证据 1 篇，D 级证据 1 篇。

> 瓜蒂散口服对照阿扑吗啡皮下注射进行戒酒在半年戒断率方面尚无疗效优势（B）

王文林[1] 实施的一项临床随机对照试验，样本量为 60 例。试验组、对照组各 30 例。试验组给予瓜蒂散，每次 1.0g，待患者产生恶心、呕吐感时令其闻酒味，然后饮 52°白酒 50g，每周治疗1～3 次，5～15 次为 1 个疗程。对瓜蒂散造成的强烈呕吐反应终止方法为麝香散剂 0.1g 口服即可。阿扑吗啡组给予阿扑吗啡 5～10mg/ 次，皮下注射，待患者出现恶心、呕吐感时令其先闻后饮与瓜蒂散组同样量、质的白酒，1 次 / 日，10 次为 1 个疗程。终止条件：完成疗程，形成条件反射者自然终止；反应较大且形成条件反射者适时终止；反应强烈且不能忍受者及时终止。两组比较，半年戒断率临床总有效率相对危险度（RR）1.04，95%CI（0.89～1.21），P=0.64，无统计学意义（疗效观察：按 1988 年"全国腹泻病防治学术研讨会"制定的标准。显效：用药 5 天内大便性状、次数恢复正常，临床症状消失。有效：治疗 5 天内大便性状好转，次数减少，临床症状改善，但未痊愈。无效：治疗 5 天病情未改善或者恶化而改用其他药物）。

【证据荟萃】

※ Ⅱ级

瓜蒂散及其加减方主要治疗某些精神和行为障碍，如戒断综合征（焦虑）等。

《伤寒论》中瓜蒂散主治痰饮阻滞胸膈，痰阻气逆，欲从上解；或痰食阻于胸中，阳不能外达。证见，胸脘痞塞胀满，气上冲咽喉，呼吸急促，泛泛欲吐复不能吐等。治法：因势利导，涌吐痰食。《金匮要略》以本方治疗宿食初停上脘，有上越之势，证见胸脘痞闷、温温欲吐，嗳腐、脉紧等。综上所述以本方治疗痰、饮、食阻滞胸膈之证。高频病症戒断综合征（焦虑）在某阶段的病机及临床表现中的精神症状可与之相符。戒断综合征（焦虑）已有 1 项 B 级证据。

※ Ⅱ级

瓜蒂散口服对照阿扑吗啡皮下注射进行戒酒，在半年戒断率方面尚无疗效优势。

【参考文献】

［1］王文林，李松梅，王辉.瓜蒂散与阿扑吗啡戒酒治疗的对照研究［J］.中国全科医学，2008，12（6）：1373-1374.

十七、麻子仁丸

【原文汇要】

《伤寒论》

跌阳脉浮而涩，浮则胃气强，涩则小便数，浮涩相搏，大便则硬，其脾为约，麻子仁丸主之。（247）

麻子仁丸方

麻子仁二升 芍药半斤 枳实半斤（炙） 大黄一斤（去皮） 厚朴一尺（炙，去皮） 杏仁一升（去皮尖，熬，别作脂）

上六味，蜜和丸如梧桐子大，饮服十丸，日三服，渐加，以知为度。

《金匮要略》

跌阳脉浮而涩，浮则胃气强，涩则小便数，浮涩相搏，大便则坚，其脾为约，麻子仁丸主之。（15）

麻子仁丸方

麻子仁二升 芍药半斤 枳实一斤 大黄一斤 厚朴一尺 杏仁一升

上六味，末之，炼蜜和丸梧子大，饮服十丸，日三，以知为度。

【原文释义】

《伤寒论》

麻子仁丸主治胃热肠燥津亏的脾约证。症见大便硬，小便数，不大便十余日无所苦等。治法：润肠滋燥，缓通大便。方中重用麻子仁，甘平润肠通便为君药；杏仁降气润肠，芍药养阴和里为臣药；佐以大黄、枳实、厚朴泄热去实，行气导滞；使以蜂蜜润燥滑肠。合而为丸，具有缓缓润下之功，故为润肠通便之剂。其服法强调渐加，以知为度。虽为润下剂，但药多破泄，故虚人不宜久服。

《金匮要略》释文同上。

【文献概况】

设置关键词为"麻子仁丸"，检索并剔重后，得到 1170 篇相关文献，其中 CBM、CNKI、VIP、WF 分别为 209 篇、748 篇、74 篇、139 篇。初步分类：临床研究 129 篇（11.0%，缺少 1 篇文献未包括在其中）、个案经验 65 篇（5.6%）、实验研究 83 篇（7.1%）、理论研究 363 篇（31.0%）、其他 530 篇（45.3%）。在个案经验文献中，麻子仁丸及其加减方的医案有 114 则。

【文献病谱】

1. 临床研究文献

共涉及 10 类病症系统、22 个病症（表 23-49）。

表 23-49　麻子仁丸临床研究文献病症谱

> **消化系统疾病**（8 个、98 篇）
　　西医疾病：肠易激综合征 6（便秘型 3、未特指 3），肛裂 4（未特指 3、急性 1），肛肠术后综合征 3，术后胃肠功能紊乱 1，脂肪肝 1，耻骨直肠肌综合征 1，慢性结肠炎 1
　　西医症状：便秘 81（未特指 20、功能性 18、老年性 9、习惯性 9、肛肠术后 5、术后 5、骨折后 5、慢传输型 4、顽固性 3、脊髓损伤后 2、药物性 1）

> **泌尿生殖系统疾病**（3 个、3 篇）
　　西医疾病：前列腺炎 1，盆腔炎 1，肾绞痛 1

> **内分泌、营养和代谢疾病**（2 个、6 篇）
　　西医疾病：Ⅱ型糖尿病 5（合并便秘 4、Ⅱ型 1），高脂血症 1

> **循环系统疾病**（2 个、5 篇）
　　西医疾病：冠心病 3（心肌梗死伴便秘 1、心肌梗死 1、伴便秘 1），脑卒中后诸症（便秘）2

> **肿瘤**（2 个、4 篇）
　　西医疾病：化疗后不良反应（消化道反应便秘）3
　　西医症状：癌性便秘 1

> **损伤、中毒和外因的某些其他后果**（1 个、7 篇）
　　西医疾病：药物不良反应 7（抗精神病药物所致便秘 4、强阿片类药物引起便秘 2、吗啡类药物所致便秘 1）

> **肌肉骨骼系统和结缔组织疾病**（1 个、2 篇）
　　西医疾病：腰椎间盘突出症 2

> **妊娠、分娩和产褥期**（1 个、2 篇）
　　西医疾病：产褥期诸症（便秘）2

> **某些传染病和寄生虫病**（1 个、1 篇）
　　西医疾病：蛔虫病（合并肠梗阻）1

> **神经系统疾病**（1 个、1 篇）
　　西医疾病：帕金森氏病（伴便秘）1

西医病症系统中，消化系统疾病在病症种类与文献数量上均居首位（图23-31）。各系统病症中，频数位居前列（至少为5）的病症有：肠易激综合征、便秘、Ⅱ型糖尿病、药物不良反应。

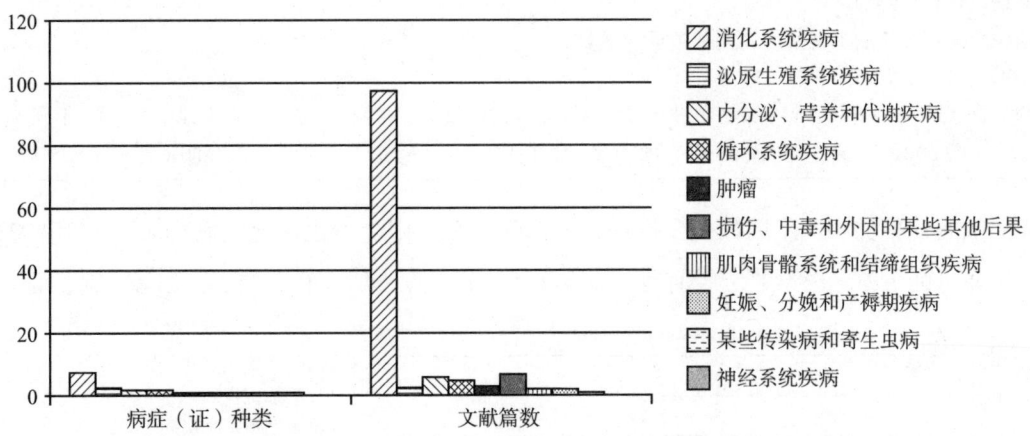

图 23-31 病症（证）种类及文献数量分布图

2. 个案经验文献

共有 12 类病症（证）系统、44 个病症（证）、114 则医案（表 23-50）。

表 23-50 麻子仁丸个案经验文献病症（证）谱

> **消化系统疾病**（11 个、40 则）

西医疾病：胆结石 3，肛裂 2，肝硬化（伴腹水）1，不完全性幽门梗阻 1，口腔溃疡 1，胃炎 1，慢性结肠炎 1，慢性胆囊炎 1

西医症状：便秘 26（未特指 16、习惯性 4、术后 2、慢性传输型功能性 1、骨折后 1、老年性 1、合并尿失禁 1），胃痛 2，膈肌痉挛 1

> **呼吸系统疾病**（7 个、14 则）

西医疾病：肺气肿 4（未特指 3、合并肺源性心脏病与支气管炎 1），哮喘 2，慢性阻塞性肺疾病 2（合并慢性表浅性胃炎 1、合并习惯性便秘 1），急性支气管炎 2，支气管肺炎 1，急性胸膜炎 1

西医症状：咳嗽 2

> **泌尿生殖系统疾病**（5 个、12 则）

西医疾病：膀胱炎 1，垂体性尿崩症 1

西医症状：尿频 8（未特指 7、心因性 1），尿失禁 1

中医疾病：阴吹 1

> **循环系统疾病**（4 个、5 则）

西医疾病：脑卒中（伴便秘）2，心肌梗死（伴便秘）1，肺源性心脏病 1，心律失常 1

> **皮肤和皮下组织疾病**（2 个、3 则）

西医疾病：瘙痒症 1

西医症状：脱发 2

> **神经系统疾病**（2 个、2 则）

西医疾病：化脓性脑膜炎 1，偏瘫（伴尿频）1

> **内分泌、营养和代谢疾病**（1 个、4 则）

西医疾病：Ⅱ型糖尿病 4（伴便秘 2、未特指 2）

> **某些传染病和寄生虫病**（1 个、3 则）

西医疾病：胆道蛔虫病 3

> **精神和行为障碍**（1 个、1 则）

西医疾病：精神分裂症 1

> 损伤、中毒和外因的某些其他后果（1个、1则）
  西医疾病：腹内金属异物1
> 肿瘤（1个、1则）
  西医疾病：化疗后不良反应（消化道反应）1
> 中医病证（8个、28则）
  脾约证13（未特指6、腰痛1、水肿1、口舌溃疡1、久咳1、发斑1、鼻衄1、合并中风1），不寐4，腹痛（食积）3，噎膈2，发热（合并便秘）2，消渴2（合并便秘1、未特指1），烦躁1，痹证（合并便秘）1

按文献病症种类和医案则数多少排序，西医病症系统中，消化系统疾病均居首位（图23-32）。各系统病症（证）中，医案数位居前列（至少为5）的病症（证）有：便秘、尿频、脾约证。

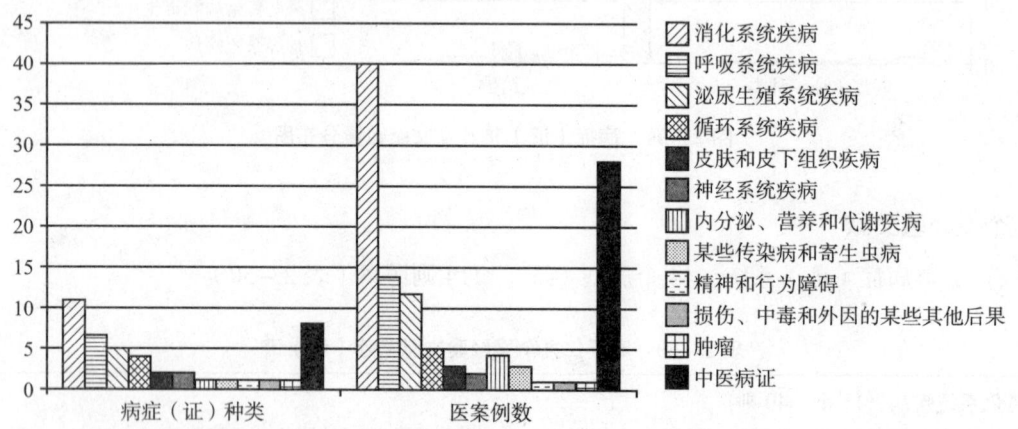

图23-32 病症（证）种类及医案数量分布图

3. 比较研究

临床研究与个案经验文献比较，两者在文献和病症数量上，消化系统疾病均居首位，是共有的高频病症系统。在具体病症上，便秘是共有高频病症。

【证据分级】

临床研究文献证据

截至目前，麻子仁丸及其加减方临床研究文献证据等级为：B级10篇、C级65篇、D级54篇。详细情况见表23-51。

表23-51 临床研究文献证据等级分布情况

证据等级	病症（证）
B级	便秘（功能性、老年性、未特指）、药物不良反应（抗精神病药物所致便秘）、脂肪肝、肠易激综合征（便秘型）、癌性便秘
C级	便秘（老年性、肛肠术后、功能性、骨折后、脊髓损伤后、慢传输型、顽固性、术后、习惯性、药物性、未特指）、肠易激综合征（便秘型）、耻骨直肠肌综合征、肛肠术后综合征、高脂血症、冠心病（伴便秘）、化疗后不良反应（消化道反应便秘）、脑卒中后诸症（便秘）、帕金森氏病（合并便秘）、盆腔炎、肾绞痛、Ⅱ型糖尿病（合并便秘）、胃肠功能紊乱（术后）、冠心病（心肌梗死伴便秘、心肌梗死）、药物不良反应（抗精神病药物所致便秘、吗啡类药物所致便秘、强阿片类药物引起便秘）

续表

证据等级	病症（证）
D 级	便秘（习惯性、顽固性、术后、慢传输型、老年性、骨折后、功能性、肛肠术后、未特指）、产褥期诸症（便秘）、慢性结肠肠炎、腰椎间盘突出症、药物不良反应（抗精神病药物所致便秘、强阿片类药物引起便秘）、Ⅱ型糖尿病（合并便秘）、前列腺炎（慢性）、肛裂（急性、未特指）、蛔虫病（合并肠梗阻）、肠易激综合征

【证据示例】

1. 消化系统疾病

（1）便秘（未特指）

B 级证据 3 篇，C 级证据 5 篇，C 级证据 12 篇。

> 麻子仁丸加味对照乳果糖口服溶液治疗小儿胃肠燥热型便秘在临床总有效率方面有优势（B）

郑业栋[1]实施的一项临床随机对照试验，样本量为 60 例。试验组、对照组各 30 例。试验组选用麻子仁丸加味：麻子仁、白芍、炒枳实、熟大黄、厚朴、炒杏仁、瓜蒌仁、生白术。其中口干舌燥，津液耗伤者，加生地、沙参、麦冬、玄参；大便干结坚硬者，加芒硝；肺热、肺燥下移大肠者，加黄芩、知母；腹胀者，加莱菔子、青皮；腹痛者，加广木香、延胡索。水煎 200mL，分 2 次早晚分服，1 周为 1 个疗程。共观察 2 个疗程。对照组予乳果糖口服溶液。用法用量：3 岁以下：每日 5mL。3 ～ 6 岁：每日 5 ～ 10mL。7 ～ 14 岁：起始剂量每日 15mL，维持剂量 10mL/ 日。均每日清晨顿服。治疗过程中可根据患儿情况酌情增减剂量，若剂量过大出现稀便则减量，1 周为 1 个疗程。两组均治疗 2 个疗程。治疗期间停用其他药物。两组比较，临床总有效率相对危险度（RR）1.26，95%CI（1.02 ～ 1.55），P=0.03，有统计学意义（疗效标准：参照《中药新药临床研究指导原则》）。

（2）便秘（功能性）

B 级证据 3 篇，C 级证据 10 篇，D 级证据 5 篇。

> 麻仁胶囊联合西沙必利对照单纯西沙必利治疗老年功能性便秘在临床总有效率方面有优势（B）

李帅军等[2]实施的一项临床随机对照试验，样本量为 64 例。试验组、对照组各 32 例。试验组采用麻仁胶囊治疗，每次 3 粒，3 次 / 日，餐后服用。西沙必利胶囊，每次 10mg，3 次 / 日，餐后服用。对照组单纯予西沙必利胶囊，每次 10mg，3 次 / 日，餐后服用。两组均以 3 周为 1 疗程，包括 1 周基线期和 2 周治疗期。治疗 1 个疗程后统计疗效。两组比较，临床总有效率相对危险度（RR）1.53，95%CI（1.12 ～ 2.08），P=0.007，有统计学意义｛疗效标准：疗效指数 =［（治疗前症状总积分－治疗后症状总积分）/ 治疗前症状总积分］×100%。显效：便秘症状有明显改善，疗效指数≥ 75% 者。有效：便秘症状有好转，疗效指数≥ 25%，但＜ 75% 者。无效：便秘症状无改善，甚至加重，疗效指数＜ 25% 者｝。

【证据荟萃】

※ Ⅰ级

麻子仁丸及其加减方主要治疗消化系统疾病，如便秘（未特指、功能性）等。

《伤寒论》与《金匮要略》原文中均以本方治疗胃热肠燥津亏的脾约证，其主要临床表现为大便硬，小便数，不大便十余日无所苦等。各种便秘的病机与主要临床表现多与本证相符，是本方主治的高频病症。临床研究和个案经验文献均支持消化系统疾病是其高频率、高证据分布的病症系统。便秘（未特指、功能性）均已有至少2项B级证据。

※Ⅰ级

麻子仁丸加味对照乳果糖口服溶液治疗小儿胃肠燥热型便秘在临床总有效率方面有优势。

麻仁胶囊联合西沙必利对照单纯西沙必利治疗老年功能性便秘在临床总有效率方面有优势。

【参考文献】

[1]郑业栋.麻子仁丸加味治疗小儿胃肠燥热型便秘的临床研究[D].山东中医药大学，2013.

[2]李帅军，胡响当，罗敏，等.麻仁胶囊合西沙必利治疗老年功能性便秘32例总结[J].湖南中医杂志，2011，27（4）：19-20.

十八、茯苓桂枝白术甘草汤

【原文汇要】

《伤寒论》

伤寒若吐、若下后，心下逆满，气上冲胸，起则头眩，脉沉紧，发汗则动经，身为振振摇者，茯苓桂枝白术甘草汤主之。（67）

茯苓桂枝白术甘草汤方

茯苓四两　桂枝三两（去皮）　白术　甘草各二两（炙）

上四味，以水六升，煮取三升，去滓，分温三服。

《金匮要略》

心下有痰饮，胸胁支满，目眩，苓桂术甘汤主之。（16）

夫短气，有微饮，当从小便去之，苓桂术甘汤主之；肾气丸亦主之。（17）

茯苓桂枝白术甘草汤方

茯苓四两　桂枝　白术各三两　甘草二两

上四味，以水六升，煮取三升，分温三服，小便则利。

【原文释义】

《伤寒论》

茯苓桂枝白术甘草汤主治太阳病误治后脾虚水停，水气上冲证；症见心下逆满，气上冲胸，胸胁支满、心悸头眩，脉沉紧等。治法：温脾阳，化水饮。方中茯苓能补能渗，既养心益脾，又利水渗湿；桂枝辛温通阳，平冲降逆，与茯苓相配，通阳化气，渗利水湿，使饮邪下排，以折上逆之势；白术健脾燥湿，助苓桂治在中焦；促脾运转，培土制水。甘草调和诸药，且补脾益气，桂枝甘草相配，辛甘化阳，以退阴翳。

《金匮要略》

茯苓桂枝白术甘草汤治疗痰饮停留心下之证；两书虽药物用量略有差别，但均以此方治疗脾虚痰饮内停证。余释同上。

苓桂术甘汤尚可治疗短气有微饮之证。症见因饮阻气机，阳气流行窒塞，而呼吸短促。治当使之水湿饮邪由小便排出。若饮邪之变生因于脾运失健，用苓桂术甘汤温运脾阳，流通气机，使饮邪"从小便去之"。

【文献概况】

设置关键词为"苓桂術甘湯""苓桂术甘汤""茯苓桂枝白術甘草湯""茯苓桂枝白术甘草汤"，检索并剔重后，得到 1610 篇相关文献，其中 CBM、CNKI、VIP、WF 分别为 4 篇、1485 篇、50 篇、71 篇。初步分类：临床研究 349 篇（21.7%）、个案经验 426 篇（26.5%）、实验研究 65 篇（4.0%）、理论研究 136 篇（8.4%）、其他 634 篇（39.4%）。在个案经验文献中，茯苓桂枝白术甘草汤及其加减方的医案有 917 则。

【文献病谱】

1. 临床研究文献

共涉及 17 类病症（证）系统、121 个病症（证）（表 23–52）。

表 23–52 茯苓桂枝白术甘草汤临床研究文献病症（证）谱

➤ **消化系统疾病**（18 个、23 篇）

西医疾病：胃炎 2（慢性萎缩性 1、胆汁反流性 1），胃潴留 1，术后胃轻瘫 1，残胃排空障碍 1，胃扭转 1，倾倒综合征 1，肝硬化（合并胸腔积液）1，慢性肝炎 1，肝囊肿 1，胆囊炎 1，肠易激综合征 1，慢性结肠炎 1，酒精性脂肪肝 1

西医症状：腹泻 4（未特指 2、秋季 1、小儿 1），神经性呕吐 2，幽门痉挛 1，肝性胸水 1。

中医症状：小儿多涎 1

➤ **循环系统疾病**（15 个、115 篇）

西医疾病：心力衰竭 53（充血性 18、慢性 16、未特指 14、舒张性 2、合并肺部感染 2、收缩性 1），肺源性心脏病 17（未特指 6、合并心力衰竭 9、急性发作期 1、慢性 1），冠心病 16（未特指 5、心绞痛 4、不稳定性心绞痛 1、心肌缺血 1、合并：心律失常 4、房颤 1），心律失常 8（未特指 3、病窦综合征 1、阵发性过早搏动 1、频发房早 1、缓慢性 1、窦性心动过缓 1），高血压病 5（未特指 2、单纯收缩期 1、单纯舒张压增高型 1、伴眩晕 1），慢性心功能不全 3，心肌病 3（扩张型 2、未特指 1），缺血性脑血管疾病（脑动脉供血不足）1，脑卒中后遗症（偏瘫）1，颅内血肿（硬膜下）1，风湿性心脏病（伴自汗）1，低血压 1，低脉压征 1，病毒性心肌炎 1

西医症状：心包积液 3（急性 1、慢性 1、未特指 1）

➤ **泌尿生殖系统疾病**（14 个、21 篇）

西医疾病：肾小球肾炎 3（慢性伴水肿 2、慢性 1），慢性肾功能衰竭 2，肾病综合征 2，泌尿系结石（尿道）2，前列腺增生 1，慢性肾功能不全 1，男性更年期综合征 1

西医症状：肾盂积水 2（结石梗阻性 1、未特指 1），盆腔积液 1，闭经 1，白带异常 1

中医疾病：经行诸症（水肿）2，淋证 1，癃闭（髋部骨折术后）1

➤ **呼吸系统疾病**（13 个、38 篇）

西医疾病：支气管炎 12（慢性 11、小儿毛细支气管 1），过敏性鼻炎 8，哮喘 3，胸膜炎 2（伴积液 1、未特指 1），慢性阻塞性肺疾病 2（急性发作 1、未特指 1），慢性阻塞性肺气肿 1，小儿支气管肺炎 1，自发性气胸 1，呼吸道易感儿 1，呼吸道感染 1，慢性呼吸衰竭 1

西医症状：咳嗽 4（未特指 2、过敏性 1、慢性 1），小儿多涕 1

➤ **肌肉骨骼系统和结缔组织疾病**（10 个、17 篇）

西医疾病：股骨头坏死 4（未特指 3、SARS 激素治疗后遗症 1），颈椎病（椎动脉型）3，膝关节滑膜炎 2（创伤性 1、未特指 1），腰椎间盘突出症 2，肩关节周围炎 1，骨性关节炎（膝关节伴关节积液）1，类风湿性关节炎 1，系统性红斑狼疮 1，硬皮病 1

西医症状：腰痛 1

➤ **内分泌、营养和代谢疾病**（7 个、13 篇）

西医疾病：肥胖 3（单纯性 2、合并高血压 1），高脂血症 3，糖尿病 3（肥胖型 1、合并：肢端坏疽 1、视网膜病变黄斑水肿 1），糖尿病性神经源性膀胱 1，甲状腺机能减退（心脏病）1，糖尿病性周围神经病变 1

西医症状：糖耐量异常 1

➤ **肿瘤**（6 个、10 篇）

西医疾病：肺癌（伴胸腔积液）3，恶性肿瘤并发症（恶性胸腔积液）1，胃肠道化疗后不良反应 1，阴道囊肿 1

西医症状：癌性胸腔积液 3，癌性心包积液 1

➤ **某些传染病和寄生虫病**（6 个、9 篇）

西医疾病：结核性胸膜炎 2，结核性胸腔积液 2，病毒性肝炎 2（乙肝合并肝硬化 1、乙肝伴谷丙转氨酶升高 1），病毒性角膜炎 1，结核性心包炎 1，结核性多发性浆膜炎 1

➤ **皮肤和皮下组织疾病**（5 个、5 篇）

西医疾病：皮炎（舌舐）1，结节性痒疹 1，结节性红斑 1，黄褐斑 1，银屑病 1

➤ **耳和乳突疾病**（4 个、37 篇）

西医疾病：美尼尔氏综合征 23，耳源性眩晕 12，慢性分泌性中耳炎 1，前庭神经原炎 1

➤ **眼和附器疾病**（4 个、8 篇）

西医疾病：中心性浆液性视网膜病 5，视网膜静脉闭塞（中央静脉闭塞）1，慢性单纯性青光眼 1。

西医症状：眼底出血 1

➤ **损伤、中毒和外因的某些其他后果**（2 个、4 篇）

西医疾病：药物不良反应 3（氯氮平所致流涎 2、精神药物所致肥胖 1），毒物中毒（有机磷中毒迟发性周围神经病变）1

➤ **妊娠、分娩和产褥期**（2 个、3 篇）

西医疾病：妊娠期诸症（羊水过多）2，产褥期诸症（癃闭）1

➤ **神经系统疾病**（2 个、3 篇）

西医疾病：椎基底动脉供血不足 2，丛集性头痛 1

➤ **精神和行为障碍**（2 个、2 篇）

西医疾病：心血管神经官能症 1，神经卡压综合征（胸皮神经后支内侧支）1

➤ **起源于围生期的某些情况**（1 个、1 篇）

西医疾病：家族性女性眼圈发黑 1

➤ **中医病证**（10 个、40 篇）

眩晕 23，水肿 4（功能性 2、特发性 2），胸痹 3（未特指 2、合并心痛 1），胃脘痛 3，痰饮病 2（悬饮 1、未特指 1），胸背寒冷 1，狐疝 1，臌胀 1，不寐 1，痹证 1

西医病症系统中，消化系统疾病在病症种类上居首位，循环系统疾病在文献数量上居首位（图 23-33）。各系统病症（证）中，频数位居前列（至少为 10）的病症（证）有：心力衰竭、肺源性心脏病、冠心病、支气管炎、美尼尔氏综合征、耳源性眩晕、眩晕。

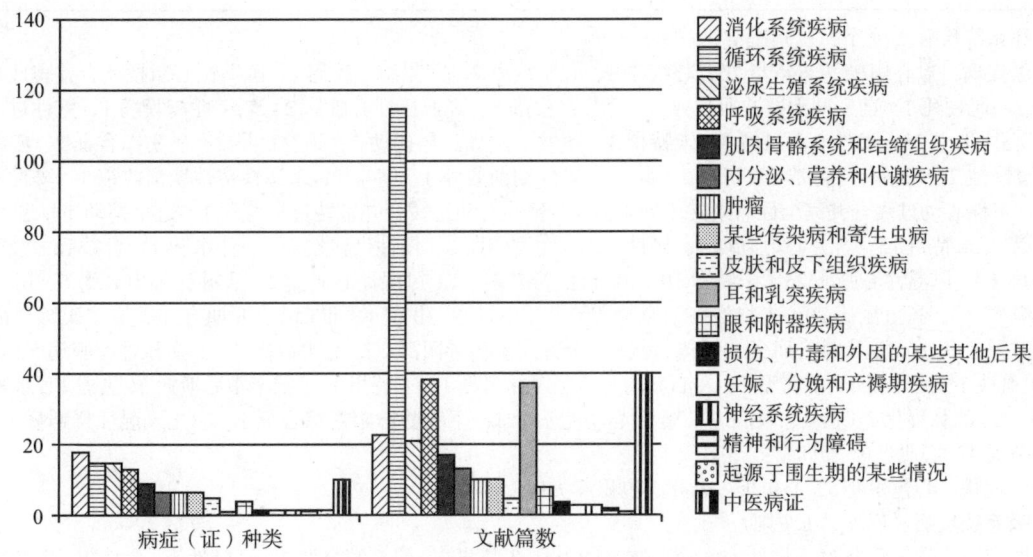

图 23-33 病症（证）种类及文献数量分布图

2. 个案经验文献

共有 17 类病症（证）系统、217 个病症（证）、917 则医案（表 23-53）。

表 23-53 茯苓桂枝白术甘草汤个案经验文献病症（证）谱

➤ **消化系统疾病**（40 个、153 则）

西医疾病：胃炎 28（慢性表浅性 8、慢性 7、急性 2、胆汁反流性 2、慢性萎缩性 2、慢性萎缩性合并食道裂孔疝 1、慢性萎缩性合并幽门不全梗阻 1、慢性萎缩性合并幽门梗阻 1、糜烂性 1、慢性伴呕吐 1、慢性浅表性伴轻度肠上皮化生 1、未特指 1），消化性溃疡 14（十二指肠球部 6、十二指肠 5、未特指 1、十二指肠球部合并：幽门梗阻 1、不完全性肠梗阻 1），肠炎 11（慢性结肠 6、慢性 3、急性 1、风湿性结肠 1），胃下垂 11（未特指 10、伴胃胀 1），口腔溃疡 3（未特指 2、复发性 1），肠易激综合征 3，肠梗阻 3（粘连性 2、不完全性 1），肝硬化 3（伴腹水 2、合并胸腔积液 1），急性胃肠炎 2，唇炎 2（慢性 1、未特指 1），功能性消化不良（餐后困顿）1，慢性胆囊炎 1，胆囊积液（胆囊切除术后）1，术后肠粘连 1，萎缩性舌炎 1，反流性食管炎 1，脂肪肝 1，急性胰腺炎 1

西医症状：腹泻 15（未特指 14、秋季 1），呕吐 10（未特指 6、神经性 2、干呕 1、急性 1），口渴 7（伴多饮 5、未特指 2），便秘 4，口唇干燥 3，膈肌痉挛 1，肠鸣 1，肝性胸水 1，口干（合并口苦）1，口苦 1，厌食 1，胃痛 1，食后困顿 1

中医疾病：胃胀 3

中医症状：多唾 4、多涎 3、胃脘部凉 2、嗳气 2、口咸 1、口冷（合并多涎）1、嘈杂 1、流涎 1

➤ **泌尿生殖系统疾病**（33 个、77 则）

西医疾病：肾小球肾炎 15（慢性 9、急性 6），泌尿系结石 5（肾 2、未特指 2、尿道 1），前列腺增生 4（未特指 2、老年性合并慢性前列腺炎 1、合并癃闭 1），鞘膜积液 3，肾病综合征 3，围绝经期综合征 3，痛经 2，泌尿系感染（尿道）2，慢性肾功能衰竭 2，盆腔炎 2（慢性 1、未特指 1），输卵管积水 1，尿毒症 1，尿崩症 1，慢性肾功能不全 1，精囊炎 1，经前期综合征 1，不孕症 1，肾绞痛 1，前列腺炎 1，乳腺小叶增生 1，神经源性膀胱（合并肾功能衰竭）1，肾囊肿 1

西医症状：白带异常 10（未特指 9、过多 1），血尿 3（未特指 2、阵发性睡眠性血红蛋白尿 1），肾盂积水 2，闭经 2，盆腔积液 1，不射精 1，阴囊水肿 1，阴囊潮湿 1，遗尿 1

中医疾病：经行诸症（水肿）2

➤ **循环系统疾病（18个、173则）**

西医疾病：冠心病35（未特指20、心绞痛3、心肌缺血2、劳累型心绞痛1、陈旧性心肌梗死合并窦性心动过缓1、心肌梗死1、前壁间下壁心肌梗死1、合并：房颤2、高血压性心脏病2、老年性瓣膜病1、室性过早搏动1），心律失常28（窦性心动过缓4、未特指3、频发性房性过早搏动2、频发室早2、病窦综合征2、心动过速2、缓慢性2、房室传导阻滞2、房颤2、频发交界性期前收缩1、室早1、多源性房性期前收缩1、窦性心动过速1、窦性心动过缓合并完全性右束支传导阻滞1、窦性心动过缓合并室性过早搏动1、过早搏动1），肺源性心脏病23（未特指12、合并心力衰竭4、慢性2、急性发作期2、慢性失代偿期1、伴水肿1、合并心力衰竭与肺性脑病1），风湿性心脏病23（未特指10、风湿性心瓣膜病3、风湿性心肌炎2、合并：心力衰竭6、房颤1、二尖瓣狭窄1），高血压病20（未特指12、伴眩晕2、原发性1、Ⅱ期1、Ⅲ期1、Ⅱ期合并美尼尔氏综合征1、Ⅲ期合并冠心病2），病毒性心肌炎11（未特指9、合并房室传导阻滞2），心力衰竭7，高血压性心脏病5，心肌病5（充血性1、肥厚型1、扩张型1、左心室离心性肥厚伴房颤1、未特指1），脑卒中后遗症3（焦虑1、水肿1、未特指1），动脉硬化2（脑1、眼底1），慢性心功能不全1，下腔静脉阻塞综合征1，小儿风湿性舞蹈病1，风湿性关节炎1，心肌炎1

西医症状：心包积液5，心包炎（合并心包积液）1

➤ **呼吸系统疾病（17个、121则）**

西医疾病：支气管炎38（慢性18、合并肺气肿10、未特指3、慢性喘息性2、迁延性1、急性1、喘息性1、慢性急性发作合并肺源性心脏病1、慢性合并肺感染与心房纤颤1），哮喘15（未特指9、支气管哮喘5、过敏性1），肺炎7（未特指4、小儿3），咽炎4（慢性3、未特指1），胸膜炎4（渗出性伴积液3、渗出性1），慢性阻塞性肺疾病2，感冒2，慢性喘息性支气管炎2，急性咽喉炎1，亚急性肺水肿1

西医症状：咳嗽22（未特指18、合并眩晕3、膀胱咳1），咳喘13（未特指11、小儿1、合并胸痛心悸1），胸腔积液4（未特指2、包裹性1、急性冠脉综合征支架术后1），呼吸暂停1

中医疾病：肺胀2，鼻渊2，肺痿（合并嗜睡）1

➤ **肿瘤（11个、16则）**

西医疾病：乳腺癌（伴急性心包填塞）3，食道癌2（伴吞咽困难1、术后腹泻1），恶性肿瘤并发症（胸腔积液水）2，肺癌术后综合征（心包积液）1，肺癌（双肺转移合并急性心包填塞）1，骨髓瘤疼痛1，脑垂体瘤1，胃癌（合并幽门梗阻）1，胃癌术后诸症1，子宫肌瘤1

西医症状：癌性胸腔积液（肺癌引起）2

➤ **神经系统疾病（10个、25则）**

西医疾病：头痛8（血管神经性5、神经性1、紧张性1、丛集性1），癫痫4（未特指3、小儿1），失衡综合征4，椎基底动脉供血不足1，植物神经功能紊乱1，面神经麻痹1，梗阻性睡眠呼吸暂停1，发作性睡眠1

西医症状：感觉异常（四肢麻木）2，脑积水2（交通性1、未特指1）

➤ **肌肉骨骼系统和结缔组织疾病（10个、21则）**

西医疾病：腰椎间盘突出症3，膝关节滑膜炎3，类风湿性关节炎2，颈椎病2（椎动脉型1、未特指1），肩关节周围炎2，硬皮病2，滑膜囊肿1，进行性脊肌萎缩症1

西医症状：腰痛4（未特指3、腰腿痛1），背痛1

➤ **眼和附器疾病（9个、12则）**

西医疾病：视神经萎缩3，视神经乳头水肿2，视物模糊（白内障术后）1，视力疲劳1，泪溢证1。

西医症状：黄斑水肿1，眼外直肌麻痹1，眼睑水肿（眼下睑）1，视力模糊1

➤ **耳和乳突疾病（8个、69则）**

西医疾病：美尼尔氏综合征48，耳源性眩晕10，神经性耳鸣4（未特指3、伴眩晕1），神经性耳聋3，耳鸣、耳聋、眩晕综合征1，卡他性中耳炎1

西医症状：耳聋1，耳鸣（伴眩晕）1

➤ **精神和行为障碍（8个、19则）**

西医疾病：神经官能症8（未特指5、心血管1、胃1、胃肠1），精神分裂症1，多动症1，性功能障碍（阳萎）1，抑郁症（神经症）1，老年性癔症1

西医症状：嗜睡5

中医症状：夜啼1

➤ **某些传染病和寄生虫病（8个、17则）**

西医疾病：结核性胸膜炎6（未特指5、伴胸腔积液1），病毒性角膜炎3，结核性心包积液2，病毒性肝炎2（急性乙肝合并黄疸1、乙肝1），结核性脑膜炎1，胆道蛔虫病1，肺结核1，细菌性痢疾1

➢ **皮肤和皮下组织疾病（7个、11则）**

西医疾病:湿疹3（未特指2、亚急性1），结节性红斑3，面部黑斑（水斑）1，毛发红糠疹1，异位性皮炎1，银屑病1

西医症状：皲裂（手足）1

➢ **内分泌、营养和代谢疾病（6个、10则）**

西医疾病:糖尿病性肾病3（未特指2、伴水肿1），多囊卵巢综合征2，甲状腺机能减退2（合并心包积液1、未特指1），肥胖（未特指）1，糖尿病（合并心肾衰竭）1

西医症状：粘液性水肿1

➢ **损伤、中毒和外因的某些其他后果（4个、11则）**

西医疾病：药物不良反应5（庆大霉素中毒3、链霉素中毒2），脑外伤后诸症（脑震荡后眩晕）4，外伤后诸症（唾液腺分泌增多）1

西医症状：肝实质弥漫性损伤1。

➢ **血液及造血器官疾病和某些涉及免疫机制的疾患（3个、3则）**

西医疾病：白细胞减少症1

西医症状：脾破裂术后血肿1，白细胞增多1

➢ **妊娠、分娩和产褥期（2个、14则）**

西医疾病：妊娠期诸症10（恶阻4、羊水过多3、水肿1、眩晕1、子肿1），产褥期诸症4（恶露不尽1、产后郁冒1、水肿1、口咸1）

➢ **中医病证（23个、165则）**

眩晕52（未特指45、水眩1、伴舌冷1、合并：复视1、耳鸣1、失眠1、咳喘1、呕吐1），心悸16（未特指15、合并眩晕1），水肿16（未特指7、特发性4、心源性2、功能性1、血管神经性1、合并心悸1），背寒14（未特指13、背部冷痛1），胸痹9，痰饮病9（未特指7、悬饮1、留饮1），汗证7（手3、背部冷1、盗1、下半身盗1、合并低热1），发热7（腰背部2、低2、高1、背1、未特指1），头痛6，不寐6（未特指5、顽固性1），胃脘痛4（未特指2、合并呕吐1、伴下肢水肿1），腹胀4（未特指3、合并头痛1），痹证4（未特指2、热1、颈1），痞满2（胃痞1、未特指1），梅核气1，结胸证（水饮结胸）1，脚气冲心1，腹痛1，肝郁脾虚证1，胸中冷1，胁痛（合并头晕）1，水气病1，胸闷（伴气短）1

按文献病症种类和医案则数多少排序，西医病症系统中，消化系统疾病在病症种类上居首位，循环系统疾病在医案数量上居首位（图23-34）。中医病证亦为高频病证系统。各系统病症（证）中，医案数位居前列（至少为25）的病症（证）有：胃炎、冠心病、心律失常、支气管炎、美尼尔氏综合征、眩晕。

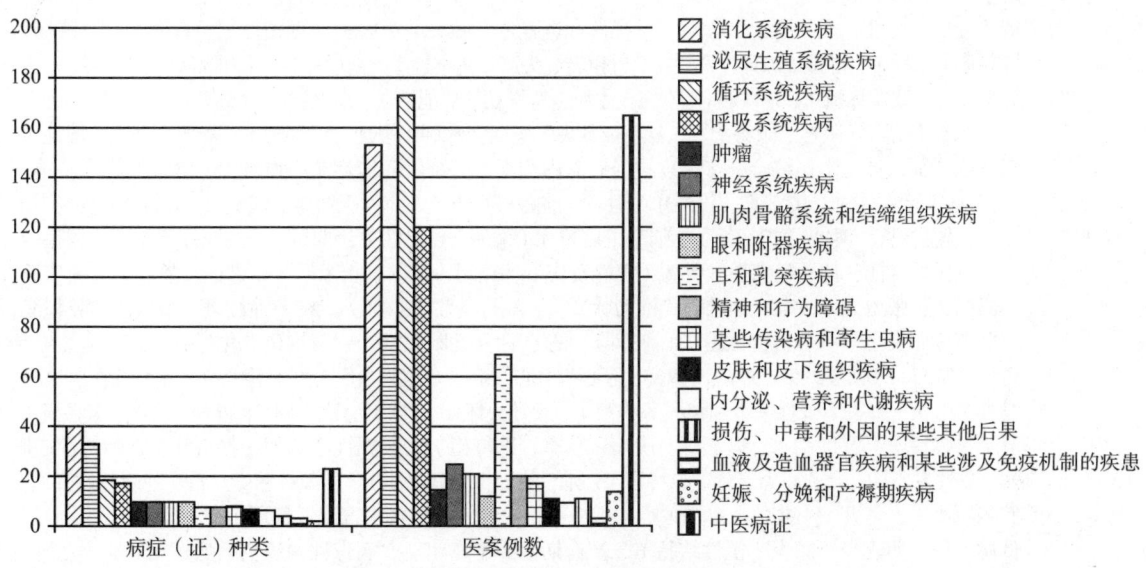

图23-34 病症（证）种类及医案数量分布图

3. 比较研究

临床研究和个案经验文献比较，两者在文献病症种类和数量上，消化系统疾病、循环系统疾病、泌尿生殖系统疾病均是共有的高频病症系统。在具体病症（证）上，冠心病、美尼尔氏综合征、眩晕等是共有的高频病症（证）。

【证据分级】

临床研究文献证据

截至目前，茯苓桂枝白术甘草汤及其加减方临床研究文献证据等级为：B级10篇、C级138篇、D级201篇。详细情况见表23-54。

表 23-54　临床研究文献证据等级分布情况

证据等级	病症（证）
B级	眩晕、心力衰竭（慢性、充血性）、冠心病（合并心律失常）、痰饮病、股骨头坏死、肥胖（单纯性）、肺源性心脏病
C级	椎基底动脉供血不足、中心性浆液性视网膜病、脂肪肝（酒精性）、支气管炎（小儿毛细支气管、小儿）、幽门痉挛、药物不良反应（精神药物所致肥胖）、腰椎间盘突出症、腰痛、眩晕、心律失常（窦性心动过缓、未特指）、心肌病（扩张型、未特指）、心功能不全（慢性）、哮喘、膝关节滑膜炎、胃炎（慢性萎缩性）、糖尿病性神经源性膀胱、糖尿病（视网膜病变黄斑水肿）、糖耐量异常、肾功能衰竭（慢性）、肾功能不全（慢性）、肾病综合征、缺血性脑血管疾病（脑动脉供血不足）、泌尿系结石（尿道）、美尼尔氏综合征、慢性阻塞性肺疾病、颅内血肿（硬膜下血肿）、咳嗽（慢性、过敏性、未特指）、颈椎病（椎动脉型）、经行诸症（水肿）、结核性胸腔积液、结核性胸膜炎、结核性心包炎、结核性多发性浆膜炎、呼吸衰竭（慢性）、呼吸道易感儿、过敏性鼻炎、心力衰竭（舒张性、收缩性、慢性充血性、充血性、慢性、未特指）、冠心病（不稳定性心绞痛、合并：心律失常、房颤）、股骨头坏死（SARS激素治疗后遗症、未特指）、高脂血症、高血压病（单纯舒张压增高型、单纯收缩期、未特指）、肝硬化（合并胸腔积液）、肺炎（小儿支气管肺炎）、腹泻（小儿）、肺源性心脏病（慢性、合并心力衰竭、未特指）、肺癌（伴胸腔积液）、肥胖（单纯性、合并高血压）、耳源性眩晕、胆汁反流性胃炎、肠易激综合征、病毒性心肌炎、不寐、病毒性肝炎（乙肝合并肝硬化）、癌性胸腔积液
D级	中心性浆液性视网膜病、中耳炎（慢性分泌性）、支气管炎（慢性）、硬皮病、银屑病、阴道囊肿、药物不良反应（氯氮平所致流涎）、腰椎间盘突出症、痒疹（结节性）、眼底出血、眩晕、胸膜炎（渗出性伴积液、未特指）、胸痹（合并心痛、未特指）、胸背寒冷、心律失常（阵发性期前收缩、频发房早、缓慢性、病窦综合征、慢性充血性、合并肺部感染、未特指）、心功能不全（慢性）、心包积液（慢性、急性、未特指）、哮喘、系统性红斑狼疮、膝关节滑膜炎（创伤性）、胃潴留、胃脘痛、胃轻瘫（术后）、胃排空障碍（残胃）、胃扭转、头痛（丛集性）、糖尿病性周围神经病变、糖尿病（肥胖型、合并肢端坏疽）、痰饮病（悬饮）、水肿（特发性、功能性）、视网膜静脉闭塞（中央静脉闭塞）、肾盂积水（结石梗阻性、未特指）、肾小球肾炎（慢性伴水肿、慢性、伴水肿）、肾功能衰竭（慢性）、肾病综合征、神经卡压综合征（胸皮神经后支内侧支）、神经官能症（心血管）、妊娠期诸症（羊水过多）、倾倒综合征、青光眼（慢性单纯性）、前庭神经元炎、前列腺增生、气胸（自发性）、皮炎（舌舐）、盆腔积液、呕吐（神经性）、脑卒中后遗症（偏瘫）、男性更年期综合征、泌尿系结石（尿道）、美尼尔氏综合征、慢性阻塞性肺疾病（急性发作）、癃闭（髋部骨折术后）、淋证、类风湿性关节炎、心肌病（扩张型）、咳嗽、颈椎病（椎动脉型）、经行诸症（水肿）、结节性红斑、结核性胸腔积液、肩关节周围炎、甲状腺机能减退（心脏病）、家族性女性眼圈发黑、黄褐斑、化疗后不良反应（胃肠道）、狐疝、呼吸道感染、过敏性鼻炎、冠心病（心绞痛、心肌缺血、合并心律失常、未特指）、鼓胀、骨性关节炎（膝关节骨性关节炎伴关节积液）、股骨头坏死、高脂血症、高血压病（伴眩晕、未特指）、肝炎（慢性）、肝性胸水、肝囊肿、腹泻（秋季、未特指）、风湿性心脏病（伴自汗）、肺源性心脏病（急性发作期、合并心力衰竭、未特指）、肺气肿（慢性阻塞性）、耳源性眩晕、恶性肿瘤并发症（胸腔积液水）、多涎（小儿）、多涕（小儿）、毒物中毒（有机磷中毒迟发性周围神经病变）、低血压、低脉压征、胆囊炎、肠炎（慢性结肠）、产褥期诸症（癃闭）、病毒性角膜炎、病毒性肝炎（乙肝合并谷丙转氨酶升高）、痹证、闭经、过敏性鼻炎、白带异常、癌性心包积液

【证据示例】

1. 循环系统疾病

（1）慢性心力衰竭

B 级证据 2 篇，C 级证据 14 篇。

> 苓桂术甘汤加减联合西医常规治疗对照单纯西医常规治疗干预慢性心力衰竭在改善心功能方面有疗效优势（B）

李景君等[1]实施的一项临床随机对照试验，样本量为 60 例。试验组、对照组各 30 例。两组在给予卧床休息、限盐等常规治疗基础上，对照组采用西医常规治疗，包括吸氧，强心，利尿，扩血管和支持对症治疗。试验组在西医常规治疗基础上给予口服苓桂术甘汤加味：茯苓 30g，桂枝 20g，白术 20g，甘草 15g。气虚者加黄芪 30g、党参 30g；阴虚者加猪苓 20g、麦门冬 20g；下肢肿甚者加炮附子 15g、干姜 15g；喘甚者加葶苈子 20g；心中悸动者加煅龙骨 20g；腹胀者加枳实 20g；瘀血明显者加桃仁 20g。每日 1 剂，2 周为 1 个疗程。两组比较，心功能加权均数差（WMD）10.60，95%CI（6.13 ～ 15.07），P ＜ 0.00001，有统计学意义（疗效标准：参照《中药新药临床研究指导原则》制定的疗效判定标准，心功能分级标准：临床近期治愈：心功能纠正至 1 级，症状体征基本消失，各项检查基本正常。显效：心功能提高 2 级以上而未达到 1 级，症状体征及各项检查明显改善。有效：心功能提高 1 级，而未达到 1 级，症状体征及各项检查有所改善。无效：心功能无明显变化或加重死亡）。

（2）充血性心力衰竭

B 级证据 2 篇，C 级证据 11 篇，D 级证据 5 篇。

> 苓桂术甘汤加减联合葶苈大枣泻肺汤配合西医常规对照单纯西医常规干预充血性心力衰竭在临床总有效率方面有优势（B）

刘弟性[2]实施的一项临床随机对照试验，总样本量为 110 例。试验组 58 例，对照组 52 例。试验组采用在西医常规治疗及 ACEI、β 受体阻滞剂基础上加用中药苓桂术甘汤合葶苈大枣泻肺汤：茯苓 30g，桂枝 10g，白术 10g，葶苈子 30g，丹参 15g，杏仁 10g，生姜 6g，大枣 10 枚，炙甘草 6g。对照组仅用西医常规治疗。两组比较，临床总有效率相对危险度（RR）1.20，95%CI（1.03 ～ 1.40），P=0.02，有统计学意义（疗效标准：参照郑筱萸《中药新药临床研究指导原则》中的疗效评定标准。临床近期治愈：心功能纠正至 I 级，症状、体征基本消失，各项检查基本恢复正常。显效：心功能进步 II 级以上，而未达到 I 级心功能，症状、体征及各项检查明显改善。有效：心功能进步 I 级，而未达到 I 级心功能症状、体征及各项检查有所改善。无效：心功能无明显变化，或加重，或死亡）。

2. 耳和乳突疾病

（1）美尼尔氏综合征

C 级证据 7 篇，D 级证据 16 篇。

苓桂术甘汤加减对照美克乐片治疗美尼尔氏综合征在临床总有效率方面有优势（C）

王冬娜等[3]实施的一项临床对照试验，样本量为129例。其中试验组86例，对照组43例。试验组予苓桂术甘汤加味：茯苓30g，桂枝、白术各12g，泽泻、生龙骨、生牡蛎、钩藤各30g，丹参15g，川芎12g，甘草9g，生姜10g。每日1剂，水煎分3次温服。对照组，予美克乐片16mg，每日2次。呕吐严重者，注意保持水电解质平衡，酌情静脉补液，两组均以10天为1疗程。两组比较，临床总有效率相对危险度（RR）1.26，95%CI（1.06～1.49），P=0.008，有统计学意义［疗效标准：由作者根据临床实践，参考AAOO法（1972）、CHE法（1985）和国内学者意见，以眩晕的症状疗效为主，拟订。治愈：治疗后3年以上未发作，听力改善。好转：治疗后1年以上偶有发作，症状明显减轻（治疗后相当于治疗前的一半以内），症状减轻，间歇期能正常工作和生活。无效：听力不变者，治疗后发作次数无明显减少，症状减轻不明显，听力不变或下降者］。

3. 呼吸系统疾病

（1）慢性支气管炎

C级证据6篇，D级证据5篇。

苓桂术甘汤加减联合西医常规治疗对照单纯西医常规治疗干预慢性支气管炎在临床总有效率方面有优势（C）

徐秋培[4]实施的一项临床随机对照试验，样本量为104例。试验组、对照组各52例。两组患者均给予头孢哌酮钠舒巴坦钠3.0g，静滴，1次/日，1周为1个疗程；对头孢类过敏者则用左氧氟沙星注射液200mL，静滴，1次/日，1周为1个疗程，治疗时间为1～2周；干咳者加强力枇杷露或雾化治疗，喘息或气促可加氨茶碱口服或静滴，呼吸困难者予低流量持续吸氧。试验组在常规治疗的基础上给予苓桂术甘汤加味：茯苓20g，炒白术20g，紫菀10g，桂枝10g，制半夏10g，苏子15g，杏仁10g，款冬花10g，陈皮6g，炙甘草5g。咳痰量多且夹有泡沫者加白芥子15g、防风6g；咳喘明显者加白果10g、沉香曲10g；寒象明显者加细辛3g、干姜6g；气虚者加炒党参15g、黄芪15g；气滞者加枳壳10g、莱菔子15g。每日1剂，水煎2次，煎汁混合，分2次口服，1个月为1个疗程。两组比较，临床总有效率相对危险度（RR）1.24，95%CI（1.02～1.52），P=0.03，有统计学意义（疗效标准：显效：急性症状消除，体温降至正常，咳嗽减轻，咯痰减少，脓痰消失，喘息缓解，肺部啰音消失，血象恢复正常。有效：急性症状减轻，体温降至正常，咳嗽咯痰减轻，可仍有少量黄痰、肺部可闻及少量干啰音，血象基本正常。无效：症状体征无明显改善。总有效率＝显效＋有效）。

4. 中医病证

（1）眩晕

B级证据1篇，C级证据4篇，D级证据18篇。

苓桂术甘汤加减对照尼莫地平片治疗眩晕在临床总有效率方面有优势（B）

孙守治等[5]实施的一项临床随机对照试验，样本量为52例，试验组、对照组各26例。试验组方选苓桂术甘汤加味加减：茯苓20g，桂枝10g，白术15g，炙甘草10g。气伤血虚加党参15g、黄芪15g、当归10g、川芎10g；血瘀加桃仁15g、红花15g；肝阳上亢加龙骨25g、牡蛎25g；痰浊重加用陈皮15g、半夏10g。对照组采用尼莫地平片20mg，每日3次，口服。7天1个疗程。两组比较，临床总有效率相对危险度（RR）1.41，95%CI（1.04～1.91），P=0.02，有统计学意义（疗效标准：参照《疾病临床诊断和疗效标准》）。痊愈：眩晕症状消失。好转：症状消失间断发作。无效：眩晕发作伴恶心呕吐症状）。

【证据荟萃】

※ Ⅰ级

苓桂术甘汤及其加减方主要治疗循环系统疾病，如心力衰竭（慢性、充血性）等。

※ Ⅱ级

苓桂术甘汤及其加减方可以治疗耳和乳突疾病以及某些中医病证，如美尼尔氏综合征、慢性支气管炎、眩晕等。

《伤寒论》中以本方治疗脾虚水停，水气上冲证;《金匮要略》以本方治疗心下之痰饮以及中阳不振、短气留饮之证。临床表现为心下逆满、心悸、眩晕、短气等。心力衰竭（慢性、充血性）、美尼尔氏综合征、慢性支气管炎、眩晕等高频病症（证）在某阶段的病机及临床表现可与之相符。临床研究和个案经验文献均支持循环系统疾病是其高频率、高级别证据分布的病症系统。心力衰竭（慢性、充血性）均已有至少2项B级证据；美尼尔氏综合征、慢性支气管炎、眩晕均已有至少2项C级证据。

※ Ⅰ级

苓桂术甘汤加减联合西医常规治疗对照单纯西医常规治疗干预慢性心力衰竭在改善心功能方面有疗效优势。

苓桂术甘汤加减联合葶苈大枣泻肺汤配合西医常规对照单纯西医常规干预充血性心力衰竭在临床总有效率方面有优势。

※ Ⅱ级

苓桂术甘汤加减对照美克乐片治疗美尼尔氏综合征在临床总有效率方面有优势。

苓桂术甘汤加减联合西医常规治疗对照单纯西医常规治疗干预慢性支气管炎在临床总有效率方面有优势。

苓桂术甘汤加减对照尼莫地平片治疗眩晕在临床总有效率方面有优势。

【参考文献】

[1]李景君，王琦，赵会中.苓桂术甘汤加味治疗慢性心力衰竭30例临床观察[J].中医药信息,2009,26(1):44-45.

[2]刘弟性.中西医结合治疗充血性心力衰竭58例临床观察[J].中医药导报,2008,14(2):12-13.

[3]王冬娜，康哲峰.苓桂术甘汤加味治疗美尼尔氏病86例[J].辽宁中医学院学报,2002,4(3):203.

[4]徐秋培.中西医结合治疗慢性支气管炎的疗效观察[J].按摩与康复医学,2002,3(35):377.

［5］孙守治，刘儒盛，汪振宇.苓桂术甘汤加味治疗眩晕52例临床观察［J］.健康大视野，2012（2）：193.

十九、五苓散

【原文汇要】

《伤寒论》

太阳病，发汗后，大汗出，胃中干，烦躁不得眠，欲得饮水者，少少与饮之，令胃气和则愈。若脉浮，小便不利，微热消渴者，五苓散主之。（71）

发汗已，脉浮数，烦渴者，五苓散主之。（72）

伤寒，汗出而渴者，五苓散主之；不渴者，茯苓甘草汤主之。（73）

中风发热，六七日不解而烦，有表里证，渴欲饮水，水入则吐者，名曰水逆，五苓散主之。（74）

本以下之，故心下痞，与泻心汤。痞不解，其人渴而口燥烦，小便不利者，五苓散主之。一方云，忍之一日乃愈。（156）

太阳病，寸缓关浮尺弱，其人发热汗出，复恶寒，不呕，但心下痞者，此以医下之也。如其不下者，病人不恶寒而渴者，此转属阳明也。小便数者，大便必硬，不更衣十日，无所苦也。渴欲饮水，少少与之，但以法救之。渴者，宜五苓散。（244）

霍乱，头痛发热，身疼痛，热多欲饮水者，五苓散主之；寒多不用水者，理中丸主之。（386）

五苓散方

猪苓十八铢（去皮）泽泻一两六铢　白术十八铢　茯苓十八铢　桂枝半两（去皮）

上五味，捣为散，以白饮和服方寸匕，日三服。多饮暖，汗出愈。如法将息。

《金匮要略》

假令瘦人脐下有悸，吐涎沫而癫眩，此水也，五苓散主之。（31）

脉浮，小便不利，微热消渴者，宜利小便，发汗，五苓散主之。（4）

渴欲饮水，水入则吐者，名曰水逆，五苓散主之。（5）

五苓散方

泽泻一两一分　猪苓三分（去皮）　茯苓三分　白术三分　桂枝二分（去皮）

上五味，为末，以白饮服方寸匕，日三服，多饮暖水，汗出愈。

【原文释义】

《伤寒论》

五苓散主治太阳病，汗不得法致表邪循经入腑，影响膀胱的气化功能或湿霍乱兼表者；亦治下焦水逆证。症见小便不利，消渴或烦渴，微热，脉浮或脉浮数或霍乱，头痛发热，身疼痛，脐下悸，吐涎沫，眩晕，热多欲饮水等症。治法：通阳化气利水，兼以解表。方中猪苓、茯苓、泽泻，利水渗湿，去已停之蓄水；配白术伍茯苓健脾助运化；桂枝辛温，通阳化气以行水，并兼以解表。五味合用，外解表邪，内通水腑，助膀胱气化，使水有出路而诸证可愈。

《金匮要略》

五苓散主治饮结下焦，膀胱气化不行，小便不利，水无出路，逆而向上的吐涎或水阻清阳的头癫眩等证。饮在下焦，当从小便去之，故以五苓散化气利水，水气下行则上逆证可解。

【文献概况】

设置关键词为"五苓散"，检索并剔重后，得到 4894 篇相关文献，其中 CBM、CNKI、VIP、WF 分别为 167 篇、4113 篇、273 篇、341 篇。初步分类：临床研究 677 篇（13.8%，缺少 11 篇文献未包括在其中）、个案经验 666 篇（13.6%，缺少 19 篇文献未包括在其中）、实验研究 215 篇（4.4%）、理论研究 796 篇（16.3%）、其他 2540 篇（51.9%）。在个案经验文献中，五苓散及其加减方的医案有 1190 则。

【文献病谱】

1. 临床研究文献

共涉及 17 类病症（证）系统、148 个病症（证）（表 23-55）。

表 23-55　五苓散临床研究文献病症（证）谱

> **泌尿生殖系统疾病（30 个、162 篇）**

西医疾病：肾小球肾炎 31（慢性 13、急性 9、小儿急性 3、伴水肿 3、未特指 2、小儿 1），肾病综合征 23（未特指 17、小儿 4、难治性 2），泌尿系结石 13（未特指 9、肾结石 2、输尿管结石 1、尿道结石 1），鞘膜积液 9，慢性肾功能不全 7，前列腺增生 7（伴癃闭 6、未特指 1），尿道综合征 5（未特指 4、女性 1），围绝经期综合征 5（合并水肿 4、不寐 1），泌尿系感染 3（尿道感染 1、急性 1、慢性尿道感染 1），输卵管卵巢囊肿（卵巢）3，前列腺炎 3（慢性 2、老年性 1），盆腔炎 3（盆腔炎性包块 1、慢性 1、未特指 1），低碘肾损伤 2，IgA 肾病 2，肾功能不全（早期）2，非淋菌性尿道炎 2，肝炎相关性肾炎 1，月经失调（月经后期）1，肾性尿崩症 1，膀胱过度活动症 1，肾绞痛 1，腺性膀胱炎 1，尿毒症 1

西医症状：尿频 5（神经性 2、心因性 1、精神性 1、未特指 1），遗尿 2，肾盂积水 2，肾性水肿 1，血尿 1

中医疾病：癃闭 23（未特指 12、术后 11），水疝 1

> **消化系统疾病（16 个、132 篇）**

西医疾病：肝硬化 50（伴腹水 41、门脉高压症 3、未特指 2、失代偿期 1、酒精性肝硬化伴腹水 1、酒精性 1、胆汁性 1），肝炎 6（急性黄疸型 4、黄疸型 2），消化不良 5（功能性 4、婴幼儿绿色便 1），肠易激综合征 3（未特指 2、腹泻型 1），幽门梗阻 2（幽门及吻合口梗阻性呕吐 1、不完全性 1），术后胃轻瘫 2，复发性口腔溃疡 2，急性胃炎 1，反流性食管炎 1，溃疡性结肠炎 1

西医症状：腹泻 51（秋季 22、小儿 19、慢性 6、未特指 3、流行性 1），便秘 2（功能性 1、未特指 1），黄疸 2（阻塞性 1、未特指 1），腹水 2（顽固性 1、未特指 1），肝功能异常（高原缺氧引起）1，呕吐 1

> **内分泌、营养和代谢疾病（12 个、43 篇）**

西医疾病：糖尿病 11（Ⅱ型 2、合并：视网膜病变黄斑水肿 2、血脂代谢代谢异常 1、膀胱病变 1、癃闭与小便失禁 1、慢性腹泻 1、带状疱疹 1、肥胖 1、癃闭 1），糖尿病性肾病 7，糖尿病性神经源性膀胱 6，高尿酸血症 4，卵巢过度刺激综合征 3，高脂血症 2（原发性 1、未特指 1），单纯性肥胖 2，糖尿病性视网膜病 2，代谢综合征 2，高钾血症 1，低钾血症 1

西医症状：脱水 2（等渗性 1、未特指 1）

> **眼和附器疾病（11 个、64 篇）**

西医疾病：中心性浆液性视网膜病 43，白内障 5（术后角膜水肿 4、未特指 1），青光眼术后前房迟缓形成 3，视网膜脱离 3，青光眼 3（外伤继发性 2、未特指 1），视网膜静脉闭塞 2（视网膜中央静脉闭塞 1、未特指 1），前房出血 1，青光眼术后脉络膜脱离 1，青光眼睫状体炎综合征 1，中心性视网膜炎 1，视网膜脉络膜挫伤 1

> **循环系统疾病（10个、68篇）**

西医疾病：心力衰竭31（慢性充血性10、未特指10、慢性9、难治性2），肺源性心脏病10（未特指6、合并心力衰竭4），高血压病9（未特指7、合并肾病1、早期肾损害1），脑卒中8（脑出血2、急性脑出血2、脑水肿2、脑梗死1、大面积脑血栓形成1），脑卒中后遗症4（癃闭2、肩手综合征1、肢体肿胀1），冠心病2（心肌缺血1、伴下肢水肿1），慢性硬膜下血肿1，慢性心功能不全1，柏－查氏综合征1

西医症状：便秘（痔疮术后）1

> **肿瘤（10个、17篇）**

西医疾病：恶性肿瘤并发症4（恶性胸腔积液3、伴腹水1），肝癌2（伴腹水1、未特指1），肺癌（非小细胞肺癌）1，乳腺癌1，前列腺癌（切除术后膀胱过度活动症）1，膀胱癌（晚期）1，化疗后不良反应1，胃癌（伴腹水）1

西医症状：癌性胸腔积液4，癌性腹水1

> **呼吸系统疾病（10个、13篇）**

西医疾病：哮喘2（支气管1、未特指1），慢性阻塞性肺疾病2，感冒（湿阻）2，急性支气管炎1，肺炎（小儿）1，鼻息肉1，鼻息肉术后诸症1

西医症状：胸腔积液1，咳嗽1

中医疾病：鼻渊1

> **肌肉骨骼系统和结缔组织疾病（9个、26篇）**

西医疾病：膝关节滑膜炎8（未特指6、创伤性1、慢性1），痛风性关节炎6（急性4、未特指2），痛风3，类风湿性关节炎2，腰椎间盘突出症2，系统性红斑狼疮1，颈椎病1，骨性关节炎（膝关节伴关节积液）1

西医症状：关节积液2（膝关节1、未特指1）

> **某些传染病和寄生虫病（9个、21篇）**

西医疾病：病毒性肠炎8（小儿轮状病性5、未特指2、轮状病毒1），病毒性肝炎4（乙肝合并肝纤维化2、乙肝1、乙肝相关性肾炎1），带状疱疹2，血吸虫病（合并腹水）2，流行性出血热（多尿期）1，淋病（合并睾丸炎）1，结核性胸腔积液1，结核性胸膜炎1，扁平疣1

> **神经系统疾病（7个、10篇）**

西医疾病：头痛2（血管性1、血管神经性1），失衡综合征2，偏头痛1，椎基底动脉供血不足（合并眩晕）1，反射性交感神经营养不良综合征（下肢）1，骨筋膜室综合征1

西医症状：脑积水2

> **损伤、中毒和外因的某些其他后果（6个、18篇）**

西医疾病：骨折后诸症（伤肢肿胀）6，骨折5（术后肢体肿胀2、掌侧缘劈裂桡骨远端1、跟骨关节内1、跟骨1），视网膜震荡3，外伤后诸症2（皮下积液1、近视1），四肢挤压伤1，药物不良反应（抗精神病药物引起的水肿）1

> **皮肤和皮下组织疾病（3个、3篇）**

西医疾病：顽固性湿疹1，聚合型痤疮1，慢性荨麻疹1

> **耳和乳突疾病（2个、33篇）**

西医疾病：美尼尔氏综合征31，耳源性眩晕2

> **妊娠、分娩和产褥期（2个、22篇）**

西医疾病：产褥期诸症（癃闭）15，妊娠期诸症7（羊水过多4、高血压1、水肿1、急性黄疸型肝炎1）

> **起源于围生期的某些情况（2个、3篇）**

西医疾病：新生儿硬皮病2

西医症状：新生儿黄疸1

> **血液及造血器官疾病和某些涉及免疫机制的疾患（1个、1篇）**

西医疾病：紫癜性肾炎1。

> **中医病证（8个、41篇）**

水肿22（特发性13、未特指4、功能性2、上肢1、下肢1、比格列酮水肿1），眩晕10，头痛2（头面部痛1、未特指1），腹痛（小儿）3，胃脘痛1，水逆1，汗证（多）1，痹证（着）1

西医疾病系统中，泌尿生殖系统疾病在病症种类与文献数量上均居首位（图23-35）。各系统病症（证）中，频数位居前列（至少为20）的病症（证）有：肾小球肾炎、肾病综合征、癃闭、肝硬化、腹泻、心力衰竭、中心性浆液性视网膜病、水肿。

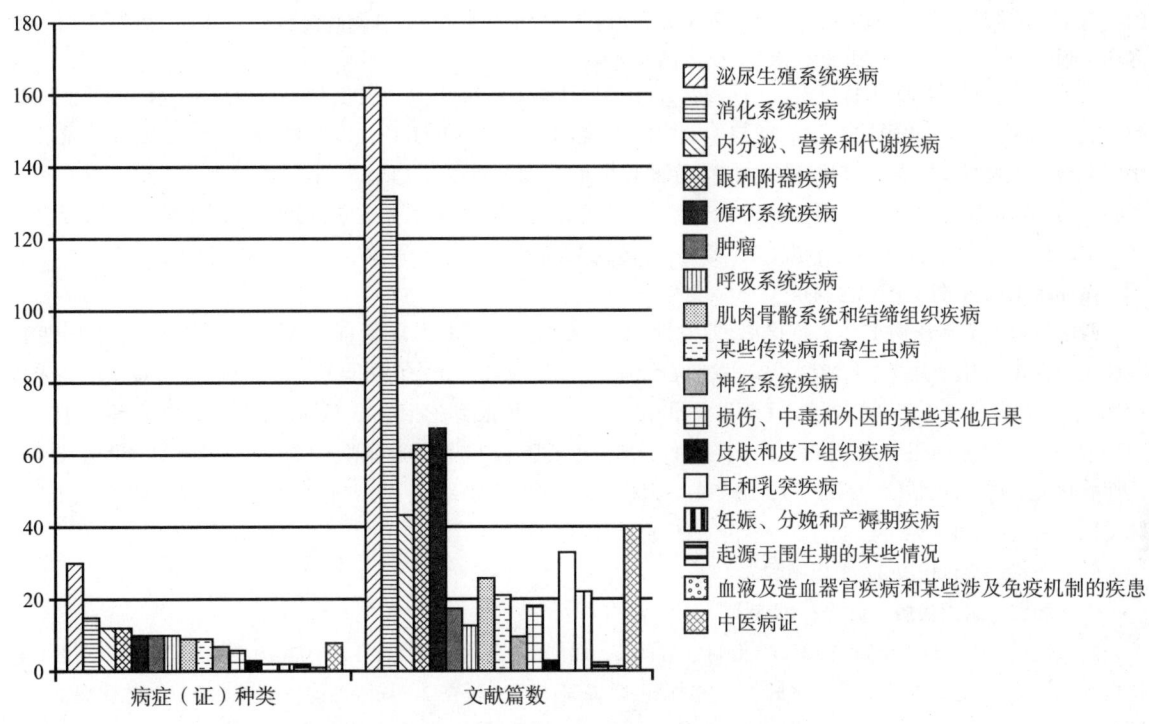

图 23-35 病症（证）种类及文献数量分布图

2. 个案经验文献

共有 17 类病症（证）系统、286 个病症（证）、1190 则医案（表 23-56）。

表 23-56 五苓散个案经验病症（证）谱

> **泌尿生殖系统疾病**（46 个、341 则）

西医疾病：肾小球肾炎 33（慢性 10、急性 9、未特指 5、慢性伴水肿 3、慢性合并蛋白尿 2、慢性伴高血压 1、小儿急性 1、伴水肿 1、急性合并肾功能衰竭 1），鞘膜积液 28，前列腺增生 17（未特指 9、伴癃闭 8），泌尿系结石 17（输尿管 6、肾 3、未特指 3、肾合并肾盂肾炎 1、肾并积水 1、膀胱 1、合并：肾积水 1、癃闭 1），肾病综合征 14，尿崩症 11，前列腺炎 10（未特指 8、慢性 1、非淋菌性 1），泌尿系感染 8（未特指 3、急性 2、尿道炎 2、尿道感染 1），尿道综合征 6（未特指 4、女性 1、非感染性 1），肾盂肾炎 5（未特指 4、慢性 1），肾功能衰竭 4（慢性 3、移植肾急性肾功能衰竭 1），急性膀胱炎 3，围绝经期综合征 3（未特指 2、头痛 1），卵巢囊肿 2，尿毒症 2，痛经 2，肾囊肿 2，月经失调 2（后期 1、周期性水肿 1），右侧精索多房性囊肿 1，阴道炎（老年性）1，输卵管积水 1，乳腺增生 1，慢性盆腔炎 1，膀胱蓄水症 1，膀胱白斑 1，不孕症 1，残余卵巢综合征 1，睾丸炎 1

西医症状：尿频 28（未特指 17、心因性 4、夜尿频多 2、精神性 1、小儿 1、合并：腹胀 1、腰酸 1、骨痛 1），遗尿 19（未特指 16、小儿 3），肾盂积水 16，尿失禁 7，白带异常 6（过多 3、未特指 3），闭经 5，阴囊肿大 1，阴茎水肿 1，性交引起的症状（出血合并疼痛）1，肾性水肿 1

中医疾病：癃闭 51（未特指 48、术后 3），淋证 9（未特指 7、膏 1、石 1），水疝 6，经行诸症 6（肿胀 1、水肿 1、腹泻 1、尿频 1、呕吐伴腹泻 1、二便不畅 1），尿浊 2，漏乳 1，遗精 1，崩漏 1

➤ **消化系统疾病**（39个、217则）

西医疾病：肝硬化18（伴腹水16、早期1、未特指1），胃炎12（慢性6、急性3、嗜酸粒细胞性胃肠1、慢性浅表性1、未特指1），肝炎9（急性黄疸型4、自身免疫性1、黄疸型1、顽固性胆汁淤积型1、亚急性重症1、未特指1），肠炎6（慢性结肠3、溃疡性结肠1、急性1、慢性1），脂肪肝6，阴囊疝2（小儿1、未特指1），幽门梗阻1，肝炎后遗症（肝硬化）1，肝脓肿（伴腹水）1，反流性食管炎1，剥脱性唇炎1，肠易激综合征1，腹部疝（腹股沟疝）1，不完全性肠梗阻1，肠道菌群失调1

西医症状：腹泻63（未特指38、小儿22、慢性2、秋季1），便秘15，呕吐15（未特指8、水逆2、小儿2、神经性1、周期性1、顽固性1），黄疸13（未特指8、新生儿4、阻塞性1），口渴8（未特指6、合并：遗尿1、小便不利1），急性胃肠炎5，口腔溃疡4，交肠病4（小儿2、未特指2），口干4，膈肌痉挛4，胃痛3，胃下垂2，舌肿1，厌食（小儿）1，牙痛（伴药疹）1，十二指肠淤积1，泌尿系结石（输尿管）1，口唇干燥1，肠音亢进1

中医症状：流涎3，多涎（小儿）2，多唾1，多饮1，嗳气1

➤ **循环系统疾病**（18个、64则）

西医疾病：高血压病12（未特指9、原发性2、肾实质性1），心力衰竭11（未特指7、慢性2、顽固性1、慢性充血性1），冠心病7（未特指4、阵发性心绞痛1、心绞痛1、合并心功能不全1），肺源性心脏病7（未特指5、合并心力衰竭2），心律失常5（频发室早4、房颤1），扩张型心肌病3，低血压3（未特指2、体位性1），脑卒中3（腔隙性脑梗死1、伴流涎1、未特指1），风湿性心脏病2，深静脉血栓形成（下腔静脉）1，脉管炎（血栓性静脉炎）1，淋巴结核（颈部）1，脑卒中后遗症1，高血压性心脏病（合并心力衰竭）1，高血压脑病1，动脉硬化（闭塞性）1

西医症状：心包积液3，淋巴结肿大1

➤ **皮肤和皮下组织疾病**（18个、62则）

西医疾病：湿疹31（未特指13、小儿11、肛门2、面部1、急性1、慢性1、阴囊1、阴部1），荨麻疹8（未特指6、慢性1、急性合并血管性水肿1），瘙痒症2，脓疱疮2，斑秃2，局限性硬皮病1，结节性脉管炎1，接触性皮炎1，胡萝卜素血症1，汗疱症1，过敏性皮炎1，腘窝囊肿1，渗出性多形性红斑1，小儿皮下积液1，银屑病1，痤疮1

西医症状：脱发5

中医症状：肌衄1

➤ **眼和附器疾病**（17个、36则）

西医疾病：中心性浆液性视网膜病7，青光眼5，视网膜脱离4，白内障3（术后黄斑囊样水肿1、术后角膜水肿1、未特指1），假性近视2，玻璃体混浊2，黄斑变性1，视网膜脉络膜挫伤1，视网膜静脉闭塞（继发黄斑水肿）1，视神经炎1，视神经乳头炎1，全（外）眼肌麻痹1，角膜基质炎1，中心性视网膜炎1，溢泪1

西医症状：眼睑水肿3，玻璃体积血1

➤ **某些传染病和寄生虫病**（17个、31则）

西医疾病：病毒性肝炎5（甲肝1、乙肝1、丙肝1、乙肝相关性肾炎1、急性伴黄疸1），带状疱疹4，淋病3，结核性胸膜炎2，流行性腮腺炎2，流行性出血热2，麻疹2（疹毒内陷1、未特指1），淋病后综合征（过度治疗后遗症）1，血吸虫病（合并腹水）1，足癣1，结核性胸腔积液1，皮下囊肿1，霉菌感染（肠）1，炭疽杆菌性坏疽1，小儿轮状病毒性肠炎1，百日咳1

中医疾病：丹毒2（下肢1、未特指1）

➤ **呼吸系统疾病**（16个、57则）

西医疾病：感冒8（未特指4、胃肠型2、伴：发热1、水肿1），过敏性鼻炎8，支气管炎4（慢性2、慢性喘息性2），喉炎2（慢性1、急性1），声带息肉2（弥漫性1、未特指1），支气管哮喘1，慢性阻塞性肺疾病1，肺气肿1

西医症状：咳喘8（未特指6、合并遗尿2），咳嗽8（膀胱咳4、未特指4），胸腔积液6（未特指5、不明原因1），声带水肿1，流涕1，血胸1

中医疾病：失音3（顽固性2、未特指1），鼻渊2

➢ **肌肉骨骼系统和结缔组织疾病**（14 个、29 则）

西医疾病：干燥综合征 5，膝关节滑膜炎 3（未特指 2、慢性 1），系统性红斑狼疮 3（未特指 1、合并：肾炎 1、胸膜炎及心包积液 1），骨筋膜室综合征 2，颈椎病 2（椎动脉型 1、未特指 1），骨性关节炎 2（腰椎 1、未特指 1），腰椎管狭窄 1，急性痛风性关节炎 1，腰肌劳损 1

西医症状：腰痛 3，创伤性关节积液 2，身痛 2（膝关节以下浮肿疼痛 1、臂部疼痛 1），膝关节血肿 1，关节痛 1

➢ **损伤、中毒和外因的某些其他后果**（13 个、26 则）

西医疾病：外伤后诸症 6（血肿 2、癃闭 2、癥闭 1、近视 1），骨折后诸症（伤肢肿胀）4，骨折 3（腰椎骨折合并癃闭 1、第一腰椎压缩性骨折并发急性癃闭 1、第 11、12 胸椎及腰 1 椎压缩性骨折并发急性癃闭 1），药物不良反应 2（口服避孕药致月经频繁 1、狂犬疫苗所致的癃闭 1），一氧化碳中毒后遗症 2，眼挫伤 2，移植肾排斥 1，腰部扭伤 1，脑外伤后诸症（脑震荡后遗症）1，急性酒精中毒 1，寰枢椎半脱位 1，眼球挫伤伴视神经挫伤 1，眼球挫伤伴前房积血 1

➢ **内分泌、营养和代谢疾病**（12 个、26 则）

西医疾病：糖尿病 8（未特指 4、合并：视网膜病变 1、癃闭 1、肠炎 1、类风湿关节炎 1），糖尿病性肾病 4（未特指 3、合并高血压 1），多囊卵巢综合征 2，代谢综合征 2，糖尿病性神经源性膀胱 2，甲状腺机能减退 2（合并：心包积液 1、高血压 1），糖尿病性周围神经病变 1，脑垂体囊肿 1，卵巢过度刺激综合征 1，高脂血症 1，肥胖 1

西医症状：电解质紊乱 1

➢ **肿瘤**（12 个、17 则）

西医疾病：化疗后不良反应 3（肾功能衰竭 1、呕吐 1、未特指 1），白血病 2（慢性粒细胞性 1、未特指 1），肝癌 2（伴腹水 1、未特指 1），直肠癌术后诸症 2（发热 1、未特指 1），胸膜间皮瘤 1，乳腺癌（术后胸壁渗液）1，前列腺恶性孤立性纤维瘤 1，膀胱癌（伴血尿）1，卵巢癌性腹水（双侧）1，子宫内膜癌术后 1，喉癌 1，贲门癌 1

➢ **神经系统疾病**（10 个、18 则）

西医疾病：癫痫 4，偏头痛 2，面神经麻痹 1，颅内压增高 1，植物神经功能紊乱 1，脊髓损伤（中枢性疼痛）1，运动神经元病 1，失衡综合征 1，急性脊髓炎 1

西医症状：脑积水 5

➢ **耳和乳突疾病**（7 个、33 则）

西医疾病：美尼尔氏综合征 19，耳源性眩晕 3，中耳炎 2（急性分泌性 1、渗出性 1），迷路炎 1，神经性耳鸣 1

西医症状：耳聋 4（暴聋 2、突发性 1、未特指 1），耳鸣 3

➢ **妊娠、分娩和产褥期**（4 个、29 则）

西医疾病：产褥期诸症 19（癃闭 17、尿频 1、乳汁过多 1），妊娠期诸症 8（羊水过多 3、恶阻 2、癃闭 1、自汗 1、妊娠中毒症 1），异位妊娠术后 1

中医疾病：滑胎 1

➢ **起源于围生期的某些情况**（3 个、11 则）

西医疾病：新生儿硬皮病 1，先天性巨输尿管 1

西医症状：新生儿黄疸 9

➢ **精神和行为障碍**（3 个、7 则）

西医疾病：性功能障碍 5（阳痿 4、未特指 1），戒断综合征（戒酒）1

西医症状：精神性多饮伴多尿 1

➢ **中医病证**（37 个、186 则）

水肿 46（未特指 30、特发性 9、血管神经性 3、药物性 2、功能性 1、过敏性 1），汗证 30（自 7、盗 6、多 4、阴 4、头 2、漏 2、手足黄 1、手 1、夜 1、顽固性 1、伴低热 1），眩晕 21，头痛 10（未特指 9、合并吐泄 1），消渴 10（未特指 8、伴小便不利 2），水逆 9，不寐 6，发热 6（低热 3、未特指 2、伴吐泻 1），臌胀 5，心悸 4，多尿 4（未特指 3、伴多饮 1），痰饮病 3，白浊 3，蓄水证 2，胃脘痛 2，胸痹 2，胞痹 2，晕厥 2（排尿晕厥 1、饮邪上攻 1），旋耳疮 1，饮留心下 1，胁痛 1，阳强 1，虚劳 1，水气病 1，下焦蓄水 1，太阳蓄水证 1，太阳蓄水兼蓄血证 1，胃中停水 1，少尿 1，痞满（心下）1，脾胃湿盛证 1，脾湿证 1，黑滑苔 1，寒疝 1，腹胀 1，痹证 1，奔豚 1

　　按文献病症种类和医案则数多少排序，西医病症系统中，泌尿生殖系统疾病均居首位（图23-36）。中医病证亦为高频病证系统。各系统病症（证）中，医案数位居前列（至少为30）的病症（证）有：肾小球肾炎、癃闭、腹泻、湿疹、水肿、汗证。

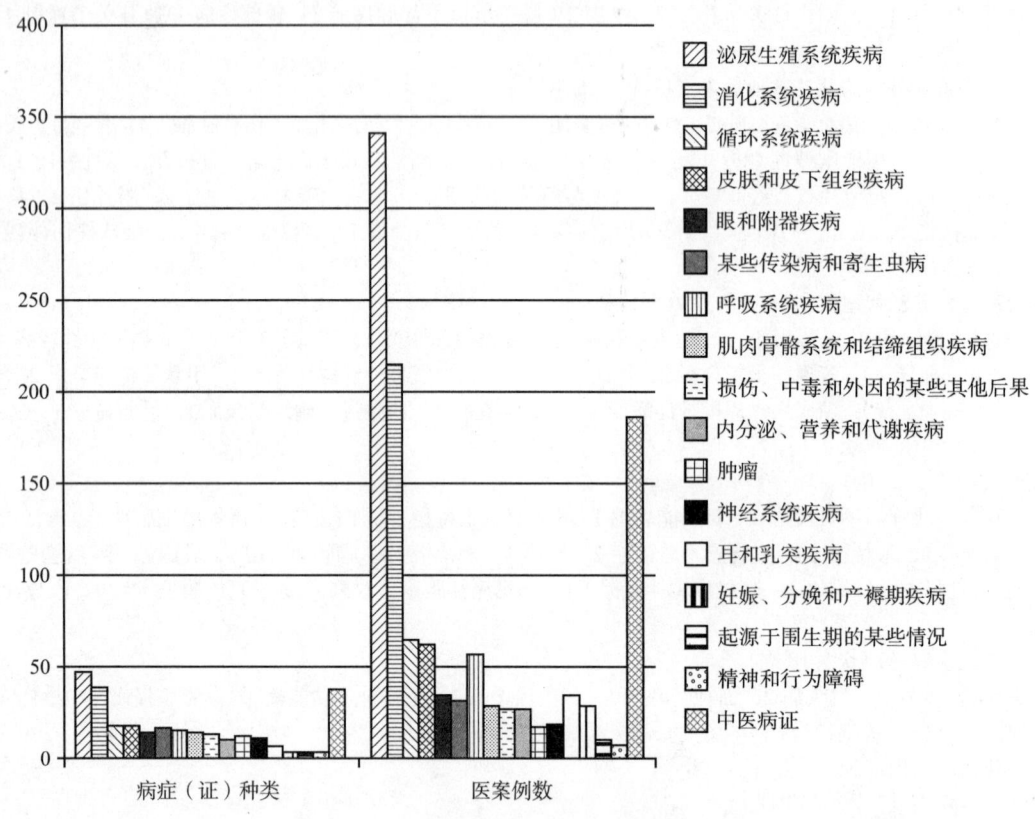

图23-36　病症（证）种类及医案数量分布图

3. 比较研究

　　临床研究和个案经验文献比较，两者在文献和病症数量上，泌尿生殖系统疾病均居前，是共有的高频病症系统。在具体病症（证）上，肾小球肾炎、癃闭、腹泻、水肿等是共有高频病症（证）。

【证据分级】

临床研究文献证据

　　截至目前，五苓散及其加减方临床研究文献证据等级为：B级18篇、C级257篇、D级402篇。详细情况见表23-57。

表23-57　临床研究文献证据等级分布情况

证据等级	病症（证）
B级	遗尿、痛风、糖尿病性神经源性膀胱、Ⅱ型糖尿病（合并黄斑水肿）、肾病综合征、肝硬化（伴腹水）、盆腔炎（慢性）、脑卒中后遗症（肢体肿胀）、脑卒中（脑水肿、脑出血）、美尼尔氏综合征、心力衰竭、骨折（术后肢体肿胀）、腹泻（秋季）、肺源性心脏病（合并心力衰竭）、肺癌（非小细胞）、带状疱疹

证据等级	病症（证）
C 级	中心性浆液性视网膜病、支气管炎（急性）、月经失调（后期）、幽门梗阻（不完全性）、硬膜下血肿（慢性）、腰椎间盘突出症、血吸虫病（合并腹水）、眩晕、新生儿硬皮病、心功能不全（慢性）、消化不良（功能性）、膝关节滑膜炎、胃癌（伴腹水）、脱水、头痛（血管神经性）、痛风性关节炎（急性、未特指）、痛风、糖尿病性视网膜病、糖尿病性肾病、糖尿病性神经源性膀胱、糖尿病（合并视网膜病变黄斑水肿、合并血脂代谢异常、Ⅱ型合并肥胖、Ⅱ型伴癃闭）、水肿（功能性、比格列酮水肿）、视网膜震荡、视网膜脉络膜挫伤、湿疹（顽固性）、肾盂积水、肾小球肾炎（小儿急性、慢性、急性）、肾病综合征（原发性、难治性、小儿、未特指）、妊娠期诸症（羊水过多）、青光眼术后脉络膜脱离、青光眼（外伤继发性）、鞘膜积液、前列腺增生（伴癃闭）、前列腺炎（慢性、老年性）、盆腔炎（包块）、膀胱过度活动症、尿毒症、尿道综合征、脑卒中后遗症（肩手综合征）、脑卒中（脑水肿、脑梗死、急性脑出血、大面积脑血栓形成）、脑积水（外伤性）、泌尿系结石（肾结石、未特指）、泌尿系感染（尿道感染）、美尼尔氏综合征、慢性阻塞性肺疾病、卵巢过度刺激综合征、癃闭（术后、未特指）、类风湿性关节炎、结核性胸膜炎、黄疸（阻塞性）、心力衰竭（难治性、慢性、慢性充血性、充血性、未特指）、骨折后诸症（伤肢肿胀）、骨折（跟骨骨折、掌侧缘劈裂桡骨远端骨折）、骨筋膜室综合征、高血压病（合并肾病、早期肾损害、未特指）、高尿酸血症、高钾血症、感冒（湿阻）、肝硬化（失代偿期、门脉高压症、胆汁性、伴腹水、未特指）、肝炎（慢性迁延性、急性黄疸型、黄疸型）、腹泻（小儿、秋季）、腹痛（小儿）、腹水（顽固性）、肺源性心脏病（急性发作期、合并心力衰竭、未特指）、肥胖（单纯性）、非淋菌性尿道炎、反流性食管炎、恶性肿瘤并发症（恶性胸腔积液水）、低碘肾损伤、代谢综合征、肠易激综合征（腹泻型、未特指）、溃疡性结肠炎、病毒性肝炎（乙肝相关性肾炎、乙肝合并肝纤维化、小儿轮状病性）、病毒性肠炎、便秘（痔疮术后、功能性）、鼻渊、鼻息肉术后诸症、白内障（术后角膜水肿）、癌性胸腔积液、IgA 肾病
D 级	紫癜性肾炎、椎基底动脉供血不足、中心性视网膜炎、中心性浆液性视网膜病、幽门梗阻（幽门及吻合口梗阻性呕吐）、遗尿、药物不良反应（抗精神病药物引起的水肿）、荨麻疹（慢性）、血尿、眩晕、胸腔积液、新生儿硬皮病、新生儿黄疸、哮喘（支气管、未特指）、消化不良（婴幼儿绿色便、功能性）、系统性红斑狼疮、膝关节滑膜炎（慢性、创伤性、未特指）、胃炎（急性）、胃脘痛、胃轻瘫（术后）、围绝经期综合征（不寐、水肿）、外伤后诸症（皮下积液、近视）、脱水（等渗性）、头痛（血管性、头面部、未特指）、痛风性关节炎（急性、未特指）、痛风、糖尿病性肾病、糖尿病（合并：膀胱病变、带状疱疹、慢性腹泻、癃闭与小便失禁）、四肢挤压伤、水肿（特发性、下肢、上肢、功能性、未特指）、水疝、水逆、输卵管卵巢囊肿（卵巢囊肿）、视网膜震荡、视网膜脱离、视网膜静脉闭塞（中央静脉、未特指）、失衡综合征、肾盂积水、肾性水肿、肾性尿崩症、肾小球肾炎（小儿、慢性、急性、伴水肿、未特指）、肾绞痛、肾功能衰竭（慢性）、肾功能不全（早期、慢性）、肾病综合征（小儿、难治性、未特指）、乳腺癌、妊娠期诸症（羊水过多、水肿、急性黄疸型肝炎、高血压）、青光眼术后前房迟缓形成、青光眼睫状体炎综合征、青光眼（外伤继发性、未特指）、鞘膜积液、前列腺增生（伴癃闭、未特指）、前列腺炎（慢性）、前列腺癌（前列腺切除术后膀胱过度活动症）、前房出血、偏头痛、盆腔炎、膀胱炎（腺性）、膀胱癌（晚期）、呕吐、尿频（心因性、神经性、精神性、未特指）、尿道综合征（女性、未特指）、脑卒中后遗症（癃闭）、脑卒中（脑出血）、脑积水、泌尿系结石（输尿管、肾、尿道）、泌尿系感染（男性非淋菌性尿道炎、急性）、美尼尔氏综合征、慢性阻塞性肺疾病、卵巢过度刺激综合征、癃闭（术后、未特指）、流行性出血热（多尿期）、淋病（合并睾丸炎）、口腔溃疡（复发性）、咳嗽、颈椎病、结核性胸腔积液、黄疸、化疗后不良反应、汗证（多汗）、冠心病（心肌缺血、合并下肢水肿）、关节积液（膝关节、未特指）、骨折后诸症（四肢肿胀）、骨折（跟骨关节内）、骨性关节炎（膝关节伴关节积液）、高脂血症（原发性）、高血压病、高尿酸血症、肝硬化（酒精性肝硬化伴腹水、伴腹水、未特指）、肝炎相关性肾炎、肝炎（急性黄疸型、黄疸型）、肝功能异常（高原缺氧引起）、肝癌（腹水、未特指）、心力衰竭（慢性、慢性充血性、充血性、未特指）、腹泻（小儿、秋季、慢性、流行性、未特指）、腹痛（小儿）、腹水、肺炎（小儿）、肺源性心脏病（合并心力衰竭、未特指）、反射性交感神经营养不良综合征（下肢）、耳源性眩晕、恶性肿瘤并发症（恶性胸腔积液水、恶性腹水）、低钾血症、带状疱疹、痤疮（聚合型）、肠易激综合征、产褥期诸症（癃闭）、病毒性肝炎（乙肝、小儿轮状病性、未特指）、轮状病毒肠炎、便秘、扁平疣、痹证（着痹）、鼻息肉、柏－查氏综合征、白内障、癌性胸腔积液（肺癌引起、未特指）、癌性腹水、IgA 肾病

【证据示例】

1. 消化系统疾病

（1）秋季腹泻

B 级证据 1 篇，C 级证据 8 篇，D 级证据 13 篇。

> 五苓散加减配合西医常规治疗对照单纯西医常规治疗干预小儿秋季腹泻在缩短止泻时间和退热时间方面有优势（B）

陈楚雷等[1]实施的一项临床随机对照试验，样本量为 80 例。试验组、对照组各 40 例。对照组根据患儿脱水程度给予静脉补液，纠正脱水、电解质紊乱，抗病毒等西医常规治疗。如利巴韦林注射液 10～15mg/（kg·d）静脉滴注，每日 1 次；西咪替丁注射液 10～20 mg/（kg·d）静脉滴注，每日 1 次；加用金双歧片口服，每次 2 片，每日 3 次；肠黏膜保护剂蒙脱石散口服。试验组在对照组治疗基础上给予五苓散加减口服，按《伤寒论》原方药物剂量比例配制：猪苓、泽泻、白术、茯苓各 6g，桂枝 5g。发热者去桂枝；热甚者加黄芩、黄连；脾虚汗出者去猪苓，加党参、黄芪；兼食积者加焦三仙、炒莱菔子；兼惊厥者加僵蚕、钩藤。共研细末以备用。6 个月至 1 岁每次 0.3～0.5g，1～2 岁每次 0.5～0.8g；每日 2 次；饭后温服。两组比较：止泻时间加权均数差（WMD）-0.60，95%CI（-0.69～-0.51），P < 0.0001；发热时间加权均数差（WMD）-0.26，95%CI（-0.31～-0.21），P < 0.0001，均有统计学意义［（疗效判定标准：参照 1998 年《腹泻病疗效判断标准的补充建议》自拟疗效判定标准。痊愈：临床症状、体征消失，大便性状、次数及实验室检查均恢复正常。显效：每日大便次数明显减少（减少 2/3 以上），大便镜检正常，临床症状、体征明显减轻。有效：每日大便次数减少一半以上，临床症状、体征好转；无效：每日大便次数无减少，临床症状无改善，甚至恶化］。

（2）肝硬化伴腹水

B 级证据 1 篇，C 级证据 21 篇，D 级证据 19 篇。

> 五苓散加减配合西医常规对照单纯西医常规治疗肝硬化伴腹水在改善肝功能方面有优势（B）

张乾[2]实施的一项临床随机对照试验，样本量为 70 例。试验组、对照组各 35 例。对照组注意休息，合理饮食，限制水钠摄入，西药常规保肝、利尿（注射呋塞米 20～40mg，1～3 次/日；口服螺内酯 20～40mg，2～3 次/日），对症处理，并适当给予人血白蛋白以提高血浆胶体渗透压。试验组在对照组的基础上加服五苓散加减。五苓散：白术 30～60g，茯苓 30g，猪苓 30g，泽泻 30g，桂枝 10g。腹水重者加大腹皮；小便不利者去桂枝，加辰砂；寒湿重者加苍术；不思饮食者加神曲、炒麦芽；气虚重者加党参、黄芪；阴虚重者去桂枝加沙参、麦冬；衄血者加白茅根、茜草等。上药水煎，每日 1 剂，每日 2 次，每次 200mL，空腹服。两组患者均持续服药 28 天为 1 疗程。两组比较：肝功能（ALT）加权均数差（WMD）-13.33，95%CI（-22.66～-4.00），P=0.005，有统计学意义（疗效标准：显效，腹水及全身症状缓解或消失，肝功能恢复或接近正常。好转，腹水及全身症状明显好转，实验室检查有改善。无效，腹水未减轻，其他症状及肝功能无改善或恶化）。

2. 泌尿生殖系统疾病

（1）肾病综合征（未特指）

B级证据1篇，C级证据13篇，D级证据3篇。

> 五苓散加减联合常规西药对照单纯常规西药治疗肾病综合征在改善水肿消退时间、激素副作用发生率方面有优势（C）

雷震云等[3]实施的一项临床随机对照试验，样本量为39例。试验组21例，对照组18例。对照组进行常规治疗，初始阶段给予泼尼松1mg/（kg·d），晨起1次顿服。试验组在对照组治疗的基础上加用五苓散口服。组方：猪苓15g，泽泻20g，粳米12g，茯苓12g，桂枝6g，以上药物水煎400mL，于饭后温服2次/日。两组比较，水肿消退时间加权均数差（WMD）-12.10，95%CI（-14.52 ~ -9.68），P < 0.00001，有统计学意义。激素副作用（口干）发生率相对危险度（RR）0.31，95%CI（0.14 ~ 0.68），P=0.004，有统计学意义。

3. 耳和乳突疾病

（1）美尼尔氏综合征

B级证据1篇，C级证据9篇，D级证据21篇。

> 五苓散加味对照西药常规治疗美尼尔氏综合征在临床总有效率方面有优势（C）

周菲菲等[4]实施的一项临床随机对照试验，样本量为153例。其中试验组103例，对照组50例。试验组采用加味五苓散：泽泻30 ~ 60g，茯苓20 ~ 30g，白术20 ~ 30g，猪苓10 ~ 20g，桂枝10 ~ 15g，法夏10 ~ 15g，代赭石30 ~ 50g，天麻10 ~ 20g，石菖蒲6 ~ 10g，甘草3 ~ 6g。寒盛加附片、生姜；痰热盛者去桂枝加竹茹、天竺黄；气血亏虚者加黄芪、党参、熟地；肝阳上亢者加夏枯草、石决明；夹有瘀血者加赤芍、红花。煎服方法：头煎将代赭石用布包先煎半小时后加余药，加水500mL，煎至200mL，二煎加水400mL，煎至200mL，两煎混合，其中天麻另蒸兑，分2次口服，每日1剂。对照组：采用西药常规，安定5mg，每日3次口服，烟酸0.1g，每日3次口服，必要时肌注甲氧氯普胺10mg止呕，补液维持水电解质平衡。两组比较：临床总有效率相对危险度（RR）1.17，95%CI（1.03 ~ 1.32），P=0.01，有统计学意义（疗效标准：按1988年9月湖南省卫生厅《常见疾病诊断依据与疗效判断标准》执行。临床治愈：症状及体征全部消失，恢复发作前状态。好转：症状及体征基本消失。无效：症状及体征和治疗前相比无明显变化）。

4. 眼和附器疾病

（1）中心性浆液性视网膜病

C级证据15篇，D级证据28篇。

> 五苓散加减对照自拟排石汤配合无创性结石排出仪干预中心性浆液性视网膜病在眼底水肿、渗出吸收率方面有优势（C）

林颖等[5]实施的一项临床随机对照试验，样本量为51例。其中试验组27例，对照组24例。对照组采用激光治疗，试验组加用五苓散加减：白术9g，泽泻9g，猪苓15g，茯苓15g，桂枝3g。病程早期，若黄斑水肿较重者，可加车前子9g（布包）、益母草9g、陈皮6g，利水消肿，活血化瘀，理气运脾；黄斑渗出较多者，加半夏9g、陈皮6g，燥湿化痰；情志不舒者，加柴胡6g、香附6g、郁金6g，疏肝解郁；黄斑区渗出者，加丹参9g、益母草15g、茺蔚子15g，活血化瘀。疗程后期，视力提高不明显者，加枸杞子15g、菟丝子15g、楮实子15g、山茱萸9g，滋补肝肾；肾阳虚者，以肉桂易桂枝，去泽泻，加沙苑子12g、菟丝子12g，温肾助阳利水；腹胀者，加厚朴9g，燥湿理气；便溏者，加党参15g、黄芪15g，益气健脾；舌苔厚腻者，加苍术9g，祛湿化浊；复发性中心性浆液性脉络膜视网膜病变（CSC）加黄芪、党参、楮实子，培扶正气，消除湿邪。连用6周为1个疗程。两组比较：治疗后1个月眼底水肿、渗出吸收率相对危险度（RR）1.28，95%CI（1.01～1.64），P=0.04，有统计学意义（疗效标准：《中医病证诊断疗效标准》）。

【证据荟萃】

※ Ⅱ级

五苓散及其加减方主要用于治疗消化系统疾病、泌尿生殖系统疾病、耳和乳突疾病以及眼和附器疾病，如秋季腹泻、肝硬化伴腹水、肾病综合征、美尼尔氏综合征、中心性浆液性视网膜病等。

《伤寒论》原文中以本方治疗表邪循经入腑，影响膀胱的气化功能或湿霍乱兼表的病证。《金匮要略》以本方治疗下焦水逆证，主要临床表现为小便不利，消渴或烦渴，头痛发热，身疼痛，脐下悸，吐涎沫，眩晕，热多欲饮水等。秋季腹泻、肝硬化伴腹水、肾病综合征、美尼尔氏综合征、中心性浆液性视网膜病等高频病症在某阶段的病机及临床表现可与之相符。临床研究和个案经验文献均支持消化系统和泌尿生殖系统疾病是其高频率、高级别证据分布的病症系统。秋季腹泻、肝硬化伴腹水、肾病综合征、美尼尔氏综合征等已分别有1项B级证据，至少2项C级证据；中心性浆液性视网膜病已有至少2项C级证据。

※ Ⅱ级

五苓散加减配合西医常规治疗对照单纯西医常规治疗干预小儿秋季腹泻在缩短止泻时间和退热时间方面有优势。

五苓散加减配合西医常规对照单纯西医常规治疗肝硬化伴腹水在改善肝功能方面有优势。

五苓散加减联合常规西药对照单纯常规西药治疗肾病综合征在改善水肿消退时间、激素副作用发生率方面有优势。

五苓散加味对照西药常规治疗美尼尔氏综合征在临床总有效率方面有优势。

五苓散加减对照自拟排石汤配合无创性结石排出仪干预中心性浆液性视网膜病在眼底水肿、渗出吸收率方面有优势。

【参考文献】

[1]陈楚雷,郑艺娟.五苓散加减治疗小儿秋季腹泻80例临床观察[J].中国中西医结合儿科学,2010,2(3):270-271.

[2]张乾.五苓散加减治疗肝硬化腹水35例[J].中国保健营养（下旬刊）,2013,12(09):5456-5457.

［3］雷震云，扈维勇，黄汉红.五苓散合常规西药治疗肾病综合征21例临床观察［J］.中医药导报，2012，18（4）：39-40.

［4］周菲菲，朱湘生.加味五苓散治疗美尼尔氏征103例［J］.湖南中医药导报，1997，3（06）：24-25.

［5］林颖，向圣锦，刘安.中西医结合治疗中心性浆液性脉络膜视网膜病变27例［J］.福建中医学院学报，2007，17（3）：8-12.

二十、十枣汤

【原文汇要】

《伤寒论》

太阳中风，下利呕逆，表解者，乃可攻之。其人漐漐汗出，发作有时，头痛，心下痞鞕满，引胁下痛，干呕短气，汗出不恶寒者，此表解里未和也，十枣汤主之。（152）

十枣汤方

芫花（熬） 甘遂 大戟

上三味，等分，各别捣为散，以水一升半，先煮大枣肥者十枚，取八合，去滓，内药末，强人服一钱匕，羸人服半钱，温服之，平旦服。若下少，病不除者，明日更服，加半钱。得快下利后，糜粥自养。

《金匮要略》

病悬饮者，十枣汤主之。（22）

咳家其脉弦，为有水，十枣汤主之。（32）

夫有支饮家，咳烦，胸中痛者，不卒死，至一百日或一岁，宜十枣汤。（33）

十枣汤方

芫花（熬） 甘遂 大戟各等分

上三味，捣筛，以水一升五合，先煮肥大枣十枚，取八合，去滓，内药末。强人服一钱匕，羸人服半钱，平旦温服之；不下者，明日更加半钱，得快下后，糜粥自养。

【原文释义】

《伤寒论》

十枣汤主治外感风寒引动伏饮，表解后，水饮停聚胸胁，胸胁心下气机痞结。症见漐漐汗出，发作有时，头痛，胸胁满痛，咳唾引痛，短气，心下痞硬满等。治法：攻逐停饮。方中甘遂善行经隧水湿，大戟善泄脏腑水湿，主蛊毒十二水、腹满急痛，芫花善消胸胁伏饮痰癖、消胸中痰水，三药药性峻烈，逐水之力甚著，使饮邪从二便而消，三药合用，药力尤猛，俱有毒性，易损伤正气，故用肥大枣煎汤调服，以顾护胃气，缓和峻药之毒，使邪去而不伤正，方以大枣为名，有强调固护胃气之意。煎服法：①三药分别研粉。②用肥大枣十枚煎汤，送服三药粉末。③每次体质壮实者服一钱匕，体弱者服半钱匕。④清晨温服。⑤若下利少而病不除者，次日再服半钱匕。⑥若服药后快利者，可让患者服糜粥自养，以补养正气。

《金匮要略》

十枣汤主治悬饮。症见心下痞，胸胁牵引作痛等。治当攻逐水饮。方解同上。

十枣汤主治水饮犯肺，久病邪实咳嗽。证见咳烦，胸中痛，脉弦等。咳嗽因饮邪所致者，治当去其饮。因饮在膈间胸胁，故治与悬饮相同，用十枣汤"蠲饮破癖"，饮去则咳嗽自止。

【文献概况】

设置关键词为"十棗湯""十枣汤"，检索并剔重后，得到354篇相关文献，其中CBM、CNKI、VIP、WF分别为0篇、299篇、46篇、9篇。初步分类：临床研究60篇（17.0%）、个案经验72篇（20.3%）、实验研究137篇（38.7%）、理论研究16篇（4.5%）、其他69篇（19.5%）。在个案经验文献中，十枣汤及其加减方的医案有105则。

【文献病谱】

1. 临床研究文献

共涉及9类病症系统、21个病症（表23-58）。

表23-58 十枣汤临床研究文献病症谱

> **呼吸系统疾病（4个、12篇）**
> 西医疾病：胸膜炎（伴积液）4，肺炎2（小儿病毒性1、小儿1），支气管炎1
> 西医症状：胸腔积液5
> **肿瘤（4个、7篇）**
> 西医疾病：肺癌（原发肺癌性胸水）1，恶性肿瘤并发症（胸腹水）1，化疗后不良反应（胸腔积液）1
> 西医症状：癌性胸腔积液4
> **某些传染病和寄生虫病（3个、18篇）**
> 西医疾病：结核性胸膜炎13（未特指11、伴胸腔积液1、难治性1），流行性出血热（重症）3，结核性胸腔积液2
> **泌尿生殖系统疾病（3个、3篇）**
> 西医疾病：卵巢囊肿1，泌尿系结石（尿道）1，重度肾性水肿1
> **消化系统疾病（2个、12篇）**
> 西医疾病：肝硬化（伴腹水）11
> 西医症状：习惯性便秘1
> **肌肉骨骼系统和结缔组织疾病（2个、2篇）**
> 西医疾病：膝关节滑膜炎1，腰椎间盘突出症1
> **眼和附器疾病（1个、2篇）**
> 西医疾病：急性闭角型青光眼2
> **损伤、中毒和外因的某些其他后果（1个、2篇）**
> 西医疾病：骨折2（术后肢体肿胀1、多发性肋骨骨折合并胸腔积液、积血1）
> **循环系统疾病（1个、2篇）**
> 西医疾病：心力衰竭2

西医病症系统中，呼吸系统疾病在病症种类上居首位，某些传染病和寄生虫病在文献数量上居首位（图23-37）。各系统病症中，频数位居前列（至少为4）的病症有：胸膜炎（伴积液）、胸腔积液、癌性胸腔积液、结核性胸膜炎、肝硬化（伴腹水）。

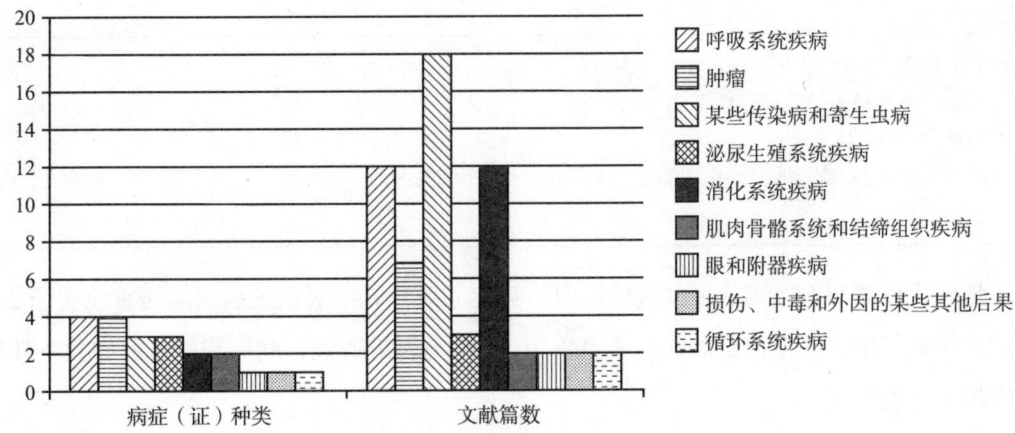

图 23-37 病症（证）种类及文献数量分布图

2. 个案经验文献

共有 13 类病症（证）系统、53 个病症（证）、105 则医案（表 23-59）。

表 23-59 十枣汤个案经验文献病症（证）谱

> **呼吸系统疾病**（10 个、36 则）

西医疾病：胸膜炎 18（渗出性 3、渗出性伴积液 15），哮喘 1，脓胸 1，肺炎（小儿耐药菌株）1，液气胸 1，急性喘息性支气管炎 1

西医症状：胸腔积液 8（未特指 7、左肺包裹性积液 1），咳嗽 3（未特指 2、顽固性 1），咳喘 1，胸痛 1

> **泌尿生殖系统疾病**（9 个、12 则）

西医疾病：急性肾小球肾炎 2，急性肾功能衰竭 2，肾病综合征 2，盆腔炎 1，肾囊肿（左肾囊肿合并肾盂积水）1，肾绞痛（结石性）1，输卵管炎（双侧）1，月经失调（月经过多）1

西医症状：尿频 1

> **消化系统疾病**（8 个、16 则）

西医疾病：肝硬化（伴腹水）7，胃炎 2（慢性肥厚性 1、急性 1），胃肠功能紊乱 1，十二指肠球部溃疡 1

西医症状：胃痛 2，呕吐 1，口渴 1，习惯性便秘 1

> **某些传染病和寄生虫病**（6 个、11 则）

西医疾病：结核性胸膜炎 5，结核性胸腔积液 2，多发性结核病 1，带状疱疹 1，百日咳 1，脑囊虫病 1

> **肿瘤**（5 个、5 则）

西医疾病：卵巢癌性腹水（双侧）1，淋巴管平滑肌瘤（肺淋巴管）1，卵巢粘液性囊腺瘤 1

西医症状：癌性胸腔积液（肺癌引起）1，癌性腹水 1

> **肌肉骨骼系统和结缔组织疾病**（2 个、2 则）

西医疾病：类风湿性关节炎 1，系统性红斑狼疮（合并尿毒症）1

> **循环系统疾病**（2 个、2 则）

西医疾病：心力衰竭 1

西医症状：心包积液 1

> **精神和行为障碍**（1 个、2 则）

西医疾病：精神分裂症 2

> **神经系统疾病**（1 个、2 则）

西医疾病：颅内压增高 2

> **皮肤和皮下组织疾病**（1 个、2 则）

西医疾病：痤疮（顽固性发际疮）2

> **妊娠、分娩和产褥期**（1 个、1 则）

西医疾病：妊娠期诸症（羊水过多）1

➤ 眼和附器疾病（1个、1则）
　　西医疾病：青光眼术后前房迟缓形成 1
➤ 中医病证（6个、13则）
　　痰饮病 7（悬饮 2、支饮 1、饮在胸膈 1、饮停心下 1、饮停胁肋 1、饮聚咽间 1），臌胀 2，腹胀 1，腹痛 1，水肿 1，眩晕 1

按文献病症种类和医案则数多少排序，西医病症系统中，呼吸系统疾病均居首位（图 23-38）。各系统病症（证）中，医案数位居前列（至少为 5）的有：胸膜炎、胸腔积液、肝硬化（伴腹水）、结核性胸膜炎、痰饮病。

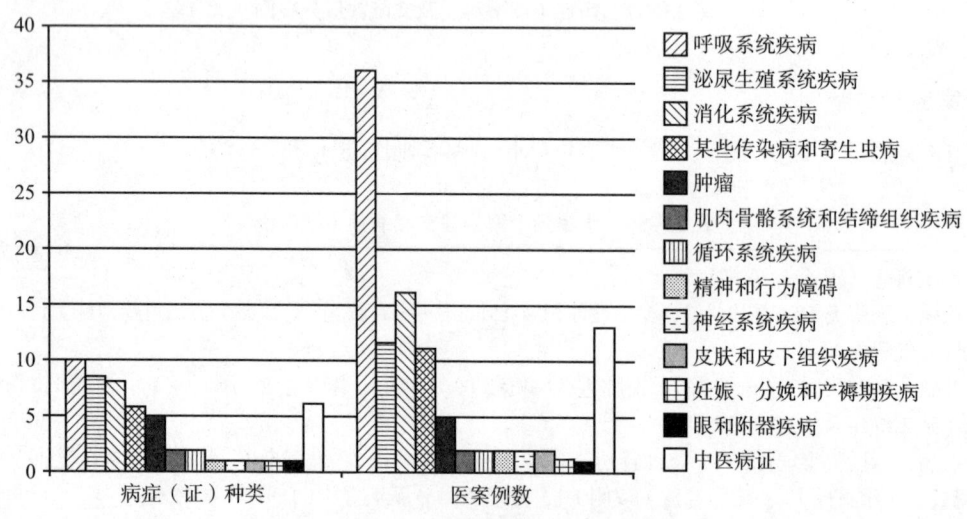

图 23-38　病症（证）种类及医案数量分布图

3. 比较研究

临床研究和个案经验文献比较，两者在文献和病症数量上，呼吸系统疾病均居前列，是共有的高频病症系统。在具体病症上，胸膜炎、胸腔积液、结核性胸膜炎等是共有高频病症。

【证据分级】

临床研究文献证据

截至目前，十枣汤及其加减方临床研究文献证据等级为：B 级 1 篇、C 级 28 篇、D 级 31 篇。详细情况见表 23-60。

表 23-60　临床研究文献证据等级分布情况

证据等级	病症（证）
B 级	青光眼（急性闭角性）
C 级	胸腔积液、胸膜炎（渗出性伴积液）、心力衰竭、膝关节滑膜炎、肾性水肿（重度）、流行性出血热（重症）、结核性胸腔积液、结核性胸膜炎、化疗后不良反应（胸腔积液）、骨折（术后肢体肿胀）、肝硬化（伴腹水）、肺炎（小儿病毒性）、肺癌（胸腔积液）、恶性肿瘤并发症（胸腹水）、癌性胸腔积液

证据等级	病症（证）
D级	支气管炎、腰椎间盘突出症、胸腔积液、胸膜炎（伴积液）、输卵管卵巢囊肿（卵巢囊肿）、青光眼（急性闭角型）、泌尿系结石（尿道）、结核性胸膜炎（伴胸腔积液、难治性、未特指）、骨折（多发性肋骨骨折合并胸腔积液、积血）、肝硬化（伴腹水）、肺炎（小儿）、便秘（习惯性）、癌性胸腔积液

【证据示例】

1. 消化系统疾病

（1）肝硬化伴腹水

C级证据6篇，D级证据5篇。

> 十枣汤加味配合多巴胺、低分子右旋糖酐对照单纯多巴胺、低分子右旋糖酐干预肝硬化伴腹水在临床治愈率方面有优势（C）

张小逸[1]实施的一项临床随机对照试验，样本量为56例。试验组36例，对照组20例。试验组：①中药治疗：十枣汤与益气养阴之中药（太子参、当归、生地、鳖甲各15g，黄芪30g，白术40g）交替服用，即第1天服十枣汤，第2天服益气养阴药。持续服用，直至腹水逐渐消退。②西药治疗：多巴胺40mg+6%低分子右旋糖酐100mL+5%葡萄糖200mL静脉滴注。每次滴完后滴注呋塞米20～40mg。适当给予人血白蛋白、新鲜血浆，注意维持水电解质酸碱平衡，积极预防治疗上消化道出血、继发感染、肝功能异常等。对照组除不用中药治疗外，其余治疗同试验组。两组比较：临床治愈率相对危险度（RR）1.85，95%CI（1.12～3.07），P=0.02，有统计学意义（疗效标准：显效：腹胀、下肢浮肿等症状消失，腹水消失，维持时间超过3个月。好转：治疗后症状明显改善，尿量增加，腹水明显消失，维持时间大于2个月。无效：症状暂时缓解，腹水减少，维持时间小于2个月）。

2. 某些传染病和寄生虫病

（1）结核性胸膜炎（未特指）

C级证据5篇，D级证据6篇。

> 十枣汤联合常规抗结核药对照单纯常规抗结核药干预结核性胸膜炎在缩短治疗时间、减少抽胸水次数方面有优势（C）

陈国成[2]实施的一项临床随机对照试验，样本量为31例。试验组16例，对照组15例。两组均采取以下措施：患者入院后每3日B超探查胸水1次，当B超检查提示胸水液性暗区径线在3.0cm以下时，改为每2日1次，以便较为准确地获悉胸水消失时间。抗结核治疗，方案为2HSE/10HE，各抗结核药物予常规剂量。抽胸水每3日1次，当B超探查提示胸水液性暗区小于3.0cm时，停止抽胸水。若患者胸水量多，抽后产生较快，对患者呼吸及循环有较大影响，可适当增加抽胸水次数。如疗效仍不满意者加泼尼松治疗，每日服30mg，均分3次口服。胸水消失后，逐步减量停服。试验组加服中药十枣汤。服法如下：甘遂、大戟、芫花等份研细末，装入空心胶囊，每粒胶囊装入 0.5g 备用。取大枣 10 枚加水 300mL，水煎 30 分钟，取煎汁 150mL，并以此煎汁于早晨空腹送服上述胶囊 4 粒，即峻泻逐水药物 2.0g，每 2 日服 1 剂。若有表证者加入荆芥、银花各 12g 与大枣同煎；若有气虚者加党参、炙黄芪各 20g 同煎；若有阴虚者加麦冬、沙参各 12g 同煎；若有阳虚者加干姜 10g 同煎。密切观察患者服中药后的反应情况，对腹泻剧烈及胃纳不佳者，给予常规静脉补液，并减少峻泻逐水药物的用量。服药后不腹泻者，逐步增加峻泻逐水药物的用量，至出现腹泻为止。两组比较，治疗时间加权均数差（WMD）-4.67，95%CI（-6.36 ～ -2.98），P < 0.00001；抽胸水次数加权均数差（WMD）-1.69，95%CI（-2.35 ～ -1.03），P < 0.00001，均有统计学意义。

【证据荟萃】

※ Ⅱ级

十枣汤及其加减方主要治疗消化系统疾病、某些传染病和寄生虫病，如肝硬化伴腹水、渗出性胸膜炎等。

《伤寒论》原文中以本方治疗水饮停聚胸胁，心下气机痞结的病证;《金匮要略》以本方治疗悬饮及水饮犯肺，久病邪实之咳嗽。其主要临床表现均为胸胁满痛，干呕短气，咳唾引痛等。肝硬化伴腹水、渗出性胸膜炎等高频病症在某阶段的病机及临床表现可与之相符。临床研究和个案经验文献均支持消化系统疾病和某些传染病和寄生虫病是其高频率、高级别证据分布的病症系统。肝硬化伴腹水、渗出性胸膜炎均已有至少 2 项 C 级证据。

※ Ⅱ级

十枣汤加味配合多巴胺、低分子右旋糖酐对照单纯多巴胺、低分子右旋糖酐干预肝硬化伴腹水在临床治愈率方面有优势。

十枣汤联合常规抗结核药对照单纯常规抗结核药干预结核性胸膜炎在缩短治疗时间、减少抽胸水次数方面有优势。

【参考文献】

［1］张小逸 . 中西医结合治疗顽固性肝硬化腹水 36 例［J］. 中西医结合肝病杂志，1999，9（6）：55.

［2］陈国成 . 中西医结合治疗结核性渗出性胸膜炎 31 例疗效观察［J］. 河北中西医结合杂志，1998，7（2）：236-237.

二十一、大青龙汤

【原文汇要】

《伤寒论》

太阳中风，脉浮紧，发热恶寒，身疼痛，不汗出而烦躁者，大青龙汤主之。若脉微弱，汗出恶风者，不可服之。服之则厥逆，筋惕肉瞤，此为逆也。（38）

伤寒脉浮缓，身不疼但重，乍有轻时，无少阴证者，大青龙汤发之。（39）

大青龙汤方

麻黄六两（去节）　桂枝二两（去皮）　甘草二两（炙）　杏仁四十枚（去皮尖）　生姜三两（切）　大枣十枚（擘）　石膏如鸡子大（碎）

上七味，以水九升，先煮麻黄，减二升，去上沫，内诸药，煮取三升，去滓，温服一升，取微似汗。汗出多者，温粉粉之。一服汗者，停后服。若复服，汗多亡阳遂虚，恶风烦躁，不得眠也。

《金匮要略》

病溢饮者，当发其汗，大青龙汤主之；小青龙汤亦主之。（23）

大青龙汤方

麻黄六两（去节）　桂枝二两（去皮）　甘草二两（炙）　杏仁四十枚（去皮尖）　生姜三两　大枣十二枚　石膏如鸡子大（碎）

上七味，以水九升，先煮麻黄，减二升，去上沫，内诸药，煮取三升，去滓，温服一升，取微似汗。汗多者，温粉粉之。

【原文释义】

《伤寒论》

大青龙汤主治风寒外袭，表闭营郁的太阳表实兼内有郁热。症见恶寒发热，身痛或重，不汗出而烦躁，脉浮紧或浮缓。治法：开表发汗，清热除烦。方由麻黄汤重用麻黄，另加石膏、生姜、大枣；或越婢汤加杏仁、桂枝组成。方中以麻黄汤（并倍用麻黄）辛温发汗，力开玄府之闭塞，驱邪随汗而解为发汗峻剂；用越婢汤发越郁阳，透达壅阳外泄。本证为表里同病，在治法上若先辛温解表，助里热而招致变证；若先清里热，则表邪内陷，使病情复杂；故以大青龙汤表里双解。

《金匮要略》

大青龙汤主治溢饮。汗法治溢饮，属因势利导之意，溢饮均可伴"身体疼痛"，但饮盛于表兼有郁热者，症见发热、恶寒、口渴、不汗出，脉浮紧。当以大青龙汤散寒化饮，清热除烦。

【文献概况】

设置关键词为"大青龍湯""大青龙汤"，检索并剔重后，得到795篇相关文献，其中CBM、CNKI、VIP、WF分别为23篇、582篇、92篇、98篇。初步分类：临床研究70篇（8.8%）、个案经验158篇（19.9%）、实验研究263篇（33.1%）、理论研究197篇（24.8%）、其他107篇（13.5%）。在个案经验文献中，大青龙汤及其加减方的医案有206则。

【文献病谱】

1. 临床研究文献

共涉及7类病症（证）系统、18个病症（证）（表23-61）。

表23-61　大青龙汤临床研究文献病症（证）谱

➤ **呼吸系统疾病**（8个、35篇）

西医疾病：感冒14（伴高热6、流行性4、未特指3、小儿感冒伴高热1），哮喘8（支气管4、小儿2、未特指2），支气管炎5（小儿急性2、小儿毛细1、喘息性1、慢性1），慢性阻塞性肺疾病2，急性化脓性扁桃体炎2，急性上呼吸道感染2，小儿毛细支气管肺炎1，过敏性鼻炎1

> **皮肤和皮下组织疾病**（2个、11篇）
  西医疾病：荨麻疹6，痤疮5
> **泌尿生殖系统疾病**（2个、6篇）
  西医疾病：急性肾小球肾炎5，月经失调（闭经）1
> **某些传染病和寄生虫病**（2个、2篇）
  西医疾病：病毒性肝炎（乙肝）1，流行性乙型脑炎1
> **损伤、中毒和外因的某些其他后果**（1个、3篇）
  西医疾病：中暑3（无汗1、小儿1、未特指1）
> **循环系统疾病**（1个、2篇）
  西医疾病：肺源性心脏病2
> **中医病证**（2个、11篇）
  发热10（小儿高3、急性3、高2、夏季1、未特指1），无汗证1

西医病症系统中，呼吸系统疾病在病症种类与文献数量上均居首位（图23-39）。各系统病症中，频数位居前列（至少为5）的病症（证）有：感冒、哮喘、支气管炎、荨麻疹、痤疮、急性肾小球肾炎、发热。

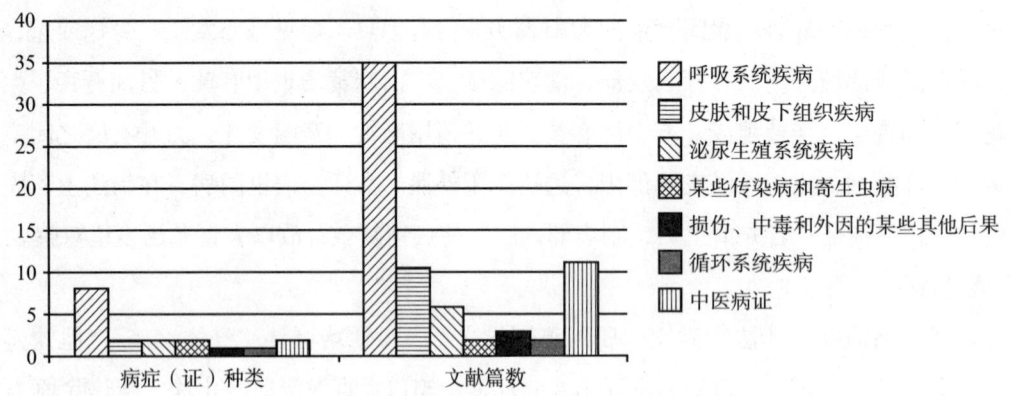

图23-39 病症（证）种类及文献数量分布图

2. 个案经验文献

共有10类病症（证）系统、47个病症（证）、206则医案（表23-62）。

表23-62 大青龙汤个案经验文献病症（证）谱

> **呼吸系统疾病**（8个、66则）
  西医疾病：感冒40（未特指25、空调引起6、流行性5、伴发热2、夏季1、小儿1），哮喘6（小儿2、支气管2、未特指2），支气管炎5（急性4、慢性1），肺炎4（大叶性2、支气管2），上呼吸道感染4，过敏性鼻炎3，过敏性哮喘1
  西医症状：咳嗽3
> **某些传染病和寄生虫病**（7个、17则）
  西医疾病：流行性乙型脑炎6，流行性脑脊髓膜炎5，肠伤寒2，巨细胞病毒感染1，流行性出血热1，伤寒1，手足口病1
> **泌尿生殖系统疾病**（6个、10则）
  西医疾病：肾小球肾炎3（急性2、慢性1），月经失调3（未特指2、月经后期1），肾病综合征1
  西医症状：闭经1

中医疾病：崩漏 1，经行诸症（感冒）1
➢ **皮肤和皮下组织疾病（5 个、10 则）**
西医疾病：荨麻疹 4，环状红斑 2，湿疹 2，瘙痒症 1，银屑病 1
➢ **消化系统疾病（3 个、5 则）**
西医症状：便秘 2，口渴 2，腹泻 1
➢ **循环系统疾病（3 个、3 则）**
西医疾病：高血压病（合并皮疹）1，心力衰竭 1，血管炎性病变（合并肾病）1
➢ **肌肉骨骼系统和结缔组织疾病（2 个、3 则）**
西医疾病：风湿性多肌痛 1
西医症状：身痛 2
➢ **精神和行为障碍（1 个、2 则）**
西医症状：嗜睡 2
➢ **神经系统疾病（1 个、1 则）**
西医疾病：肺性脑病 1
➢ **中医病证（11 个、89 则）**
发热 40（未特指 14、高 12、小儿高 3、急性 3、太阳阳明合病 2、湿 1、郁 1、中风 1、痰 1、反复 1、顽固性 1），汗证 33（无 21、未特指 5、多 1、无汗合并：烦躁 5、身痒 1），水肿 4，头痛 2，不寐 2，烦躁 2，胸闷 2，奔豚 1，鼻衄 1，风水 1，痹证 1

　　按文献病症种类和医案则数多少排序，西医病症系统中，呼吸系统疾病均居首位（图 23-40）。中医病证亦为高频证系统。各系统病症（证）中，医案数位居前列（至少为 5）的病症（证）有：感冒、哮喘、支气管炎、流行性脑脊髓膜炎、流行性乙型脑炎、发热、汗证。

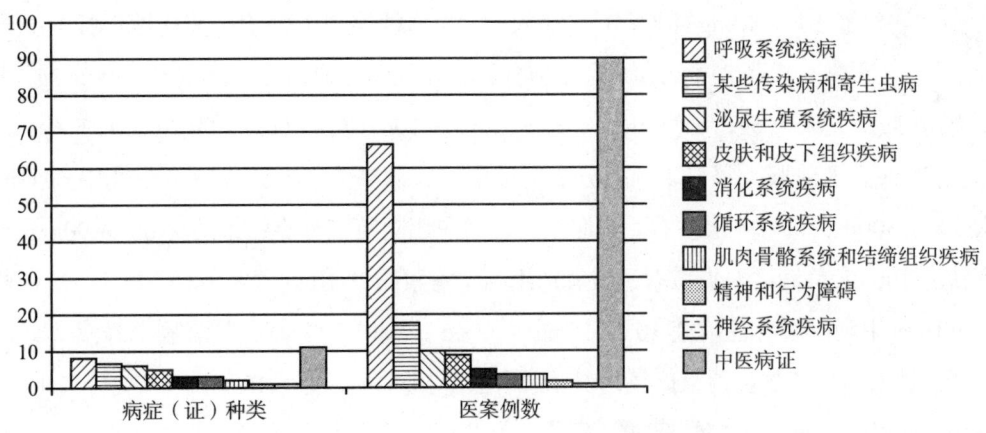

图 23-40　病症（证）种类及医案数量分布图

3. 比较研究

　　临床研究和个案经验文献比较，两者在文献和病症种类上，呼吸系统疾病均居前列，是共有的高频病症系统。在具体病症（证）上，感冒、哮喘、支气管炎、发热等是共有的高频病症（证）。

【证据分级】

临床研究文献证据

　　截至目前，大青龙汤及其加减方临床研究文献证据等级为：C 级 36 篇、D 级 34 篇。详细情况见表 23-63。

表 23-63　临床研究文献证据等级分布情况

证据等级	病症（证）
C 级	发热（高）、肺源性心脏病、肺炎（小儿毛细支气管）、感冒（流行性、未特指）、慢性阻塞性肺疾病、哮喘（小儿、支气管哮喘）、荨麻疹、小儿急性支气管炎、痤疮、上呼吸道感染、流行性乙型脑炎、急性肾小球肾炎
D 级	扁桃体炎（急性化脓性）、病毒性肝炎（乙肝）、痤疮、发热（夏季、小儿高、未特指）、感冒（伴高热、小儿感冒伴高热）、呼吸道感染（急性上呼吸道）、肾小球肾炎（急性）、哮喘、中暑（无汗）、过敏性鼻炎、荨麻疹、慢性喘息性支气管炎、月经失调（闭经）

【证据示例】

1. 呼吸系统疾病

（1）哮喘（小儿）

C 级证据 2 篇

> 大青龙汤合苏子降气汤加减联合西药对照单纯西药治疗小儿哮喘在临床总有效率方面有优势（C）

姚心凌[1]实施的一项临床随机对照试验，样本量为 256 例。试验组、对照组各 128 例。试验组采用中西医结合治疗辨证施治。应用阿莫西林克拉维酸钾 60 ～ 90mg/（K·d），溶于生理盐水 100mL 静滴，对青霉素过敏者选用阿奇霉素粉针 10mg/（K·d），溶于 5% 葡萄糖溶液中静滴；同时应用利巴韦林注射液 10 ～ 15mg/（K·d），加入 5% 葡萄糖溶液中静滴；雾化沙丁胺醇、异丙托溴铵及布地奈德，7 天为 1 疗程。并配合大青龙汤合苏子降气汤加减治疗。基本方：麻黄 3g，桂枝 5g，白芍 6g，细辛 3g，五味子 6g，半夏 6g，生姜 5g，石膏 10g，黄芩 6g，甘草 5g，苏子 6g，杏仁 5g，前胡 6g，厚朴 8g。水煎服，每日 1 剂，分 2 次温服，连服 7 天，对 2 岁以下小儿中药少量频服为主，每次 20 ～ 30mL，每日 8 次左右。对照组：常规应用阿莫西林克拉维酸钾 60 ～ 90mg/（K·d），溶于生理盐水 100mL 静滴，对青霉素过敏者选用阿奇霉素粉针 10mg/（K·d），溶于 5% 葡萄糖溶液中静滴；同时应用利巴韦林注射液 10 ～ 15mg/（K·d），加入 5% 葡萄糖溶液中静滴；雾化沙丁胺醇、异丙托溴铵及布地奈德。两组比较，临床总有效率相对危险度（RR）1.34,95%CI（1.17 ～ 1.54），$P < 0.0001$，有统计学意义（疗效标准：显效：停药后 6 月未发生哮喘 1 次。有效：发生哮喘次数减少或再次发生，但病情较轻，病程缩短。无效：哮喘次数和每次病程较治疗前无变化）。

2. 皮肤和皮下组织疾病

（1）荨麻疹

C 级证据 2 篇，D 级证据 4 篇。

> 大青龙汤合过敏煎对照氯雷他定治疗荨麻疹在临床总有效率方面有优势（C）

茅国荣[2]实施的一项临床对照试验，样本量为 74 例。试验组 38 例，对照组 36 例。试验组采用大青龙汤合过敏煎：麻黄 18g，石膏 60g，杏仁、银柴胡、乌梅、五味子、防风、生姜、大枣各

10g，桂枝、炙甘草各 6g。每日 1 剂，水煎，分两次口服。对照组：氯雷他定片，每次 10mg，1 次 /
日。两组患者中体质偏虚及未成年者剂量酌减，均以 10 天为 1 疗程，连续治疗 2 个疗程后评价疗
效。两组比较，临床总有效率相对危险度（RR）1.58，95%CI（1.18 ～ 2.11），P=0.002，有统计学
意义（疗效标准：参照国家中医药管理局颁布《中医病证诊断疗效标准》）。

【证据荟萃】

※ Ⅱ级

大青龙汤及其加减方主要治疗呼吸系统疾病、皮肤和皮下组织疾病，如小儿哮喘、荨麻疹等。

《伤寒论》原文中以本方治疗表闭营郁的太阳表实兼内有郁热的病证；《金匮要略》以本方治疗
溢饮。其主要临床表现为恶寒发热，身痛或重，不汗出而烦躁，口渴等。小儿哮喘、荨麻疹等高频
病症在某阶段的病机及临床表现可与之相符。临床研究和个案经验文献均支持呼吸系统疾病是其高
频率、高级别证据分布的病症系统。小儿哮喘已有 2 项 C 级证据；荨麻疹已有至少 2 项 C 级证据。

※ Ⅱ级

大青龙汤合苏子降气汤加减联合西药对照单纯西药治疗小儿哮喘在临床总有效率方面有优势。

大青龙汤合过敏煎对照氯雷他定治疗荨麻疹在临床总有效率方面有优势。

【参考文献】

［1］姚心凌. 中西医结合治疗小儿哮喘的临床疗效观察［J］. 内蒙古中医药，2012，31（11）：77.

［2］茅国荣. 大青龙汤合过敏煎治疗寒冷性荨麻疹 38 例临床观察［J］. 中国中医药科技，2013，20（6）：714.

二十二、小青龙汤

【原文汇要】

《伤寒论》

伤寒表不解，心下有水气，干呕发热而咳，或渴，或利，或噎，或小便不利、少腹满，或喘
者，小青龙汤主之。（40）

伤寒心下有水气，咳而微喘，发热不渴。服汤已渴者，此寒去欲解也。小青龙汤主之。（41）

小青龙汤方

麻黄（去节）　芍药　细辛　干姜　甘草（炙）　桂枝各三两（去皮）　五味子半升　半夏半升（洗）

上八味，以水一斗，先煮麻黄，减二升，去上沫，内诸药，煮取三升，去滓，温服一升。若
渴，去半夏，加栝楼根三两；若微利，去麻黄，加芫花，如一鸡子，熬令赤色；若噎者，去麻黄，
加附子一枚，炮；若小便不利，少腹满者，去麻黄，加茯苓四两；若喘，去麻黄，加杏仁半升，去
皮尖。且芫花不治利，麻黄主喘，今此语反之，疑非仲景意。

《金匮要略》

病溢饮者，当发其汗，大青龙汤主之；小青龙汤亦主之。（23）

咳逆倚息不得卧，小青龙汤主之。（35）

妇人吐涎沫，医反下之，心下即痞，当先治其吐涎沫，小青龙汤主之。（7）

小青龙汤方

麻黄三两（去节） 芍药三两 五味子半升 干姜三两 甘草三两（炙） 细辛三两 桂枝三两（去皮） 半夏半升（汤洗）

上八味，以水一斗，先煮麻黄，减二升，去上沫，内诸药，煮取三升，去滓，温服一升。

【原文释义】

《伤寒论》

小青龙汤主治风寒外袭，太阳表实兼水饮内停心下之证。症见咳喘，痰稀色白，干呕，发热而咳，或渴，或利，或噎，或小便不利、少腹满，舌苔白滑，脉弦紧。治法：外解表邪，内蠲水饮。方由麻黄汤、桂枝汤合方去杏仁、生姜、加干姜、细辛、半夏、五味子组成。方中麻黄发汗、平喘、利水，配桂枝则增强通阳宣散解表之力；伍芍药使汗出有节；用干姜、细辛、半夏，温阳蠲饮，辛通心下气机；五味子味酸性温敛肺止咳，且防干姜、细辛、半夏耗伤肺气；甘草甘缓和中，调和诸药，与芍药相伍，酸甘化阴防干姜、细辛、半夏辛燥伤津。本方为解表蠲饮，表里双解之剂。

《金匮要略》

小青龙汤主治溢饮，症见饮溢四肢肌表，胸脘痞闷，干呕咳喘等。治当发汗兼温化里饮。方解同上。

小青龙汤主治外寒引动内饮的支饮证，证见咳逆，不能平卧等。治当温饮散寒。方解同上。

小青龙汤主治妇人吐涎沫之证。寒饮聚于胸脘，而有吐涎沫之证。治当温化寒饮，仍主以小青龙汤。方解同上。

【文献概况】

设置关键词为"小青龍湯""小青龙汤"，检索并剔重后，得到2773篇相关文献，其中CBM、CNKI、VIP、WF分别为0篇、1910篇、775篇、88篇。初步分类：临床研究545篇（19.7%）、个案经验276篇（10.0%）、实验研究184篇（6.6%）、理论研究1046篇（37.7%）、其他722篇（26.0%）。在个案经验文献中，小青龙汤及其加减方的医案有535则。

【文献病谱】

1. 临床研究文献

共涉及12类病症（证）系统、40个病症（证）（表23-64）。

表23-64 小青龙汤临床研究文献病症（证）谱

> 呼吸系统疾病（18个、494篇）

西医疾病：哮喘205（支气管70、未特指64、咳嗽变异性21、支气管急性发作18、发作期7、小儿7、寒哮6、小儿咳嗽变异性5、小儿支气管4、非嗜酸细胞性1、过敏性1、小儿咳嗽变异性急性发作1），支气管炎111（慢性54、急性发作14、喘息性11、急性6、毛细6、小儿毛细6、未特指5、老年慢性4、慢性喘息性3、急性毛细1、慢性合并肺气肿1），鼻炎43（变应性21、过敏性20、非变应性1、未特指1），慢性阻塞性肺疾病37（急性发作19、未特指16、合并呼吸衰竭2），肺炎22（喘息性6、未特指4、小儿4、支气管2、间质性1、老年性1、迁延性1、社区获得性1、小儿毛细支气管1、阻塞性1），呼吸道感染6（未特指4、上呼吸道感染合并胞病毒感染2），感冒4（感冒后咳嗽3、未特指1），放射性肺炎2，肺气肿2，肺水肿2（高原1、中毒性1），过敏性哮喘2，哮喘性气管炎2，矽肺（煤）1，肺纤维化1，花粉症1

西医症状：咳嗽 32（未特指 22、过敏性 5、小儿 3、喉源性 1、久咳 1），咳喘 19，胸腔积液 2

➤ **某些传染病和寄生虫病（4 个、6 篇）**

西医疾病：艾滋病（合并肺感染）2，支原体肺炎 2，百日咳 1，病毒性肝炎（乙肝）1

➤ **消化系统疾病（4 个、5 篇）**

西医疾病：肠易激综合征 2，慢性溃疡性结肠炎（腹泻型）1

西医症状：食道异物 1

中医症状：流涎 1

➤ **肿瘤（3 个、3 篇）**

西医疾病：肺癌（咳嗽）1，恶性肿瘤并发症（恶性胸腔积液水）1

西医症状：癌性胸腔积液 1

➤ **循环系统疾病（2 个、25 篇）**

西医疾病：肺源性心脏病 23（未特指 13、慢性 4、急性发作期 4、合并：心力衰竭 1、呼吸衰竭 1），心律失常（病窦综合征）2

➤ **皮肤和皮下组织疾病（2 个、3 篇）**

西医疾病：荨麻疹 2（慢性 1、未特指 1），痤疮 1

➤ **眼和附器疾病（2 个、2 篇）**

西医疾病：过敏性结膜炎 1，卡他性角膜炎 1

➤ **肌肉骨骼系统和结缔组织疾病（1 个、2 篇）**

西医疾病：系统性红斑狼疮 2

➤ **神经系统疾病（1 个、2 篇）**

西医疾病：癫痫（小儿）2

➤ **耳和乳突疾病（1 个、1 篇）**

西医疾病：卡他性中耳炎 1

➤ **损伤、中毒和外因的某些其他后果（1 个、1 篇）**

西医疾病：药物不良反应（药物过敏）1

➤ **中医病证（1 个、1 篇）**

喉喑 1

西医病症系统中，呼吸系统疾病在病症种类与文献数量上均居首位（图 23-41）。各系统病症中，频数位居前列（至少为 20）的病症有：哮喘、支气管炎、鼻炎、慢性阻塞性肺疾病、肺炎、咳嗽、肺源性心脏病。

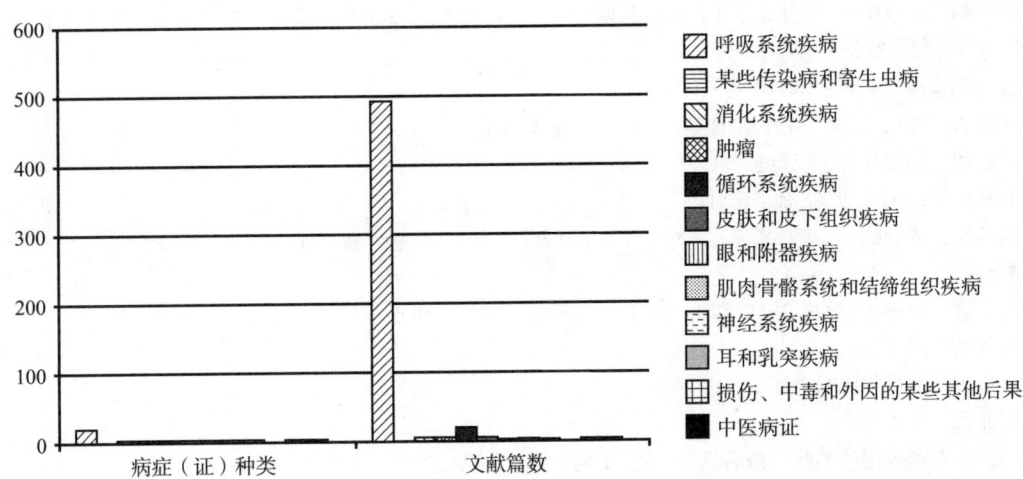

图 23-41 病症（证）种类与文献数量分布图

2. 个案经验文献

共有 16 类病症（证）系统、95 个病症（证）、535 则医案（表 23-65）。

表 23-65　小青龙汤个案经验文献病症（证）谱

➤ 呼吸系统疾病（23 个、370 则）

西医疾病：哮喘 118（未特指 68、支气管 35、寒哮 6、发作期 2、咳嗽变异性 2、过敏性 1、老年性 1、食肉暴喘 1、小儿支气管 1、心源性 1），支气管炎 43（慢性 23、急性 4、慢性合并肺感染 2、喘息性 1、老年慢性 1、毛细 1、合并：肺气肿 4、未特指 4、慢性急性发作 3），鼻炎 18（未特指 12、顽固性 6），过敏性鼻炎 12，肺炎 12（支气管 6、间质性 2、未特指 2、大叶性后遗哮喘 1、重症 1），肺气肿 8（未特指 7、慢性阻塞性 1），感冒 4（未特指 2、感冒后咳嗽 1、伴咳喘 1），慢性阻塞性肺疾病 4（未特指 3、肺气肿 1），咽炎 3（慢性 2、过敏性 1），过敏性哮喘 2，急性上呼吸道感染 1，呼吸困难 1，哮喘性气管炎 1，自发性气胸 1，渗出性胸膜炎 1，支气管扩张 1

西医症状：咳嗽 67（未特指 58、久咳 4、慢性阵发性 1、热咳 1、小儿 1、阵发性 1、支饮 1），咳喘 62（未特指 58、小儿 2、老年性 1、肺寒 1），胸腔积液 2，咯血 1

中医疾病：失音 3，鼻鼽 3，鼻渊 2

➤ 消化系统疾病（11 个、24 则）

西医疾病：肠易激综合征 4，消化性溃疡 2（胃 1、合并肠梗阻 1），肝纤维化 1，急性胃肠炎 1，阴囊疝 1，不完全性幽门梗阻 1

西医症状：腹泻 5，呕吐 3，便秘 2，腹水 1

中医症状：多唾 3

➤ 循环系统疾病（9 个、36 则）

西医疾病：肺源性心脏病 19（未特指 12、急性发作期 1、合并：心力衰竭 3、感染 2、外感 1），心力衰竭 6（未特指 3、慢性 1、慢性充血性 1、先天性心脏病性 1），心律失常 3（病窦综合征 2、未特指 1），风湿性关节炎 2，脑卒中（蛛网膜下腔出血）2，风湿热 1，风湿性心脏病 1，高血压病 1，脑卒中后遗症（流涕不止）1

➤ 泌尿生殖系统疾病（7 个、19 则）

西医疾病：肾小球肾炎 5（急性 4、未特指 1），泌尿系感染 5（尿道 3、未特指 2），尿道综合征 1

西医症状：遗尿 4，闭经 1

中医疾病：癃闭 1

中医症状：乳肿 2

➤ 肌肉骨骼系统和结缔组织疾病（7 个、15 则）

西医疾病：肩关节周围炎 6，类风湿性关节炎 3，痛风 1，网球肘 1

西医症状：身痛 2，背痛 1，全身性多关节痛 1

➤ 某些传染病和寄生虫病（5 个、8 则）

西医疾病：百日咳 3，艾滋病 2（伴顽固性咳嗽 1、未特指 1），病毒性肝炎（乙肝合并肝纤维化）1，急性结核性胸膜炎 1，霉菌感染（泌尿系感染）1

➤ 神经系统疾病（4 个、6 则）

西医疾病：癫痫 2，植物神经功能紊乱 2，重症肌无力 1

西医症状：感觉异常（蚁行感）1

➤ 皮肤和皮下组织疾病（3 个、6 则）

西医疾病：荨麻疹 4（未特指 3、寒冷型 1），剥脱性皮炎 1，接触性皮炎 1

➤ 肿瘤（2 个、5 则）

西医疾病：肺癌 4（咳嗽 2、咳喘 1、晚期 1），肝癌（术后胸腹水）1

➤ 耳和乳突疾病（2 个、3 则）

西医疾病：美尼尔氏综合征 2

西医症状：耳聋 1

➤ 损伤、中毒和外因的某些其他后果（1 个、1 则）

西医疾病：胸部挫伤 1

> ➤ **内分泌、营养和代谢疾病（1个、1则）**
> 西医疾病：糖尿病1
> ➤ **眼和附器疾病（1个、1则）**
> 西医疾病：急性结合膜炎1
> ➤ **血液及造血器官疾病和某些涉及免疫机制的疾患（1个、1则）**
> 西医疾病：多发性结节病1
> ➤ **妊娠、分娩和产褥期疾病（1个、1则）**
> 西医疾病：妊娠期诸症（感冒）1
> ➤ **中医病证（17个、38则）**
> 水肿7（未特指5、特发性1、下肢1），汗证5（未特指2、自2、多1），痰饮病5（未特指3、悬饮2），发热3，痹证3（皮1、项1、未特指1），胸痹2，饮水即噎2，晕厥2，背寒1，奔豚1，鼻衄1，短气1，腹痛1，外寒内饮证1，心悸1，胸闷1，迎风流泪1

按文献病症种类和医案则数多少排序，西医病症系统中，呼吸系统疾病均居首位（图23-42）。各系统病症中，医案数位居前列（至少为15）的病症有：哮喘、支气管炎、鼻炎、咳嗽、咳喘、肺源性心脏病。

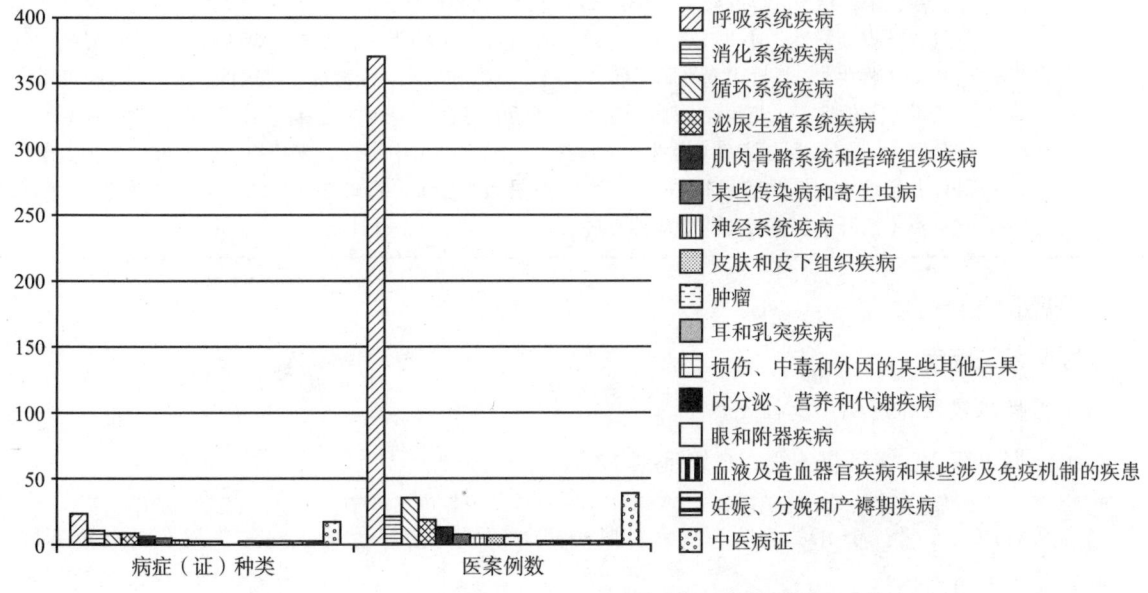

图23-42　病症（证）种类与医案数量分布图

3. 比较研究

临床研究和个案经验文献比较，两者在文献和病症数量上，呼吸系统疾病均居首位，是共有的高频病症系统。在具体病症上，哮喘、咳嗽、支气管炎、肺源性心脏病等是共有高频病症。

【证据分级】

临床研究文献证据

截至目前，小青龙汤及其加减方临床研究文献证据等级为：A级2篇、B级36篇、C级228篇、D级279篇。详细情况见表23-66。

表 23-66   临床研究文献证据等级分布情况

证据等级	病症（证）
A 级	哮喘、慢性阻塞性肺疾病（急性发作）
B 级	支气管炎（小儿毛细、急性）、胸腔积液、哮喘（支气管、小儿咳嗽变异性、寒哮、小儿支气管、未特指）、慢性阻塞性肺疾病（急性发作、未特指）、咳嗽、过敏性哮喘、肺炎（间质性、小儿）、肺源性心脏病、癫痫（小儿）、艾滋病（合并肺感染）
C 级	支气管炎（小儿毛细、慢性合并肺气肿、慢性、慢性急性发作、慢性喘息性、急性毛细、喘息性、急性）、药物不良反应（药物过敏）、哮喘（支气管、支气管急性发作、小儿、非嗜酸细胞性、发作期、咳嗽变异性、小儿支气管、寒哮、未特指）、系统性红斑狼疮、慢性阻塞性肺疾病（急性发作、合并呼吸衰竭、未特指）、咳嗽（过敏性、久咳、小儿干咳、未特指）、咳喘、呼吸道感染（上呼吸道感染合并胞病毒感染、未特指）、过敏性哮喘、过敏性结膜炎、过敏性鼻炎、感冒（感冒后咳嗽）、肺炎（支气管、放射性、小儿毛细支气管、小儿、社区获得性、老年性、喘息性、阻塞性、未特指）、肺源性心脏病（慢性、急性发作期、合并心力衰竭、合并Ⅱ型呼吸衰竭、未特指）、肺纤维化、肺水肿（高原）、肺癌（咳嗽）、癫痫（小儿）、肠易激综合征、艾滋病（合并肺感染）癌性胸腔积液
D 级	中耳炎（卡他性）、支原体肺炎、支气管炎（毛细、慢性喘息性、慢性、慢性急性发作、急性、喘息性、未特指）、荨麻疹（慢性、未特指）、胸腔积液、心律失常（病窦综合征）、哮喘（支气管、咳嗽变异性、小儿支气管、寒哮、过敏性、未特指）、矽肺（煤矽肺）、食道异物、气管炎（哮喘性）、慢性阻塞性肺疾病、流涎、咳嗽（小儿、喉源性、过敏性、未特指）、咳喘、角膜炎（卡他性）、花粉症、呼吸道感染、喉喑、过敏性鼻炎、感冒、肺炎（迁延性、喘息性、支气管）、肺源性心脏病（慢性、未特指）、肺水肿（中毒性、未特指）、放射性肺炎、恶性肿瘤并发症（恶性胸腔积液水）、痤疮、肠易激综合征、慢性溃疡性结肠炎（腹泻型）、病毒性肝炎（乙肝）、鼻炎（非变应性、过敏性、未特指）、百日咳

【证据示例】

1. 呼吸系统疾病

（1）慢性阻塞性肺疾病（急性发作）

A 级证据 1 篇，B 级证据 6 篇，C 级证据 12 篇。

> 有限的证据表明：小青龙汤及加减方对照西药干预慢性阻塞性肺疾病发作期在临床总有效率和氧分压方面有优势（A）

高振等[1]实施的一项研究小青龙汤及其加减方干预慢性阻塞性肺疾病发作期疗效的系统评价。共纳入 17 个随机对照试验，1173 例患者。时间截止于 2012 年 8 月 3 日。试验组为小青龙汤及其加减方，对照组为西药内服。总有效率比值比 $OR_{合并}$=3.91，95%CI 为（2.50 ～ 6.12），合并效应量的检验，Z=5.98，P < 0.00001。氧分压均数差（MD）$_{合并}$=7.55，其 95%CI 为（1.41 ～ 13.68），合并效应量的检验，Z=2.41，P=0.02。结论：小青龙汤及其加减方对照西药内服干预慢性阻塞性肺疾病发作期，在提高患者临床总有效率和氧分压方面，均有优势。

（2）哮喘（未特指）

A 级证据 1 篇，B 级证据 2 篇，C 级证据 15 篇，D 级证据 46 篇。

> 有限的证据表明：小青龙汤及其加减方联合西医对症治疗对照单纯西医对症治疗干预哮喘在改善临床症状、肺通气功能、峰值呼气流速方面有优势（A）

杨红等[2]实施的一项研究小青龙汤及其加减方干预哮喘疗效的系统评价。共纳入 26 个随机对照试验，2028 例患者。时间截止于 2006 年 12 月。试验组为联合治疗组，对照组为单纯西医对症治疗。临床控制或治愈（咳、喘、哮鸣音消失）有效率（RR）1.50,95%CI（1.27～1.76），P＜0.00001，有统计学意义；临床总有效情况（哮喘症状改善）有效率（RR）0.91，95%CI（0.79～1.03），P＞0.05，无统计学意义；肺通气功能改善 FEV_1（L）加权均数差（WMD）–0.84，95%CI（–1.03～–0.65），P＜0.00001，有统计学意义；峰值呼气流速 PEF（L/S）加权均数差（WMD）–1.56，95%CI（–1.72～–1.40），P＜0.00001，有统计学意义。结论：小青龙汤联合西医对症治疗在临床控制哮喘和肺通气功能改善方面与单纯西医对症治疗相比，具有明显优势。

（3）支气管哮喘

B 级证据 8 篇，C 级证据 24 篇，D 级证据 38 篇。

> 小青龙汤加减配合西医常规对照单纯西医常规干预支气管哮喘在临床总有效率方面有优势（B）

陈家卫[3]实施的一项临床随机对照试验，样本量为 67 例。其中试验组 32 例，对照组 35 例。对照组给予布地奈德干粉吸入剂治疗，按支气管哮喘全球防治倡议（GINA）方案吸入糖皮质激素的剂量，轻度、中度哮喘分别吸入 100～400g/d、400～800g/d。并按需使用支气管扩张剂，疗程 2 周。试验组西医治法同对照组，并在此基础上加服小青龙汤。方药组成：麻黄 10g，桂枝 10g，细辛 5g，干姜 10g，半夏 10g，白芍 10g，五味子 10g，甘草 10g。用法：每日 1 剂，每剂加水 500mL，先浸 20min，煎取 350mL 左右，再加水 400mL，煎取 300mL 左右，把 2 次煎的药汁兑在一起，分 3 次口服，疗程 2 周。治疗过程中根据病人具体情况进行药物加减。两组比较，临床总有效率相对危险度（RR）1.30，95%CI（1.06～1.60），P=0.01，有统计学意义（疗效标准：参照 2008 年"支气管哮喘防治指南"。显效：反复发作的喘息、呼吸困难、胸闷等症状消失，治疗后 FEV_1 占预计值%＞80%。有效：哮喘症状减轻，治疗后 FEV_1 占预计值%达 60%～79%。未控制：症状无变化，并有急性发作，治疗后 FEV_1 值无改善或加重）。

（4）支气管哮喘（急性发作）

B 级证据 3 篇，C 级证据 14 篇，D 级证据 1 篇。

> 小青龙汤对照普米克、舒利迭（沙美特罗替卡松粉雾剂）治疗支气管哮喘急性发作在改善证候积分方面有优势（B）

叶超等[4]实施的一项临床随机对照试验，样本量为 40 例。试验组、对照组各 20 例。试验组予小青龙汤：麻黄 10g，桂枝 10g，细辛 3g，干姜 10g，五味子 10g，半夏 10g，芍药 10g，甘草 6g。每剂煎 2 次，共得煎液 300mL，混合后分为 2 袋（真空包装），每袋 150mL 口服，2 次/日。对照组：

二级（轻度持续）哮喘治疗方案：吸入普米克气雾剂（布地奈德气雾剂），每次200mg，3次/日。三级（中度持续）哮喘治疗方案：吸入舒利迭（沙美特罗替卡松粉雾剂），1喷/次，2次/日。两组疗程均为1周。两组比较，证候积分加权均数差（WMD）-3.38，95%CI（-5.14～-1.62），P=0.0002，有统计学意义［疗效标准：参照《中药新药治疗哮病的临床研究指导原则》（2003）制定）］。

（5）支气管炎（慢性）

C级证据23篇，D级证据31篇。

> 小青龙汤加减联合西医常规对照单纯西医常规治疗慢性支气管炎在临床总有效率方面有优势（C）

向仕友[5]实施的一项临床随机对照试验，样本量为110例。其中试验组60例，对照组50例。对照组根据患者病情予抗感染、镇咳、祛痰、平喘等西医常规治疗。给予盐酸左氧氟沙星片0.1～0.2g，每日2次，口服；氨茶碱注射液0.25g，加入5%葡萄糖注射液100mL中缓慢静脉滴注，每日1次。必要时可加用地塞米松磷酸钠注射液5mg，雾化吸入以及低流量氧疗。试验组在对照组的基础上加服小青龙汤加减治疗：炙麻黄8g，桂枝10g，干姜10g，细辛3g，白芍药6g，五味子10g，半夏10g，炙甘草6g。咳嗽较剧，稀白痰较多者加入白术15g；咳嗽伴有胸骨后疼痛，食欲下降者加入炒枳壳15g。日1剂，水煎服取汁200mL，分2次服用。两组均14日为1个疗程，连续治疗2个疗程。两组比较，临床总有效率相对危险度（RR）1.23，95%CI（1.01～1.49），P=0.04，有统计学意义（疗效标准：显效：咳、痰、喘症状明显好转，肺部哮鸣音明显减轻。有效：咳、痰、喘症状好转，肺部哮鸣音减轻。无效：咳、痰、喘症状及哮鸣音无改变，或减轻不明显，以及症状及哮鸣音加重者。总有效＝显效＋有效）。

（6）变应性鼻炎

C级证据13篇，D级证据8篇。

> 小青龙汤加减联合卡介菌多糖核酸注射液对照常规抗组织胺药治疗变应性鼻炎在临床总有效率方面有优势（C）

鄂永安[6]实施的一项临床随机对照试验，样本量为132例。其中试验组80例，对照组52例。试验组服用小青龙汤：麻黄、芍药、细辛、干姜、炙甘草、桂枝各9g，五味子12g，半夏15g或加生石膏。每日1剂，连服2～3周。合苍耳散以祛风除湿，通鼻开窍；加蝉蜕、白蒺藜、荆芥、防风、徐长卿祛风脱敏，解表散邪；加川芎引药上行，气病治血。兼脾虚，加黄芪、诃子；兼肾虚加覆盆子、金樱子、肉苁蓉；大便干结加枳实、槟榔。卡介菌多糖核酸注射液13岁以上每次肌注1mg，1周3次；12岁以下肌注0.5mg，1周3次，3周为1疗程，一般可持续用2个疗程以上。对照组给予抗组织胺药常规治疗，如特非那丁、阿司咪唑等。两组比较，临床总有效率相对危险度（RR）1.32，95%CI（1.10～1.58），P=0.003，有统计学意义。（疗效标准：显效：鼻痒、喷嚏、流涕等症状消失或偶见，鼻黏膜水肿消失，无鼻腔分泌物，鼻黏膜激发试验（包括组织胺激发或特异性抗原激发试验）阴性，或阳性反应程度减轻，鼻分泌物、嗜酸细胞或杯状细胞减少；有效：临床症状减轻，发作次数减少，鼻黏膜水肿减轻，鼻腔分泌物减少，鼻黏膜激发试验的阳性反应程度减轻，鼻分泌物嗜酸或杯状细胞减少，或无明显改变。无效：临床症状和上述其他临床表现均无明显改变）。

【证据荟萃】

※ Ⅰ级

小青龙汤及其加减方主要治疗呼吸系统疾病，如慢性阻塞性肺疾病（急性发作）、哮喘（未特指）、支气管哮喘、支气管哮喘（急性发作）等。

※ Ⅱ级

小青龙汤及其加减方主要治疗呼吸系统疾病，如支气管炎（慢性）、变应性鼻炎等。

《伤寒论》原文中以本方治疗太阳表实，兼水饮内停心下的病证；《金匮要略》原文中以本方治疗溢饮、寒饮射肺之咳嗽及妇人吐涎沫之证。其主要临床表现为咳喘，痰稀色白，干呕，发热而咳等。慢性阻塞性肺疾病（急性发作）、哮喘（未特指）、支气管哮喘、支气管哮喘（急性发作）、支气管炎（慢性）、变应性鼻炎等高频病症在某阶段的病机及临床表现可与之相符。临床研究和个案经验文献均支持呼吸系统疾病是其高频率、高级别证据分布的病症系统。慢性阻塞性肺疾病（急性发作）、哮喘（未特指）均已有 1 项 A 级证据；支气管哮喘、支气管哮喘（急性发作）均已有至少 2 项 B 级证据；支气管炎（慢性）、变应性鼻炎均已有至少 2 项 C 级证据。

※ Ⅰ级

有限的证据表明：小青龙汤及加减方对照西药干预慢性阻塞性肺疾病发作期在临床总有效率和氧分压方面有优势。

有限的证据表明：小青龙汤及其加减方联合西医对症治疗对照单纯西医对症治疗干预哮喘在改善临床症状、肺通气功能、峰值呼气流速方面有优势。

小青龙汤加减配合西医常规对照单纯西医常规干预支气管哮喘在临床总有效率方面有优势。

小青龙汤对照普米克、舒利迭（沙美特罗替卡松粉雾剂）治疗支气管哮喘急性发作在改善证候积分方面有优势。

※ Ⅱ级

小青龙汤加减联合西医常规对照单纯西医常规治疗慢性支气管炎在临床总有效率方面有优势。

小青龙汤加减联合卡介菌多糖核酸注射液对照常规抗组织胺药治疗变应性鼻炎在临床总有效率方面有优势。

【参考文献】

［1］高振，刘莹莹，哈木拉提·吾甫尔，等.小青龙汤联合西药内服治疗慢性阻塞性肺疾病发作期临床疗效的系统评价［J］.世界科学技术中医药现代化，2013，15（3）：599-607.

［2］杨红，刘建平，李宇航，等.小青龙汤治疗哮喘随机对照试验的系统评价［J］.北京中医药大学学报（中医临床版），2008，15（1）：25-29.

［3］陈家卫.小青龙汤改善哮喘患者生存质量的疗效观察［J］.福建中医药，2011，42（2）13-14.

［4］叶超，刘香玉，张志花，等.小青龙汤治疗支气管哮喘急性发作期临床研究［J］.江西中医学院学报，2008，20（2）：34-37.

［5］向仕友.中西医结合治疗慢性支气管炎 60 例疗效观察［J］.河北中医，2012，34（8）：1186-1187.

［6］鄂永安.小青龙汤合卡介菌多糖核酸治疗变应性鼻炎 80 例［J］.陕西中医，2003，24（12）：1093-1094.

二十三、文蛤散

【原文汇要】

《伤寒论》

病在阳，应以汗解之，反以冷水潠之，若灌之，其热被劫不得去，弥更益烦，肉上粟起，意欲饮水，反不渴者，服文蛤散；……

文蛤散方

文蛤五两

上一味，为散，以沸汤合一方寸匕服，汤用五合。

《金匮要略》

渴欲饮水不止者，文蛤散主之。（6）

文蛤散方

文蛤五两

上一味，杵为散，以沸汤五合，和服方寸匕。

【原文释义】

《伤寒论》

文蛤散主治太阳病兼少阳病枢机不利，误治后汗孔闭塞，三焦郁热益甚者。症见肉上粟起，弥更益烦，当口渴欲饮，反不渴者。治当疏利三焦，调畅枢机。方用文蛤一味疏利三焦水津，水湿去则气火运行调畅，诸症得去。

《金匮要略》

文蛤散主治热渴饮水不止。《素问·气厥论》云："心移热于胃，传为鬲消者，尤宜以咸味，切入于心也。"用文蛤一味，咸寒润下，生津止渴，且取散服，则热能散，渴得除。

【文献概况】

设置关键词为"文蛤散""文蛤""蚶仔""蛤蜊"检索并剔重后，得到56篇相关文献，其中CBM、CNKI、VIP、WF分别为0篇、53篇、1篇、2篇。初步分类：临床研究0篇（0%）、个案经验0篇（0%）、实验研究0篇（0%）、理论研究54篇（96.4%）、其他2篇（3.6%）。

【证据提要】

用本方名及多个别名检索，截至目前尚未发现本方相关的临床证据。

二十四、猪苓汤

【原文汇要】

《伤寒论》

若脉浮发热，渴欲饮水，小便不利者，猪苓汤主之。（223）

少阴病，下利六七日，咳而呕渴，心烦不得眠者，猪苓汤主之。（319）

猪苓汤方

猪苓（去皮） 茯苓 泽泻 阿胶 滑石（碎）各一两

上五味，以水四升，先煮四味，取二升，去滓，内阿胶烊消，温服七合，日三服。

《金匮要略》

夫诸病在藏，欲攻之，当随其所得而攻之，如渴者，与猪苓汤。余皆仿此。（17）

脉浮发热，渴欲饮水，小便不利者，猪苓汤主之。（13）

方药及煎服法同上。

【原文释义】

《伤寒论》

猪苓汤方主治阳明热证下之过早，邪热未除，且津液受伤，水气不利或少阴热化，邪热与水气互结下焦者。症见发热、口渴、小便不利、脉浮，或见下利、咳而呕、心烦不得眠等。治法：扶正祛邪，育阴利水。方中猪苓、茯苓、泽泻甘淡渗泄以利水；滑石甘寒，既能清热，又能利水，一物而兼二任；阿胶血肉有情之品，咸寒润下，育阴清热，对阴伤而有热者尤宜。

《金匮要略》

猪苓汤方主治水热互结伤阴的小便不利证。热盛伤阴，水与热结，膀胱气化不行，则渴欲饮水，小便不利。治当滋阴润燥，利水除热。方解同上。

【文献概况】

设置关键词为"豬苓湯""猪苓汤"，检索并剔重后，得到1153篇相关文献，其中CBM、CNKI、VIP、WF分别为27篇、1006篇、54篇、66篇。初步分类：临床研究154篇（13.4%）、个案经验147篇（12.7%）、实验研究84篇（7.3%）、理论研究433篇（37.6%）、其他335篇（29.0%）。在个案经验文献中，猪苓汤及其加减方共有205则医案。

【文献病谱】

1.临床研究文献

共涉及12类病症（证）系统、47个病症（证）（表23-67）。

表23-67 猪苓汤临床研究文献病症（证）谱

➢ 泌尿生殖系统疾病（20个、108篇）

西医疾病：肾小球肾炎25(慢性15、伴血尿3、急性2、未特指2、伴水肿1、膜性增殖性1、合并蛋白尿1)，泌尿系结石20（未特指13、肾2、复发性尿路1、尿道1、肾及输尿管1、输尿管1、肾及输尿管结石合并肾盂积水1），肾病综合征9（未特指8、小儿1），泌尿系感染8（反复发作性3、尿道2、未特指2、慢性1），肾盂肾炎7（未特指4、慢性2、急性1），尿道综合征5（未特指4、急性1），前列腺增生4，慢性肾功能衰竭2，慢性前列腺炎2，阴道炎2（老年性1、非淋菌性1），膜性肾病（Ⅰ期）1，肾功能损害（伴水肿）1，肾绞痛1，肾盂积水（非机械性梗阻所致）1

西医症状：血尿6（未特指5、多发性1），肾盂积水5，乳糜尿3，前列腺术后综合征1

中医疾病：癃闭3（老年性1、术后1、未特指1），淋证2（热1、血1）

➢ 某些传染病和寄生虫病（5个、6篇）

西医疾病：病毒性肝炎2（乙肝合并：肝硬化1、肝纤维化1），霉菌感染（生殖器复发性念珠菌病）1，病毒性肠炎（小儿轮状病性）1，流行性出血热1，丝虫病性乳糜尿1

➢ **消化系统疾病**（3个、13篇）
西医疾病：肝硬化9（伴腹水8、未特指1），复发性口腔溃疡1
西医症状：腹泻3（秋季1、重症1、未特指1）
➢ **肿瘤**（3个、5篇）
西医疾病：膀胱癌（中晚期）2，前列腺癌（前列腺电切术后综合征）1
西医症状：癌性腹水2
➢ **眼和附器疾病**（3个、3篇）
西医疾病：干眼症1，玻璃体混浊1
西医症状：玻璃体出血1
➢ **内分泌、营养和代谢疾病**（2个、7篇）
西医疾病：糖尿病性肾病6，Ⅱ型糖尿病（合并泌尿系感染）1
➢ **妊娠、分娩和产褥期**（2个、3篇）
西医疾病：妊娠期诸症（羊水过多）2，产褥期诸症（癃闭）1
➢ **耳和乳突疾病**（2个、2篇）
西医疾病：美尼尔氏综合征1，渗出性中耳炎1
➢ **损伤、中毒和外因的某些其他后果**（2个、2篇）
西医疾病：颅脑损伤1，肾挫伤1
➢ **肌肉骨骼系统和结缔组织疾病**（2个、2篇）
西医疾病：系统性红斑狼疮1，干燥综合征1
➢ **循环系统疾病**（2个、2篇）
西医疾病：顽固性心力衰竭1，脑卒中后遗症（癃闭）1
➢ **中医病证**（1个、1篇）
腹痛（小儿）1

西医病症系统中，泌尿生殖系统疾病在病症种类与文献数量上均居首位（图23-43）。各系统病症中，频数位居前列（至少为10）的病症有：肾小球肾炎、泌尿系结石。

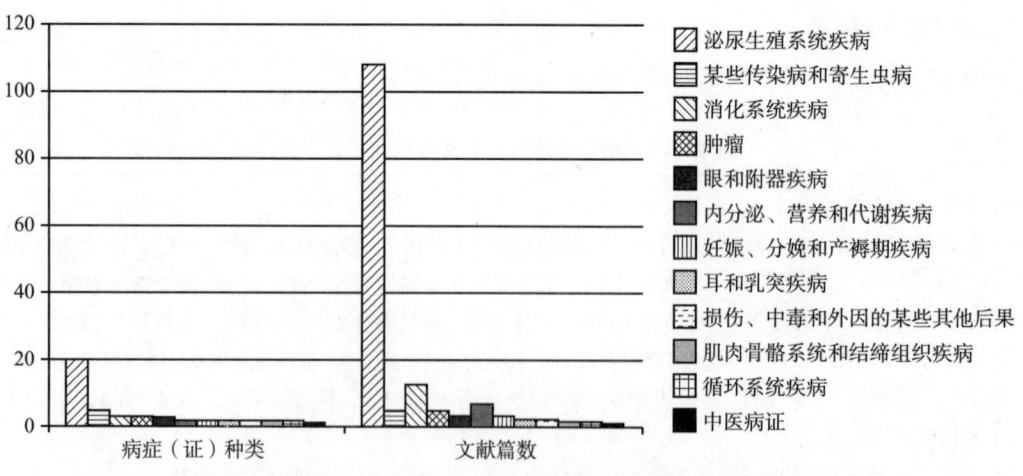

图23-43 病症（证）种类及文献数量分布图

2. 个案经验文献

共有16类病症（证）系统、74个病症（证）、205则医案（表23-68）。

表 23-68　猪苓汤个案经验文献病症（证）谱

➢ **泌尿生殖系统疾病（20个、114则）**

西医疾病：泌尿系结石14（肾7、膀胱2、肾结石并积水2、输尿管2、未特指1），肾小球肾炎12（慢性6、乙型肝炎病毒相关性1、合并蛋白尿1、轻度系膜增生性1、合并水肿1、急性1、未特指1），肾盂肾炎8（慢性6、急性1、未特指1），泌尿系感染7（尿道5、未特指2），肾病综合征5，前列腺增生4，肾功能衰竭4（慢性2、急性1、伴血尿1），肾功能不全3（慢性1、尿毒症期1、未特指1），尿毒症2，尿道综合征2，膀胱炎2（急性1、慢性1），肾性尿崩症2，肾绞痛1，IgA肾病1

西医症状：血尿18（未特指17、血红蛋白尿1），乳糜尿7，肾盂积水2

中医疾病：淋证10（热3、膏3、血2、石1、劳1），癃闭9（术后6、未特指3），经行诸症（淋证）1

➢ **消化系统疾病（9个、17则）**

西医疾病：肝硬化2，小儿肠炎1，弥漫性腹膜炎1，放射性膀胱炎1，急性重症胰腺炎1

西医症状：腹泻7（未特指4、小儿3），呕吐2（神经性1、未特指1），口渴1，消化道出血（合并发热）1

➢ **呼吸系统疾病（6个、13则）**

西医疾病：慢性喘息性支气管炎合并肺气肿2，肺部感染1，感冒1，慢性咽炎1

西医症状：咳嗽5，咯血3

➢ **某些传染病和寄生虫病（6个、6则）**

西医疾病：泌尿系结核1，霉菌感染（泌尿系）1，流行性出血热（少尿期）1，钩端螺旋体病（后遗尿血）1，肺结核（伴咯血）1，带状疱疹1

➢ **损伤、中毒和外因的某些其他后果（5个、6则）**

西医疾病：药物不良反应2（过敏性口腔炎1、别嘌醇过敏引起的全身性剥脱性皮炎1），损伤早期局部肿胀1，脑外伤后诸症（脑震荡）1，一氧化碳中毒1，骨折（下肢骨折合并软组织损伤）1

➢ **皮肤和皮下组织疾病（4个、5则）**

西医疾病：湿疹2（阴部1、阴囊1），荨麻疹1，酒渣鼻1

西医症状：脱发1

➢ **内分泌、营养和代谢疾病（3个、10则）**

西医疾病：糖尿病6（Ⅱ型3、未特指2、合并腹泻1），糖尿病性肾病3，糖尿病性神经源性膀胱1

➢ **肿瘤（3个、3则）**

西医疾病：肝癌（伴腹泻）1，化疗后不良反应（脱发）1，膀胱癌1

➢ **妊娠、分娩和产褥期（2个、2则）**

西医疾病：产褥期诸症（腹痛）1，妊娠期诸症（二便不通）1

➢ **循环系统疾病（2个、2则）**

西医疾病：冠心病（合并糖尿病）1，心力衰竭1

➢ **肌肉骨骼系统和结缔组织疾病（1个、1则）**

西医疾病：骨性关节炎1

➢ **血液及造血器官疾病和某些涉及免疫机制的疾患（1个、1则）**

西医疾病：再生障碍性贫血1

➢ **神经系统疾病（1个、1则）**

西医症状：脑积水1

➢ **眼和附器疾病（1个、1则）**

西医疾病：玻璃体混浊1

➢ **精神和行为障碍（1个、1则）**

西医疾病：神经官能症1

➢ **中医病证（9个、22则）**

水肿10（未特指5、水热互结4、阴水1），不寐5（未特指4、顽固性1），关格1，百合病1，水热互结证1，痰饮病（支饮兼阴伤）1，胸痹（合并心痛）1，心悸1，消渴（中消）1

按文献病症种类和医案则数多少排序，西医病症系统中，泌尿生殖系统疾病均居首位（图23-44）。各系统病症（证）中，频数位居前列（至少为10）的病症（证）有：泌尿系结石、肾小球肾炎、血尿、淋证、水肿。

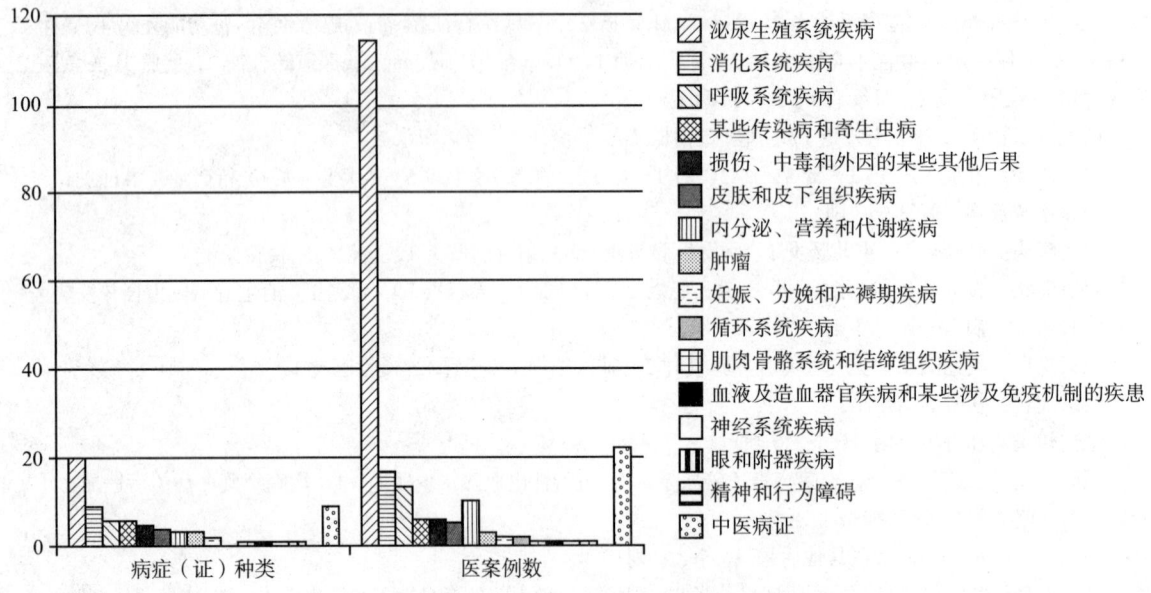

图23-44　病症（证）种类及医案数量分布图

3. 比较研究

临床研究和个案经验文献比较，两者在文献和病症数量上，泌尿生殖系统疾病均居首位，是共有高频病症系统。在具体病症上，慢性肾小球肾炎是共有高频病症。

【证据分级】

临床研究文献证据

截至目前，猪苓汤及其加减方临床研究文献证据等级为：B级8篇、C级61篇、D级85篇。详细情况见表23-69。

表23-69　临床研究文献证据等级分布情况

证据等级	病症（证）
B级	肾小球肾炎（慢性）、糖尿病性肾病、膜性肾病（I期）、泌尿系结石、泌尿系感染、腹泻、腹痛（小儿）、病毒性肠炎（小儿轮状）
C级	肾小球肾炎（急性伴血尿、慢性、膜性增殖性）、肾盂积水（非机械性梗阻所致、未特指）、糖尿病性肾病、癌性腹水、中耳炎（渗出性）、心力衰竭（顽固性）、系统性红斑狼疮（狼疮性肾炎）、肾盂肾炎（慢性、急性、未特指）、肾功能衰竭（慢性）、肾病综合征、妊娠期诸症（羊水过多）、前列腺增生、前列腺术后综合征、前列腺癌（前列腺电切术后综合征）、尿道综合征（急性、未特指）、尿道炎（非淋菌性）、泌尿系结石（肾及输尿管结石合并肾盂积水、复发性尿路、肾及输尿管、未特指）、泌尿系感染（尿道感染、反复发作性）、颅脑损伤、癃闭（术后）、流行性出血热、口腔溃疡（复发性）、干眼症、肝硬化（伴腹水）、腹泻（秋季）、玻璃体混浊、病毒性肝炎（乙肝合并肝硬化、肝纤维化）

证据等级	病症（证）
D 级	肝硬化（伴腹水、未特指）、阴道炎（老年性）、血尿（多发性、未特指）、糖尿病性肾病、糖尿病（合并泌尿系感染）、丝虫病性乳糜尿、肾盂肾炎（慢性、未特指）、肾盂积水、肾小球肾炎（慢性、急性、伴血尿、伴水肿、合并蛋白尿、未特指）、肾绞痛、肾功能损害（伴水肿）、肾挫伤、肾病综合征（小儿、未特指）、乳糜尿、前列腺增生、前列腺炎（慢性）、膀胱癌（中晚期）、尿道综合征、脑卒中后遗症（癃闭）、泌尿系结石（肾、输尿管、尿道、未特指）、泌尿系感染（慢性、反复发作性、未特指）、美尼尔氏综合征、霉菌感染（生殖器复发性念珠菌病）、癃闭（老年性、未特指）、淋证（血、热）、干燥综合征、腹泻（重症）、产褥期诸症（癃闭）、玻璃体出血

【证据示例】

1. 泌尿生殖系统疾病

（1）慢性肾小球肾炎

B 级证据 1 篇，C 级证据 7 篇，D 级证据 7 篇。

> **复方猪苓汤对照猪苓汤原方治疗慢性肾小球肾炎在临床显效率方面有优势（B）**

陈英晖[1]实施的一项临床随机对照试验，样本量为 60 例。试验组、对照组各 30 例。试验组用复方猪苓汤：猪苓 9g，茯苓 9g，阿胶 9g，泽泻 9g，滑石 9g，生黄芪 15g，芡实 12g，菟丝子 12g。每日 1 剂，水煎服，治疗 3 个月。对照组服用猪苓汤：猪苓 9g，茯苓 9g，阿胶 9g，泽泻 9g，滑石 9g。每日 1 剂，水煎服，治疗 3 个月。两组比较，临床显效率相对危险度（RR）2.67，95%CI（1.21～5.88），P=0.01，有统计学意义［疗效标准：临床控制：尿常规检查蛋白转阴性，或 24 小时尿蛋白定量正常；尿常规检查红细胞数正常，或尿沉渣红细胞计数正常；肾功能正常。显效：尿常规检查蛋白减少 2 个"+"，或 24 小时尿蛋白定量减少＞40%，RBC 减少＞3 个/HP 或 2 个"+"，或尿沉渣 RBC 计数检查减少＞40%；肾功能正常或基本正常（与正常值相差不超过 15%）。有效：尿常规检查蛋白减少 1 个"+"，或 24 小时尿蛋白定量减少＜40%，RBC 减少＜3 个/HP 或 1 个"+"，或尿沉渣 RBC 计数检查减少＜40%；肾功能正常或改善。无效：临床表现与上述实验室检查均无改善或加重者］。

（2）泌尿系结石（未特指）

B 级证据 1 篇，C 级证据 1 篇，D 级证据 11 篇。

> **猪苓汤加减配合西医常规对照单纯西医常规治疗泌尿系结石在降低复发率方面有优势（C）**

田彦[2]实施的一项临床对照试验，样本量为 375 例。其中试验组 103 例，对照组 272 例。试验组患者西医排石治疗后服用下方：猪苓（去皮）、茯苓、泽泻、滑石（布包）、阿胶（另包烊化）各 9g，金钱草 30g，车前子（布包）15g，牛膝 15g，甘草 10g。疼痛显著者加白芍，病久夹瘀者加莪术、三棱，气虚者加党参、黄芪。水煎服，日服 1 剂，连服 3 个月。对照组采用西医常规处理。两组比较，复发率相对危险度（RR）0.52，95%CI（0.28～0.95），P=0.03，有统计学意义。

（3）肾病综合征（未特指）

C 级证据 4 篇，D 级证据 4 篇。

> 猪苓汤加减配合西医常规对照单纯西医常规治疗肾病综合征在临床总有效率方面有优势（C）

党永隆[3]实施的一项临床随机对照试验，总样本量为 100 例。其中试验组、对照组各 50 例。两组西药治疗方法相同。激素治疗：泼尼松 1mg/kg，晨起 1 次顿服，疗程 8～12 周。缓慢减药阶段，2～3 周。减少原用药量的 10%，当减至 20mg/d 左右更缓慢减药；维持阶段，以最低有效剂量，10mg/d，再维持半年左右为宜。同时给予对症支持治疗，保护肾功利尿、降压、降脂、改善微循环，控制感染等。注意休息并预防感冒，予低盐低精蛋白饮食。试验组在此基础上选用猪苓汤加味：猪苓 15g，茯苓 15g，泽泻 15g，滑石 20g，阿胶 12g（烊化），芡实 10g，金樱子 10g。根据病情证候加减变化，脾虚水湿明显者去滋腻寒凉之滑石、阿胶，加黄芪、白术、桂枝等温阳健脾利水之品；阴虚内热者加竹茹、生地等；有瘀血者加丹参、牛膝、丹皮、赤芍等益肾活血之药；呕吐者加半夏、吴茱萸、黄连等；气血亏虚者加党参、熟地、山药、黄芪等益气养血之品。两组比较，临床总有效率相对危险度（RR）1.21,95%CI（1.02～1.44）,P=0.03，有统计学意义（疗效标准：治愈：尿常规正常，水肿消失，血浆蛋白及血脂恢复到正常范围，肾功能正常，停药半年后无复发。好转：肾病综合征表现完全消除；血浆白蛋白超过 3.5g/d；连续 3 日检查尿蛋白少于 0.3g/24h；肾功能正常，或肾病综合征表现完全消除；连续 3 日检查，尿蛋白 0.31～2.0g/24h；肾功能正常。无效：肾病综合征表现没有任何改变或加重）。

【证据荟萃】

※ Ⅱ级

猪苓汤及其加减方主要治疗泌尿生殖系统疾病，如慢性肾小球肾炎、泌尿系结石、肾病综合征等病症。

《伤寒论》与《金匮要略》原文中均以本方治疗阴伤热与水互结于下焦所导致的病证，其主要临床表现为发热，口渴，小便不利等。慢性肾小球肾炎、泌尿系结石、肾病综合征等高频病症在某阶段的病机及临床表现可与之相符。临床研究和个案经验文献均支持泌尿生殖系统疾病是其高频率、高级别证据分布的病症系统。慢性肾小球肾炎已有 1 项 B 级证据；泌尿系结石已有 1 项 B 级证据；肾病综合征已有 2 项 C 级证据。

※ Ⅱ级

复方猪苓汤对照猪苓汤原方治疗慢性肾小球肾炎在临床显效率方面有优势。

猪苓汤加减配合西医常规对照单纯西医常规治疗泌尿系结石在降低复发率方面有优势。

猪苓汤加减配合西医常规对照单纯西医常规治疗肾病综合征在临床总有效率方面有优势。

【参考文献】

[1] 陈英晖.复方猪苓汤治疗慢性肾小球肾炎的临床研究［D］.福州：福建中医学院，2005.

[2] 田彦.加味猪苓汤防治尿路结石复发疗效观察及其多因素分析［J］.吉林中医药，2007，27（5）：18-19.

[3] 党永隆.猪苓汤治疗肾病综合征 50 例［J］.现代中医药，2011，31（2）：28，71.

二十五、麻黄附子甘草汤

【原文汇要】

《伤寒论》

少阴病，得之二三日，麻黄附子甘草汤微发汗。以二三日无证，故微发汗也。（302）

麻黄附子甘草汤方

麻黄二两（去节） 甘草二两（炙） 附子一枚（炮，去皮，破八片）

上三味，以水七升，先煮麻黄一两沸，去上沫，内诸药，煮取三升，去滓，温服一升，日三服。

《金匮要略》

水之为病，其脉沉小，属少阴；浮者为风，无水虚胀者为气。水，发其汗即已。脉沉者宜麻黄附子汤。（26）

麻黄附子汤方

麻黄三两 甘草二两 附子一枚（炮）

上三味，以水七升，先煮麻黄，去上沫，内诸药，煮取二升半，温服八分，日三服。

【原文释义】

《伤寒论》

麻黄附子甘草汤主治少阴阳虚，兼表邪未尽者。症见轻微的脉沉，神疲，发热，恶寒等。治法：温经扶阳微发其汗。方中麻黄发汗解表；附子温肾扶阳，以固少阴之本；因邪轻势缓，故配甘草，甘缓补中，以缓细辛、麻黄燥烈之性，使药力和缓，汗出有节。

《金匮要略》

麻黄附子汤主治少阴正水。症见脉沉小，水肿等。治法：宣肺温肾，通阳行水。方中麻黄发汗宣肺解表；附子温经散寒，助阳行水；甘草调和诸药，既可解附子之毒，亦可防麻黄发散太过。诸药合用，可宣肺发汗，通阳行水。

【文献概况】

设置关键词为"麻黄附子湯""麻黄附子汤""麻黄附子甘草湯""麻黄附子甘草汤""麻黄甘草附子湯""麻黄甘草附子汤"，检索并剔重后，得到309篇文献，其中CBM、CNKI、VIP、WF分别为34篇、261篇、1篇、13篇。初步分类：临床研究0篇（0%）、个案经验26篇（8.4%）、实验研究23篇（7.4%）、理论研究180篇（58.3%）、其他80篇（25.9%）。在个案经验文献中，麻黄附子甘草汤及其加减方的医案有37则。

【文献病谱】

1. 临床研究文献

尚未发现以本方为主要干预因素的临床研究。

2. 个案经验文献

共有9类病症（证）系统、23个病症（证）、37则医案（见表23-70）。

表 23-70　麻黄附子甘草汤个案经验文献病症（证）谱

> 呼吸系统疾病（6个、7则）

　西医疾病：间质性肺炎1，支气管哮喘1，老年慢性支气管炎1

　西医症状：咳嗽2

　中医症状：失音1，喉痹1

> 循环系统疾病（4个、8则）

　西医疾病：冠心病4（心肌梗死2、心绞痛2），病毒性心肌炎2，风湿性心脏病1，心律失常（病窦综合征）1

> 泌尿生殖系统疾病（3个、6则）

　西医疾病：肾小球肾炎2（慢性1、急性1）

　西医症状：遗尿3，尿失禁1

> 肌肉骨骼系统和结缔组织疾病（2个、2则）

　西医疾病：骨性关节炎（膝关节）1，腰椎间盘突出症1

> 耳和乳突疾病（1个、1则）

　西医症状：耳鸣1

> 皮肤和皮下组织疾病（1个、1则）

　西医疾病：症状性掌跖角化病1

> 眼和附器疾病（1个、1则）

　西医疾病：球后视神经炎1

> 消化系统疾病（1个、1则）

　西医疾病：肝炎1

> 中医病证（4个、10则）

　水肿4，少阴病3（兼表证2、戴阳证1），太少两感证2，发热1

　　按文献病症种类和医案则数多少排序，西医病症系统中，呼吸系统疾病、循环系统疾病、泌尿生殖系统疾病是高频病症系统（图23-45）。各系统病症（证）中，医案数位居前列（至少为2）的病症（证）有：冠心病、肾小球肾炎、病毒性心肌炎、咳嗽、水肿、遗尿、少阴病、太少两感证。

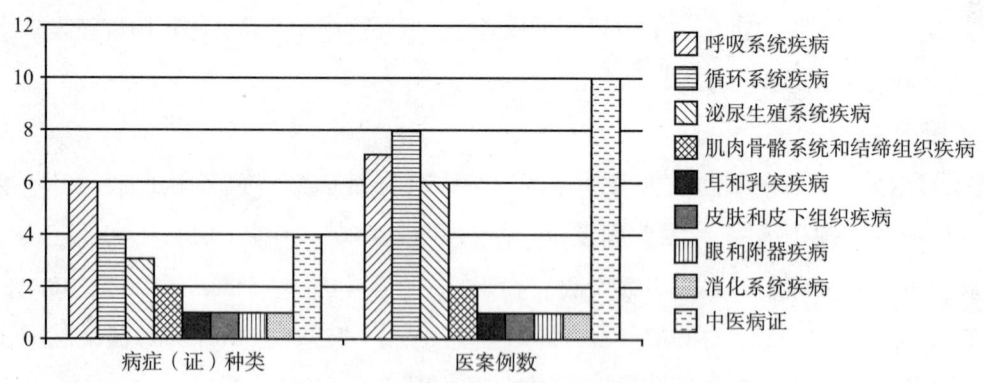

图 23-45　病症（证）种类及医案数量分布图

【证据提要】

　　麻黄附子甘草汤及其加减方临床证据匮乏，少量证据提示可以用于治疗慢性肾球肾炎、遗尿、水肿等。

二十六、茵陈蒿汤

【原文汇要】

《伤寒论》

阳明病，发热汗出者，此为热越，不能发黄也。但头汗出，身无汗，剂颈而还，小便不利，渴引水浆者，此为瘀热在里，身必发黄，茵陈蒿汤主之。（236）

伤寒七八日，身黄如橘子色，小便不利，腹微满者，茵陈蒿汤主之。（260）

茵陈蒿汤方

茵陈蒿六两　栀子十四枚（擘）　大黄二两（去皮）

上三味，以水一斗二升，先煮茵陈减六升，内二味，煮取三升，去滓，分三服。小便当利，尿如皂荚汁状，色正赤，一宿腹减，黄从小便去也。

《金匮要略》

谷疸之为病，寒热不食，食即眩晕，心胸不安，久久发黄，为谷疸，茵陈蒿汤主之。（13）

茵陈蒿汤方

茵陈蒿六两　栀子十四枚　大黄二两

上三味，以水一斗，先煮茵陈，减六升，内二味，煮取三升，去滓，分温三服。小便当利，尿如皂荚汁状，色正赤，一宿腹减，黄从小便去也。

【原文释义】

《伤寒论》

茵陈蒿汤主治湿热蕴结，熏蒸肝胆，兼腑气壅滞。症见身黄（目黄、身黄、小便黄）如橘子色，发热，无汗或头汗出，身无汗，齐颈而还，小便不利色黄，口渴，腹微满等。治法：清利湿热，通腑退黄。方中茵陈蒿为主药，苦寒清热利湿，并有疏利肝胆、退黄的作用。栀子苦寒，清泄三焦而利小便，大黄苦寒，泻热行瘀，兼有利胆退黄的作用。三药合用，使大小便通利，湿热尽去，阳黄消退。

《金匮要略》

茵陈蒿汤主治谷疸湿热俱盛的病证。症见恶寒发热，食欲减退，头眩，心胸不安。胃热脾湿，湿热交蒸，营卫不和，故恶寒发热，湿热内蕴，脾胃升降失序，故食欲减退。湿热蕴结，气机逆上，则头眩，湿热蕴结，熏蒸肝胆，故发黄。治法清泄湿热，利胆退黄。

【文献概况】

设置关键词为"茵陳蒿湯""茵陈蒿汤"，检索并剔重后，得到2503篇相关文献，其中CBM、CNKI、VIP、WF分别为127篇、2030篇、144篇、202篇。初步分类：临床研究596篇（23.8%，缺少25篇文献未包括在其中）、个案经验273篇（10.9%，缺少22篇文献未包括在其中）、实验研究411篇（16.4%）、理论研究326篇（13.0%）、其他897篇（35.8%）。在个案经验文献中，茵陈蒿汤及其加减方的医案有369则。

【文献病谱】

1. 临床研究文献

共涉及 15 类病症（证）系统、46 个病症（证）（表 23-71）。

表 23-71　茵陈蒿汤临床研究文献病症（证）谱

> **消化系统疾病（15 个、242 篇）**

西医疾病：肝炎 131（急性黄疸型 60、黄疸型 20、重症 16、胆汁淤积型 12、慢性重症 4、重度黄疸型 3、小儿急性黄疸型 3、亚急性重症 2、酒精性 2、急性非病毒性 2、慢性 2、自身免疫性 2、未特指 2、小儿黄疸型 1），胆囊炎 18（慢性 8、急性 7、未特指 2、急性非结石性 1），胆结石 16（未特指 5、合并胆囊炎 5、肝内胆管 2、肝外胆道 1、急性发作期 1、术后胆管 1、胆囊 1），脂肪肝 10（未特指 6、酒精性 2、高血脂性 1、合并高脂血症 1），肝硬化 9（原发性胆汁性 3、伴腹水 2、黄疸型伴腹水 1、未特指 1、合并：糖尿病 1、黄疸 1），胰腺炎 8（急性重症 6、急性胆源性 1、重症 1），胆管炎 8（急性重症 3、老年急性梗阻性化脓性 1、老年性 1、急性化脓性梗阻性 1、老年性急性重症 1、急性化脓性 1），急腹症 2，胆道术后综合征（急性胆囊炎术后）1，自发性细菌性腹膜炎 1，复发性口腔溃疡 1，急性胆道感染 1

西医症状：黄疸 28（未特指 10、阻塞性 9、阳黄 4、婴儿阻塞性 2、晚发型母乳性 1、胆囊切除术后 1、胎黄 1），肝功能异常 6，胆绞痛 2

> **某些传染病和寄生虫病（7 个、114 篇）**

西医疾病：病毒性肝炎 105（乙肝 35、未特指 17、甲肝 9、黄疸型 5、小儿 5、戊型 5、慢性重型乙肝 4、丙型 3、急性黄疸型甲肝 2、瘀胆型 2、急性黄疸型乙肝 1、慢性重型黄疸型乙肝 1、乙戊重叠型 1、合并：重度黄疸 6、高胆红素血症 7、肝功能损害 1、轻中度黄疸 1），蛔虫病 4（胆道 3、胆道死蛔合并感染 1），艾滋病（合并肝损伤）1，带状疱疹 1，肠源性内毒血症 1，幽门螺杆菌感染（伴红斑痤疮）1，钩端螺旋体病 1

> **皮肤和皮下组织疾病（5 个、43 篇）**

西医疾病：痤疮 37（未特指 26、寻常型 6、面部 2、中重度 2、重度 1），瘙痒症 2（顽固性 1、未特指 1），皮炎 2（依赖性 1、脂溢性 1），湿疹 1，荨麻疹 1

> **肿瘤（4 个、10 篇）**

西医疾病：肝癌 4（原发性 1、中晚期 1、晚期 1、原发性肝癌黄疸 1），癌性发热 4，肝癌术后综合征（原发性肝癌 TAE 术后肝功能损害）1，化疗后不良反应（肝动脉插管化疗所致肝损害）1

> **内分泌、营养和代谢疾病（3 个、39 篇）**

西医疾病：高胆红素血症 32（新生儿 19、未特指 12、中重度 1），高脂血症 4，Ⅱ 型糖尿病 3（糖尿病 2、合并高脂血症 1）

> **妊娠、分娩和产褥期（2 个、77 篇）**

西医疾病：母婴血型不合 44（ABO 母婴血型不合 34、未特指 10），妊娠期诸症 33（胆汁淤积症 32、黄疸 1）

> **起源于围生期的某些情况（2 个、56 篇）**

西医疾病：新生儿黄疸 44（未特指 20、病理性 13、母乳性 11），乳儿肝炎综合征 12

> **损伤、中毒和外因的某些其他后果（1 个、4 篇）**

西医疾病：药物不良反应 4（抗结核药致肝损害 2、肝炎 1、肝损伤 1）

> **呼吸系统疾病（1 个、4 篇）**

西医疾病：哮喘 4（小儿 2、小儿支气管 2）

> **泌尿生殖系统疾病（1 个、2 篇）**

西医疾病：阴道炎 2

> **血液及造血器官疾病和某些涉及免疫机制的疾患（1 个、1 篇）**

西医疾病：蚕豆症 1

> **眼和附器疾病（1 个、1 篇）**

西医疾病：结膜炎（春季）1

> **肌肉骨骼系统和结缔组织疾病（1 个、1 篇）**

西医症状：身痛 1

> **神经系统疾病（1 个、1 篇）**

西医疾病：失衡综合征（皮肤瘙痒）1

> **中医病证（1 个、1 篇）**

黄汗 1

西医病症系统中，消化系统疾病在病症种类与文献数量上均居首位（图23-46）。各病症系统中，频数位居前列（至少为20）的病症有：肝炎、黄疸、病毒性肝炎、痤疮、高胆红素血症、母婴血型不合、妊娠期诸症、新生儿黄疸。

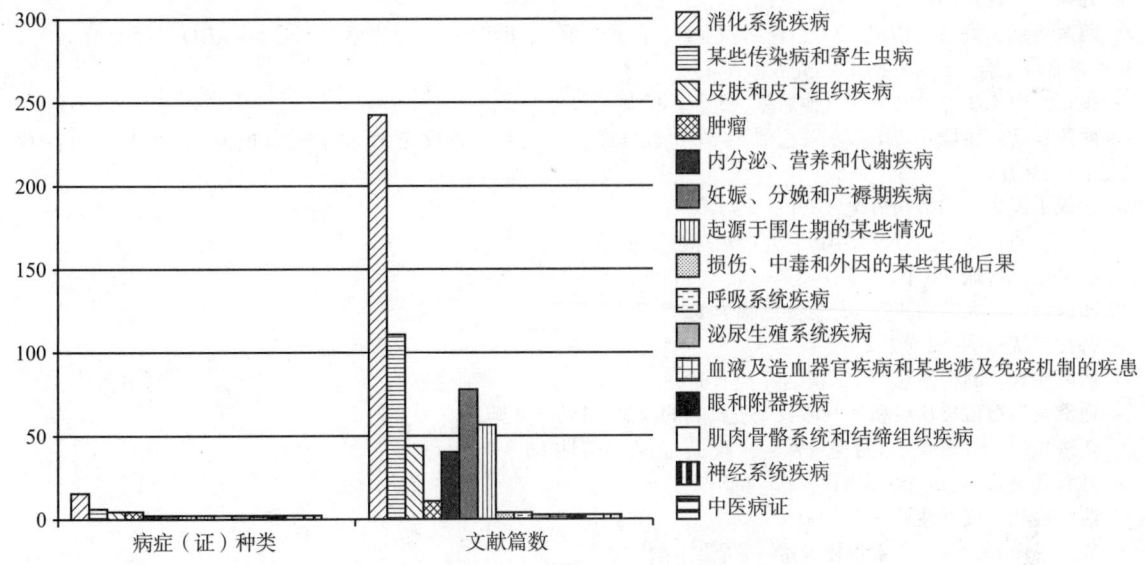

图 23-46　病症（证）种类及文献数量分布图

2. 个案经验文献

共有 17 类病症（证）系统、80 个病症（证）、369 则医案（表 23-72）。

表 23-72　茵陈蒿汤个案经验文献病症（证）谱

> **消化系统疾病**（27 个、196 则）

西医疾病：肝炎 70（急性黄疸型 38、重症 9、黄疸型 5、未特指 5、迁延性 4、急性非病毒性 2、酒精性 2、自身免疫性 2、胆汁淤积型 1、小儿急性黄疸型 1、合并肝硬化 1），胆结石 17（合并胆囊炎 7、未特指 7、胆总管 1、胆结石术后综合征 1、合并阻塞性黄疸 1），胆囊炎 11（急性 6、未特指 4、伴阻塞性黄疸 1），肝硬化 8（伴腹水 6、原发性胆汁性 1、酒精性 1），肝坏死 4（亚急性 3、未特指 1），胆道感染 3，胆管炎 3（急性 1、急性化脓性 1、原发性硬化性 1），胆汁淤积综合征（小儿）2，唇炎 2，胆道术后综合征 2，慢性特发性黄疸 2，脂肪肝 2（非酒精性 1、未特指 1），弥漫性腹膜炎 1，肝昏迷 1，肝囊肿 1，肝内胆汁淤积 1，肝肾综合征 1，肝纤维化 1，口腔溃疡 1，阑尾炎 1，慢性表浅性胃炎 1，十二指肠溃疡 1，急性胰腺炎 1，婴儿胆汁黏稠综合征 1，胆囊息肉 1

西医症状：黄疸 55（未特指 28、新生儿 8、阳黄 4、阻塞性 4、药物性 3、胆汁淤积型 2、急黄 2、胎黄 2、阴黄 2），肝功能异常 2

> **某些传染病和寄生虫病**（8 个、55 则）

西医疾病：病毒性肝炎 47（乙肝 23、急性黄疸型乙肝 6、未特指 6、急性黄疸型甲肝 4、甲肝 1、亚急性重症 1、戊型 1、丙型 1、合并：高胆红素血症 2、甲亢 2），带状疱疹 2，扁平疣 1，钩端螺旋体病 1，莱姆病关节炎 1，巨细胞包涵体病 1，手足口病 1，足癣 1

> **皮肤和皮下组织疾病**（8 个、31 则）

西医疾病：痤疮 15，荨麻疹 6（未特指 4、药物性 1、急性 1），皮炎 3（接触性 1、酒渣样 1、脂溢性 1），黄褐斑 3，瘙痒症 1，银屑病 1，湿疹 1，大疱性类天疱疮 1

> **肿瘤**（5 个、10 则）

西医疾病：肝癌 6（原发性 2、伴发黄疸 1、伴肾衰 1、肝细胞癌 1、未特指 1），恶性淋巴瘤 1，胆囊癌（胆囊壶腹）1，胰腺癌 1，直肠癌（术后）1

> **泌尿生殖系统疾病**（5 个、8 则）

西医疾病：功能性子宫出血 2，肾功能不全 1，肾功能衰竭 1，慢性肾小球肾炎 1

中医疾病：崩漏 3

➤ **内分泌、营养和代谢疾病**（5个、6则）

西医疾病：高胆红素血症2（小儿1、未特指1），多囊卵巢综合征1，肥胖1，糖尿病（Ⅱ型）1

西医症状：谷丙转氨酶升高1

➤ **妊娠、分娩和产褥期**（3个、16则）

西医疾病：妊娠期诸症10（胆汁淤积症8、合并黄疸1、滑胎1），母婴血型不合5（ABO母婴血型不合3、Rh母婴血型不合1、未特指1），先兆流产1

➤ **损伤、中毒和外因的某些其他后果**（3个、12则）

西医疾病：毒物中毒8（三氯乙烯5、中毒性肝炎3），药物不良反应3（药物性肝损害2、急性重症药物性肝炎1），烧伤1

➤ **起源于围生期的某些情况**（2个、5则）

西医疾病：新生儿溶血症4，乳儿肝炎综合征1

➤ **呼吸系统疾病**（2个、2则）

西医疾病：大叶性肺炎1，急性结膜炎1

➤ **神经系统疾病**（2个、2则）

西医疾病：酒精性脑病1，霍纳综合征1

➤ **血液及造血器官疾病和某些涉及免疫机制的疾患**（1个、4则）

西医疾病：贫血4（自身免疫性溶血性3、再生障碍性1）

➤ **耳和乳突疾病**（1个、3则）

西医症状：突发性耳聋3

➤ **先天性畸形、变形和染色体异常**（1个、1则）

西医疾病：先天性幽门狭窄1

➤ **精神和行为障碍**（1个、1则）

西医疾病：精神障碍（肝豆状核变性）1

➤ **循环系统疾病**（1个、1则）

西医疾病：血栓性浅静脉炎（下肢）1

➤ **中医病证**（5个、16则）

汗证7（黄4、腋1、盗1、无1），臌胀4，阳强3，不寐1，臁疮1

按文献病症种类和医案则数多少排序，西医病症系统中，消化系统疾病位居首位（图23-47）。各系统病症中，医案数位居前列（至少为10）的病症有：肝炎、胆结石、胆囊炎、黄疸、病毒性肝炎、痤疮。

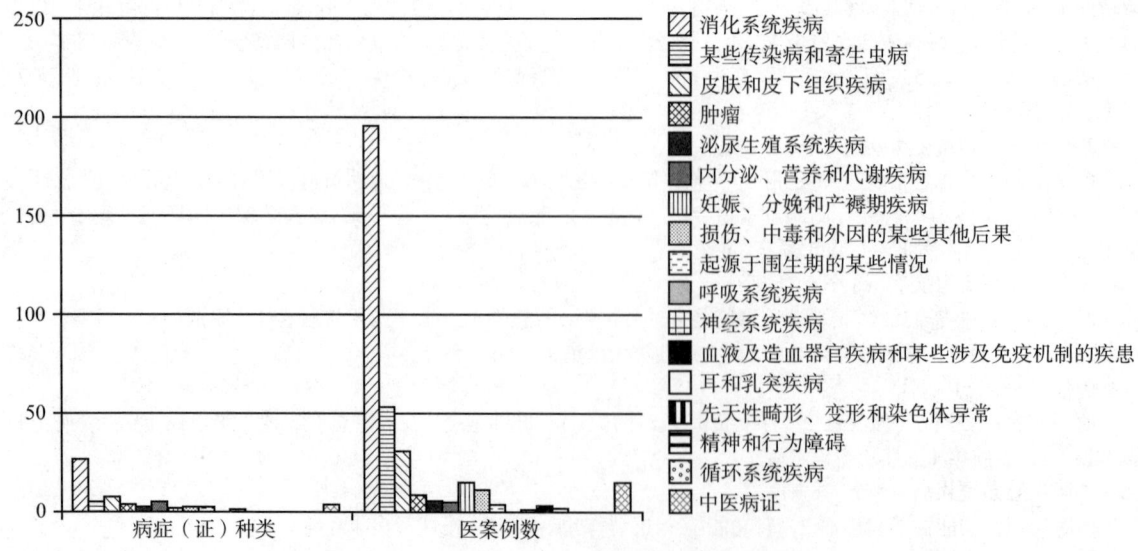

图23-47 病症（证）种类及医案数量分布图

3. 比较研究

临床研究和个案经验文献比较，两者在文献和病症数量上，消化系统疾病均居前列，是共有的高频病症系统。在具体病症上，急性黄疸型肝炎、重症肝炎和病毒性肝炎等是共有高频病症。

【证据分级】

临床研究文献证据

截至目前，茵陈蒿汤及其加减方临床研究文献证据等级为：B 级 29 篇、C 级 354 篇、D 级 213 篇。详细情况见表 23-73。

表 23-73　临床研究文献证据等级分布情况

证据等级	病症（证）
B 级	病毒性肝炎（甲型、乙型）、痤疮、胆结石（急性发作）、胆囊炎（急性）、恶性肿瘤并发症（梗阻性黄疸）、腹泻（小儿）、肝癌（晚期原发性、中晚期）、肝炎（急性黄疸型、慢性、慢性重症）、化疗后不良反应（肝损害）、黄疸（梗阻性、新生儿、妊娠期胆汁淤积症、未特指）、母亲胎儿 ABO 血型不合、药物不良反应（药物性肝损害）、胰腺炎（急性胆源性、伴肝脏损害）、阴道炎、脂肪肝
C 级	癌性发热、病毒性肝炎（丙型、急性黄疸型、小儿、戊型、小儿黄疸性、重型乙肝、急性乙肝、慢性重型黄疸型乙肝、未特指、合并：肝功能损害、高胆红素血症、重度黄疸）、痤疮（寻常型、中重度）、胆道感染、胆管炎（急性重症、老年急性梗阻性化脓性）、胆结石、胆囊炎（急性非结石性、慢性）、胆汁淤积、毒血症（肠源性内毒）、发热（高热）、肝癌（原发性伴黄疸、未特指）、肝纤维化、肝炎（黄疸型、亚急性重症、酒精性、胆汁淤积型、高胆红素血症、重度黄疸型）、黄疸（阳黄、胆汁淤积性）、肝硬化（肝源性糖尿病、原发性胆汁性、未特指、伴：腹水、黄疸）、高钾血症、高泌乳素血症、化疗后不良反应（肝癌介入化疗术后诸症、肝动脉插管化疗所致肝损害）、黄疸（胆汁郁积性、胎黄、晚发型母乳性、阻塞性）、急腹症、糖尿病（Ⅱ型）、糖尿病（合并高脂血症）、新生儿高胆红素血症、新生儿黄疸（病理性、母乳性）、新生儿母婴血型不合溶血病、新生儿溶血症、药物不良反应（抗结核药致肝损害）、药物不良反应（氯氮平所致流涎）、胰腺炎（急性、急性重症）、婴儿肝炎综合征、幽门螺杆菌感染（红斑痤疮）、脂肪肝（非酒精性脂肪肝高脂血症、酒精性）、哮喘（小儿支气管）、肠梗阻（急性）、胆管炎（老年性）、胆绞痛、胆结石（术后胆管）、胆囊炎（老年性）、肝癌（原发性）、肝功能异常、高胆红素血症（中重度）、蛔虫病（胆道）、新生儿肝炎综合征
D 级	艾滋病（合并肝损伤）、病毒性肝炎（急性甲肝）、老年性、小儿甲肝）、不育症、蚕豆病、传染性单核细胞增多症、带状疱疹、单核细胞增多症（小儿）、胆道术后综合征（急性胆囊炎术后）、胆管炎（急性化脓性、老年急性重症）、胆结石（胆道、肝胆管、肝内胆管、肝外胆道合并胆囊炎、老年性）、胆囊息肉、胆囊炎、腓总神经痛、肺炎（重症）、肝癌（晚期）、肝炎（急性非病毒性、小儿黄疸型、自身免疫性）、肝炎后遗症、高脂血症、化疗后不良反应（原发性肝癌栓塞化疗后发热）、黄疸（胆囊切除术后、小儿、肿瘤阻塞性）、蛔虫病（胆道死蛔合并感染、肝内胆管死蛔）、激素依赖性皮炎（面部）、结膜炎（春季）、口腔溃疡（复发性）、妊娠期诸症（黄疸）、瘙痒症（顽固性、未特指）、湿疹、胃脘痛、荨麻疹、药物中毒（氟哌酸所致药物性胆汁淤积）、胰腺炎（重症）、脂肪肝（高血脂性）、黄汗

【证据示例】

1. 消化系统疾病

（1）急性黄疸型肝炎

B 级证据 2 篇，C 级证据 36 篇，D 级证据 22 篇。

> **茵陈蒿汤对照甘利欣胶囊干预急性黄疸型肝炎在改善肝功能总胆红素方面有优势（B）**

王景琦[1]实施的一项临床随机对照试验，样本量为 60 例。试验组、对照组 30 例。中药治疗组给茵陈蒿汤煎剂：茵陈 30g，栀子 15g，制大黄 5g。日 1 剂，取汁 300mL，分两次口服。对照组给予甘利欣胶囊，每次 100mg，每日 3 次口服。两组均以 14 天为 1 疗程，共计观察 2 个疗程后判定疗效。用药期间避免饮酒、过劳和服用损害肝脏的药物，用药前和每一个疗程结束后均作相关检查，并记录在观察表中。两组比较，肝功能总胆红素（TBIL）加权均数差（WMD）−15.76，95%CI（−23.21 ～ −8.31），$P < 0.0001$，有统计学意义。

2. 起源于围生期的某些情况

（1）新生儿黄疸

B 级证据 2 篇，C 级证据 35 篇，D 级证据 7 篇。

> **茵陈蒿汤加味配合西医常规对照单纯西医常规干预新生儿病理性黄疸在降低血清胆红素方面有优势（B）**

于鹏[2]实施的一项临床随机对照试验，样本量为 98 例。其中试验组 48 例，对照组 50 例。对照组采取常规喂养和护理方式，以及西医常规对症支持治疗，包括苯巴比妥镇静、能量合剂补充能量、双歧三联活菌胶囊和蒙脱石散止泻、补液等措施。试验组在对照组的基础上加用中药茵陈蒿汤（《伤寒论》）加味：茵陈、茯苓各 8g，栀子、柴胡、金钱草、车前子、郁金各 5g，生大黄 2g，生甘草 3g。水煎取汁，每次 10 ～ 30mL，汤勺喂服，每日 3 次。5 日为 1 个疗程。两组比较，临床治愈率相对危险度（RR）−16.23，95%CI（−23.20 ～ −9.26），$P < 0.00001$，有统计学意义。

3. 某些传染病和寄生虫病

（1）病毒性肝炎（乙肝）

B 级证据 3 篇，C 级证据 26 篇，D 级证据 6 篇。

> **茵陈蒿汤加减配合西医常规对照单纯西医常规干预早中期慢性乙型重型肝炎在改善肝功能总胆红素方面尚无明显疗效优势（B）**

骆稚平[3]实施的一项临床随机对照试验，样本量为 32 例。试验组、对照组各 16 例。对照组西医护肝、利胆退黄、促进肝细胞再生，补充蛋白质、血浆，用拉米夫定（LMV）和膦甲酸钠（PFA）进行抗病毒处理。试验组予茵陈蒿汤加减：茵陈、败酱草、金钱草、白茅根各 30g，大黄、栀子、黄柏、龙胆草、郁金各 12g，甘草 9g。1 剂 / 日，水煎 300mL，早晚口服，西医治疗同对照组。连续治疗 4 疗程（28 日），判定疗效。两组比较，肝功能总胆红素（TBIL）加权均数差（WMD）−79.80，95%CI（−157.86 ～ −1.74），$P=0.05$，无统计学意义。

4. 皮肤和皮下组织疾病

（1）痤疮

B 级证据 2 篇，C 级证据 21 篇，D 级证据 14 篇。

茵陈蒿汤加减配合红蓝光照射对照单纯红蓝光照射干预痤疮在临床总有效率方面有优势（B）

曹宇等[4]实施的一项临床随机对照试验，样本量为110例。其中试验组60例，对照组50例。对照组使用欧美娜 Omnilux 红、蓝光光动力治疗仪治疗，蓝光415nm，能量密度48J/cm²；红光633nm，能量密度126J/cm²。治疗时佩戴专用的防护眼镜，光定位距离面部约2～5cm；每次照射20min，每周2次，红、蓝光交替进行光照间隔不小于48h。试验组在对照组基础上予口服加味茵陈蒿汤：茵陈蒿20g，黄芩10g，山栀子10g，丹参15g，白花蛇舌草15g，浙贝母15g，山慈菇15g，蒲公英15g，皂角刺15g，薏苡仁30g，夏枯草15g，桑白皮15g。上方水煎服，每日1剂，分2次服用。4周为1个疗程，两组均治疗2个疗程后观察疗效。两组比较，临床显愈率相对危险度（RR）1.67，95%CI（1.09～2.55），P=0.02，有统计学意义［疗效评价：皮疹消退率＝（治疗前皮疹总评分－治疗后皮疹总评分）/治疗前皮疹总评分×100%。治愈：消退率≥90%；显效：消退率≥60%，＜90%；好转：消退率≥30%，＜60%；无效：消退率＜30%；显愈率＝治愈率＋显效率］。

5. 泌尿生殖系统疾病

（1）母婴 ABO 血型不合（习惯性流产）

B 级证据2篇，C 级证据18篇，D 级证据14篇。

茵陈蒿汤加减配合西药对照单纯西药干预母儿血型不合在临床总有效率方面有优势（B）

陈新宇等[5]实施的一项临床随机对照试验，样本量为53例。其中试验组28例，对照组25例。对照组于孕28周、32周、36周各进行10天，维生素 C100mg，口服，每天3次；维生素 E50mg，口服，每天3次。并于孕36周加服苯巴比妥30mg，每天3次。试验组于孕26周、30周、34周各服茵陈蒿汤10天。处方：茵陈12g，制大黄、炙甘草各6g，栀子10g。煎服法：将以上药材用清水洗净，加纯净水浸没药面2～3cm，煎煮0.5小时，分离药液，药渣再加纯净水煎煮1小时，分离药液，2次药液合并至400mL，分2次温服。治疗期间出现先兆流产或先兆早产的孕妇，对症加沙丁胺醇或硫酸镁保胎治疗。两组比较，临床治愈率相对危险度（RR）5.60，95%CI（1.83～17.10），P=0.002，有统计学意义［疗效标准：治愈:IgG 抗 A（B）抗体效价下降至1∶128以下。显效：IgG 抗 A（B）抗体效价下降2个滴度或以上，但未降至1∶128以下。有效：IgG 抗 A（B）抗体效价下降1个滴度或维持水平不升高。无效：IgG 抗 A（B）抗体效价上升，或发生流产、早产］。

6. 妊娠、分娩和产褥期

（1）妊娠期胆汁淤积症

B 级证据2篇，C 级证据21篇，D 级证据10篇。

茵陈蒿汤加减对照 S–腺苷蛋氨酸干预妊娠期肝内胆汁淤积症在改善瘙痒方面有优势（B）

黄金阳等[6]实施的一项临床随机对照试验，样本量为60例。其中试验组35例，对照组25例。试验组采用茵陈蒿汤辨证加减：茵陈30g，黄柏6g，制大黄6g，枳壳6g，厚朴花9g，茯苓9g，黄芩9g，白术6g。每日1剂，水煎服，分2次服用，1周为1个疗程，使用3个疗程。对照组采用S-腺苷蛋氨酸1000mg，每日1次加入5%葡萄糖注射液500mL中静脉滴注，1周为1个疗程，使用3个疗程。两组比较，1疗程后瘙痒症状积分加权均数差（WMD）-0.70，95%CI（-0.93～-0.47），P＜0.0001，有统计学意义［疗效标准：瘙痒症状的评估采用Ribalta（1991）制定的瘙痒评分标准：0分：无瘙痒。1分：偶发瘙痒。2分：间断性瘙痒，无症状波动。3分：间断性瘙痒，有症状波动。4分：持续性瘙痒，日夜无变化］。

【证据荟萃】

※Ⅰ级

茵陈蒿汤及其加减方主要治疗消化系统疾病、起源于围生期的某些情况、某些传染病和寄生虫病、皮肤和皮下组织疾病、泌尿生殖系统疾病、妊娠、分娩和产褥期，如急性黄疸型肝炎、新生儿黄疸、病毒性肝炎（乙肝）、痤疮、母婴ABO血型不合（习惯性流产）、妊娠期胆汁淤积症等。

《伤寒论》原文中以本方治疗湿热蕴结，熏蒸肝胆，兼腑气壅滞所致的病证，其主要临床表现为身黄（目黄、身黄、小便黄）如橘子色，发热，无汗或头汗出，身无汗等。《金匮要略》原文中以本方治疗谷疸湿热俱盛的病证；其主要临床表现为恶寒发热，食欲减退，头眩，心胸不安等。急性黄疸型肝炎、新生儿黄疸、病毒性肝炎（乙肝）、痤疮、母婴ABO血型不合（习惯性流产）、妊娠期胆汁淤积症等多出现以黄疸或湿热表现为主的症状。上述高频病症在某阶段的病机及临床表现可与之相符。临床研究和个案经验文献均支持上述病症系统是其高频率、高级别证据分布的病症系统。上述高频病症均已有至少2项B级证据。

※Ⅰ级

茵陈蒿汤对照甘利欣胶囊干预急性黄疸型肝炎在降低肝功能总胆红素方面有优势。

茵陈蒿汤加味配合西医常规对照单纯西医常规干预新生儿病理性黄疸在降低血清胆红素方面有优势。

茵陈蒿汤加减配合西医常规对照单纯西医常规干预早中期慢性乙型重型肝炎在降低肝功能总胆红素方面尚无优势。

茵陈蒿汤加减配合红蓝光照射对照单纯红蓝光照射干预痤疮在临床总有效率方面有优势。

茵陈蒿汤加减配合西药对照单纯西药干预母儿血型不合在临床总有效率方面有优势。

茵陈蒿汤加减对照S-腺苷蛋氨酸干预妊娠期肝内胆汁淤积症在改善瘙痒方面有优势。

【参考文献】

［1］王景琦.茵陈蒿汤治疗急性黄疸型肝炎（湿热蕴结证）的临床研究［D］.长春中医药大学，2009.

［2］于鹏.中西医结合治疗足月新生儿病理性黄疸48例疗效观察［J］.中国中西医结合儿科学，2013，5（4）：332-333.

［3］骆稚平.茵陈蒿汤联合西医治疗早中期慢性乙型重型肝炎随机平行对照研究［J］.实用中医内科杂志，2013，27（75）：64-66.

［4］曹宇，张虹亚，刘涛峰，等.加味茵陈蒿汤联合红蓝光照射治疗中重度痤疮疗效观察［C］.中华中医药学会皮肤病分会第十次学术交流大会暨湖南省中西医结合皮肤性病第八次学术交流大会论文集，2013.

［5］陈新宇，龚艺，周秋娴.固胎茵陈汤预防 ABO 母儿血型不合 32 例疗效观察［J］.新中医，2011，43（8）：79-80.

［6］黄金阳，刘淮.中西两种药物治疗妊娠期肝内胆汁淤积症的疗效分析［J］.中国中西医结合杂志，2004，24（4）：309-311.

二十七、小柴胡汤

【原文汇要】
《伤寒论》

伤寒五六日中风，往来寒热，胸胁苦满，嘿嘿不欲饮食，心烦喜呕，或胸中烦而不呕，或渴，或腹中痛，或胁下痞硬，或心下悸、小便不利，或不渴、身有微热，或咳者，小柴胡汤主之。（96）

血弱气尽，腠理开，邪气因入，与正气相搏，结于胁下。正邪分争，往来寒热，休作有时，嘿嘿不欲饮食。脏府相连，其痛必下，邪高痛下，故使呕也，小柴胡汤主之。服柴胡汤已，渴者，属阳明，以法治之。（97）

伤寒四五日，身热恶风，颈项强，胁下满，手足温而渴者，小柴胡汤主之。（99）

伤寒，阳脉涩，阴脉弦，法当腹中急痛，先与小建中汤，不差者，小柴胡汤主之。（100）

伤寒中风，有柴胡证，但见一证便是，不必悉具。凡柴胡汤病证而下之，若柴胡证不罢者，复与柴胡汤，必蒸蒸而振，却复发热汗出而解。（101）

妇人中风，七八日续得寒热，发作有时，经水适断者，此为热入血室，其血必结，故使如疟状，发作有时，小柴胡汤主之。（144）

伤寒五六日，头汗出，微恶寒，手足冷，心下满，口不欲食，大便硬，脉细者，此为阳微结，必有表，复有里也。脉沉，亦在里也，汗出为阳微，假令纯阴结，不得复有外证，悉入在里，此为半在里半在外也。脉虽沉紧，不得为少阴病，所以然者，阴不得有汗，今头汗出，故知非少阴也，可与小柴胡汤。设不了了者，得屎而解。（148）

阳明病，发潮热，大便溏，小便自可，胸胁满不去者，与小柴胡汤。（229）

阳明病，胁下硬满，不大便而呕，舌上白胎者，可与小柴胡汤，上焦得通，津液得下，胃气因和，身濈然汗出而解。（230）

阳明中风，脉弦浮大而短气，腹都满，胁下及心痛，久按之气不通，鼻干不得汗，嗜卧，一身及目悉黄，小便难，有潮热，时时哕，耳前后肿，刺之小差，外不解，病过十日，脉续浮者，与小柴胡汤。（231）

本太阳病不解，转入少阳者，胁下硬满，干呕不能食，往来寒热，尚未吐下。脉沉紧者，与小柴胡汤。（266）

呕而发热者，小柴胡汤主之。（379）

伤寒差以后，更发热，小柴胡汤主之。脉浮者，以汗解之；脉沉实者，以下解之。（394）

小柴胡汤方

柴胡半斤　黄芩三两　人参三两　半夏半升（洗）　甘草（炙）　生姜各三两（切）　大枣十二枚（擘）

上七味，以水一斗二升，煮取六升，去滓，再煎取三升，温服一升，日三服。若胸中烦而不呕者，去半夏、人参，加栝楼实一枚；若渴，去半夏，加人参合前成四两半、栝楼根四两；若腹中痛者，去黄芩，加芍药三两；若胁下痞硬，去大枣，加牡蛎四两；若心下悸、小便不利者，去黄芩，加茯苓四两；若不渴，外有微热者，去人参，加桂枝三两，温覆微汗愈；若咳者，去人参、大枣、生姜，加五味子半升、干姜二两。

《金匮要略》

诸黄，腹痛而呕者，宜柴胡汤。必小柴胡汤，方见呕吐中。（21）

呕而发热者，小柴胡汤主之。（15）

产妇郁冒，其脉微弱，不能食，大便反坚，但头汗出。所以然者，血虚而厥，厥而必冒。冒家欲解，必大汗出。以血虚下厥，孤阳上出，故头汗出。所以产妇喜汗出者，亡阴血虚，阳气独盛，故当汗出，阴阳乃复。大便坚，呕不能食，小柴胡汤主之。（2）

妇人中风，七八日续来寒热，发作有时，经水适断，此为热入血室，其血必结，故使如疟状，发作有时，小柴胡汤主之。（1）

小柴胡汤方

柴胡半斤　黄芩三两　人参三两　甘草三两　半夏半斤　生姜三两　大枣十二枚

上七味，以水一斗二升，煮取六升，去滓，再煎取三升，温服一升，日三服。

【原文释义】

《伤寒论》

小柴胡汤为和解少阳之主方，病机为邪犯少阳，枢机不利，木火内郁。症见往来寒热，胸胁苦满，嘿嘿不欲饮食，心烦喜呕，或胸中烦而不呕，或渴，或腹中痛，或胁下痞硬，或心下悸、小便不利，或不渴、身有微热，或咳。治法：和解少阳，疏利三焦，调达气机，宣通内外。方中重用柴胡，以和解少阳枢机；黄芩苦寒，清泄因枢机不利而郁变之木火，方中柴胡用量重于黄芩，其外透之力强于内泄之功。半夏、生姜调和胃气，降逆止呕。人参、炙甘草、大枣补中益气，振奋中焦营卫化源，以达邪外出。诸药合用，可达通利枢机，清泄木火，调达上下，宣通内外，气机通畅之功。小柴胡汤治证广泛，无论外感内伤，只要影响到少阳枢机，均有应用本方的机会。

《金匮要略》

小柴胡汤主治黄疸初期兼见少阳证；亦治少阳邪热迫胃致呕之证；亦治产妇郁冒大便坚之证；亦治妇人外感热入血室，影响少阳枢机不利之证。小柴胡汤基本方证病机为少阳三焦失调，枢机不利。治当和解少阳，疏利三焦，调达气机，宣通内外。病在三焦，五脏六腑皆可涉及，且为气火水之通道，故见证广泛，可包含多种病证，而小柴胡汤可通治之。方解同上。

【文献概况】

设置关键词为"小柴胡汤""小柴胡湯"，检索并剔重后，得到 8696 篇相关文献，其中 CBM、

CNKI、VIP、WF 分别为 512 篇、6836 篇、158 篇、1227 篇。初步分类：临床研究 1531 篇（17.6%，18 篇文献未包括其中）、个案经验 2086 篇（24.1%，19 篇文献未包括其中）、实验研究 812 篇（9.3%）、理论研究 2046 篇（23.5%）、其他 2221 篇（25.5%）。在个案经验文献中，小柴胡汤及其加减方的医案有 4595 则。

【文献病谱】

1. 临床研究文献

共涉及 17 类病症（证）系统、210 个病症（证）（表 23-74）。

表 23-74　小柴胡汤临床研究文献病症（证）谱

➤ **消化系统疾病（36 个、376 篇）**

西医疾病：胃炎 124（胆汁反流性 72、慢性 23、慢性表浅性 19、慢性萎缩性 8、胃窦 1、急性 1），胆囊炎 45（慢性 36、未特指 5、急性 2、合并慢性胃炎 2），反流性食管炎 30，肝炎 20（慢性 5、急性黄疸型 2、小儿急性黄疸型 2、重症 2、未特指 2、慢性活动性 1、慢性迁延性 1、酒精性 1、胆汁淤积型 1、慢性合并：肝硬化 2、中毒性肠麻痹 1），消化性溃疡 20，消化不良 17（功能性 15、非溃疡性 1、未特指 1），脂肪肝 10（非酒精性合并高脂血症 5、未特指 5），胆结石 10（合并胆囊炎 5、未特指 4、术后 1），胆囊息肉 7，胆道术后综合征（胆囊术后）7，肠易激综合征 6，胃肠功能紊乱 6（术后 5、腹部术后 1），肝纤维化 5，肝硬化 4（未特指 3、伴腹水 1），胰腺炎 4（急性 3、老年重症 1），复发性口腔溃疡 3，肝脓肿 2（细菌性 1、未特指 1），溃疡性结肠炎 1，肝囊肿 1，肝衰竭 1，肝炎后遗症 1，胃结石（胃柿石）1，胃下垂 1，胆道闭锁症 1，肛裂 1

西医症状：便秘 12（老年性 3、习惯性 3、未特指 3、慢传输型 2、小儿 1），肝功能异常 8，腹泻 6（未特指 4、慢性 1、病毒性 1），呕吐 5（女性结扎术后 4、未特指 1），小儿厌食 4，肝性胸水 4，膈肌痉挛 3（顽固性 2、未特指 1），黄疸 3（小儿 2、未特指 1），慢性胃痛 1

中医疾病：纳呆 1

中医症状：偏苔 1

➤ **呼吸系统疾病（23 个、247 篇）**

西医疾病：感冒 59（伴发热 22、小儿 12、未特指 10、后遗咳嗽 9、伴高热 4、胃肠型 2），哮喘 33（咳嗽变异性 17、支气管 8、小儿支气管 3、未特指 2、急性发作 1、顽固性 1、合并抑郁症 1），流行性感冒 15（未特指 8、甲型 H1N1 流感 6、病毒性 1），鼻窦炎 10（慢性 6、未特指 2、急性 1、急性上颌窦炎 1），肺炎 10（急性 2、间质性 2、未特指 2、病毒性 1、社区获得性 1、小儿 1、老年性 1），呼吸道感染 9（急性上呼吸道 4、小儿上呼吸道 2、下呼吸道 1、反复发作 1、未特指 1），过敏性鼻炎 7，支气管炎 6（急性 3、慢性 2、未特指 1），呼吸道易感儿 5，鼻炎 5（慢性 4、未特指 1），咽炎 5（慢性 3、急性 2），扁桃体炎 3（急性 2、小儿 1），慢性阻塞性肺疾病 3（未特指 2、急性发作 1），病毒性上呼吸道感染 1，干性胸膜炎 1，花粉症 1，小儿脓胸 1

西医症状：咳嗽 66（未特指 37、顽固性 9、慢性 3、小儿夜间 3、感冒后 3、久咳、感染后 2、肝火犯肺型 2、内伤 1、胆咳 1、喉源性 1、小儿久咳 1），胸腔积液 2，咳喘 2

中医疾病：乳蛾 1、鼻渊 1、喉痹 1

➤ **泌尿生殖系统疾病（22 个、151 篇）**

西医疾病：肾小球肾炎 28（慢性 22、小儿急性 2、急性 2、合并蛋白尿 2），围绝经期综合征 23（未特指 13、高血压 2、功能障碍性子宫出血 2、不寐 1、抑郁症 1、尿路感染 1、眩晕 1、尿道综合征 1、神经官能症 1），慢性肾功能衰竭 16，肾病综合征 14（难治性 5、未特指 5、原发性 4），乳腺增生 13（未特指 11、小叶 2），痛经 7（原发性 6、未特指 1），泌尿系感染 4（尿道 2、慢性 1、未特指 1），尿道综合征 3，盆腔炎 3（急性 1、慢性 1、后遗症 1），急性肾盂肾炎 2，习惯性流产 2（母亲胎儿 ABO 血型不合 1、未特指 1），不育症 2，乳腺炎 2，泌尿系结石 1，男性更年期综合征 1，后天性膀胱颈狭窄 1

西医症状：继发性闭经 2，不射精症 1，乳糜尿 1，子宫出血（内置节育器）1

中医疾病：经行诸症 23（发热 6、感冒 5、哮喘 4、经前紧张综合征 4、头痛 2、水肿 1、乳房胀痛 1），崩漏 1

➢ **某些传染病和寄生虫病（19个、218篇）**

西医疾病：病毒性肝炎159（乙型100、丙型25、未特指13、慢性活动性乙肝7、乙肝合并肝硬化4、乙肝合并肺结核3、黄疸型1、黄疸型病毒性肝炎甲胎蛋白增高1、慢性丙肝1、小儿1、甲型肝炎1、重症乙肝1、慢性活动性乙肝合并肝脾肿大1），带状疱疹14，流行性腮腺炎11，艾滋病8（未特指3、血脂异常2、伴发热2、合并感冒1），百日咳4，传染性单核细胞增多症3，伤寒3，结核性胸膜炎2，尖锐湿疣2，幽门螺杆菌感染（相关性胃炎）2，病毒性角膜炎1，病毒性结膜炎1，带状疱疹后遗症（神经痛）1，水痘1，丝虫病性乳糜尿1，恙虫病1，登革热1，血吸虫病（合并肝硬化腹水）1

西医症状：感染性发热2

➢ **肿瘤（13个、67篇）**

西医疾病：肝癌17（原发性8、未特指7、化疗后发热1、伴腹水1），化疗后不良反应8（未特指3、肝癌介入化疗术后呕吐2、肝癌介入化疗术后诸症1、呕吐1、胃肠道反应1），胰腺癌6，食道癌（鳞癌）3，肝癌术后综合征2，脂质结合唾液酸（LSA）增高2，恶性肿瘤并发症（发热）2，甲状腺癌2，乳腺癌（晚期）1，乳腺癌术后诸症（术后更年期综合征）1，肺癌（咳嗽）1

西医症状：癌性发热21（未特指17、肝癌4），甲胎蛋白阳性1

➢ **精神和行为障碍（12个、45篇）**

西医疾病：抑郁症13，慢性疲劳综合征9，躯体形式障碍5，竞技综合征4（高考前紧张综合征3、考试焦虑1），多动症3，性功能障碍（阳痿）2，心境障碍2，时差综合征1，焦虑症1，咽神经官能症1，躁狂症1

中医疾病：癫狂3（未特指2、狂证1）

➢ **循环系统疾病（10个、61篇）**

西医疾病：脑卒中后遗症22（眩晕15、抑郁5、焦虑1、未特指1），病毒性心肌炎13（未特指12、急性1），冠心病10（心绞痛5、未特指2、不稳定性心绞痛1、变异性心绞痛1、劳累性心绞痛1），心律失常5（频发室早3、过早搏动1、未特指1），淋巴结炎4（小儿肠系膜3、未特指1），高血压病3（原发性2、合并焦虑1），急性肠系膜静脉血栓形成1，脑卒中1，缺血性脑血管疾病（后循环缺血）1

西医症状：心电图异常1

➢ **肌肉骨骼系统和结缔组织疾病（10个、32篇）**

西医疾病：颈椎病7（椎动脉型4、未特指2、颈性眩晕1），系统性红斑狼疮6，坐骨神经痛5，肋软骨炎4，干燥综合征3，肩胛肋骨综合征2，腰椎间盘突出症2，类风湿性关节炎1

西医症状：腓肠肌痉挛1，身痛1

➢ **皮肤和皮下组织疾病（9个、25篇）**

西医疾病：荨麻疹9（慢性5、未特指2、顽固性1、急性1），痤疮4，湿疹3，斑秃2，银屑病2，黄褐斑1，皮下脓肿1，皮炎1

西医症状：脱发2

➢ **神经系统疾病（7个、31篇）**

西医疾病：偏头痛9，三叉神经痛8，头痛6（血管紧张性2、血管神经性2、血管性2），癫痫4（小儿2、顽固性1、未特指1），面神经麻痹2，面神经炎1，椎基底动脉供血不足1

➢ **内分泌、营养和代谢疾病（6个、35篇）**

西医疾病：糖尿病20（Ⅱ型11、未特指1、合并：胃轻瘫2、抑郁症2、抑郁1、感冒1、肾功能障碍1、下肢动脉硬化症1），甲状腺炎6（亚急性5、急性1），多囊卵巢综合征3，桥本氏病2，高脂血症2，甲亢（突眼）2

➢ **耳和乳突疾病（5个、34篇）**

西医疾病：美尼尔氏综合征22，中耳炎5（分泌性2、急性卡他性2、急性化脓性1），耳源性眩晕3，耳蜗前庭功能紊乱1

西医症状：突发性耳聋3

➢ **眼和附器疾病（5个、5篇）**

西医疾病：干眼症1，结膜炎（春季）1，视神经炎1，渗出型黄斑变性1

西医症状：眼底出血1

➤ **妊娠、分娩和产褥期（4个、56篇）**

　　西医疾病：产褥期诸症31（发热22、产后抑郁症4、发热多汗1、感染性发热1、高热1、剖宫产术后发热1、产后病<抑郁、发热、半身汗、腹胀>1），妊娠期诸症22（恶阻15、感冒4、发热3），先兆流产2，人工流产后诸症（发热）1

➤ **血液及造血器官疾病和某些涉及免疫机制的疾患（4个、13篇）**

　　西医疾病：血小板减少性紫癜7，过敏性紫癜3，紫癜性肾炎2，单核细胞增多症1

➤ **损伤、中毒和外因的某些其他后果（4个、13篇）**

　　西医疾病：药物不良反应9（抗结核药物消化道不良反应2、皮质激素不良反应1、ACEI引起咳嗽1、肝炎1、丙肝1、抗生素致灰黑苔1、流感样反应1、未特指1），胸部软组织闭合性挫伤2，脑外伤后诸症（脑震荡后眩晕）1，晕车船病1

➤ **中医病证（21个、122篇）**

　　发热34（未特指8、外感5、往来寒热4、术后3、小儿3、高热2、脾切除术后2、急性1、顽固性1、血液病1、长期低热1、痔疮术后1、周期性1），眩晕27（未特指22、反复发作性1、外感性1、脑卒中后1、颈椎病1、胆经郁热型1），头痛12（未特指6、顽固性5、少阳1），胃脘痛11，梅核气8，不寐5，少阳病5，腹痛3，肝胃不和2，热入血室证2，水肿2（血管神经性1、未特指1），痰饮病（悬饮）2，胁痛2，胆瘅1，乏力1，风水1，风温1，夏季热1，胸胁支满1，血证1，郁证1

　　西医病症系统中，消化系统疾病在病症种类与文献数量上均居首位（图23-48）。呼吸系统疾病、泌尿生殖系统疾病、某些传染病和寄生虫病、中医病证等亦为高频病症（证）系统。各系统病症（证）中，频数位居前列（至少为25）的病症（证）有：胃炎、胆囊炎、反流性食管炎、感冒、哮喘、咳嗽、肾小球肾炎、病毒性肝炎、产褥期诸症、发热、眩晕。

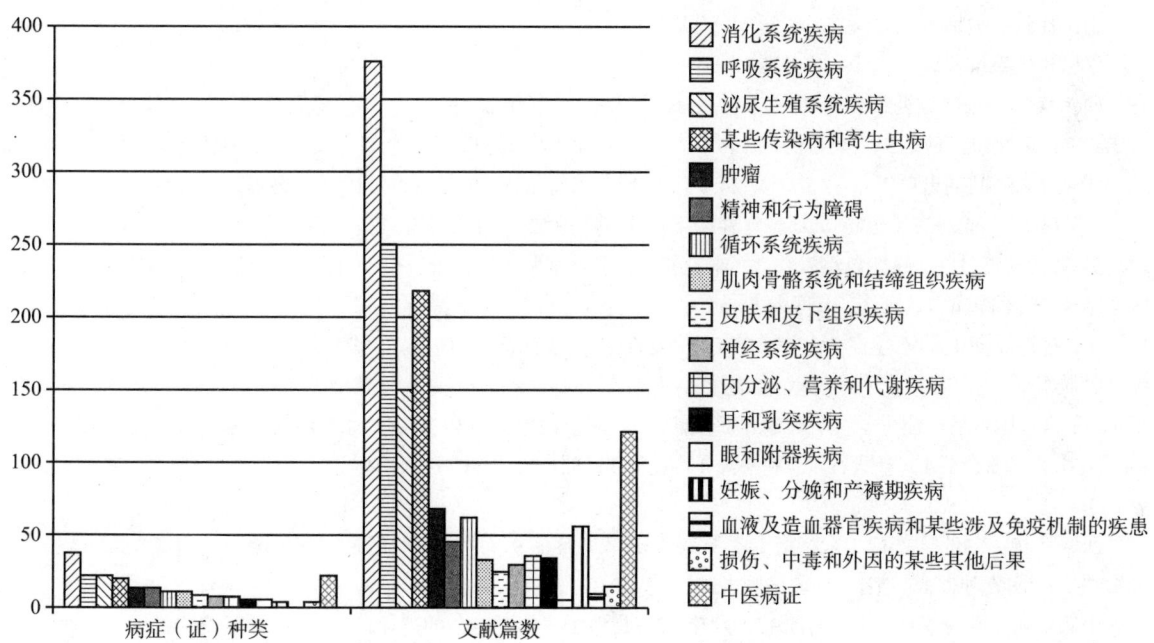

图23-48 病症（证）种类及文献数量分布图

2. 个案经验文献

　　共有19类病症（证）系统、475个病症（证）、4595则医案（表23-75）。

表 23-75　小柴胡汤个案经验文献病症（证）谱

> **消化系统疾病**（62 个、736 则）

西医疾病：胃炎 113（慢性 30、胆汁反流性 24、慢性表浅性 13、慢性萎缩性 8、未特指 8、急性 7、糜烂性胃窦 5、表浅性 4、糜烂性 4、慢性急性发作 2、慢性肥厚性 1、萎缩性 1、合并肝炎 1、伴：呕吐 3、泄泻 2），胆囊炎 65（慢性 33、急性 19、未特指 7、伴：发热 3、呕吐 2、合并表浅性胃炎 1），肝炎 40（急性黄疸型 11、慢性 10、无黄疸型 3、急性非病毒性 2、酒精性 2、慢性迁延性 2、自身免疫性 2、亚急性重症 2、未特指 2、黄疸型 1、慢性活动性 1、胆汁淤积性 1、慢性合并慢性肾炎 1），胆囊息肉 38，肝硬化 23（未特指 9、伴腹水 8、脾大 2、门脉高压症 1、坏死性 1、失代偿期 1、早期 1），胆结石 20（未特指 10、合并胆囊炎 6、伴发热 1、胆道 1、胆管残余 1、胆总管 1），胰腺炎 19（急性 11、慢性 4、未特指 3、急性合并肠麻痹 1），消化性溃疡 15（胃 6、十二指肠 5、十二指肠球部 3、未特指 1），反流性食管炎 12，急性胃肠炎 9，脂肪肝 8，胆道术后综合征 6（未特指 2、胆囊术后综合征 1、胆道动力障碍 1、胆囊切除术后 1、胆石症术后 1），口腔溃疡 5（未特指 4、小儿 1），胃肠功能紊乱 4（未特指 3、术后 1），贲门失弛缓 4，十二指肠淤积 4，阑尾炎 3（未特指 2、急性 1），食管炎 3，胆心综合征 3，消化不良 3（未特指 2、功能性 1），肠易激综合征 3，腹股沟疝 3，胃下垂 3，胆道感染 2，肝脓肿 2，急性化脓性胆管炎 2，食道裂孔疝 2，阴囊疝 2，腮腺囊肿 2，牙周炎 2，粘连性肠梗阻 1，肠息肉病 1，肝炎后遗症（呕吐）1，肝脏多发性囊肿 1，克隆氏病 1，口腔扁平苔癣 1，肝纤维化 1，酒精性肝损坏（合并慢性肝炎）1，腮腺炎 1

西医症状：便秘 64（未特指 53、习惯性 4、小儿 4、老年性 2、功能性 1），呕吐 60（未特指 44、顽固性 5、神经性 4、定时发作 2、肠粘连术后 1、感冒后 1、输卵管结扎术后 1、小儿 1、周期性 1），腹泻 26（未特指 15、小儿 3、肝炎 2、五更泻 2、慢性 1、秋季 1、糖源性 1、痛泄 1），小儿厌食 26，膈肌痉挛 25（未特指 18、顽固性 5、神经性 1、合并低热 1），黄疸 24（未特指 19、胎黄 3、发热 1、肝细胞性 1），胃痛 20，口苦 9，牙痛 9（未特指 8、定时发作 1），肝功能异常 4，口渴 2，便血 2，肠鸣 1，舌痛 1，食欲不振 1

中医疾病：肠痈 3，胃胀 2，磨牙症 1，噎嗝 1

中医症状：纳呆 20，多唾 2，嗳气 2，流涎 2

> **泌尿生殖系统疾病**（52 个、501 则）

西医疾病：围绝经期综合征 37（未特指 31、潮热 3、自汗 2、抑郁症 1），泌尿系感染 25（未特指 13、尿道感染 7、急性尿路感染 3、慢性尿路感染 2），月经失调 24（未特指 12、经期延长 5、月经后期 3、月经过少 2、月经先期 1、经间期出血 1），肾盂肾炎 24（急性 14、未特指 4、慢性 3、慢性肾盂肾炎急性发作 1、伴：肾积水 1、发热 1），痛经 23（未特指 22、青春期 1），乳腺增生 21（小叶增生 11、未特指 9、囊性 1），肾小球肾炎 21（急性 10、慢性 7、慢性急性发作 1、未特指 1、伴：水肿 1、发热 1），乳腺炎 11（急性 9、未特指 2），泌尿系结石 11（输尿管 4、肾 3、未特指 3、肾盂 1），肾病综合征 8（未特指 7、原发性 1），肾功能衰竭 8（慢性 6、急性 1、尿毒症期 1），不孕症 7（未特指 6、原发性 1），盆腔炎 4（慢性 2、未特指 2），IgA 肾病 4，睾丸炎 4，腺性膀胱炎 3，尿毒症 3，阴道脱垂 2，逆行性射精 2，附件炎 2，不育症（精液不液化）2，肾绞痛 2，前列腺炎 2，子宫切除术后诸症（子宫肌腺瘤术后发热）2，子宫内膜异位症 1，溢乳闭经综合征 1，输尿管狭窄 1，输精管结扎术后综合征 1，肾囊肿 1，乳头炎 1，乳痈 1，乳房痛 1，前列腺增生 1，尿道综合征 1，附睾炎 1，肾囊肿 1

西医症状：白带异常 12（未特指 11、青绿 1），睾丸疼痛 9，遗精 5，血尿 5，不射精 3，闭经 3（未特指 2、继发性 1），阴囊肿大 1，遗尿 1，乳房肿大 1，尿失禁 1，肾性水肿 1。

中医疾病：经行诸症 160（感冒 47、发热 37、头痛 18、烦躁 5、抽搐 4、汗出 3、口腔溃疡 2、精神异常 2、情志异常 2、吐衄 2、痤疮 1、鼻衄 1、不寐 1、倒经 1、呃逆 1、腹泻 1、寒热往来 1、行房发热 1、经行鼻塞 1、寒热错杂 1、呕吐 1、乳胀胁痛 1、外感 1、哮喘 1、周期性精神病 1、足踝血络充盈 1、发痉 1、红疹 1、未特指 1、经前：紧张综合征 6、便秘 4、发热 4、感冒 2、畏寒 2、寒颤 1），崩漏 14（未特指 13、淋漓不断 1），淋证 13（未特指 11、膏 1、石 1），癃闭 6，阴吹 2

➢ **呼吸系统疾病**（41 个、642 则）

西医疾病：感冒 158（未特指 98、伴发热 34、体虚 5、感冒后咳嗽 3、胃肠型 3、发热 3、高热 2、小儿 2、老年性 1、气虚 1、少阴兼表 1、太阳表实 1、感冒后畏寒 1、并发胆囊炎 1、伴：低热 1、头痛 1），支气管炎 50（慢性 15、未特指 14、急性 11、急性发作 5、小儿 1、喘息性 1、合并：肺气肿 1、咽炎 1、表浅性胃炎 1），哮喘 36（支气管 13、过敏性 8、未特指 8、咳嗽变异性 2、热哮 1、顽固性 1、小儿咳嗽变异性 1、小儿支气管 1、定时 1），咽炎 22（慢性 10、未特指 7、急性 5），肺炎 22（未特指 7、大叶性 4、支气管 4、小儿 2、伴发热 2、间质性 1、后遗低热 1、社区获得性 1），鼻窦炎 20（未特指 7、慢性 5、慢性副鼻 2、上颌窦 2、额窦 2、急性 1、急性上颌窦 1），流行性感冒 19，呼吸道感染 16（上呼吸道 12、上呼吸道反复发作 2、未特指 2），胸膜炎 14（未特指 9、渗出性 4、急性 1），过敏性鼻炎 10，病毒性感冒 8，扁桃体炎 8（急性 4、急性化脓性 2、反复发热 1、慢性 1），支气管扩张 6，气管炎 3（未特指 2、喘息性 1），慢性鼻炎 2，肺结节病 2，急性颌下淋巴结炎 2，脓气胸（包裹性积液）2，肺脓肿（恢复期）1，肺纤维化 1，鼾症 1，渗出性胸膜炎（左侧）1，腺样体肥大 1，血气胸 1，咽喉溃疡 1，病毒性肺炎 1，慢性阻塞性肺疾病（合并感染）1

西医症状：咳嗽 168（未特指 113、顽固性 16、迁延性 7、小儿 6、夜间 4、膀胱咳 4、肝咳 3、喉源性 3、子时咳嗽 2、定时发作 2、丑时 1、慢性 1、感染性 1、过敏性 1、外感 1、伴性功能障碍 1、合并：咳血 1、心肌缺血 1），咳喘 12（未特指 9、定时发作 1、慢性 1、子时 1），胸腔积液 7，咽痛 5，胸痛 5，声嘶 4，扁桃体肿大 2，咯血 2，鼻痒 1

中医疾病：鼻渊 9，喉痹 9，乳蛾 5，失音 3，肺痈 1。

➢ **某些传染病和寄生虫病**（33 个、198 则）

西医疾病：流行性腮腺炎 49（未特指 40、小儿 9），病毒性肝炎 34（乙型 25、丙型 4、未特指 4、甲型 1），带状疱疹 19（未特指 18、合并面瘫 1），疟疾 17（未特指 15、恶性间日疟 1、中期妊娠疟 1），肺结核 10（未特指 8、伴咯血 1、合并糖尿病 1），伤寒 9（肠 5、未特指 4），结核性胸膜炎 7，痢疾 7（细菌性 5、未特指 2），病毒性角膜炎 4，蛔虫病 4（肠 2、胆道 2），艾滋病 3（未特指 2、合并感冒 1），感染性发热 3，败血症 3，传染性单核细胞增多症 3，淋巴结核 3，流行性乙型脑炎 3，带状疱疹后遗症（神经痛）2，感染（术后）2，尖锐湿疣 2，百日咳 1，扁平疣 1，病毒性结膜炎 1，病毒性脑炎 1，巨细胞病毒感染 1，军团菌病 1，流行性出血热 1，疱疹 1，人类 T 淋巴细胞病毒感染 1，猩红热 1，小儿支原体肺炎 1，肠结核 1，水痘（伴高热）1，癣（股）1

➢ **肌肉骨骼系统和结缔组织疾病**（28 个、119 则）

西医疾病：变应性亚败血症 18，颈椎病 16（未特指 11、椎动脉型 4、颈肩综合征 1），类风湿性关节炎 8，系统性红斑狼疮 6，肋软骨炎 5，坐骨神经痛 4，干燥综合征 3，痛风 3，腰椎间盘突出症 3，骨性关节炎 3，肩关节周围炎 2，骨髓炎 2，白塞病 2，痛风性关节炎 2，纤维肌痛综合征 2，耳后韧带钙化症 1，胶原病 1，皮肌炎 1，成年型斯蒂尔病 1，风湿病 1，腰骶椎退行性变（伴骨质增生）1。

西医症状：腰痛 22（未特指 14、定时发作 4、厥阴 2、腰腿痛 1、夜间 1），身痛 4（未特指 3、肢体窜痛 1），背痛 2，关节痛 1，足跟痛 1，左眉棱骨疼痛 1

中医症状：项强 3

➢ **神经系统疾病**（25 个、170 则）

西医疾病：偏头痛 36，三叉神经痛 24，癫痫 18（未特指 16、原发性 2），植物神经功能紊乱 12，肺性脑病 10，肋间神经痛 9，面神经麻痹 8，多发性神经炎 6，头摇症 6，头痛 6（血管神经性 5、血管性 1），发作性睡眠 5，Ramsay Hunt 综合征 2，周围神经炎 2，腓浅神经卡压综合征 1，僵人综合征 1，颅内压增高 1，神经症 1，睡眠障碍 1，臀上皮神经炎 1，小脑变性 1，重症肌无力 1，脑积水 1，脊髓炎 1

西医症状：感觉异常 15（半身疼痛 5、半身麻木 4、半身疼痛麻木 1、半身冷热 1、手足心刺痛子夜加重 1、双膝关节至足踝部有热灼感 1、味觉丧失 1、未特指 1），脑积水 1

➢ **精神和行为障碍**（25 个、126 则）

西医疾病：性功能障碍（阳痿）40，神经官能症 19（未特指 9、胃肠 5、胃 2、心血管性 2、咽 1），抑郁症 13，精神障碍 6（全身不适 2、精神障碍 2、未特指 2），梦游 5（未特指 4、定时发作 1），多动秽语综合征 3，精神分裂症 3，慢性疲劳综合征 2，神经衰弱 2（重症 1、未特指 1），反应性精神病 2，焦虑症 2，戒断综合征（强痛定）2，性欲缺失（女性）2，电脑网络综合征 1，多动症 1，精神性烦渴 1，神经性低热 1，时差综合征 1，癔症 1，周期性精神病 1

西医症状：嗜睡 10（未特指 7、辰时 1、定时发作 1、巳时 1），抽搐 3，呓语 1，摇头不止 1

中医症状：癫狂 3

➢ 肿瘤（25 个、71 则）

西医疾病：化疗后不良反应 9（胃肠道反应 3、呕吐 2、脱发 2、发热 1、未特指 1），胰腺癌 8（胰头 4、胰头癌伴黄疸 2、未特指 2），肺癌 8（未特指 5、肺腺 1、左肺鳞状 1、伴发热 1），肝癌 7（原发性 3、晚期 2、化疗后发热 1、未特指 1），癌性发热 6（肝癌 3、胆管癌 1、鼻咽 1、未特指 1），白血病 6（未特指 3、急性 1、慢性粒细胞性 1、伴发热 1），结肠癌 3（发热 2、术后肝转移 1），食道癌 3，脑垂体瘤术后 2，乳腺癌 2（伴发热 1、未特指 1），肠癌 2，恶性淋巴瘤 1，恶性组织细胞病 1，非霍奇金淋巴瘤 1，甲状腺癌 1，甲状腺腺瘤 1，淋巴血管瘤（术后周期高热）1，卵巢癌（胚窦瘤伴子宫瘤样变）1，十二指肠间质瘤 1，食道癌 1，听神经瘤术后脑室腹腔引流排异反应 1，胃癌 1，阴道癌（鳞癌）1，子宫肌瘤 1，腮腺混合瘤 1

➢ 眼和附器疾病（23 个、58 则）

西医疾病：视神经炎 7，急性巩膜炎 7，中心性脉络膜视网膜炎 6，复视 5，黄斑变性 4，结合膜炎 3，单纯疱疹性角膜炎 2，泪囊炎 2，急性虹膜睫状体炎 1，睑腺炎 1，神经性斜视 1，视力疲劳 1，白内障 1

西医症状：眼部痛 6（眼眶痛 3、未特指 3），视力模糊 3，眼睑水肿 1，眼球凸出 1，眼珠胀痛 1，眼充血 1

中医疾病：暴发火眼 1，天行赤眼 1，目干 1，眼䀲 1

➢ 皮肤和皮下组织疾病（21 个、127 则）

西医疾病：荨麻疹 37（未特指 22、慢性 10、定时发作 2、过敏性 2、顽固性 1），湿疹 16，瘙痒症 16（未特指 6、定时发作 4、子时 3、外阴 3），痤疮 13，斑秃 6，银屑病 5（未特指 4、银屑病关节炎 1），脂溢性脱发 5，玫瑰糠疹 4，黄褐斑 4，急性接触性皮炎 2，褐黄斑 2（妊娠后 1、未特指 1），皮疹 2，过敏性皮炎 1，皮下脓肿 1，色素性紫癜性皮肤病 1，神经性皮炎 1，掌跖脓疱病 1，神经性皮炎 1

西医症状：脱发 6，手足心黄 1

中医疾病：颈痛 2

➢ 循环系统疾病（16 个、117 则）

西医疾病：冠心病 42（未特指 19、心绞痛 13、心肌梗死 6、心肌缺血 2、不稳定性心绞痛 1、合并心律失常 1），心律失常 15（频发室早 5、未特指 3、室早 2、过早搏动 2、窦性心动过速 1、短阵房速 1、房早 1），病毒性心肌炎 15（未特指 14、伴高热 1），脑卒中 10（未特指 3、脑梗死 2、中风先兆 2、陈旧性脑梗死伴脑萎缩 1、腔隙性脑梗死 1、晕厥 1），高血压病 8（未特指 6、伴手麻 1、合并视网膜出血 1），脑卒中后遗症 7（便秘 3、呕吐 1、焦虑 1、癃闭 1、头痛 1），肺源性心脏病 3（未特指 2、伴胸腔积液 1），风湿热 3，淋巴结炎 3（肠系膜 1、颌下 1、未特指 1），雷诺氏综合征 2，淋巴结核（颈部淋巴腺肿）2，血栓性浅静脉炎 2，心肌炎 2，风湿性关节炎 1，心肌病（扩张型）1，右心心力衰竭 1

➢ 内分泌、营养和代谢疾病（14 个、34 则）

西医疾病：糖尿病 8（未特指 2、Ⅱ型 1、气郁证 1、合并：胃轻瘫 3、骨折 1），甲亢 5，肥胖 4（单纯性 2、未特指 2），多囊卵巢综合征 3，高泌乳素血症 2，高脂血症 2，桥本氏病 2，甲状腺结节 2，低钾血症 1，甲状腺机能减退 1，亚急性甲状腺炎 1，糖尿病性酮症酸中毒 1，亚健康状态 1，营养不良 1

➢ 损伤、中毒和外因的某些其他后果（13 个、25 则）

西医疾病：药物不良反应 7（链霉素中毒 4、药物性肝损害 2、药物过敏 1），脑震荡后遗症 3（未特指 2、眩晕 1），骨折（颅底骨折鼻漏伴颅内感染）2，颅脑损伤 2，毒物中毒（丙烷气）2，胸部损伤 1，脑外伤后诸症（脑干损伤）1，挤压综合征 1，脑挫伤 1，脾破裂 1，脾切除术后发烧 1，舌咽神经损伤 1，腰部扭伤 1

➢ 耳和乳突疾病（11 个、137 则）

西医疾病：美尼尔氏综合征 36，中耳炎 28（未特指 7、慢性化脓性 5、急性卡他性 4、急性化脓性 3、急性 2、分泌性 2、非化脓性 1、慢性 1、化脓性 1、渗出性 1、急性非化脓性并病发腮腺红肿 1），耳源性眩晕 5，前庭神经原炎 2，大疱性鼓膜炎 2，耳鸣、耳聋、眩晕综合征 1，外耳道炎 1

西医症状：耳聋 41（突发性 20、未特指 19、传导性 1、神经性 1），耳鸣 18（未特指 16、神经性 2），耳痛 2，耳痒 1

➤ **血液及造血器官疾病和某些涉及免疫机制的疾患（7 个、23 则）**

西医疾病：紫癜 11（原发性血小板减少性 9、过敏性 2），结节病 4，贫血 3（溶血性 2、未特指 1），嗜酸粒细胞增多 2，假性白细胞减少症 1，淋巴腺肿 1，脾破裂 1

➤ **妊娠、分娩和产褥期（5 个、215 则）**

西医疾病：产褥期诸症 134（发热 89、感染性发热 9、高热 6、产后抑郁症 6、感冒 5、剖腹产术后高热 4、恶露不尽 4、便秘 3、阴肿 2、荨麻疹 1、身痛 1、剖宫产术后发热 1、低热 1、乳少 1、腹痛 1），妊娠期诸症 64（恶阻 50、发热 5、感冒 3、子痫 2、胆汁淤积症 1、咳嗽 1、淋证 1、子嗽 1），人工流产后诸症 7（发热 2、腹痛 1、眩晕 1、植物神经功能紊乱 1、狂证 1、未特指 1），先兆流产 2

中医疾病：乳痈 8

➤ **先天性畸形、变形和染色体异常（2 个、2 则）**

西医疾病：唐氏综合征 1，气管食管瘘 1

➤ **起源于围生期的某些情况（1 个、1 则）**

西医疾病：新生儿泪囊炎 1

➤ **中医病证（71 个、1293 则）**

发热 442（未特指 157、低 57、高 53、定时发作 21、术后 18、往来寒热 16、小儿 10、午后 9、长期 9、夜间 8、感染性 8、恶寒 6、少阳 6、周期性 6、不明原因 4、潮 3、持续高 3、小儿高 3、瘀血 3、子时 3、伴自汗 3、合并咳嗽 3、间歇性 2、三阳合病 2、肝脾不调 2、内伤 2、顽固性 2、午夜 2、驰张热 2、胆胃郁热 1、高热合并寒战 1、暮夜壮热 1、日晡潮热 1、日中 1、申时 1、夏季 1、食积 1、水痘高热 1、无名 1、贫血 1、气虚 1、气郁 1、热入血室 1、耳聋 1、暑湿 1、蓄血证 1、眼胀 1、半身 1），眩晕 110（未特指 101、老年性 2、颈椎病 2、少阳枢机不利 2、口苦 1、定时发作 1、脑动脉供血不足 1），头痛 96（未特指 71、定时发作 11、少阳头痛 5、顽固性 4、前额痛 1、厥阴 1、外感 1、气机失调 1、子时 1），汗证 75（盗 15、多 14、自 7、未特指 7、黄 6、无 4、夜 4、半身无 5、头 4、定时盗 2、合并腹泻 2、偏沮 1、偏身 1、小儿多 1、阴 1、子时盗 1），热入血室 73，不寐 66（未特指 60、顽固性 2、气郁 1、肝郁 1、定时发作 1、惊悸 1），胁痛 58（未特指 50、右胁 5、胆囊术后 2、夜间 1），腹痛 46（未特指 32、定时发作 7、小儿 2、小腹 2、阵发性 2、复发性 1），胃脘痛 42（未特指 39、定时发作 3），水肿 32（未特指 27、特发性 4、风水 1），少阳病 18，心悸 18，胸痹 17，痹证 17（未特指 11、痛 2、着 2、热 1、行 1），胸胁支满 15，腹胀 15（未特指 13、腹部术后 2），郁证 13，痰饮病（悬饮）10，鼻衄 10，梅核气 9，寒热错杂证 6，烦躁 6（未特指 5、子丑时烦躁 1），瘿瘤 6，胸闷 6（未特指 5、子时喘憋 1），晕厥 6（排尿 3、未特指 2、丑时 1），虚劳 5，痞满 4（未特指 3、胃 1），臌胀 4，咽干 4，恶寒 3（未特指 2、节律性 1），脏躁 3，急喉风 3，寒热往来 3，喑哑（暴喑）3，风疹 2，肝郁脾虚证 2，龋齿 2，强中 2，热入血分证 2，风轮疮 2，三阳合病 2，舌蹇 2，肝胃不和 2，蓄血证 2，奔豚 2，消渴 2，白疕 1，唇风 1，发颐 1，乏力 1，风水 1，风温 1，疳积 1，狐惑病 1，积聚 1，结乳 1，惊悸 1，厥阴病（厥阴虚寒）1，厥证 1，类疟 1，梦交 1，疟母 1，上石疽 1，嗜酸症 1，血痹 1，眼痹 1，癥瘕 1，足心灼热 1，头风 1，上盛下虚证 1，梦中哭叫 1

按文献病症种类和医案则数多少排序，西医病症系统中，消化系统疾病、呼吸系统疾病、泌尿生殖系统疾病均为高频病症系统（图 23-49）。中医病证在病证种类和医案数量上均居首位。各系统病症（证）中，医案数位居前列（至少为 30）的病症（证）有：胃炎、胆囊炎、肝炎、胆囊息肉、便秘、呕吐、围绝经期综合征、经行诸症、感冒、支气管炎、哮喘、咳嗽、流行性腮腺炎、病毒性肝炎、偏头痛、性功能障碍（阳痿）、荨麻疹、冠心病、美尼尔氏综合征、耳聋、产褥期诸症、妊娠期诸症、发热、眩晕、头痛、汗证、热入血室、不寐、胁痛、腹痛、胃脘痛、水肿。

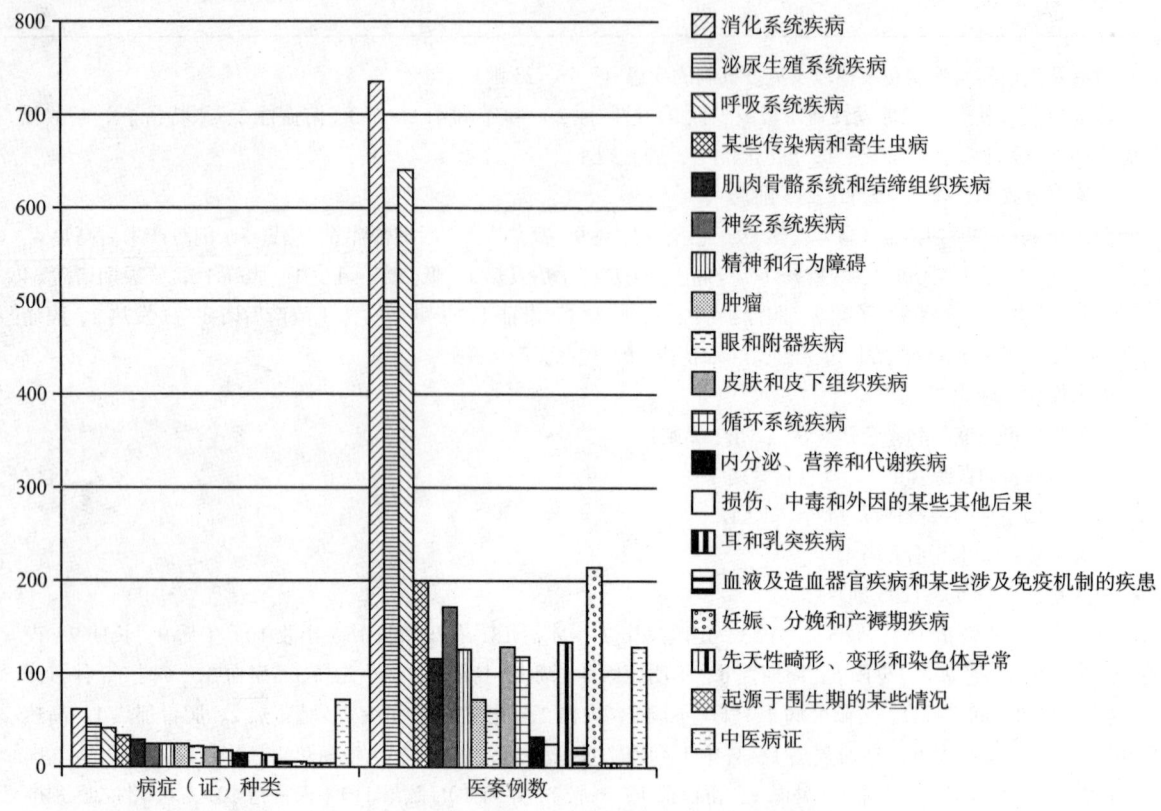

图 23-49　病症（证）种类及医案数量分布图

3. 比较研究

临床研究和个案经验文献比较，两者在文献和病症数量上，消化系统疾病、泌尿生殖系统疾病、呼吸系统疾病均居前列，是共有的高频病症系统。在具体病症（证）上，胃炎、胆囊炎、感冒、哮喘、咳嗽、病毒性肝炎、产褥期诸症、发热、眩晕等是共有高频病症（证）。

【证据分级】

临床研究文献证据

截至目前，小柴胡汤及其加减方临床研究文献证据等级为：B 级 85 篇、C 级 653 篇、D 级 793 篇。详细情况见表 23-76。

表 23-76　临床研究文献证据等级分布情况

证据等级	病症（证）
B 级	便秘（习惯性）、病毒性肝炎（乙肝）、产褥期诸症（产后抑郁症）、痤疮、胆囊息肉、胆囊炎、胃炎（慢性表浅性、慢性、胆汁反流性）、高血压病（原发性）、躯体形式障碍、肾小球肾炎（慢性）、胃肠功能紊乱（术后）、哮喘（咳嗽变异性、未特指）、冠心病（不稳定性心绞痛）、脂肪肝（非酒精性脂肪肝高脂血症、未特指）、病毒性肝炎（丙型肝炎）、不寐、发热、肝功能异常、肝纤维化、化疗后不良反应（呕吐）、食道癌（鳞癌）、感冒、系统性红斑狼疮、不育症（精子活动率低）、乳腺炎、肾病综合征、带状疱疹、流行性腮腺炎（小儿）、甲亢、糖尿病（合并肾功能衰竭）、肝癌术后综合征、眩晕

证据等级	病症（证）
C级	癌性发热（肝）、艾滋病（血脂异常）、鼻窦炎（急性、急性上颌窦炎）、便秘（老年性、未特指）、病毒性肝炎、病毒性肝炎（乙肝合并肺结核）、病毒性心肌炎（急性）、产褥期诸症（发热）、传染性单核细胞增多症、带状疱疹、胆道术后综合征（胆囊切除术）、多囊卵巢综合征、恶性肿瘤并发症（发热）、发热（小儿）、反流性食管炎、肺炎、腹痛、肝癌（原发性、未特指）、肝囊肿、肝性胸水、肝炎（急性黄疸型、慢性、活动性、合并肝硬化）、肝硬化（甲胎蛋白阳性）、感冒（胃肠型、伴发热、小儿合并发热）、干眼症、干燥综合征、高血压病（焦虑）、功能性消化不良（餐后不适综合征）、冠心病（变异性心绞痛、劳累性心绞痛）、过敏性鼻炎、呼吸道感染（急性上呼吸道、呼吸道易感儿、未特指）、化疗后不良反应（肝癌介入化疗术后呕吐）、急性肠系膜静脉血栓形成、甲亢（突眼）、甲状腺癌、甲状腺炎（急性、亚急性）、尖锐湿疣、经行诸症（发热、感冒、头痛）、咳嗽（小儿久咳、未特指）、流行性感冒（甲型H1N1流感）、流行性腮腺炎、慢性疲劳综合征、慢性阻塞性肺疾病、美尼尔氏综合征、泌尿系感染（尿道）、脑卒中后遗症（眩晕、抑郁、未特指）、呕吐（女性结扎术后）、盆腔炎（急性）、偏头痛、乳蛾、乳腺癌（晚期）、乳腺增生、三叉神经痛、伤寒、少阳病、肾病综合征（原发性）、肾功能衰竭（慢性）、肾小球肾炎（合并蛋白尿）、水肿（血管神经性）、糖尿病（Ⅱ型、合并：抑郁、胃轻瘫、抑郁症、下肢动脉硬化症）、痛经（原发性）、围绝经期综合征（不寐、高血压、抑郁症、未特指）、胃炎（慢性表浅性、萎缩性）、系统性红斑狼疮、消化不良（功能性）、消化性溃疡、小儿肠系膜淋巴结炎、眩晕、抑郁症、幽门螺杆菌感染（相关性胃炎）、郁证、支气管炎（急性、未特指）、椎基底动脉供血不足、紫癜（血小板减少性、原发性血小板减少性）、癌性发热、病毒性肝炎（黄疸型、黄疸型病毒性肝炎甲胎蛋白增高、慢性丙肝、慢性活动性乙肝合并肝脾肿大、小儿）、肺炎（老年性）、感冒（伴咳嗽、未特指）、脑卒中后遗症（焦虑）、胃脘痛、鼻窦炎（慢性）、肝癌（化疗后发热）、咳嗽（慢性）、癌性发热、胆道术后综合征（胆囊术后）、发热（脾切除术后）、黄褐斑、颈椎病（椎动脉型）、胃结石（胃柿石）、心境障碍、胸膜炎（干性）、荨麻疹、腰椎间盘突出症、胰腺癌、病毒性感冒、不育症、胆囊炎（合并慢性胃炎）、多动症、腹泻、肝衰竭、肝炎（胆汁淤积型）、高脂血症、化疗后不良反应（肝癌介入）、流行性感冒、皮下脓肿、头痛、胸部损伤（胸部软组织闭合性挫伤）
D级	艾滋病（伴发热、合并感冒、未特指）、百日咳、斑秃、鼻窦炎、鼻炎（慢性、未特指）、闭经（继发性）、病毒性肝炎（慢性活动性乙肝）、病毒性角膜炎、病毒性结膜炎、病毒性上呼吸道感染、产褥期诸症（感染性发热、剖宫产术后发热、未特指）、溃疡性结肠肠炎、肠易激综合征、带状疱疹后遗症（神经痛）、胆瘅、胆结石（合并胆囊炎、未特指）、胆囊炎（急性、未特指）、癫狂（狂证、未特指）、癫痫（小儿、未特指）、耳蜗前庭功能紊乱、耳源性眩晕、发热（高热、急性、往来寒热、夏季热、小儿、血液病、长期低热、痔疮术后、周期性）、乏力、腓肠肌痉挛、肺炎（病毒性、急性、间质性）、风水、风温、肝脓肿、肝脓肿（细菌性）、肝胃不和、肝炎（慢性肝炎合并中毒性肠麻痹、小儿急性黄疸型、重症、未特指）、肝硬化、感冒（伴高热、后遗咳嗽）、膈肌痉挛（顽固性、未特指）、冠心病（心绞痛）、过敏性紫癜、呼吸道感染（小儿上呼吸道）、化疗后不良反应、肩胛肋骨综合征、结核性胸膜炎、结膜炎（春季）、经行诸症（经前紧张综合征）、经行诸症（水肿、哮喘）、颈椎病、竞技综合征（高考前紧张、焦虑）、咳嗽（胆咳、喉源性、顽固性）、口腔溃疡（复发性）、肋软骨炎、淋巴结炎、慢性阻塞性肺疾病（急性发作）、梅核气、泌尿系感染、泌尿系结石、面神经麻痹、面神经炎、纳呆、男性更年期综合征、尿道综合征、呕吐、膀胱颈狭窄（后天性）、盆腔炎（慢性）、偏苔、桥本氏病、热入血室证、人工流产后诸症（发热）、妊娠期诸症（感冒、妊娠恶阻、发热）、乳腺癌术后诸症（术后更年期综合征）、乳腺增生（小叶）、身痛、肾病综合征（难治性、未特指）、肾小球肾炎（急性、小儿急性）、肾盂肾炎（急性）、湿疹、时差综合征、视神经炎、水痘、水肿、丝虫病性乳糜尿、痰饮病（悬饮）、糖尿病、痛经、头痛（顽固性、血管紧张性、血管性）、脱发、围绝经期综合征（功能障碍性子宫出血）、胃肠功能紊乱（腹部术后）、胃痛（慢性）、胃下垂、胃炎（急性）、习惯性流产（母亲胎儿ABO血型不合）、先兆流产、消化不良（非溃疡性）、哮喘（小儿支气管、支气管）、胁痛、心律失常（频发室早、过早搏动）、性功能障碍（阳痿）、胸腔积液、胸胁支满、眩晕（反复发作性）、血证、荨麻疹（慢性、顽固性）、咽炎（急性、慢性）、眼底出血、厌食（小儿）、恙虫病、药物不良反应（抗结核药物消化道、皮质激素）、胰腺癌（中晚期）、胰腺炎（急性）、银屑病、晕车船病、支气管炎（急性发作）、脂质结合唾液酸（LSA）增高、中耳炎（分泌性、急性化脓性、急性卡他性）、紫癜性肾炎、坐骨神经痛、脑外伤后诸症（脑震荡后眩晕）、单核细胞增多症、类风湿性关节炎

【证据示例】

1.消化系统疾病

（1）胆汁反流性胃炎

B级证据7篇，C级证据30篇，D级证据35篇。

> 小柴胡汤加减对照多潘立酮、雷尼替丁治疗胆汁反流性胃炎在改善胃灼热感发生率方面有优势（B）

廖习芳[1]实施的一项临床随机对照试验，样本量为60例。试验组、对照组各30例。对照组使用多潘立酮，每次10mg，3次/日；雷尼替丁150mg/次，温水口服，2次/日。试验组采用小柴胡汤加减：党参15g，柴胡、黄芩、法半夏各10g，红枣3枚，甘草5g，生姜3片。脾胃虚弱加黄芪25g、苍术10g、白术10g、砂仁5g；胃脘胀满加香附9g、枳实8g；疼痛严重加佛手、元胡、川楝子各10g；脾胃湿热加黄连6g、蒲公英20g、竹茹10g；病程长且血瘀加没药8g、乳香8g、丹参12g；偏胃寒加吴茱萸5g、高良姜9g。1剂/日，水煎150mL，早晚口服。两组均连续治疗30日为1疗程。治疗过程中需禁用辛、辣等刺激性食物，饮食方面坚持"少食多餐"的原则。两组比较：胃灼热感发生率相对危险度（RR）0.21，95%CI（0.05～0.84），P=0.03，有统计学意义。

（2）慢性表浅性胃炎

B级证据2篇，C级证据8篇，D级证据9篇。

> 小柴胡汤加味对照奥克治疗慢性表浅性胃炎在提高患者生存质量方面有优势（B）

张海燕[2]实施的一项临床随机对照试验，样本量为60例。试验组、对照组各30例。试验组给予加味小柴胡汤（由柴胡、黄芩、法夏、党参、郁金、元胡、白芍、海螵蛸、甘草、生姜、大枣等组成）口服，水煎服，日1剂，疗程为4周。对照组予奥克胶囊口服，每次20mg，每日1次，疗程为4周。两组比较：临床总有效率相对危险度（RR）1.31，95%CI（0.99～1.71），P=0.05，无统计学意义；生存质量积分加权均数差（WMD）16.65，95%CI（14.21～19.09），P＜0.00001，有统计学意义［疗效标准：参照2002年5月国家药品监督管理局《中药新药临床研究指导原则（试行）》中肝胃不和证的证候疗效判定标准。确定肝胃不和型慢性表浅性胃炎的临床疗效评价标准为：临床痊愈：临床症状、体征消失或基本消失，证候积分减少≥95%。显效：临床症状、体征明显改善，证候积分减少≥70%。有效：临床症状、体征均有好转，证候积分减少≥30%。无效：临床症状、体征均无明显改善，甚或加重，证候积分减少不足30%。计算公式采用尼莫地平法］。

（3）胆囊炎（慢性）

B级证据1篇，C级证据21篇，D级证据14篇

> 小柴胡汤加减对照氨苄西林、消炎利胆片治疗慢性胆囊炎在临床总有效率方面有优势（C）

胡万海[3]实施的一项临床随机对照试验，样本量为96例。其中试验组50例，采用小柴胡汤加减：柴胡、黄芩、丹参各15g，半夏10g，白芍、瓜蒌皮各20g，元胡6g，川贝母3g，甘草5g。

偏气滞者，加青皮、陈皮、苦楝根皮、郁金各 10g ～ 15g；湿热甚者，加龙胆草 15 ～ 30g、蒲公英 15 ～ 30g、山栀子 15 ～ 30g、金钱草 10g、车前子 15g；大便秘结者，加大黄 6g。每日 1 剂，水煎 3 次，取汁 450mL 分 3 次温服。21 天为 1 个疗程，连续治疗 2 个疗程。对照组：口服氨苄西林 0.5g/ 次，1 日 3 次，氨苄西林过敏者可选用氧氟沙星片 0.2g，口服，1 日 3 次；同时服用消炎利胆片，5 片 / 次，1 日 3 次。两组比较：临床总有效率相对危险度（RR）1.34，95%CI（1.11 ～ 1.62），P=0.003，有统计学意义（疗效标准：治愈：症状和体征完全消失，影像学检查正常。显效：症状和体征基本消失，影像学检查明显改善。有效：症状和体征大部分消失，影像学检查有改善。无效：症状和体征及影像学检查无改善）。

2. 某些传染病和寄生虫病

（1）病毒性肝炎（乙肝）

B 级证据 4 篇，C 级证据 79 篇，D 级证据 17 篇。

> 小柴胡汤联合常规护肝药对照大黄䗪虫丸联合常规护肝药治疗乙肝在改善肝功能方面有优势（B）

江山等[4]实施的一项临床随机对照试验，样本量为 76 例。试验组 40 例，对照组 36 例。两组患者入院后均给予能量合剂、齐墩果酸、维生素类等常规护肝药，不使用抗病毒药、免疫调节剂和其他的抗肝纤维化治疗药物，治疗 3 个月观察疗效。试验组服用小柴胡汤浓缩煎剂：柴胡 15g，黄芩 9g，半夏 9g，生姜 9g，炙甘草 9g，大枣 12g，人参 9g。每次 150mL（浓缩剂含生药 1mg/mL），每日 2 次口服。对照组给予大黄䗪虫丸，每次 3.0g，每日 2 次口服。两组患者入院后均给予能量合剂、齐墩果酸、维生素类等常规护肝药，不使用抗病毒药、免疫调节剂和其他的抗肝纤维化治疗药物，治疗 3 个月观察疗效。两组比较，肝功能 AST 加权均数标准差（WMD）–48.58，95%CI（–68.57 ～ –28.59），P ＜ 0.00001，有统计学意义。

（2）病毒性肝炎（丙肝）

B 级证据 2 篇，C 级证据 14 篇，D 级证据 9 篇。

> 小柴胡汤联合干扰素、利巴韦林对照单纯干扰素、利巴韦林治疗丙肝在改善肝功能方面有优势（B）

贾秀丽等[5]实施的一项临床随机对照试验，样本量为 79 例。试验组 40 例，对照组 39 例。对照组给予皮下注射聚乙二醇干扰素，每周 1 次，并口服利巴韦林（早、中、晚各 300mg）。试验组在对照组用药基础上加用中药小柴胡汤：柴胡 24g、黄芩 9g、人参 6g、半夏 9g、甘草 5g、生姜 9g、大枣 4 枚。两组均以 24 周为 1 疗程。两组比较，肝功能 AST 加权均数差（WMD）–10.99，95%CI（–19.17 ～ –2.81），P=0.008，有统计学意义。

3. 耳和乳突疾病

（1）美尼尔氏综合征

C 级证据 9 篇，D 级证据 13 篇。

> 小柴胡汤加减联合西药对照单纯西药治疗美尼尔氏综合征在临床总有效率方面有优势（C）

刘建民等[6]实施的一项临床随机对照试验，样本量为 266 例。试验组 186 例，对照组 80 例。试验组采用中西医结合进行治疗。中医治疗以小柴胡汤为主加减：柴胡 10g，黄芩 10g，党参 30g，半夏 10g，甘草 6g，生姜 3 片，大枣 10g，茯苓 30g，钩藤 10g，川芎 10g。水煎服，每日 1 剂，分 2 次服，7 日为 1 个疗程。口干、舌红苔黄、脉数等热象明显者，去生姜、半夏、党参，加天花粉 15g；耳聋、耳鸣及耳闷明显者，加石菖蒲 10g、远志 6g；恶心呕吐明显者，加藿香 10g、竹茹 18g；汗出明显者，加桂枝 10g、白术 10g；胸脘满闷、纳呆明显者，加神曲 15g、山楂 10g。西医治疗采用培他定注射液 500mL+ 维生素 C5g，静脉滴注，1 天 1 次；50% 葡萄糖 40mL、维生素 $B_6$100mL 静脉注射，1 天 2 次；谷维素片每次 30mg，1 日 3 次，氟桂利嗪胶囊每次 10mg，1 日 3 次，地芬尼多片每次 50mg，1 日 3 次，7 日为 1 个疗程。睡眠不好者加服安定适量，水、电解质紊乱者，适当补液。对照组单纯采用西医相关治疗。两组比较，临床总有效率相对危险度（RR）1.45，95%CI（1.24～1.69），P<0.00001，有统计学意义（疗效标准：痊愈：眩晕及其他症状消失。显效：眩晕减轻，其他症状消失。有效：眩晕减轻，其他症状好转。无效：眩晕及其他症状较治疗前无改善）。

4. 呼吸系统疾病

（1）咳嗽（未特指）

B 级证据 1 篇，C 级证据 5 篇，D 级证据 31 篇。

> 小柴胡汤原方对照复方甘草口服液治疗咳嗽（未特指）在临床总有效率方面有优势（C）

赵毅[7]实施的一项临床随机对照试验，样本量为 100 例，试验组、对照组各 50 例。试验组予小柴胡汤：柴胡 24g，黄芩 9g，半夏 9g，党参 9g，甘草 6g，大枣 4 枚，生姜 9g。1 剂 / 日，水煎服。对照组予复方甘草口服液 10mL，3 次 / 日，口服，7 日为 1 个疗程。两组比较，临床总有效率相对危险度（RR）1.26，95%CI（1.01～1.58），P=0.04，有统计学意义（疗效标准参照《中医病证诊断疗效标准》中咳嗽的疗效标准制定。治愈：咳嗽及临床体征均消失，2 周以上未发者。好转：咳嗽减轻，痰量减少。无效：用药 1 周后症状、体征无明显改变或有加重）。

5. 泌尿生殖系统疾病

（1）肾小球肾炎（慢性）

B 级证据 1 篇，C 级证据 6 篇，D 级证据 15 篇。

> 小柴胡汤加减联合西医对症治疗对照单纯西医对症治疗干预慢性肾小球肾炎在临床总有效率方面有优势（B）

丁世永等[8]实施的一项临床随机对照试验，样本量为 70 例，试验组、对照组各 35 例。所有患者均进行慢性肾脏病的常规治疗：①饮食方面：慢性肾脏疾病（CKD）1、2 期轻型患者，不必严格限制膳食；CKD3 期患者，应低盐优质低蛋白饮食，适量的糖类、脂肪，以保证足够的热量，一般成人每日 125.52 ～ 146.44kJ/kg（30 ～ 35kcal/kg）。②钠盐的摄入应根据病情与血钠而定。有高血压、肺水肿、心力衰竭、全身浮肿时，钠盐量应限制在每日 3g 左右。水分应根据尿量而定。③积极控制血压，用药以钙通道受体阻滞剂类降压药为主，ARB 类药物，尿蛋白≥ 1g/24h 时，平均动脉压应控制在 125/75mmHg 以下；尿蛋白＜ 1g/24h 时，平均动脉压应控制在 130/80mmHg 以下；④控制慢性肾小球肾炎可逆的加剧因素。在此基础上，试验组加服小柴胡汤：柴胡 15g，黄芩 10g，党参 15g，制半夏 10g，生姜 3 片，大枣 4 枚，炙甘草 6g。水煎，每日 1 剂，煎 300mL，分 2 次口服，每次 150mL。兼有水湿者，加薏苡仁根 30g、车前子 30g、泽兰 15g、玉米须 15g；兼有湿热者，加石韦 15g、薏苡仁根 30g、白花蛇舌草 30g、碧玉散 15g（包煎）；兼有血瘀者：加桃仁 10g、红花 5g、虎杖 15g、积雪草 30g、丹参 15g；兼有表证者：加荆芥炭 10g、防风 5g、鸡苏散 15g（包煎）；对照组加服肾炎康复片：由西洋参、山药、丹参、白花蛇舌草、生地黄、土茯苓、杜仲（炒）、益母草、白茅根、黑豆、桔梗、人参、泽泻。每次 5 片。两组比较：临床总有效率相对危险度（RR）1.39，95%CI（1.07 ～ 1.80），P=0.01，有统计学意义［疗效标准：疾病疗效判定临床控制：尿常规检查蛋白转阴性，或 24h 尿蛋白定量正常；尿常规检查尿红细胞数正常，或尿沉渣红细胞计数正常；肾功能（包括 BUN、SCR、GFR）正常。显效：尿常规检查蛋白减少 2 个"＋"，或 24h 尿蛋白定量减少≥ 40%；尿红细胞减少≥ 3 个 /HP 或 2 个"＋"，或尿沉渣红细胞计数检查减少≥ 40%；肾功能正常或基本正常（与正常值相差不超过 15%）。有效：尿常规检查蛋白减少 1 个"＋"，或 24h 尿蛋白定量减少＜ 40%；尿红细胞减少＜ 3 个 /HP 或 1 个"＋"，或尿沉渣红细胞计数检查减少＜ 40%；肾功能正常或有改善。无效：临床表现与上述实验室检查均无改善或加重者］。

【证据荟萃】

※ Ⅰ级

小柴胡汤及其加减方主要治疗消化系统疾病、某些传染病和寄生虫病，如胆汁反流性胃炎、慢性表浅性胃炎、病毒性肝炎（乙肝、丙肝）等。

※ Ⅱ级

小柴胡汤及其加减方主要治疗消化系统疾病、耳和乳突疾病、呼吸系统疾病、泌尿生殖系统疾病，如胆囊炎（慢性）、美尼尔氏综合征、咳嗽（未特指）、肾小球肾炎（慢性）等。

《伤寒论》原文中以本方治疗少阳枢机不利，气、火、水转输失常的病证，其主要临床表现为往来寒热，胸胁苦满，嘿嘿不欲饮食，心烦喜呕等。《金匮要略》中以本方治黄疸初期兼见少阳证、少阳邪热迫胃致呕之证、产妇郁冒大便坚之证、妇人外感热入血室，影响少阳枢机不利之证等。其临床应用范围十分广泛。胆汁反流性胃炎、慢性表浅性胃炎、病毒性肝炎（乙肝、丙肝）、胆囊炎（慢性）、美尼尔氏综合征、咳嗽（未特指）、肾小球肾炎（慢性）等高频病症在某阶段的病机及临床表现可与之相符。临床研究和个案经验文献均支持上述系统是其高频率、高级别证据分布的病症系统。胆汁反流性胃炎、慢性表浅性胃炎、病毒性肝炎（乙肝、丙肝）均已有至少 2 项 B 级证据；胆囊炎（慢性）、咳嗽（未特指）、肾小球肾炎（慢性）均已有 1 项 B 级证据，至少 2 项 C 级证据；美尼尔氏综合征已有至少 2 项 C 级证据。

※ Ⅰ级

小柴胡汤加减对照多潘立酮、雷尼替丁治疗胆汁反流性胃炎在改善胃灼热感发生率方面有优势。

小柴胡汤加味对照奥克治疗慢性表浅性胃炎在提高患者生存质量方面有优势。

小柴胡汤联合常规护肝药对照大黄䗪虫丸联合常规护肝药治疗乙肝在改善肝功能方面有优势。

小柴胡汤联合干扰素、利巴韦林对照单纯干扰素、利巴韦林治疗丙肝在改善肝功能方面有优势。

※ Ⅱ级

小柴胡汤加减对照氨苄西林、消炎利胆片治疗慢性胆囊炎在临床总有效率方面有优势。

小柴胡汤加减联合西药对照单纯西药治疗美尼尔氏综合征在临床总有效率方面有优势。

小柴胡汤原方对照复方甘草口服液治疗咳嗽（未特指）在临床总有效率方面有优势。

小柴胡汤加减联合西医对症治疗对照单纯西医对症治疗干预慢性肾小球肾炎在临床总有效率方面有优势。

【参考文献】

［1］廖习芳.小柴胡汤治疗胆汁反流性胃炎随机平行对照研究［J］.实用中医内科杂志，2013，27（06）：26-28.

［2］张海燕.加味小柴胡汤对肝胃不和型慢性表浅性胃炎患者生存质量的影响［D］.广州中医药大学，2006.

［3］胡万海.小柴胡汤加减治疗慢性胆囊炎50例［J］.浙江中医杂志，2010，45（3）：192.

［4］江山，尤世刚，占国清，等.小柴胡汤治疗慢性乙型肝炎肝纤维化40例［J］.实用医学杂志，2007，23（19）：3105-3106.

［5］贾秀丽，李绍民.小柴胡汤联合PEG-IFN-α与RBV治疗慢性丙型肝炎的临床分析［J］.牡丹江医学院学报，2013，34（3）：5-7.

［6］刘建民，张军民.中西医结合治疗梅尼埃病186例［J］.河南中医，2003，23（10）：50.

［7］赵毅.小柴胡汤治疗肝火犯肺型咳嗽临床观察［J］.吉林中医药，2012，32（10）：1015-1016.

［8］丁世永，郑平东，何立群，等.小柴胡汤改善慢性肾小球肾炎患者炎症及减轻蛋白尿的作用研究［J］.中国中西医结合杂志，2013，33（1）：21-26.

二十八、桂枝去芍药加蜀漆牡蛎龙骨救逆汤

【原文汇要】

《伤寒论》

伤寒脉浮，医以火劫迫之，亡阳必惊狂，卧起不安者，桂枝去芍药加蜀漆牡蛎龙骨救逆汤主之。（112）

桂枝去芍药加蜀漆牡蛎龙骨救逆汤方

桂枝三两（去皮） 甘草二两（炙） 生姜三两（切） 大枣十二枚 牡蛎五两（熬） 蜀漆三两（洗去腥） 龙骨四两

上七味，以水一斗二升，先煮蜀漆，减二升，内诸药，煮取三升，去滓，温服一升。本云，桂枝汤今去芍药加蜀漆、牡蛎、龙骨。

《金匮要略》

火邪者，桂枝去芍药加蜀漆牡蛎龙骨救逆汤主之。（12）

桂枝去芍药加蜀漆牡蛎龙骨救逆汤方

桂枝三两（去皮） 甘草二两（炙） 生姜三两 牡蛎五两（熬） 龙骨四两大枣十二枚 蜀漆三两（洗去腥）

上为末，以水一斗二升，先煮蜀漆，减二升，内诸药，煮取三升，去滓，温服一升。

【原文释义】

《伤寒论》

桂枝汤去芍药加蜀漆龙骨牡蛎汤主治太阳病误火致心阴阳俱虚，心神浮越反被邪扰，症见惊狂、卧起不安、心悸等；方中用桂枝汤去芍药加蜀漆和大剂量牡蛎、龙骨组成。方中桂枝甘草温通心阳；生姜、大枣补益中焦而调和营卫，并能助桂枝、甘草温复阳气；蜀漆涤痰散结；龙骨、牡蛎重镇潜敛以安浮越之心神。

《金匮要略》

桂枝汤去芍药加蜀漆龙骨牡蛎汤主治火劫致惊之证。方用桂枝汤去芍药之阴柔以助心阳，加龙骨、牡蛎固摄镇惊，心阳虚则痰浊易阻，用蜀漆涤痰逐邪以止惊狂。本方有通阳、镇惊安神之效。因其症状紧急，且由火逆所致，故方名"救逆"。

【文献概况】

设置关键词为"桂枝去芍藥加蜀漆牡蠣龍骨救逆湯""桂枝去芍药加蜀漆牡蛎龙骨救逆汤""桂枝救逆湯""桂枝救逆汤"，检索并剔重后，得到65篇相关文献，其中CBM、CNKI、VIP、WF分别为5篇、50篇、0篇、10篇。初步分类：临床研究3篇（4.6%）、个案经验8篇（12.3%）、实验研究2篇（3.1%）、理论研究37篇（57%）、其他15篇（23.1%）。在个案经验文献中，桂枝去芍药加蜀漆牡蛎龙骨救逆汤及其加减方的医案有15则。

【文献病谱】

1. 临床研究文献

共涉及3类病症系统、3个病症（表23-77）。

表23-77 桂枝去芍药加蜀漆牡蛎龙骨救逆汤临床研究文献病症谱

➤ **精神和行为障碍（1个、1篇）**
　西医疾病：心血管性神经官能症 1
➤ **循环系统疾病（1个 1篇）**
　西医疾病：心律失常 1
➤ **某些传染病和寄生虫病（1个、1篇）**
　西医疾病：流行性出血热（合并休克）1

2. 个案经验文献

共有 5 类病症（证）系统、13 个病症（证）、15 则医案（表 23-78）。

表 23-78 桂枝去芍药加蜀漆牡蛎龙骨救逆汤个案经验文献病症（证）谱

> **精神和行为障碍（5 个、6 则）**
> 西医疾病：精神分裂症 2，多动秽语综合征 1，小儿幻听伴幻视 1，强迫性神经症 1
> 中医疾病：癫狂（癫证）1
> **循环系统疾病（2 个、2 则）**
> 西医疾病：肺源性心脏病 1，高血压病（II 型）1
> **妊娠、分娩和产褥期（1 个、2 则）**
> 西医疾病：产褥期诸症（汗证）2
> **呼吸系统疾病（1 个、1 则）**
> 西医疾病：哮喘 1
> **中医病证（4 个、4 则）**
> 惊悸 1，伤寒 1，晕厥 1，怔忡 1

按文献病症种类和医案则数多少排序，西医病症系统中，精神和行为障碍均居首位（图 23-50）。各系统病症中，医案数位居前列（至少为 2）的病症有：精神分裂症、产褥期诸症（汗证）。

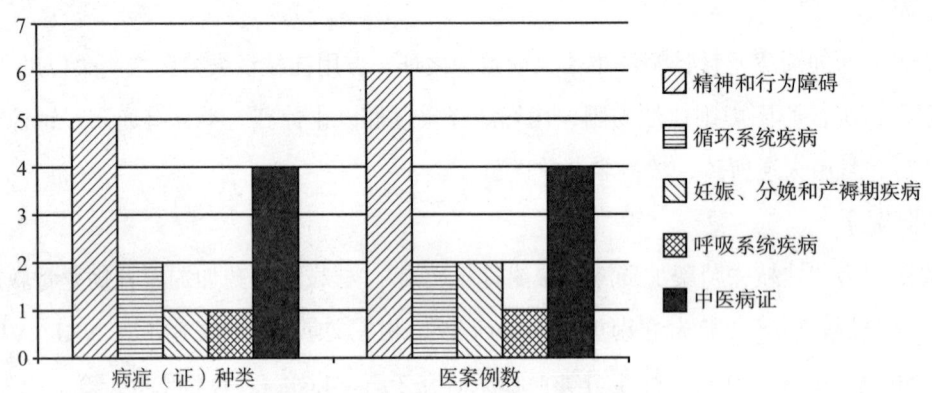

图 23-50 病症（证）种类及医案数量分布图

3. 比较研究

临床研究和个案经验文献比较，精神和行为障碍是共有病症系统。

【证据分级】

临床研究文献证据

截至目前，桂枝去芍药加蜀漆牡蛎龙骨救逆汤及其加减方临床研究文献证据等级为：C 级 1 篇、D 级 2 篇。详细情况见表 23-79。

表 23-79 临床研究文献证据等级分布情况

证据等级	病症（证）
C 级	流行性出血热（合并休克）
D 级	神经官能症（心血管性）、心律失常

【证据示例】

1. 精神行为障碍

（1）心血管性神经官能症

D 级证据 1 篇。

> 桂枝救逆汤加减治疗心血管性神经官能症有一定疗效（D）

谭旭宏[1] 实施的一项临床病例观察试验，样本量为 57 例。以桂枝救逆汤为基本方：桂枝 10g，蜀漆 10g，龙骨 15g，牡蛎 15g，甘草 6g，生姜 3 片，大枣 12 枚。患者舌红，苔黄，口臭者加酒炒大黄 5g、黄芩 6～10g；大便秘结者加生大黄 6g（后下）；舌红少津者加天花粉 30g；肝肾阴虚者加服六味地黄丸；心阴不足者加柏子仁 15g、五味子 6g、酸枣仁 30g；舌苔白滑加茯苓 15g。上方加水 400mL，浸泡半小时后，武火煮沸，继之文火熬煮 20min，倒出药液，再加水漫过中药，再煮沸 15min，2 次药液混匀成 300mL 左右，分 3 次口服。所有患者均口服上述药液每次 100mL，每日 3 次，餐后 1 小时服用为佳。服药一般在 7～15 剂。结果：本组 57 例中，治愈 30 例，显效 17 例，有效 6 例，无效 4 例，总有效率 93%（疗效标准：痊愈：临床不适症状完全消失，睡眠明显改善。显效：临床不适症状明显减轻，睡眠有所好转。有效：临床不适症状有所减轻，睡眠略有好转。无效：临床不适症状无改善）。

2. 循环系统疾病

（1）心律失常

D 级证据 1 篇。

> 桂枝去芍药加蜀漆牡蛎龙骨救逆汤加减治疗心律失常有一定疗效（D）

张景义等[2] 实施的一项临床病例观察试验，样本量为 45 例。自拟"平律煎"，基本药物是：桂枝、柴胡、牡蛎、鸡血藤各 10g，赤芍、菖蒲、郁金、龙骨、炙甘草、代赭石、磁石各 15g，丹参、当归、炙黄芪各 30g，生姜 5g，大枣 3 枚。以上诸药随症加减，日服 1 剂，水煎分早晚 2 次服完，30 日为 1 个疗程。结果：本组 57 例中，治愈 30 例，显效 17 例，有效 6 例，无效 4 例，总有效率 93%。其中显效 36 例，占 80%，有效 7 例占 15.5%，无效 2 例占 4.5%，总有效率为 95.5%（疗效标准：按照《中医病症诊断治疗标准》心悸的疗效评定。治愈：症状及心律失常消失，心电图等实验室检查恢复正常。好转：症状减轻或发作间歇时间延长，实验室检查有改善。未愈：症状及心律失常无变化）。

【证据提要】

桂枝去芍药加蜀漆牡蛎龙骨救逆汤及其加减方临床证据匮乏，少量证据提示可以治疗心血管性神经官能症、心律失常、精神分裂症、惊悸等。

【参考文献】

［1］谭旭宏. 桂枝救逆汤治疗心脏神经官能症 57 例疗效观察［J］. 四川中医，2008，26（12）：76-77.

［2］张景义，卢忆兰，张景华. 平律煎治疗心律失常 45 例［J］. 陕西中医，2003，24（2）：108-109.

二十九、吴茱萸汤

【原文汇要】

《伤寒论》

食谷欲呕，属阳明也，吴茱萸汤主之。得汤反剧者，属上焦也。（243）

少阴病，吐利，手足逆冷，烦躁欲死者，吴茱萸汤主之。（309）

干呕吐涎沫，头痛者，吴茱萸汤主之。（378）

吴茱萸汤方

吴茱萸一升（洗）　人参二两　生姜六两（切）　大枣十二枚（擘）

上四味，以水七升，煮取二升，去滓，温服七合，日三服。

《金匮要略》

呕而胸满者，茱萸汤主之。（8）

干呕，吐涎沫，头痛者，茱萸汤主之。（9）

茱萸汤方

吴茱萸一升　人参三两　生姜六两　大枣十二枚

上四味，以水五升，煮取三升，温服七合，日三服。

【原文释义】

《伤寒论》

吴茱萸汤主治中阳不足，寒浊逆胃；或少阴阳虚，寒凝厥阴，肝气肆逆犯胃；或风寒深入厥阴，厥阴疏泄失常，横逆中土，浊阴上干者。症见干呕，吐涎沫，下利，烦躁欲死，手足逆冷，头痛等。治法：温通厥阴，振奋中阳。方中吴茱萸为主药，温通厥阴，散寒降逆；配以大剂量生姜，散寒止呕；再配以人参、大枣补虚和中，三药合用补益后天，振奋中阳。全方共凑温通厥阴气机，振奋中焦阳气之功。

《金匮要略》

茱萸汤主治胃虚寒凝，寒浊逆胃致呕吐，伴见阴寒上乘，胸阳被郁的胸满证。治当散寒降逆，温中补虚。方解同上。

【文献概况】

设置关键词为"吴茱萸湯""吴茱萸汤""茱萸湯""茱萸汤"，检索并剔重后，得到945篇相关文献，其中CBM、CNKI、VIP、WF分别为63篇、767篇、56篇、59篇。初步分类：临床研究73篇（7.7%，缺少1篇文献未包括在其中）、个案经验371篇（39.3%，缺少7篇文献未包括在其中）、实验研究54篇（5.7%）、理论研究305篇（32.3%）、其他142篇（15.0%）。在个案经验文献中，吴茱萸汤及其加减方的医案有620则。

【文献病谱】

1.临床研究文献

共涉及12类病症（证）系统、33个病症（证）（表23-80）。

表 23-80 吴茱萸汤临床研究文献病症(证)谱

➤ **消化系统疾病（9 个、19 篇）**

　　西医疾病：胃炎 3（慢性 2、慢性表浅性 1），慢性胆囊炎 3，反流性食管炎 2（伴咳嗽 1、未特指 1），功能性消化不良 2，溃疡性结肠炎 1，上消化道溃疡合并多涎 1

　　西医症状：呕吐 5（神经性 1、癌性 1、迟发性 1、顽固性 1、未特指 1），便秘 1，膈肌痉挛 1

➤ **泌尿生殖系统疾病（4 个、6 篇）**

　　西医疾病：痛经 3，慢性肾功能衰竭 1，围绝经期综合征 1

　　中医疾病：经行诸症（头痛）1

➤ **神经系统疾病（3 个、19 篇）**

　　西医疾病：偏头痛 15，头痛 3（丛集性 1、血管性 1、血管神经性 1），三叉神经痛 1

➤ **耳和乳突疾病（3 个、8 篇）**

　　西医疾病：美尼尔氏综合征 5，耳源性眩晕 2

　　西医症状：耳鸣 1

➤ **循环系统疾病（2 个、2 篇）**

　　西医疾病：临界性高血压病 1，脑卒中（伴顽固性呃逆）1

➤ **眼和附器疾病（2 个、2 篇）**

　　西医疾病：急性闭角性青光眼 1，闪光性暗点 1

➤ **肿瘤（2 个、2 篇）**

　　西医疾病：化疗不良反应 1，食道癌（术后胃肠功能紊乱）1

➤ **精神和行为障碍（1 个、3 篇）**

　　西医疾病：神经官能症 3

➤ **某些传染病和寄生虫病（1 个、1 篇）**

　　西医疾病：蛲虫病 1

➤ **内分泌、营养和代谢疾病（1 个、1 篇）**

　　西医疾病：糖尿病（Ⅱ型合并胃轻瘫）1

➤ **损伤、中毒和外因的某些其他后果（1 个、1 篇）**

　　西医疾病：脑外伤后诸症（脑震荡后头痛）1

➤ **中医病证（4 个、9 篇）**

　　头痛 4（未特指 3、厥阴 1），眩晕 2（外伤性 1、未特指 1），阴缩 2，身冷 1

　　西医病症系统中，消化系统疾病在病症种类与文献数量上均居首位（图 23-51）。各系统病症（证）中，频数位居前列（至少为 3）的病症（证）有：胃炎、慢性胆囊炎、呕吐、痛经、美尼尔氏综合征、偏头痛、神经官能症、头痛。

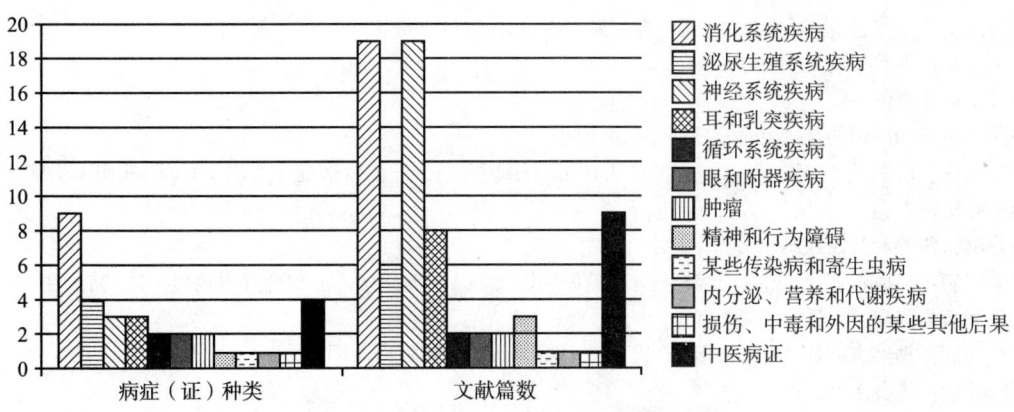

图 23-51 病症（证）种类及文献数量分布图

2. 个案经验文献

共有 17 类病症（证）系统、126 个病症（证）、620 则医案（表 23-81）。

表 23-81 吴茱萸汤个案经验文献病症（证）谱

➢ **消化系统疾病（29 个、152 则）**

西医疾病：胃炎 19（慢性表浅性萎缩性 7、慢性 5、胃窦 3、急性 2、表浅性 2），阴囊疝 7，消化性溃疡 6（十二指肠球部 3、胃 2、未特指 1），肠炎 3（慢性 2、急性 1），幽门梗阻 3（不完全性 2、未特指 1），胆囊炎 2（慢性 1、急性 1），溃疡性结肠炎 2，急性胰腺炎 1，贲门失弛缓 1，肠易激综合征 1，术后肠粘连 1，反流性食管炎 1，急性非病毒性肝炎 1，克隆氏病 1，术后胃肠功能紊乱 1，胃扭转 1，十二指肠淤积 1

西医症状：呕吐 51（未特指 36、神经性 6、伴腹泻 3、顽固性 2、周期性 1、干呕吐涎 1、干呕 1、膀胱外翻术后 1），腹泻 19（未特指 9、慢性 5、小儿 3、久泻 2），膈肌痉挛 10，胃痛 8，便秘 3（未特指 2、习惯性 1），幽门痉挛 2，吐酸 1，呕血 1，口渴 1

中医疾病：反胃 2

中医症状：多涎（睡后流涎）1，吐涎 1

➢ **泌尿生殖系统疾病（16 个、37 则）**

西医疾病：痛经 19，不孕症 2，尿毒症 1，鞘膜积液 1，慢性肾功能衰竭 1，肾绞痛 1，围绝经期综合征 1，阴道炎 1，月经失调 1，子宫内膜异位症（卵巢巧克力囊肿）1

西医症状：白带异常 2，输卵管粘连 1，尿失禁 1，遗尿 1

中医疾病：经行诸症（头痛）2，癃闭（合并头痛呕吐）1

➢ **神经系统疾病（7 个、45 则）**

西医疾病：头痛 14（血管神经性 8、神经性 3、丛集性 2、血管性 1），偏头痛 13，癫痫 7（未特指 6、腹型 1），颅内压增高 7（伴头痛 6、未特指 1），三叉神经痛 2，偏瘫 1

西医症状：震颤（上肢）1

➢ **眼和附器疾病（7 个、17 则）**

西医疾病：青光眼 6（急性充血性 4、急性闭角型 1、未特指 1），闪光性暗点 5，视神经乳头炎 1，视力疲劳 1，多发顽固性睑腺炎 1，麻痹性斜视（内斜视）1

中医症状：眼冷症 2

➢ **循环系统疾病（6 个、33 则）**

西医疾病：高血压病 22（未特指 11、临界性 1、顽固性 1、伴：头痛 7、眩晕 2），冠心病 5（心绞痛 2、未特指 2、合并病窦综合征 1），脑卒中 2（蛛网膜下腔出血 1、未特指 1），脑卒中后遗症（偏瘫）2，心律失常（左束支传导阻滞）1，风湿性心脏病 1

➢ **某些传染病和寄生虫病（6 个、14 则）**

西医疾病：病毒性肝炎 5（乙肝 3、乙型慢性活动型肝炎合并流涎 2），痢疾 5（休息痢 3、慢性细菌性 1、久痢 1），蛲虫病 1，胆道蛔虫病 1，结核性脑膜炎 1，艾滋病 1

➢ **呼吸系统疾病（5 个、9 则）**

西医疾病：支气管炎 4（慢性 2、慢性合并肺气肿 2），慢性咽炎 1

西医症状：胸腔积液 1，咳喘 1

中医疾病：鼻渊 2

➢ **损伤、中毒和外因的某些其他后果（5 个、7 则）**

西医疾病：脑震荡 2，脑震荡后遗症 2（头痛 1、未特指 1），外伤后诸症（头痛）1，脑挫伤（头痛）1，毒物中毒（有机磷农药）1

➢ **内分泌、营养和代谢疾病（5 个、6 则）**

西医疾病：高血钙症 2，席汉氏综合征 1，糖尿病性肾病 1，糖尿病（Ⅱ型合并胃轻瘫）1，黏液性水肿 1

➢ **精神和行为障碍（4 个、15 则）**

西医疾病：神经官能症 7（未特指 5、胃 2），癔症 4，性功能障碍（阳痿）3

西医症状：嗜睡 1

➢ **耳和乳突疾病（3 个、24 则）**

西医疾病：美尼尔氏综合征 17，耳源性眩晕 6

西医症状：耳鸣 1

➢ **皮肤和皮下组织疾病（3 个、3 则）**

西医疾病：银屑病（头部）1，荨麻疹 1，湿疹（口周）1

➢ **妊娠、分娩和产褥期（2 个、14 则）**

西医疾病：妊娠期诸症（恶阻）13，产褥期诸症（巅顶冷痛）1

➢ **肿瘤（2 个、3 则）**

西医疾病：化疗不良反应 2（呕吐 1、胃肠道反映 1），贲门癌术后诸症（吐涎）1

➢ **肌肉骨骼系统和结缔组织疾病（2 个、2 则）**

西医疾病：类风湿性关节炎 1

西医症状：腓肠肌痉挛 1

➢ **血液及造血器官疾病和某些涉及免疫机制的疾患（2 个、2 则）**

西医疾病：过敏性紫癜 1，白细胞减少症 1

➢ **中医病证（22 个、237 则）**

头痛 131（未特指 80、厥阴 19、巅顶痛 16、顽固性 11、戒毒后 2、药源性 1、伴眩晕 1、子宫肌瘤术后 1），眩晕 37（未特指 27、阳虚 1、合并：呕吐 6、吐涎 2、头痛 1），胃脘痛 23（未特指 21、寒凝气滞 1、合并巅顶痛 1），不寐 9，阴缩 6，腹痛 5（未特指 4、寒凝肝脉 1），少阴病 4（吐利 3、下利 1），胁痛 4（伴腹胀 3、未特指 1），厥逆烦躁 3，烦躁 3，奔豚 1，痉症 1，汗证 1，寒入血室 1，外眦血丝 1，气逆 1，口冷症 1，厥症 1，阴冷 1，阴烦 1，疝癖 1，脏躁 1

　　按文献病症种类和医案则数多少排序，西医病症系统中，消化系统疾病均居首位（图 23-52）。中医病证亦为高频病证系统。各系统病症（证）中，医案数位居前列（至少为 15）的病症（证）有：胃炎、呕吐、腹泻、痛经、高血压、美尼尔氏综合征、头痛、眩晕、胃脘痛。

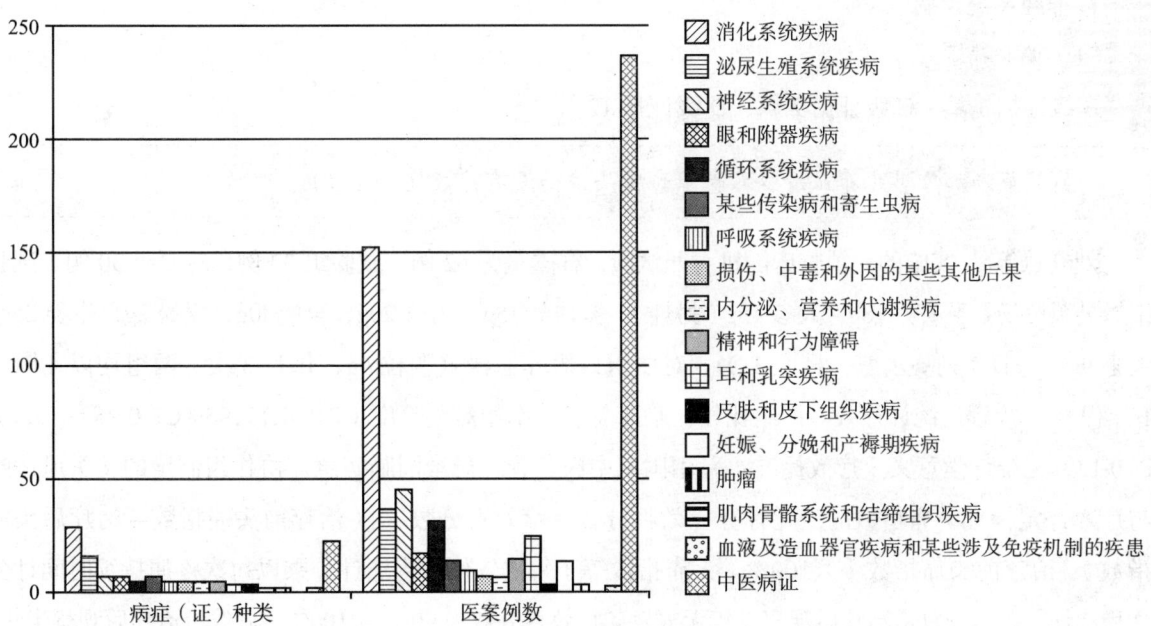

图 23-52　病症（证）种类及医案数量分布图

3. 比较研究

临床研究和个案经验文献比较，两者在文献和病症数量上，消化系统疾病均居前，是共有的高频病症系统。在具体病症（证）上，偏头痛、呕吐、美尼尔氏综合征、头痛等是两者共有的高频病症（证）。

【证据分级】

临床研究文献证据

截至目前，吴茱萸汤及其加减方临床研究文献证据等级为：B 级 1 篇、C 级 15 篇、D 级 57 篇。详细情况见表 23–82。

表 23–82　临床研究文献证据等级分布情况

证据等级	病症（证）
B 级	偏头痛
C 级	化疗后不良反应、食道癌（术后胃肠功能紊乱）、眩晕、消化不良（功能性）、胃炎（慢性）、头痛（厥阴）、糖尿病（Ⅱ型合并胃轻瘫）、闪光性暗点、偏头痛、呕吐（癌性、迟发性）、经行诸症（头痛）、反流性食管炎（伴咳嗽）、胆囊炎（慢性）
D 级	偏头痛、阴缩、眩晕（外伤性）、消化性溃疡（上消化道合并多涎）、消化不良（功能性）、胃炎（慢性、表浅性）、围绝经期综合征、头痛（血管神经性、血管性、丛集性、未特指）、肾功能不全（慢性）、神经官能症、三叉神经痛、青光眼（急性闭角型）、身冷、美尼尔氏综合征、呕吐（神经性、顽固性、未特指）、脑卒中（合并顽固性呃逆）、脑外伤后诸症（脑震荡后头痛）、蛲虫病、反流性食管炎、耳源性眩晕、膈肌痉挛、高血压病（临界性）、耳鸣、胆囊炎（慢性）、溃疡性结肠炎、便秘

【证据示例】

1. 神经系统疾病

（1）偏头痛

B 级证据 1 篇，C 级证据 2 篇，D 级证据 12 篇。

> **吴茱萸汤加味对照养血清脑颗粒干预偏头痛尚没有疗效优势（B）**

刘红燕等[1]实施的一项临床随机对照试验，样本量为 62 例。试验组 32 例，对照组 30 例。试验组予吴茱萸汤：吴茱萸 18g，人参 15g（另炖），炙甘草 15g，川芎 20g，全蝎 10g，蜈蚣 2g，生姜 25g，大枣 9g。每日 1 剂。水煎，日服 3 次。对照组口服养血清脑颗粒 4g，每日 3 次。两组均以 4 周为 1 疗程，1 个疗程后统计疗效。两组比较：临床总有效率相对危险度（RR）1.17，95%CI（0.96～1.43），P=0.12，无统计学意义｛疗效标准：采用国家中医药管理局全国脑病急症协作组制定的《头风诊断与疗效评定标准》痛指数的变化计算疗效百分数。疗效百分数 =［（治疗前头痛指数－治疗后头痛指数）/ 治疗前头痛指数］×100%；头痛指数等于每次发作的疼痛计分乘以每次疼痛持续时间计分之积相加。基本恢复：治疗后观察 1 年无复发，疗效百分数为 90%～100%。显效：治疗后观察半年，疗效百分数为 55%～89%。有效：疗效百分数为 20%～54%。无效：疗效百分数在 20% 以下｝。

> **吴茱萸汤加味对照尼莫地平联合谷维素治疗偏头痛在临床总有效率方面有优势（C）**

谭嫚娜等[2]实施的一项临床随机对照试验，样本量为 76 例。试验组 40 例，对照组 36 例。

试验组予吴茱萸汤加味：吴茱萸 5g，党参 15g，生姜 15g，大枣 15g，当归 6g，白芍 15g。每天 1 剂，水煎 2 次，早晚各服 1 次，4 周为 1 疗程。对照组口服尼莫地平，每次 40mg，每日 3 次；谷维素，每次 20mg，每天 3 次。疗程 4 周。两组比较：临床总有效率相对危险度（RR）1.37，95%CI（1.04～1.80），P=0.02，有统计学意义（疗效标准：参照《中药新药临床研究指导原则》相关疗效标准评定。临床痊愈：头痛及伴随症状消失。显效：疼痛强度及伴随症状明显减弱，发作次数，持续时间减少 2/3 以上。有效：头痛有所减轻，发作间隔时间延长，持续时间减少 1/3 以上。无效：疼痛无明显变化或加重，发作次数增多，持续时间延长）。

（2）丛集性头痛

C 级证据 1 篇。

> 吴茱萸汤加味治疗丛集性头痛在改善患者症状方面有一定的疗效（D）

周海树等[3]实施的一项临床病例观察，样本量为 20 例。以吴茱萸汤加味治疗：吴茱萸 6g，生姜 3g，大枣 10g，党参 15g，半夏 10g，白芷 10g，川芎 6g。每日 1 剂，水煎分 2 次服，10 剂为 1 疗程，其中服 1 疗程者 15 例，2 疗程者 5 例。治疗结果：本组 20 例中，治愈 9 例，好转 7 例，无效 4 例，有效率 80%（疗效标准：治愈：头痛及伴随症状消失，1 年内无再发作。好转：头痛及伴随症状明显减轻，发作次数明显减少。无效：头痛及伴随症状无明显缓解）。

2. 消化系统疾病

（1）呕吐

C 级证据 2 篇，D 级证据 3 篇。

> 吴茱萸汤加味对照地塞米松联合甲氧氯普胺治疗晚期胃癌呕吐在临床总有效率方面有优势（C）

潘守杰等[4]实施的一项临床随机对照试验，样本量为 64 例。试验组、对照组各 32 例。试验组予吴茱萸汤加味：吴茱萸 9g，党参 12g，生姜 18g，大枣 6 枚，姜半夏 15g，茯苓 12g。每日 1 剂，水煎，每次 150mL，每天 2 次，早晚分服；呕吐剧烈者可少量频服。疗程为半个月。对照组给予静脉滴注地塞米松 5mg，每日 1 次；甲氧氯普胺 10mg 口服，每日 3 次。疗程为半个月。两组比较：临床总有效率相对危险度（RR）1.36，95%CI（1.06～1.75），P=0.02，有统计学意义。

3. 耳和乳突疾病

（1）美尼尔氏综合征

D 级证据 5 篇。

> 吴茱萸汤加味治疗美尼尔氏综合征在改善患者症状方面有一定的疗效（D）

王翠芬[5]实施的一项临床病例观察，样本量为 40 例。停用一切西药，单用吴茱萸汤加减：吴茱萸 5g，党参 15g，生姜 4 片，大枣 4 枚，桂枝 6g。加减：恶寒，四肢不温者加炮附子 6g；呕多者加法半夏 8g；气虚甚者加黄芪 20g。上方每剂复煎，每日分 2 次服。一般需服 3 剂，诸证明显改善，眩晕、呕吐止，恢复正常活动。治疗结果：经治 40 例，痊愈 35 例（眩晕症状消失），好转 3

例（眩晕症状明显减轻），无效 2 例（眩晕症状未减或加重），总有效率为 95%。

【证据荟萃】

※ Ⅱ级

吴茱萸汤及其加减方主要治疗神经系统疾病、消化系统疾病，如偏头痛、呕吐等。

※ Ⅲ级

吴茱萸汤及其加减方可用于治疗耳和乳突疾病、神经系统疾病，如美尼尔氏综合征、丛集性头痛等。

《伤寒论》原文中以本方治疗中阳不足，寒浊逆胃；或少阴阳虚，寒凝厥阴，肝气肆逆犯胃；或风寒深入厥阴，厥阴疏泄失常，横逆中土，浊阴上干的病证；其主要临床表现为干呕，吐涎沫，头痛、下利，烦躁欲死等。《金匮要略》中以本方主治胃虚寒凝，寒浊逆胃致呕吐，伴见阴寒上乘，胸阳被郁的胸满证。偏头痛、呕吐、美尼尔氏综合征、丛集性头痛等高频病症在某阶段的病机及临床表现可与之相符。临床研究和个案经验文献均支持消化系统、神经系统疾病是其高频率、高级别证据分布的病症系统。偏头痛已有 B 级证据 1 项；呕吐已有至少 1 项 C 级证据；美尼尔氏综合征已有至少 2 项 D 级证据；丛集性头痛已有至少 1 项 C 级证据。

※ Ⅱ级

吴茱萸汤加味对照养血清脑颗粒干预偏头痛尚没有疗效优势。

吴茱萸汤加味对照尼莫地平联合谷维素治疗偏头痛在临床总有效率方面有优势。

吴茱萸汤加味对照地塞米松联合甲氧氯普胺治疗晚期胃癌呕吐在临床总有效率方面有优势。

※ Ⅲ级

吴茱萸汤加味治疗美尼尔氏综合征在改善患者症状方面有一定的疗效。

吴茱萸汤加味治疗丛集性头痛在改善患者症状方面有一定的疗效。

【参考文献】

［1］刘红燕，刘春艳.吴茱萸汤治疗偏头痛 32 例临床观察［J］.中国中医急症，2006，15（06）：608，625.

［2］谭嫚娜，林溢涛.吴茱萸汤加味治疗偏头痛 40 例疗效观察［J］.国际医药卫生导报，2007，13（18）：96-97.

［3］周海树，周友才.吴茱萸汤加味治疗丛集性头痛 20 例［J］.湖南中医杂志，1997，13（05）：11.

［4］潘守杰，殷常春，丰育来.吴茱萸汤治疗晚期胃癌呕吐 32 例临床观察［J］.辽宁中医杂志，2009，36（09）：1519-1520.

［5］王翠芬.吴茱萸汤治疗梅尼埃病 40 例［J］.河南中医，2005，25（03）：20.

三十、四逆汤

【原文汇要】

《伤寒论》

少阴病，脉沉者，急温之，宜四逆汤。（323）

少阴病，饮食入口则吐，心中温温欲吐，复不能吐。始得之，手足寒，脉弦迟者，此胸中实，不可下也，当吐之。若膈上有寒饮，干呕者，不可吐也，当温之，宜四逆汤。（324）

大汗出，热不去，内拘急，四肢疼，又下利厥逆而恶寒者，四逆汤主之。（353）

大汗，若大下利，而厥冷者，四逆汤主之。（354）

下利腹胀满，身体疼痛者，先温其里，乃攻其表，温里宜四逆汤，攻表宜桂枝汤。（372）

呕而脉弱，小便复利，身有微热，见厥者难治，四逆汤主之。（377）

吐利汗出，发热恶寒，四肢拘急，手足厥冷者，四逆汤主之。（388）

既吐且利，小便复利，而大汗出，下利清谷，内寒外热，脉微欲绝者，四逆汤主之。（389）

四逆汤方

甘草二两（炙）　干姜一两半　附子一枚（生用，去皮，破八片）

上三味，以水三升，煮取一升二合，去滓。分温再服。强人可大附子一枚、干姜三两。

《金匮要略》

呕而脉弱，小便复利，身有微热，见厥者，难治，四逆汤主之。（14）

下利腹胀满，身体疼黄芩加半夏生姜汤痛者，先温其里，乃攻其表，温里宜四逆汤，攻表宜桂枝汤。（36）

四逆汤方

附子一枚（生用）　干姜一两半　甘草二两（炙）

上三味，以水三升，煮取一升二合，去滓。分温再服。强人可大附子一枚，干姜三两。

【原文释义】

《伤寒论》

四逆汤主治少阴阳衰，阴寒内盛或少阴寒化阳虚寒饮内生，停于膈上。症见四肢厥逆或手足厥冷，下利清谷，呕吐，脉微细。治法：回阳救逆。方中附子温肾回阳，干姜温中散寒，两药合用，增强回阳之力，炙甘草温补调中，三药相须为用，为回阳救逆之代表方。

《金匮要略》

四逆汤主治阴盛格阳之呕吐，病情危重，有阳气欲脱之势。方解同上。

【文献概况】

设置关键词为"四逆湯""四逆汤"，检索并剔重后，得到2912篇相关文献，其中CBM、CNKI、VIP、WF分别为258篇、1942篇、517篇、195篇。初步分类：临床研究237篇（8.2%，缺少3篇文献未包括其中）、个案经验238篇（8.2%，缺少9篇文献未包括其中）、实验研究1009篇（34.6%）、理论研究819篇（28.1%）、其他609篇（20.9%）。在个案经验文献中，四逆汤及其加减方的医案有379则。

【文献病谱】

1.临床研究文献

共涉及15类病症（证）系统、82个病症（证）（表23-83）。

表 23-83 四逆汤临床研究文献病症（证）谱

> **消化系统疾病（20 个、42 篇）**

西医疾病：胃炎 4（慢性表浅性 1、胆汁反流性 1、小儿 1、慢性 1），胆管炎 4（急性重症 3、急性化脓性 1），胆结石 3（未特指 2、合并胆囊炎 1），肝炎 3（急性非病毒性 2、慢性重症 1），溃疡性结肠炎 2，倾倒综合征 2，胆囊炎 2（慢性 1、未特指 1），复发性口腔溃疡 2，肠易激综合征 1，胆道术后综合征（胆囊切除术后综合征）1，术后肠粘连 1，胆道感染 1，肛裂 1，老年性脱肛 1，功能性消化不良 1，脂肪肝 1

西医症状：便秘 6（功能性 2、未特指 2、老年顽固性 1、心梗后 1），腹泻 4（小儿 3、秋季 1），膈肌痉挛 1，黄疸 1

> **循环系统疾病（16 个、126 篇）**

西医疾病：冠心病 71（心绞痛 39、未特指 12、心肌缺血 9、心肌梗死 5、左心室肥厚 2、支架术后再狭窄 2、不稳定性心绞痛 1、合并左心室肥大 1），心力衰竭 13（慢性 5、未特指 3、急性 2、充血性 1、难治性 1、舒张性 1），心律失常 10（病窦综合征 6、未特指 3、缓慢性 1），休克 5（心源性 4、未特指 1），脑卒中 4（脑出血 2、脑梗死 2），经皮冠脉腔内成形术 PTCA 术后再灌注损伤 3，肺源性心脏病（合并心力衰竭）3，雷诺氏综合征 3，原发性高血压病 3，脑卒中后遗症 3（抑郁 2、焦虑症 1），非体外循环冠状动脉旁路移植术心肌顿抑 2，病毒性心肌炎 2，脉管炎（血栓性静脉炎）1，PCI 术后再狭窄 1，血管内皮脂质过氧化损伤 1，心瓣膜置换体外循环心肌保护 1

> **泌尿生殖系统疾病（8 个、8 篇）**

西医疾病：泌尿系结石 1，慢性盆腔炎 1，乳腺增生 1，痛经 1，月经失调（月经稀发）1，子宫内膜异位症 1，肾病综合征 1

中医疾病：崩漏 1

> **内分泌、营养和代谢疾病（5 个、7 篇）**

西医疾病：多囊卵巢综合征 3，高脂血症 1，甲状腺机能减退（心脏病）1，糖尿病（合并下肢动脉硬化症）1，亚健康状态 1

> **肿瘤（4 个、7 篇）**

西医疾病：化疗后不良反应（血小板减少）2，乳腺癌术后诸症 2，转移性骨肿瘤疼痛 1

西医症状：癌性发热 2

> **呼吸系统疾病（4 个、6 篇）**

西医疾病：慢性阻塞性肺疾病（急性加重期）2，过敏性鼻炎 2，哮喘 1

中医疾病：喉痹 1

> **精神和行为障碍（3 个、6 篇）**

西医疾病：精神分裂症 3，慢性疲劳综合征 2，谵妄 1

> **肌肉骨骼系统和结缔组织疾病（3 个、3 篇）**

西医疾病：骨性关节炎 1，骨质增生（跟骨）1，类风湿性关节炎 1

> **某些传染病和寄生虫病（2 个、5 篇）**

西医疾病：脓毒败血症 3（未特指 2、休克 1），病毒性肝炎（乙肝）2

> **神经系统疾病（2 个、4 篇）**

西医疾病：癫痫（小儿腹痛型）2，椎基底动脉供血不足 2

> **血液及造血器官疾病和某些涉及免疫机制的疾患（1 个、2 篇）**

西医疾病：血小板减少性紫癜 2

> **损伤、中毒和外因的某些其他后果（1 个、1 篇）**

西医疾病：药物不良反应（药物性肝损害）1

> **起源于围生期的某些情况（1 个、1 篇）**

西医疾病：新生儿硬皮病 1

> **皮肤和皮下组织疾病（1 个、1 篇）**

西医疾病：慢性荨麻疹 1

> **中医病证（11 个、18 篇）**

不寐 4，晕厥 2，鼻衄 2，胁痛 2，厥证 2（寒厥 1、未特指 1），痹证（寒）1，汗证（自）1，肾虚证（肾阳虚）1，头痛 1，胃脘痛 1，阴缩 1

西医病症系统中，消化系统疾病在病症数量上居首位，循环系统疾病在文献数量上居首位（图23-53）。各系统病症中，频数位居前列（至少为10）的病症有：冠心病、心力衰竭、心律失常。

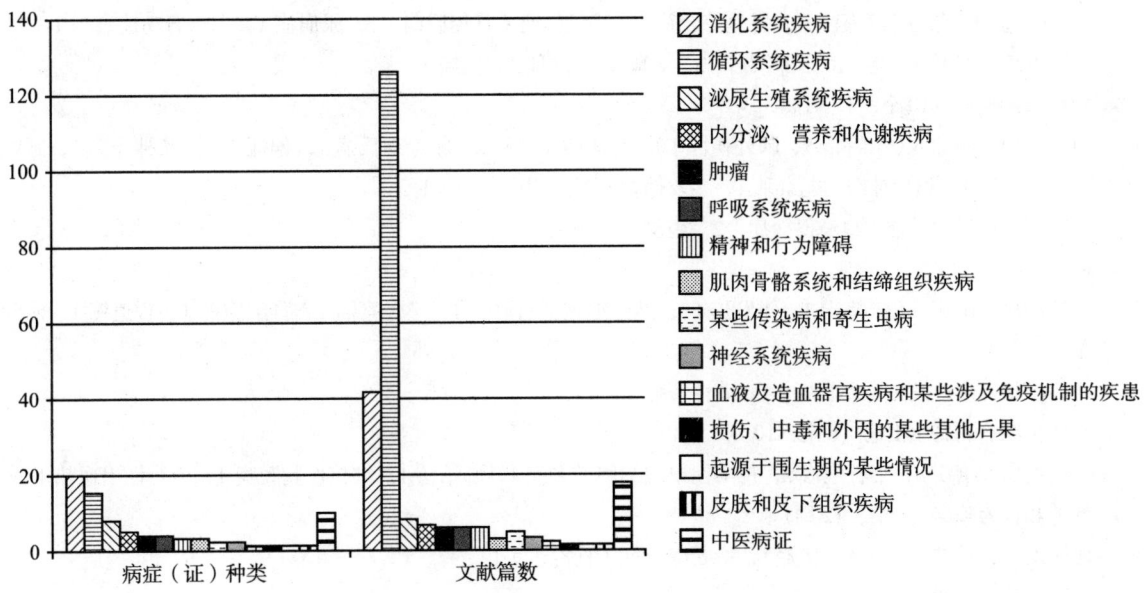

图23-53　病症（证）种类及文献数量分布图

2. 个案经验文献

共有15类病症（证）系统、146个病症（证）、379则医案（表23-84）。

表23-84　四逆汤个案经验文献病症（证）谱

➤ **消化系统疾病**（21个、69则）

西医疾病：口腔溃疡10（未特指6、复发性4），胃炎8（慢性表浅性6、慢性2），肝炎4（急性黄疸型2、未特指2），胆结石3（合并胆囊炎2、未特指1），溃疡性结肠炎3，急腹症2，急性胃肠炎2，不完全性幽门梗阻1，急性胆囊炎1，消化性溃疡（大出血）1

西医症状：腹泻21（未特指19、慢性2），黄疸2，呕吐2，食管痉挛2，便秘1，膈肌痉挛1，舌痛1，胃痛1，口干1，消化道出血1，牙龈出血1

➤ **循环系统疾病**（20个、58则）

西医疾病：冠心病12（未特指5、心肌梗死3、心绞痛1、心肌梗死合并：心源性休克2、低血压1），心力衰竭9（未特指8、急性1），心律失常6（完全性房室传导阻滞2、病窦综合征1、室颤1、心动过缓1、未特指1），心源性休克4，休克3，脑卒中后遗症3（腹泻1、偏瘫1、肢冷1），低血压2，风湿性心脏病2，脑卒中2（脑出血1、未特指1），毒血症（合并高热）2，高血压病2，痔2，肺源性心脏病1，风湿性关节炎1，雷诺氏综合征1，深静脉血栓形成（下肢）1，二尖瓣脱垂综合征1，心肌病1

西医症状：紫绀（肠源性）1

中医疾病：脱疽2

➤ **呼吸系统疾病**（16个、41则）

西医疾病：感冒7（未特指4、气虚3），过敏性鼻炎5，慢性咽炎5，非典型肺炎后遗症4，支气管扩张2，肺炎2（细菌性1、未特指1），肺气肿2（慢性阻塞性1、未特指1），支气管哮喘2，病毒性感冒1，上呼吸道感染1，慢性支气管炎1，急性化脓性扁桃体炎1

西医症状：咳喘3，咳嗽2，声嘶2，咯血1

➤ **泌尿生殖系统疾病**（16 个、33 则）

西医疾病：痛经 4，不孕症 4，前列腺增生 3，肾小球肾炎 3（未特指 2、慢性 1），肾萎缩 2，泌尿系感染（尿道）1，尿毒症 1，慢性前列腺炎 1，肾病综合征 1，月经失调（月经后期）1，尿崩症 1，急性肾功能衰竭 1

中医疾病：崩漏 5，经行诸症 3（腹泻 2、鼻衄 1），淋证 1，倒经 1

➤ **神经系统疾病**（10 个、17 则）

西医疾病：癫痫 6（未特指 5、脑外伤性 1），运动神经元病 2，帕金森氏病 1，偏瘫 1，三叉神经痛 1，睡眠呼吸暂停综合征 1，植物神经功能紊乱 1，多发性神经炎（周围神经）1

西医症状：感觉异常（口鼻俱冷症）2，震颤（老年性）1

➤ **肿瘤**（8 个、11 则）

西医疾病：肺癌 4（未特指 3、伴发热 1），淋巴细胞型白血病 1，黑色素瘤 1，肾细胞癌 1，食道癌 1，癌肿术后 1

西医症状：癌性发热（食管癌）1，癌性腹痛 1

➤ **某些传染病和寄生虫病**（6 个、10 则）

西医疾病：痢疾 4，带状疱疹 2，传染性单核细胞增多症 1，肺结核 1，结核性胸膜炎 1，流行性出血热 1

➤ **精神和行为障碍**（5 个、12 则）

西医疾病：精神分裂症 6，梦游 1，戒断综合征（杜冷丁）1

西医症状：嗜睡 2

中医疾病：癫狂（癫证）2

➤ **内分泌、营养和代谢疾病**（4 个、6 则）

西医疾病：亚健康状态 2，糖尿病 2（Ⅱ型 1、合并肢端坏疽 1），肾上腺皮质功能减退 1，糖尿病性肾病 1

➤ **损伤、中毒和外因的某些其他后果**（4 个、4 则）

西医疾病：外伤性耳道大出血 1，药物不良反应（输液反应）1，毒物中毒 1，过敏性休克 1

➤ **肌肉骨骼系统和结缔组织疾病**（2 个、3 则）

西医症状：足跟痛 2，腰痛（腰腿痛）1

➤ **皮肤和皮下组织疾病**（1 个、5 则）

西医疾病：荨麻疹 5

➤ **耳和乳突疾病**（1 个、1 则）

西医疾病：美尼尔氏综合征 1

➤ **妊娠、分娩和产褥期**（1 个、1 则）

西医疾病：不完全流产 1

➤ **中医病证**（31 个、108 则）

发热 17（未特指 10、高 4、日间 1、小儿 1、足心 1），厥证 11（寒 6、未特指 3、食 1、肢 1），心悸 7，眩晕 6，汗证 5（夜 3、多 1、冷 1），脘胀 4，水肿 4（功能性 2、未特指 2），胸痹 4，不寐 4，头痛 4，虚劳 4，鼻衄 3（顽固性 1、合并崩漏 1、未特指 1），痹证 3，齿冷 3，喉喑 3，阴缩 3，痿证 3，晕厥 3（未特指 2、排尿 1），少阴病（寒化证）2，腹痛 2，阴盛格阳 2，寒疝 2，厥阴病 1，梅核气 1，脾肾阳虚证 1，少阴病 1，亡阳证 1，咽干 1，胃脘痛 1，消渴 1，胁痛 1

按文献病症种类和医案则数多少排序，西医病症系统中，消化系统疾病均居首位，循环系统疾病亦为高频病症系统（图 23-54）。中医病证亦为高频病证系统。各系统病症（证）中，医案数位居前列（至少为 10）的病症（证）有：口腔溃疡、腹泻、冠心病、发热、厥证。

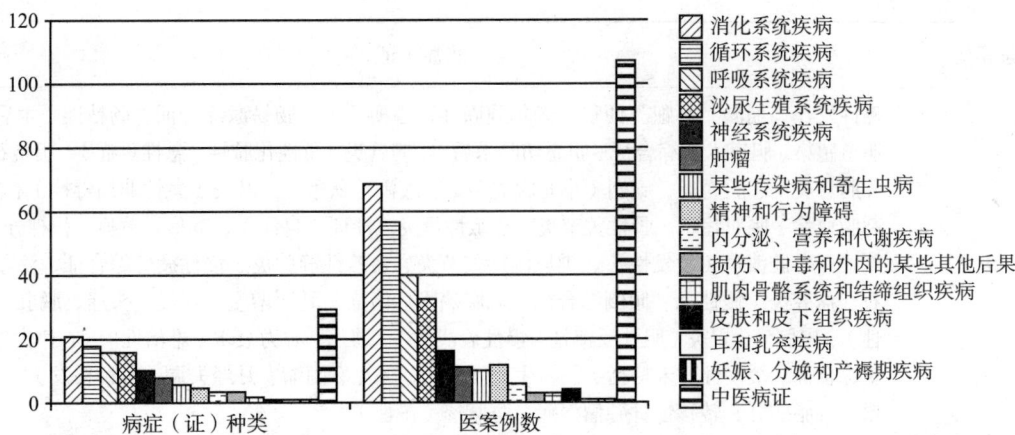

图 23-54 病症（证）种类及医案数量分布图

3. 比较研究

临床研究和个案经验文献比较，两者在文献和病症数量上，循环系统疾病、消化系统疾病均居前列，是共有的高频病症系统。在具体病症（证）上，冠心病、心律失常、心力衰竭、口腔溃疡、腹泻、发热、厥证等是共有高频病症（证）。

【证据分级】

临床研究文献证据

截至目前，四逆汤及其加减方临床研究文献证据等级为：B 级 13 篇、C 级 126 篇、D 级 98 篇。详细情况见表 23-85。

表 23-85 临床研究文献证据等级分布情况

证据等级	病症（证）
B 级	非体外循环冠状动脉旁路移植术心肌顿抑、骨质增生（跟骨）、脑卒中（脑出血）、脑卒中后遗症（焦虑症）、脓毒败血症、心力衰竭、冠心病（心绞痛、心肌缺血）、血管内皮脂质过氧化损伤
C 级	肺源性心脏病（合并心力衰竭）、脓毒败血症（休克）、PCI 术后再狭窄、病毒性心肌炎（小儿）、不寐、溃疡性结肠炎、胆结石、多囊卵巢综合征、冠心病（心肌梗死、不稳定性心绞痛、心绞痛、支架术后再狭窄、左心室肥厚、心肌缺血、未特指、合并：左心室肥大）、心力衰竭（急性、慢性、舒张性）、胃炎（小儿）、药物不良反应（肝损害）、痹证（寒痹）、便秘（功能性）、病毒性肝炎（乙肝）、胆囊炎（慢性）、腹泻（小儿）、肝炎（慢性重症）、高血压病（原发性、未特指）、化疗后不良反应（血小板减少）、甲状腺机能减退（心脏病）、经皮冠脉腔内成形术 PTCA 术后再灌注损伤、厥证（寒厥）、雷诺氏综合征、慢性阻塞性肺疾病（急性加重期）、脑卒中（脑梗死）、脑卒中后遗症（抑郁）、肾虚证（肾阳虚）、糖尿病（合并下肢动脉硬化症）、消化不良（功能性）、心瓣膜置换体外循环心肌保护、心源性休克、亚健康状态、椎基底动脉供血不足、子宫内膜异位症、紫癜（血小板减少性）、脓毒败血症（休克）、精神分裂症、多囊卵巢综合征

证据等级	病症（证）
D 级	癌性发热、崩漏、鼻衄、便秘（老年顽固性、心梗后）、肠易激综合征、肠粘连（术后）、胆道感染、胆道术后综合征（胆囊切除术后）、胆管炎（急性化脓性、急性重症）、胆结石（合并胆囊炎）、胆囊炎、癫痫（小儿腹痛型）、腹泻（秋季）、肝炎（急性非病毒性）、肛裂、高脂血症、膈肌痉挛、骨性关节炎、过敏性鼻炎、汗证（自汗）、喉痹、黄疸、精神分裂症、厥证、口腔溃疡（复发性）、类风湿性关节炎、血栓性静脉炎、慢性疲劳综合征、泌尿系结石、盆腔炎（慢性）、倾倒综合征、乳腺癌术后诸症、乳腺增生、痛经、头痛、脱肛（老年性）、胃脘痛、胃炎（胆汁反流性、慢性表浅性）、胁痛、心力衰竭（难治性）、心律失常（病窦综合征、缓慢性、未特指）、新生儿硬皮病、休克、阴缩、月经失调（月经稀发）、晕厥、谵妄、脂肪肝、转移性骨肿瘤疼痛、荨麻疹（慢性）

【证据示例】

1. 循环系统疾病

（1）冠心病心绞痛

A 级证据 1 篇，B 级证据 1 篇，C 级证据 33 篇，D 级证据 4 篇。

> 有限的证据表明：四逆汤对照异山梨酯治疗冠心病心绞痛在心电图疗效、心绞痛症状疗效方面尚无差异，在降低不良反应率方面有优势（A）

庄灿[1]实施的一项临床随机对照试验的系统评价。共纳入 10 项研究，均为单中心随机对照试验，总样本量为 681 例。时间截至 2012 年 12 月。试验组均采用四逆汤加减，对照组有 6 项试验采用异山梨酯为对照药，2 项采用异山梨酯加硝酸甘油或硝苯地平为对照药，2 项试验采用中成药为对照药，对照药物基本涵盖了临床治疗冠心病心绞痛的常用药物。Meta 分析结果显示：心电图疗效结果显示：OR=1.10，95%CI（0.68～1.50），Z=0.06，P=0.95，无统计学意义；心绞痛症状疗效结果显示：OR=1.16，95%CI（0.76～1.77），Z=0.68，P=0.50，无统计学意义；不良反应率结果显示：OR=0.14，95%CI（0.04～0.52），Z=2.96，P=0.0003，有统计学意义。研究结果显示，所纳入研究的心电图疗效、心绞痛症状疗效与对照组相当（P > 0.05），但不良反应率明显低于对照组（P < 0.01），说明四逆汤是治疗冠心病心绞痛的有效药物，其与消心痛的治疗作用相当，其优势主要为副作用小。通过以上结果，有理由认为四逆汤是治疗冠心病心绞痛的有效方剂。文献质量偏低，期待大样本、多中心、符合中医自身特点、方法科学的高质量临床 RCT 试验的出现。

（2）心肌缺血

B 级证据 2 篇，C 级证据 5 篇，D 级证据 1 篇

> 四逆汤对照西医常规治疗干预经皮冠状动脉成形术后心肌缺血在降低平均每次缺血持续时间和每小时缺血持续时间方面有优势（B）

苏建文等[2]实施的一项临床随机对照试验，样本量为 30 例。试验组、对照组各 15 例。试验组采用四逆汤口服液，每瓶 25mL，含有附子 10g、干姜 4g、炙甘草 6g。药物鉴定符合国

家药典的药用规定。病人经皮冠状动脉成形术前 3 天开始服用四逆汤口服液，每天 1 次，每次 25mL 直至术后第 3 天。对照组采用空白对照，不服用四逆汤，按一般常规治疗。两组比较：平均每次缺血持续时间加权均数差（WMD）-2.09，95%CI（-2.71 ～ -1.47），P < 0.00001；每小时缺血持续时间加权均数差（WMD）-0.26，95%CI（-0.29 ～ -0.23），P < 0.00001，均有统计学意义。

【证据荟萃】

※ Ⅰ 级

四逆汤及其加减方主要治疗循环系统疾病，如冠心病心绞痛、心肌缺血等。

《伤寒论》原文中以本方治疗肾阳虚衰，阴寒内盛或少阴寒化阳虚寒饮内生，停于膈上的病证；《金匮要略》以本方治疗阴盛格阳呕吐之危重症有阳气欲脱之势者。其主要临床表现为四肢厥逆或手足厥冷，下利清谷，呕吐等。冠心病心绞痛、心肌缺血等高频病症在某阶段的病机及临床表现可与之相符。临床研究和个案经验文献均支持循环系统疾病是其高频率、高级别证据分布的病症系统。冠心病心绞痛已有 1 项 A 级证据；心肌缺血已有 2 项 B 级证据。

※ Ⅰ 级

有限的证据表明：四逆汤对照异山梨酯治疗冠心病心绞痛在心电图疗效、心绞痛症状疗效方面尚无差异，在降低不良反应率方面有优势。

四逆汤对照西医常规治疗干预经皮冠状动脉成形术后心肌缺血在降低平均每次缺血持续时间和每小时缺血持续时间方面有优势。

【参考文献】

［1］庄灿.四逆汤加减治疗冠心病心绞痛的疗效评价与 Meta 分析［J］.广西中医药大学学报，2013，16（03）：132-135.

［2］苏建文，吴伟康，林曙光，等.四逆汤改善经皮冠状动脉成形术后心肌缺血和再灌注心律失常的临床研究［J］.中国医药学报，1997，12（05）：14-16，63-64.

三十一、黄芩加半夏生姜汤

【原文汇要】

《伤寒论》

太阳与少阳合病，自下利者，与黄芩汤；若呕者，黄芩加半夏生姜汤主之。（172）

黄芩加半夏生姜汤方

黄芩三两　芍药二两　甘草二两（炙）　大枣十二枚（擘）　半夏半升（洗）　生姜一两半　一方三两（切）

上六味，以水一斗，煮取三升，去滓，温服一升，日再夜一服。

《金匮要略》

干呕而利者，黄芩加半夏生姜汤主之。（11）

黄芩加半夏生姜汤方

黄芩三两　甘草二两（炙）　芍药二两　生姜三两　半夏半升（洗）　大枣十二枚（擘）

上六味，以水一斗，煮取三升，去滓，温服一升，日再夜一服。

【原文释义】

《伤寒论》

黄芩汤主治太阳与少阳合病，邪热内迫阳明，胃肠功能失职者。症见发热，口苦，小便短赤，下利灼肛，大便利而不爽，并有热臭气，腹部疼痛，脉弦数等。

治法：清热止利。方用黄芩苦寒直折，清内逆之木火；芍药酸寒敛阴和营缓急；两药相伍，直清木火之急迫，缓急止痛，为主药。甘草、大枣，益气和中，调补正气；且甘草配芍药尤善缓急，化生阴液。黄芩汤为治里热下利之祖方，若胃气上逆而呕者，加生姜、半夏，以和胃降逆止呕。

《金匮要略》

黄芩加半夏生姜汤主干呕下利并见，伴见腹痛，利下热臭，垢积或发热等症。用黄芩汤清热止利为主，辅以半夏、生姜和胃降逆。

【文献概况】

设置关键词为"黄芩加半夏生姜湯""黄芩加半夏生姜汤"，检索并剔重后，得到14篇相关文献，其中 CBM、CNKI、VIP、WF 分别为 1 篇、13 篇、0 篇、0 篇。初步分类：临床研究 1 篇（7.1%，缺少 1 篇文献未包含其中）、个案经验 4 篇（28.6%）、实验研究 0 篇（0%）、理论研究 7 篇（50.0%）、其他 2 篇（14.3%）。在个案经验文献中，黄芩加半夏生姜汤及其加减方的医案有 6 则。

【文献病谱】

1. 临床研究文献

共涉及 1 类病症系统、1 个病症（表 23-86）。

表 23-86　黄芩加半夏生姜汤临床研究文献病症谱

> **消化系统疾病（1 个、1 篇）**
> 西医疾病：胆囊炎 1

2. 个案经验文献

共有 4 类病症（证）系统、6 个病症（证）、6 则医案（表 23-87）。

表 23-87　黄芩加半夏生姜汤个案经验文献病症（证）谱

> **某些传染病和寄生虫病（1 个、1 则）**
> 西医疾病：痢疾 1
> **消化系统疾病（1 个、1 则）**
> 西医疾病：糜烂性胃窦炎 1
> **妊娠、分娩和产褥期（1 个、1 则）**
> 西医疾病：妊娠期诸症（恶阻）1
> **中医病证（3 个、3 则）**
> 腹痛（突发右上腹绞痛）1，不寐伴心情抑郁 1，太少合病 1

西医各病症系统数量相同，中医病证为高频病证系统（图 23-55）。

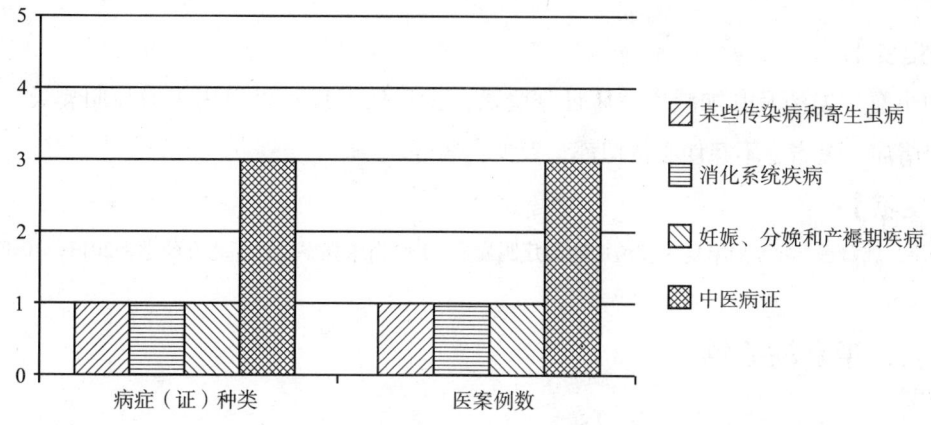

图 23-55　病症（证）种类及医案数量分布图

3. 个案经验文献

临床研究和个案经验文献比较，消化系统疾病是共有病症系统。

【证据分级】

临床研究文献证据

截至目前，黄芩加半夏生姜汤及其加减方临床研究文献证据等级为：D 级 1 篇。详细情况见表 23-88。

表 23-88　临床研究文献证据等级分布情况

证据等级	病症（证）
D 级	胆囊炎

【证据示例】

1. 消化系统疾病

（1）胆囊炎

D 级证据 1 篇。

> 黄芩加半夏生姜汤加减治疗胆囊炎有一定疗效（D）

张伟等[1]实施的一项临床病例观察，样本量为 53 例。予黄芩加半夏生姜汤：黄芩 15g，白芍 30g，半夏 12g，炙甘草 9g，生姜 9g，大枣 10 枚。恶寒发热重者加柴胡 15g；疼痛明显者加元胡 15g、川楝子 12g；呕吐较重者加重生姜、半夏用量至生姜 30g、半夏 30g；便秘较重者加大黄 6g、枳实 15g、厚朴 12g；有结石者加金钱草 60g、鸡内金 15g；气滞明显者加佛手 15g、绿萼梅 15g、香附 15g；湿热较重者加茵陈 20g、滑石 15g、栀子 15g；酒食积滞者加山楂 20g、葛花 12g、酒大黄 6g。每日 1 剂，水煎 2 次，共煎取药汁约 600mL，分早、中、晚饭后半小时温服，15 天为 1 疗程。治疗结果：显效 31 例，有效 17 例，无效 5 例，总有效率为 90.6%（疗效评定标准：参照《中药新药治疗胆囊炎的临床研究指导原则》《中药新药治疗胁痛的临床研究指导原则》相关标准）。

【证据提要】

黄芩加半夏生姜汤及其加减方临床证据匮乏，少量证据提示可以用于治疗胆囊炎、痢疾、胃炎、妊娠期诸症、腹痛、不寐伴心情抑郁、太少合病等。

【参考文献】

[1]张伟，郭媛媛.黄芩加半夏生姜汤加味治疗胆囊炎53例临床观察［J］.北方药学，2013，10（04）：33.

三十二、半夏泻心汤

【原文汇要】

《伤寒论》

伤寒五六日，呕而发热者，柴胡汤证具，而以他药下之，柴胡证仍在者，复与柴胡汤。此虽已下之，不为逆，必蒸蒸而振，却发热汗出而解。若心下满而鞕痛者，此为结胸也，大陷胸汤主之。但满而不痛者，此为痞，柴胡不中与之，宜半夏泻心汤。（149）

半夏泻心汤方

半夏半升（洗） 黄芩 干姜 人参 甘草（炙）各三两 黄连一两 大枣十二枚（擘）

上七味，以水一斗，煮取六升，去滓，再煎取三升，温服一升，日三服。

《金匮要略》

呕而肠鸣，心下痞者，半夏泻心汤主之。（10）

半夏泻心汤方

半夏半升（洗） 黄芩 干姜 人参各三两 黄连一两 大枣十二枚 甘草三两（炙）

上七味，以水一斗，煮取六升，去滓，再煮取三升，温服一升，日三服。

【原文释义】

《伤寒论》

半夏泻心汤主治表邪深入少阳，误下后邪陷及心下，心下无形气机痞结，累及心包阳热不能下达，且中焦脾胃升降失常，而致上热下寒者；亦治寒热错杂之呕吐。症见心下痞，满而不痛，恶心呕吐，肠鸣，下利，纳呆，微渴，舌色稍淡，苔白腻或微黄，脉弦细数。治法：寒热并投，开通心下气机。方以半夏为君，和胃降逆止呕，合干姜之辛温，温中散寒，消痞结；黄连、黄芩苦寒泄降，清热和胃；四药相伍，辛开苦降以开通心下气机，并清上热，温下寒。佐以人参、甘草、大枣甘温补中焦脾胃之虚，以复其升降之职。全方寒温并用，清上温下，又去滓再煎，意在使药性和合，辛开苦降，开通心下气机痞结。

《金匮要略》

半夏泻心汤治疗寒热错杂之呕吐。证见，上有呕吐，下有肠鸣，中有痞阻。治当散结除痞，和胃降逆。方用半夏泻心汤辛开苦降，畅通中焦，则诸症自愈。

【文献概况】

设置关键词为"半夏瀉心湯""半夏泻心汤",检索并剔重后,得到6893篇相关文献,其中CBM、CNKI、VIP、WF分别为413篇、3780篇、1181篇、1519篇。初步分类:临床研究1468篇(21.3%)、个案经验730篇(10.6%)、实验研究672篇(9.7%)、理论研究978篇(14.2%)、其他3045篇(44.2%)。在个案和经验文献中,半夏泻心汤及其加减方的医案有1750则。

【文献病谱】

1. 临床研究文献

共涉及14类病症(证)系统、90个病症(证)(表23-89)。

表23-89 半夏泻心汤临床研究文献病症(证)谱

> **消化系统疾病**(38个、1138篇)

西医疾病:胃炎493(慢性206、胆汁反流性107、慢性萎缩性82、慢性表浅性51、未特指17、疣状8、慢性糜烂性4、糜烂性胃窦炎3、胃窦炎2、糜烂性2、慢性胃窦炎2、肥厚性1、老年慢性1、慢性浅表性萎缩性1、伴呕吐1、慢性表浅性糜烂性合并食道裂孔疝1、慢性合并:溃疡性结肠炎2、胆囊炎2),消化不良156(功能性138、非溃疡性15、溃疡性1、小儿1、小儿功能性1),消化性溃疡130(未特指106、胃16、十二指肠4、十二指肠球部1、溃疡性胃炎1、十二指肠球部合并慢性浅表性胃炎1、胃及十二指肠合并中毒性多发性神经1),反流性食管炎129(未特指123、伴咳嗽6),肠易激综合征32(未特指30、腹泻型2),溃疡性结肠炎25(未特指22、慢性3),口腔溃疡25(复发性21、未特指4),肠炎15(慢性结肠8、慢性3、菌群失调型1、慢性非溃疡性结肠1、慢性酒精性结肠1、十二指肠1),慢性胆囊炎14,胃肠炎10(急性9、未特指1),胃下垂9(未特指5、胃黏膜脱垂4),胃肠功能紊乱7(未特指6、术后1),肝炎4(慢性3、慢性活动性肝炎转氨酶持续异常1),胃轻瘫4(术后2、未特指2),胆结石4(未特指1、合并:胆囊炎2、慢性胃炎1),急性胰腺炎3,十二指肠淤积3,贲门失弛缓2,肠梗阻2(慢性间歇性动脉肠系膜十二指肠1、未特指1),胃心综合征2,胆道术后综合征(胆囊术后)2,幽门梗阻2(不完全性1、未特指1),胆囊息肉1,食管溃疡(伴出血)1,贲门炎1,急性胆道感染1,胃潴留1,脂肪肝1

西医症状:腹泻29(慢性10、未特指10、小儿5、秋季3、急性1),胃痛11(未特指9、急性1、慢性1),上消化道出血7,便秘4(习惯性2、未特指2),顽固性膈肌痉挛3,幽门痉挛1,呕吐1,黄疸(阴黄)1,小儿厌食1

中医疾病:胃缓1

> **肿瘤**(8个、56篇)

西医疾病:化疗后不良反应35(胃肠道13、消化道11、呕吐6、胃肠肿瘤化疗后胃肠功能紊乱2、CPT-11迟发性腹泻1、晚期肠道肿瘤化疗所致的腹泻1、白细胞减少1),胃癌8(未特指4、前期病变1、术后吻合口溃疡1、术后胃肠功能紊乱1、术后胃瘫1),食道癌6(未特指3、食管黏膜不典型增生2、伴吞咽困难1),贲门癌术后诸症(反流性食管炎)3,放疗后不良反应(呕吐)1,食管贲门癌术后诸症(胃食管反流病)1,肠癌(大肠癌化疗后腹泻)1

西医症状:癌性顽固性呃逆1

> **呼吸系统疾病**(7个、11篇)

西医疾病:呼吸机相关性肺炎1,过敏性鼻炎1,上呼吸道感染1,支气管哮喘1,慢性咽喉炎1

西医症状:咳嗽5(慢性4、未特指1),胸腔积液1

> **某些传染病和寄生虫病**(6个、69篇)

西医疾病:幽门螺杆菌感染49(相关性胃炎33、未特指16),艾滋病10(合并隐孢子虫腹泻1、伴:腹泻6、腹胀3),病毒性肝炎(乙肝)6,霉菌感染(肠炎)2,艾滋病HAART疗法后诸症(消化道反应)1,流行性出血热1

> **泌尿生殖系统疾病**（6个、9篇）

西医疾病：慢性肾功能衰竭3，尿毒症2（伴：呕吐1、消化道症状1），不育症（精子缺乏）1，尿道综合征1，慢性肾小球肾炎1，围绝经期综合征1

> **循环系统疾病**（4个、9篇）

西医疾病：冠心病6（心力衰竭3、未特指2、不稳定性心绞痛1），脑卒中后遗症（抑郁）1，肺源性心脏病1，高血压病1

> **内分泌、营养和代谢疾病**（3个、49篇）

西医疾病：糖尿病47（早期1、Ⅱ型1、Ⅱ型肥胖1、伴腹泻1、未特指1、合并：胃轻瘫39、慢性胃炎1、食管炎1、胃心综合征1），多囊卵巢综合征1，口唇周围色素沉着1

> **皮肤和皮下组织疾病**（3个、4篇）

西医疾病：慢性荨麻疹2，痤疮1，口周湿疹1

> **血液及造血器官疾病和某些涉及免疫机制的疾患**（3个、4篇）

西医疾病：过敏性紫癜2，营养性贫血1，嗜酸粒细胞增多1

> **精神和行为障碍**（2个、4篇）

西医疾病：神经官能症3（胃肠2、心血管性1），股外皮神经卡压综合征1

> **损伤、中毒和外因的某些其他后果**（2个、3篇）

西医疾病：药物不良反应2（抗生素致药物性胃炎1、雷公藤制剂引起呕吐1），多器官功能障碍综合征1

> **妊娠、分娩和产褥期**（1个、11篇）

西医疾病：妊娠恶阻11

> **肌肉骨骼系统和结缔组织疾病**（1个、1篇）

西医疾病：白塞病1

> **中医病证**（6个、100篇）

胃脘痛70，痞满14（未特指9、胃3、心下1、胸脘1），不寐9，腹胀3（功能性2、未特指1），腹痛2（小儿1、未特指1），眩晕2

西医病症系统中，消化系统疾病在病症种类与文献数量上均居首位（图23-56）。各系统病症（证）中，频数位居前列（至少为50）的病症（证）有：胃炎、消化不良、消化性溃疡、反流性食管炎、胃脘痛。

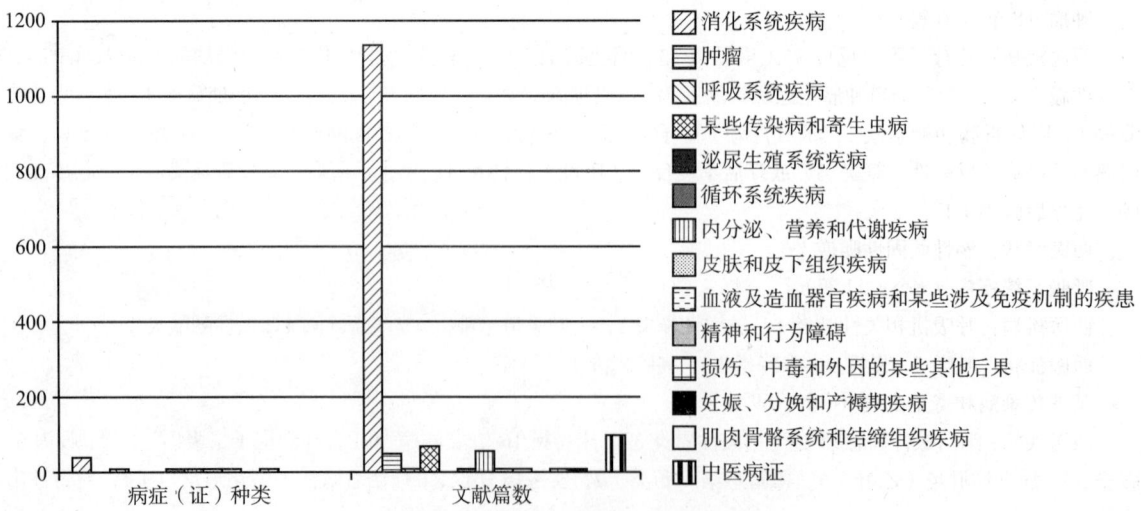

图 23-56　病症（证）种类及文献数量分布图

2. 个案经验文献

共有 18 类病症（证）系统、214 个病症（证）、1750 则医案（表 23-90）。

表 23-90 半夏泻心汤个案经验文献病症（证）谱

➤ 消化系统疾病（72 个、962 则）

西医疾病：胃炎 264（慢性表浅性 74、慢性 56、胆汁反流性 45、慢性萎缩性 38、胃窦 11、糜烂性 11、急性 6、未特指 5、疣状 3、慢性糜烂性 3、糜烂性胃窦 3、表浅性 2、慢性表浅性萎缩性 2、慢性充血糜烂性 1、慢性非萎缩性 1、慢性表浅性胃窦 1、慢性萎缩性伴肠上皮化生 1、慢性胃窦 1），消化性溃疡 65（胃 19、未特指 18、十二指肠球部 14、十二指肠 9、胃角 3、幽门 2），口腔溃疡 57（复发性 35、未特指 22），反流性食管炎 45（未特指 43、伴咳嗽 2），肠炎 41（慢性结肠 28、急性 4、结肠 3、直肠 2、放射性肠 1、降结肠慢性结肠 1、慢性乙状结肠 1、未特指 1），胆囊炎 21（慢性 14、急性 5、未特指 2），溃疡性结肠炎 17，胃肠炎 16（急性 15、未特指 1），肠易激综合征 15（未特指 13、腹泻型 2），胃下垂 12（未特指 8、胃黏膜脱垂 4），急性胃扩张 10，消化不良 9（功能性 6、未特指 2、中毒性 1），胃肠功能紊乱 8（未特指 6、结肠 1、术后 1），肝炎 8（黄疸型 2、伴腹胀 2、慢性迁延性 1、胆汁淤积型 1、酒精性肝炎 1、慢性合并慢性阑尾炎 1），倾倒综合征 7，幽门梗阻 7（不完全性 4、未特指 3），胰腺炎 6（急性 3、慢性 2、未特指 1），肠梗阻 6（不完全性 2、伴粘连 2、未特指 2），贲门失弛缓 5，胃扭转 4，食管炎 4（急性 2、未特指 2），残胃炎 4，胃结石 4（胃柿石 3、未特指 1），口腔扁平苔癣 4（顽固性 2、未特指 2），肝硬化 3（未特指 2、早期 1），十二指肠淤积 3，食道裂孔疝 3，克隆氏病 2，十二指肠球部炎 2，结肠脾曲综合征 2，结肠息肉 2，术后胃轻瘫 2，胃息肉（胃体）2，胃心综合征 2，肠麻痹 1，肠扭转 1，剥脱性唇炎 1，胆道术后综合征（胆囊术后）1，胆结石（合并慢性胃炎）1，胆结石术后综合征（呕吐）1，胆囊积液 1，胆囊息肉 1，肝炎后遗症（肝硬化）1，假性胰腺囊肿 1，胆心综合征 1，慢性结膜炎 1，胃肠吻合口狭窄并炎症 1

西医症状：腹泻 101（未特指 71、慢性 18、小儿 9、暴泄 1、五更泻 1、术后 1），呕吐 45（未特指 36、术后 3、神经性 2、伴腹泻 1、干呕 1、顽固性 1、小儿 1），膈肌痉挛 34（未特指 28、顽固性 6），胃痛 29，便秘 18（未特指 11、功能性 2、老年性 2、习惯性 2、骨折后 1），小儿厌食 5，便血 5，黄疸 5，呕血 3，消化道出血 2（慢性 1、上消化道出血合并休克 1），口苦 2，口臭 1，舌痛 1，弥漫性食管痉挛 1，牙痛 1，幽门痉挛 1

中医疾病：反胃 5，胃胀 2

中医症状：嗳气 8（未特指 6、术后 2），纳呆 7（未特指 6、疰夏 1），嘈杂 4，多唾 3，多涎 2（小儿 1、未特指 1），吐涎 1，口咸 1

➤ 泌尿生殖系统疾病（21 个、68 则）

西医疾病：肾小球肾炎 10（慢性 5、急性 3、系膜增生性 1、未特指 1），肾功能衰竭 7（慢性 5、急性 1、未特指 1），月经失调 7（经闭 3、后期 2、过少 1、未特指 1），不孕症 5，肾病综合征 4（原发性 2、未特指 2），围绝经期综合征 3，肾盂肾炎 3（慢性 2、未特指 1），乳腺增生 2（小叶 1、未特指 1），经前期综合征（眩晕）1，慢性盆腔炎 1，尿毒症 1，痛经 1

西医症状：白带异常 5（未特指 3、黄带 2），闭经 3，尿失禁 1，血尿 1

中医疾病：经行诸症 5（口疮 2、经后腹痛 1、腹泻 1、头痛 1），淋证 4，崩漏 2，倒经 1，遗精 1

➤ 呼吸系统疾病（12 个、64 则）

西医疾病：咽炎 8（慢性 6、急性 1、未特指 1），感冒 6（未特指 4、感冒后咳嗽 1、胃肠型 1），支气管炎 6（未特指 4、慢性 1、慢性合并肺气肿 1），肺炎 3（右下 1、支气管 1、未特指 1），哮喘 2（顽固性 1、未特指 1），慢性鼻炎 1，肺间质纤维化 1，气胸 1

西医症状：咳嗽 25（未特指 17、顽固性 2、慢性 2、久咳 2、风痰 1、喉源性 1），咳喘 7（未特指 6、慢性 1），咯血 3

中医疾病：乳蛾 1

➤ 某些传染病和寄生虫病（11 个、43 则）

西医疾病：痢疾 18（未特指 11、细菌性 5、热痢 1、休息痢 1），病毒性肝炎 8（乙肝 6、未特指 2），幽门螺杆菌感染 6（相关性胃炎 5、未特指 1），蛔虫病 2（肠 1、胆道 1），流行性出血热 2（多尿期 1、未特指 1），霉菌感染（肠炎）2，疱疹性角膜炎 1，带状疱疹 1，百日咳 1，流行性腮腺炎 1，花斑癣 1

➢ 循环系统疾病（10 个、31 则）

西医疾病：冠心病 10（心绞痛 5、未特指 3、心肌梗死 1、合并胆囊炎 1），心律失常 4（房颤 1、频发室早 1、阵发性心动过速 1、左右束支完全性传导阻滞 1），肠系膜淋巴结炎 4，心力衰竭 4，风湿性心脏病 2，风湿性关节炎 2，病毒性心肌炎 2，肺源性心脏病（合并精神障碍）1，高血压病（肾病）1，雷诺氏综合征 1

➢ 肿瘤（9 个、45 则）

西医疾病：胃癌 9（未特指 4、术后胃肠功能紊乱 3、伴胆汁反流 1、肝转移 1），食道癌 8（未特指 3、术后纳呆 2、腺癌 1、术后呕吐 1、术后胃肠功能紊乱 1），贲门癌 8（未特指 7、贲门腺癌 1），肝癌 8（原发性 6、伴腹水 1、未特指 1），化疗后不良反应 6（消化道反应 2、呕吐 2、白血病化疗后呕吐 1、胃肠道反应 1），胰腺癌（胰头癌）2，肠癌 2（大肠 1、乙状结肠癌术后 1），恶性组织细胞病 1，贲门癌术后诸症 1

➢ 皮肤和皮下组织疾病（7 个、26 则）

西医疾病：荨麻疹 12（未特指 10、慢性 2），痤疮 6，湿疹 3（未特指 2、慢性 1），黄褐斑 2，激素依赖性皮炎 1，瘙痒症 1，脂溢性脱发 1

➢ 内分泌、营养和代谢疾病（7 个、21 则）

西医疾病：糖尿病 15（胃轻瘫 9、Ⅱ型 3、未特指 2、伴腹泻 1），卟啉症 1，低钾血症 1，肥胖 1，高脂血症 1，糖尿病性肾病 1，糖尿病性酮症酸中毒 1

➢ 肌肉骨骼系统和结缔组织疾病（7 个、11 则）

西医疾病：类风湿性关节炎 3，干燥综合征 2，白塞病 2，颞颌关节综合征 1，强直性脊柱炎 1，膝关节炎 1，硬皮病 1

➢ 精神和行为障碍（6 个、13 则）

西医疾病：神经官能症 5（胃 2、胃肠 2、心血管性 1），焦虑症（老年焦虑性神经症）2，癔症 2，抑郁症 2，神经性嗳气 1

西医症状：嗜睡 1

➢ 妊娠、分娩和产褥期（3 个、59 则）

西医疾病：妊娠期诸症 55（恶阻 37、腹泻 5、呃逆 4、子烦 3、子嗽 2、咳嗽 1、痢疾 1、情志障碍 1、全身恶寒 1），产褥期诸症 2（癃闭 1、乳汁过少 1），先兆流产 2

➢ 耳和乳突疾病（3 个、13 则）

西医疾病：美尼尔氏综合征 9

西医症状：耳鸣 3，耳聋 1

➢ 损伤、中毒和外因的某些其他后果（3 个、6 则）

西医疾病：药物不良反应 3（药物性胃炎 2、链霉素中毒 1），中暑 2，术后诸症（Ganary 椎管造影后呕吐）1

➢ 神经系统疾病（3 个、5 则）

西医疾病：头痛 3（血管性 1、血管神经性 1、神经性 1），肋间神经痛 1，周围神经炎 1

➢ 眼和附器疾病（3 个、4 则）

西医疾病：葡萄膜炎 2（全葡萄膜炎 1、小柳原田病 1），虹膜睫状体炎 1，眼色素膜炎 1

➢ 血液及造血器官疾病和某些涉及免疫机制的疾患（1 个、3 则）

西医疾病：贫血 3（未特指 2、再生障碍性 1）

➢ 先天性畸形、变形和染色体异常（1 个、1 则）

西医疾病：先天性右肾缺如并左侧多囊肾引发尿毒症 1

➢ 中医病证（35 个、375 则）

胃脘痛 88，痞满 73（未特指 28、胃 20、心下 17、胸脘 3、寒热错杂痞 2、热痞 1、饮热互结痞 1、寒痞 1），不寐 56（未特指 54、顽固性 1、精神睡眠障碍 1），腹胀 30（未特指 29、阑尾切除术后 1），眩晕 23，腹痛 17，头痛 9（未特指 8、前额痛 1），心悸 11（未特指 10、合并不寐 1），汗证 7（未特指 4、午时腋汗 2、自汗 1），梅核气 6，胸痹 6，胁痛 5，发热 4（未特指 3、恶寒 1），伏暑 4，噎膈 4，湿温 4，郁证 3，关格 3，水肿 3，脾瘅 2，肝胃不和 2，啮齿 2，湿热证 1，舌蹇 1，上腹拘急紧缩 1，暑温 1，臌胀 1，寒热错杂证 1，阴寒 1，消渴 1，霍乱证 1，春温（小儿）1，烦躁 1，乏力 1，虚劳 1

　　按文献病症种类和医案则数多少排序，消化系统疾病均居首位（图 23-57）。中医病证亦为高频病证系统。各系统病症（证）中，医案数位居前列（至少为 50）的病症（证）有：胃炎、消化性溃疡、口腔溃疡、腹泻、妊娠期诸症、胃脘痛、痞满、不寐。

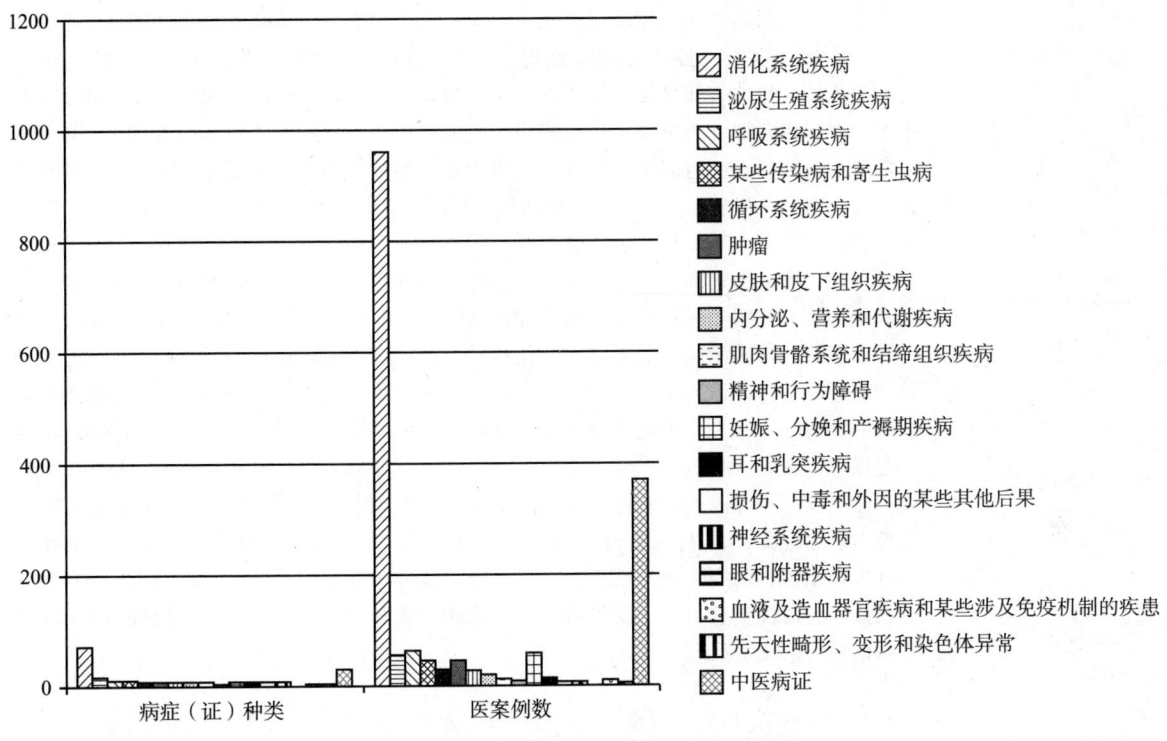

图 23-57　病症（证）种类及医案数量分布图

3. 比较研究

　　临床研究和个案经验文献比较，两者在文献和病症数量上，消化系统疾病均居首位，是共有的高频病症系统。在具体病症（证）上，胃炎、消化性溃疡、胃脘痛等是共有的高频病症（证）。

【证据分级】

临床研究文献证据

　　截至目前，半夏泻心汤及其加减方临床研究文献证据等级为：A 级 1 篇、B 级 96 篇、C 级 756 篇、D 级 615 篇。详细情况见表 23-91。

表 23-91　临床研究文献证据等级分布情况

证据等级	病症（证）
A 级	胃炎（慢性）
B 级	脂肪肝、幽门螺杆菌感染（相关性胃炎、未特指）、消化性溃疡（胃、未特指）、消化不良（功能性、非溃疡性）、胃炎（慢性萎缩性、胆汁反流性、慢性表浅性、慢性糜烂性、慢性、未特指）、胃脘痛、胃轻瘫（术后）、胃肠功能紊乱、胃癌（前期病变、未特指）、糖尿病（合并胃轻瘫）、妊娠期诸症（恶阻）、痞满、咳嗽（慢性）、化疗后不良反应（消化道反应、胃肠道反应、呕吐）、过敏性紫癜、腹泻、反流性食管炎（伴咳嗽、未特指）、多器官功能障碍综合征、胆囊炎（慢性）、肠易激综合征、不寐、白塞病

续表

证据等级	病症（证）
C 级	幽门螺杆菌感染（相关性胃炎、未特指）、幽门痉挛、胰腺炎（急性）、药物不良反应（雷公藤制剂引起呕吐）、荨麻疹（慢性）、眩晕、心力衰竭、哮喘（支气管）、消化性溃疡（胃、十二指肠、未特指）、消化道出血（上消化道）、消化不良（功能性、非溃疡性）、胃炎（疣状、胆汁反流性、糜烂性胃窦、糜烂性、慢性合并胆囊炎、慢性萎缩性、慢性表浅性、慢性表浅性糜烂性胃炎伴食道裂孔疝、慢性糜烂性、慢性、伴呕吐、未特指）、胃心综合征、胃下垂（胃黏膜脱垂、未特指）、胃脘痛、胃痛（急性）、胃轻瘫（术后、未特指）、胃肠炎（急性）、胃肠功能紊乱（术后）、胃癌（术后胃肠功能紊乱、术后吻合口溃疡、未特指）、糖尿病（早期、合并：胃轻瘫、胃心综合征，伴腹泻、Ⅱ型肥胖、Ⅱ型、未特指）、食管溃疡（伴出血）、食管贲门癌术后诸症（胃食管反流病）、食道癌（食管黏膜不典型增生）、神经官能症（胃肠）、妊娠期诸症（恶阻）、痞满（胸脘、胃痞、未特指）、尿毒症（伴消化道症状）、脑卒中后遗症（抑郁）、流行性出血热、口腔溃疡（复发性）、化疗后不良反应（消化道反应、胃肠肿瘤化疗后胃肠功能紊乱、胃肠道反应、白细胞减少、顺铂化疗致消化道反应、晚期胃肠道肿瘤化疗所致的腹泻、呕吐）、消化不良（功能性）、过敏性紫癜、过敏性鼻炎、冠心病、肝炎（慢性）、腹胀、腹泻（慢性、秋季、未特指）、肺炎（呼吸机相关性）、反流性食管炎（伴咳嗽、未特指）、多囊卵巢综合征、胆囊炎（慢性）、胆结石（合并慢性胃炎）、胆道术后综合征、肠易激综合征（腹泻型、未特指）、溃疡性结肠炎、肠炎（慢性结肠、菌群失调型）、肠癌（化疗后腹泻）、不寐、病毒性肝炎（乙肝）、贲门炎、贲门癌术后诸症（反流性食管炎）、艾滋病（合并隐孢子虫腹泻、伴腹泻）、艾滋病 HAART 疗法后诸症（消化道反应）
D 级	幽门螺杆菌感染(相关性胃炎、未特指)、幽门梗阻(不完全性、未特指)、药物不良反应(抗生素致药物性胃炎)、厌食（小儿）、咽喉炎（慢性）、眩晕、胸腔积液、心力衰竭（慢性充血性）、冠心病（不稳定性心绞痛）、消化性溃疡（溃疡性胃炎、十二指肠、十二指肠球部、十二指肠球部溃疡伴慢性浅表性胃炎、未特指）、消化道出血（上消化道）、消化不良（小儿、溃疡性、功能性、非溃疡性）、胃潴留、胃炎（胃窦、糜烂性、慢性合并溃疡性结肠炎、慢性合并胆囊炎、慢性胃窦、胆汁反流性、胃癌术后胆汁反流性、慢性萎缩性、糜烂性胃窦、慢性表浅性、慢性表浅性萎缩性、慢性、肥厚性、未特指）、胃下垂（胃黏膜脱垂、未特指）、胃脘痛、胃痛（慢性、未特指）、胃轻瘫、胃缓、胃肠炎（急性、未特指）、胃肠功能紊乱、胃癌（术后胃瘫、未特指）、围绝经期综合征、糖尿病（合并：胃轻瘫、食管炎、慢性胃炎）、嗜酸粒细胞增多、食道癌（食管黏膜不典型增生、伴吞咽困难、未特指）、十二指肠淤积、湿疹（口周）、肾小球肾炎（慢性）、肾功能衰竭（慢性）、神经卡压综合征（股外皮）、神经官能症（心血管性）、色素沉着（口唇周围）、妊娠期诸症（恶阻）、贫血（营养性）、痞满（心下、胃、未特指）、呕吐、尿毒症（伴呕吐）、尿道综合征、霉菌感染（肠炎）、口腔溃疡（复发性、未特指）、咳嗽（慢性、未特指）、黄疸（阴黄）、化疗后不良反应（胃肠道、消化道、呕吐、CPT-11 迟发性腹泻）、呼吸道感染（上呼吸道）、膈肌痉挛（顽固性）、高血压病、肝炎（慢性活动性肝炎转氨酶持续异常、慢性）、腹胀（功能性）、腹泻（小儿、秋季、慢性、急性、未特指）、肺源性心脏病、腹痛、放疗后不良反应（呕吐）、反流性食管炎（伴咳嗽、未特指）、胆囊炎（慢性）、胆囊息肉、胆结石（合并胆囊炎、未特指）、胆道感染（急性）、痤疮、肠易激综合征、溃疡性结肠炎（慢性、未特指）、肠炎（十二指、慢性结肠、慢性非溃疡性结肠、慢性）、肠梗阻（慢性间歇性动脉肠系膜十二指肠阻塞、未特指）、不育症（精子缺乏）、不寐、病毒性肝炎（乙肝）、便秘（习惯性、未特指）、贲门失弛缓、贲门癌术后诸症（反流性食管炎）、艾滋病（伴腹胀、伴腹泻）、癌性顽固性呃逆

【证据示例】

1. 消化系统疾病

（1）慢性胃炎

A 级证据 1 篇，B 级证据 12 篇，C 级证据 96 篇，D 级证据 97 篇。

> 有限的证据表明：半夏泻心汤及其加减方对照西药治疗慢性胃炎有疗效优势（A）

李国春[1]的一项研究，评价半夏泻心汤治疗慢性胃炎的疗效与安全性。样本量 1886 例。纳入 18 个国内外临床随机对照试验。截止于 2004 年。质量情况：偏低。试验组为半夏泻心汤及其加减方，对照组为雷尼替丁、三九胃泰等药物。Meta 分析结果显示：①总有效率：半夏泻心汤加减优于对照得乐冲剂共有 3 个，（RR）1.68，95%CI（1.38～2.03），有统计学意义；对照非特异性疗法共有 2 个，（RR）1.33，95%CI（1.16～1.54），有统计学意义；对照雷尼替丁共有 4 个，（RR）1.23，95%CI（1.14～1.33），有统计学意义；对照三联疗法共有 2 个，（RR）1.03，95%CI（0.94～1.14），无统计学意义；对照三九胃泰共有 2 个，（RR）1.48，95%CI（1.21～1.82），有统计学意义；对照与西药（庆大霉素、维酶素、多潘立酮）共有 2 个，（RR）1.11，95%CI（1.02～1.21），无统计学意义；对照呋喃唑酮共有 1 个，（RR）1.38，95%CI（1.10～1.72），有统计学意义；对照香砂六君子汤共有 1 个，（RR）1.25，95%CI（0.91～1.71），无统计学意义。②幽门螺杆菌清除率：半夏泻心汤优于得乐冲剂（RR）1.22，95%CI（1.04～1.47）、非特异性疗法（RR）2.28，95%CI（1.55～3.36）、呋喃唑酮（RR）1.46，95%CI（1.08～1.98），与三联疗法（RR）1.05，95%CI（0.9～1.22）、西药（庆大霉素、维酶素、多潘立酮）（RR）1.10，95%CI（0.95～1.28）疗效相当。③胃镜病理学：半夏泻心汤优于三联疗法（RR）1.34，95%CI（1.05～1.71）、非特异性疗法（RR）1.91，95%CI（1.43～2.54），与得乐冲剂（RR）1.02，95%CI（0.84～1.23）疗效相当。④副作用：仅有 1 个试验报道。半夏泻心汤未见副作用，三联疗法有 20 例出现副作用。结论：与雷尼替丁、三九胃泰比较，半夏泻心汤对症状和体征改善有效，与得乐冲剂、非特异性疗法比较，半夏泻心汤在症状和体征改及抗幽门螺杆菌方面有效。

（2）胆汁反流性胃炎

B 级证据 5 篇，C 级证据 66 篇，D 级证据 35 篇。

> 半夏泻心汤加味合多潘立酮对照雷尼替丁、多潘立酮治疗胆汁反流性胃炎在临床总有效率方面有优势（B）

陆学红等[2]实施的一项临床随机对照试验，样本量为 69 例。试验组 46 例，对照组 23 例。试验组予半夏泻心汤加味，为了使中药药效相对稳定，选用免煎中药：半夏 1 包，黄连 1 包，干姜 1 包，党参 1 包，旋覆花 1 包，厚朴 1 包，黄芩 1 包，蒲公英 1 包，代赭石 1 包，甘草 1 包，大枣 1 包，用法是将药粉以开水冲服，分 2 次早晚餐前服。同时服用多潘立酮片每次 10mg，每天 3 餐前服。对照组服用雷尼替丁胶囊，每次 150mg，每天早晚餐前服。同时服用多潘立酮片，每次 10mg，每天 3 餐前服。各组疗程均为 2 周。临床总有效率相对危险度（RR）1.50，95%CI（1.03～2.09），

P=0.04，有统计学意义（疗效标准：依据症状积分。显效：总积分降低≥80%；有效：总积分降低≥50%；无效：总积分降低＜50%）。

（3）功能性消化不良

B级证据11篇，C级证据103篇，D级证据24篇。

> 半夏泻心汤加减对照多潘立酮治疗功能性消化不良在临床总有效率方面有优势（B）

孙公武[3]实施的一项临床随机对照试验，样本量为168例。试验组88例，对照组80例。试验组给予半夏泻心汤加减治疗。半夏泻心汤加减：法半夏15g，黄芩12g，党参10g，炙甘草6g，黄连、干姜各6g，大枣10g。加减：大便干结者，加大黄、厚朴、枳实；气滞、腹胀明显者，加厚朴、青皮、佛手、香附；热甚者，加黄芩，黄连增量；气虚不明显者以党参代人参；疼痛较剧者，加延胡索、白芍；舌苔白腻者，加苍术、藿香；嗳气较频者，加沉香、旋覆花；寒热错杂而寒重于热者，干姜增量；胃阴不足者，加沙参、麦冬、天冬。每日1剂，水煎2次，共取汁400mL，分早、晚2次温服。对照组口服多潘立酮，每次10mg，3次/日。2组均以4周为1个疗程，1个疗程后判定疗效。两组比较，临床总有效率相对危险度（RR）1.21，95%CI（1.05～1.40），P=0.008，有统计学意义（疗效标准：痊愈：临床症状消失。显效：临床症状明显改善，症状积分减少≥70%。有效：临床症状改善，症状积分减少30%～70%。无效：临床症状改善不明显，症状积分减少＜30%）。

（4）消化性溃疡（未特指）

B级证据7篇，C级证据67篇，D级证据32篇。

> 半夏泻心汤加减对照奥美拉唑、克拉霉素、阿莫西林三联干预消化性溃疡在临床总有效率方面有优势（B）

韩暄等[4]实施的一项临床随机对照试验，样本量为150例。试验组、对照组各75例。对照组奥美拉唑肠溶片，20mg/次，2次/d。克拉霉素片，每次500mg，2次/日，早、晚餐前30min口服。阿莫西林胶囊，每次1g，2次/日，口服。试验组服用半夏泻心汤：姜半夏、厚朴各10g，黄连、黄芩、干姜、炙甘草、甘松、白芷各6g，党参15g，大枣5枚。反酸严重加海蛤壳8g、吴茱萸1.5g；腹胀严重加青皮、鸡内金各8g；嗳气严重加旋覆花4g、代赭石12g；1剂/日，水煎200mL，1次/日。两组均连续治疗14日为1疗程。两组比较，临床总有效率相对危险度（RR）1.20，95%CI（1.06～1.36），P=0.003，有统计学意义（疗效标准：参照《中医病证诊断疗效标准》。愈合：溃疡缩小＞90%。好转：缩小50%～90%。无效：缩小＜50%）。

（5）反流性食管炎（未特指）

B级证据13篇，C级证据85篇，D级证据25篇。

> 半夏泻心汤加减对照雷贝拉唑、硫糖铝、多潘立酮联合治疗反流性食管炎在改善症状积分方面有优势（B）

陈新江[5]实施的一项临床随机对照试验，样本量为80例。试验组、对照组各40例。试验组服用半夏泻心汤：太子参、蒲公英、白及各15g，大枣、黄芩、法半夏各10g，黄连8g，干姜、炙甘草各6g，三七粉4g。加减：泛酸病例加服海螵蛸30g、浙贝母15g；腹胀病例加服莱菔子、槟榔各15g、厚朴10g；食欲差病例加服麦芽15g、谷芽15g、山药12g；严重疼痛的病例加服白芍20g、延胡索10g、川楝子10g。每日1剂，煎取药汁约400mL，于早、晚餐前分两次服用，4周为1个疗程，治疗2个疗程。对照组给予口服雷贝拉唑10mg，早餐前30min服用，1日1次；硫糖铝每次0.75g，每日3次，饭前30min服用；多潘立酮每次10mg，每日3次，饭前30min服用4周为1个疗程，治疗2个疗程。两组比较，临床总有效率相对危险度（RR）1.15，95%CI（0.98～1.35），P=0.08，无统计学意义；两组症状积分加权均数差（WMD）–5.63，95%CI（–7.05～–4.21），P < 0.00001，有统计学意义（疗效标准：采用症状积分评价治疗前后患者的胸痛、泛酸、恶心等程度变化。0分：没有症状。1分：轻度症状。2分：中度症状，对生活造成影响但可以忍受。3分：重度症状，难以忍受，必须治疗。疗效评价标准，痊愈：临床症状和体征消失，进行胃以及食道镜检没有发现异常，有时可见轻度充血。显效：临床症状和体征明显改善，进行胃以及食道镜检发现仍有局部黏膜糜烂，但水肿而显著缩小。有效：临床症状和体征有所改善，进行胃以及食道镜检发现局部黏膜糜烂和水肿得到有效控制；无效：临床症状和体征以及发作次数无明显改善或病情进一步加重。总有效率＝痊愈＋显效＋有效）。

【证据荟萃】

※Ⅰ级

半夏泻心汤及其加减方以主要治疗消化系统疾病，如慢性胃炎、胆汁反流性胃炎、消化性溃疡、功能性消化不良、反流性食管炎等。

《伤寒论》原文中以本方治疗邪陷及心下，心下无形气机痞结，累及心包阳热不能下达，且中焦脾胃升降失常，而致上热下寒证;《金匮要略》原文中以本方治疗寒热错杂之呕吐。临床表现为心下痞，满而不痛，恶心呕吐，肠鸣，下利，纳呆等。慢性胃炎、胆汁反流性胃炎、消化性溃疡、功能性消化不良等高频病症在某阶段的病机及临床表现可与之相符。临床研究和个案经验文献均支持消化系统疾病是其高频率、高级别证据分布的病症系统。其中慢性胃炎已有1项A级证据，至少2项B级证据；胆汁反流性胃炎、消化性溃疡、功能性消化不良、反流性食管炎均已有至少2项B级证据。

※Ⅰ级

有限的证据表明：半夏泻心汤及其加减方对照西药治疗慢性胃炎有疗效优势。

半夏泻心汤加味合多潘立酮。对照雷尼替丁、多潘立酮。治疗胆汁反流性胃炎在临床总有效率方面有优势。

半夏泻心汤加减对照多潘立酮。治疗功能性消化不良在临床总有效率方面有优势。

半夏泻心汤加减对照奥美拉唑、克拉霉素、阿莫西林三联干预消化性溃疡在临床总有效率方面有优势。

半夏泻心汤加减对照雷贝拉唑、硫糖铝、多潘立酮。联合治疗反流性食管炎在改善症状积分方面有优势。

【参考文献】

［1］李国春.半夏泻心汤治疗慢性胃炎随机对照试验的 Meta 分析［J］.循证医学，2004，4（1）：14-21.

［2］陆学红，朱智德.半夏泻心汤加味合吗叮啉治疗胆汁反流性胃炎临床观察［J］.深圳中西医结合杂志，2005，15（03）：168-170.

［3］孙公武.半夏泻心汤加减治疗功能性消化不良 88 例［J］.中医研究，2011，24（5）：47-49.

［4］韩暄，赵丽萍.半夏泻心汤加减治疗消化性溃疡随机平行对照研究［J］.实用中医内科杂志，2013，27（4）：3-4.

［5］陈新江.半夏泻心汤加减对胃食管反流病的观察［J］.海峡药学，2012，24（11）：133-134.

三十三、通脉四逆汤

【原文汇要】

《伤寒论》

少阴病，下利清谷，里寒外热，手足厥逆，脉微欲绝，身反不恶寒，其人面色赤，或腹痛，或干呕，或咽痛，或利止脉不出者，通脉四逆汤主之。（317）

下利清谷，里寒外热，汗出而厥者，通脉四逆汤主之。（370）

通脉四逆汤方

甘草二两（炙） 附子大者一枚（生用，去皮，破八片） 干姜三两（强人可四两）

上三味，以水三升，煮取一升二合，去滓，分温再服，其脉即出者愈。面色赤者，加葱九茎；腹中痛者，去葱，加芍药二两；呕者，加生姜二两；咽痛者，去芍药，加桔梗一两；利止脉不出者，去桔梗，加人参二两。病皆与方相应者，乃服之。

《金匮要略》

下利清谷，里寒外热，汗出而厥者，通脉四逆汤主之。（45）

通脉四逆汤方

附子（大者）一枚（生用） 干姜三两（强人可四两）甘草二两（炙）

上三味，以水三升，煮取一升二合，去滓，分温再服。

【原文释义】

《伤寒论》

通脉四逆汤治疗少阴阳衰，阴寒盛格虚阳于外。症见手足厥逆，下利清谷，脉微欲绝，身反不恶寒，或面赤，或腹痛，或干呕，或咽痛，或利止脉不出，或汗出。治法：大剂急温，破阴回阳。通脉四逆汤与四逆汤药味相同，但重用附子，倍用干姜（强人可达四两），意在大剂急温，以复其脉。

《金匮要略》

通脉四逆汤治疗寒厥下利，阴盛格阳证。余释同上。

【文献概况】

设置关键词为"通脈四逆湯""通脉四逆汤",检索并剔重后,得到302篇相关文献,其中CBM、CNKI、VIP、WF分别为8篇、285篇、7篇、2篇。初步分类:临床研究2篇(0.7%)、个案经验36篇(11.9%)、实验研究2篇(0.7%)、理论研究239篇(79.1%)、其他23篇(7.6%)。在个案经验文献中,通脉四逆汤及其加减方的医案有43则。

【文献病谱】

1. 临床研究文献

共涉及1类病症系统、2个病症(表23-92)。

表 23-92　通脉四逆汤临床研究文献病症谱

➢ 循环系统疾病(2个、2篇)
　　西医疾病:心律失常(病窦综合征)1,雷诺氏综合征1

2. 个案经验文献

共有10类病症(证)系统、33个病症(证)、43则医案(表23-93)。

表 23-93　通脉四逆汤个案经验文献病症(证)谱

➢ 泌尿生殖系统疾病(6个、8则)
　　西医疾病:月经失调2(月经后期1、经间期出血1),不孕症2(宫寒1、未特指1),尿毒症1,肾功能衰竭1,泌尿系感染1
　　西医症状:闭经1

➢ 循环系统疾病(6个、8则)
　　西医疾病:冠心病2(前间壁心肌梗死1、心肌梗死1),心力衰竭2,脑卒中(脑梗死合并肠系膜动脉栓塞)1,雷诺氏综合征1,血栓闭塞性脉管炎1,心律失常(房颤)1

➢ 消化系统疾病(4个、5则)
　　西医疾病:糖尿病(伴多汗)1,急性胃肠炎1
　　西医症状:腹泻2,呕吐(急性合并腹泻)1

➢ 呼吸系统疾病(4个、5则)
　　西医疾病:感冒1,肺部感染1
　　西医症状:咳喘2
　　中医疾病:失音1

➢ 肌肉骨骼系统和结缔组织疾病(2个、2则)
　　西医疾病:肩关节周围炎1,痛风性关节炎1

➢ 妊娠、分娩和产褥期(1个、1则)
　　西医疾病:妊娠期诸症(少阴证)1

➢ 损伤、中毒和外因的某些其他后果(1个、1则)
　　西医疾病:中暑(伴里急后重)1

➢ 内分泌、营养和代谢疾病(1个、1则)
　　西医疾病:糖尿病性肾病1

➢ 精神和行为障碍(1个、1则)
　　西医症状:嗜睡1

➢ 中医病证(7个、11则)
　　发热3,痹证2,腹痛2,亡阳证1,戴阳证1,阴盛格阳证1,霍乱证1

按文献病症种类和医案则数多少排序，西医病症系统中，泌尿生殖系统疾病均居首位（图23-58）。中医病证亦为高频病证系统。各系统病症（证）中，医案数位居前列（至少为2）的病症（证）有：冠心病、心力衰竭、月经失调、不孕症、腹泻、咳喘、发热、痹证、腹痛。

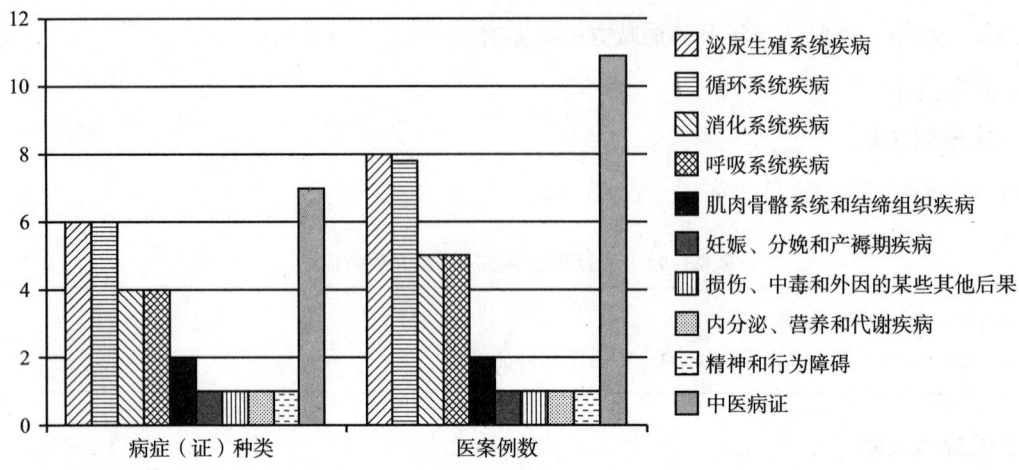

图 23-58　病症（证）种类及医案数量分布图

3. 比较研究

临床研究和个案经验文献比较，两者在文献和病症数量上，泌尿生殖系统疾病是共有病症系统。

【证据分级】

临床研究文献证据

截至目前，通脉四逆汤及其加减方临床研究文献证据等级为：D级2篇。详细情况见表23-94。

表 23-94　临床研究文献证据等级分布情况

证据等级	病症（证）
D 级	心律失常（病窦综合征）、雷诺氏综合征

【证据示例】

1. 循环系统疾病

（1）雷诺氏综合征

D级证据1篇。

> 通脉四逆汤加味治疗雷诺氏综合征有一定疗效（D）

李才元[1]实施的一项临床病例观察，样本量为36例。所有患者均采用通脉四逆汤加味治疗。方药组成：生附片10g，干姜6g，炙甘草6g，葱白3段，黄芪30g，红花8g，乌梢蛇12g，路路通10g，桂枝6g。每日1剂，每剂水煎2次，混匀后分3次口服。2周为1个疗程。随症加减：因情绪激动诱发者，加柴胡、当归、赤芍、香附以疏肝解郁；急躁易怒者、少寐多梦者，加石决明、远志、钩藤以平肝潜阳、清肝宁神；伴有头痛、头晕者，加菊花、枸杞子以育阴潜阳；伴有表虚汗出者，加桂枝、白术，与黄芪共凑通阳益气固表之功；伴有四肢关节疼痛者，加桑枝、独活、海风藤以祛风散寒、除湿通络；双手有刺痛感觉者加赤芍、桃仁以增活血化瘀之功；双手瘙痒者，加防风、赤芍以活血祛风。疗效标准及治疗结果：治愈：症状消失，治疗结束后随访1年无复发者16例。显效：症状明显减轻，发作间隔延长者18例。无效：症状与发作间隔均无改善者2例。总有效率为94.44%。

【证据提要】

通脉四逆汤及其加减方临床证据匮乏，少量证据提示可用于治疗心律失常、雷诺氏综合征、月经失调、不孕症等。

【参考文献】

[1] 李才元. 通脉四逆汤加味治疗雷诺病36例 [J]. 中国社区医师（医学专业），2011，13（16）：189.

三十四、桃花汤

【原文汇要】

《伤寒论》

少阴病，下利便脓血者，桃花汤主之。（306）

少阴病，二三日至四五日，腹痛，小便不利，下利不止，便脓血者，桃花汤主之。（307）

桃花汤方

赤石脂一斤（一半全用，一半筛末） 干姜一两 粳米一升

上三味，以水七升，煮米令熟，去滓，温服七合，内赤石脂末方寸匕，日三服。若一服愈，余勿服。

《金匮要略》

下利便脓血者，桃花汤主之。（42）

桃花汤方

赤石脂一斤（一半剉，一半筛末） 干姜一两 粳米一升

上三味，以水七升，煮米令熟，去滓，温七合，内赤石脂末方寸匕，日三服；若一服愈，余勿服。

【原文释义】

《伤寒论》

桃花汤主治脾肾阳虚，寒湿凝滞，滑脱不禁。症见下利不止，便脓血，色赤暗，白多红少，腹痛绵绵，小便不利，舌淡，苔白，脉沉弱。治法：温阳涩肠固脱。方中重用赤石脂质重性涩直入下焦为主药，一半入煎，取其温涩之气，一半筛末冲服取其直接黏附肠中，加强收敛涩肠固脱；用干姜温中散寒，佐以粳米补益脾胃。三药合用，共奏温阳涩肠固脱之效。临床中"若一服愈，馀勿服"。

《金匮要略》

桃花汤主治虚寒下利便脓血之证。余释同上。

【文献概况】

设置关键词为"桃花湯""桃花汤",检索并剔重后,得到 177 篇相关文献,其中 CBM、CNKI、VIP、WF 分别为 14 篇、143 篇、7 篇、13 篇。初步分类:临床研究 33 篇(18.6%)、个案经验 24 篇(13.6%)、实验研究 8 篇(4.5%)、理论研究 78 篇(44.1%)、其他 34 篇(19.2%)。在个案经验文献中,桃花汤及其加减方的医案有 37 则。

【文献病谱】

1. 临床研究文献

共涉及 2 类病症系统、7 个病症(表 23-95)。

表 23-95 桃花汤临床研究文献病症谱

> **消化系统疾病**(5 个、31 篇）
> 西医疾病:溃疡性结肠炎 17,肠炎 2(小儿 1、抗生素相关性 1),肠易激综合征 1
> 西医症状:腹泻 10(慢性 5、小儿 4、未特指 1),上消化道出血 1
> **某些传染病和寄生虫病**(2 个、2 篇）
> 西医疾病:痢疾 1,阿米巴痢疾 1

2. 个案经验文献

共有 6 类病症(证)系统、17 个病症(证)、37 则医案(表 23-96)。

表 23-96 桃花汤个案经验文献病症(证)谱

> **消化系统疾病**(7 个、19 则）
> 西医疾病:溃疡性结肠炎 8,肠炎 3(慢性结肠 2、急性 1),肠易激综合征 2,直肠脱垂 1,中毒性消化不良 1,消化性溃疡 1
> 西医症状:腹泻 3(慢性 1、合并脱发 1、未特指 1)
> **泌尿生殖系统疾病**(4 个、6 则）
> 西医疾病:前列腺增生 1,肾小球肾炎(慢性合并蛋白尿)1
> 西医症状:白带异常 3
> 中医疾病:崩漏 1
> **某些传染病和寄生虫病**(2 个、8 则）
> 西医疾病:细菌性痢疾 6,鼠伤寒沙门氏菌感染 2
> **肿瘤**(2 个、2 则）
> 西医疾病:贲门癌(贲门腺癌)1,胰腺癌(术后诸症)1
> **呼吸系统疾病**(1 个、1 则）
> 西医疾病:支气管哮喘 1
> **中医病证**(1 个、1 则）
> 腹胀 1

按文献病症种类和医案则数多少排序,西医病症系统中,消化系统疾病均居首位(图 23-59)。各系统病症中,医案数位居前列(至少为 5)的病症有:溃疡性肠炎、细菌性痢疾。

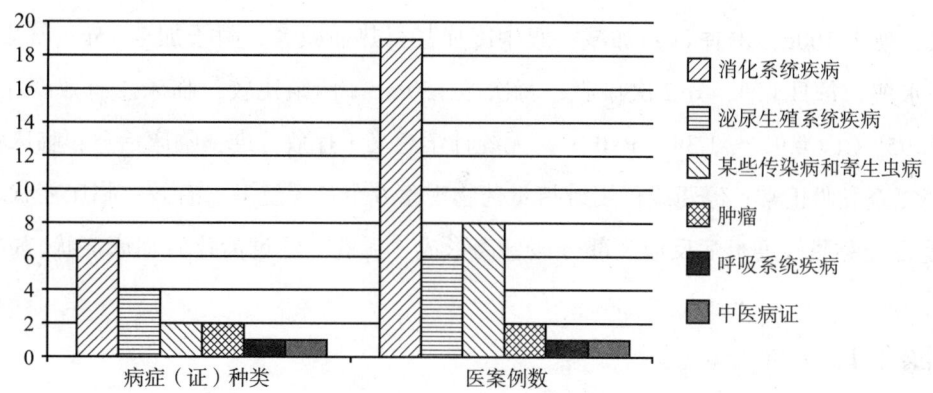

图 23-59　病症（证）种类及医案数量分布图

3. 比较研究

临床研究和个案经验文献比较，两者在文献和病症数量上，消化系统疾病均居前列，是共有的高频病症系统。在具体病症上，溃疡性结肠炎是共有高频病症。

【证据分级】

临床研究文献证据

截至目前，桃花汤及其加减方临床研究文献证据等级为：B 级 3 篇、C 级 15 篇、D 级 15 篇。详细情况见表 23-97。

表 23-97　临床研究文献证据等级分布情况

证据等级	病症（证）
B 级	阿米巴痢疾、溃疡性结肠炎、肠炎（抗生素相关性）
C 级	溃疡性结肠炎、腹泻（慢性、小儿）
D 级	溃疡性结肠炎、肠炎（小儿）、肠易激综合征、腹泻（慢性、未特指）、痢疾、上消化道出血

【证据示例】

1. 消化系统疾病

（1）溃疡性结肠炎

B 级证据 1 篇，C 级证据 8 篇，D 级证据 8 篇。

> 加味桃花汤对照水杨酸偶氮磺胺吡啶、双歧三联活菌片干预溃疡性结肠炎在临床总有效率方面尚无明显优势（B）

冀文鹏[1]实施的一项临床随机对照试验，样本量为 86 例。试验组 52 例，对照组 34 例。对照组给予水杨酸偶氮磺胺吡啶，4g/d，分 4 次口服，病情稳定后逐渐减少至 2g/d，分 2 次口服；双歧三联活菌片，每次 420mg，3 次 / 日，口服。还可根据患者的具体情况，分别给予西医营养支持疗法，补充热量、能量、蛋白质、氨基酸、脂肪酸，维持水电解质酸碱平衡等治疗。试验组给予桃花汤加味：赤石脂 100g，干姜 30g，黄连 10g，附子 10g，花椒 6g，人参 10g，无花果 20g，石榴皮 20g，粳米 100g，木香 8g。加减：腹中冷痛甚得热痛减者，附子加至 15g；气虚甚者，加黄芪 30g。水煎，每日 1 剂，分 2 次口服，每次服 150mL。两组比较：临床总有效率相对危险度（RR）1.17，95%CI（0.99～1.38），P=0.07，无统计学意义（疗效标准：临床治愈：临床症状消失，纤维结肠镜复查黏膜正常；停药或仅用维持量药物观察 6 个月无复发。有效：临床症状基本消失，纤维结肠镜复查黏膜轻度炎症反应及部分假息肉形成。无效：经过治疗后临床症状、内镜及病理检查无改善）。

【证据荟萃】

※ Ⅱ级

桃花汤及其加减方主要治疗消化系统疾病，如溃疡性结肠炎等。

《伤寒论》原文中以本方治疗脾肾阳虚，寒湿凝滞，滑脱不禁；《金匮要略》原文中以本方治疗虚寒下利便脓血之证。其主要临床表现为下利不止，便脓血，色赤暗等。高频病症溃疡性结肠炎在某阶段的病机及临床表现可与之相符。临床研究和个案经验文献均支持消化系统疾病是其高频率、高级别证据分布的病症系统。溃疡性结肠炎已有 1 项 B 级证据，至少 2 项 C 级证据。

※ Ⅱ级

加味桃花汤对照水杨酸偶氮磺胺吡啶、双歧三联活菌片干预溃疡性结肠炎在临床总有效率方面尚无明显优势。

【参考文献】

［1］冀文鹏.桃花汤加味治疗溃疡性结肠炎 52 例［J］.中医研究，2011，24（9）：39-41.

三十五、小承气汤

【原文汇要】

《伤寒论》

阳明病，其人多汗，以津液外出，胃中燥，大便必硬，硬则谵语，小承气汤主之。若一服谵语止者，更莫复服。（213）

阳明病，谵语发潮热，脉滑而疾者，小承气汤主之。因与承气汤一升，腹中转气者，更服一升，若不转气者，勿更与之。明日又不大便，脉反微涩者，里虚也，为难治，不可更与承气汤也。（214）

太阳病，若吐若下若发汗后，微烦，小便数，大便因硬者，与小承气汤和之愈。（250）

下利谵语者，有燥屎也，宜小承气汤。（374）

小承气汤方

大黄四两（酒洗） 厚朴二两（炙，去皮） 枳实三枚（大者，炙）

上三味，以水四升，煮取一升二合，去滓，分温二服。初服汤当更衣，不尔者尽饮之，若更衣者，勿服之。

《金匮要略》

下利谵语者，有燥屎也，小承气汤主之。（41）

《千金翼》小承气汤　治大便不通，哕数谵语。

小承气汤方

大黄四两　厚朴二两（炙）　枳实大者三枚（炙）

上三味，以水四升，煮取一升二合，去滓，分温二服。得利则止。

【原文释义】

《伤寒论》

小承气汤主治太阳病误治，津液外泄，以致胃肠内津亏干燥而结实者，或阳明病里热燥实，腑气不通，或阳明里实的热结旁流者。症见大便硬，潮热或发热，微烦或谵语，腹大满不通，脉滑而疾等。治法：泻热通便，行气和胃。方中大黄苦寒，泻热去实、推陈致新。厚朴苦辛而温，行气除满。枳实苦而微寒，理气消痞。三药合用，共成通便导滞之剂。

《金匮要略》

小承气汤主治实证下利。因胃肠实热积滞，热结旁流，下利谵语。余释同上。

【文献概况】

设置关键词为"小承氣汤""小承气汤"，检索并剔重后，得到713篇相关文献，其中CBM、CNKI、VIP、WF分别为36篇、507篇、53篇、117篇。初步分类：临床研究199篇（27.9%，缺少3篇文献未包括在其中）、个案经验114篇（16.0%，缺少3篇文献未包括在其中）、实验研究117篇（16.4%）、理论研究154篇（21.6%）、其他129篇（18.1%）。在个案经验文献中，小承气汤及其加减方的医案有164则。

【文献病谱】

1. 临床研究文献

共涉及12类病症（证）系统、57个病症（证）（表23-98）。

表 23-98　小承气汤临床研究文献病症（证）谱

➤ **消化系统疾病（29个、146篇）**

西医疾病：胃肠功能紊乱57（术后35、腹部术后13、未特指4、全子宫切除术后4、外伤后1），肠梗阻23（术后早期炎性6、伴粘连4、粘连性4、不完全性4、未特指4、假性1），肠麻痹9（中毒性8、术后1），胰腺炎7（急性5、急性重症1、慢性1），肠胀气4（术后3、未特指1），胃炎4（胆汁反流性2、慢性1、慢性表浅性1），肝炎3（重症肝炎内毒素血症2、慢性重症1），肝性脑病3，胃结石2，脂肪肝2，肠易激综合征2（腹泻1、未特指1），术后胃轻瘫2，肝坏死2，肝硬化2（合并自发性细菌性腹膜炎1、门脉高压症1），胆结石1，肝脾曲结肠综合征1，复发性口腔溃疡1，胃肠功能衰竭1，急性胃肠炎1，胆道术后综合征（胆囊切除术后）1，功能性消化不良1，不完全性幽门梗阻1，胆道感染1，肠镜检查前肠道准备1

西医症状：便秘9(阿片类药物所致3、顽固性2、骨折后1、心梗后1、脑卒中后1、未特指1)，小儿厌食2，顽固性膈肌痉挛1，急性腹泻1，肝功能异常1

➤ **某些传染病和寄生虫病（5个、8篇）**

西医疾病：病毒性肝炎4（乙肝3、未特指1），老年性带状疱疹1，痢疾1，脓毒败血症1，肠道感染1

➤ **呼吸系统疾病（4个、8篇）**

西医疾病：肺炎4（未特指2、重症肺炎1、合并胃肠功能能障碍1），慢性阻塞性肺疾病2，哮喘1，肺部感染1

> **循环系统疾病**（3个、12篇）

　　西医疾病：脑卒中9（未特指6、伴便秘2、急性脑梗死1），脑卒中后遗症2（便秘1、顽固性呃逆1），肺源性心脏病1

> **肿瘤**（3个、7篇）

　　西医疾病：恶性肿瘤并发症4（梗阻性黄疸3、恶性肠梗阻1），胃癌术后胃瘫2，癌性肠梗阻1

> **损伤、中毒和外因的某些其他后果**（3个、4篇）

　　西医疾病：骨折2（脊柱骨折伴腹胀1、胸腰椎骨折伴腹胀1），毒物中毒（有机磷农药中毒）1，药物不良反应（镇痛药胃肠副作用）1

> **泌尿生殖系统疾病**（2个、2篇）

　　西医疾病：泌尿系结石1

　　中医疾病：癃闭1

> **肌肉骨骼系统和结缔组织疾病**（1个、1篇）

　　西医疾病：创伤性关节积液1

> **起源于围生期的某些情况**（1个、1篇）

　　西医疾病：新生儿吐乳1

> **神经系统疾病**（1个、1篇）

　　西医疾病：重症肌无力1

> **血液及造血器官疾病和某些涉及免疫机制的疾患**（1个、1篇）

　　西医疾病：紫癜1

> **中医病证**（4个、8篇）

　　腹胀5（术后3、胆囊切除术后1、腹部术后1），发热（小儿高）1，鼻衄1，热结旁流1

　　西医疾病系统中，消化系统疾病在病症种类与文献数量上均居首位（图23-60）。各系统病症中，频数位居前列（至少为9）的病症有：胃肠功能紊乱、肠梗阻、肠麻痹、便秘、脑卒中。

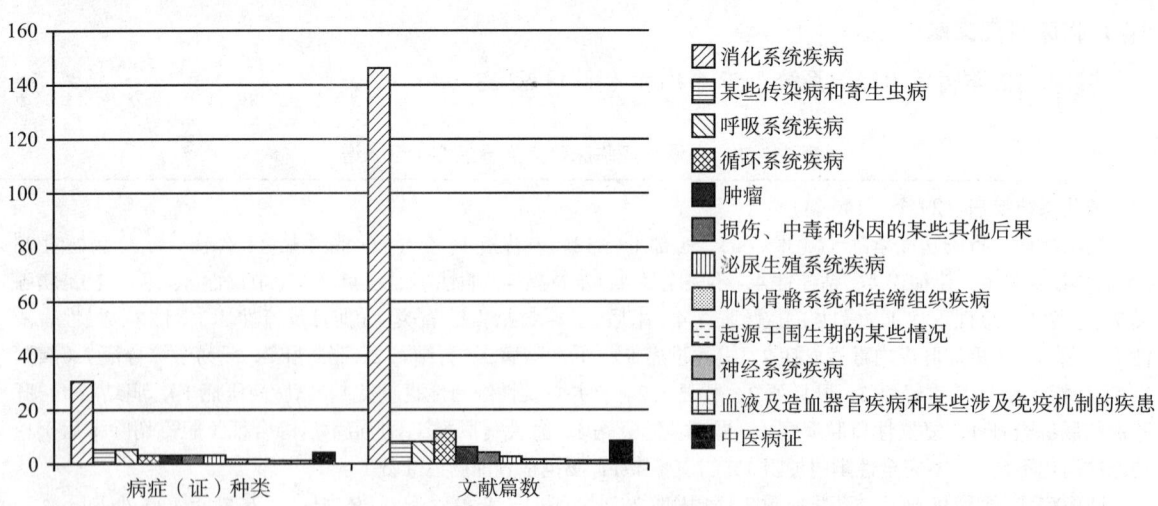

图23-60　病症（证）种类及文献篇数分布图

2. 个案经验文献

　　共有17类病症（证）系统、77个病症（证）、164则医案（表23-99）。

表 23-99 小承气汤个案经验文献病症（证）谱

> **消化系统疾病（26 个、67 则）**

西医疾病：肠梗阻 15（未特指 3、不完全性 2、小儿急性 2、麻痹性 2、急性 1、剖腹产术后假性肠梗阻伴急性胃扩张 1、伴粘连 1、术后 1、动力性 1、合并腹水 1），胃肠功能紊乱 6（术后 5、未特指 1），胃扭转 4（慢性 2、急性 1、未特指 1），肠炎 3（慢性结肠 2、未特指 1），膈肌痉挛 3（未特指 2、顽固性 1），肠胀气 3，胃结石 3，肠麻痹 2（中毒性 1、未特指 1），肝炎 2（黄疸型 1、亚急性黄疸型重型合并肝昏迷 1），小儿急性胃肠炎 2，肝昏迷（合并肾功能衰竭）2，胆囊炎 1，口腔溃疡 1，脱肛 1，脂肪肝 1，急性腹膜炎 1，胆结石（合并胆囊炎）1，术后肠粘连 1，急性重症胰腺炎 1，溃疡性结肠炎 1

西医症状：便秘 7（习惯性 3、未特指 3、骨折后 1），小儿厌食 2，呕吐 1，牙龈痛 1，消化道出血 1，口臭 1

> **呼吸系统疾病（7 个、13 则）**

西医疾病：哮喘 5（未特指 3、小儿 1、支气管合并感染并发轻度肺气肿 1），支气管炎 2（慢性合并肺感染 1、慢性急性发作 1），慢性阻塞性肺疾病 1，急性喉炎 1，小儿上呼吸道感染 1

西医症状：咳嗽 2（小儿 1、未特指 1），小儿咳喘 1

> **循环系统疾病（5 个、10 则）**

西医疾病：高血压病 3（未特指 2、短暂性脑出血急性期 1），脑卒中 2（合并昏迷 1、未特指 1），肺源性心脏病 2，心律失常 2（病窦综合征 1、窦性心动过缓合并室性过早搏动 1），颅内血肿 1

> **泌尿生殖系统疾病（5 个、6 则）**

西医疾病：前列腺增生 2，肾病综合征 1，肾小球肾炎（慢性合并尿毒症）1

西医症状：血尿 1

中医疾病：阴吹 1

> **某些传染病和寄生虫病（3 个、11 则）**

西医疾病：蛔虫病 6（肠梗阻 3、胆道 3），痢疾 3（热痢 1、细菌性 1、未特指 1），带状疱疹 2

> **精神和行为障碍（3 个、4 则）**

西医疾病：精神分裂症 2，多动症 1

中医疾病：谵妄 1

> **损伤、中毒和外因的某些其他后果（3 个、3 则）**

西医疾病：脑外伤后诸症（右颞叶脑挫裂伤）1，烫伤 1，药物不良外应（链霉素中毒）1

> **皮肤和皮下组织疾病（2 个、4 则）**

西医疾病：荨麻疹 3，痤疮 1

> **肿瘤（2 个、2 则）**

西医疾病：白血病（合并麻痹性肠梗阻）1，胃癌 1

> **先天性畸形、变形和染色体异常（1 个、2 则）**

西医疾病：先天性巨结肠 2

> **眼和附器疾病（1 个、1 则）**

西医疾病：缺血性视神经病变 1

> **血液及造血器官疾病和某些涉及免疫机制的疾患（1 个、1 则）**

西医疾病：过敏性紫癜 1

> **妊娠、分娩和产褥期（1 个、1 则）**

西医疾病：妊娠恶阻 1

> **内分泌、营养和代谢疾病（1 个、1 则）**

西医疾病：糖尿病 1

> **神经系统疾病（1 个、1 则）**

西医疾病：不全截瘫 1

> **耳和乳突疾病（1 个、1 则）**

西医疾病：耳鸣、耳聋、眩晕综合征 1

> **中医病证（14 个、36 则）**

发热 11（高 3、未特指 3、食积 2、低 1、暑湿 1、伴抽搐 1），头痛 5，胃脘痛 4，腹痛 3（未特指 2、小儿 1），自汗 2，眩晕 2，胸痹 2，鼻衄 1，腹胀（腰椎术后）1，惊风病（小儿）1，阳明腑实证 1，喑哑 1，食厥 1，唇风 1

按文献病症种类和医案则数多少排序，西医病症系统中，消化系统疾病均居首位（图 23-61）。各系统病症中，医案数位居前列（至少为 5）的病症有：肠梗阻、胃肠功能紊乱、便秘、哮喘、蛔虫病、发热、头痛。

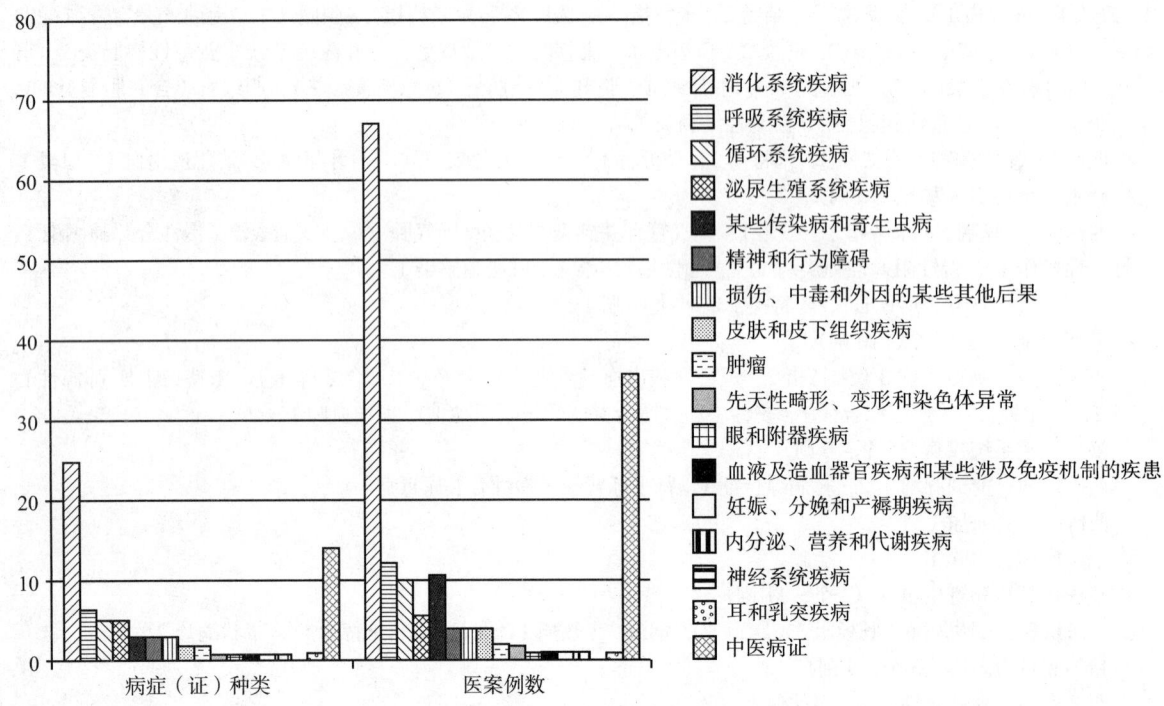

图 23-61　病症（证）种类及医案数量分布图

3. 比较研究

临床研究和个案经验文献比较，两者在文献和病症数量上，消化系统疾病均居首位，是共有的高频病症系统。在具体病症上，肠梗阻、胃肠功能紊乱是共有高频病症。

【证据分级】

临床研究文献证据

截至目前，小承气汤及其加减方临床研究文献证据等级为：B 级 11 篇、C 级 121 篇、D 级 67 篇。详细情况见表 23-100。

表 23-100　临床研究文献证据等级分布情况

证据等级	病症（证）
B 级	便秘（阿片类药物所致、骨折后）、消化不良、肺炎（重症）、肠梗阻（术后）、胃肠功能紊乱（术后）、脑卒中（伴便秘）
C 级	肺部感染、肺炎、慢性阻塞性肺疾病、关节积液（创伤性）、病毒性肝炎（乙肝）、肠道感染、带状疱疹（老年性）、脓毒败血症、重症肌无力、便秘、肠梗阻、肠麻痹、肠易激综合征、肠胀气、胆道术后综合征（胆囊切除术后）、肝坏死、肝性脑病、肝炎（重症）、肝硬化（门脉高压症）、膈肌痉挛（顽固性）、胃肠功能紊乱、胃轻瘫、脂肪肝、胰腺炎、恶性肿瘤并发症（梗阻性黄疸）、肺源性心脏病、脑卒中、腹胀（术后）

证据等级	病症（证）
D级	紫癜、幽门梗阻（不完全性）、胰腺炎（急性、慢性）、药物不良反应（镇痛药胃肠副作用）、厌食（小儿）、哮喘（慢性）、胃炎（慢性、胆汁反流性）、胃结石、急性胃肠炎、胃肠功能紊乱、热结旁流、脑卒中、泌尿系结石、癃闭、痢疾、口腔溃疡（复发性）、骨折（胸腰椎骨折后合并腹胀）、肝性脑病、肝脾曲结肠综合征（结肠肝曲）、肝坏死、肝功能异常、腹胀（术后）、腹泻（小儿急性）、肺炎（合并胃肠功能障碍、未特指）、恶性肿瘤并发症（肠梗阻）、胆结石、胆道感染、肠胀气（腹部术后）、肠易激综合征、肠麻痹（中毒性）、肠梗阻（炎性、术后、假性、不完全性、伴粘连、癌性）、病毒性肝炎、便秘（心梗后、顽固性）、鼻衄

【证据示例】

1. 消化系统疾病

（1）肠梗阻伴粘连

C级证据5篇，D级证据1篇。

> 小承气汤合红霉素配合西医常规疗法对照单纯西医常规疗法干预肠梗阻伴粘连在临床治愈率方面有优势（C）

梁琼芳等[1]实施的一项临床随机对照试验，样本量为51例。其中试验组26例，对照组25例。试验组采用中西医结合方法治疗。①小承气汤：枳实、厚朴、生大黄各15g。加水煎至200mL，保留灌肠，每12小时1次。②红霉素0.3g加入5%GS250mL中静脉滴注，每天1次。③根据病情补充水、电解质，纠正酸碱失衡及对症处理，疗程3天。对照组除不采用小承气汤保留灌肠外，其他治疗方法、疗程与试验组相同。两组比较，临床治愈率相对危险度（RR）1.54，95%CI（1.10～2.16），P=0.01，有统计学意义。

（2）中毒性肠麻痹

C级证据6篇，D级证据2篇。

> 小承气汤配合西医常规疗法对照酚妥拉明配合西医常规疗法干预肠麻痹在临床总有效率方面有优势（C）

彭桂兰[2]实施的一项临床随机对照试验，样本量为89例。其中试验组52例，对照组37。对照组采用禁食、胃肠减压、肛管排气及抗生素控制感染，酚妥拉明静脉滴注0.5mg/（kg·次），每4～8h1次，保持心、脑、肝、肾等重要脏器血流灌注，静脉营养等治疗；试验组在此基础上采用中药小承气汤加木香2～3mL/（kg·次）保留灌肠，2次/天。方中大黄、厚朴、枳实、木香＜1岁者各6g，＞1岁者各9g，加水250mL，煎煮约20min，过滤取汁备用，分2次缓慢灌入直肠内，插管深度10～15cm，保留30～60min，3天为1个疗程。两组比较，临床总有效率相对危险度（RR）1.36，95%CI（1.08～1.80），P=0.03，有统计学意义（疗效标准：有效：腹胀明显减轻，腹围减少3cm以上；肠鸣音达2次/分以上。无效：未达上述标准或症状无改善及恶化。治疗48小时后评价疗效，结果用卡方检验）。

（3）胃肠功能紊乱（术后）

B级证据3篇，C级证据44篇，D级证据10篇。

> 小承气汤配合西医常规疗法对照单纯西医常规干预术后胃肠功能紊乱在加快排气方面有优势（C）

叶敦敏等[3]实施的一项临床随机对照试验，样本量为70例。其中试验组50例，对照组20例。两组病人均按常规在术后予抗感染、支持疗法等治疗，试验组在此基础上加服加味小承气汤：大黄12g、川朴9g、枳实9g、大腹皮12g、陈皮6g、丹参15g、北芪20g、败酱草20g、生甘草6g。清水600mL，煎成150mL，温服，每日分2次服，连服2天，服药时间在术后8～20小时开始。对照组不用任何中药制剂。两组比较，排气时间加权均数差（RR）-16.67，95%CI（-24.45～-9.07），P＜0.0001，有统计学意义。

【证据荟萃】

※Ⅰ级

小承气汤及其加减方主要治疗消化系统疾病，如胃肠功能紊乱（术后）等。

※Ⅱ级

小承气汤及其加减方主要治疗消化系统疾病，如肠梗阻伴粘连、中毒性肠麻痹等。

《伤寒论》原文中以本方治疗太阳病误治，津液外泄，以致胃肠内津亏干燥而结实者，或阳明病里热燥实，腑气不通，或阳明里实的热结旁流所致的病证。《金匮要略》原文中以本方治疗实证下利。其主要临床表现为大便硬，潮热或发热，微烦或谵语，腹大满不通等。胃肠功能紊乱（术后）、肠梗阻伴粘连、中毒性肠麻痹等高频病症在某阶段的病机及临床表现可与之相符。临床研究和个案经验文献均支持消化系统疾病是其高频率、高级别证据分布的病症系统。胃肠功能紊乱（术后）已有至少2项B级证据；肠梗阻伴粘连、中毒性肠麻痹均已有至少2项C级证据。

※Ⅰ级

小承气汤配合西医常规疗法对照单纯西医常规干预术后胃肠功能紊乱在加快排气方面有优势。

※Ⅱ级

小承气汤合红霉素配合西医常规疗法对照单纯西医常规疗法干预肠梗阻伴粘连在临床治愈率方面有优势。

小承气汤配合西医常规疗法对照酚妥拉明配合西医常规疗法干预肠麻痹在临床总有效率方面有优势。

【参考文献】

[1]梁琼芳，汤之明.中西医结合治疗粘连性肠梗阻26例疗效观察[J].新中医，2004，36（7）：48-49.

[2]彭桂兰.中西医结合治疗小儿中毒性肠麻痹[J].现代中西医结合杂志，2003，12（7）：702-703.

[3]叶敦敏，赵颖，周英.加味小承气汤在妇科手术后的运用[J].江西中医药，2002，33（1）：42.

三十六、白头翁汤

【原文汇要】

《伤寒论》

热利下重者，白头翁汤主之。（371）

下利欲饮水者，以有热故也，白头翁汤主之。（373）

白头翁汤方

白头翁二两　黄柏三两　黄连三两　秦皮三两

上四味，以水七升，煮取二升，去滓，温服一升，不愈，更服一升。

《金匮要略》

热利下重者，白头翁汤主之。（41）

方药及煎服法同上。

【原文释义】

《伤寒论》

白头翁汤主治肝经湿热，下迫大肠，大肠传导失司引起的热利。症见下利便脓血，血色鲜艳，里急后重，肛门灼热，伴见渴欲饮水，舌红苔黄等热象。治法：苦寒直泄木火，凉肝止利。方中白头翁性味苦寒，疏肝清泄结于肠之木火，秦皮苦寒，能清肝胆及大肠湿热，凉血止痢。二药相伍，清热解毒，凉肝止利，为治疗厥阴热利的主药。佐以黄连、黄柏清热燥湿，坚阴厚肠。四药相合，共奏清热燥湿，凉肝止利之功，为临床治疗热利下重的重要方剂。

《金匮要略》

白头翁汤主治湿热郁结于肠，腐灼肠道脉络，阻滞气机，大肠传导失司。余释同上。

【文献概况】

设置关键词为"白頭翁湯""白头翁汤"，检索并剔重后，得到2950篇相关文献，其中CBM、CNKI、VIP、WF分别为33篇、2742篇、88篇、87篇。初步分类：临床研究424篇（14.4%，缺少6篇文献未包括在其中）、个案经验242篇（8.2%，缺少6篇文献未包括在其中）、实验研究254篇（8.6%）、理论研究398篇（13.5%）、其他1632篇（55.3%）。在个案经验文献中，白头翁汤及其加减方的医案有344则。

1. 临床研究文献

共涉及5类病症系统、40个病症（表23-101）。

表23-101　白头翁汤临床研究文献病症谱

➤ **某些传染病和寄生虫病（17个、110篇）**

　　西医疾病：痢疾77（细菌性25、急性细菌性21、小儿细菌性10、小儿急性细菌性5、慢性细菌性5、未特指4、中毒性3、热痢2、噤口痢1、血痢1），阿米巴痢疾7（未特指5、慢性2），坏死性肠炎5（急性4、出血性1），鼠伤寒沙门氏菌感染4，手足口病2，流行性结膜炎2，淋菌性尿道炎2，霉菌感染2（霉菌性肠炎1、滴虫性肠炎1），支原体感染（女性生殖道解脲支原体）1，真菌性角膜炎1，伤寒合并肠出血1，人芽囊原虫病1，感染性休克1，肠道阿米巴1，轮状病毒性肠炎1，阿米巴肝脓肿1

西医症状：急性感染性腹泻 1

➤ **消化系统疾病**（13 个、295 篇）

西医疾病：溃疡性结肠炎 187（未特指 163、慢性 24），肠炎 80（慢性结肠 39、放射性直肠 15、慢性直肠 8、溃疡性直肠 6、结肠 5、慢性 3、急性 2、化学性 1、放射性结肠炎 1），肠易激综合征 2，胃肠炎 2（急性 1、未特指 1），胃炎 2（慢性萎缩性 1、胆汁反流性 1），脱肛 1，克隆氏病 1，肛隐窝炎 1，肛肠术后综合征 1，肝囊肿 1

西医症状：腹泻 15（未特指 7、慢性 5、顽固性 2、急性 1），下消化道出血 1，肛门瘙痒 1

➤ **泌尿生殖系统疾病**（7 个、16 篇）

西医疾病：盆腔炎 4（慢性 2、急性 1、未特指 1），急性肾盂肾炎 3，泌尿系感染 3（下泌尿道 1、尿道 1、未特指 1），阴道炎 3（念珠菌性 2、滴虫性及霉菌性 1），围绝经期综合征（合并下尿路感染）1，乳腺增生 1，不孕症（输卵管不通）1

➤ **妊娠、分娩和产褥期**（2 个、2 篇）

西医疾病：妊娠期诸症（泌尿系感染）1，产褥期诸症（尿路感染）1

➤ **呼吸系统疾病**（1 个、1 篇）

西医疾病：急性化脓性扁桃体炎 1

西医病症系统中，某些传染病和寄生虫病在病症数量上居首位，消化系统疾病在文献数量上居首位（图 23-62）。各系统病症中，频数位居前列（至少为 10）的病症有：痢疾、溃疡性结肠炎、肠炎、腹泻。

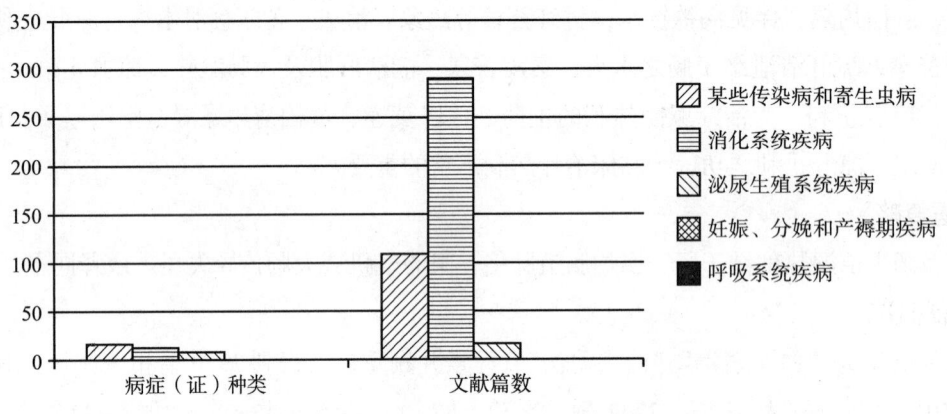

图 23-62 病症（证）种类及文献数量分布图

2. 个案经验文献

共有 15 类病症（证）系统、97 个病症（证）、344 则医案（表 23-102）。

表 23-102 白头翁汤个案经验文献病症（证）谱

➤ **泌尿生殖系统疾病**（25 个、57 则）

西医疾病：盆腔炎 7（急性 3、慢性 2、未特指 2），泌尿系感染 6（急性尿路 3、未特指 2、尿道 1），盆腔脓肿 3（未特指 2、阑尾周围脓肿排脓术后 1），睾丸炎 2，宫颈糜烂 2（伴霉菌性阴道炎 1、未特指 1），泌尿系结石（肾）2，细菌性阴道炎 1，急性膀胱炎 1，慢性宫颈炎 1，急性附件炎 1，前列腺炎 1，前列腺增生 1，急性肾小球肾炎 1，急性肾盂肾炎 1，输卵管卵巢囊肿 1，子宫内膜炎（合并慢性宫颈炎）1

西医症状：白带异常 9（未特指 6、湿热带下 1、黄带 1、合并阴痒 1），血尿 2，阴部疼痛 1

中医疾病：崩漏 5，淋证 3（血 2、未特指 1），遗精 2，尿浊 1，癃闭 1，阴疮 1

➢ **某些传染病和寄生虫病**（17 个、125 则）

西医疾病：痢疾 77（急性细菌性 17、湿热 13、未特指 13、细菌性 8、热痢 7、中毒性 6、血痢 6、疫毒痢 4、休息痢 1、赤痢 1、赤白痢 1），阿米巴痢疾 10（未特指 8、慢性 1、合并阑尾炎 1），淋菌性直肠炎 9，滴虫性阴道炎 5，滴虫性肠炎 4，人芽囊原虫病 3，霉菌感染（阴道炎）3，麻疹 2（合并：下利 1、痢疾 1），坏死性肠炎 2（出血性 1、未特指 1），阿米巴病 2（泌尿系 1、皮肤 1），流行性结膜炎 2，足癣 1，感染性休克（伴腹泻）1，感染性肾积水 1，带状疱疹 1，肠道阿米巴 1，病毒性角膜炎 1

➢ **消化系统疾病**（17 个、104 则）

西医疾病：溃疡性结肠炎 50（未特指 39、慢性 11），肠炎 17（结肠 4、直肠 3、急性 3、慢性 2、放射性肠 2、未特指 2、急性出血性 1），胃炎 3（慢性急性发作 2、慢性表浅性 1），口腔溃疡 2，慢性胆囊炎 2，消化性溃疡（胃溃疡伴出血）1，盲袢综合征 1，慢性肝炎 1，肝脓肿 1，弥漫性腹膜炎 1，肠易激综合征 1

西医症状：腹泻 17（未特指 11、慢性 3、小儿 1、合并：腹痛 1、尿血 1），便秘（合并腹痛）2，胃痛 2，消化道出血 1，便血 1

中医疾病：肠痈 1

➢ **皮肤和皮下组织疾病**（6 个、9 则）

西医疾病：脓疱疮 3，湿疹 2，瘙痒症（外阴）1，荨麻疹 1，银屑病 1，掌跖脓疱病 1

➢ **眼和附器疾病**（4 个、11 则）

西医疾病：急性结膜炎 7，急性结合膜炎 1

西医症状：眼部痛 2

中医疾病：天行赤眼 1

➢ **妊娠、分娩和产褥期**（4 个、10 则）

西医疾病：妊娠期诸症 4（阿米巴痢疾 1、子痫 1、痢疾 1、腹泻 1），产褥期诸症 3（血淋 2、痢疾 1），人工流产后诸症（盆腔炎）1

中医疾病：乳痈 2

➢ **损伤、中毒和外因的某些其他后果**（3 个、3 则）

西医疾病：毒物中毒（毒蕈）1，药物不良反应（大面积皮肤破溃）1，铅中毒（合并急性腹痛）1

➢ **呼吸系统疾病**（2 个、3 则）

西医疾病：支气管炎（慢性急性发作）2

西医症状：咽痛（合并腹泻）1

➢ **肌肉骨骼系统和结缔组织疾病**（2 个、2 则）

西医疾病：白塞病 1，强直性脊柱炎 1

➢ **神经系统疾病**（2 个、2 则）

西医疾病：多发性神经炎 1

西医症状：震颤（下肢肌颤）1

➢ **肿瘤**（1 个、3 则）

西医疾病：直肠癌 3（未特指 2、晚期 1）

➢ **循环系统疾病**（1 个、1 则）

西医疾病：痔（出血性）1

➢ **内分泌、营养和代谢疾病**（1 个、1 则）

西医疾病：甲亢 1

➢ **血液及造血器官疾病和某些涉及免疫机制的疾患**（1 个、1 则）

西医疾病：紫癜（结肠过敏性）1

➢ **中医病证**（11 个、12 则）

发热 2（五心烦热 1、未特指 1），鼻衄 1，痹证（风湿热）1，大便失禁 1，腹痛 1，肝胆湿热证 1，瘰疬 1，湿温 1，头痛 1，痿证 1，胃脘痛 1

按文献病症数量与医案则数多少排序，西医病症系统中，泌尿生殖系统疾病在病症数量上居首位，某些传染病和寄生虫病在医案数量上居首位，消化系统疾病亦为高频病症系统（图23-63）。各系统病症中，医案数位居前列（至少为10）的病症有：痢疾、阿米巴痢疾、溃疡性结肠炎、肠炎、腹泻。

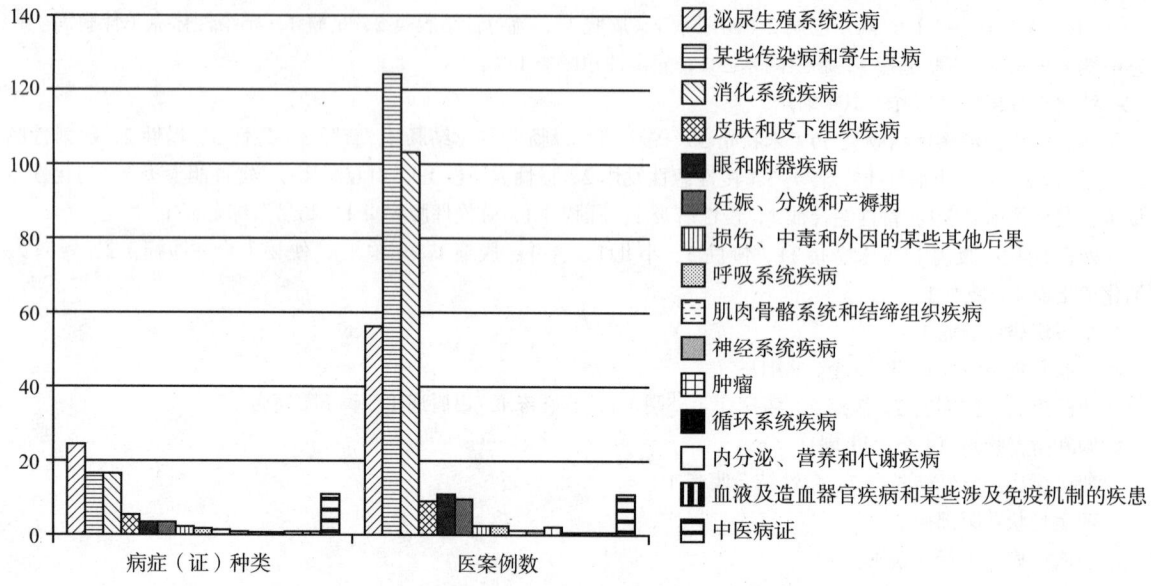

图 23-63　病症（证）种类及医案数量分布图

3. 比较研究

临床研究和个案经验文献比较，两者在文献和病症数量上，消化系统疾病及某些传染病和寄生虫病均居前列，是共有的高频病症系统。在具体病症上，肠炎、痢疾是共有的高频病症。

【证据分级】

临床研究文献证据

截至目前，白头翁汤及其加减方临床研究文献证据等级为：A级1篇、B级17篇、C级183篇、D级223篇。详细情况见表23-103。

表 23-103　临床研究文献证据等级分布情况

证据等级	病症（证）
A级	溃疡性结肠炎
B级	溃疡性结肠炎、肠炎（放射性直肠、慢性结肠）、阴道炎（念珠菌性）、围绝经期综合征（合并下尿路感染）、痢疾（细菌性）
C级	真菌性角膜炎、阴道炎（念珠菌性）、胃炎（慢性萎缩性、胆汁反流性）、手足口病、肾盂肾炎（急性）、伤寒型沙门氏菌病、伤寒（合并肠出血）、乳腺增生、痢疾（中毒性、小儿细菌性、小儿急性细菌性、细菌性、急性细菌性、未特指）、坏死性肠炎（急性）、肛隐窝炎、肛门瘙痒、肛肠术后综合征、感染性腹泻（急性）、肝囊肿、腹泻（慢性、急性、顽固性、未特指）、肠炎（直肠、结肠、慢性结肠、慢性、溃疡性直肠、化学性、放射性直肠、放射性结肠）、不孕症（输卵管不通）、扁桃体炎（急性化脓性）、阿米巴痢疾（慢性）、溃疡性结肠炎（慢性、未特指）

证据等级	病症（证）
D级	支原体感染（女性生殖道解脲）、霉菌感染（肠炎、滴虫性及霉菌性阴道炎）、消化道出血（下消化道）、胃肠炎（急性、未特指）、脱肛、鼠伤寒沙门氏菌感染、肾盂肾炎（急性）、妊娠期诸症（泌尿系感染）、人芽囊原虫病、盆腔炎（慢性、急性、未特指）、泌尿系感染（尿道、未特指）、流行性结膜炎、淋菌性尿道炎、痢疾（血痢、小儿急性细菌性、细菌性、热痢、慢性细菌性、噤口痢、急性细菌性、未特指）、克隆氏病、坏死性肠炎（急性、出血性）、感染性休克、腹泻（顽固性、慢性、未特指）、滴虫性肠炎、肠易激综合征、肠炎（慢性直肠、慢性结肠、溃疡性直肠、慢性、急性、结肠、放射性直肠、放射性肠）、肠道阿米巴、慢性溃疡性结肠炎、产褥期诸症（尿路感染）、病毒性肠炎（轮状病毒）、阿米巴痢疾、阿米巴肝脓肿

【证据示例】

1. 消化系统疾病

（1）溃疡性结肠炎

A级证据1篇，B级证据11篇，C级证据81篇，D级证据70篇。

> 有限证据表明：白头翁汤及其加减方对照西药治疗溃疡性结肠炎在临床总有效率方面有优势（A）

左海波[1]的一项研究，评价白头翁汤治疗溃疡性结肠炎的疗效与安全性。样本量为1480例。纳入12个临床随机对照试验，时间自2003年1月截止到2013年3月。质量情况：偏低。试验组为白头翁汤及其加减方，对照组为常用西医常规治疗。Meta分析结果显示：总有效率（RR）1.23，95%CI（1.18～1.29），$P < 0.00001$。白头翁汤治疗溃疡性结肠炎的不良反应发生率低于常规西药对照组。据现有文献研究显示，白头翁汤治疗溃疡性结肠炎与常规西药比较，能提高总有效率和最佳治疗结局比例；白头翁汤治疗溃疡性结肠炎的不良反应发生率较低，安全性较高；但存在潜在的发表性偏倚。白头翁汤及其加减方治疗溃疡性结肠炎相对西医常规治疗有一定疗效，但无高质量的循证医学证据支持，希望今后进行严格的、多中心的随机双盲对照试验，以提供更具说服力的证据。

> 白头翁汤灌肠配合口服柳氮磺吡啶对照单纯口服柳氮磺吡啶治疗溃疡性结肠炎在临床总有效率方面有优势（B）

吴文强[2]实施的一项临床随机对照试验，样本量为62例。其中试验组32例，对照组30例。对照组柳氮磺吡啶4g，分4次内服，试验组在对照组治疗的基础上，予白头翁汤灌肠：白头翁20g，黄连12g，黄柏15g，秦皮15g。将上药加水400mL，煎至100mL，保留灌肠，每天1次，药液灌肠时温度以38～40℃为宜，灌肠前嘱患者排空大便，以1次性肛管插入肛门约15～20cm，将药液缓缓注入。两组患者1个月为1疗程，1个疗程后复查结肠镜检及大便常规。临床有效率相对危险度（RR）1.43，95%CI（1.13～1.81），$P=0.0003$，有统计学意义（疗效标准：参照《现代内科学》的疗效标准拟定）。临床治愈：1疗程内临床症状消失，肠镜检查肠黏膜恢复正常，大便常规未见异常。有效：1疗程内临床症状明显减轻，肠镜检查肠黏膜病变程度减弱。无效：1疗程内临床症状改善不明显或无变化，肠镜检查肠黏膜病变程度无改善）。

（2）慢性结肠炎

B级证据2篇，C级证据5篇，D级证据32篇。

> 白头翁汤灌肠配合口服柳氮磺吡啶对照单纯口服柳氮磺吡啶治疗慢性结肠炎在临床总有效率方面有优势（B）

谢璇[3]实施的一项临床随机对照试验，样本量为78例，其中试验组45例，对照组33例。试验组以白头翁汤灌肠：白头翁、黄芪各28g，秦皮、炮姜炭、黄连、木香、黄柏各5g，丹皮、大黄炭、当归、生薏仁各7g，虎杖、山楂炭、银花炭各12g。灌肠方法：煎药120mL，患者睡前排空大便，用注射器和导管将药剂注入患者直肠，1次/日。对照组予柳氮磺胺吡啶，口服，每次1.2g，每隔7.5h服用1次，按患者情况适当调整用量。两组均连续治疗1周为1疗程。两组比较，临床总有效率相对危险度（RR）1.29，95%CI（1.06～1.57），P=0.01，有统计学意义（疗效标准：参照《溃疡性结肠炎诊断及疗效评价标准》）。显效：腹痛、便秘、贫血及消化不良等病症改善明显，接近正常，不良反应发生率＜5%。有效：腹痛、便秘、贫血及消化不良等病症一定程度改善，不良反应发生率＜10%。无效：病症无好转，病情无恢复迹象）。

2. 某些传染病和寄生虫病

（1）细菌性痢疾

B级证据1篇，C级证据11篇，D级证据13篇。

> 白头翁汤联合静滴氧氟沙星对照静滴氧氟沙星治疗细菌性痢疾在临床总有效率方面有优势（C）

张森华[4]实施的一项临床随机对照试验，样本量为92例。其中试验组47例，对照组45例。试验组用白头翁汤：白头翁15g，黄柏12g，黄连6g，秦皮12g。1日1剂。并加用氧氟沙星针0.4g静滴，1日1次。对照组单用氧氟沙星针0.4g静滴，1日1次。两组比较，临床总有效率相对危险度（RR）1.74，95%CI（1.26～2.40），P=0.0007，有统计学意义（疗效标准：显效：用药3天内体温降至正常，腹痛、腹泻、里急后重消失，大便1日1次，成形，大便镜检阴性。有效：用药5天内体温降至正常，腹痛、腹泻、里急后重在5天内消失，大便1日1次，成形，大便镜检阴性。无效：5天后仍有发热、腹痛、腹泻、脓血便，大便镜检可见不同程度红细胞、脓细胞或白细胞）。

【证据荟萃】

※Ⅰ级

白头翁汤及其加减方主要治疗消化系统疾病，如溃疡性结肠炎、慢性结肠炎等。

※Ⅱ级

白头翁汤及其加减方可以用于某些传染病和寄生虫病，如细菌性痢疾等。

《伤寒论》、《金匮要略》原文均明确指出白头翁汤主要治疗肝经湿热，下迫于大肠，大肠传导失司的病证，其主要临床表现为腹痛、里急后重和下利。溃疡性结肠炎、慢性结肠炎、细菌性痢疾等高频病症在某阶段的病机及临床表现可与之相符。临床研究和个案经验文献支持消化系统疾病、某些传染病和寄生虫病是其高频率、高级别证据分布的病症系统。溃疡性结肠炎已有 1 项 A 级证据；慢性结肠炎已有 2 项 B 级证据；细菌性痢疾已有 1 项 B 级证据，至少 2 项 C 级证据。

※ Ⅰ级

有限证据表明：白头翁汤及其加减方对照西药治疗溃疡性结肠炎在临床总有效率方面有疗效优势。

白头翁汤灌肠配合口服柳氮磺吡啶对照单纯口服柳氮磺吡啶治疗溃疡性结肠炎在临床总有效率方面有优势。

白头翁汤灌肠配合口服柳氮磺吡啶对照单纯口服柳氮磺吡啶治疗慢性结肠炎在临床总有效率方面有优势。

※ Ⅱ级

白头翁汤联合静滴氧氟沙星对静滴照氧氟沙星治疗细菌性痢疾在临床总有效率方面有优势。

【参考文献】

［1］左海波.白头翁汤治疗溃疡性结肠炎的 meta 分析［D］.成都中医药大学，2013.

［2］吴文强.中西医结合治疗溃疡性结肠炎 32 例［J］.湖南中医杂志，2001，17（04）：36

［3］谢璇.白头翁汤灌肠联合西药治疗慢性结肠炎随机平行对照研究［J］.实用中医内科杂志，2013，27（3）：100-101.

［4］张森华.中西医结合治疗急性细菌性痢疾疗效观察［J］.浙江中西医结合杂志，2002，12（1）：59.

三十七、栀子豉汤

【原文汇要】

《伤寒论》

发汗后，水药不得入口为逆，若更发汗，必吐下不止。发汗吐下后，虚烦不得眠，若剧者，必反复颠倒，心中懊憹，栀子豉汤主之；若少气者，栀子甘草豉汤主之；若呕者，栀子生姜豉汤主之。（76）

发汗若下之，而烦热胸中窒者，栀子豉汤主之。（77）

伤寒五六日，大下之后，身热不去，心中结痛者，未欲解也，栀子豉汤主之。（78）

阳明病，脉浮而紧，咽燥口苦，腹满而喘，发热汗出，不恶寒反恶热，身重。若发汗则躁，心愦愦反谵语。若加温针，必怵惕烦躁不得眠。若下之，则胃中空虚，客气动膈，心中懊憹，舌上胎者，栀子豉汤主之。（221）

阳明病，下之，其外有热，手足温，不结胸，心中懊憹，饥不能食，但头汗出者，栀子豉汤主之。（228）

下利后更烦，按之心下濡者，为虚烦也，宜栀子豉汤。（375）

栀子豉汤方

栀子十四个（擘） 香豉四合（绵裹）

上二味，以水四升，先煮栀子，得二升半，内豉，煮取一升半，去滓，分为二服，温进一服，得吐者，止后服。

《金匮要略》

下利后更烦，按之心下濡者，为虚烦也，栀子豉汤主之。（44）

方药及煎服法同上。

【原文释义】

《伤寒论》

栀子豉汤主治无形邪热陷于胸膈。症见心烦不得眠，心中懊憹，反复颠倒，或胸中窒，或心中结痛。治当清宣郁热。方中栀子苦寒，清透郁热，解郁除烦；香豉气味轻薄，既能解表宣热，载栀子于上，又能和降胃气于中。二药相伍，清中有宣，宣中有降，为清宣胸中郁热，治虚烦懊憹之良方。

《金匮要略》

栀子豉汤主治下利后虚烦证。下利后余邪郁于胸膈，扰及心神，以致心中烦乱不安。治当透邪泄热，解郁除烦。方解同上。

【文献概况】

设置关键词为"栀子豉湯""栀子豉汤"，检索并剔重后，得到260篇相关文献，其中CBM、CNKI、VIP、WF分别为14篇、181篇、42篇、23篇。初步分类：临床研究25篇（9.6%）、个案经验74篇（28.5%）、实验研究10篇（3.8%）、理论研究100篇（38.5%）、其他51篇（19.6%）。在个案经验文献中，栀子豉汤及其加减方共有119则医案。

【文献病谱】

1. 临床研究文献

共涉及7类病症（证）系统、14个病症（证）（表23-104）。

表23-104 栀子豉汤临床研究文献病症（证）谱

➤ 精神和行为障碍（5个、9篇）
西医疾病：抑郁症3，焦虑症3，竞技综合征（高考前紧张）1，神经衰弱1
中医疾病：夜啼1
➤ 内分泌、营养和代谢疾病（1个、3篇）
西医疾病：糖尿病3（合并：不寐2、食管炎1）
➤ 消化系统疾病（1个、3篇）
西医疾病：反流性食管炎3
➤ 皮肤和皮下组织疾病（1个、1篇）
西医疾病：痤疮1
➤ 泌尿生殖系统疾病（1个、1篇）
西医疾病：围绝经期综合征（不寐）1
➤ 损伤、中毒和外因的某些其他后果（1个、1篇）
西医疾病：脑外伤后诸症（精神障碍）1
➤ 中医病证（4个、7篇）
不寐3，发热2，烦躁1，惊悸1

在西医病症系统中，精神和行为障碍在病症种类与文献数量上均居首位（图23-64）。各系统病症（证）中，频数位居前列（至少为3）的病症（证）有：抑郁症、焦虑症、糖尿病、反流性食管炎、不寐。

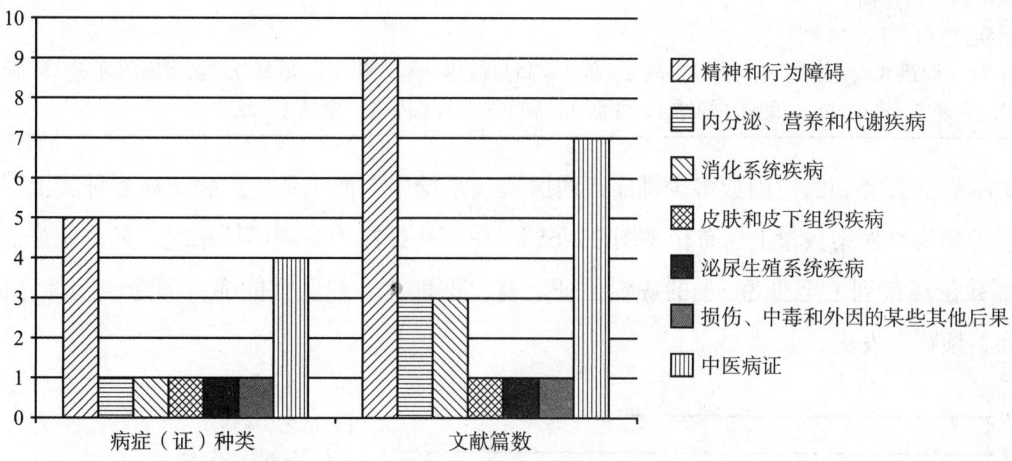

图23-64 病症（证）种类及文献数量分布图

2.个案经验文献

共有12类病症（证）系统、51个病症（证）、119则医案（表23-105）。

表23-105 栀子豉汤个案经验文献病症（证）谱

> **消化系统疾病**（9个、12则）
> 西医疾病：反流性食管炎3，胆道感染1，慢性萎缩性胃炎1，酒精性肝炎1，复发性口腔溃疡1
> 西医症状：舌痒2，膈肌痉挛1，呕吐1，腹泻1

> **精神和行为障碍**（8个、28则）
> 西医疾病：抑郁症7，神经官能症7（胃肠3、未特指3、心血管1），精神分裂症4，多动症4，焦虑症2，癔症2，感染性精神病1
> 中医症状：夜啼1

> **泌尿生殖系统疾病**（7个、15则）
> 西医疾病：围绝经期综合征5，月经失调（延长）2，经前期综合征（鼻衄）2，膀胱炎1
> 西医症状：尿频（夜尿频多）1
> 中医疾病：崩漏3，倒经1

> **皮肤和皮下组织疾病**（3个、7则）
> 西医疾病：痤疮5，瘙痒症1
> 中医疾病：白疕1

> **呼吸系统疾病**（2个、4则）
> 西医疾病：哮喘1
> 西医症状：咳嗽3

> **循环系统疾病**（2个、2则）
> 西医疾病：冠心病（不稳定性心绞痛）1，心律失常（心律不齐）1

> **妊娠、分娩和产褥期**（1个、2则）
> 西医疾病：妊娠期诸症（恶阻）2

> **耳和乳突疾病**（1个、2则）
> 西医疾病：美尼尔氏综合征2

> **损伤、中毒和外因的某些其他后果**（1个、1则）
> 西医疾病：药物不良反应（氨茶碱）1

> **内分泌、营养和代谢疾病（1个、1则）**
  西医疾病：肥胖 1
> **肿瘤（1个、1则）**
  西医疾病：白血病 1
> **中医病证（15个、44则）**
  不寐 11，烦躁 8，发热 7（未特指 3、高 2、低 1、高热低热反复发作 1），心悸 3，热扰胸膈证 3，汗证 2（漏 1、头 1），头痛 2，鼻衄 1，齿衄 1，惊悸 1，腹胀 1，胸痹 1，胃脘痛 1，晕厥 1，眩晕 1

按文献病症种类和医案则数多少排序，西医疾病系统中，消化系统疾病在病症种类上居首位，精神和行为障碍在医案数量上居首位（图 23-65）。中医病证亦为高频病证系统。各系统病症（证）中，医案数位居前列（至少为 5）的病症（证）有：抑郁症、神经官能症、围绝经期综合征、痤疮、不寐、烦躁、发热。

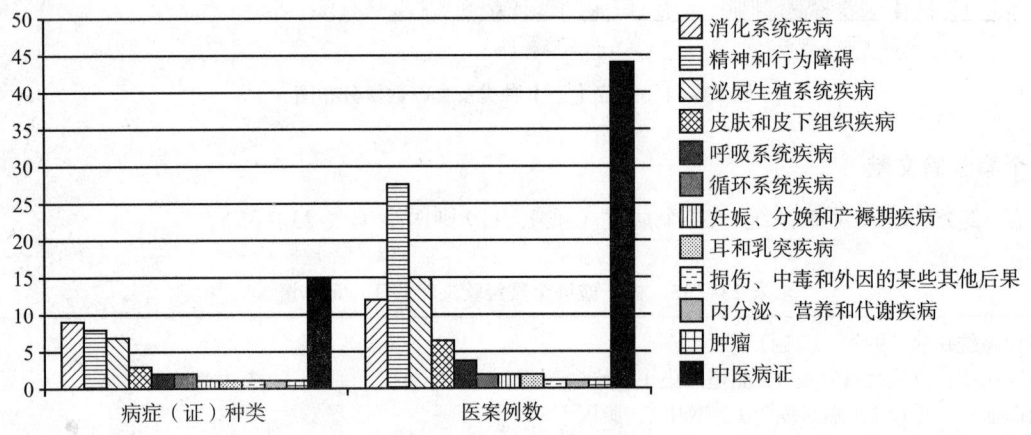

图 23-65　病症（证）种类及医案数量分布图

3. 比较研究

临床研究与个案经验文献比较，两者在文献和病症数量上，精神和行为障碍是共有高频病症系统。中医病证频数也较高。在具体病症（证）上，抑郁症、不寐是共有高频病症（证）。

【证据分级】

临床研究文献证据

截至目前，栀子豉汤及其加减方临床研究文献证据等级为：C 级 10 篇、D 级 15 篇。详细情况见表 23-106。

表 23-106　临床研究文献证据等级分布情况

证据等级	病症（证）
C 级	抑郁症、焦虑症、反流性食管炎、围绝经期综合征（不寐）、脑外伤后诸症（精神障碍）、发热、夜啼
D 级	焦虑症、神经衰弱、糖尿病（合并：食管炎、不寐）、反流性食管炎、痤疮、不寐、发热、烦躁、惊悸

【证据示例】

1. 消化系统疾病

（1）反流性食管炎

C 级证据 2 篇，D 级证据 1 篇。

> 栀子豉汤加味对照奥美拉唑干预反流性食管炎在临床总有效率方面有优势（C）

陈芳瑜[1]实施的一项临床随机对照试验，样本量为 368 例。试验组、对照组各 184 例。试验组用栀子豉汤加味：栀子、淡豆豉、丹参各 10g，蒲公英、茯苓各 15g。水煎小量药液频服，每日 1 剂，连服 1 个月。对照组用奥美拉唑，每天每千克 1mg，分 2 次给药，1 周后改为每天每千克 0.5mg，1 次给药，维持 2 个月。两组比较，临床总有效率相对危险度（RR）1.06，95%CI（1.01～1.11），P=0.02，有统计学意义［疗效标准，显效：症状完全消失。有效：症状发作次数较前减少 50% 以上。无效：原症状无明显变化。诊疗前后的内镜下食管炎变化，根据中华医学会消化内镜学会在烟台会议上公布的《反流性食管病（炎）诊断及治疗方案（试行）》。治愈：内镜下食管炎分级 0 级。有效：内镜下分级每降低 I 级为有效。无效：内镜下表现无改变］。

2. 精神和行为障碍

（1）抑郁症

C 级证据 3 篇。

> 栀子豉汤加味干预抑郁症在改善主要症状积分方面有优势（C）

蔡絜如[2]实施的一项临床对照试验，样本量为 80 例。主方为栀子豉汤：栀子、淡豆豉。两药水煎浓缩，成药为栀子豉汤 10g。临证加减：心情低落，不思饮食者，加浓缩科学中药香砂平胃散 5g；两胁闷胀不舒者，加浓缩科学中药柴胡疏肝汤 5g；失眠或兼有咽干口燥者，加浓缩科学中药丹栀逍遥散 5g；夜寐梦多者，加浓缩科学中药酸枣仁汤 5g；偶发健忘，心神不宁者，加浓缩科学中药天王补心丹 5g；月经提前或推后者，加浓缩科学中药小柴胡汤 5g；更年期综合征者，加浓缩科学中药逍遥散 5g。所有患者皆给予浓缩科学中药粉合方，每次 15g，1 天 3 次，饭前口服，每周 7 天，连续服用 28 天为 1 疗程。治疗 4 周后，主要症状积分（心烦抑郁）加权均数差（WMD）5.25，95%CI（4.85～5.65），P < 0.00001，有统计学意义［临床疗效评价标准：根据患者及其家属共同填写的评核问卷，统计分析患者在患病期间有的各项身体指标。所有病例均采用《柯氏忧郁证量表》分析。中医证候疗效评价标准：参考《中药新药临床研究指导原则》（尼莫地平法）］。

3. 中医病证

（1）不寐（未特指）

D 级证据 3 篇。

> 栀子豉汤加味干预不寐有一定疗效（D）

范桂滨[3]实施的一项临床病例观察，样本量为 120 例。方药组成：炒栀子 10g，淡豆豉 10g，败酱草 15g，白茯苓 50g。加减：阴虚火旺加麦冬 20g、生地 20g；肝郁化火加柴胡 10g、郁金 10g；心脾两虚加党参 15g、炒枣仁 20g；心虚胆怯加龙齿 30g、柏子仁 10g；痰热内扰加浙贝 6g、竹茹 10g；胃气不和加枳实 10g、厚朴 10g。用法：每日 1 剂，水煎 2 次，共取汁约 300mL，分 2 次服用，分别于午休及晚睡前半小时各服 1 次。用药期间停用一切镇静剂，禁食辛辣刺激性食物，用药 1～2 周为 1 个疗程。以睡眠时间增加 3 小时以上为有效，总有效率 94.2%（疗效标准，治愈：睡眠时间恢复正常或夜间睡眠时间增加至 6 小时以上，睡眠深沉，醒后精力充沛。显效：睡眠明显好转，睡眠时间增加 3 小时以上，睡眠深度增加。有效：症状减轻，睡眠时间较前增加不足 3 小时。无效：睡眠无明显改善）。

【证据荟萃】

※ Ⅱ级

栀子豉汤及其加减方主要治疗消化系统疾病和精神和行为障碍，如反流性食管炎、抑郁症等。

※ Ⅲ级

栀子豉汤及其加减方可以治疗某些中医病证，如不寐等。

《伤寒论》《金匮要略》原文中均以本方治疗无形邪热扰于胸膈的病证，其主要临床表现为心烦不得眠，心中懊憹，反复颠倒等。反流性食管炎、抑郁症以及不寐等高频病症（证）在某阶段的病机及临床表现可与之相符。临床研究和个案经验文献均支持精神和行为障碍是其高频率、高级别证据分布的病症系统。反流性食管炎已有 2 项 C 级证据；抑郁症已有 3 项 C 级证据；不寐已有 3 项 D 级证据。

※ Ⅱ级

栀子豉汤加味对照奥美拉唑干预反流性食管炎在临床总有效率方面有优势。

栀子豉汤加味干预抑郁症在改善主要症状积分方面有优势。

※ Ⅲ级

栀子豉汤加味干预不寐有一定疗效。

【参考文献】

［1］陈芳瑜. 栀子豉汤治疗反流性食管炎 184 例临床观察［J］. 海峡药学，2004，16（5）：132-133.

［2］蔡絜如. 栀子豉汤治疗轻度忧郁症之探讨与临床观察［D］. 北京中医药大学，2013.

［3］范桂滨. 败酱茯苓栀子豉汤治疗不寐 120 例［J］. 中国中医药科技，2006，13（01）：27.

三十八、乌梅丸

【原文汇要】

《伤寒论》

伤寒脉微而厥，至七八日肤冷，其人躁无暂安时者，此为脏厥，非蛔厥也。蛔厥者，其人当吐蛔。今病者静，而复时烦者，此为脏寒，蛔上入其膈，故烦，须臾复止，得食而呕，又烦者，蛔闻食臭出，其人常自吐蛔。蛔厥者，乌梅丸主之。又主久利。（338）

乌梅丸方

乌梅三百枚　细辛六两　干姜十两　黄连十六两　当归四两　附子六两（炮，去皮）　蜀椒四两（出汗）　桂枝六两（去皮）　人参六两　黄柏六两

上十味，异捣筛，合治之，以苦酒渍乌梅一宿，去核，蒸之五斗米下，饭熟捣成泥，和药令相得，内臼中，与蜜杵二千下，丸如梧桐子大，先食饮服十丸，日三服，稍加至二十丸。禁生冷、滑物、臭食等。

《金匮要略》

蛔厥者，乌梅丸主之。（8）

乌梅丸方

乌梅三百个　细辛六两　干姜十两　黄连一斤　当归四两　附子六两（炮）　蜀椒四两（去汗）　桂枝六两　人参　黄柏各六两

上十味，异捣筛，合治之，以苦酒渍乌梅一宿，去核，蒸之五升米下，饭熟捣成泥，和药令相得，内臼中，与蜜杵二千下，丸如梧子大，先食饮服十丸。日三服，稍加至二十丸。禁生冷滑臭等食。

【原文释义】

《伤寒论》

乌梅丸主治上热下寒的蛔厥证或虚实并见的久利证。症见一是有吐蛔病史；二是证以腹部、胃脘疼痛为主，且时作时止；三是手足厥冷常在痛剧时产生，痛减或痛止时消失；四是进食后随即发生疼痛与呕吐。久利证见，下利，口苦，心中疼热，渴不欲饮等。治法：辛开温散，泄热和营，调畅厥阴枢机。方中用辛热之细辛、干姜、附子、蜀椒、桂枝，辛散温开厥阴枢机，流通阳气以温下寒；用苦寒之黄连、黄柏，以清泄上郁之木火，且与细辛、干姜、附子、蜀椒，寒温并行，辛开苦降，相辅相成。重用乌梅，并用醋渍，更增其酸性，敛木火之恣横，伍人参可土中泄木；伍细辛、蜀椒疏肝用而不使过亢；伍黄连、黄柏酸苦以泄肝用，伍当归可养肝血益肝体，以固厥阴之本。从蛔虫的角度来看，蛔虫得酸则静，故用乌梅；得苦则安，故用黄连、黄柏；得辛则伏，故用细辛、干姜、附子、蜀椒、桂枝；兼用人参、当归扶正气，安扶气血。乌梅丸酸苦辛甘并投，寒温攻补兼用，为清上温下、安蛔止痛之要方，亦可治寒热错杂、虚实互见之"久利"，实为厥阴病寒热错杂证之主方。

《金匮要略》释文同上。

【文献概况】

设置关键词为"乌梅丸""乌梅丸"，检索并剔重后，得到 2117 篇相关文献，其中 CBM、CNKI、VIP、WF 分别为 169 篇、1692 篇、67 篇、189 篇。初步分类：临床研究 354 篇（16.7%，缺少 9 篇文献未包括在其中）、个案经验 604 篇（28.5%，缺少 23 篇文献未包括在其中）、实验研究 108 篇（5.1%）、理论研究 428 篇（20.2%）、其他 623 篇（29.4%）。个案经验文献中，乌梅丸及其加减方的医案有 1057 则。

【文献病谱】

1. 临床研究文献

共涉及 14 类病症（证）系统、59 个病症（证）（表 23-107）。

表 23-107　乌梅丸临床研究文献病症（证）谱

> 消化系统疾病（14 个、185 篇）

西医疾病：溃疡性结肠炎 97，肠易激综合征 19（未特指 10、腹泻型 8、便秘型 1），肠炎 17（慢性结肠 14、慢性 2、放射性 1），胃炎 9（慢性萎缩性 6、胆汁反流性 1、疣状 1、未特指 1），口腔溃疡 5（复发性 3、未特指 2），胆囊炎 4（慢性 2、未特指 2），胆结石 2，克隆氏病 2，胃肠功能紊乱 1，反流性食管炎（老年中重度）1，胆道感染 1，Barrett 食管 1，脂肪肝 1

西医症状：腹泻 25（慢性 12、未特指 8、五更泻 2、顽固性 2、小儿迁延性 1）

> 泌尿生殖系统疾病（9 个、18 篇）

西医疾病：围绝经期综合征 3，慢性盆腔炎 2，不育症 2，前列腺炎 1，痛经 1，泌尿系结石 1，肾功能衰竭 1

西医症状：白带异常 3

中医疾病：崩漏 4

> 呼吸系统疾病（7 个、12 篇）

西医疾病：哮喘 4（未特指 3、激素依赖性 1），过敏性鼻炎 1，呼吸衰竭（合并肺部念珠菌感染）1，声带小结 1，慢性咽炎 1

西医症状：咳嗽 3，胸痛 1

> 某些传染病和寄生虫病（5 个、81 篇）

西医疾病：蛔虫病 75（胆道 64、未特指 3、小儿胆道 2、合并肠梗阻 2、肠 1、胆道蛔虫病合并急性感染 1、胆胰管 1、蛔厥 1），细菌性痢疾 3，滴虫性肠炎 1，消化道寄生虫病 1，幽门螺旋杆菌相关性胃炎 1

> 皮肤和皮下组织疾病（4 个、7 篇）

西医疾病：慢性荨麻疹 3，瘙痒症（老年性）2，肛周湿疹 1，银屑病 1

> 循环系统疾病（4 个、6 篇）

西医疾病：心力衰竭 3（未特指 2、隐性 1），冠心病（稳定性劳力性心绞痛）1，痔 1，脑卒中 1

> 内分泌、营养和代谢疾病（3 个、15 篇）

西医疾病：糖尿病 13（Ⅱ型 3、合并：腹泻 5、胃轻瘫 4、心脏病 1），糖尿病周围神经病变 1，亚健康状态 1

> 精神和行为障碍（3 个、4 篇）

西医疾病：心血管神经官能症 2，戒断综合征（网瘾）1，慢性疲劳综合征 1

> 肿瘤（3 个、4 篇）

西医疾病：胰腺癌 2，晚期乳腺癌 1，胃子宫肌瘤 1

> 神经系统疾病（2 个、11 篇）

西医疾病：帕金森氏病 10（未特指 8、伴震颤 2），偏头痛 1

> 耳和乳突疾病（1 个、1 篇）

西医疾病：美尼尔氏综合征 1

> 损伤、中毒和外因的某些其他后果（1 个、1 篇）

西医疾病：药物不良反应（抗生素相关性腹泻）1

> 血液及造血器官疾病和某些涉及免疫机制的疾患（1 个、1 篇）

西医疾病：过敏性紫癜 1

> 中医病证（2 个、8 篇）

腹痛 6（未特指 4、小儿功能性 1、小儿蛔虫性 1），不寐 2

西医疾病系统中，消化系统疾病在病症种类与文献数量上均居首位（图 23-66）。各系统病症中，频数位居前列（至少为 10）的病症有：溃疡性结肠炎、肠易激综合征、肠炎、腹泻、蛔虫病、糖尿病、帕金森氏病。

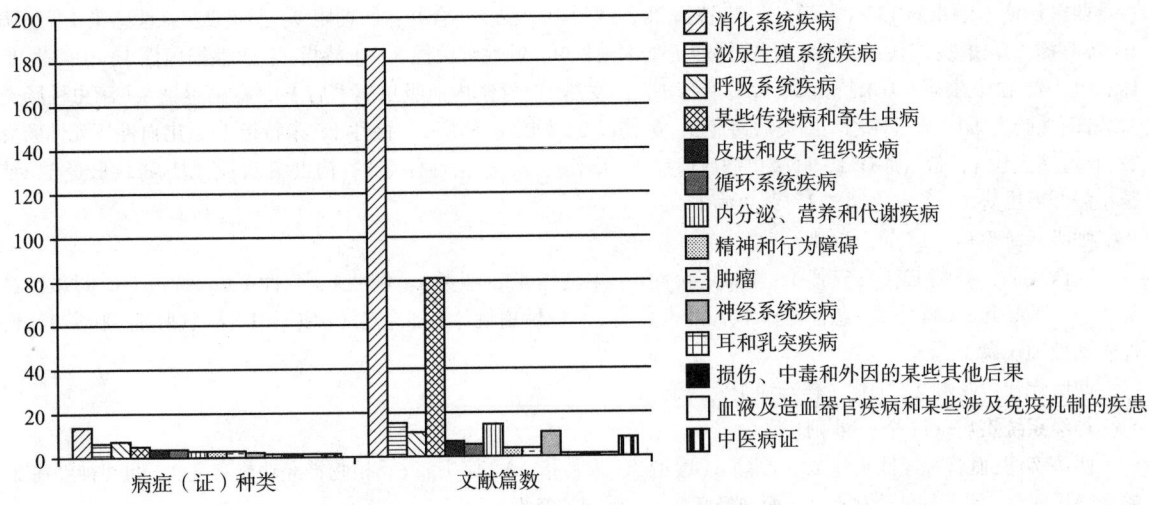

图 23-66 病症（证）种类及文献数量分布图

2. 个案经验文献

共有 17 类病症（证）系统、202 个病症（证）、1057 则医案（表 23-108）。

表 23-108 乌梅丸个案经验文献病症（证）谱

> **消化系统疾病**（46 个、399 则）

西医疾病：肠炎 54（慢性结肠 39、未特指 5、急性 3、结肠 2、黏液性结肠 2、伪膜性 1、放射性直肠 1、慢性非溃疡性结肠 1），溃疡性结肠炎 43，胃炎 37（慢性表浅性 17、慢性萎缩性 11、慢性胃窦炎 2、糜烂性 2、胆汁反流性 2、表浅性萎缩性 1、急性 1、未特指 1），肠易激综合征 18（未特指 16、腹泻型 1、腹痛型 1），口腔溃疡 17（复发性 12、未特指 5），消化性溃疡 15（十二指肠球部 8、胃 6、十二指肠 1），胆囊炎 14（慢性 8、急性 3、未特指 3），反流性食管炎 5，肝肾综合征 4，胆结石 4（合并胆囊炎 2、未特指 2），克隆氏病 4，复发性口腔炎 3，十二指肠淤积 3，胃下垂 3，直肠息肉 3，肝炎 3（胆汁淤积型 1、酒精性 1、慢性 1），嗜酸粒细胞性胃肠炎 3，肠梗阻 2（术后 1、未特指 1），肠痉挛 2，舌炎 2（舌沟炎 1、急性 1），急性牙髓炎 2，消化不良 2（小儿 1、中毒性 1），阑尾炎 2（急性 1、未特指 1），肝脓肿 1，肝脾曲结肠综合征（结肠脾曲综合征）1，十二指肠息肉 1，急性化脓性胆管炎 1，胆囊管综合征 1，消化道息肉 1，胰腺炎 1

西医症状：腹泻 84（未特指 48、久泻 15、慢性 10、五更泻 7、顽固性 1、脂肪性 1、伴头痛 1、合并腹痛 1），胃痛 22，呕吐 12（未特指 8、神经性 2、顽固性 2），膈肌痉挛 6（未特指 5、顽固性 1），便秘 4，消化道出血 3（未特指 2、上 1），便血 3，牙痛 2，肛门瘙痒 2，口渴 1，口唇干燥 1，胆绞痛 1，肛门痛 1

中医症状：多涎 2，多唾 1

中医疾病：肠痈 2

> **泌尿生殖系统疾病**（32 个、97 则）

西医疾病：痛经 16，围绝经期综合征 14，盆腔炎 6（未特指 3、慢性 2、合并慢性宫颈炎 1），功能障碍性子宫出血 5，慢性肾小球肾炎 4，不孕症 4，慢性前列腺炎 4，前列腺增生 3（未特指 2、老年性 1），肾病综合征 3，不育症 2，子宫发育不良 2，宫颈糜烂 2，宫颈息肉 2，泌尿系感染（尿道）1，慢性宫颈炎 1，子宫内膜异位症 1，月经失调（后期）1，阴道炎 1，外阴溃疡（伴口腔溃疡）1，尿道综合征 1

西医症状：白带异常 5（未特指 3、过多 2），继发性闭经 1，睾丸疼痛 1，尿频 1，尿失禁 1，遗精 1，血尿 1，乳糜尿 1

中医症状：崩漏 8，经行诸症（头痛）1，癃闭 1，阴吹 1

➢ **某些传染病和寄生虫病**（18 个、193 则）

西医疾病：蛔虫病 133（胆道 75、未特指 20、蛔厥 19、肠 5、合并：肠梗阻 9、感染 2、急性感染 1、脑病 1、荨麻疹 1），痢疾 32（细菌性 15、慢性迁延型细菌性 9、慢性细菌性 3、未特指 2、急性细菌性 1、中毒性 1、休息痢 1），血吸虫病 5（未特指 2、伴荨麻疹 1、伴发热 1、脊髓内血吸虫病术后 1），霉菌感染 4（滴虫性肠炎 3、霉菌性肠炎 1），流行性乙型脑炎后遗症 3，破伤风 2，阿米巴痢疾 2（慢性 1、未特指 1），出血性坏死性肠炎 2，肠道滴虫病 1，带状疱疹 1，肝吸虫病后遗症 1，肠伤寒 1，感染性休克 1，钩虫病 1，乙型病毒性肝炎 1，结肠小袋纤毛虫病 1，颈淋巴结核 1，绦虫病 1

➢ **呼吸系统疾病**（13 个、33 则）

西医疾病：哮喘 12（支气管 4、激素依赖性 4、未特指 4），咽炎 3（慢性 1、急性 1、未特指 1），过敏性鼻炎 3，支气管炎 3（慢性 2、急性发作 1），声带息肉 3，慢性扁桃体炎 1，支气管扩张 1，肺气肿 1，肺炎 1，慢性阻塞性肺疾病 1

西医症状：咳嗽 2，咽痛（伴舌痛）1，胸痛 1

➢ **神经系统疾病**（11 个、44 则）

西医疾病：血管神经性头痛 20，癫痫 6（腹型 3、未特指 3），偏头痛 6，植物神经功能紊乱 2，肋间神经痛 2，帕金森氏病 2，肌萎缩侧索硬化 1，面神经麻痹 1，周围神经炎 1

西医症状：震颤 2，感觉异常（少腹下坠感）1

➢ **肌肉骨骼系统和结缔组织疾病**（8 个、14 则）

西医疾病：干燥综合征 4，坐骨神经痛 2，硬皮病 2，颈椎病 2（椎动脉型 1、未特指 1），系统性红斑狼疮 1，腰肌劳损 1

西医症状：腰痛 1，背痛 1

➢ **肿瘤**（8 个、12 则）

西医疾病：胃癌 3（未特指 2、术后腹泻 1），肝癌 2（晚期疼痛 1、原发性 1），化疗后不良反应 2，胰腺癌 1，肠癌（合并腹泻）1，肺癌（晚期）1，食道癌（食道中段低分化鳞癌）1，血管瘤 1

➢ **精神和行为障碍**（7 个、24 则）

西医疾病：神经官能症 9（肠 3、胃肠 3、胃 1、咽异感症 1、未特指 1），抑郁症 4，精神障碍 3，癔症 2（失音 1、未特指 1），性功能障碍（阳萎）1

西医症状：嗜睡 3，抽搐 2

➢ **循环系统疾病**（6 个、22 则）

西医疾病：高血压病 5（未特指 3、原发性 2），雷诺氏综合征 5，冠心病 5（未特指 3、心绞痛 2），心律失常 3（病窦综合征 1、阵发性室上性心动过速 1、未特指 1），肺源性心脏病 2，风湿性心脏病 2

➢ **皮肤和皮下组织疾病**（6 个、22 则）

西医疾病：荨麻疹 10（未特指 4、慢性 3、小儿 2、胆碱能性 1），瘙痒症 6，扁平苔藓 2，湿疹（下肢）1

西医症状：脱发 2（脂溢性 1、未特指 1）

中医疾病：头癣 1

➢ **内分泌、营养和代谢疾病**（4 个、27 则）

西医疾病：糖尿病 23（未特指 13、Ⅱ型 4、合并：胃轻瘫 2、腹泻 1、肠病 1、神经病变 1、神经源性膀胱炎 1），营养不良 2，甲亢 1，尿崩症 1

➢ **眼和附器疾病**（4 个、11 则）

西医疾病：角膜溃疡 8（未特指 7、慢性 1），卡他性结膜炎 1，青光眼 1

中医疾病：胬肉攀睛 1

➢ **血液及造血器官疾病和某些涉及免疫机制的疾患**（3 个、6 则）

西医疾病：骨髓增生异常综合征 3，嗜酸粒细胞增多 2，poems 综合征 1

➢ **耳和乳突疾病**（2 个、11 则）

西医疾病：美尼尔氏综合征 9，神经性呕吐 2

➢ **妊娠、分娩和产褥期**（2 个、9 则）

西医疾病：妊娠期诸症 8（恶阻 6、眩晕 1、烦躁 1），先兆流产 1

➢ 损伤、中毒和外因的某些其他后果（2个、2则）

西医疾病：药物不良反应（链霉素中毒）1，中毒性脑病后遗症1

➢ 中医病证（30个、131则）

腹痛30（未特指25、顽固性2、过敏性1、胆囊切除术后1、放置宫内节育环后1），头痛16（未特指14、厥阴2），发热15（未特指13、持续低1、高1），眩晕12，不寐7，奔豚5，汗证（盗）4，寒热错杂证4，鼻衄4，腹胀3，乏力3，烦躁3，疳积3，胃脘痛2，消渴2，痉证2，胁痛2，晕厥2，厥证1，厥阴病1，肝胃不和1，大便失禁1，寒战1，黑毛舌苔1，火疳1，脏躁1，痞满1，特发性水肿1，关格1，心悸1

按文献病症种类和医案则数多少排序，消化系统疾病均居首位（图23-67）。中医病证亦为高频病证系统。各系统病症（证）中，医案数位居前列（至少为30）的病症（证）有：肠炎、溃疡性结肠炎、胃炎、腹泻、蛔虫病、痢疾、腹痛。

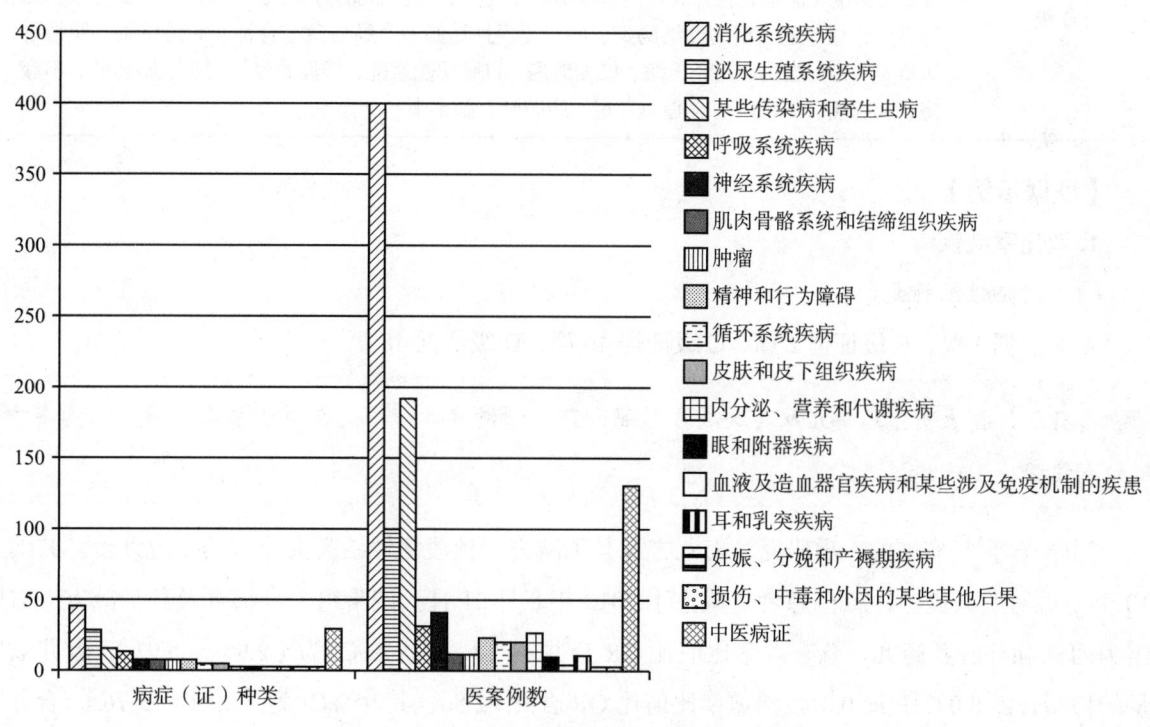

图23-67 病症（证）种类及医案数量分布图

3. 比较研究

临床研究和个案经验文献比较，两者在文献和病症数量上，消化系统疾病和某些传染病和寄生虫病均居前列，是共有的高频病症系统。在具体病症上，溃疡性结肠炎、肠炎、腹泻、蛔虫病等是共有高频病症。

【证据分级】

临床研究文献证据

截至目前，乌梅丸及其加减方临床研究文献证据等级为：A级1篇、B级14篇、C级100篇、D级239篇。详细情况见表23-109。

表 23-109　临床研究文献证据等级分布情况

证据等级	病症（证）
A 级	溃疡性结肠炎
B 级	腹泻（五更泻、未特指）、口腔溃疡（复发性）、帕金森氏病、心力衰竭、胸痛、糖尿病（Ⅱ型、未特指）、溃疡性结肠炎
C 级	蛔虫病（胆道）、幽门螺旋杆菌感染、溃疡性结肠炎、瘙痒症、偏头痛、呼吸衰竭、咳嗽、声带小结、哮喘（激素依赖性、未特指）、肾功能衰竭、滴虫性肠炎、糖尿病、湿疹、帕金森氏病、药物不良反应、Barrett 食管、肠易激综合征、胆囊炎、反流性食管炎、腹泻、胃炎（慢性萎缩性、胆汁反流性）、过敏性紫癜、冠心病（心绞痛）、不寐、腹痛、乳腺癌
D 级	白带异常、美尼尔氏综合征、过敏性鼻炎、哮喘、咽炎、戒断综合征（网瘾）、慢性疲劳综合征、神经官能症、崩漏、不育症、泌尿系结石、盆腔炎、前列腺炎、痛经、围绝经期综合征、蛔虫病（胆道、合并肠梗阻、蛔厥、小儿）、痢疾、糖尿病（合并腹泻）、亚健康状态、荨麻疹、瘙痒症、溃疡性结肠炎、肠炎（慢性结肠）、肠易激综合征、胆道感染、胆结石、胆囊炎、慢性腹泻、克隆氏病、口腔溃疡、胃肠功能紊乱、慢性萎缩性胃炎、脂肪肝、不寐、痔、胰腺癌、子宫肌瘤、心力衰竭、脂肪肝、脑卒中

【证据示例】

1. 消化系统疾病

（1）溃疡性结肠炎

A 级证据 1 篇，B 级证据 2 篇，C 级证据 46 篇，D 级证据 48 篇。

> 有限证据表明：乌梅丸及其加减方对照西药干预溃疡性结肠炎在临床总有效率、治愈率方面有优势（A）

闫曙光等[1]实施的一项研究乌梅丸方及其加减方干预溃疡性结肠炎疗效的系统评价。共纳入10 个随机对照试验，1170 例患者。截止于 2012 年 8 月 31 日。试验组为乌梅丸及其加减方，对照组为西药和补脾益肠丸。总有效率比值比 OR 合并 =4.18，其 95%CI 为（2.95 ～ 5.91），合并效应量的检验，Z=8.07，P < 0.01。治愈率比值比 OR 合并 =2.86，其 95%CI 为（2.17 ～ 3.76），合并效应量的检验，Z=7.47，P < 0.01。结论：乌梅丸及其加减方对照西药和补脾益肠丸干预溃疡性结肠炎，在提高患者临床治愈率和临床总有效率方面，均有优势。

（2）肠易激综合征

C 级证据 6 篇，D 级证据 13 篇。

> 乌梅丸加减对照双歧杆菌片、十六角蒙脱石治疗肠易激综合征在临床总有效率方面有优势（C）

韦艳碧[2]实施的一项临床随机对照试验，样本量为 93 例。试验组 48 例，对照组 45 例。试验组药用：乌梅 30g，黄连 6g，黄柏 9g，党参 10g，当归 10g，川椒 6g，附子 6g，桂枝 6g，细辛6g，干姜 10g，每日 1 剂，水煎分 2 次服。对照组口服双歧杆菌片 210mg，每日 2 次；十六角蒙脱石，每日餐后口服 1 袋，每天 3 次。所有病例均给予心理疏导和饮食调整，疗程 4 周。两组比较：

临床总有效率相对危险度（RR）1.36，95%CI（1.10～1.68），P=0.004，有统计学意义（疗效标准：临床治愈：临床症状消失。显效：治疗后症状积分下降≥2/3，症状轻微，不影响生活和工作。有效：治疗后症状积分下降≥1/3，症状较重，已影响工作、生活。无效：治疗后症状积分下降<1/3或停药后即复发，症状严重，妨碍工作和生活）。

2. 某些传染病和寄生虫病

（1）胆道蛔虫病

C级证据3篇，D级证据61篇。

> 乌梅丸加减配合左旋咪唑对照西医常规治疗治疗胆道蛔虫症在B超转阴率方面有优势（C）

徐景泗等[3]实施的一项临床随机对照试验，样本量为370例。其中试验组220例，对照组150例。试验组采用乌芍合剂：乌梅1000g，炒白芍500g，花椒125g，黄连250g，细辛125g，醋炒元胡500g，炒川楝子500g，附子250g，干姜250g，甘草125g。第1次加水27000mL，浸泡半小时，文火煮沸40min，四层纱布过滤；第2次加水13500mL，煮沸20min，过滤。两次滤液合并浓缩至8000mL，加防腐剂苯甲酸24g装瓶，每瓶200mL。成人每次服用100mL，每日3次，重症加量，小儿按其年龄酌减，服药1天后，加服左旋咪唑每日0.2g，连服2日，继服合剂，待诸症状消失后，巩固服药3～7日。西药组运用输液、消炎、解痉止痛、驱蛔。两组比较：B超转阴率相对危险度（RR）5.32，95%CI（3.51～8.07），P<0.00001，有统计学意义。

3. 神经系统疾病

（1）帕金森氏病

B级证据6篇，C级证据4篇。

> 帕病3号方（乌梅丸加减）配合美多巴片对照美多巴及中药协定方治疗帕金森氏病在改善精神、行为和情绪积分、日常活动积分、运动功能积分等方面有优势（B）

郑春叶等[4]实施的一项临床随机对照试验，样本量为60例。试验组、对照组各30例。治疗方法：试验组同时服用帕病3号方及美多巴片。帕病3号方（由乌梅、黄连、桂枝、党参等组成）每日1剂，水煎服，每月连服3周，连续3个月；美多巴片每次125mg，每日两次，连用1周，然后改为美多巴片每日早250mg，午、晚各125mg，连续3个月。对照组服用美多巴片及中药协定方。美多巴片的用量、用法及疗程同试验组。中药协定方：白术、茯苓、薏苡仁、麦芽、大枣、甘草。每日1剂，水煎服，每月连服3周，连续3个月。精神、行为、情绪积分加权均数差（WMD）1.19，95%CI（1.01～1.37），P<0.00001，有统计学意义；日常活动积分加权均数差（WMD）1.70，95%CI（1.43～1.97），P<0.00001，有统计学意义；运动功能积分加权均数（WMD）1.96，95%CI（1.69～2.23），P<0.00001，均有统计学意义。

【证据荟萃】

※Ⅰ级

乌梅丸及其加减方主要治疗消化系统疾病和神经系统疾病，如溃疡性结肠炎、帕金森氏病等。

※ Ⅱ级

乌梅丸及其加减方主要治疗消化系统疾病和某些传染病和寄生虫病，如肠易激综合征、胆道蛔虫病等。

《伤寒论》与《金匮要略》原文中均以本方治疗上热下寒的蛔厥证，主要临床表现为脘腹疼痛、手足厥冷等。溃疡性结肠炎、帕金森氏病、肠易激综合征、胆道蛔虫病等高频病症在某阶段的病机及临床表现可与之相符。临床研究和个案经验文献均支持消化系统疾病、神经系统疾病和某些传染病和寄生虫病是其高频率、高级别证据分布的病症系统。溃疡性结肠炎已有1项A级证据；帕金森氏病已有至少2项B级证据；肠易激综合征、胆道蛔虫病均已有至少2项C级证据。

※ Ⅰ级

有限证据表明乌梅丸及加减方对照西药干预溃疡性结肠炎在临床总有效率、治愈率方面有优势。

帕病3号方（乌梅丸加减）配合美多巴片对照美多巴及中药协定方治疗帕金森氏病在改善精神、行为和情绪积分、日常活动积分、运动功能积分等方面有优势。

※ Ⅱ级

乌梅丸加减对照双歧杆菌片、十六角蒙脱石治疗肠易激综合征在临床总有效率方面有优势。

乌梅丸加减配合左旋咪唑对照西医常规治疗治疗胆道蛔虫症在B超转阴率方面有优势。

【参考文献】

[1] 闫曙光，惠毅，周永学，等.乌梅丸方加减治疗溃疡性结肠炎的疗效评价与Meta分析[J].中国中医基础医学杂志，2013，19（3）：296-298.

[2] 韦艳碧.乌梅丸治疗腹泻型肠易激综合征[J].辽宁中医药大学学报，2009，11（9）：80-81.

[3] 徐景泗，张允良.乌芍合剂治疗胆道蛔虫症220例[J].中西医结合杂志，1989，9（6）：373.

[4] 郑春叶，雒晓东.帕病3号方治疗帕金森病30例临床研究[J].中医杂志，2006，47（7）：516-518.

三十九、抵当汤

【原文汇要】

《伤寒论》

太阳病六七日，表证仍在，脉微而沉，反不结胸，其人发狂者，以热在下焦，少腹当硬满，小便自利者，下血乃愈。所以然者，以太阳随经，瘀热在里故也，抵当汤主之。（124）

太阳病身黄，脉沉结，少腹硬，小便不利者，为无血也。小便自利，其人如狂者，血证谛也，抵当汤主之。（125）

阳明证，其人喜忘者，必有畜血。所以然者，本有久瘀血，故令喜忘。屎虽硬，大便反易，其色必黑者，宜抵当汤下之。（237）

病人无表里证，发热七八日，虽脉浮数者，可下之。假令已下，脉数不解，合热则消谷喜饥，至六七日不大便者，有瘀血，宜抵当汤。（257）

抵当汤方

水蛭（熬）　虻虫各三十个（去翅足，熬）　桃仁二十个（去皮尖）　大黄三两（酒洗）

上四味，以水五升，煮取三升，去滓，温服一升。不下更服。

《金匮要略》

妇人经水不利下，抵当汤主之。亦治男子膀胱满急，有瘀血者。（14）

抵当汤方

水蛭三十个（熬）　虻虫三十枚（熬，去翅足）　桃仁二十个（去皮尖）　大黄三两（酒浸）

上四味，为末，以水五升，煮取三升，去滓，温服一升。

【原文释义】

《伤寒论》

抵当汤主治太阳六七日，表邪化热，随经入腑，血热互结；或阳明燥热深入血分，热与血结，瘀热蒙神明者。症见少腹硬满，其人如狂，或喜忘，小便自利，消谷喜饥，不大便，脉沉涩或沉结，舌质紫或有瘀斑等证。治法：攻逐瘀血，荡除浊热。方中水蛭、虻虫为虫类药，破血逐瘀，直入血络；伍桃仁活血化瘀以滑利；用大黄苦寒清热，入气入血，既可清热通便，又可入血分，荡除血中毒热瘀浊。四味药物相伍，攻除瘀血，荡除血中浊热，药力峻猛，势如扫荡，直指"瘀热在里"。

《金匮要略》

抵当汤主治妇人瘀血阻滞下焦的经水不利。症见月经失调，少腹硬满，结痛拒按，小便自利，脉沉涩等。治当破血逐瘀调经。男子膀胱满急，小便自利者，亦属瘀血为患，故可统治之。方解同上。

【文献概况】

通过设置关键词为"抵當湯""抵当汤"，检索并剔重后，得到795篇相关文献，其中CBM、CNKI、VIP、WF分别为70篇、611篇、16篇、98篇。初步分类：临床研究71篇（8.9%）、个案经验69篇（8.7%）、实验研究139篇（17.5%）、理论研究382篇（48.1%）、其他134篇（16.8%）。在个案经验文献中，抵当汤及其加减方的医案有101则。

【文献病谱】

1.临床研究文献

共涉及12类病症（证）系统、37个病症（证）（表23-110）。

表23-110　抵当汤临床研究文献病症（证）谱

➤ 泌尿生殖系统疾病（9个、21篇）

　西医疾病：慢性前列腺炎6，前列腺增生4，子宫内膜异位症4，肾功能衰竭2（急性1、慢性1），盆腔充血综合征1，急性盆腔炎1，不育症（精索静脉曲张）1

　西医症状：血尿（小儿迁延性镜下）1

　中医疾病：急性癃闭1

➢ **循环系统疾病（6个、22篇）**

西医疾病：脑卒中15（脑梗死5、急性脑出血4、未特指3、脑出血2、急性脑梗死1），冠心病3（心绞痛2、不稳定性心绞痛1），深静脉血栓形成（下肢）1，闭塞性动脉硬化1，血栓性静脉炎1，心肾综合征1

➢ **内分泌、营养和代谢疾病（6个、10篇）**

西医疾病：糖尿病性肾病3，Ⅱ型糖尿病2，高脂血症2，糖尿病性周围神经病变1，糖尿病性神经源性膀胱1，代谢综合征1

➢ **消化系统疾病（3个、4篇）**

西医疾病：肝硬化（失代偿期）2，溃疡性结肠炎1，胃肠功能紊乱（术后）1

➢ **妊娠、分娩和产褥期（3个、3篇）**

西医疾病：不完全流产1，产褥期诸症（栓塞性静脉炎）1，异位妊娠1

➢ **肿瘤（3个、3篇）**

西医疾病：化疗后不良反应（静脉炎）1，子宫肌瘤1，胃癌1

➢ **某些传染病和寄生虫病（2个、2篇）**

西医疾病：结核性腹膜炎1，全身炎症反应综合征1

➢ **损伤、中毒和外因的某些其他后果（1个、2篇）**

西医疾病：外伤后诸症（便秘）2

➢ **肌肉骨骼系统和结缔组织疾病（1个、1篇）**

西医症状：腰痛（术后复发）1

➢ **神经系统疾病（1个、1篇）**

西医疾病：老年性痴呆1

➢ **精神和行为障碍（1个、1篇）**

中医疾病：癫狂1

➢ **中医病证（1个、1篇）**

顽固性不寐1

西医病症系统中，泌尿生殖系统疾病在病症种类上居首位，循环系统疾病在文献数量上居首位（图23-68）。各系统病症中，频数位居前列（至少为5）的病症有：慢性前列腺炎、脑卒中。

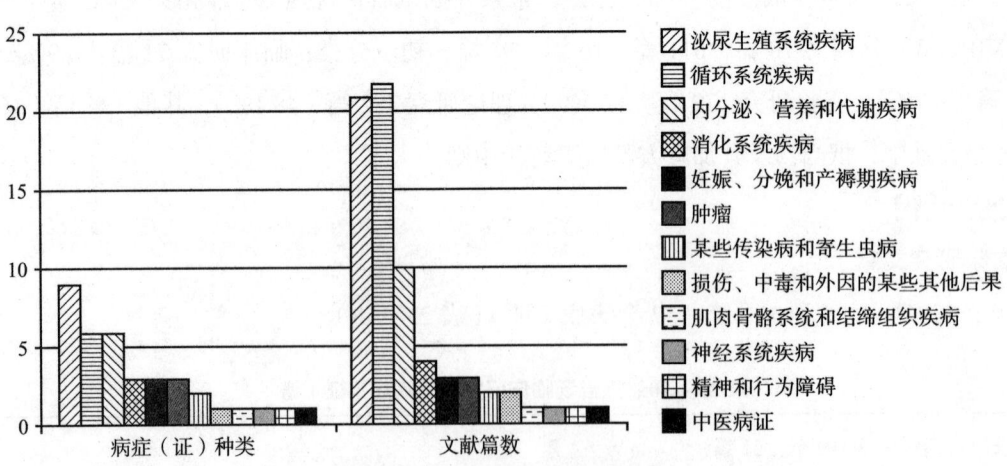

图23-68 病症（证）种类及文献数量分布图

2.个案经验文献

共有14类病症（证）系统、55个病症（证）、101则医案（表23-111）。

表 23-111　抵当汤个案经验文献病症（证）谱

> **泌尿生殖系统疾病**（13 个、33 则）

西医疾病：痛经 4，前列腺增生 3，子宫内膜异位症 2，月经失调 2（月经过少 1、经闭 1），急性睾丸炎 1，尿毒症 1，急性前列腺炎 1，肾功能衰竭（尿毒症期）1，输卵管卵巢囊肿（卵巢）1

西医症状：闭经 8，盆腔包块 2

中医疾病：经行诸症 5（精神异常 1、腹痛 1、发狂 1、发热 1、二便不畅 1），癃闭 2

> **精神和行为障碍**（7 个、15 则）

西医疾病：焦虑型抑郁症 1，精神分裂症（周期性月经期）1，梦游 1，性功能障碍（阳萎）1，血管性痴呆 1

西医症状：健忘 2

中医疾病：癫狂 8（狂证 6、未特指 2）

> **内分泌、营养和代谢疾病**（5 个、8 则）

西医疾病：糖尿病性肾病 3，Ⅱ型糖尿病 2，代谢综合征 1，高胆红素血症 1，肝血卟啉病 1

> **消化系统疾病**（4 个、4 则）

西医疾病：肝坏死 1，肝硬化（失代偿期）1，阴囊疝 1

西医症状：黄疸 1

> **某些传染病和寄生虫病**（3 个、7 则）

西医疾病：病毒性脑炎 5，疟疾 1

中医疾病：丹毒 1

> **循环系统疾病**（3 个、6 则）

西医疾病：脑卒中 3（未特指 2、脑梗死 1），冠心病 1

中医疾病：脱疽 2

> **肿瘤**（3 个、4 则）

西医疾病：子宫肌瘤 2，子宫癌 1，结肠癌（术后发热）1

> **损伤、中毒和外因的某些其他后果**（3 个、4 则）

西医疾病：脑外伤后诸症 2（脑震荡后遗症 1、脑震荡 1），原发性脑干损伤 1

西医症状：肝实质弥漫性损伤 1

> **血液及造血器官疾病和某些涉及免疫机制的疾患**（3 个、3 则）

西医疾病：继发性红细胞增多症 1，炎性假瘤 1

西医症状：原发性血小板增多 1

> **神经系统疾病**（1 个、3 则）

西医疾病：癫痫 3

> **肌肉骨骼系统和结缔组织疾病**（1 个、1 则）

西医疾病：腰椎间盘突出症 1

> **呼吸系统疾病**（1 个、1 则）

西医疾病：慢性支气管炎 1

> **妊娠、分娩和产褥期**（1 个、1 则）

西医疾病：产褥期诸症（精神异常）1

> **中医病证**（7 个、11 则）

腹痛 3，头痛 2，晕厥 2，梦中交媾 1，发热 1，不寐 1，痹证（风痰湿热）1

按文献病症种类和医案则数多少排序，西医病症系统中，泌尿生殖系统疾病均居首位（图 23-69）。各系统病症（证）中，医案数位居前列（至少为 3）的病症（证）有：痛经、前列腺增生、闭经、经行诸症、癫狂、糖尿病性肾病、病毒性脑炎、脑卒中、癫痫、腹痛。

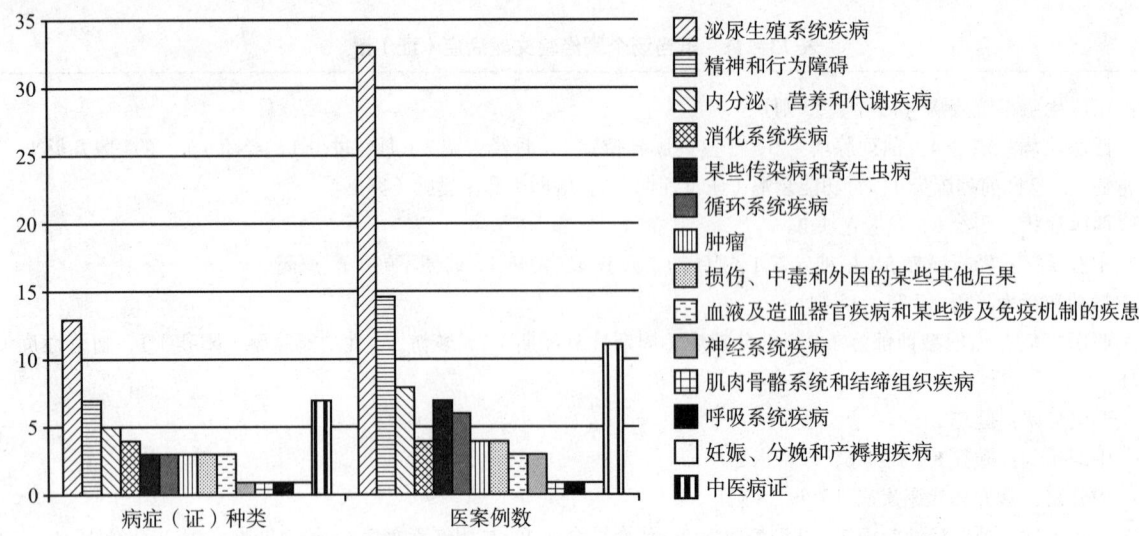

图 23-69 病症（证）种类医案数量分布图

3. 比较研究

临床研究和个案经验文献比较，两者在文献和病症数量上，泌尿生殖系统疾病均居前列，是共有的高频病症系统。

【证据分级】

临床研究文献证据

截至目前，抵当汤及其加减方临床研究文献证据等级为：B 级 6 篇、C 级 37 篇、D 级 28 篇。详细情况见表 23-112。

表 23-112 临床研究文献证据等级分布情况

证据等级	病症（证）
B 级	化疗后不良反应（静脉炎）、脑卒中、糖尿病性肾病、糖尿病（Ⅱ型）、老年性痴呆
C 级	脑卒中（脑出血、急性脑出血、急性脑梗死、未特指）、前列腺炎（慢性）、糖尿病性肾病、糖尿病性周围神经病变、全身炎症反应综合征、高脂血症、冠心病（不稳定性心绞痛、心绞痛）、代谢综合征、不育症（精索静脉曲张）、肾功能衰竭（急性）、结核性腹膜炎、不寐（顽固性）、动脉硬化（闭塞性）、肝硬化（失代偿期）、胃肠功能紊乱（术后）、胃癌、糖尿病性神经源性膀胱、腰痛、子宫内膜异位症、不完全流产
D 级	前列腺增生、前列腺炎（慢性）、盆腔充血综合征、盆腔炎（急性）、脑卒中（脑梗死、脑出血）、子宫内膜异位症、子宫肌瘤、异位妊娠（早期）、外伤后诸症（便秘）、深静脉血栓形成（下肢）、肾功能衰竭（慢性）、血尿、心肾综合征、脉管炎（血栓性）、癃闭（急性）、冠心病（心绞痛）、高脂血症、癫狂、溃疡性结肠炎、产褥期诸症（血栓性静脉炎）

【证据示例】

1. 循环系统疾病

（1）脑梗死

C 级证据 4 篇，D 级证据 2 篇。

> 加味抵当汤配合针灸对照血栓心脉宁胶囊配合针灸干预脑梗死在临床治愈率方面有优势（C）

　　董荣芬等[1]实施的一项临床随机对照试验，样本量为 88 例。试验组 68 例，对照组 20 例。试验组内服加味抵当汤煎剂：水蛭、虻虫、黄芪、川芎、桃仁、大黄。水煎 150mL，每日 2 次。对照组内服血栓心脉宁胶囊 4 粒，每日 3 次。两组均用药 2 周为 1 疗程。治疗前停用其他药物，分别检查血液流变学、肝肾功能，并于治疗后复查。治疗期间不加其他药物，但均辅助针灸治疗。两组比较：临床治愈率相对危险度（RR）3.60, 95%CI（1.48～8.76），P=0.005，有统计学意义（疗效标准，治愈：症状完全消失，肢体肌力增强两个等级。好转：症状好转，但未消失，肢体肌力增强一个等级。有效：症状体征消失或减轻均属有效。无效：症状体征无变化）。

　　（2）急性脑出血

　　C 级证据 4 篇。

> 抵当汤合五苓散加味配合西医常规对照单纯西医常规干预急性脑出血在临床总有效率方面有优势（C）

　　袁丹桂等[2]实施的一项临床随机对照试验，样本量为 76 例。试验组、对照组各 38 例。两组均予保持呼吸道通畅，吸氧，营养支持疗法，维持水、电解质及酸碱平衡，防治并发症，控制脑水肿，调控血压等对症处理；并予吡拉西坦 8g 入液静滴，每日 1 次。试验组加用抵当汤合五苓散加味汤剂口服或鼻饲，基础组方为：水蛭 15g，虻虫 9g，大黄 9g，桃仁 9g，葛根 15g，川芎 9g，丹参 30g，桂枝 6g，茯苓 12g，白术 12g，泽泻 9g，猪苓 9g，牛膝 15g，益母草 30g，黄芪 30g。每日 1 剂，水煎取 300mL，每次 100mL。两组均治疗 28 天。两组比较，临床总有效率相对危险度（RR）1.50，95%CI（1.60～2.11），P=0.02，有统计学意义［疗效标准：参照中华神经科学会、中华神经外科学会制定的《脑卒中患者临床神经功能缺损程度评分标准（1995）》拟订。基本痊愈：神经功能缺损程度评分减少 91%～100%，病残程度为 0 级。显著进步：神经功能缺损程度评分减少 46%～90%，病残程度为 1～3 级。进步：神经功能缺损程度评分减少 18%～45%。无变化：神经功能缺损程度评分减少不足 17%。恶化：神经功能缺损程度评分增加 18% 以上。死亡］。

1. 内分泌、营养和代谢疾病

　　（1）Ⅱ型糖尿病

　　B 级证据 2 篇。

> 抵当汤配合西医常规治疗对照单纯西医常规治疗 2 型糖尿病在改善血脂相关指标方面有优势（B）

　　张玉辉[3]实施的一项临床随机对照试验，样本量为 73 例。试验组 37 例，对照组 36 例。两组均采用磺脲类、二甲双胍类、α-糖苷酶抑制剂常规治疗 4 周，空腹血糖≤5.0mmol/L 后，试验组加用抵当汤：大黄 10g，桃仁 12g，水蛭 5g，虻虫 3g。每天 1 剂，水煎，早晚分服。对照组维持原基础治疗。两组疗程均为 8 周。两组比较：血脂 TC 治疗后加权均数差（WMD）–0.53，95%CI（–0.93 ～ –0.13），P=0.009，有统计学意义；血脂 TC 治疗后加权均数差（WMD）–0.41，95%CI（–0.60 ～ –0.22），P＜0.0001，有统计学意义；血脂 LDL-C 治疗后加权均数差（WMD）–0.50，95%CI（–0.96 ～ –0.04），P=0.03，有统计学意义；血脂 HDL-C 治疗后加权均数差（WMD）0.07，95%CI（–0.05 ～ 0.19），P=0.25，无统计学意义。

【证据荟萃】

※ Ⅰ级

抵当汤及其加减方主要治疗内分泌、营养和代谢疾病，如Ⅱ型糖尿病等。

※ Ⅱ级

抵当汤及其加减方主要治疗循环系统疾病，如脑梗死、急性脑出血等。

《伤寒论》原文中以本方治疗表邪化热，随经入腑，血热互结；或阳明燥热与素瘀相结，瘀热蒙神明的病证。其主要临床表现为少腹硬满，其人如狂，其人喜忘等。《金匮要略》以本方治疗瘀血阻滞的经水不利，证见少腹硬满，结痛拒按等。Ⅱ型糖尿病、脑梗死、急性脑出血等高频病症在某阶段的病机及临床表现可与之相符。临床研究和个案经验文献均支持上述系统是其高频率、高级别证据分布的病症系统。Ⅱ型糖尿病有 2 项 B 级证据；脑梗死、急性脑出血均已有至少 2 项 C 级证据。

※ Ⅰ级

抵当汤配合西医常规治疗对照单纯西医常规治疗 2 型糖尿病在改善血脂相关指标方面有优势。

※ Ⅱ级

加味抵当汤配合针灸对照血栓心脉宁胶囊配合针灸干预脑梗死在临床治愈率方面有优势。

抵当汤合五苓散加味配合西医常规对照单纯西医常规干预急性脑出血在临床总有效率方面有优势。

【参考文献】

［1］董荣芬，王宝玉，王绪.加味抵当汤治疗缺血性中风临床研究［J］.北京中医，1998，17（04）：17-18.

［2］袁丹桂，徐成森，卢泓，等.抵当汤合五苓散加味治疗急性脑出血疗效观察［J］.中国中医急症，2005，14（02）：112-113.

［3］张玉辉.抵当汤对 37 例 2 型糖尿病患者胰岛素抵抗的影响［J］.中国中西医结合杂志，2008，28（2）：161-162.

四十、附子汤

【原文汇要】

《伤寒论》

少阴病，得之一二日，口中和，其背恶寒者，当灸之，附子汤主之。（304）

少阴病，身体痛，手足寒，骨节痛，脉沉者，附子汤主之。（305）

附子汤方

附子二枚（炮，去皮，破八片）　茯苓三两　人参二两　白术四两　芍药三两

上五味，以水八升，煮取三升，去滓，温服一升，日三服。

《金匮要略》

妇人怀娠六七月，脉弦发热，其胎愈胀，腹痛恶寒者，少腹如扇，所以然者，子脏开故也，当以附子汤温其脏。方未见。（3）

【原文释义】

《伤寒论》

附子汤主治少阴寒湿身痛。症见口中和，背恶寒，身体痛，手足寒，骨节痛，脉沉等。治当温阳化湿，镇痛祛寒。方中炮附子温经回阳，祛湿止痛，与人参相伍，温补元阳，扶正祛邪，配茯苓、白术健脾除湿，佐芍药活血通络止痛，共奏补阳化湿，温经止痛之功。

《金匮要略》

附子汤主治妊娠阳虚寒盛之腹痛。妊娠六七个月时，出现脉弦发热，胎胀愈发明显，腹痛恶寒，少腹阵阵作冷有如风吹的感觉，这是肾阳亏虚，阴寒内盛所致。阳虚阴盛，寒凝气滞，所以其胎愈胀、腹痛。肾阳虚不能温煦，胞宫失于温摄，故恶寒少腹如扇。此脉弦为虚寒之征。惟发热出现于一派阴寒之中，显然既非外感，亦不是真热，而是虚阳外浮的假象，故用附子汤温阳散寒，暖宫安胎。原方未见，徐忠可等认为应为《伤寒论·少阴病》篇的附子汤。

【文献概况】

设置主题词为"附子湯""附子汤"，检索并剔重后，得到1556篇相关文献，其中CBM、CNKI、VIP、WF分别为141篇、599篇、449篇、367篇。初步分类：临床研究28篇（1.8%）、个案经验72篇（4.6%）、实验研究134篇（8.6%）、理论研究447篇（28.7%）、其他875篇（56.2%）。在个案经验文献中，附子汤及其加减方的医案有125则。

【文献病谱】

1. 临床研究文献

共涉及7类病症（证）系统、16个病症（证）（表23-113）。

表23-113　附子汤临床研究文献病症（证）谱

➤ 肌肉骨骼系统和结缔组织疾病（5个、9篇）

西医疾病：腰椎间盘突出症3，骨性关节炎2（老年增生型脊柱炎1、老年变形性膝关炎1），类风湿性关节炎2，强直性脊柱炎1

西医症状：腰痛（急性）1

➤ 循环系统疾病（4个、9篇）

西医疾病：心力衰竭4（未特指2、慢性1、充血性1），肺栓塞2，慢性心功能不全2，风湿性关节炎1

➤ 内分泌、营养和代谢疾病（2个、3篇）

西医疾病：糖尿病性周围神经病变2，肝血卟啉症1

➤ 呼吸系统疾病（2个、3篇）

西医疾病：过敏性鼻炎2，风寒感冒1

> **泌尿生殖系统疾病**（1个、2篇）
> 西医疾病：习惯性流产 2
> **起源于围生期的某些情况**（1个、1篇）
> 西医疾病：新生儿硬皮病 1
> **中医病证**（1个、1篇）
> 痹证 1

西医病症系统中，肌肉骨骼系统和结缔组织疾病在病症种类与文献数量上均居首位（图 23-70）。各系统病症中，频数位居前列（至少为 3）的病症有：腰椎间盘突出症、心力衰竭。

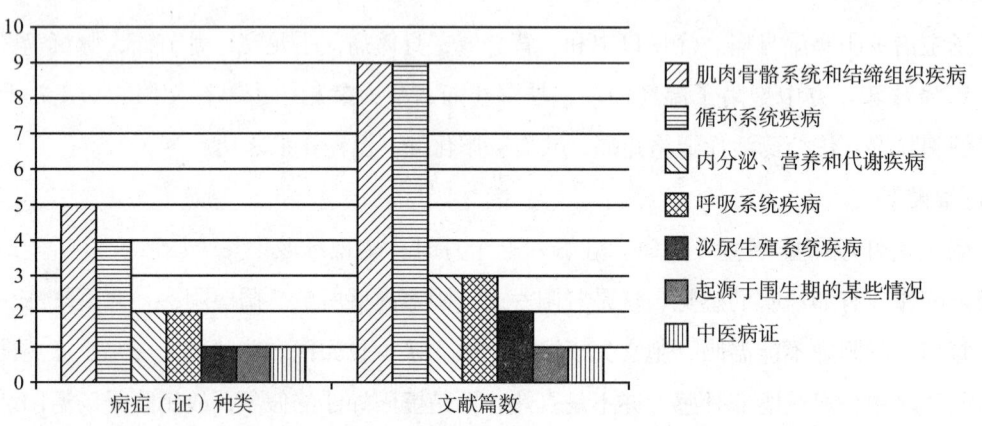

图 23-70　病症（证）种类及文献数量分布图

2. 个案经验文献

共有 15 类病症（证）系统、74 个病症（证）、125 则医案（表 23-114）。

表 23-114　附子汤个案经验文献病症（证）谱

> **泌尿生殖系统疾病**（12个、18则）
> 西医疾病：习惯性流产 3，慢性肾功能衰竭 2，不孕症 2，尿毒症 1，慢性肾功能不全 1，子宫内膜异位症 1
> 西医症状：白带异常 2，遗尿 2
> 中医疾病：阴吹 1，滑精 1，阴冷 1，阴痒 1
> **循环系统疾病**（9个、24则）
> 西医疾病：冠心病 9（心肌梗死 4、未特指 4、心肌缺血 1），高血压病 5，心律失常 3，风湿性关节炎 2，风湿性心脏病 1，风湿热 1，高血压危象 1，心力衰竭 1
> 中医疾病：脱疽 1
> **肌肉骨骼系统和结缔组织疾病**（9个、12则）
> 西医疾病：腰椎间盘突出症 2，干燥综合征 1，骨性关节炎 1，肌筋膜炎 1，肌纤维炎 1，结缔组织病 1，类风湿性关节炎 1，膝关节滑膜炎 1
> 西医症状：腰痛 3
> **消化系统疾病**（8个、11则）
> 西医疾病：肝炎 2（黄疸型 1、未特指 1），肠易激综合征 1，肝硬化伴腹水 1
> 西医症状：呕吐 3，便秘 1，多唾 1，腹泻 1，口渴 1
> **妊娠、分娩和产褥期疾患**（4个、12则）
> 西医疾病：妊娠期诸症 6（腹痛 4、急性阑尾炎 1、羊水过多 1），产褥期诸症 4（身痛 2、遗尿 1、自汗 1），不完全流产 1，人工流产后诸症（恶露不尽）1

续表

> **神经系统疾病**（3个、4则）
   西医疾病：癫痫2，面神经炎1，运动神经元病1
> **呼吸系统疾病**（3个、3则）
   西医疾病：支气管炎1，过敏性鼻炎1，感冒1
> **精神行为障碍**（2个、2则）
   西医疾病：精神分裂症1
   西医症状：嗜睡1
> **某些传染病和寄生虫病**（2个、2则）
   西医疾病：病毒性肝炎（乙肝）1，中毒性痢疾1
> **内分泌、营养和代谢疾病**（1个、2则）
   西医疾病：垂体机能减退症2
> **耳和乳突疾病**（1个、2则）
   西医疾病：耳鸣、耳聋、眩晕综合征2
> **损伤、中毒和外因的某些其他后果**（1个、1则）
   西医疾病：骨折后诸症（伤肢肿胀）1
> **血液及造血器官疾病和某些涉及免疫机制的疾患**（1个、1则）
   西医疾病：紫癜性肾炎1
> **皮肤和皮下组织疾病**（1个、1则）
   西医疾病：瘙痒症1
> **中医病证**（17个、30则）
   痹证6，汗证5（自2、漏1、多1、盗1），水肿3，发热2，背寒2，暴盲1，背痛1，鼻衄1，臂痛1，不寐1，腹痛1，腹胀1，关格1，头痛1，外感风寒1，下肢麻木1，身痛1

    按文献病症种类和医案则数多少排序，西医病症系统中，泌尿生殖系统疾病在病症种类上居首位，循环系统疾病在医案数量上居首位（图23-71）。各系统病症（证）中，医案数位居前列（至少为4）的病症（证）有：冠心病、高血压病、妊娠期诸症、产褥期诸症、痹证、汗证。

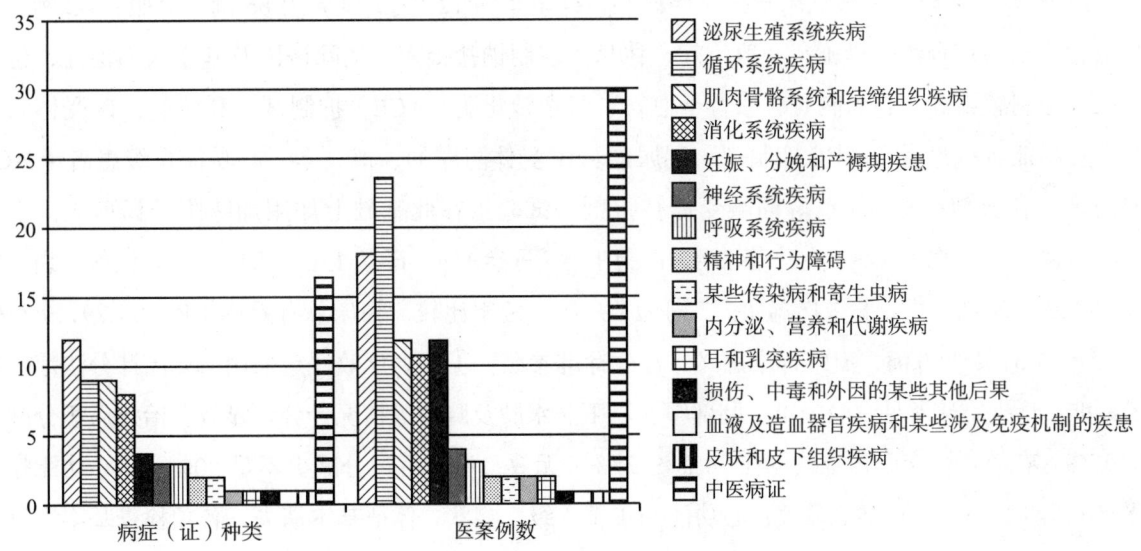

图 23-71 病症（证）种类及医案数量分布图

3. 比较研究

临床研究和个案经验文献比较，两者在文献和病症数量上，循环系统疾病、肌肉骨骼系统和结缔组织疾病均居前列，是共有高频病症系统。

【证据分级】

临床研究文献证据

截至目前，附子汤及其加减方临床研究文献证据等级为：B 级 3 篇、C 级 15 篇、D 级 10 篇。详细情况见表 23-115。

表 23-115 临床研究文献证据等级分布情况

证据等级	病症（证）
B 级	骨性关节炎（老年变形性膝关节炎）、类风湿性关节炎、心功能不全（慢性）
C 级	肺栓塞、过敏性鼻炎、糖尿病性周围神经病变、心功能不全（慢性）、心力衰竭（充血性、慢性、未特指）、新生儿硬皮病、腰痛（急性）、腰椎间盘突出症
D 级	痹证、风寒感冒、风湿性关节炎、骨性关节炎（老年增生性脊柱炎）、类风湿性关节炎、强直性脊柱炎、习惯性流产、肝血卟啉病、腰椎间盘突出症

【证据示例】

1. 循环系统疾病

（1）心功能不全（慢性）

B 级证据 1 篇，C 级证据 1 篇。

> 附子汤加味联合综合治疗措施对照单纯综合治疗措施干预慢性心功能不全在临床有效率方面有优势（B）

孙秀琴[1]实施的一项临床随机对照试验，样本量为 128 例。试验组 86 例，对照组 42 例。两组患者均采用综合治疗措施：一般治疗，休息，控制钠盐摄入，消除诱因及基本病因治疗，包括降压、控制感染等。心功能 II 级患者予血管紧张素转化酶（ACE）抑制剂、利尿剂、β 受体阻滞剂；心功能 III 级患者予 ACE 抑制剂、利尿剂、β 受体阻滞剂、地高辛；心功能 IV 级患者予 ACE 抑制剂、利尿剂、地高辛、醛固酮受体拮抗剂。试验组在此基础上加用加味附子汤煎服：附子 12g，人参 10g，白术 12g，白茯苓 12g，白芍 12g，丹参 15g，泽兰 15g。每日 1 剂，机煎 3 袋，每包 150mL，每次 1 袋，日 3 次温服。2 周为 1 疗程。两组比较，临床总有效率（RR）1.29，95%CI（1.05 ~ 1.57），P=0.01，有统计学意义［疗效标准参照：①心衰疗效评定采用 Lee 氏计分法疗效判定标准：依据临床所见呼吸困难、肺部啰音、下肢水肿及胸片等情况计分。显效：治疗后积分减少 ≥ 75%。有效：治疗后积分减少在 50% ~ 75%。无效：治疗后积分减少不足 50%。②心功能疗效评定采用（NYHA）标准。显效：心功能纠正至 I 级，症状、体征基本消失，各项检查基本恢复正常或心功能进步 2 级，症状、体征及各项检查明显改善。有效：心功能进步 1 级，但未达到 I 级心功能，症状、体征及各项检查有所改善。无效：心功能无明显变化，或加重，或死亡。③中医证候疗效评定。依临床主要症状如心悸气短、畏寒肢冷、面浮肢肿、倦怠乏力、自汗等症状较重，采用 1 ~ 4 分半定量积分法。显效：症状完全或基本消失，治疗后证候积分减少 ≥ 75%。有效：治疗后证候积分减少 25% ～ 75%。无效：治疗后证候积分减少不足 25%〕。

2.肌肉骨骼系统和结缔组织疾病

（1）腰椎间盘突出症

C 级证据 3 篇。

> 附子汤联合扶他林对照单纯口服扶他林治疗腰椎间盘突出症在临床总有效率方面有优势（C）

彭华丽[2]实施的一项临床随机对照试验，样本量为 100 例。试验组、对照组各 50 例。试验组给予附子汤联合扶他林治疗。附子汤方：附子 15g，桂枝 10g，黄芪 25g，狗脊 15g，茯苓 15g，当归 20g，以及白术、仙茅、党参加减配制而成。每天 1 剂，1 剂煮 2 次，疗程 20 天，连续 4 个疗程。扶他林每次两片，分 3 次服用。对照组给予单纯口服扶他林治疗。均治疗 80 天。两组比较，临床总有效率相对危险度（RR）1.20，95%CI（1.03 ～ 1.39），P=0.02，有统计学意义（疗效标准：显效：症状体征全部消失或显著减轻，几乎接近正常，直腿抬高达 60 度以上。有效：腰腿痛或者麻木感等症状有所缓解，腰部活动有所改善。无效：症状体征以及腰部运动为见明显改善，基本同治疗前。总有效 = 显效 + 有效）。

【证据荟萃】

※ Ⅱ级

附子汤及其加减方主要治疗循环系统疾病、肌肉骨骼系统和结缔组织疾病，如慢性心功能不全、腰椎间盘突出症等。

《伤寒论》原文中以本方治疗少阴寒湿身痛，其主要临床表现为口中和，背部恶寒，身体疼痛等。《金匮要略》原文中以本方治疗妊娠阳虚寒盛之腹痛，其临床表现为胎胀，腹痛恶寒，少腹如扇等。慢性心功能不全、腰椎间盘突出症等高频病症在某阶段的病机及临床表现可与之相符。临床研究和个案经验文献均支持循环系统疾病和肌肉骨骼系统和结缔组织疾病是其高频率、高级别证据分布的病症系统。慢性心功能不全已有 1 项 B 级证据，1 项 C 级证据；腰椎间盘突出症已有 2 项 C级证据。

※ Ⅱ级

附子汤加味联合综合治疗措施对照单纯综合治疗措施干预慢性心功能不全在临床有效率方面有优势。

附子汤联合扶他林对照单单纯口服扶他林治疗腰椎间盘突出症在临床总有效率方面有优势。

【参考文献】

［1］孙秀琴.加味附子汤治疗阳虚型慢性心功能不全 86 例［J］.光明中医，2009，24（7）：1294-1295.

［2］彭华丽.附子汤联合扶他林治疗腰椎间盘突出的疗效观察［J］.中国保健营养，2012，22（8）：2933.

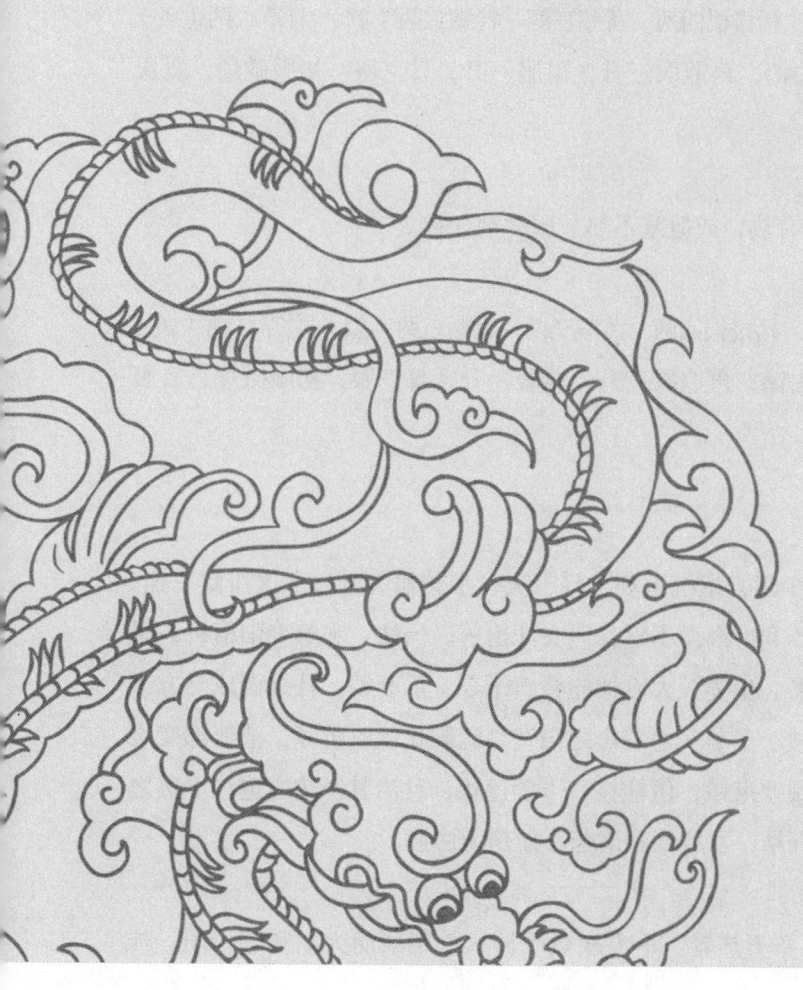

第二十四章

附方与《伤寒论》共有方及更新研究

第一节　附方与《伤寒论》共有方

一、柴胡桂枝干姜汤

【原文汇要】

《伤寒论》

伤寒五六日，已发汗而复下之，胸胁满微结，小便不利，渴而不呕，但头汗出，往来寒热，心烦者，此为未解也，柴胡桂枝干姜汤主之。(147)

柴胡桂枝干姜汤方

柴胡半斤　桂枝三两（去皮）　干姜二两　栝楼根四两　黄芩三两　牡蛎二两（熬）　甘草二两（炙）

上七味，以水一斗二升，煮取六升，去滓，再煎取三升，温服一升，日三服。初服微烦，复服汗出便愈。

《金匮要略》

《外台秘要》柴胡桂姜汤　治疟寒多微有热，或但寒不热。服一剂如神。

柴胡桂姜汤方

柴胡半斤　桂枝三两（去皮）　干姜二两　栝楼根四两　黄芩三两　牡蛎三两（熬）　甘草二两（炙）

上七味，以水一斗二升，煮取六升，去滓，再煎取三升，温服一升，日三服，初服微烦，复服汗出，便愈。

【原文释义】

《伤寒论》

柴胡桂枝干姜汤主治太阳病误治邪入少阳，枢机不利，气、火、水转输失常，水饮滞留三焦。症见往来寒热，心烦，胸胁满微结，小便不利，渴而不呕，但头汗出等。治法：和解少阳枢机，温阳化饮。本方组成即小柴胡汤去半夏、人参、生姜、大枣加桂枝、干姜、瓜蒌根、牡蛎而成。方中柴胡通利少阳枢机，解半表半里之邪；桂枝、干姜辛通三焦之阳气，温阳化饮；黄芩，清泄郁变之木火，且佐桂枝、干姜之辛温助热；牡蛎咸寒潜镇，伍桂枝、干姜逐饮，且治其辛热之迫津上蒸之势；瓜蒌根清热生津，与牡蛎配伍可逐饮开结；甘草调和诸药，使药力协调。

《金匮要略》

柴胡桂姜汤治疗疟寒多微有热，或但寒不热者。本方寒热平调，方用柴胡为主和解少阳，桂枝、干姜温散寒邪，黄芩、栝蒌根兼清邪热，牡蛎散少阳之结，甘草调和诸药，合为和解少阳，平调阴阳寒热之剂。

【文献概况】

设置关键词为"柴胡桂枝幹薑湯""柴胡桂枝干姜汤""柴桂幹薑湯""柴桂干姜汤""柴胡桂薑湯""柴胡桂姜汤"，检索并剔重后，得到254篇相关文献，其中CBM、CNKI、VIP、WF分别为6篇、216篇、10篇、22篇。初步分类：临床研究48篇（18.9%）、个案经验80篇（31.5%）、实验研究15篇（5.9%）、理论研究93篇（36.6%）、其他18篇（7.1%）。在个案经验文献中，柴胡桂枝干姜汤及其加减方的医案有157则。

【文献病谱】

1. 临床研究文献

共涉及11类病症（证）系统、30个病症（证）（表24-1）。

表24-1　柴胡桂枝干姜汤临床研究文献病症（证）谱

➤ **消化系统疾病**（12个、22篇）
　　西医疾病：慢性胆囊炎4，溃疡性结肠炎2，肠易激综合征2，慢性肝炎2，功能性消化不良2，反流性食管炎1，肝炎后遗症1，肝硬化（伴腹水）1，胃肠功能紊乱1，慢性胃炎1，消化性溃疡1。
　　西医症状：腹泻4（未特指2、胆源性1、胆囊切除术后1）

➤ **内分泌、营养和代谢疾病**（4个、5篇）
　　西医疾病：糖尿病2（合并高脂血症1、未特指1），甲状腺机能减退1，血脂异常1，亚健康状态1

➤ **呼吸系统疾病**（4个、4篇）
　　西医疾病：鼻窦炎（伴头痛）1，胃肠型感冒1，支气管哮喘1，慢性支气管炎1

➤ **泌尿生殖系统疾病**（2个、5篇）
　　西医疾病：乳腺增生3，围绝经期综合征2

➤ **某些传染病和寄生虫病**（1个、4篇）
　　西医疾病：病毒性肝炎（乙肝）4

➤ **妊娠、分娩和产褥期**（1个、2篇）
　　西医疾病：妊娠期诸症2（恶阻1、羊水过多1）

➤ **肌肉骨骼系统和结缔组织疾病**（1个、1篇）
　　西医疾病：类风湿性关节炎1

➤ **肿瘤**（1个、1篇）
　　西医疾病：肝癌1

➤ **皮肤和皮下组织疾病**（1个、1篇）
　　西医疾病：痤疮1

➤ **循环系统疾病**（1个、1篇）
　　西医疾病：心律失常1

➤ **中医病证**（2个、2篇）
　　不寐1，黏液性水肿1

西医病症系统中，消化系统疾病在病症种类与文献数量上均居首位（图24-1）。各系统病症中，频数位居前列（至少为3）的病症有：慢性胆囊炎、腹泻、乳腺增生、病毒性肝炎（乙肝）。

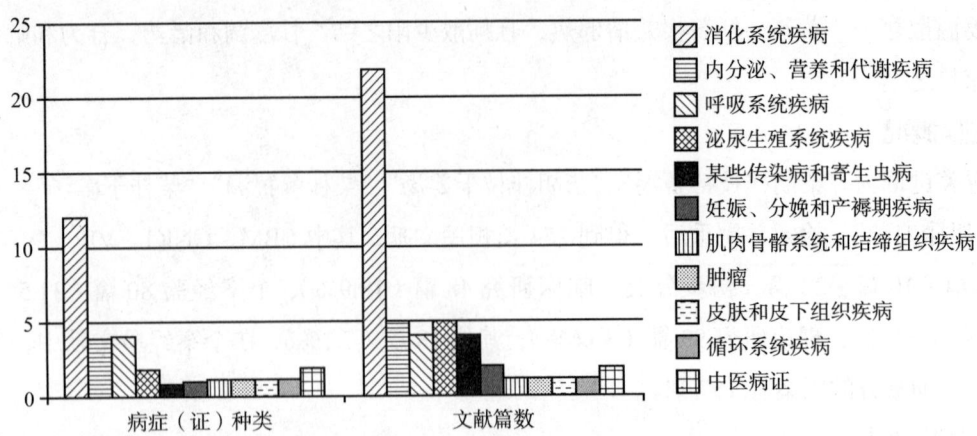

图 24-1　病症（证）种类文献数量分布图

2. 个案经验文献

共有 14 类病症（证）系统、82 个病症（证）、157 则医案（表 24-2）。

表 24-2　柴胡桂枝干姜汤个案经验文献病症（证）谱

> **消化系统疾病**（17 个、36 则）

西医疾病：肝炎 4（急性黄疸型 1、慢性 1、慢性迁延性 1、未特指 1），胃炎 4（糜烂性 2、慢性非萎缩性 1、未特指 1），肝硬化 4（伴腹水 3、失代偿期 1），肠炎 3（慢性结肠 2、未特指 1），溃疡性结肠炎 2，肠易激综合征 2，胆囊炎 1，胆结石 1，胃下垂 1，消化性溃疡 1

西医症状：腹泻 4，便秘 2，口渴 2，胃痛 2，黄疸（伴发热）1，膈肌痉挛 1

中医症状：嗳气 1

> **泌尿生殖系统疾病**（13 个、18 则）

西医疾病：急性肾盂肾炎 2，前列腺炎 2（慢性 1、未特指 1），痛经 2，泌尿系感染 1，肾病综合征 1，泌尿系结石（输尿管）1，围绝经期综合征 1

西医症状：白带异常 2，血精 1，闭经 1

中医疾病：癃闭 1，淋证 1

中医症状：阴茎痛 2

> **呼吸系统疾病**（8 个、18 则）

西医疾病：肺炎 4（大叶性合并渗出性胸膜炎 1、病毒性 1、间质性 1、未特指 1），哮喘 3，支气管炎 3（急性 2、未特指 1），胸膜炎 2（渗出性 1、未特指 1），胸膜炎后遗症 1，肺结节病 1

西医症状：咳嗽 3

中医疾病：失音 1

> **肿瘤**（6 个、6 则）

西医疾病：直肠癌（肝肺转移）1，结肠癌（肝转移）1，食道癌 1，肺癌（发热）1，肝癌 1，放疗后不良反应（味觉缺乏）1

> **皮肤和皮下组织疾病**（5 个、7 则）

西医疾病：痤疮 2，瘙痒症（外阴）2，过敏性皮炎 1，酒渣鼻 1，复发性多形性红斑 1

> **循环系统疾病**（4 个、5 则）

西医疾病：高血压病 2（合并颈椎病 1、未特指 1），肺源性心脏病 1，心律失常（室早）1，风湿热 1

> **某些传染病和寄生虫病**（3 个、10 则）

西医疾病：病毒性肝炎 8（乙肝 7、甲肝 1），带状疱疹 1，肺结核 1

> **神经系统疾病**（3 个、3 则）

西医疾病：脊髓空洞症（合并发热）1，自主神经功能紊乱 1

西医症状：特发性震颤 1

➤ **精神和行为障碍（2 个、4 则）**

西医疾病：精神障碍 2（口吃 1、恐水 1），性功能障碍（阳痿）2

➤ **内分泌、营养和代谢疾病（1 个、7 则）**

西医疾病：糖尿病 7（Ⅱ型 2、未特指 1、合并：胆汁反流 1、脑梗死颈椎病 1、围绝经期综合征 1、肾病 1）

➤ **耳和乳突疾病（1 个、1 则）**

西医疾病：美尼尔氏综合征 1

➤ **妊娠、分娩和产褥期（1 个、1 则）**

西医疾病：产褥期诸症（乳汁过少）1

➤ **血液及造血器官疾病和某些涉及免疫机制的疾患（1 个、1 则）**

西医疾病：粒细胞减少症 1

➤ **中医病证（17 个、40 则）**

不寐 6，发热 5，痞满 4（胃 2、未特指 2），腹胀 4（未特指 3、合并胁痛 1），心悸 3，胁痛 3，眩晕 3（未特指 2、椎 - 基底动脉供血不足 1），痰饮病（悬饮）2，消渴 2，腹痛 1，恶寒 1，热入血室 1，往来寒热 1，但寒不热 1，上热下寒证 1，寒疟（术后）1，癥瘕 1

按文献病症种类和医案则数多少排序，西医病症系统中，消化系统疾病均居首位（图 24-2）。各系统病症（证）中，医案数位居前列（至少为 5）的病症（证）有：病毒性肝炎、糖尿病、不寐、发热。

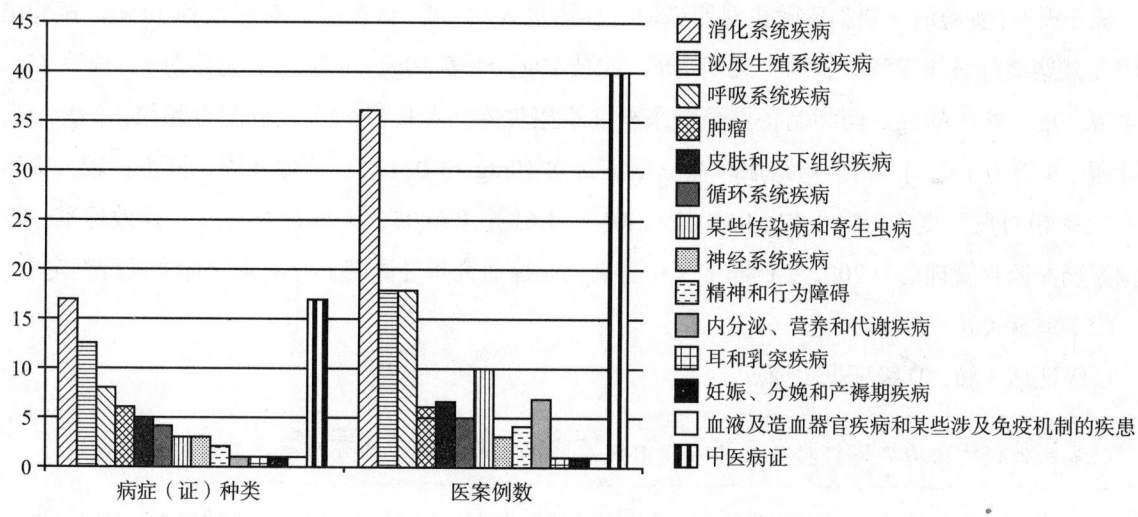

图 24-2　病症（证）种类及医案数量分布图

3. 比较研究

临床研究和个案经验文献比较，两者在文献和病症数量上，消化系统疾病均居前列，是共有的高频病症系统。在具体病症上，腹泻是共有高频病症。

【证据分级】

临床研究文献证据

截至目前，柴胡桂枝干姜汤及其加减方临床研究文献证据等级为：B 级 2 篇、C 级 23 篇、D 级 23 篇。详细情况见表 24-3。

表 24-3　临床研究文献证据等级分布情况

证据等级	病症（证）
B级	消化不良（功能性）、肠易激综合征
C级	病毒性肝炎（乙肝）、溃疡性结肠炎、反流性食管炎、甲状腺功能减退、妊娠期诸症（恶阻、羊水过多）、糖尿病（合并高脂血症）、围绝经期综合征、消化不良（功能性）、胆囊炎（慢性）、肝癌、感冒（胃肠型）、痤疮、腹泻（胆源性）、血脂异常、不寐
D级	支气管炎（慢性）、心律失常、支气管哮喘、消化性溃疡、胃炎（慢性）、亚健康状态、胃肠功能紊乱、糖尿病、乳腺增生、水肿（黏液性）、类风湿性关节炎、肝硬化（伴腹水）、肝炎后遗症、肝炎、胆囊炎（慢性）、腹泻、肠易激综合征、鼻窦炎

【证据示例】

1. 消化系统疾病

（1）消化不良（功能性）

B级证据1篇，C级证据1篇。

> 加减柴胡桂枝干姜汤对照多潘立酮治疗功能性消化不良在临床总有效率方面尚未见明显疗效优势（B）

殷东升[1]实施的一项临床随机对照试验，样本量为60例。试验组、对照组各30例。试验组服用加减柴胡桂枝干姜汤，方药：柴胡10g、桂枝10g、干姜10g、黄芩6g、党参20g、茯苓25g、姜半夏10g、炙甘草6g。药物制备：药物来自北京康仁堂药业提供的全成分配方颗粒，2次/日，水冲服，4周为1周期。对照组口服多潘立酮，每次10mg，3次/日，连服4周。两组比较，临床总有效率相对危险度（RR）1.27，95%CI（1.01～1.61），P=0.05，无统计学意义（疗效标准：依据国家药品监督管理局于2002年颁布的《中药新药临床研究指导原则》疗效判定标准进行判定）。

（2）胆囊炎（慢性）

C级证据3篇，D级证据1篇。

> 柴胡桂枝干姜汤加味对照消炎利胆片干预慢性胆囊炎在临床总有效率方面有优势（C）

张曦光等[2]实施的一项临床随机对照试验，样本量为80例。试验组、对照组各40例。试验组用柴胡桂枝干姜汤加味：柴胡20g，黄芩10g，天花粉20g，牡蛎20g，干姜10g，桂枝10g，炙甘草10g，旋覆花10g，茜草10g，葱白2根，郁金10g，桃仁10g，炒山楂10g。用法：药物加水1000mL，煎至600mL，分3次于早、中、晚饭后温服，每日1剂。重者可加穿山甲5g、全虫10g、蜈蚣2g。研末冲服。用药时间最长2个月，最短5日。对照组用消炎利胆片，每次6片，每日3次，口服。两组比较，临床总有效率相对危险度（RR）1.84，95%CI（1.30～2.60），P=0.0005，有统计学意义（疗效标准：显效：经治疗，症状、体征明显减轻或消失，B超或放射学检查胆囊病理性改变有明显改善；胆囊壁增厚消除或减轻2mm以上，胆囊壁毛糙消失或基本消失；胆囊收缩功能好转。好转：临床症状和体征减轻，发作频率明显减少并稳定3个月以上者。无效：治疗前后无明显变化或加重）。

（3）肠易激综合征

B 级证据 1 篇，D 级证据 1 篇。

> **柴胡桂枝干姜汤加味对照阿米替林治疗肠易激综合征在临床总有效率方面有优势（B）**

章浩军等[3]实施的一项临床随机对照试验，样本量为 166 例。试验组 104 例，对照组 62 例。试验组：中药处方：柴胡 15g，黄芩 10g，干姜 10g，桂枝 10g，炙甘草 6g，天花粉 15g，生牡蛎 30g。每日 1 剂，水煎 2 次，煎液合计 1000mL，分 2 次温服。若便秘较重者加生大黄 6g、枳实 10g；腹泻较甚者加茯苓 20g、白术 15g。对照组：阿米替林 50mg，每日 3 次，口服。若便秘较重者加用西沙比利 10mg，每日 3 次口服；腹泻较甚者加复方地芬诺酯，每次 2 片，每日 2 次。2 组均连续治疗 4 周为 1 个疗程。两组比较，临床总有效率相对危险度（RR）1.40，95%CI（1.15～1.70），P=0.0007，有统计学意义［疗效评定标准：临床症状观察以主要症状腹痛、腹泻、便秘、情绪抑郁、疲乏、不欲食等，按无（0 分）、轻度（1 分）、中度（2 分）、重度（3 分），4 级计分，以治疗前后中医证候总积分多少判断临床症状是否改善。中医证候疗效评定依据积分情况评定为显效、有效、无效：①显效：证候总积分下降 70% 以上。②有效：证候总积分下降 30% 以上。③无效：证候总积分下降达不到上述标准者］。

【证据荟萃】

※ Ⅱ级

柴胡桂枝干姜汤及其加减方主要治疗消化系统疾病，如消化不良（功能性）、胆囊炎（慢性）、肠易激综合征等病症。

《伤寒论》原文中以本方治疗邪入少阳，枢机不利，水饮滞留三焦所致病证，其主要临床表现为往来寒热，心烦，胸胁满微结，小便不利，渴而不呕等。《金匮要略》中载《外台秘要》将本方治疟寒多微有热，或但寒不热之疟疾。但目前尚无以本方为主要干预因素治疗疟疾的临床研究文献，仅在个案经验中有以本方治疗寒疟的零散验案。消化不良（功能性）、胆囊炎（慢性）、肠易激综合征等高频病症在某阶段的病机及临床表现可与之相符。临床研究和个案经验文献均支持消化系统疾病是其高频率、高级别证据分布的病症系统。其中胆囊炎（慢性）已有至少 2 项 C 级证据；消化不良（功能性）、肠易激综合征均已有 1 项 B 级证据。

※ Ⅱ级

加减柴胡桂枝干姜汤对照多潘立酮治疗功能性消化不良在临床总有效率方面尚未见明显疗效优势。

柴胡桂枝干姜汤加味对照消炎利胆片干预慢性胆囊炎在临床总有效率方面有优势。

柴胡桂枝干姜汤加味对照阿米替林治疗肠易激综合征在临床总有效率方面有优势。

【参考文献】

［1］殷东升.加减柴胡桂枝干姜汤治疗功能性消化不良（肝郁脾虚证）的临床疗效观察［D］.福建中医药大学，2012.

［2］张曦光，刘臣，卜滢.柴胡桂枝干姜汤加味治疗慢性胆囊炎80例［J］.河南中医，2008，28（12）：60.

［3］章浩军，杨福龙，郭永健.经方治疗肠易激综合征相关抑郁症疗效观察［J］.福建中医药，2003，34（3）：7-8.

二、炙甘草汤

【原文汇要】

《伤寒论》

伤寒脉结代，心动悸，炙甘草汤主之。（177）

炙甘草汤方

甘草四两（炙）　生姜三两（切）　人参二两　生地黄一斤　桂枝三两（去皮）　阿胶二两　麦门冬半升（去心）　麻仁半升　大枣三十枚（擘）

上九味，以清酒七升，水八升，先煮八味取三升，去滓，内胶烊消尽，温服一升，日三服。一名复脉汤。

《金匮要略》

《千金翼》炙甘草汤一云复脉汤　治虚劳不足，汗出而闷，脉结悸，行动如常，不出百日，危及者，十一日死。

《外台》炙甘草汤　治肺痿涎唾多，心中温温液液者。

炙甘草汤方

甘草四两（炙）　桂枝　生姜各三两　麦门冬半升　麻仁半升　人参　阿胶各二两　大枣三十枚　生地黄一斤

上九味，以酒七升，水八升，先煮八味，取三升，去滓，内胶消尽，温服一升，日三服。

【原文释义】

《伤寒论》

炙甘草汤主治外感风寒，因正虚无力抗邪，邪深入少阴，致心阴血不继，阳虚鼓动无力者。症见心动悸，脉结代。治法：通阳复脉，滋阴养血。方中重用炙甘草"通经脉，利血气"，且补中益气，以充气血生化之源；合人参、大枣补中气，滋化源，气足血生，以复脉之本；生地、麦冬、阿胶养心阴，补心血，以充血脉；以麻仁润肠通便；然阴无阳则无以化，故用桂枝、生姜、宣阳化阴，且桂枝甘草相合辛甘化阳，以温通心阳，加清酒振奋阳气，温通血脉。诸药合用，阳生阴长，阴阳并补，共奏通阳复脉，滋阴养血之功。

《金匮要略》

炙甘草汤主治虚劳；亦治虚热肺痿。症见心悸乏力，汗出胸闷，肺气虚乏，涎唾多，心中郁郁不舒，泛泛欲吐，脉结代等。治当益气生津润燥。桂枝辛温在大队滋润中取其温通阳气以行津液，取其阳生阴长之义。

【文献概况】

设置关键词为"炙甘草湯""炙甘草汤"，检索并剔重后，得到5523篇相关文献，其中CBM、

CNKI、VIP、WF 分别为 452 篇、4007 篇、749 篇、315 篇。初步分类：临床研究 654 篇（11.8%，缺少 11 篇文献未包括在其中）、个案经验 443 篇（8.0%，缺少 3 篇文献未包括在其中）、实验研究 209 篇（3.8%）、理论研究 1513 篇（27.4%）、其他 2704 篇（49.0%）。在个案经验文献中，炙甘草汤及其加减方的医案共有 649 则。

【文献病谱】

1. 临床研究文献

共涉及 14 类病症（证）系统、47 个病症（证）（表 24-4）。

表 24-4　炙甘草汤临床文献病症（证）谱

➢ **循环系统疾病**（16 个、576 篇）

西医疾病：心律失常 362（未特指 107、室早 96、过早搏动 47、缓慢性 30、房颤 24、病窦综合征 21、心动过缓 13、房早 5、室上性 3、过早搏动合并房颤 3、心动过速 2、房室传导阻滞 2、冠心病术后 2、室性 2、室颤 1、酒精性 1、房颤合并脑卒中 1、阵发性室上速 1、室早合并房颤 1），病毒性心肌炎 87（未特指 59、急性 9、小儿 7、合并：心律失常 5、室早 3、过早搏动 2、小儿过早搏动 1、窦缓 1），冠心病 68（心绞痛 10、未特指 8、不稳定性心绞痛 3、心肌缺血 2、心肌梗死 1、急性心肌梗死 1、心肌梗死介入术后康复期 1、心肌缺血合并心律失常 1、合并：心律失常 23、室早 12、过早搏动 2、快速房颤 1、缓慢型房颤 1、心功能不全及心律失常 1、高血压 1），心力衰竭 22（慢性 6、充血性 6、未特指 3、难治性 2、慢性充血性 1、舒张性 1、合并：肺部感染 1、房颤 1、室性期前收缩 1），低血压 10（体质性 3、特发性直立性 2、未特指 2、慢性 1、季节性 1、原发性 1），扩张型心肌病 7，心肌炎 5（未特指 2、合并：心动过缓 1、心动过速 1、过早搏动 1），肺源性心脏病 4（未特指 3、合并心力衰竭 1），充血性心肌病 2，高血压性心脏病 2（合并：室早 1、心力衰竭 1），脑卒中 2（脑梗死 1、未特指 1），颈心综合征 1，高血压病（合并阵发性心房颤动）1，风湿性心脏病（合并频发性房早）1，低脉压征 1

西医症状：心电图异常（缺血性 ST-T 异常）1

➢ **消化系统疾病**（5 个、11 篇）

西医疾病：复发性口腔溃疡 3，口腔扁平苔癣 2（糜烂型 1、未特指 1），慢性萎缩性胃炎 1

西医症状：便秘 4（老年性 3、未特指 1），秋季腹泻 1

➢ **内分泌、营养和代谢疾病**（4 个、8 篇）

西医疾病：糖尿病 3（合并心脏病 2、Ⅱ型 1），克山病 3，甲亢 1，亚健康状态 1

➢ **损伤、中毒和外因的某些其他后果**（3 个、10 篇）

西医疾病：药物不良反应 5（阿霉素心脏毒副作用 3、降脂药所致过早搏动 1、抗结核药引起的白细胞减少症 1），蝮蛇咬伤（伤后心肌损害）4，骨折后诸症（发热）1

➢ **肌肉骨骼系统和结缔组织疾病**（3 个、3 篇）

西医疾病：白塞病 1，神经根型颈椎病 1，腰椎间盘突出症（伴下肢麻木）1

➢ **某些传染病和寄生虫病**（2 个、3 篇）

西医疾病：带状疱疹 2，流行性出血热（肾病综合征出血热）1

➢ **血液及造血器官疾病和某些涉及免疫机制的疾患**（2 个、2 篇）

西医疾病：血小板减少性紫癜 1，白细胞减少症 1

➢ **神经系统疾病**（2 个、2 篇）

西医疾病：β 受体高敏综合征 1，神经症 1

➢ **肿瘤**（1 个、4 篇）

西医疾病：肺癌 4（未特指 3、非小细胞 1）

➢ **精神和行为障碍**（1 个、2 篇）

西医疾病：神经官能症 2（心血管性 1、心脏 1）

➢ **泌尿生殖系统疾病**（1 个、1 篇）

西医疾病：月经失调 1

> **眼和附器疾病（1个、1篇）**
　　西医疾病：中心性浆液性视网膜病 1
> **皮肤和皮下组织疾病（1个、1篇）**
　　西医疾病：多形红斑（寒冷性）1
> **中医病证（5个、30篇）**
　　心悸 23（未特指 21、气阴两虚 1、脉结代 1），不寐 3（老年性 2、未特指 1），胸痹（合并心痛）2，汗证（自）1，眩晕（椎基底动脉供血不足）1

　　西医病症系统中，循环系统疾病在病症种类与文献数量上均居首位（图 24-3）。各系统病症（证）中，频数位居前列（至少为 20）的病症（证）有：心律失常、病毒性心肌炎、冠心病、心力衰竭、心悸。

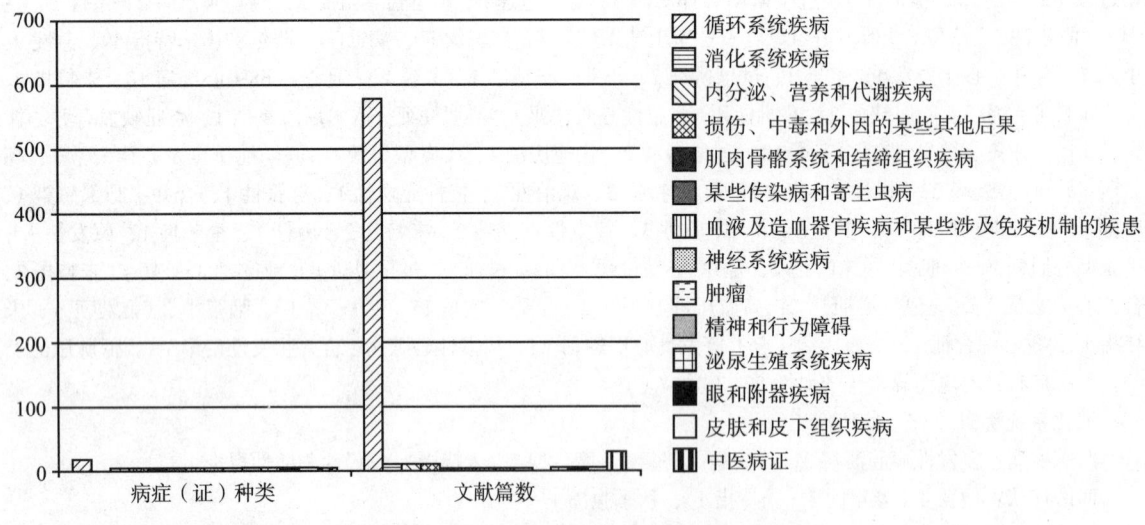

图 24-3　病症（证）种类及文献数量分布图

2. 个案经验文献

　　共有 17 类病症（证）系统、106 个病症（证）、649 则医案（表 24-5）。

表 24-5　炙甘草汤个案经验文献病症（证）谱

> **循环系统疾病（21个、442则）**
　　西医疾病：心律失常 240（室早 75、房颤 29、未特指 29、病窦综合征 24、过早搏动 12、房早 11、室上速 10、窦性心动过缓 7、心动过速 5、Ⅱ度房室传导阻滞 5、过早搏动合并心肌供血不足 3、缓慢性 3、左束支传导阻滞 2、室性 2、交界性过早搏动 2、Ⅲ度房室传导阻滞 2、心动过速合并室早 2、室早合并心肌缺血 2、窦性心律不齐 1、房室传导阻滞 1、心动过缓 1、预激综合征 1、心律不齐 1、心肌炎后遗 1、窦性心动过速合并过早搏动 1、房颤合并心肌损害 1、房早合并房颤 1、心动过缓合并房早 1、心动过速合并荨麻疹 1、病窦综合征合并磨工尘肺 1、病窦综合征合并冠心病 1、过早搏动伴房室传导阻滞 1、房颤伴眩晕 1），冠心病 85（未特指 25、心绞痛 6、心肌缺血 5、特异性心绞痛 4、急性心肌梗死 2、心肌缺血 ST 段轻微下移 2、无症状性心肌缺血 1、不稳定型心绞痛 1、陈旧性心肌梗死合并心绞痛 1、心肌梗死左前半支阻滞 1、前壁心肌梗死 1、心肌缺血合并房颤 1、伴 T 波异常 1、合并：心律失常 7、室早 5、频繁性过早搏动二联律 3、房室传导阻滞 2、房颤 2、窦性心动过缓 2、心律失常及心衰 1、病窦综合征 1、室早及不稳定型心绞痛 1、窦性心动过速 1、慢性表浅性胃炎 1、高血压及病窦综合征 1、房早 1、心肌供血不足 1、心律失常及心肌缺血 1、心律不齐及心绞痛 1、室早及心绞痛 1、过早搏动 1、原发性高血压 1），病毒性心肌炎 52（未特指 21、小儿 8、急性 2、合并：室早 10、心律失常

2、心动过速 2、病窦综合征 2、房室联结区性心律 1、心动过缓及室早 1、室早及 ST-T 改变 1、室早伴视力疲劳症 1、过早搏动 1），风湿性心脏病 13（未特指 4、心衰伴房颤 2、心内膜病变 1、合并：脑栓塞后心房纤颤 2、房室传导阻滞 2、心力衰竭 1、二尖瓣狭窄闭锁不全及主动脉瓣闭锁不全 1），心肌炎 13（未特指 8、小儿 1、慢性 1、合并：过早搏动 2、室早 1），高血压病 8（未特指 1、合并：心律失常 4、冠心病 1、室早 1、过早搏动 1），脑卒中 4（脑梗死形成伴呃逆 2、脑梗死 1、未特指 1），心力衰竭 4（未特指 3、合并心律失常 1），肺源性心脏病 3（合并心力衰竭 1、慢性 1、未特指 1），充血性心肌病 3，病毒性心肌炎后遗症 3，低血压 3（体位性 1、伴眩晕 1、未特指 1），小心综合征 2，无脉症 2，慢性缩窄性心包炎 1，失血后诸症（怔忡、咳嗽）1，脉管炎（静脉）1，高血压性心脏病（心肌损害）1，大动脉炎合并冠心病 1

西医症状：心脏骤停 1，心电图异常（低电压心电图）1

➤ **消化系统疾病（9 个、18 则）**

西医疾病：胃炎 9（慢性萎缩性 6、慢性表浅性 1、表浅性萎缩性伴肠上皮化生 1、伴胃痛 1），舌炎 1，复发性口腔溃疡 1，顽固性口腔扁平苔癣 1，急性非病毒性肝炎（伴心悸）1

西医症状：便秘 2（习惯性 1、老年性 1），呕血 1，呕吐 1，便血 1

➤ **精神和行为障碍（9 个、13 则）**

西医疾病：神经衰弱 3，神经官能症 2，抑郁症 2（隐匿性 1、未特指 1），癔症性震颤 1，躁狂型精神病（躁狂抑郁性精神病）1，焦虑症 1，精神分裂症（分裂情感性精神病）1，恐怖症状 1，慢性疲劳综合征 1

➤ **呼吸系统疾病（8 个、16 则）**

西医疾病：鼻炎 2（过敏性 1、慢性 1），支气管炎 2（慢性喘息性伴心悸 1、慢性合并阻塞性肺气肿 1），声带小结 1，弥漫性肺间质纤维化 1，重症肺炎 1，肺气肿 1

西医症状：咳嗽 5（伴心悸 2、慢性 1、合并过早搏动 1、未特指 1）

中医疾病：鼻衄 3

➤ **泌尿生殖系统疾病（7 个、22 则）**

西医疾病：围绝经期综合征 6（未特指 4、心悸 2），月经失调 4（未特指 2、过多 1、先后不定期 1），泌尿系感染（尿道）1，肾病综合征 1，痛经 1，老年性阴道炎 1

中医疾病：崩漏 8（未特指 6、气阴两虚 2）

➤ **损伤、中毒和外因的某些其他后果（6 个、12 则）**

西医疾病：药物不良反应 6(奎尼丁药物反应 4、药物中毒致房颤 1、阿霉素心脏毒副作用 1），毒物中毒 2(有机磷农药中毒休克 1、洋地黄中毒致心律失常 1），外伤后诸症（心脏病）1，脑外伤后诸症 1，脑挫伤（伴心律不齐）1，药物中毒（附子中毒）1

➤ **内分泌、营养和代谢疾病（5 个、12 则）**

西医疾病：甲亢 5（未特指 4、合并室早 1），糖尿病 4（合并：冠心病 2、心脏病 1、眼底出血 1），糖尿病性周围神经病变 1，席汉氏综合征 1，高脂血症（伴心悸）1

➤ **妊娠、分娩和产褥期（4 个、9 则）**

西医疾病：产褥期诸症 6（恶露不尽 2、心肌病合并充血性心力衰竭 1、病毒性心肌炎合并贫血 1、自汗 1、咳喘 1），妊娠期诸症（心脏病）1，先兆流产 1

中医疾病：滑胎 1

➤ **肿瘤（4 个、6 则）**

西医疾病：肝癌（伴呃逆）2，贲门癌 2（术后肝转移 1、未特指 1），肺癌（晚期）1，胃癌（胃粘膜腺癌）1

➤ **眼和附器疾病（4 个、4 则）**

西医疾病：中心性视网膜炎 1，眼色素膜炎 1，视网膜静脉周围炎合并玻璃体混浊 1

西医症状：视力模糊 1

➤ **某些传染病和寄生虫病（3 个、6 则）**

西医疾病：肺结核 3（未特指 2、浸润型合并肺硬变 1），脓毒败血症 2（合并肺脓肿 1、休克 1），病毒性肝炎（乙肝合并阵发性室上性心动过速）1

➤ **皮肤和皮下组织疾病（3 个、5 则）**

西医疾病：荨麻疹 3，瘙痒症（老年性）1，神经性皮炎 1

> **神经系统疾病**（3 个、3 则）
>   西医疾病：植物神经功能紊乱（惊吓后）1，血管神经性头痛 1
>   西医症状：感觉异常（肢体麻木伴不寐）1
> **肌肉骨骼系统和结缔组织疾病**（2 个、3 则）
>   西医疾病：干燥综合征 2，肩关节周围炎 1
> **血液及造血器官疾病和某些涉及免疫机制的疾患**（2 个、3 则）
>   西医疾病：贫血 2（再生障碍性 1、未特指 1），血小板减少性紫癜 1
> **起源于围生期的某些情况**（1 个、1 则）
>   西医疾病：新生儿硬皮病（合并肺炎休克）1
> **中医病证**（15 个、74 则）
>   心悸 36（未特指 26，合并：不寐 9、呕吐 1），不寐 13（未特指 6、老年性 4、精神睡眠障碍 1、顽固性 1、心阴阳俱虚 1），胸痹 5（未特指 3、合并：心悸 1、心痛 1），汗证 5（自 2、惊 1、脱 1、盗 1），持续性发热 4，晕厥 2（排尿 1、未特指 1），太阴少阴合病 1，心源性水肿 1，痉证 1，惊悸 1，腹痛（人工流产后）1，眩晕 1，额冷症 1，唇风（脾阴虚症）1，怔忡 1

　　按文献病症种类和医案则数多少排序，西医病症系统中，循环系统疾病均居首位（图 24-4）。各系统病症（证）中，医案数位居前列（至少为 20）的病症（证）有：心律失常、冠心病、病毒性心肌炎、心悸。

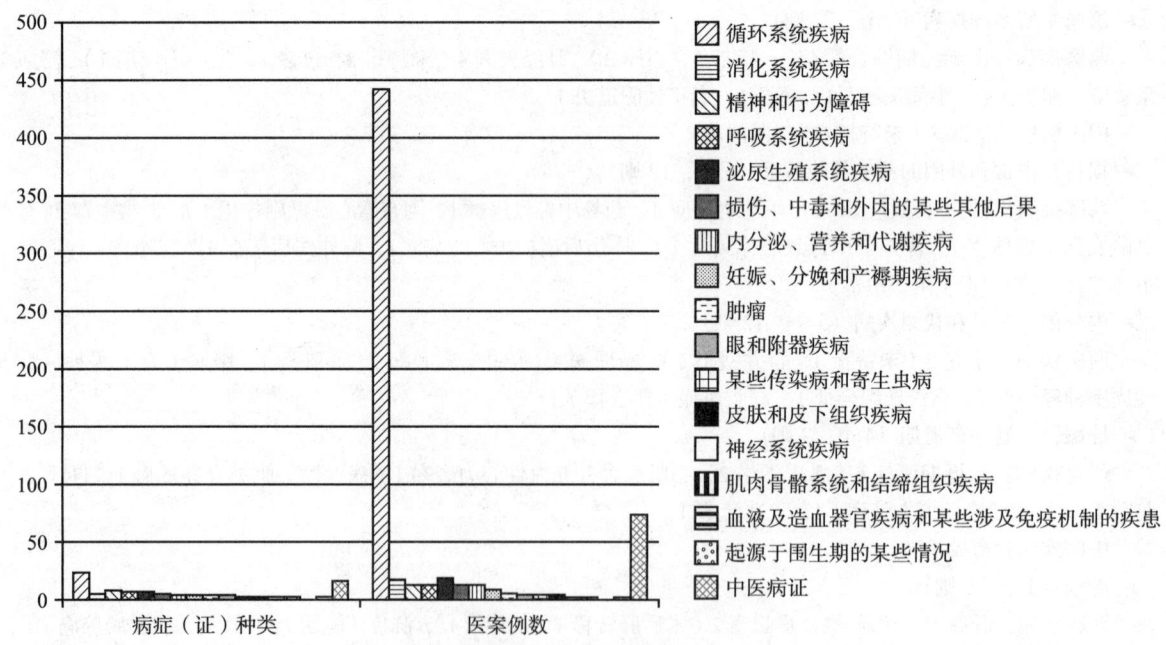

图 24-4　病症（证）种类及医案数量分布图

3. 比较研究

　　临床研究和个案经验文献比较，两者在文献和病症数量上，循环系统疾病均居首位，是共有的高频病症系统。在具体病症（证）上，心律失常、病毒性心肌炎、冠心病、心悸等是共有高频病症（证）。

【证据分级】

临床研究文献证据

截至目前，炙甘草汤及其加减方临床研究文献证据等级为：B 级 21 篇、C 级 319 篇、D 级 314 篇。详细情况见表 24-6。

表 24-6 临床研究文献证据等级分布情况

证据等级	病症（证）
B 级	心律失常（室早、期前收缩、冠心病室性期前收缩、缓慢性、冠心病术后、房颤伴脑卒中、窦性心动过缓、慢性、未特指）、心悸、心肌病（充血性）、冠心病（老年、心肌缺血合并心律失常、合并：心律失常、室早）、蝮蛇咬伤（伤后心肌损害）、病毒性心肌炎
C 级	紫癜（血小板减少性）、药物不良反应（心脏毒性、抗结核药引起的白细胞减少症、降脂药所致期前收缩、阿霉素心脏毒副作用）、亚健康状态、眩晕（椎基底动脉供血不足）、心律失常（期前收缩、心动过缓、无脉性电活动、室早伴房颤、室性、室早、室上性、室颤、房早、房颤、窦性心动过缓、缓慢性、房室传导阻滞、房早合并室早、病窦综合征、期前收缩合并房颤、未特指）、心悸、心肌炎（合并：心动过速、期前收缩）、心电图异常（缺血性 ST-T 异常）、糖尿病（合并心脏病、Ⅱ型）、神经官能症（心血管性）、脑卒中（脑梗死）、流行性出血热（肾病综合征出血热）、扩张型心肌病、口腔扁平苔癣（糜烂型、未特指）、颈椎病（神经根型）、甲亢、心力衰竭（难治性、慢性、慢性充血性、充血性、未特指、合并室性期前收缩）、冠心病（心肌缺血、介入术后康复期心肌梗死、急性心肌梗死、心绞痛、心功能不全合并心律失常、未特指、合并：期前收缩、心律失常、室早、快速房颤、快速心律失常、缓慢型房颤、高血压）、骨折后诸症（发热）、高血压性心脏病（合并：心力衰竭、室早）、高血压病（伴阵发性房颤）、蝮蛇咬伤（伤后心肌损害）、肺源性心脏病（合并心力衰竭、未特指）、肺癌（非小细胞）、带状疱疹、不寐（老年性）、病毒性心肌炎（小儿、急性、未特指、合并：心律失常、室早）
D 级	中心性浆液性视网膜病、月经失调、药物不良反应（阿霉素心脏毒副作用）、腰椎间盘突出症（伴下肢麻木）、胸痹（合并心痛）、心律失常（阵发性室上速、期前收缩合并房颤、心室晚电位异常、期前收缩、心动过速、心动过缓、室早、室性、病窦综合征、酒精性、缓慢性、房早、房颤、房室传导阻滞、未特指）、心悸（气阴两虚、脉结代、未特指）、心肌炎（合并心动过缓、未特指）、心肌病（充血性、扩张型）、胃炎（慢性萎缩性）、糖尿病（合并心脏病）、神经症、神经官能症（心脏神经官能症）、脑卒中、口腔溃疡（复发性）、克山病、颈心综合征、汗证（小儿）、冠心病（不稳定性心绞痛、心肌梗死、舒张性心力衰竭、充血性心力衰竭、心力衰竭、心肌缺血、未特指、心力衰竭合并：肺部感染、房颤、心律失常、心绞痛、室早）、蝮蛇咬伤（伤后心肌损害）、腹泻（秋季）、风湿性心脏病（合并频发性房性期前收缩）、肺源性心脏病（慢性肺源性心脏病缓解期）、肺癌、多形红斑（寒冷性）、低血压（原发性、体质性、特发性直立性、慢性、季节性、未特指）、低脉压征、带状疱疹、不寐（老年性、未特指）、病毒性心肌炎（小儿伴期前收缩、未特指、合并：窦缓、期前收缩、心律失常）、便秘（习惯性、老年性）、白细胞减少症、白塞病、β 受体高敏综合征

【证据示例】

1. 循环系统疾病

（1）心律失常（未特指）

B 级证据 5 篇，C 级证据 42 篇，D 级证据 60 篇。

> 炙甘草汤加减联合针刺、美托洛尔对照单纯美托洛尔治疗心律失常在临床总有效率方面有优势（B）

麦丽莎等[1]实施的一项临床随机对照试验，样本量为100例。试验组、对照组各50例。对照组口服美托洛尔每次25mg，2次/日。试验组在对照组治疗基础上加用炙甘草汤方加减：炙甘草15g，桂枝10g，生姜15g，大枣5枚，红参10g，阿胶10g（烊化），生地黄30g，麦门冬15g，麻仁10g。水煎服，早晚分服，每日1剂。辨证加减：心（阳）虚者，上方减轻生地、麦冬量，加党参、黄芪、桂枝、白术等；心阴（血）虚者，上方减轻桂枝、红参量，加沙参、麦冬、柏子仁、首乌等；气阴两虚者，上方加党参、黄芪、当归、柏子仁等。同时针刺神道、灵台穴。针刺操作方法：以1.5寸毫针（0.3mm×40）直刺皮肤，稍斜上刺入脊间隙，约进1.2寸，操作时应力求使针感向前胸或侧胸部传导使气至病所。两组比较，临床总有效率相对危险度（RR）1.25，95%CI（1.03～1.52），P=0.03，有统计学意义（疗效标准：显效：症状消失或基本消失，心电图阳性表现消失或减少90%以上。有效：症状明显改善，心电图阳性表现减少50%～90%。无效：症状无明显改善，心电图阳性表现无明显变化或减少不足50%）。

（2）心律失常（室性早搏）

B级证据4篇，C级证据59篇，D级证据33篇。

炙甘草汤加减（养心复脉汤）联合西医常规疗法对单纯西医常规疗法干预室性期前收缩在临床总有效率方面有优势（B）

雷小宁等[2]实施的一项临床随机对照试验，样本量为160例。试验组、对照组各80例。对照组予以针对原发病的常规治疗及抗心律失常药物治疗（除地高辛、美西律、美托洛尔、胺碘酮外，不应用其他抗心律失常药物）。试验组在对照组的基础上予养心复脉汤：太子参、丹参、全瓜蒌各30g，麦冬、麻子仁、赤芍各20g，五味子、桂枝、黄连各10g，生地黄、酸枣仁、甘松、苦参、柴胡各15g，阿胶6g。煎服法：留下阿胶，其余各药混合煎煮，取汁倒出。另将阿胶烊化，分3次入药汁搅匀，150mL，每日3次，连服1个月。两组比较，临床总有效率相对危险度（RR）1.42，95%CI（1.22～1.65），P < 0.00001，有统计学意义（疗效标准：根据卫生部心血管系统药物临床药理基地制定的《心血管系统药物临床研究指导原则》及中西医结合会议制定的疗效标准判定）。

（3）心律失常（期前收缩）

B级证据1篇，C级证据14篇，D级证据32篇。

炙甘草汤加减米酒和水各半煎服对照本方水煎服兑酒干预期前收缩在临床总有效率方面有优势（B）

姚宝农[3]实施的一项临床随机对照试验，样本量为60例。试验组、对照组各30例。试验组予基本方：炙甘草45g，生地黄50g，大枣35枚，阿胶（烊化）10g，麻子仁15g，麦冬20g，桂枝10g，红参10g。随症加减：睡眠差、多梦者加夜交藤30g、酸枣仁15g；纳差加白术10g、神曲15g；高血压患者或治疗过程中出现口苦者，红参改为太子参30g，桂枝减量至5g。煎服法：A组用本地产米酒（酒精度20°～24°）和水各半煎药，取汁，分3次服；B组用水煎药，取汁，兑入10mL本地产米酒（酒精度同A组）分3次服。疗程：7天为1个疗程，共治3个疗程。两组比较，临床总有效率相对危险度（RR）1.47，95%CI（1.03～2.09），P=0.03，有统计学意义（疗效标准：根据 1997 年全国中西医结合防治冠心病、心绞痛、心律失常研究座谈会制定的《心律失常严重程度及疗效参考标准》进行评定。痊愈：临床症状消失，心电图示期前收缩全部消失。好转：期前收缩减少 50% 以上，临床症状消失或好转。无效：症状、体征无变化或加重）。

（4）病毒性心肌炎（未特指）

B 级证据 1 篇，C 级证据 22 篇，D 级证据 36 篇。

> 炙甘草汤加减对照西医常规疗法治疗病毒性心肌炎在临床总有效率方面有优势（C）

廖献芳[4]实施的一项临床随机对照试验，样本量为 58 例。试验组 36 例，对照组 22 例。试验组采用炙甘草汤加减：白参 15g、桂枝 10g、生姜 10g、炙甘草 10g、麦冬 15g、生地 15g、赤芍 10g、丹参 20g、川芎 10g。热毒盛者加银花 15g、连翘 15g、玄参 10g；气滞血瘀者加丹皮 15g、红花 10g。水煎，每日 1 剂，分 2 次服。2 周为 1 个疗程，一般治疗 2 个疗程。对照组采用辅酶 A100μ、三磷腺苷 20mg、肌苷 0.4g、维生素 C3.0g 加入 10% 葡萄糖溶液 500mL 中静滴，每日 1 次；口服利巴韦林 0.1g 和辅酶 Q_{10}40mg，每日 3 次。2 周为 1 疗程，治疗 2 个疗程。两组比较，临床总有效率相对危险度（RR）2.7，95%CI（1.76～4.15），P < 0.00001，有统计学意义［疗效标准：参照《新药（中药）治疗病毒性心肌炎临床研究指导原则》拟定。治愈：临床症状、体征消失，心电图、实验室检查恢复正常。显效：临床症状、体征基本消失，心电图、实验室检查基本恢复正常。有效：临床症状、体征有所改善，心电图、实验室检查有一定改善。无效：临床症状、体征及心电图、实验室检查均无改善］。

【证据荟萃】

※ Ⅰ级

炙甘草汤及其加减方主要用于治疗循环系统疾病，如心律失常（未特指、室早）等。

※ Ⅱ级

炙甘草汤及其加减方可用于治疗循环系统疾病，如心律失常（过早搏动）、病毒性心肌炎（未特指）等。

《伤寒论》原文中以本方治疗心阴阳两虚的病证。其主要临床表现为心动悸，脉结代等。《金匮要略》中载《外台·卷十七》《千金翼》以本方治虚劳不足及虚热肺痿之多涎唾。主要临床表现为汗出而闷，多涎唾，心中郁郁不舒，泛泛欲吐等。心律失常（未特指、室性早搏、期前收缩）、病毒性心肌炎（未特指）等高频病症在某阶段的病机及临床表现可与之相符。临床研究和个案经验文献均支持循环系统疾病是其高频率、高级别证据分布的病症系统。心律失常（未特指）、心律失常（室早）已分别有至少 2 项 B 级证据；心律失常（期前收缩）、病毒性心肌炎（未特指）已分别有 1 项 B 级证据，至少 2 项 C 级证据。

※ Ⅰ级

炙甘草汤加减联合针刺、美托洛尔对照单纯美托洛尔治疗心律失常在临床总有效率方面有优势。

炙甘草汤加减（养心复脉汤）联合西医常规疗法对单纯西医常规疗法干预室性期前收缩在临床

总有效率方面有优势。

※ Ⅱ级

炙甘草汤加减米酒和水各半煎服对照本方水煎服兑酒干预期前收缩在临床总有效率方面有优势。

炙甘草汤加减对照西医常规疗法治疗病毒性心肌炎在临床总有效率方面有优势。

【参考文献】

[1] 麦丽莎，蒋颖，丘彬彬.针药结合治疗心律不齐50例［J］.四川中医，2013，31（2）：120-121.

[2] 雷小宁，聂媛媛.中西医结合治疗室性期前收缩临床观察［J］.山西中医，2009，25（10）：22-23.

[3] 姚宝农.炙甘草汤不同煎服法治疗"早搏"60例［J］.河南中医，2006，26（05）：14.

[4] 廖献芳.炙甘草汤加减治疗病毒性心肌炎36例疗效观察［J］.湖南中医杂志，2004，20（03）：2-4.

三、甘草汤

【原文汇要】

《伤寒论》

少阴病，二三日，咽痛者，可与甘草汤，不差，与桔梗汤。（311）

甘草汤方

甘草二两

上一味，以水三升，煮取一升半，去滓，温服七合，日二服。

《金匮要略》

《千金》甘草汤

甘草

上一味，以水三升，煮减半，分温三服。

【原文释义】

甘草汤主治邪入少阴，阳虚不甚，邪正相争，郁闭之火上阻于咽。症见咽喉疼痛，红肿较轻者。治法：清热解毒。方中甘草生用，清热解毒，利咽喉。本证有少阴阳虚，故不宜苦寒直折；病非阴虚阳亢，不须甘寒滋阴，故只用一味甘草清热解毒利咽。

【文献概况】

设置关键词为"甘草湯""甘草汤"，检索并剔重后，得到3969篇相关文献，其中CBM、CNKI、VIP、WF分别为644篇、2375篇、557篇、393篇。初步分类：临床研究4篇（0.1%）、个案经验3篇（0.07%）、实验研究52篇（1.4%）、理论研究290篇（7.3%）、其他3620篇（91.2%）。在个案经验文献中，甘草汤及其加减方医案有3则。

【文献病谱】

1.临床研究文献

共涉及3类病症系统、3个病症（表24-7）。

表 24-7 甘草汤临床研究文献病症谱

> **损伤、中毒和外因的某些其他后果（1 个、2 篇）**
> 西医疾病：毒物中毒 2（汽油中毒 1、曼陀罗中毒 1）
> **血液及造血器官疾病和某些涉及免疫机制的疾患（1 个、1 篇）**
> 西医疾病：血小板减少性紫癜 1
> **消化系统疾病（1 个、1 篇）**
> 西医疾病：复发性口腔溃疡 1

2. 个案经验文献

共有 1 类病症系统、1 个病症、3 则医案（表 24-8）。

表 24-8 甘草汤个案经验文献病症谱

> **血液及造血器官疾病和某些涉及免疫机制的疾患（1 个、3 则）**
> 西医疾病：血小板减少性紫癜 3

3. 比较研究

临床研究和个案经验文献均较少，血液及造血器官疾病和某些涉及免疫机制的疾患是共有病症系统。

【证据分级】

临床研究文献证据

截至目前，甘草汤及其加减方临床研究文献证据等级为：D 级 4 篇。详细情况见表 24-9。

表 24-9 临床研究文献证据等级分布情况

证据等级	病症（证）
D 级	毒物中毒（汽油中毒、曼陀罗中毒）、紫癜（血小板减少性）、口腔溃疡（复发性）

【证据提要】

甘草汤及其加减方临床证据匮乏，少量证据提示可用于治疗血小板减少性紫癜、复发性口腔溃疡及汽油、曼陀罗等某些中毒反应等。

四、柴胡桂枝汤

【原文汇要】

《伤寒论》

伤寒六七日，发热微恶寒，支节烦疼，微呕，心下支结，外证未去者，柴胡桂枝汤主之。（146）

柴胡桂枝汤方

桂枝一两半（去皮） 黄芩一两半 人参一两半 甘草一两（炙） 半夏二合半（洗） 芍药一两半 大枣六枚（擘） 生姜一两半（切） 柴胡四两

上九味，以水七升，煮取三升，去滓，温服一升。

《金匮要略》

《外台》柴胡桂枝汤方：治心腹卒中痛者。

柴胡桂枝汤方

柴胡四两　黄芩　人参　芍药　桂枝　生姜各一两半　甘草一两　半夏二合半　大枣六枚

上九味，以水六升，煮取三升，温服一升，日三服。

【原文释义】

《伤寒论》

柴胡桂枝汤主治邪犯少阳，表证未解；症见发热微恶风寒、肢节烦疼、微呕、胸胁心下微满，伴有舌苔薄白、脉浮弦等症。治法：和解少阳，兼以解表。方取小柴胡汤、桂枝汤各用半量，合剂而成。以桂枝汤调和营卫，辛散解肌，以治太阳之表；以小柴胡汤和解少阳，宣展枢机，以治半表半里。

《金匮要略》

柴胡桂枝汤治疗少阳气血不畅兼胸腹两胁疼痛。其主要临床表现为发热、恶风寒、肢节烦疼、呕、心下微满、心腹疼痛等；以小柴胡汤疏表以治胸腹疼痛，以桂枝汤调和营卫，疏解外邪，和胃止腹痛。

【文献概况】

设置关键词为"柴胡桂枝汤""柴胡桂枝湯"，检索并剔重后，得到 1830 篇相关文献，其中 CBM、CNKI、VIP、WF 分别为 90 篇、1319 篇、173 篇、248 篇。初步分类：临床研究 111 篇（6.0%）、个案经验 282 篇（15.4%，缺少 4 篇文献未包括在其中）、实验研究 175 篇（9.6%）、理论研究 199 篇（10.9%）、其他 1063 篇（58.1%）。在个案经验文献中，柴胡桂枝汤及其加减方的医案有 506 则。

【文献病谱】

1. 临床研究文献

共涉及 14 类病症（证）系统、50 个病症（证）（表 24-10）。

表 24-10　柴胡桂枝汤临床研究文献病症（证）谱

➤ **消化系统疾病（9 个、20 篇）**

西医疾病：消化性溃疡 6，胃炎 5（慢性 3、慢性表浅性 1、胆汁反流性 1），功能性消化不良 2，克隆氏病 2，肝炎后遗症 1，肠胀气 1，慢性胆囊炎 1，肝硬化（早期）1

西医症状：胆绞痛 1

➤ **肌肉骨骼系统和结缔组织疾病（9 个、14 篇）**

西医疾病：颈椎病 4（神经根型 3、未特指 1），骨性关节炎 2（膝骨性关节炎合并原发性骨质疏松症 1、骨平衡紊乱性膝骨性关节炎 1），纤维肌痛综合征 2，肩关节周围炎 1，风湿性多肌痛 1，类风湿性关节炎 1，脂膜炎 1，坐骨神经痛 1

西医症状：身痛 1

➤ **呼吸系统疾病（6 个、21 篇）**

西医疾病：感冒 12（未特指 6、合并发热 4、反复发作 2），呼吸道感染 4（上呼吸道 3、未特指 1），流行性感冒 2，过敏性鼻炎 1，慢性支气管炎 1，肺炎 1

➤ **神经系统疾病（4 个、15 篇）**

西医疾病：癫痫 10（未特指 9、原发性 1），三叉神经痛 2，植物神经功能紊乱 2，舌咽神经痛 1

- **泌尿生殖系统疾病（3个、8篇）**
  西医疾病：围绝经期综合征4
  西医症状：睾丸疼痛1
  中医疾病：经行诸症（感冒）3
- **精神和行为障碍（3个、5篇）**
  西医疾病：焦虑症3，胃肠神经官能症1
  西医症状：抽搐1
- **某些传染病和寄生虫病（3个、3篇）**
  西医疾病：支原体肺炎1，流行性出血热1
  西医症状：感染性发热1
- **循环系统疾病（2个、3篇）**
  西医疾病：心律失常2，冠心病1
- **肿瘤（2个、2篇）**
  西医疾病：化疗后不良反应（手足综合征）1，前列腺癌（前列腺电切术后综合征）1
- **耳和乳突疾病（1个、1篇）**
  西医疾病：耳神经痛1
- **妊娠、分娩和产褥期（1个、1篇）**
  西医疾病：产褥期发热1
- **血液及造血器官疾病和某些涉及免疫机制的疾患（1个、1篇）**
  西医疾病：过敏性紫癜1
- **内分泌、营养和代谢疾病（1个、1篇）**
  西医疾病：糖尿病性周围神经病变1
- **中医病证（5个、16篇）**
  不寐6（未特指5、顽固性1），胃脘痛4，发热4，顽固性腹胀1，汗证（半身）1

西医病症系统中，消化系统疾病、肌肉骨骼和结缔组织疾病、呼吸系统疾病是高频病症系统（图24-5）。各系统病症（证）中，频数位居前列（至少为5）的病症（证）有：消化性溃疡、胃炎、感冒、癫痫、不寐。

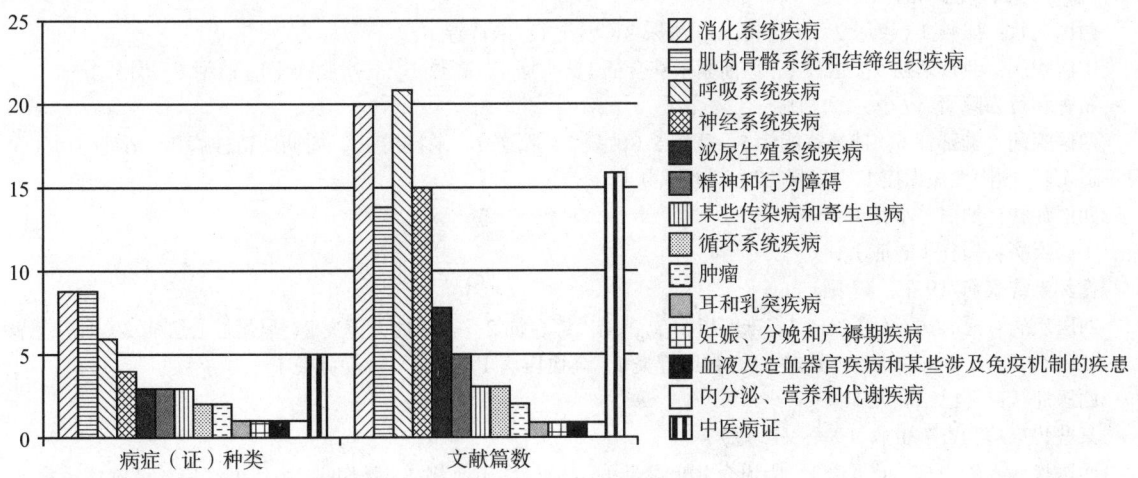

图24-5 病症（证）种类及文献数量分布图

2. 个案经验文献

共有17类病症（证）系统、156个病症（证）、506则医案（表24-11）。

表 24-11 柴胡桂枝汤个案经验文献病症（证）谱

> **消化系统疾病**（26个、72则）

西医疾病：胃炎13（慢性4、慢性表浅性3、慢性合并十二指肠炎2、急性1、糜烂性1、胃窦炎合并幽门痉挛1、慢性萎缩性1），胆囊炎9（慢性5、急性2、未特指2），消化性溃疡6（胃4、多发性小肠1、十二指肠球部1），急性阑尾炎6，胰腺炎4（急性2、慢性2），肠梗阻3（未特指2、伴粘连1），慢性肝炎3，胆道术后综合征（胆囊切除术）2，胃肠功能紊乱2，阴囊疝1，食管炎1，阑尾周围脓肿1，腮腺囊肿1，克隆氏病1，胆结石术后综合征1，化脓性胆管炎1，肠易激综合征（腹泻型）1

西医症状：腹泻4，胃痛3（未特指2、伴心悸1），膈肌痉挛2，呕血（合并带状疱疹）2，便秘（合并腹痛）1，呕吐1，厌食1

中医疾病：肠痈1

中医症状：嗳气1

> **肌肉骨骼系统和结缔组织疾病**（20个、50则）

西医疾病：脂膜炎6，类风湿性关节炎5，颈椎病4（未特指3、神经根型1），肩关节周围炎3，坐骨神经痛3，系统性红斑狼疮3（未特指2、伴胸膜炎1），腰椎间盘突出症2，SAPHO综合征2，痛风1，风湿性多肌痛1，风湿病1，多肌炎1，第三横突综合征1，变应性亚败血症1

西医症状：身痛5（未特指4、肢体窜痛1），腰痛4，背痛（肩背疼痛）3，多关节痛（全身性）2，肢体麻木（输卵管结扎术后）1，关节痛1

> **呼吸系统疾病**（12个、79则）

西医疾病：感冒48（未特指20、周期性1、伴：发热20、全身疼痛4、咳嗽1、恶寒1、半侧头汗1），肺炎6（大叶性2、未特指2、阻塞性1、合并休克1），过敏性鼻炎5，流行性感冒4，慢性支气管炎3，哮喘3（未特指2、支气管1），上呼吸道感染2，病毒性感冒2，干性胸膜炎1，肺气肿（合并慢性支气管炎）1，急性扁桃体炎1

西医症状：咳嗽3。

> **神经系统疾病**（11个、53则）

西医疾病：癫痫31（未特指20、腹型7、原发性1、局限性发作1、合并外感1、伴呃逆1），植物神经功能紊乱7，三叉神经痛3（顽固性2、未特指1），偏头痛3，自主神经功能紊乱2，神经性头痛2，椎基底动脉供血不足1，面神经麻痹1，臂上皮神经炎1

西医症状：震颤1，感觉异常（半身麻木）1

> **泌尿生殖系统疾病**（11个、28则）

西医疾病：围绝经期综合征8（未特指6、阴道出血1、感冒1），急性肾小球肾炎2，经前期综合征2，痛经2，肾盂肾炎1，乳腺增生1

西医症状：尿频3（夜尿2、未特指1），遗尿2（小儿1、未特指1）

中医疾病：经行诸症5（感冒1、经前紧张综合征1、头痛1、高热1、乳房胀痛1），遗精1，崩漏1

> **精神和行为障碍**（9个、23则）

西医疾病：抑郁症6，神经官能症5，癔症5（瘫痪2、呃逆2、未特指1），周期性精神病2，精神障碍（全身不适）1，顽固性焦虑症1，戒断综合征（激素）1

西医症状：抽搐（小儿）1

中医疾病：癫狂（癫证）1

> **循环系统疾病**（9个、17则）

西医疾病：冠心病6（心绞痛3、未特指3），雷诺氏综合征2，风湿性关节炎2，风湿性心脏病2（合并感冒1、未特指1），脑卒中后遗症（焦虑）1，淋巴管炎1，高血压病1，锁骨下大动脉炎1

西医症状：淋巴结肿大1

> **某些传染病和寄生虫病**（9个、13则）

西医疾病：蛔虫病2（胆道1、胆道合并胆囊炎1），流行性出血热2，肠伤寒2，传染性单核细胞增多症2，疱疹性角膜炎1，淋巴结核1，带状疱疹1，肺结核1，疟疾1

> **皮肤和皮下组织疾病**（6个、12则）

西医疾病：荨麻疹7（慢性3、未特指3、小儿1），瘙痒症（外阴）1，黄褐斑1，过敏性皮炎1，银屑病（银屑病性关节炎）1

西医症状：脱发 1。

➤ 损伤、中毒和外因的某些其他后果（5 个、11 则）

西医疾病：脑外伤后诸症 3，过敏（芦荟、串红、花卉、桃）3，药物不良反应 3（药物过敏 1、药疹性阴茎痛 1、药疹 1），运动损伤 1，中暑 1

➤ 血液及造血器官疾病和某些涉及免疫机制的疾患（3 个、4 则）

西医疾病：过敏性紫癜 2，中性粒细胞减少症 1，自身免疫性溶血性贫血 1

➤ 妊娠、分娩和产褥期（2 个、16 则）

西医疾病：产褥期诸症 14（发热 12、感冒 1、痉证 1），妊娠恶阻 2

➤ 内分泌、营养和代谢疾病（2 个、3 则）

西医疾病：甲状腺功能减退 2，单纯性甲状腺肿 1

➤ 耳和乳突疾病（2 个、3 则）

西医疾病：美尼尔氏综合征 2，耳源性眩晕 1

➤ 先天性畸形、变形和染色体异常（1 个、1 则）

西医疾病：多囊肾 1

➤ 肿瘤（1 个、1 则）

西医疾病：肝癌（化疗后发热）1

➤ 中医病证（27 个、120 则）

发热 51（高 13、未特指 13、不明原因 6、往来寒热 5、低 4、伴全身疼痛 2、胆囊切除术后 1、持续性 1、间歇性 1、功能性低 1、午后潮热 1、阵发性发热恶寒 1、合并失眠 1、肢痛 1），汗证 15（未特指 5、合并低热 4、盗 3、黄 1、偏沮 1、自 1），胃脘痛 8，不寐 6，头痛 4，眩晕 4（未特指 3、间歇性眩晕合并耳鸣 1），痞满 4，腹痛 3，痹证 3（未特指 2、行 1），胁痛 3，肝气窜 2，胸痹 2，寒战 1，左胸腹结满板硬 1，晕厥（夜间排尿）1，郁证 1，阴阳脸 1，头顶灼热 1，水肿 1，热入血室 1，气郁证 1，梅核气 1，厥证（肢厥）1，腹胀 1，房劳伤寒 1，鼻衄 1，背寒（背部冷麻）1

按文献病症种类和医案则数多少排序，西医病症系统中，消化系统疾病在病症种类上居首位，呼吸系统疾病在医案数量上居首位（图 24-6）。中医病证亦为高频病证系统。各系统病症（证）中，医案数位居前列（至少为 10）的病症（证）有：胃炎、感冒、癫痫、产褥期诸症、发热、汗证。

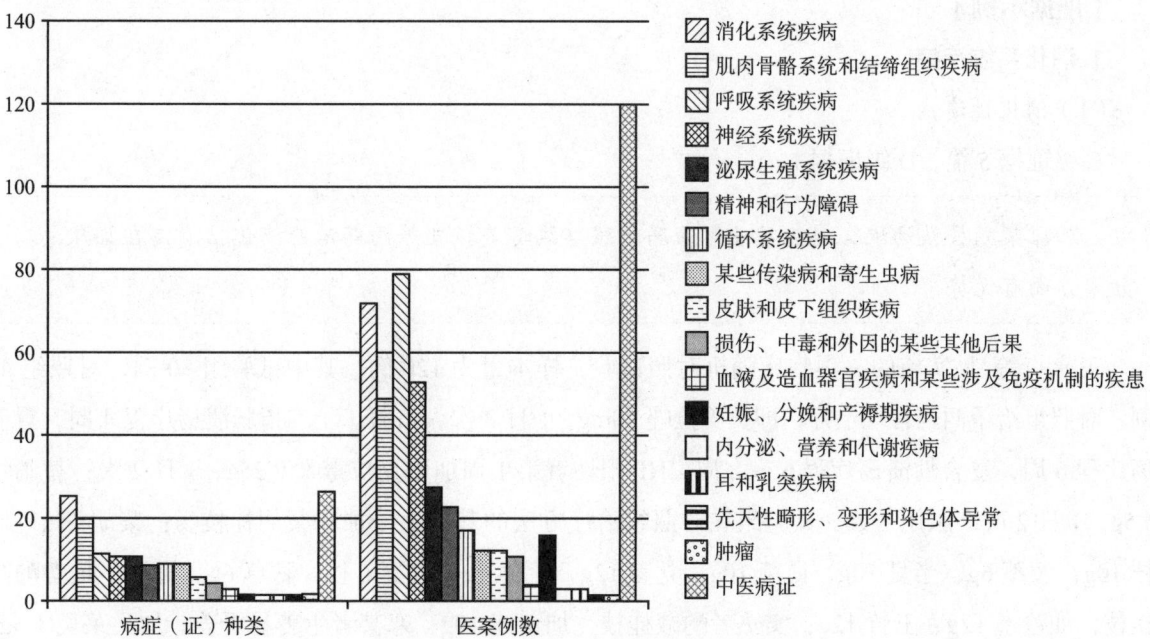

图 24-6 病症（证）种类及医案数量分布图

3. 比较研究

临床研究和个案经验文献比较,两者在文献和病症数量上,消化系统疾病、肌肉骨骼和结缔组织疾病、呼吸系统疾病和中医病证均居前列,是共有的高频病症(证)系统。在具体病症上,感冒、癫痫等是共有的高频病症。

【证据分级】

临床研究文献证据

截至目前,柴胡桂枝汤及其加减方临床研究文献证据等级为:B级5篇、C级39篇、D级67篇。详细情况见表24-12。

表 24-12　临床研究文献证据等级分布情况

证据等级	病症(证)
B级	克隆氏病、焦虑症、过敏性鼻炎、不寐
C级	消化性溃疡、消化不良(功能性)、纤维肌痛综合征、胃炎(慢性表浅性)、流行性感冒、围绝经期综合征、克隆氏病、颈椎病(神经根型)、焦虑症、化疗后不良反应(手足综合征)、呼吸道感染(上呼吸道、未特指)、骨性关节炎(膝骨性关节炎合并原发性骨质疏松症、骨平衡紊乱性膝骨性)、感冒、肝硬化(早期)、肝炎后遗症、风湿性多肌痛、发热、癫痫(原发性、未特指)、胆囊炎(慢性)、不寐
D级	坐骨神经痛、紫癜(过敏性)、自主神经功能紊乱、脂膜炎、支原体肺炎、支气管炎(慢性)、心律失常、消化性溃疡、胃炎(慢性)、胃脘痛、围绝经期综合征、糖尿病性周围神经病变、神经官能症(胃肠)、身痛、舌咽神经痛、三叉神经痛、前列腺癌(前列腺电切术后综合征)、流行性感冒、流行性出血热、类风湿性关节炎、颈椎病(神经根型、未特指)、经行诸症(感冒)、肩关节周围炎、汗证(半身)、冠心病、睾丸疼痛、感染性发热、感冒(伴发热、未特指)、腹胀、肺炎、发热、耳神经痛、癫痫、胆汁反流性胃炎、胆绞痛、抽搐、肠胀气、产褥期诸症(发热)、不寐(顽固性、未特指)

【证据示例】

1. 消化系统疾病

(1)消化性溃疡

C级证据5篇,D级证据1篇。

> 加味柴胡桂枝汤配合奥美拉唑等西药对照单纯奥美拉唑等西药治疗消化性溃疡在临床总有效率方面有优势(C)

王永贞等[1]实施的一项临床随机对照试验,样本量为120例。其中试验组80例,对照组40例。对照组给予西药常规治疗,即奥美拉唑20mg,1日2次,口服。十二指肠溃疡疗程4周,胃溃疡疗程6周,复合性溃疡疗程6～8周。HP阳性者第1周加服克拉霉素0.25g,1日2次;替硝唑0.5g,1日2次,服用7天。试验组在对照组治疗方法的基础上予加味柴胡桂枝汤:柴胡15g,桂枝10g,黄芩6g,半夏10g,白芍10g,党参12g,生姜6g,大枣6枚,甘草6g。胃阴不足者酌减桂枝,加沙参12g、玉竹12g;实热者酌减桂枝,加黄连10g;寒甚者生姜易干姜,加吴茱萸1.5g;挟食滞者加炒二芽各20g;肝气郁结者加郁金10g;脾气虚弱者加重党参用量,并加白术15g;病久者加丹参 12g、红花 8g；大便潜血阳性者加白及 10g、紫珠草 10g；泛酸者加煅瓦楞 15g。每日 1 剂，水煎分 2 次服。两组比较：临床总有效率相对危险度（RR）1.18，95%CI（1.02 ～ 1.37），P=0.03，有统计学意义（疗效标准，痊愈：症状全部消失，胃镜示溃疡愈合，周围炎症消失。显效：症状明显减轻或基本消失，胃镜示溃疡愈合，周围炎症仍存在。有效：症状减轻或消失，胃镜示溃疡缩小 50% 以上或数目减少。无效：症状无变化或加重，胃镜示溃疡无变化或反扩大者）。

2. 呼吸系统疾病

（1）呼吸道感染

C 级证据 4 篇。

柴胡桂枝汤加减对转移因子口服液治疗小儿呼吸道感染在临床总有效率方面有优势（C）

王娟[2]实施的一项临床随机对照试验，样本量为 60 例。试验组、对照组各 30 例。试验组采用柴胡桂枝汤加减：柴胡 3 ～ 12g，桂枝 3 ～ 12g，黄芩 3 ～ 12g，白芍 3 ～ 12g，半夏 3 ～ 12g，太子参 1 ～ 9g，大枣 2 ～ 10g，生姜 1 ～ 6g，炙甘草 1 ～ 6g。水煎，分 2 ～ 3 次口服，年幼者或者不配合者可多次少量频服，日 1 剂，疗程 1 个月。对照组予转移因子口服液，每次 10mL，日 1 ～ 2 次，连续 4 周。两组比较：临床总有效率相对危险度（RR）1.33，95%CI（1.04 ～ 1.72），P=0.03，均有统计学意义（疗效标准：参考复感儿疗效评定标准）。

3. 神经系统疾病

（1）癫痫

C 级证据 5 篇，D 级证据 5 篇。

柴胡桂枝汤加味配合西医常规对照单纯西医常规干预癫痫尚无疗效优势（C）

胡跃强等[3]实施的一项临床对照试验，样本量为 78 例。其中试验组 38 例，对照组 40 例。对照组遵循按癫痫发作类型选药的原则：全身性强直 – 阵挛发作、失神发作、肌阵挛发作首选丙戊酸钠 30mg/kg·d^{-1}，最大量为 1.8g/d；复杂部分性发作首选卡马西平 20mg/kg·d^{-1}，最大剂量为 1.2g/d。试验组在对照组治疗基础上加服加味柴胡桂枝汤：柴胡、人参、半夏、桂枝、白芍、姜黄、钩藤。制成中药配方颗粒剂，每日 1 剂，小儿剂量酌减。3 个月为 1 疗程。两组比较：临床总有效率相对危险度（RR）1.26，95%CI（0.96 ～ 1.65），P=0.10，无统计学意义（疗效标准：参照《中药新药治疗痫证的临床研究指导原则》的疗效评定标准）。

【证据荟萃】

※ Ⅱ级

柴胡桂枝汤及其加减方主要治疗消化系统和呼吸系统疾病，如消化性溃疡、呼吸道感染等。

※ Ⅲ级

柴胡桂枝汤及其加减方可用于治疗神经系统疾病，如癫痫等。

《伤寒论》原文用柴胡桂枝汤治疗邪犯少阳，表证未解所致病证；《金匮要略》以本方治疗少阳气血不畅所见的心腹卒中痛。其主要临床表现为发热、恶风寒、肢节烦疼、呕、心下微满、心腹疼痛等。消化性溃疡、呼吸道感染、癫痫等高频病症在某阶段的病机及临床表现可与之相符。临床研究和个案经验文献均支持消化系统、呼吸系统疾病是其高频率、高级别证据分布的病症系统。消化性溃疡、呼吸道感染已分别至少有2项C级证据；癫痫已有至少2项D级证据。

※ Ⅱ级

加味柴胡桂枝汤配合奥美拉唑等西药对照单纯奥美拉唑等西药治疗消化性溃疡在临床总有效率方面有优势。

柴胡桂枝汤加减对转移因子口服液治疗小儿呼吸道感染在临床总有效率方面有优势。

※ Ⅲ级

柴胡桂枝汤加味配合西医常规对照单纯西医常规干预癫痫尚无疗效优势。

【参考文献】

［1］王永贞，邓兰琼.中西医结合治疗消化性溃疡临床观察［J］.湖北中医杂志，2007，29（3）：27-28.

［2］王娟.柴胡桂枝汤防治小儿反复呼吸道感染的临床研究［D］.福建中医学院，2009.

［3］胡跃强，刘泰，祝美珍，等.中西医结合治疗癫痫38例临床观察［J］.四川中医，2009，27（7）：77-78.

第二节 《伤寒论》方四逆散更新研究

四逆散

【原文汇要】

少阴病，四逆，其人或咳，或悸，或小便不利，或腹中痛，或泄利下重者，四逆散主之。（318）

四逆散方

甘草（炙） 枳实（破，水渍，炙干） 柴胡 芍药

上四味，各十分，捣筛，白饮和服方寸匕，日三服。咳者，加五味子、干姜各五分，并主下利；悸者，加桂枝五分；小便不利者，加茯苓五分；腹中痛者，加附子一枚，炮令坼；泄利下重者，先以水五升，煮薤白三升，煮取三升，去滓，以散三方寸匕，内汤中，煮取一升半，分温再服。

【原文释义】

四逆散主治少阴阳虚，寒凝厥阴，累及三焦，继发肝郁气滞阳郁不得外达，三焦水道不通，气化不行，水津滞留变饮者。症见四肢逆冷，或见腹痛、泄利下重、咳嗽、心下悸、小便不利等。治法：透郁达邪，开结决壅（取其"随其实而取之"）。方中柴胡疏肝解郁，调畅气机，透达阳气；芍药和营通络止痛，于土中泄木；枳实行气破滞决壅；甘草调和诸药，和中缓急；且方中芍药、枳实

相配酸苦涌泄，以开厥阴壅滞；甘草、芍药相伍，酸甘缓急以缓木邪之急迫。四药合用外则透郁达邪，内则开结决壅，厥少枢机畅达，诸证得消。方药加减，若咳，加干姜、五味子温阳化饮，敛肺止咳；心悸，加桂枝温通心阳；小便不利，加茯苓淡渗利湿；腹中痛，加附子温阳散寒止痛；泄利下重，加薤白通阳行滞。

【文献概况】

设置关键词为"四逆散"，检索并剔重后，得到 6593 篇相关文献，其中 CBM、CNKI、VIP、WF 分别为 0 篇、3264 篇、1861 篇、1468 篇。初步分类：临床研究 1184 篇（18.0%）、个案经验 997 篇（15.0%）、实验研究 920 篇（14.0%）、理论研究 672 篇（10.2%）、其他 2820 篇（42.8%）。在个案经验文献中，四逆散及其加减方的医案有 2084 则。

【文献病谱】

1. 临床研究文献

共涉及 16 类病症（证）系统、188 个病症（证）（表 24-13）。

表 24-13 四逆散临床研究文献病症（证）谱

➤ 消化系统疾病（50 个、711 篇）

西医疾病：胃炎 208（胆汁反流性 91、慢性 52、慢性表浅性 27、慢性萎缩性 27、未特指 3、慢性表浅性胃窦炎 2、疣状 2、肝源性 2、慢性糜烂性 1、急性 1），消化不良 86（功能性 80、非溃疡性 6），肠易激综合征 69（未特指 41、腹泻型 17、便秘型 11），消化性溃疡 60（未特指 45、胃 5、十二指肠 4、门脉高压性 3、十二指肠球部 2、幽门前区浅表性 1），反流性食管炎 43（未特指 40、伴咳嗽 2、非糜烂性 1），溃疡性结肠炎 29，胆囊炎 25（慢性 17、急性 5、慢性结石性 1、萎缩性 1、合并慢性胃炎 1），胆结石 25（未特指 15、合并胆囊炎 3、肝胆管残余 1、胆道 1、胆绞痛 1、胆囊与胆道 1、肝内胆管 1、合并慢性胃炎 1、原发性胆管 1），肝炎 19（酒精性 4、慢性 4、急性黄疸型 3、慢性合并肝硬化 2、未特指 2、胆汁淤积型 1、黄疸型 1、慢性重症 1、重症 1），脂肪肝 17（未特指 14、非酒精性脂肪肝高脂血症 3），肝硬化 15（未特指 7、伴:腹水 7、胃肠功能紊乱 1），肠炎 13（慢性结肠 9、菌群失调型 3、慢性结肠炎伴植物神经功能紊乱 1），胰腺炎 6（急性 3、慢性 2、急性出血坏死性 1），阑尾炎 5（急性 3、未特指 2），胆囊息肉 4，胆道术后综合征（胆囊）4，胃肠功能紊乱 4（未特指 3、术后 1），口腔溃疡 3（复发性 2、未特指 1），结肠脾曲综合征 3，肝纤维化 2，十二指肠球部炎 2，肠道菌群失调 2，术后肠粘连 2，胃黏膜增生 2，胃下垂 2，胆心综合征 1，胃轻瘫 1，残胃炎 1，肠梗阻（慢性间歇性动脉肠系膜十二指肠阻塞）1，肠痉挛 1，胆结石术后综合征（肝功能异常）1，肝脾曲结肠综合征 1，肝源性溃疡 1，阑尾脓肿 1，胃息肉 1，胃心综合征 1，消化道憩室 1

西医症状：便秘 15（功能性 4、慢性功能性 3、习惯性 2、未特指 2、慢性传输型功能性 1、老年慢传输型 1、小儿习惯性 1、痔疮术后 1），胃痛 10，慢性腹泻 5，膈肌痉挛 4（未特指 3、顽固性 1），肝功能异常 3，小儿厌食 3，黄疸 2（胆囊切除术后 1、急性 1），肝脾肿大 1，肛门坠胀 1，舌痛 1，上消化道出血 1

中医疾病：纳呆 2（小儿 1、未特指 1），嘈杂 1

➤ 泌尿生殖系统疾病（29 个、113 篇）

西医疾病：乳腺增生 20（未特指 15、小叶增生 3、囊性增生 2），不孕症 13（输卵管不通 6、未特指 4、黄体功能不全 1、继发性 1、排卵功能障碍 1），盆腔炎 11（慢性 6、未特指 2、附件炎性包块 1、后遗症 1、急性 1），泌尿系结石 7（未特指 5、尿道 1、肾 1），尿道综合征 6（未特指 3、女性 2、非感染性 1），痛经 5（未特指 4、原发性 1），不育症 5（少精 2、精液不液化 1、少精弱精 1、未特指 1），月经失调 5（放置节育环引起子宫出血 1、过少 1、稀发 1、先期 1、未特指 1），前列腺炎 4（慢性 3、慢性无菌性 1），乳腺炎 4（急性 2、慢性 2），慢性附件炎 3，围绝经期综合征 3（未特指 2、水肿 1），子宫内膜异位症 3（子宫腺肌病 2、痛经 1），慢性附睾炎 2，慢性盆腔疼痛综合征 2，肾绞痛 2，前列腺增生 1，原发性肾病综合征 1，输卵管卵巢囊肿（卵巢）1

西医症状：不射精 2，白带异常 1，继发性闭经 1，睾丸疼痛 1，肾移植后诸症（肝内胆汁瘀积）1，性交疼痛 1，阴痛 1

中医疾病：经行诸症 4（经前紧张综合征 2、感冒 1、未特指 1），淋证（石）2，乳衄 1

➤ **某些传染病和寄生虫病**（12 个、74 篇）

西医疾病：病毒性肝炎 37（乙肝 28、未特指 3、慢性活动性乙肝 1、丙型肝炎 1、肝炎后综合征 1、高原甲肝 1、慢性乙肝 1、慢性乙肝合并肝内胆汁淤积 1），蛔虫病 15（胆道 14、胆道死蛔伴感染 1），布氏杆菌病 4（关节痛 2、未特指 2），带状疱疹后遗症（神经痛）4、带状疱疹 4，幽门螺杆菌感染 3（相关性胃炎 2、未特指 1），肺结核 2（合并糖尿病 1、伴咯血 1），淋病（合并非淋菌性尿道炎后综合征）1，支原体感染（女性生殖道解脲支原体感染）1，小儿支原体肺炎 1，流行性出血热 1，急性坏死性肠炎 1

➤ **循环系统疾病**（12 个、37 篇）

西医疾病：脑卒中后遗症 13（抑郁 12、呃逆 1），雷诺氏综合征 5，冠心病 5（心绞痛 2、心肌梗死 1、合并：室早 1、抑郁症 1），心律失常 4（过早搏动 2、室早 1、未特指 1），动脉硬化 2（脑动脉 1、主动脉粥样 1），脑卒中 2（合并偏瘫 1、未特指 1），X 综合征，静脉闭塞 1，精索静脉曲张 1，小儿肠系膜淋巴结炎 1，痔 1

西医症状：紫绀（手足）1

➤ **精神和行为障碍**（11 个、45 篇）

西医疾病：性功能障碍 18（阳痿 17、早泄 1），抑郁症 11（未特指 5、合并功能性消化不良 4、脑缺血后抑郁 2），慢性疲劳综合征 4，精神分裂症 2，躯体形式障碍 2，心血管性神经官能症 2，神经衰弱 2，戒断综合征（网瘾）1，抽动症 1，小儿屏气综合征 1，心境障碍 1

➤ **内分泌、营养和代谢疾病**（11 个、38 篇）

西医疾病：糖尿病 16（Ⅱ型 5、早期 1、肥胖型 1、伴腹泻 1、未特指 1、合并：胃轻瘫 4、非酒精性脂肪肝 1、血脂异常 1、阳痿 1），甲亢 5，亚健康状态 4，糖尿病性周围神经病变 3，肥胖 2（单纯性 1、未特指 1），高脂血症 2，高泌乳素血症 2，代谢综合征 1，亚急性甲状腺炎 1，血脂异常 1，糖尿病性肾病 1

➤ **呼吸系统疾病**（9 个、22 篇）

西医疾病：哮喘 7（小儿咳嗽变异性 4、咳嗽变异性 1、支气管 1、未特指 1），感冒 4（伴发热 2、感冒后消化功能低下 1、小儿 1），血气胸 2（肋骨骨折并气血胸 1、自发性 1），渗出性胸膜炎伴积液 1，脓气胸（包裹性积液）1，小儿流行性感冒 1，过敏性鼻炎 1

西医症状：咳嗽 4（未特指 2、顽固性 1、过敏性 1），胸腔积液 1

➤ **肿瘤**（9 个、15 篇）

西医疾病：化疗后不良反应 3（呕吐 2、亚急性发热 1），胃癌 2（术后吻合口溃疡 1、前期病变 1），甲状腺腺瘤 2（良性 1、未特指 1），乳腺癌（HER-2 阳性）1，贲门癌 1，肝癌（中晚期）1，乳腺癌术后诸症（抑郁障碍）1，胰腺癌 1

西医症状：癌性疼痛 3

➤ **神经系统疾病**（7 个、10 篇）

西医疾病：多发性硬化 3，癫痫 2（大发作 1、小儿腹痛型 1），眶上神经痛 1，肋间神经痛 1，偏头痛 1，血管紧张性头痛 1，周围神经炎 1

➤ **损伤、中毒和外因的某些其他后果**（4 个、10 篇）

西医疾病：胸部损伤 4，药物不良反应 3（肝损害 2、胃炎 1），腰椎压缩性骨折 2，铅中毒 1

➤ **肌肉骨骼系统和结缔组织疾病**（4 个、6 篇）

西医疾病：肋软骨炎 3，茎突综合征 1，纤维肌痛综合征 1

西医症状：背痛（肩背疼痛）1

➤ **皮肤和皮下组织疾病**（4 个、5 篇）

西医疾病：痤疮 2，黄褐斑 1，银屑病 1

中医疾病：颈痛 1

➤ **眼和附器疾病**（3 个、3 篇）

西医疾病：急性视神经乳突炎 1，中心性浆液性视网膜病 1

西医症状：玻璃体积血 1

➤ **耳和乳突疾病**（1 个、1 篇）

西医疾病：神经性耳鸣 1

> **妊娠、分娩和产褥期**（1个、1篇）
西医疾病：妊娠期诸症（胆汁淤积症）1
> **中医病证**（21个、93篇）
胃脘痛36(未特指35、肝胃不和1)，不寐14，腹痛10(未特指3、小儿2、小儿功能性2、功能性再发性1、急性1、急性上腹痛1)，发热5（小儿3、未特指2），头痛3（紧张性2、未特指1），梅核气4，肝郁脾虚证2，汗证（肝切除术后）2，痞满2（胃痞1、胸痞1），消渴2，阴冷2，郁证2，肝胃不和1，腹胀1，善太息1，特发性水肿1，少阴病（热化证）1，胁痛1，眩晕1，恶寒，癥瘕1

　　西医疾病系统中，消化系统疾病在病症种类与文献数量上均居首位，泌尿生殖系统疾病亦为高频病症系统（图24-7）。各系统病症（证）中，频数位居前列（至少为30）的病症（证）有：胃炎、消化不良、肠易激综合征、消化性溃疡、反流性食管炎、病毒性肝炎、胃脘痛。

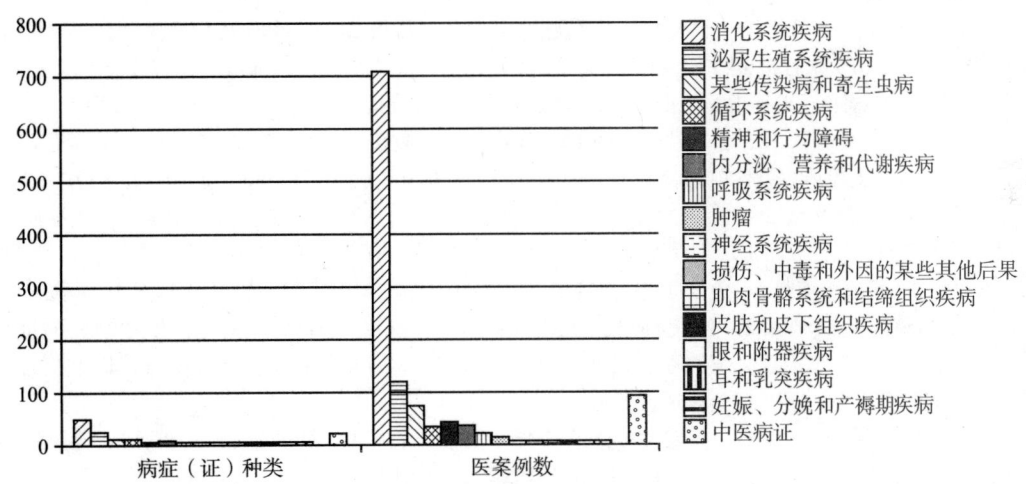

图 24-7　病症（证）种类及文献数量分布图

2.个案经验文献

　　共有19类病症（证）系统、322个病症（证）、2084则医案（表24-14）。

表 24-14　四逆散个案经验文献病症（证）谱

> **消化系统疾病**（64个、669则）
西医疾病：胃炎103（慢性表浅性34、慢性21、胆汁反流性17、慢性萎缩性13、未特指3、慢性非萎缩性2、糜烂性2、胃窦炎2、疣状2、急性1、慢性表浅性糜烂性合并食道裂孔疝1、慢性表浅性胃窦炎1、慢性合并胆囊炎1、糜烂性胃窦炎1、表浅性萎缩性1、小儿1），胆囊炎54（慢性35、急性17、合并：消化不良1、胃炎1），消化性溃疡43（十二指肠球部14、胃12、未特指9、十二指肠5、痛厥1、胃窦部1、胃角1），胆结石40（未特指21、合并胆囊炎14、肝管1、肝内胆管1、胆囊多发性大量泥沙样结石合并：胆囊炎1、慢性胆囊炎1、慢性胆管炎1），阑尾炎36（急性16、急性单纯性7、未特指6、慢性4、单纯性1、合并阑尾囊肿1、急性合并阑尾脓肿1），肠易激综合征23，肠炎19（慢性结肠11、结肠4、慢性2、急性1、急性坏死性小肠炎休克期1），肝炎19（慢性8、急性黄疸型7、慢性迁延性1、重症黄疸型1、无黄疸型1、未特指1），肝硬化19（伴腹水8、未特指8、早期2、原发性胆汁性1），胰腺炎17（急性5、急性出血坏死性5、未特指4、慢性2、急性复发性1），胃下垂14（胃黏膜脱垂9、未特指5），反流性食管炎13，肠梗阻12（急性3、未特指3、伴粘连2、粘连性2、急性单纯性1、急性结肠梗阻1），胃扭转9（未特指8、急性1），溃疡性结肠炎7，胆道术后综合征（胆囊）7，胆囊息肉7，功能性消化不良6，胃肠功能紊乱5（未特指3、肠功能紊乱1、结肠1），脂肪肝5（未特指3、

非酒精性 1、非酒精性脂肪肝高脂血症 1），贲门失弛缓 4，疝 4（嵌顿疝合并陈旧性心梗及高血压 2、气疝 1、腹股沟疝 1），胆心综合征 3，阴囊疝 2，肝纤维化 2，复发性口腔溃疡 2，急性胃肠炎 2，胃粘膜脱垂 2，幽门梗阻 2，残胃炎 1，术后肠粘连 1，胆囊穿孔 1，肝结石 1，肝囊肿 1，肝性脑病 1，肝炎后遗症（肝硬化）1，结肠脾曲综合征 1，局限性膈膨升 1，克隆氏病 1，阑尾周围脓肿 1，毛细胆管炎 1，十二指肠憩室 1，十二指肠淤积 1，胃结石（胃柿石）1，牙龈炎 1，胰腺假囊肿 1，直肠周围炎 1

西医症状：便秘 44（未特指 29、习惯性 9、功能性 2、老年性 2、慢性功能性 1、气虚 1），腹泻 39（未特指 20、慢性 9、五更泻 7、脊髓损伤 1、情绪性 1、小儿 1），胃痛 29（未特指 28、虚寒性 1），膈肌痉挛 14（未特指 9、顽固性 5），黄疸 12（胆囊切除术后 7、阳黄 2、未特指 2、急性 1），呕吐 12（未特指 7、神经性 4、同房呕吐 1），牙痛 3（未特指 2、顽固性 1），口苦 2，上消化道出血 2，肝脾肿大 1，口臭 1，食管痉挛 1，胃肠痉挛 1，小儿厌食 1

中医疾病：肠痈 5

中医症状：纳呆 2，嗳气 1

> **泌尿生殖系统疾病**（58 个、402 则）

西医疾病：痛经 47（未特指 45、原发性 2），乳腺增生 46（未特指 22、小叶增生 17、囊性 6、男性 1），不孕症 33（输卵管不通 14、未特指 14、原发性 2、抗精子抗体阳性 1、排卵功能障碍 1、输卵管炎 1），泌尿系结石 24（输尿管结石 9、肾 8、未特指 6、尿道 1），月经失调 19（未特指 12、后期 3、经闭 2、过少 1、稀发 1），围绝经期综合征 13（未特指去 12、合并月经不调 1），盆腔炎 11（慢性 7、急性 2、未特指 2），前列腺炎 9（慢性 6、Ⅲ B 型 1、慢性支原体感染性前列腺炎 1、未特指 1），睾丸炎 8（急性 4、未特指 4），乳腺炎 7（急性 6、未特指 1），慢性肾小球肾炎 5，男性乳房发育 5，前列腺增生 5，子宫内膜异位症 5（未特指 3、子宫腺肌病 2），泌尿系感染 4（尿道 3、急性尿路 1），肾盂肾炎 4（急性 2、慢性 2），输卵管卵巢囊肿 4（卵巢囊肿 3、双侧卵巢囊肿 1），不育症 3（精液不液化 1、免疫性 1、未特指 1），慢性附件炎 3，鞘膜积液 3（未特指 2、睾丸结核 1），肾绞痛 3，子宫内膜炎 3（未特指 2、合并盆腔炎 1），IgA 肾病 2，尿道综合征 2（急性 1、女性 1），急性膀胱炎 2，肾病综合征 2，慢性肾功能衰竭 2，输卵管积水 2，提睾肌痉挛 1，附睾炎 1，附睾淤积症 1，非淋菌性尿道炎 1，慢性盆腔疼痛综合征 1，乳房痛 1，隐匿性肾炎 1，子宫脱垂 1

西医症状：闭经 14（未特指 12、继发性 2），白带异常 13（未特指 9、过多 2、赤白带下 1、湿热带下 1），不射精 10，睾丸疼痛 7，遗尿 2，阴痛 2，尿频 1，乳房胀痛 1，乳糜尿 1，血精 1，血尿 1

中医疾病：经行诸症 25（经前紧张综合征 6、发热 4、恶寒 2、经前头痛 2、乳房胀痛 2、鼻衄 1、耳痛 1、烦躁 1、感冒 1、口腔溃疡 1、呕吐 1、痛经 1、胁痛 1、荨麻疹 1），崩漏 10，淋证 9（未特指 5、石淋 4），癃闭 7，遗精 5，尿浊（尿白）3，阴吹 2，乳头瘙痒 1，癃闭 1，滑精 1

中医症状：乳胀 1

> **某些传染病和寄生虫病**（21 个、116 则）

西医疾病：病毒性肝炎 41（乙肝 22、未特指 6、黄疸型 5、丙型 2、急性乙肝 2、慢性活动性乙肝 2、合并高胆红素血症 1、无黄疸型 1），蛔虫病 22（胆道 15、合并肠梗阻 2、肠 1、胆道合并急性感染 1、伴：腹痛 1、惊厥 1、咳嗽 1），痢疾 21（未特指 9、急性细菌性 7、慢性细菌性 2、噤口痢 1、休息痢 1、血痢 1），带状疱疹 6（未特指 5、合并面瘫 1），沙眼性角膜炎 4，带状疱疹后遗症（神经痛）3，淋巴结核 3，传染性单核细胞增多症 2，结核性胸膜炎 1，阿米巴肝脓肿 1，扁平疣 1，病毒性角膜炎 1，传染性软疣 1，肺结核（伴咯血）1，钩虫病 1，坏死性肠炎（出血性小肠炎合并粘连性肠梗阻）1，流行性出血热（休克期）1，小儿流行性腮腺炎 1，麻疹（疹毒内陷）1，足癣 1

中医疾病：丹毒 2

> **呼吸系统疾病**（19 个、101 则）

西医疾病：感冒 10（未特指 4、空调引起 2、伴：发热 2、高热 1、头痛 1），哮喘 10（未特指 5、支气管 4、顽固性 1），咽炎 9（急性 4、慢性 3、未特指 2），胸膜炎 2（干性 1、渗出性 1），鼻炎 1，支气管肺炎 1，上呼吸道感染 1，慢性支气管炎 1

西医症状：咳嗽 37（未特指 22、肝咳 6、慢性 3、小儿 2、膀胱咳 1、迁延性 1、心咳 1、伴发热 1），声嘶 6，咯血 5，胸痛 5，咳喘 3（未特指 2、子时咳喘 1），胸腔积液 1，咽痛 1

中医疾病：失音 5（未特指 4、暴喑 1），鼻渊 1，乳蛾 1，喉痹 1

> **精神和行为障碍**（18个、95则）

西医疾病：性功能障碍（阳萎）29，神经官能症23（胃11、未特指5、胃肠3、心血管性3、肠1），抑郁症7，癔症6（瘫痪3、失音1、晕厥1、未特指1），精神分裂症4，性欲缺失（女性）4，慢性疲劳综合征3，多发性多动秽语综合征3，神经衰弱2（重症1、未特指1），夜惊症2，换气过度综合征1，焦虑症（肠功能紊乱）1，精神性尿频1，注意缺陷多动障碍1

西医症状：抽搐3，眨眼症1

中医疾病：夜啼3，癫狂（癫证）1

> **肿瘤**（16个、29则）

西医疾病：肝癌7（原发性3、晚期2、未特指2），甲状腺腺瘤4，白血病（慢性粒细胞性伴阴茎异常勃起）2，乳腺癌2（左乳癌复发术后1、未特指1），直肠癌2（术后1、术后吻合口炎1），子宫肌瘤2，贲门癌术后诸症1，肺癌1，颈淋巴腺瘤1，脑瘤1，膀胱癌1，软组织肉瘤1，食道癌1，胃癌1，子宫癌（宫颈）1，结肠癌术后诸症1

> **循环系统疾病**（13个、65则）

西医疾病：冠心病25（未特指12、心绞痛9、心肌梗死1、合并：心律失常2、胃溃疡1），心律失常14（阵发性室上速3、未特指3、病窦综合征2、心动过速2、房颤1、偶发室早1、心动过缓1、心律不齐1），高血压病7（未特指6、高血压危象1），雷诺氏综合征5，淋巴结炎4（未特指3、肠系膜1），动脉硬化2（动脉粥样硬化1、脑动脉硬化1），脑卒中2（脑梗死1、未特指1），病毒性心肌炎1，原发性低血压1，静脉炎（腹壁）1，无脉症1，痔1

西医症状：淋巴结肿大（颌下）1

> **神经系统疾病**（12个、56则）

西医疾病：肋间神经痛19，头痛9（血管性4、血管神经性3、神经性1、血管紧张性1），癫痫5（未特指4、小儿1），偏头痛5，植物神经功能紊乱5，三叉神经痛3，肺性脑病2，周围神经炎2，不安腿综合征1，老年性痴呆1，面神经麻痹1

西医症状：感觉异常3（手足冰凉1、左侧肢体麻木1、指尖灼热1）

> **肌肉骨骼系统和结缔组织疾病**（11个、32则）

西医疾病：肋软骨炎4（非化脓性2、未特指2），坐骨神经痛4，腰椎间盘突出症3，白塞病2，复发性风湿病2，腱鞘囊肿2，颈椎间盘突出症1，腰肌劳损1

西医症状：腰痛6，身痛6（未特指4、臀部疼痛1、车祸伤致1），腓肠肌痉挛1

> **损伤、中毒和外因的某些其他后果**（8个、14则）

西医疾病：烧伤（并发消化道应激性溃疡出血）3，术后感染3（输精管结扎术后2、阑尾切除术后1），骨折2（T12爆裂性骨折伴脊髓损伤和L1压缩性骨折1、左胁第十肋撕裂性骨折1），腰部扭伤2，冻疮1，脑挫伤1，腹壁挫伤1，胸部损伤1

> **内分泌、营养和代谢疾病**（7个、19则）

西医疾病：糖尿病9（未特指1、合并：胃轻瘫4、急性颌下腺炎1、视网膜病变1、伴：腹泻1、便秘1）甲亢4，糖尿病性周围神经病变2，高催乳素血症1，高脂血症1，肾上腺皮质功能减退1，内分泌失调1

> **妊娠、分娩和产褥期**（5个、28则）

西医疾病：产褥期诸症16（乳汁过少5、乳溢2、肢冷2、便秘1、恶露不尽1、腹痛1、漏乳1、癃闭1、乳汁冷1、身痛1），妊娠期诸症6（恶阻4、高血压1、滑胎1），先兆流产2，不育症（弱精症）1

中医疾病：乳痈3

> **皮肤和皮下组织疾病**（5个、10则）

西医疾病：痤疮3（未特指2、青春期1），黄褐斑3，荨麻疹2（慢性1、未特指1），湿疹1

西医症状：脱发1

> **耳和乳突疾病**（4个、4则）

西医疾病：外耳道疖1，慢性化脓性中耳炎1

西医症状：耳鸣1，耳聋1

> **眼和附器疾病**（3个、4则）

西医疾病：白睛溢血1，急性视神经乳突炎1

　　西医症状：眼痛 2

➤ 血液及造血器官疾病和某些涉及免疫机制的疾患（2 个、2 则）

　　西医疾病：过敏性紫癜 1，再生障碍性贫血 1

➤ 先天性畸形、变形和染色体异常（2 个、2 则）

　　西医疾病：多囊肾 1，副乳头 1

➤ 起源于围生期的某些情况（1 个、1 则）

　　西医症状：新生儿黄疸 1

➤ 中医病证（53 个、435 则）

　　胃脘痛 69，腹痛 49（未特指 40、少腹痛 2、小儿 2、寒积 1、顽固性 1、无痛结肠镜术后腹痛腹胀 1、小儿功能性 1、左少腹阵发性剧烈疼痛 1），发热 39（未特指 20、高 4、食积 2、小儿 2、不规则性 1、巅顶 1、日中 1、无名热 1、小儿高 1、长期低 1、夏季 1、合并：肢厥 2、盗汗 1、恶寒 1），胁痛 37（未特指 36、右胁 1），不寐 34（未特指 33、神经官能症 1），厥证 31（未特指 13、气 8、热 7、食 1、笑 1、肢 1），心悸 17，头痛 13，胸痹 13，郁证 13，水肿 12（未特指 8、功能性 2、全身性 1、特发性 1），眩晕 11，消渴 9，梅核气 9，痹证 6（未特指 3、热 2、胆经 1），腹胀 5（未特指 4、合并腹痛 1），疳积 5，蛔厥 5，恶寒 4，汗证 4（臭 1、头 1、无 1、合并低热 1），瘿瘤 3，瘰疬 3，痞满 3（胃 2、心下 1），阴缩 3，晕厥 3（排尿 2、未特指 1），脏躁 3，上热下寒证 2，善太息 2，痰饮病 2，痿证 2，胸闷 2，奔豚 1，鼻衄 1，不自主摆头 1，岔气 1，胆胃同病 1，胆胀 1，巅顶冷 1，烦躁 1，风温 1，肝胃不和 1，肝郁脾虚证 1，臌胀 1，喉中发出尖叫声 1，积聚 1，痉证 1，气郁证 1，少阳阳明合病 1，前额发凉 1，下肢肿胀（合并腹泻）1，阴部不适（酸痛）1，营卫不和证 1，癥瘕 1

　　按文献病症种类和医案则数多少排序，西医疾病系统中，**消化系统疾病在病症种类与医案数量上均居首位**（图 24-8）。泌尿生殖系统疾病和中医病证亦为高频病症（证）系统。**各系统病症（证）中，医案数位居前列（至少为 40）的病症（证）有：胃炎、胆囊炎、消化性溃疡、胆结石、便秘、痛经、乳腺增生、病毒性肝炎、胃脘痛、腹痛。**

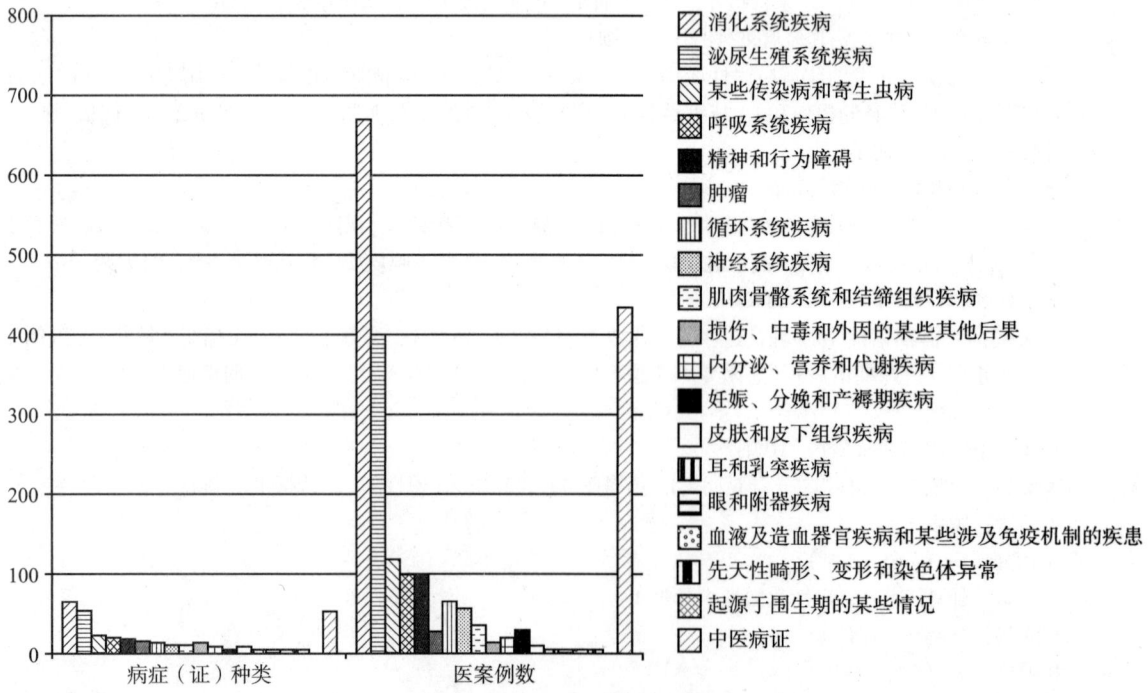

图 24-8　病症（证）种类及医案数量分布图

3. 比较研究

临床研究和个案经验文献比较，两者在文献和病症种类上，消化系统疾病均居首位，是共有的高频病症系统。在具体病症（证）上，胃炎、消化性溃疡、肠炎、病毒性肝炎、胃脘痛等是共有高频病症（证）。

【证据分级】

临床研究文献证据

截至目前，四逆散及其加减方的临床研究文献证据等级为：B 级 56 篇、C 级 477 篇、D 级 651 篇。详细情况见表 24-15。

表 24-15　临床研究文献证据等级分布情况

证据等级	病症（证）
B 级	脂肪肝（非酒精性脂肪肝高脂血症）、幽门螺杆菌感染（相关性胃炎）、抑郁症（合并功能性消化不良、未特指）、胰腺癌、性功能障碍（阳痿）、小儿肠系膜淋巴结炎、消化性溃疡（胃、未特指）、消化不良（功能性）、胃炎（慢性表浅性、慢性、胆汁反流性）、胃脘痛、糖尿病性周围神经病变、糖尿病性肾病、乳腺增生、脑卒中后遗症（抑郁）、慢性疲劳综合征、汗证（肝切除术后）、反流性食管炎（非糜烂性、未特指）、胆囊炎（慢性）、胆结石、肠易激综合征（便秘型、腹泻型、未特指）、不孕症（输卵管不通）、便秘（慢性功能性）、不寐
C 级	子宫内膜异位症（痛经）、中心性浆液性视网膜病、脂肪肝（非酒精性脂肪肝高脂血症、未特指）、支原体肺炎（小儿）、月经失调（先期）、郁证、幽门螺杆菌感染、抑郁症（脑缺血后抑郁、合并功能性消化不良、未特指）、胰腺炎（急性重症）、药物不良反应（抗结核药物致肝损害）、厌食（小儿）、亚健康状态、胸部损伤、性功能障碍（阳痿、早泄）、心律失常（室早、未特指）、心境障碍、哮喘（小儿咳嗽变异性）、消渴、消化性溃疡（幽门前区浅表性、胃、十二指肠、门脉高压性、未特指）、消化不良（功能性、非溃疡性）、胃炎（疣状、胆汁反流性、慢性萎缩性、慢性表浅性、慢性表浅性胃窦炎、慢性糜烂性、慢性、急性、未特指）、胃息肉、胃脘痛、胃痛、胃轻瘫、胃肠功能紊乱、胃癌（术后吻合口溃疡）、围绝经期综合征、头痛（紧张性、血管紧张性）、糖尿病性周围神经病变、糖尿病（合并：胃轻瘫、非酒精性脂肪肝，早期、Ⅱ型）、肾移植后诸症（肝内胆汁瘀积）、神经性耳鸣、神经衰弱、舌痛、乳腺增生、乳腺癌术后诸症（抑郁障碍）、乳腺癌（HER-2 阳性）、妊娠期诸症（胆汁淤积症）、躯体形式障碍、前列腺炎（慢性）、血气胸（自发性）、偏头痛、痞满（胃）、盆腔炎（慢性）、脑卒中后遗症（抑郁、未特指）、纳呆（小儿）、泌尿系结石（尿道、未特指）、慢性疲劳综合征、流行性感冒（小儿）、流行性出血热、淋病（合并非淋菌性尿道炎后综合征）、肋间神经痛、雷诺氏综合征、口腔溃疡（复发性）、静脉曲张（精索）、结肠脾曲综合征、甲状腺炎（亚急性）、甲状腺腺瘤（良性）、甲亢、急性视神经乳突炎、蛔虫病（胆道死蛔合并感染、胆道）、化疗后不良反应（呕吐）、汗证（肝切除术后）、冠心病（心肌梗死、心绞痛、合并室早）、高脂血症、高泌乳素血症、肝源性溃疡、肝郁脾虚证、肝硬化（伴腹水、合并胃肠功能紊乱、未特指）、肝炎（重症、慢性重症、慢性肝炎伴肝硬化、慢性、酒精性、急性黄疸型、黄疸型）、肝纤维化、肝胃不和、肝功能异常、肝癌（中晚期）、腹胀、腹泻（慢性）、腹痛（小儿功能性、功能性再发性）、肺结核（合并糖尿病）、肥胖（单纯性）、反流性食管炎（伴咳嗽、未特指）、发热（小儿、未特指）、恶寒、多发性硬化、动脉硬化（脑）、癫痫（大发作）、胆囊炎（慢性、急性、慢性结石性）、胆囊息肉、胆结石（原发性胆管、肝内胆管、合并慢性胃炎、未特指）、胆道术后综合征（胆囊术后）、带状疱疹后遗症（神经痛）、带状疱疹、代谢综合征、痤疮、抽动症、肠易激综合征（便秘型、腹泻型、未特指）、溃疡性结肠炎、肠炎（菌群失调型）、布氏杆菌病（关节痛、未特指）、不孕症（输卵管不通）、不寐、玻璃体积血、病毒性肝炎（高原甲肝、乙肝、未特指）、便秘（慢性功能性、功能性）、癌性疼痛

证据等级	病症（证）
D 级	发绀（手足）、子宫内膜异位症（子宫腺肌病）、周围神经炎、痔、脂肪肝、支原体感染（女性生殖道解脲）、癥瘕、月经失调（稀发、过少、放置节育环引起子宫出血、未特指）、郁证、幽门螺杆菌感染（相关性胃炎）、银屑病、阴痛、阴冷、抑郁症、胰腺炎（慢性、急性、急性出血坏死性）、药物不良反应（胃炎、肝损害）、厌食（小儿）、血脂异常、血气胸（肋骨骨折并气血胸）、眩晕、胸腔积液、胸膜炎（渗出性伴积液）、胸部损伤、性交疼痛、性功能障碍（阳痿）、心律失常（期前收缩）、胁痛、胁软骨炎、哮喘（支气管、咳嗽变异性、未特指）、小儿屏气综合征、消渴、消化性溃疡（胃、十二指肠球部、十二指肠、未特指）、消化道憩室、消化道出血（上）、消化不良（功能性、非溃疡性）、纤维肌痛综合征、胃炎（疣状、慢性萎缩性、慢性浅表性、胆汁反流性、肝源性、急性、未特指）、胃心综合征、胃下垂、胃脘痛、胃痛、胃黏膜增生、胃肠功能紊乱（术后、未特指）、胃癌（前期病变）、围绝经期综合征（水肿、未特指）、头痛、痛经（原发性、未特指）、糖尿病性周围神经病变、糖尿病（肥胖型、伴腹泻、未特指、合并：阳痿、胃轻瘫）、水肿（特发性）、输卵管卵巢囊肿（卵巢囊肿）、十二指肠球部炎、肾绞痛、肾病综合征（原发性）、神经官能症（心血管）、神经衰弱、少阴病（热化证）、善太息、乳腺增生（小叶、囊性、未特指）、乳腺炎（慢性、急性）、乳衄、躯体形式障碍、前列腺炎（慢性无菌性）、前列腺增生、铅中毒、痞满（胸痞）、盆腔炎（慢性、急性、后遗症、附件炎性包块、未特指）、盆腔疼痛综合征（慢性）、脓气胸（包裹性积液）、尿道综合征（女性、非感染性、未特指）、脑卒中后遗症（呃逆、抑郁）、脑卒中（合并偏瘫）、纳呆、泌尿系结石（肾、未特指）、梅核气、慢性疲劳综合征、淋证（石淋）、肋软骨炎、雷诺氏综合征、阑尾炎（急性、未特指）、阑尾脓肿、眶上神经痛、口腔溃疡（复发性、未特指）、咳嗽（顽固性、过敏性、未特指）、静脉闭塞、颈痛、精神分裂症、经行诸症（经前紧张综合征、感冒、未特指）、茎突综合征、戒断综合征（网瘾）、结肠脾曲综合征、甲状腺腺瘤、甲亢、蛔虫病（胆道）、黄褐斑、黄疸（急性、胆囊切除术后）、坏死性肠炎（急性）、化疗后不良反应（癌症化疗后亚急性发热）、过敏性鼻炎、冠心病（心绞痛、合并抑郁症）、骨折（腰椎压缩性）、膈肌痉挛（顽固性、未特指）、睾丸疼痛、高脂血症、高泌乳素血症、肛门坠胀、感冒（小儿感冒合并发热、感冒后消化功能低下、小儿）、肝郁脾虚证、肝硬化（伴腹水、未特指）、肝炎（酒精性、慢性、急性黄疸型、胆汁淤积型、未特指）、肝脾肿大、肝脾曲结肠综合征、肝功能异常、腹泻（慢性）、腹痛（小儿功能性、急性、小儿、未特指）、附件炎（慢性）、附睾炎（慢性）、肺结核（伴咯血）、肥胖、反流性食管炎、发热（小儿、未特指）、多发性硬化、动脉硬化（主动脉）、癫痫（小儿腹痛型）、胆心综合征、胆囊炎（萎缩性、慢性、急性、合并慢性胃炎）、胆囊息肉、胆结石术后综合征（肝功能异常）、胆结石（合并：胆囊炎、胆绞痛，肝胆管残余、胆囊与胆道、胆道、未特指）、胆道术后综合征（胆囊切除术）、带状疱疹后遗症（神经痛）、带状疱疹、肠粘连（术后）、肠易激综合征（腹泻型、便秘型、未特指）、溃疡性结肠炎、肠炎（慢性结肠炎伴自主神经功能紊乱、慢性结肠、菌群失调型）、肠痉挛、肠梗阻（慢性间歇性动脉肠系膜十二指肠阻塞）、肠道菌群失调、嘈杂、残胃炎、布氏杆菌病（关节痛、未特指）、不孕症（输卵管不通、排卵功能障碍、继发性、黄体功能不全、未特指）、不育症（少精弱精、少精、精液不液化）、不射精、不寐、病毒性肝炎（慢性乙肝合并肝内胆汁淤积、慢性乙肝、肝炎后综合征、丙型肝炎、未特指）、便秘（痔疮术后、习惯性、慢性传输型功能性、老年慢传输型、功能性）、闭经（继发性）、贲门癌、背痛（肩背疼痛）、白带异常、癌性疼痛、X综合征

【证据示例】

1. 消化系统疾病

（1）肠易激综合征（未特指）

B 级证据 3 篇，C 级证据 21 篇，D 级证据 17 篇。

四逆散合痛泻要方加减对照丽珠肠乐胶囊干预肠易激综合征在临床总有效率方面有优势（B）

宋家驹[1]实施的一项临床随机对照试验，样本量为76例。其中试验组45例，对照组31例。试验组予四逆散合痛泻要方化裁：柴胡12g，枳壳15g，白芍15g，炙甘草10g，陈皮10g，防风10g，白术15g。脾虚加党参15g、茯苓15g。便秘者白术用至30g，加川厚朴10g，莱菔子10g；腹痛加延胡索15g；腹泻加木香10g、焦山楂15g；黏液便加黄连10g、秦皮15g。水煎服，日1剂，早晚分服。对照组给予口服丽珠肠乐胶囊（每粒0.5g），每次2粒，每日2次。两组比较，临床总有效率相对危险度（RR）1.70，95%CI（1.22～2.36），P=0.002，有统计学意义（疗效标准依据孙传兴主编的《临床疾病诊断依据治愈好转标准》拟定。显效：全部症状消失，肠道功能正常，随访3个月未见复发。有效：症状明显好转，大便次数明显减少，粪便性状接近正常或便秘明显减轻。无效：症状改善不明显或者加重，或停药后时有复发，或出现其他不良反应）。

（2）慢性浅表性胃炎

B级证据2篇，C级证据15篇，D级证据10篇。

> 加味四逆散对照法莫替丁干预慢性浅表性胃炎在临床总有效率方面有优势（B）

林学真[2]实施的一项临床随机对照试验，样本量为130例。试验组、对照组各65例。对照组用法莫替丁20mg，每天2次口服。试验组用加味四逆散：丹参20g，柴胡、白芍、枳实各15g，黄芩10g，木香、九香虫、炙甘草各5g。肝阳化热者加栀子、蒲公英，疼痛日久者加乳香、延胡索，胃阴不足者加石斛、百合，湿滞严重者则加黄连。水煎200mL，早晚顿服。两组均2周为1疗程，治疗4个疗程。两组比较，临床总有效率相对危险度（RR）1.30，95%CI（1.10～1.55），P=0.002，有统计学意义（疗效标准，痊愈：临床症状积分减少大于等于90%。显效：临床症状积分减少60%～89%。有效：临床症状积分减少30%～59%。无效：临床症状积分减少小于30%）。

（3）功能性消化不良

B级证据7篇，C级证据62篇，D级证据11篇。

> 四逆散加味配合西药对照埃索美拉唑、多潘立酮干预功能性消化不良在改善消化不良严重程度评估（mSODA）评分方面有优势（B）

王海燕等[3]实施的一项随机对照试验，样本量为120例。试验组、对照组各60例。对照组予口服埃索美拉唑肠溶片，每次20mg，每天2次；多潘立酮片，每次10mg，每天3次。疗程4周。试验组在治疗基础上给予四逆散加味中药汤剂口服。处方：柴胡、延胡索、木香各10g，白芍、白术、佛手、瓦楞子、茯苓、枳实、党参各15g，海螵蛸30g，甘草5g。每天1剂，水煎服。疗程4周。两组比较，消化不良严重程度评估（mSODA）加权均数差（WMD）0.38，95%CI（0.20～0.56），P＜0.00001，有统计学意义。

（4）消化性溃疡（未特指）

B级证据5篇，C级证据17篇，D级证据23篇。

> 四逆散加味对照雷尼替丁、甲硝唑、阿莫西林等西药干预消化性溃疡在临床总有效率方面优势（B）

宋家驹[4]实施的一项临床随机对照试验，样本量为 77 例。试验组 40 例，对照组 37 例。试验组采用四逆散加味：柴胡 12g，枳实 12g，白芍 15g，党参 15g，茯苓 15g，白术 15g，丹参 18g，三七 10g，白及 15g，乌贼骨 15g，黄连 5g，蒲公英 15g，甘草 5g。加减：食滞加山楂 15g、麦芽 10g；苔腻加藿香 10g、薏苡仁 15g；呕吐者加姜半夏 10g。每日 1 剂，水煎早晚分服，30 天为 1 个疗程，连用 2 个疗程。对照组口服雷尼替丁 0.15g，每日 2 次；甲硝唑 0.4g，每日 2 次；阿莫西林 0.5g，每日 3 次。30 天为 1 个疗程，连用 2 个疗程。两组比较，临床总有效率相对危险度（RR）2.70，95%CI（1.67～4.36），P＜0.0001，有统计学意义（疗效标准：参照国家中医药管理局颁布的《中医病证诊断疗效标准》拟定。显效：临床症状及体征消失，胃镜检查黏膜象示溃疡消失或疤痕形成。有效：临床症状及体征基本消失，胃镜检查黏膜象示溃疡缩小 50% 以上或溃疡面仅有少量苔膜，边缘无水肿。无效：临床症状、体征及胃镜检查均无明显变化）。

（5）胆汁反流性胃炎

B 级证据 6 篇，C 级证据 42 篇，D 级证据 43 篇。

> 加味四逆散对照多潘立酮、雷尼替丁干预胆汁反流性胃炎在临床总有效率方面有优势（B）

白可公[5]实施的一项临床随机对照试验，样本量为 84 例。其中试验组 44 例，对照组 40 例。试验组予加味四逆散：延胡索 20g，柴胡 6g，白芍 12g，香附 10g，枳壳 10g，合欢皮 15g，甘松 5g，五灵脂 10g，川楝子 12g，甘草 5g。水煎服，每日 1 剂，分两次餐间服用，连续治疗 2 个月为 1 个疗程。对照组给予多潘立酮 10mg，餐前服用，每日 1 次；雷尼替丁 150mg，餐前服用，每日 2 次。连续治疗 2 个月为 1 个疗程。两组比较，临床总有效率相对危险度（RR）1.19，95%CI（1.01～1.41），P=0.04，有统计学意义（疗效标准：临床痊愈：体征及症状全部消失，胃镜检查见黏液澄清或者幽门反流消失，黏膜的组织学改变恢复正常。显效：体征及症状改善明显，胃镜检查见黏液明显变淡，或者幽门反流显著减少，黏膜的组织学改变有所好转。有效：体征及症状有所改善，胃镜检查见黏液明显变淡，或者幽门反流显著减少，黏膜的组织学改变有所减轻或无变化。无效：体征、症状、胃镜下黏液及黏膜组织学无改变或者加重）。

（6）反流性食管炎

B 级证据 2 篇，C 级证据 23 篇，D 级证据 15 篇。

> 四逆散合左金丸配合雷贝拉唑对照雷贝拉唑干预胃食管反流病在改善症状总积分方面有优势（B）

陶琳等[6]实施的一项临床随机对照试验，样本量为 66 例。其中试验组 36 例，对照组 30 例。试验组服用雷贝拉唑，每次 20mg，每日 2 次，早晚空腹口服；同时服用中药汤剂。以四逆散合左金丸加减：柴胡 10g，枳壳 10g，白芍 20g，白术 15g，黄连 10g，吴茱萸 3g，苏梗 10g，厚朴 10g，瓜蒌 15g，甘草 5g。随症加减：腹胀嗳气者加莱菔子 15g；吐酸者加乌贼骨 10g、瓦楞子 15g；恶心欲呕者加姜半夏 9g。每日 1 剂，水煎取汁 200mL，分早晚 2 次饭后服。对照组：服用雷贝拉唑，每次 20mg，每日 2 次，早晚空腹口服；同时口服铝碳酸镁，每次 1.0g，每日 3 次，餐后嚼服。疗程均为 2 周。两组比较，症状总积分加权均数差（WMD）–5.69，95%CI（–9.34 ～ –2.04），P=0.002，有统计学意义。

2. 中医病证

（1）胃脘痛

B 级证据 1 篇，C 级证据 3 篇，D 级证据 32 篇。

> 四逆散合四君子汤对照健胃愈疡片干预肝胃气滞型胃脘痛在改善中医症状积分方面有优势（B）

周俊亮等[7]实施的一项临床随机对照试验，样本量为 68 例。试验组、对照组各 34 例。试验组用四君子汤合四逆散治疗。处方：党参、茯苓各 15g，白术、柴胡、白芍、枳壳各 10g，炙甘草 5g。清水洗净后，加水 1500mL，浸泡 10min，武火烧开后，改为文火煎煮 30min，将药汁倒出，继续加水 1200mL，同上煎煮法，将 2 次药汁倒在一起混匀，分早晚各 1 次，饭后 1h 左右口服。治疗 7 天为 1 疗程，连续治疗 4 疗程，2 个疗程间停药 2 天。对照组用健胃愈疡片治疗，每次 5 片，每天 3 次，分早、中、晚各 1 次，饭后 1h 左右口服。疗程同试验组。两组比较，中医症状积分加权均数差（WMD）–3.55，95%CI（–4.65 ～ –2.45），P < 0.0001，有统计学意义。

【证据荟萃】

※ Ⅰ级

四逆散及其加减方主要治疗消化系统疾病，如肠易激综合征（未特指）、慢性浅表性胃炎、功能性消化不良、消化性溃疡（未特指）、胆汁反流性胃炎、反流性食管炎等。

※ Ⅱ级

四逆散及其加减方可用于治疗某些中医病证，如胃脘痛等。

《伤寒论》原文中以本方治疗少阴阳虚，寒凝厥阴，累及三焦，继发肝郁气滞阳郁不得外达，三焦水道不通，气化不行，水津滞留变饮的病症，其主要临床表现四肢逆冷，或见腹痛、泄利下重、咳嗽等。肠易激综合征（未特指）、慢性浅表性胃炎、功能性消化不良、消化性溃疡（未特指）、胆汁反流性胃炎、反流性食管炎等高频病症在某阶段的病机及临床表现可与之相符。胃脘痛的部分证型与本方证相符。临床研究和个案经验文献均支持消化系统疾病是其高频率、高级别证据分布的病症系统。肠易激综合征（未特指）、慢性浅表性胃炎、功能性消化不良、消化性溃疡（未特指）、胆汁反流性胃炎、反流性食管炎均已有至少 2 项 B 级证据；胃脘痛已有 1 项 B 级证据。

※ Ⅰ级

四逆散合痛泻要方加减对照丽珠肠乐胶囊干预肠易激综合征在临床总有效率方面有优势。

加味四逆散对照法莫替丁干预慢性浅表性胃炎在临床总有效率方面有优势。

四逆散加味配合西药对照埃索美拉唑、多潘立酮干预功能性消化不良在改善消化不良严重程度评估（mSODA）评分方面有优势。

四逆散加味对照雷尼替丁、甲硝唑、阿莫西林等西药干预消化性溃疡在临床总有效率方面优势。

加味四逆散对照多潘立酮、雷尼替丁干预胆汁反流性胃炎在临床总有效率方面有优势。

四逆散合左金丸配合雷贝拉唑对照雷贝拉唑干预胃食管反流病在在改善症状总积分方面有优势。

※ Ⅱ级

四逆散合四君子汤对照健胃愈疡片干预肝胃气滞型胃脘痛在改善中医症状积分方面有优势。

【参考文献】

［1］宋家驹.四逆散合痛泻要方治疗肠易激综合征 45 例［J］.广西中医药,2007,30（6）:21-22.

［2］林学真.加味四逆散治疗慢性浅表性胃炎 130 例观察［J］.实用中医药杂志,2013,29（10）:817.

［3］王海燕,林苑琪.四逆散加味治疗肝郁脾虚型功能性消化不良临床观察［J］.新中医,2012,44（03）:34-35.

［4］宋家驹.四逆散加味治疗消化性溃疡 40 例［J］.广西中医药,2004,27（3）:32-34.

［5］白可公.加味四逆散治疗肝胃气滞型胆汁返流性胃炎临床分析［J］.中华中医药学刊,2013,31（2）:428-429.

［6］陶琳,肖旸,李帷,等.四逆散合左金丸联合雷贝拉唑治疗胃食管反流病 36 例［J］.北京中医药,2009,28（10）:785-787.

［7］周俊亮,叶伟成,潘奔前,等.四君子汤合四逆散治疗肝胃气滞型胃脘痛 34 例临床研究［J］.新中医,2012,44（6）:36-38.

第三节 《金匮要略》有方无药方

《金匮要略》原文中,以下四方属于有方剂名称,而无药物组成。尽管后世医家有的认为其中的杏子汤恐为麻黄杏仁甘草石膏汤或甘草麻黄汤加杏仁;胶姜汤为胶艾汤等。因我们未进行考证,故不纳入研究（表 24-16）。

表 24-16 《金匮要略》有方无药方表

方名	原文
杏子汤	水之为病,其脉沉小,属少阴;浮者为风。无水虚胀者,为气。水,发其汗即已。脉沉者宜麻黄附子汤;浮者宜杏子汤。（《金匮要略·水气病脉证并治第十四》）
黄连粉	浸淫疮,黄连粉主之。方未见。（《金匮要略·疮痈肠痈浸淫病脉证并治第十八》）
藜芦甘草汤	病人常以手指臂肿动,此人身体瞤瞤者,藜芦甘草汤主之。方未见。（《金匮要略·跌蹶手指臂肿转筋阴狐疝蛔虫病脉证治第十九》）
胶姜汤	妇人陷经,漏下黑不解,胶姜汤主之。（《金匮要略·妇人杂病脉证并治第二十二》）

第四节 《金匮要略》其他附方

《金匮要略》著作中，尚有 19 张方为附方，未纳入研究，仅将方剂名称、原文及药物组成附于此。

表 24-17 《金匮要略》其他附方表

方名	原文	药物组成
牡蛎汤	《外台秘要》治牝疟	牡蛎四两（熬） 麻黄四两（去节） 甘草二两 蜀漆三两
柴胡去半夏加栝楼汤	《外台秘要》治疟病发渴者，亦治劳疟。	柴胡八两 人参 黄芩 甘草各三两 栝楼根四两 生姜二两 大枣十二枚
续命汤	《古今录验》治中风痱，身体不能自收，口不能言，冒昧不知痛处，或拘急不得转侧。姚云：与大续命同，兼治妇人产后去血者及老人小儿。	麻黄 桂枝 当归 人参 石膏 干姜 甘草各三两 芎䓖一两 杏仁四十枚
三黄汤	《千金》治中风，手足拘急，百节疼痛，烦热心乱，恶寒，经日不欲饮食。	麻黄五分 独活四分 细辛二分 黄芪二分 黄芩三分
术附子汤	《近效方》治风虚头重眩，苦极，不知食味，暖肌补中，益精气。	白术二两 附子一枚半（炮，去皮） 甘草一两（炙）
獭肝散	《肘后》治冷劳，又主鬼疰一门相染。	獭肝一具
生姜甘草汤	《千金》治肺痿咳唾涎沫不止，咽燥而渴。	生姜五两 人参二两 甘草四两 大枣十五枚
桂枝去芍药加皂荚汤	《千金》治肺痿吐涎沫。	桂枝 生姜各三两 甘草二两 大枣十枚 皂荚一枚（去皮子，炙焦）
苇茎汤	《千金》治咳有微热，烦满，胸中甲错，是为肺痈。	苇茎二升 薏苡仁半升 桃仁五十枚 瓜瓣半升
桔梗白散	《外台》治咳而胸满，振寒脉数，咽干不渴，时出浊唾腥臭，久久吐脓如米粥者，为肺痈。	桔梗 贝母各三分 巴豆一分（去皮，熬，研如脂）
九痛丸	治九种心痛。	附子三两（炮） 生狼牙一两（炙香） 巴豆一两（去皮心，熬，研如脂） 人参 干姜 吴茱萸各一两
乌头汤	《外台》治寒疝腹中绞痛，贼风攻入五脏，拘急不得转侧，发作有时，使人阴缩，手足厥逆。方见上。	乌头十五枚 芍药四两 甘草二两 大枣十枚 老姜一斤 桂心六两《备急千金要方·卷八·贼风门》

方名	原文	药物组成
走马汤	《外台》治中恶心痛腹胀，大便不通。	杏仁二枚　巴豆二枚（去皮心，熬）
茯苓饮	《外台》治心胸中有停痰宿水，自吐出水后，心胸间虚，气满不能食，消痰气，令能食。	茯苓　人参　白术各三两　枳实二两　橘皮二两半　生姜四两
麻黄醇酒汤	《千金》治黄疸。	麻黄三两　冬月用酒，春月用水煮之。
黄芩汤	《外台》治干呕下利。	黄芩　人参　干姜各三两　桂枝一两　大枣十二枚　半夏半升
白术散	妊娠养胎，白术散主之。方见《外台》	白术四分　芎䓖四分　蜀椒三分（去汗）牡蛎二分
三物黄芩汤	《千金》治妇人在草蓐，自发露得风，四肢苦烦热。头痛者，与小柴胡汤。头不痛，但烦者，此汤主之。	黄芩一两　苦参二两　干地黄四两
内补当归建中汤	《千金》治妇人产后虚羸不足。腹中刺痛不止，吸吸少气，或苦少腹中急，摩痛，引腰背，不能食饮，产后一月，日得四五剂为善。令人强壮，宜。	当归四两　桂枝三两　芍药六两　生姜三两　甘草二两　大枣十二枚